临床肿瘤学与综合治疗

Clinical Oncology and Combined Therapy

主编　崔蓬莱　尹义强　苗军程　丰锦春
　　　王　娟　矫爱红　郭春雷　刘春莹

中国海洋大学出版社
·青岛·

图书在版编目（CIP）数据

临床肿瘤学与综合治疗 / 崔蓬莱等主编. —青岛：
中国海洋大学出版社，2023.3

ISBN 978-7-5670-3412-9

Ⅰ．①临… Ⅱ．①崔… Ⅲ．①肿瘤学②肿瘤—诊疗

Ⅳ．①R73

中国国家版本馆CIP数据核字（2023）第039474号

出版发行	中国海洋大学出版社		
社　　址	青岛市香港东路23号	邮政编码	266071
出 版 人	刘文菁		
网　　址	http://pub.ouc.edu.cn		
电子信箱	369839221@qq.com		
订购电话	0532-82032573（传真）		
策划编辑	韩玉堂		
责任编辑	韩玉堂　王　慧	电　　话	0532-85902349
印　　制	日照报业印刷有限公司		
版　　次	2023年4月第1版		
印　　次	2023年4月第1次印刷		
成品尺寸	185 mm×260 mm		
印　　张	31.5		
字　　数	787千		
印　　数	1～1000		
定　　价	208.00元		

编委会

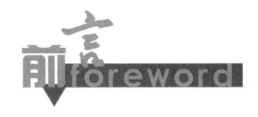

随着我国经济的发展和工业化进程的加速，肿瘤已成为严重威胁人民生命和健康的常见病、多发病之一，如何控制、阻遏肿瘤对人们身体的危害，已是卫生工作中备受关注的热点。目前，国内不同地区、不同医院的肿瘤诊治水平有较大的差距。专科医院中专业医师的诊治水平一般均较高，但绝大多数肿瘤患者的首次诊疗并非由这些专业医师接诊。因此，如何提高我国肿瘤诊治的整体水平，就成为我国肿瘤防治链中的一个重要环节。为此，多位从事临床一线工作的专家从实际出发，在总结临床经验和参阅大量国内外文献的基础上，编写了《临床肿瘤学与综合治疗》一书，以促进学科的发展。

本书既注重基础知识的普及，又注重临床的诊断与处理，突出多学科相结合的理念。本书先简要阐述了肿瘤的基础知识，然后叙述了消化系统肿瘤、神经系统肿瘤等的病理诊断，最后详细讲述了各系统常见肿瘤的发病原因、临床表现、检查方法、诊断及治疗方法等内容。本书内容丰富、条理清晰，以保证实用性为原则，可作为临床医务人员的指导用书，可供基层医务人员和医学院师生学习和研究。

随着近年来肿瘤基础研究、诊断与治疗的飞速发展，治疗效果也不断提高。肿瘤已由不治之症变为可治之症，有不少肿瘤患者可健康生存几年乃至数十年。本书涵盖面广，编者在编写过程中付出了很多努力，但由于知识水平、能力、精力和时间所限，书中疏漏之处在所难免，恳请广大读者予以批评指正，以期再版时修正。

《临床肿瘤学与综合治疗》编委会
2022 年 12 月

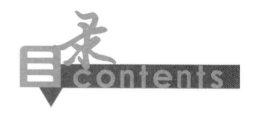

·基础篇·

·病　理　篇·

·诊　疗　篇·

基础篇

第一章

肿瘤的常见病因

第一节 遗传因素

一、肿瘤的遗传性

尽管所有的肿瘤均是调控细胞增生、分化以及死亡的基因的功能发生异常的结果,但是肿瘤中绝大多数遗传物质的异常不是由直接遗传引入的,而是人体内、外环境长期作用的结果。例如,人体内某些激素、细胞的代谢产物作用,或者吸烟、接触某些化学物质以及过度日照等,均可能造成体细胞遗传物质的损伤,引起体细胞突变。体细胞突变引发的肿瘤往往为散发性肿瘤。散发性肿瘤占恶性肿瘤的大多数,是指某个体发生肿瘤,其子代肿瘤的发病风险并不高于一般人群。不过值得注意的是,一些常见肿瘤(如肺癌、肝癌以及胃肠道肿瘤)的患者也可能具有明确的家族史,这多是与家族成员长期居于同样环境,有着类似的生活习惯和卫生习惯有关,而与遗传因素的关系不大。欧洲于 20 世纪末开展了一项涉及约 45 000 对双胞胎的规模巨大的肿瘤流行病学调查研究,旨在探讨遗传因素在散发性肿瘤的发病风险中所起的作用,结果显示,在 28 种常见散发性肿瘤中,仅前列腺癌、结直肠癌、乳腺癌的发病风险与遗传因素有一定关系。

不过对于肿瘤这样一种多基因参与的复杂的分子网络病来说,其发生和进展在更多情况下是受到包括遗传在内的宿主因素和环境因素影响、共同作用的结果。例如,尽管散发性肿瘤不直接遗传给子代,但是个体的遗传背景可能对其易感性产生一定程度的影响。某些关键基因类型不同的等位基因,可能在肿瘤发生、发展过程的某些关键步骤发挥不同的作用,进而使个体在同样外界环境的影响下具有不同的发病风险。

据估计,另有 5%～10% 的肿瘤具有较强的遗传倾向,这类患者由于先天遗传原因而携带某些突变基因,即发生了胚系突变,从而使其罹患肿瘤的风险大大提高。因为发病具有家族聚集性,所以这类肿瘤也被称为家族性肿瘤。在家族性肿瘤中,突变基因所起的作用也多是使细胞对致癌因子易感,而非直接致病,不过其程度要显著超过散发性肿瘤中遗传因素对肿瘤易感性的影响。因此家族性肿瘤虽然发病具有家族聚集性,但是多数遗传规律并不明确,不能简单套用孟德尔遗传定律,而仅表现为患者的一级亲属发病率显著高于一般人群。

二、遗传性肿瘤和癌前病变

(一)遗传性肿瘤

遗传性肿瘤是家族性肿瘤中比较特殊的一类,特指致病基因明确或具有明确遗传规律的家族性肿瘤。遗传性肿瘤常常是单基因致病,家族中携带该突变基因的个体有较高的肿瘤发病风险,但是由于受到致病基因外显率的影响,携带突变基因的个体罹患肿瘤的相对风险度是不同的。以常见的遗传性肿瘤——遗传性乳腺癌为例,患者家族中携带 BRCA1 或 BRCA2 基因突变的女性个体的乳腺癌发病风险为60%～90%,而造成这种差异的分子机制并不清楚,可能与突变基因尚有部分残余功能以及分子网络中其他相关基因一定程度的功能代偿有关。

遗传性肿瘤也可能累及患者不同部位的多个器官,从而表现为遗传性肿瘤综合征,其临床特点:①家族中多位成员患同种肿瘤。②在家系图分析中,肿瘤发病呈典型的常染色体隐性或显性遗传模式(但新发胚系突变携带者可无家族史)。③患者的发病年龄小。④肿瘤多以双原发或多原发形式起病。⑤发生罕见肿瘤。⑥一种肿瘤不同时间反复出现,且均为原发。

目前部分遗传性肿瘤(综合征)的致病基因已为研究者所认识,相关的基因检测和诊断技术也逐步在临床得到应用。

1.利-弗劳梅尼综合征

利-弗劳梅尼综合征(Li-Fraumeni syndrome,LFS)是一种罕见的常染色体异常,临床以发生家族聚集性肿瘤为特征,患者多在 45 岁前发病。目前认为其病因为患者的 TP53 基因发生了胚系突变。

现已发现,在已登记的 LFS 家族中,有约81%的其受累成员抑癌基因 TP53 的一个等位基因发生了胚系突变。而在个别 LFS 家族中 TP53 通路上的 CHEK2 和 PTEN 也有相关胚系突变。抑癌基因 TP53 定位于染色体 17p13.1,全长约 20 kb,由 11 个外显子构成。其中,外显子 5～8 的序列在脊椎动物中高度保守,共同编码一个 DNA 结合结构域。TP53 编码的蛋白质(P53 蛋白)作为转录因子,在人体多数细胞中组成性表达,可在多种基因毒性或非基因毒性的应激信号作用下被迅速活化,广泛参与多条控制细胞增殖和维持细胞基因组稳态的信号通路,包括细胞周期、细胞凋亡以及 DNA 损伤修复通路等。P53 蛋白在细胞周期的 G_1 期检查 DNA 是否有损伤,监视基因组是否完整。若发现损伤,P53 蛋白将阻止 DNA 复制,以使细胞获得足够的时间来修复损伤的 DNA;若修复失败,P53 蛋白则将促使细胞启动凋亡,由此可见,正常情况下 P53 蛋白恰似"基因组卫士",其功能丧失被认为会使细胞内遗传物质变异易于累积,从而使细胞容易恶性转化,个体发生肿瘤。

国际癌症研究机构(IARC)建立了一个收集携带 TP53 胚系突变患者和家系信息的数据库。TP53 胚系突变携带者好发肿瘤中,乳腺癌、肉瘤(软组织肉瘤和骨肉瘤)、脑肿瘤(65%来源于星型胶质细胞)以及肾上腺皮质癌合计约占80%,是主要的肿瘤类型。其中,儿童期的肾上腺皮质癌(约占 14%)被认为是 TP53 胚系突变的标志性肿瘤。另外尽管 LFS 患者所患肿瘤在组织学特点上与散发性肿瘤非常相像,但两组患者的发病年龄却呈现明显的器官特异性差异。一般来说,LFS 的患者肿瘤发病较早,特别是肾上腺皮质癌患者,几乎均在儿童期发病(中位发病年龄仅为 2 岁),而散发性肾上腺皮质癌患者发病年龄中位数约为 42 岁。

与体细胞突变类似,TP53 的胚系突变也多集中分布在其高度保守的 DNA 结合结构域(外显子5～8),突变热点为第 175、245、248 和 273 位密码子。在突变类型方面,点突变最常见(约占

90％)，其次为缺失(7％)、插入(2％)和其他复杂突变。约80％的*TP53*胚系突变为错义突变，其次为无义突变、框移突变、内含子剪切位点突变或其他复杂突变。不同的突变型*P53*蛋白的活性丧失程度不同，对野生型*P53*蛋白的抑制能力(显性负效应)也不同，一些突变型*P53*甚至具有癌基因活性。也许影响疾病外显率的分子基础不同的突变会产生不同的生物学效应，并可能对疾病表型带来不同的影响。最近的研究表明，LFS的基因型和表型间的确存在一定联系。例如，脑肿瘤多与*P53*蛋白DNA结合位点的无义突变有关，该突变致使*P53*蛋白与DNA小沟结合发生障碍；肾上腺皮质癌与*P53*蛋白DNA结合位点以外的无义突变有关；致*P53*蛋白活性全失的突变与仅丧失部分活性的突变相比，与患者在较小年龄发生乳腺癌和结直肠癌更相关。可见至少在某些组织中，突变的外显率与它使蛋白失活的程度有关。

因为LFS的致病基因比较明确，所以针对LFS的基因诊断方法集中在检测*TP53*基因的各种突变，所采用的技术主要依靠聚合酶链反应(polymerase chain reaction，PCR)扩增联合毛细管测序。检测顺序根据*TP53*各种突变的发生频率，一般是首先检测*TP53*外显子序列，其次是剪切位点，若均未发现异常，则继续检测是否存在*TP53*基因大片段缺失。近年来随着第2代测序技术应用的广泛使用，应用基因捕获联合第2代测序可以高通量低成本地一次性完成大量序列信息的检测，极大简化了基因诊断的实验流程。

目前临床针对LFS尚无有效的治疗手段。一旦确诊，往往采用姑息和支持疗法，以减轻患者的痛苦，提高患者的生存质量。

2.视网膜母细胞瘤

视网膜母细胞瘤(retinoblastoma，Rb)是儿童期恶性肿瘤，是发育中的视网膜中神经组织来源的细胞发生恶变所致。Rb的致病基因为抑癌基因*Rb1*，细胞内*Rb1*的两个等位基因均发生突变可导致该病。*Rb1*基因定位于13q14，由27个外显子组成，跨度约180 kb。其mRNA全长4.7 kb，开放读码框架长度为2.7 kb，编码928个氨基酸。*Rb1*基因的产物为核蛋白，最主要的功能是作为细胞周期调控点，控制细胞是否进入S期。*Rb1*基因常见的突变形式包括大片段缺失和点突变(无义突变或框移突变)。在肿瘤组织中，常见*Rb1*一个等位基因因突变而失活，而另一个等位基因则由于13号染色体多位点的杂合性缺失(loss of heterozygosity，LOH)而丢失。LOH可能与基因组不稳定和其他一些导致染色体异常的机制(如有丝分裂过程中的染色体重组和不分离)有关。另外在10％左右的Rb肿瘤组织内还可见*Rb1*基因5'末端CpG岛呈高甲基化状态而表现为低表达。

临床诊断Rb主要依据患者的症状和体征。多数患者发病年龄小于3岁，双侧Rb患者的发病年龄较单侧Rb患者的发病年龄小。Rb患者最常见的临床表现为白瞳症(瞳孔泛白)，其次为斜视，斜视可能先于白瞳症出现或与白瞳症同时出现。通常因为肿瘤扩散风险大，所以对Rb患者常规不进行组织活检和病理学诊断，依靠眼底检查即可诊断。磁共振成像(magnetic resonance imaging，MRI)和超声扫描可以帮助对Rb患者进行病程分期。治疗方案的选择主要依据分期、眼内肿瘤病灶数目、是否存在玻璃体内播散以及患儿的年龄，肿瘤未累及眼外组织的患者预后较好，转移性Rb则常常是致命的。根据患者是否具有家族史，Rb可分为散发性Rb(占85％～90％)和家族性Rb(占10％～15％)；根据疾病为双眼发病还是单眼发病，Rb又可分为双侧Rb(约占40％)和单侧Rb(约占60％)。部分单侧Rb患者的患侧眼底可见多个肿瘤病灶，称为单侧多病灶Rb，而双侧Rb患者则经常为多灶性起病，并且患者发生眼外肿瘤(主要为骨肉瘤、软组织肉瘤、恶性黑色素瘤和肺癌)的风险较高。约95％单侧Rb患者和75％双侧Rb患者无家族史。

Rb 的发病基础是 *Rb1* 基因的两个等位基因均发生突变。第一个等位基因发生突变的时间与 Rb 的遗传类型有关。多数散发性双侧 Rb 患者的第一个等位基因突变发生于其亲代的精子或卵子的形成过程中。家族性 Rb 患者通过遗传获得亲代携带的突变的 *Rb1*。这些受累个体的全部体细胞均为杂合子,即 *Rb1* 的两个等位基因一个为野生型,另一个为突变型。若某细胞内 *Rb1* 野生型等位基因受到某些因素的影响而发生突变,则该个体可能会发生 Rb。在部分散发性双侧和单侧 Rb 患者中,*Rb1* 第一个等位基因突变发生在胚胎发育时期,因此这些患者为突变嵌合体,即其体内只有一部分细胞携带一个突变的等位基因。若第二次突变使这些细胞的野生型等位基因失活,那么 Rb 可能会随之发生。另外数据表明,多数散发性单侧 Rb 患者的 *Rb1* 基因的两次突变可能均发生于体细胞中。

为明确患者发病的遗传学机制,并评估患者的亲属特别是子代的发病风险,应依据先验患者的临床表现,正确选择检测手段对患者进行准确的基因诊断(表 1-1)。相应类型 Rb 患者亲属的发病风险见表 1-2。

表 1-1　Rb 患者遗传学异常的检测方案

临床表现	遗传学检测	遗传学检测结果	说明
散发性单侧 Rb	对肿瘤组织 DNA 内 *Rb1* 基因进行突变检测,可发现两种突变;对患者外周血有核细胞 DNA 进行分析,寻找肿瘤组织中存在的突变	(1)在 85% 的患者中,外周血 DNA 检测不能发现与肿瘤组织中同样的突变 (2)需要对基因型为嵌合型的患者利用高敏感度的检测手段进行检测 (3)在 15% 的患者的外周血 DNA 中,可以发现致病性的 *Rb1* 突变	(1)*Rb1* 的两种突变可能均发生在成体体细胞内(体细胞突变)。这些患者不是通过遗传获得突变的 *Rb1* 等位基因。患者的同胞患 Rb 的风险等同于一般人群 (2)在基因型为嵌合型的患者中,*Rb1* 等位基因突变均发生在体细胞,其同胞发病风险等同于一般人群 (3)基因型为杂合型的患者的突变的等位基因可能遗传自亲代的同胞也同样可能携带该突变的等位基因,从而具有较高的发病风险
散发性双侧 Rb	对患者外周血 DNA 和肿瘤组织 DNA 均进行 *Rb1* 基因突变分析	外周血 DNA 可见一种致病性 *Rb1* 基因突变	(1)少于 10% 的患者为嵌合体,两次 *Rb1* 突变均发生在体细胞,同胞发病风险等同于一般人群 (2)约 90% 的患者为杂合子,这些患者可能从亲代遗传获得一个突变的等位基因,其同胞也同样可能携带该突变的等位基因,从而具有较高的发病风险
家族性 Rb	对可能携带突变基因的家族成员的外周血 DNA 进行 *Rb1* 基因突变检测	外周血 DNA 可见一种致病性 *Rb1* 基因突变	对高危亲属进行突变基因检测

表 1-2　不同类型 Rb 患者亲属的发病风险

先验患者的临床表现	同胞发病风险	子代发病风险
散发性单侧 Rb	≤1%	2%～6%
散发性双侧 Rb	≤2%	接近 50%

续表

先验患者的临床表现	同胞发病风险	子代发病风险
家族性双侧 Rb(一位亲代患病)	接近 50%	50%
家族性 Rb,不完全外显型	取决于外显率	取决于外显率

(二)癌前病变

恶性肿瘤是环境与宿主因素相互作用的结果。正常细胞从细胞恶变到瘤体快速生长、侵袭,乃至转移是一个多因素作用、多基因参与、经过多阶段变化累积的极其复杂和长期的病变过程。据估计,这一癌变过程平均需要 15～20 年。癌前病变是指在肿瘤发生过程中,组织形态学上出现异常的组织,它们较同样来源的正常组织更容易发生癌症。癌前病变是一个病理学概念,这种病变状态下的组织常见于某些慢性疾病。而这些慢性疾病在统计学上具有显著的癌变风险,如不及时治疗则可能导致癌症。因此这些疾病就被称为肿瘤前疾病或癌前状态。肿瘤前疾病是一个临床概念,是一类疾病,包括病因、病理、临床症状和体征、辅助检查结果的异常改变。常见肿瘤前疾病有日光性角化病、着色性干皮病、巴雷特食管、慢性萎缩性胃炎、肝硬化、慢性子宫颈炎伴宫颈糜烂等。肿瘤前疾病是通过癌前病变发展成癌的,但是并不是所有的癌前病变都会进展为癌。一项尸解研究称,气道连续切片表明,75% 的严重吸烟者患有支气管癌前病变,而其中仅10% 左右会发生肺癌,提示多数癌前病变不会进展为侵袭性癌。另外癌前病变的病理进展程度与其癌变风险也不完全平行。以支气管上皮部位的癌前病变为例,Breuer 等研究了 52 位患者发现 134 处癌前病变,发现随访中,进展为原位癌或肺鳞癌的癌前病变占全部的 13.4%,即便是最轻微的组织学改变(如鳞状上皮化生),也可能进展为浸润癌,相对于低度病变,高度病变的进展率较高($P < 0.003$),但两者的进展速度无显著性差异。而另一方面,全部癌前病变的退化率为54%,所有病理类型的癌前病变都能够退化。因为与癌相比,癌前病变最大的不同在于刺激因素消失后,癌前病变不具备继续增殖的能力,所以可能随着上皮的脱落更新而逐渐被正常组织取代,从而表现为病变逆转退化。

有研究者认为,既然个体的遗传因素可能对肿瘤的易感性产生影响,那么从这个角度来看,肿瘤前状态也可以定义为携带使细胞易发生癌变的遗传多态的细胞,其恶变风险升高,这种细胞即处于肿瘤前状态。与遗传因素关系密切的肿瘤前疾病有着色性干皮病、范科尼贫血等。

1.着色性干皮病

着色性干皮病(xeroderma pigmentosum,XP)是一种临床表现为患者对紫外线照射过度敏感,分子生物学检查显示患者细胞 DNA 损伤修复能力存在缺陷的遗传性疾病。

着色性干皮病患者的临床特征为对光线高度敏感,皮肤色素易发生变化,皮肤早衰以及好发皮肤癌。出生后 6 个月～3 岁,多数患者即可出现雀斑、对日晒敏感以及光照后皮肤进行性干燥等早期症状。患者 3～4 岁即可能出现皮肤癌。基底细胞癌、鳞状上皮癌和黑色素瘤是常见的皮肤癌病理类型。除了皮肤,患者的眼睛也可能受累,多数患者早期也可能出现畏光和结膜炎。约20% 的病例还会出现神经系统异常,包括智力发育迟缓、肌肉强直、共济失调、言语困难和反射消失等,这些异常在 XP-A 和 XP-D 型患者中更加常见。约 2/3 的着色性干皮病患者 20 岁之前死于肿瘤转移、神经系统并发症或感染(这类患者也极易发生感染)(表 1-3)。

表 1-3　不同亚型 XP 患者的临床特征

亚型	皮肤癌	神经系统异常	相对频率
XP-A	+	++	多见
XP-B	±	++	极少见
XP-C	+	—	多见
XP-D	+	+	中等
XP-E	±	—	少见
XP-F	±	—	少见
XP-G	±	++	少见
XP-V	+	—	多见

2.范科尼贫血

范科尼贫血是少见的隐性遗传性疾病,发病率约为 1/300 000。临床表现为一系列先天异常,包括患者骨髓造血异常和易发生肿瘤等。约 70% 的范科尼贫血患者可表现出不同程度的(宫内)生长迟缓、皮肤色素沉着或色素减淡、桡骨和外耳发育异常、小头畸形、小眼畸形以及内脏器官发育异常,最常见的为肾脏、胃肠道、心脏和脑畸形。

范科尼贫血患者的 FA 通路存在缺陷,基因组内突变无法及时修复,患者年轻时便易发生恶性肿瘤。约 23% 的范科尼贫血患者一生中会长出至少 1 种恶性肿瘤。*FANCD1* 又称 *BRCA2*,*FANCN* 又称 *PALB2*,这两个基因双等位基因突变的患者在婴儿期易产生髓母细胞瘤、肾母细胞瘤(Wilms 瘤)以及急性髓系白血病。*FANCD1* 和 *FANCN* 基因突变型患者一生中往往易发生多种肿瘤,而且几乎全部患者早年死于恶性肿瘤,另外 *FANCD1/BRCA2* 被认为是乳腺癌外显率较高的易感基因,该基因具有抑癌功能,其杂合性突变将使乳腺癌的发病风险增至原来的 11 倍。*BRCA2* 基因杂合性突变也与家族性卵巢癌、胰腺癌有关。相比于 *BRCA2*,*FANCN/PALB2* 基因则为乳腺癌外显率较低的易感基因,该基因一个等位基因的胚系截短突变,将使女性乳腺癌发病风险提高至原来的 3.3 倍。除了这两种亚型,其余亚型的范科尼贫血患者儿童期多易发生急性髓系白血病,青年期多易发生鳞癌。

3.日光性角化病

日光性角化病也称老年化角化病,是主要发生于暴露部位(如脸部、颈部、胸部、背部以及手)的慢性疾病。临床表现为局部皮肤出现增厚、变硬、粗糙、角质化的斑片。临床类型包括:①肥厚型,表皮角化过度伴柱状角化不全,棘层肥厚与萎缩交替,细胞排列紊乱,并有异型细胞与核分裂。②萎缩型,表皮萎缩,基底层细胞有显著异形性,还可见棘突松解的角化不良细胞。③原位癌样型,表皮细胞排列紊乱并有异形性。

其发生危险因素包括:①患者具有金、红发色,碧、蓝眼色和浅肤色。②有肾脏或其他实质性脏器移植病史。③长期阳光暴露。④老年。

日光性角化病属于良性疾病,若皮损由开始的扁平鳞状区域迅速扩大,呈疣状或结节状,甚至破溃,则提示有转变成鳞状上皮细胞癌的可能。约有 5% 的患者可发展成为鳞状上皮细胞癌。

4.巴雷特食管

巴雷特食管有时也称巴雷特综合征,表现为食管下段鳞状上皮被柱状上皮所替代,发生肠上皮化生。反流性食管炎是其主要诱因。

5.萎缩性胃炎

萎缩性胃炎是胃黏膜的一种慢性炎症,长期迁延的病程导致胃的分泌细胞减少或消失,并最终被肠上皮和纤维组织所替代。

根据萎缩性胃炎血清免疫学检查与胃内病变的分布,将其分为 A 与 B 两个独立类型。A 型又称自身免疫性化生萎缩性胃炎(autoimmune metaplastic atrophic gastritis,AMAG),病变主要见于胃体部,多弥漫性分布,胃窦黏膜一般正常,血清壁细胞抗体呈阳性,血清促胃液素(胃泌素)水平升高,胃酸和内因子分泌减少或缺少,易发生恶性贫血。B 型为胃窦部炎症,是最常见的类型,多由幽门螺旋杆菌感染所致。

6.宫颈上皮内瘤变

宫颈上皮内瘤变是宫颈鳞状上皮发生不典型增生和原位癌的统称,包括从正常上皮到轻度不典型增生、中度不典型增生、重度不典型增生、原位癌的多阶段的发生与发展过程。

宫颈不典型增生是指发生于子宫颈外口附近的移行区或子宫颈管内膜的上皮细胞不同程度的异型变化。宫颈原位癌是指不典型增生的异型细胞扩展到鳞状上皮的全层,但尚未穿透基底膜的阶段。

宫颈上皮内瘤变与人乳头瘤病毒(human papilloma virus,HPV)感染有关。HPV 有致癌性。根据其致癌危险度,HPV 可分为 HPV16、HPV18、HPV45 和 HPV56 等高危型,HPV31、HPV33 和 HPV35 等中危型,HPV6、HPV11 和 HPV26 等低危型。HPV 属于 DNA 病毒,其感染子宫颈上皮后,其基因组可以整合到上皮细胞基因组内,编码合成多功能蛋白(如 E6 和 E7),从而干扰细胞生长。

三、肿瘤的遗传易感性

肿瘤的遗传易感性是指遗传因素使个体罹患肿瘤的风险增加,人群在相同的环境暴露下,仅小部分个体易患肿瘤,提示不同个体的肿瘤遗传易感性存在差异。如前文所述,遗传性肿瘤是由高外显率、强肿瘤易感基因的胚系突变引起的,家族性肿瘤和散发性肿瘤则多由具有中、低致病性的基因与环境等因素相互作用而引起。

在高通量检测技术出现之前,影响肿瘤遗传易感性的研究往往集中在 DNA 损伤修复、免疫监视、药物代谢酶等功能体系中相关基因多态性方面。DNA 损伤修复是细胞经常动员的一种进程。它使基因组保持稳定,恢复和/或维持正确的 DNA 序列,主要包括直接修复加合物、碱基切除修复、核苷酸切除修复、DNA 错配修复、同源重组修复和非同源性末端接合等。有超过 150 种 DNA 修复酶参与完成从损伤位点识别、剪切、降解到新链合成、连接等的复杂过程。这一功能减退,将导致细胞内突变累积,细胞易发生恶性转化。免疫监视是指机体免疫系统具有识别、清除体内表达新抗原决定簇的突变细胞和病毒感染细胞,维持内环境稳定的一种功能。机体免疫监视功能低下,无法有效清除突变细胞,就可能发生肿瘤。人体内最重要的药物代谢酶类是细胞色素 P450 超家族。这是广泛存在于动物、植物和微生物体内的一类具有混合功能的血红素氧化酶系,由超过 50 种酶构成,参与许多药物和外来化学物的代谢。肝脏是细胞色素 P450 酶系主要的表达场所,在细胞内,这类酶一般定位于内质网。细胞色素 P450 催化外源性或内源性的脂溶性物质经羟化、脱烷基、氧化或脱卤化反应,增加这些分子的极性,使其溶于水,易于排出体外。环境中的化学物质、植物毒素和药物等外源性有毒物,多数由细胞色素 P450 酶系代谢解毒后经尿液或粪便排出体外。细胞色素 P450 的解毒能力在人群中具有很高的异质性,这些基因的遗传多态,特别是单核苷酸多态,常常可以影响其功能的强弱,因此细胞色素 P450 超家族的许多成员都与肿瘤的易感性有关,特别是那些参与间接致癌物转化为直接致癌物的代谢酶。香烟烟雾中的苯并芘被认为是高活性致癌物,但不是直接致癌物,吸入肺内后必须在 CYP1A1 等的催化下,才能转化为强致癌物,这也是这类酶与肺癌易感性密切相关的重要原因。另外肿瘤细胞也能表达细胞色素 P450 酶系,特别是 CYP1 家族,这是影响肿瘤药物治疗效果的潜在因素。例如,肿瘤组织内高表达 CYP1B1,将使多种抗肿瘤药物(如紫杉醇、多西他赛、多柔比星)代谢失活,使肿瘤产生耐药性。

2005 年,得益于人类基因组单体型图计划数据库提供的大量遗传变异信息,以及高密度单核苷酸多态基因型分型芯片技术的发展,重大疾病与遗传性状的全基因组关联性研究(genome-wide association study,GWAS)在国际上正式启动。这是一项旨在对人类常见重大疾病或性状特征,与遍布全基因组且在人群中有较高出现率的遗传标志物 SNP 进行关联性分析,以期发现可能影响表型的重要遗传标志物的联合研究项目。全基因组关联研究所针对的常见遗传变异是在人群中出现频率高于 5% 的 SNP。简单来说,全基因组关联研究的流程就是利用高通量 SNP 基因分型分析芯片平台,结合连锁不平衡原理,对不同表型(如肿瘤患者和健康对照人群)的外周血 DNA 样本在全基因组范围的遗传变异进行检测,比较各多态位点在两组之间出现频率的差异,在统计学和生物信息学的帮助下,筛选出一组与表型相关的位点,并进行多中心大规模验证,最终确定易感性位点。自 2005 年以来,全基因组关联研究已经探索了超过100种复杂疾病和115 种遗传表型,确认了超过 250 个含有常见 SNP 的遗传位点与常见多基因疾病或人类性状间存在关联,取得了丰硕的研究成果。全基因组关联研究也被认为是目前最有效的搜寻复杂疾病易感基因的研究方法,并被《科学》杂志评为 2007 年度十大科学进展之首。

但随着全基因组关联研究的不断深入,研究者逐渐意识到,与预想的不同,常见 SNP 在包括肿瘤在内的复杂多基因病和由多基因决定的人类性状中可能仅发挥微弱的遗传效应,其临床或实用价值十分有限。特别是在疾病风险评估和个体化诊治方面,SNP 在人群中统计学上的显著性并不能帮助临床医师就特定个体的情况做出判断,这提示全基因组关联研究对常见遗传变异的作用也许被估计得过高。与人类常见复杂疾病相关的、致病性高且分布较广的 SNP,或许已在大浪淘沙的漫长进化过程中消失殆尽,仅在某些罕见的单基因遗传病中尚可能存有端倪。事实上常见遗传变异在多数人类疾病中可能仅起到轻微的生物学效应。目前全基因组关联研究已发现的多数疾病相关 SNP,可能只是和功能连锁,而不直接反映生物功能,即全基因组关联研究所发现的肿瘤易感位点可能不是真正的致病位点,而是致病位点的一种标签位点;又或者这些位点可能通过参与基因调节发挥作用,而非直接改变基因。但无论如何,全基因组关联研究以其低成本高通量的检测技术、严格的统计学标准以及大样本量多中心的研究模式,为探索肿瘤的易感位点,深入了解遗传因素和环境因素的交互作用在肿瘤发生和发展过程中的关系积累了大量可靠的数据和研究经验。

(陈　凤)

第二节　物理致癌因素

物理致癌因素主要是指各类放射线。这类致癌剂通过向生物分子传递能量而起作用。如果这种能量传递导致生物分子的化学键发生变化,最终可能产生某种生物学效应。射线辐射是广泛存在于人类生存环境中的一类物理因子。来源于自然界的辐射有太阳的紫外线辐射,宇宙辐射中的 γ 射线,建筑材料、空气、水、食物中同位素衰变所释放的射线,氡及其化合物所释放的α 粒子。由人类社会生产活动所产生的辐射污染有医源性的 X 线和超声波,来自各类电子消费品(如手机)的微波和射频等,发电过程也导致各种类型的辐射暴露。没有什么方法能够绝对避免这些具有潜在危害性的辐射暴露。充分认识辐射暴露的特征和风险,有助于建立恰当的防护标准及方法,进而降低致病风险。

一、辐射的分类及相关概念

辐射线的自然性质决定了其传递到生物组织中的能量多少以及由此所导致的细胞损伤的类型。电离辐射是指那些能够使得物质发生电离的辐射(表 1-4)。它们使核外电子从原子或分子中逃离,从而形成离子对,离子化学键断裂或与其他生物分子作用产生自由基,主要通过自由基对生物分子发生作用。生物组织中大多数分子的电离势为 10~15 电子伏(eV),因此如果要使生物分子发生电离,辐射线所传递的能量必须超过此阈值。电离辐射既可以是电磁性的(X 线和γ 射线),也可以是粒子性的(中子射线和 α 粒子)。由于入射的光子或者离子的能量不同、离子的电荷以及吸收介质的性质(原子数目、电子密度)不同,能量传递可能不同。

表 1-4　电离辐射和非电离辐射举例

电离辐射(≥10 eV)	非电离辐射(<10 eV)
X 线	紫外线
γ 射线	微波
α 粒子	射频辐射
中子射线	超声波
	电磁场

射线传递中,在单位轨迹长度空间损失的平均能量称为线性能量传递(linear energy transfer,LET)。LET 的定义为单位长度(单位是 μm)的轨迹中所损失的能量(单位是 keV),X 线、γ 射线、电子射线、质子射线为低 LET 射线,α 射线、重离子射线、中子射线为高 LET 射线。低 LET 射线对缺氧组织不敏感,高 LET 对缺氧组织和不缺氧组织都敏感。

紫外线是自然环境中的一种主要的非电离辐射,主要来自太阳照射。紫外线的波长和能量决定了其生物学效应。根据波长,可以将紫外线细分为 3 种波段:UVA(313~400 nm)、UVB(290~315 nm)和 UVC(220~290 nm)。UVC 是最具有生物学效应的波段,因为 DNA 对254 nm 波长的紫外线具有最强的吸收能力。UVC 辐射可以迅速被空气吸收,因此同样具有DNA 损伤能力的 UVB 被认为是紫外线中主要的危险成分。

能量小于 1 eV 的电磁辐射(如微波和射频)的能量传递会首先导致分子振动和加热效应。对此类辐射根据它们的频率进行分类,微波的频率从 300 MHz～300 GHz,射频的频率从 300 Hz～300 MHz,极低频(extremely low frequency,ELF)射线的频率为 30～300 Hz。

超声波是一种高频率的声波,传播速度太快导致人类无法听见。超声波的作用通常分为热效应、直接效应和空化效应。除热效应外,超声波的空化效应被认为是最重要的。在适当的条件下,超声波作用于液体可以导致溶液中气泡的形成和破灭,此过程所形成的机械力可能导致化学效应。

X 线和 γ 射线、紫外线、微波和射频均属于电磁辐射。电磁场并不是电磁辐射,而是电场和磁场的混合物。电磁场可以从电线以及各种电器中发出。电力通常以交流电的形式进行传输,由此产生的电磁场通常频率极低而且能量也弱。在原子的水平,电磁场本身由于程度太弱而不能导致化学反应。然而,电磁场可能通过修饰某些生物学过程起作用,比如刺激不同信号转导通路而产生微小生物学变化。

二、辐射的遗传毒性

肿瘤是一种遗传性疾病,在某种意义上,致癌剂暴露一定会导致遗传性改变。辐射线的遗传毒性可以由辐射与 DNA 的相互作用直接获得,辐射线可以通过某些中间分子间接地导致 DNA 损伤,或者通过诱导细胞增殖或代谢相关基因的表观遗传改变最终导致细胞的恶性转化。

电离辐射可以诱导许多不同类型的 DNA 改变,包括核苷酸碱基的改变和磷酸核糖骨架的断裂。通常情况下,细胞可以是通过碱基切除修复系统很好地修复这些碱基改变和单链断裂。碱基切除修复是一种无错过程,可以首先去除受损碱基,然后利用另外一条完整的互补链来填补丢失的信息。而碱基切除修复系统的缺陷可以导致突变剂敏感性和肿瘤易感性。研究表明,电离辐射可以导致受累细胞的遗传不稳定性。

DNA 双链断裂是由电离辐射引起的主要的致死或致突变性损失。DNA 双链断裂可以是辐射暴露的直接结果,也可以是来自切除修复过程中两条链在相同的地方同时形成缝隙而发生的断裂。DNA 双链断裂的修复过程包括同源重组和非同源重组。受到辐射的细胞最主要的遗传改变是 DNA 大片段缺失和重排。这反映了 DNA 双链断裂的非同源重组修复。电离辐射引起的遗传物质改变的特点受基因位点的影响。一些位点可以耐受大量的遗传物质的丢失,这些位点对于突变诱导更敏感,并且主要表现为大片段缺失。其他一些位点则相反,对突变诱导的敏感性更差,通常更容易出现一些小的遗传改变。

X 线和 γ 射线诱导突变的剂量反应呈二次曲线,表明许多突变来自两次断裂的相互作用。分段辐射或者降低剂量通常会降低辐射效果,因为细胞获得了更多的时间对这些损伤进行修复。当 LET 值增加时,突变的频率和剂量反应曲线的形状都会改变。高 LET 值的辐射诱导突变非常有效,剂量反应是线性的,说明单个 α 粒子的轨迹就能够导致足够的损伤。对于高 LET 的射线,分段辐射通常对其遗传毒性不会有太大的改变,推测原因是细胞不能对高剂量辐射诱导的损伤进行很好的修复。

电离辐射也可以诱导基因表达的改变,属于全身应激反应的一部分,此类应激反应可能影响 DNA 修复,产生细胞毒性并影响细胞生长,从而可能导致更多永久性的遗传效应。这种应激反应可以起始于 DNA 损伤,也有一些其他的辐射靶点被鉴定到。某些关键的蛋白分子的氧化还原水平、能量水平、特殊的分子结构改变都有可能激活此类应激反应。例如,电离辐射可以直接激活 TGF-β,从而影响细胞生长和凋亡。

由紫外线辐射引起的刺激也可以导致 DNA 碱基的改变和磷酸-核糖骨架的断裂。最重要的改变是形成环丁烷嘧啶二聚体和嘧啶-(4,6)-嘧啶酮光产物。具有这种损伤的 DNA 在复制的时候会导致在双嘧啶位点胞嘧啶向胸腺嘧啶的转换。核苷酸切除修复过程通常可以有效地、正确地修复这些改变的碱基。同电离辐射一样,紫外线辐射也可以通过诱导应激反应而导致基因表达的改变。

射频和微波并不足以产生足够的能量以导致化学反应。它们主要导致热效应,而过度的热效应可能导致更多永久性的遗传毒性改变。热效应也可以诱导应激反应。亚热水平的射频和微波暴露是否可以引起永久的遗传改变还有待进一步的研究。多数研究报道无证据支持亚热水平的射频和微波暴露可以引起永久的遗传改变,而少数的研究结果则支持这个结论。

空泡化是超声波引起生物学效应的主要的非热作用。空泡化过程所产生的机械力可以导致细胞膜的破损,最终导致细胞溶解。空泡化也可以导致自由基的形成。后者则进一步损伤细胞。报道显示,暴露于超声环境中,细胞形态、膜转运、细胞生长均可能发生改变,但是效果比较微弱并且短暂。由超声波诱导的自由基具有 DNA 损伤的潜能,然而多数报道中显示暴露于超声波的细胞并未发生 DNA 损伤,少数报道具有 DNA 损伤的案例通常是高强度暴露下的结果。几乎所有的实验都是体外实验,需要在体内进一步证实。

对电磁场暴露的研究主要集中在与癌症相关的终点事件,包括细胞增殖、信号转导改变、分化抑制以及传统的 DNA 损伤。据报道,磁通密度大于 $100~\mu\mathrm{T}$ 或者内部电场强度大于 $1~\mathrm{mV/m}$ 时,可以导致基因表达、细胞生长和信号转导发生改变,更低的剂量下则没有此类效应。褪黑激素随着生物节律的分布是电磁场发生作用的一个可能机制。研究提示,电磁场对褪黑激素具有一些作用,但是这种作用对肿瘤发生的影响尚不清楚。

三、辐射与肿瘤

电离辐射和紫外线辐射均被证实属于致癌剂。微波辐射、射频辐射、超声波和电磁场暴露与癌症的关系尚缺乏足够的流行病学证据。

辐射诱癌数据来自对暴露人群的流行病学研究。电离辐射最大的单组暴露人群是日本广岛和长崎原子弹爆炸的受害者。大约 28 万人幸免于辐射直接作用,其中 8 万人被进行了辐射长期作用的跟进随访。其他的暴露人群包括早期的在辐射环境中工作的工人(如镭表盘油漆工和铀矿工人)、医学治疗性暴露的人群、由暴露个体组成的人群和其他一些小样本人群。这些暴露人群组成了人类数据库,被用于估计电离辐射暴露后发癌的风险。

在分子、细胞和组织水平,电离辐射诱导的肿瘤与自发性肿瘤尚不能区分。电离辐射暴露诱导的肿瘤和自发性肿瘤在种类上一致。电离辐射诱导的肿瘤几乎发生在身体的所有组织中,但是不同的组织和器官的敏感性有较大的差异。总的来说,甲状腺、女性乳腺和某些造血器官被认为是电离辐射最敏感的器官,而肾、骨、皮肤、大脑和唾液腺等器官的敏感性低,淋巴系统、肺、结肠、肝和胰腺的敏感性中等。敏感性的不同可能反映了许多因素的综合作用,并不是简单地反映了自发肿瘤频率。

肿瘤的类型与辐射暴露的部位具有一定的关联性。原子弹爆炸的暴露个体经历了全身辐射,后来发展出多种不同类型的肿瘤。而职业暴露的工人发病主要是患皮肤肿瘤和白血病,反映了暴露的部位。早期表盘油漆工是一类利用含辐射活性的溶液涂刷制作表盘刻度的工人(大多数为女性），由于工作的原因，他们会摄入镭。镭在骨中沉积，首先导致骨癌的发病率升高。铀矿工人会吸入氡气，来自氡气的 α 辐射暴露导致肺癌的高发病率。二氧化钍是 20 世纪 20～30 年代广泛使用的一种对比剂。它是钍的二氧化物的一种胶体制剂，可以在肝脏沉积。临床发现使用这种对比剂的患者肝癌和白血病的发病率增加。

总的来说，辐射诱导肿瘤发生的剂量效应遵循"S"形曲线。在用低剂量的时候，肿瘤诱导率很低，随着剂量增大，肿瘤的发病率有一个急剧的升高过程，然后达到饱和甚至肿瘤的发病率降低。剂量反应曲线非常依赖于组织类型、剂量率和肿瘤潜伏期。如上所述，辐射诱导人类肿瘤的许多可用数据来自相对高剂量暴露的个体，低剂量暴露的剂量反应曲线尚属未知。一种推测低剂量范围的剂量反应曲线的方法是外推法，动物实验说明这段重要的部分的形状在不同组织之间和不同动物之间差别很大。目前，高剂量效应的线性外推用于估计低剂量辐射的危险，这是一种被认为是最保守的方法。然而，越来越多的证据表明剂量低的时候可能是非线性的反应关系。研究者建议，细胞适应于低剂量辐射，因此用线性外推法可能过高地估计了低剂量的风险，当辐射的传能线密度值升高的时候，致癌作用也在升高，直到传能线密度值达到大约 $100~keV/\mu m$。当传能线密度值越过这个值继续升高，致癌作用通常会降低。这个效应可能反映了细胞的过度损伤。

分段辐射为亚致死性和亚致癌性损伤修复提供了时间。许多研究表明高传能线密度值的辐射或者低剂量暴露的分段辐射通常很少诱导形成肿瘤。其他的一些辐射类型（如裂变谱中子）中，降低剂量率事实上导致恶性转化增多和肿瘤形成率升高。这种现象被称为逆向剂量率效应。逆向剂量效应在剂量低（低于 20 cGy）和剂量率低（低于 0.5 cGy/min）的时候最显著。

黑色素的正常功能是通过吸收紫外线而保护皮肤，而皮肤癌患者的黑色素沉积通常会降低，肤色浅并且容易形成晒斑的人皮肤肿瘤的发病率更高。基底细胞癌是白种人最常见的一种皮肤癌，主要发生于阳光暴露的部位（如头颈部），并且存在剂量依赖关系。有很强的证据证明，日光照射可以诱导皮肤鳞状细胞癌发生。尽管两种肿瘤都在高阳光暴露的地区流行，随着纬度降低，阳光暴露更充足，鳞状细胞癌的发病率比基底细胞癌升高得更多。阳光照射和黑色素瘤同样具有因果联系，但是这种相关性并没有基底细胞癌和鳞状细胞癌那样清楚。与基底细胞癌和鳞状细胞癌不一样的是，黑色素瘤更常见于男性的上背部和女性的肢体末端，黑色素瘤的发病率并不随着紫外线暴露的累积量而增加趋势，而基底细胞癌和鳞状细胞癌的发病率则随着紫外线暴露的累积量增加而升高。需要注意的是，皮肤癌的危险因素十分依赖于紫外线的波长。

电磁场诱导肿瘤的证据很弱。最强的证据来自流行病学研究，发现电磁场暴露与白血病具有相关性。Wertheimer 和 Leeper 的研究揭示，小儿白血病和磁场暴露具有因果联系。后来的研究发现这种相关性是复杂的，总的来讲，处于电磁场暴露的小儿的白血病风险具有较小幅度的升高，也有研究报道电磁场暴露与小儿脑癌和白血病相关，但是后来的研究排除了这个危险因素。有许多电磁场诱导的动物致癌活性的研究，但是都是阴性结果。动物实验表明，肿瘤发病率、肿瘤潜伏期、肿瘤大小均没有显著改变。

辐射诱导肿瘤的敏感性在不同物种之间、不同品系之间、不同性别之间均表现出一定的差异。这些差异揭示，即使是由相同剂量、相同类型的辐射所引起的起始损伤，也会受到宿主因素的影响。可能的宿主因素包括修复能力、内源性病毒、细胞增殖状态、激素水平、免疫力以及与遗传易感性相关的因子。已有的数据表明，存在大量的辐射敏感性和肿瘤易感性的遗传综合征。

四、辐射的防护标准

电离辐射的风险估计是由美国电离辐射生物学作用委员会和联合国原子辐射科学委员会制定的。美国国家辐射防护委员会和联合国国际辐射防护委员会根据美国电离辐射生物学作用委员会和联合国原子辐射科学委员会提供的信息制定了适当的辐射防护标准。电离辐射公众暴露的阈值控制在每年 1 mSv，连续 5 年内不超过 5 mSv；职业人员受照标准是每年 50 mSv，连续 5 年内不超过 100 mSv。胚胎暴露应控制在每月 0.5 mSv。对于紫外线和超声波暴露，没有相对阈值，但是进入存在紫外线和超声暴露的工作环境前仍需要采取防护措施。对于微波辐射，推荐的暴露阈值为 10 mW/cm²，这是根据微波的热效应制定的。国际非电离辐射防护委员会建立了针对电磁场暴露的防护指南。对于大众，电磁场辐射应限制在 1 Gy(或者短期暴露 10 Gy)，对于职业性电磁场暴露应限制在 5 Gy(或者短期暴露 50 Gy)。

如开篇所述，辐射是一种普遍存在环境因素，没有方法可以做到完全避免辐射暴露。此外，随着人类技术的进步，各种辐射的剂量和种类都可能增加。已经确定的是电离辐射和紫外线辐射均属于致癌剂。他们是环境中主要的物理致癌剂，许多降低肿瘤发病率的方法都适当地作用于这些因素。而电离辐射致癌的具体机制仍然存在许多待解的问题，尤其是低剂量辐射的作用。现在有许多针对低剂量辐射的研究，将有助于制定保护标准。

（韩高华）

第三节　化学致癌因素

人们对化学致癌因素的认识最早来自临床观察。1761 年，Hill 提出鼻烟可以诱发鼻咽癌；1775 年，英国医生 Pott 发现，童年时期做过烟囱清洁工的男性易患阴囊癌，虽然当时并不清楚具体的致癌物质，但提示阴囊癌可能与接触煤烟有关；100 年之后，Volkman 和 Bell 报道，长期接触煤焦油的工人皮肤癌的发病率升高，而煤焦油正是煤烟的主要成分；1915 年，日本科学家 Yamagiwa 和 Ichikawa 用煤焦油反复涂抹家兔的耳朵，成功诱导皮肤癌。随后科学家们通过对煤焦油的成分进行分离、提纯，经过实验证实煤焦油里的主要致癌成分为多环芳烃。像多环芳烃一样，能够诱发人或动物组织发展形成肿瘤的化学物质，称为化学致癌物。随着肿瘤病因学的不断发展，人们已经成功鉴定了多种化学致癌物质，并对其致癌机制进行了广泛的研究。

一、化学致癌物的概念

确定化学物质对人类是否具有致癌作用，主要依据三方面的资料：第一，经过流行病学调查证明该化学物质暴露与人群癌症的发病率具有显著正相关；第二，动物致癌实验结果为阳性；第三，进行遗传毒性实验，并证明其致癌作用具有剂量依赖关系。如果 3 项证据都符合，则称这种化学物质为肯定致癌物。如果在动物致癌实验及遗传毒性实验中获得阳性结果，缺乏流行病学证据支持的化学物质，称为可疑致癌物。对于可疑致癌物需要注意，在大剂量处理下的动物致癌实验可能无法准确推断该化学物质在低剂量长期作用下对人类的致癌效果。而某些化学物质具有流行病学证据，但是动物实验无致癌证据时，也不能否认其致癌性，因为可能存在物种间的差异。

根据化学致癌物的作用方式可以将其分为直接致癌物、间接致癌物和促癌物三类。①直接致癌物是指进入体内后无须代谢即可直接与细胞作用,从而诱导肿瘤的发生。这类致癌物致癌能力强、速度快,作为体外诱发肿瘤模型的诱发剂效果好,如各种致癌烷化剂、亚硝胺类致癌物。直接致癌物一部分在体内被代谢后降低或者失去致癌活性,称为代谢去毒。②间接致癌物是指进入体内后不能直接致癌,需要被体内相关酶系统代谢后才能变为具有亲电子性或自由基形式的致癌物质,此过程称为代谢激活。间接致癌物是最为广泛的化学致癌物质,包括多环芳烃、芳香胺类、亚硝胺及黄曲霉毒素等。③促癌物又称为肿瘤促进剂,它们不能单独作用于机体致癌,但是可以促进其他致癌物诱导肿瘤,促癌物质包括巴豆油成分中的佛波酯类化合物、煤焦油中的酚类等。研究发现,促癌物的促癌活性具有组织特异性。这种特异性是由于促癌物需要与细胞中相应的特异性受体结合,与其发生相互作用,从而影响细胞功能的改变。

二、常见的化学致癌物及分类

根据分子结构,目前通常将化学致癌物分为以下几类:多环芳烃(polycyclic aromatic hydrocarbon,PAHs),芳香胺类,亚硝基化合物,烷化剂,偶氮染料以及一些金属无机物及其化合物等。

多环芳烃是煤焦油、煤烟的主要成分,是一种常见的化学致癌剂。多环芳烃作用于啮齿类动物皮肤的实验表明它们具有强致癌性。已经鉴定到的PAHs包括苯并芘、二苯蒽、7,12-二甲基苯蒽、3-甲基胆蒽等。PAHs全部属于多环芳香类碳氢化合物。结合氨基(芳香胺类)、硝基、偶氮等基团的具有多环芳烃结构的化合物也具有致癌性,如联苯胺、4-二甲氨基偶氮苯和 2-萘胺等。

具有芳香环并不是化学致癌物必有的特征,一些低分子量的有机化学分子(如亚硝胺、亚硝基酰胺)也属于潜在致癌剂。属于烷化剂的致癌物包括氮芥类、硫芥类、磺酸酯类、内酯类、卤醚类和环氧化物等。偶氮染料是分子结构中含有偶氮基(-N＝N-)的一类染料,广泛用于纺织品及皮革的染色。偶氮染料经过还原反应,形成芳香胺类化合物,后者具有致癌作用。

一些比较清楚的无机化学致癌物(如镉、铬和镍的化合物)在动物实验中被证实可以致癌,是已经被确认的工业暴露类化学致癌剂。另外一种无机物砷,虽然在动物实验中不具有致癌性,但是有足够的证据支持它是一种人类的致癌物。还有一些金属元素可以诱发动物致癌,被列为人类的可疑致癌物,如铍、钴、铅、锌和钛。

惰性化学致癌物的致癌过程没有化学反应,它们的致癌能力与其物理形式有关。向动物组织中植入某些塑料或纤维,在植入的位置可以诱发肉瘤。惰性致癌物的物理尺寸以及天然性质比其化学组成的致癌作用更为重要。除啮齿类动物对这类致癌物敏感外,其他物种具有耐受性。例如,将塑料或者其他惰性材料植入人或者荷兰猪体内,往往伴随修复体的形成,而很少形成肉瘤。最值得关注的是在人体内可以诱发癌症的已知纤维中,石棉就属于这一类致癌物。人类暴露于石棉可以诱发间皮瘤和支气管来源的肿瘤。石棉诱发的增生性疾病的发生、发展与纤维的晶体结构以及物理尺寸有关,而不是其化学组成。直径小于 $0.5~\mu m$ 并且长度在 $5~\mu m$ 左右的纤维容易诱发间皮瘤,而长度大于 $10~\mu m$ 的纤维可以诱发癌。并不是所有的石棉纤维都具有这样的尺寸,因此不同类型和不同来源的石棉在致癌潜能上差异甚大。

三、化学致癌物的代谢活化

有研究者发现,偶氮染料经过代谢激活后,可以与细胞内大分子发生共价结合,模式致癌剂2-乙酰氨基芴(2-AAF)的酰胺氮位点上经过羟化作用产生的代谢产物(即 N-羟基-2-乙酰氨基芴,N-OH-2-AAF)比原始分子具有更强的致癌活性。后来的研究发现,细胞质内的 N-乙酰转移酶可以催化 N-OH-2-AAF 发生乙酰化,成为 N-乙酰基-N-乙羧基衍生物,后者可以自发形成带正电荷的有机离子,这类物质具有亲电子性质,可以很快与细胞内的大分子物质形成共价结合。像这样未经过代谢的、化学性质不活泼的间接致癌物称为前致癌物;在体内经过部分酶代谢的化学性质活泼但寿命极短的致癌物称为近似致癌物,如 N-羟基-2-乙酰氨基芴;近似致癌物进一步转变成为带正电荷的亲电子物质,成为终致癌物,如 N-乙酰基-N-乙羧基衍生物。间接致癌物在体内经过层层代谢,变为终致癌物的过程即为化学致癌物的代谢活化过程。大多数化学致癌物质需要代谢激活才具有致癌能力。

许多终致癌物的化学结构尚不清楚,同一种前致癌物可以经过代谢激活变成多种代谢产物。参与代谢活化过程最重要的酶系统为混合功能氧化酶系统,它们主要存在于人和动物的肝细胞微粒体和细胞质中,在其他一些组织和器官(如皮肤、肺和鼻腔黏膜)也存在。混合功能氧化酶系统包含许多酶类,具有水解、氧化和还原等作用。细胞色素 P450 和 P448 就是其中两种需要的代谢酶。细胞色素 P450 可以催化联苯胺发生 N-羟基化过程,使其代谢活化。苯并芘是混合功能氧化酶的底物,可以被转化成为各种氧化代谢产物,包括环氧化物、酚、二醇、二氧二醇等,也可以与谷胱甘肽、葡萄糖醛酸、硫酸盐形成共轭化合物。苯并芘 7,8-位点首先被 P450 氧化,形成7,8-二氢二醇;7,8-二氢二醇再次被 P450 家族氧化形成终致癌物 7,8-二氢二醇-9,10-环氧化物。环氧化物的形成是多环芳烃类化合物具有遗传毒性的关键,而 P450 酶系统参与这个过程。黄曲霉毒素 B1(aflatoxin B1,AFB1)的致癌能力主要在于其分子末端呋喃环的一个碳-碳双键,受细胞色素 P450 的催化作用,碳-碳双键被氧化,氧化产物具有很强的亲电子性质,并很快与细胞内具有亲核性质的物质(如 DNA)发生反应,形成 DNA-AFB1 加合物,具有很强的促突变能力。

癌症的发生是遗传和环境多因素共同作用的结果,人体对内外源性化学致癌物的代谢能力影响个体对癌症的易感性。例如,CYP1A1 基因是细胞色素 P450 家族中的一员,其基因多态性与胃癌易感性相关联。CYP1A1 基因的 7 号外显子 4 889 kb 位置的 T 被 G 取代,从而导致第462 位的异亮氨酸密码子被缬氨酸密码子取代,形成 lle-Val 位点,产生 3 种基因型。

四、化学致癌物的致癌原理

许多经典的化学致癌物被代谢激活后通常可以导致 DNA 损伤。由于可以诱导 DNA 损伤,这样的化学物质也被称为遗传性或遗传毒性化学致瘤物。然而,这也不是所有化学致癌物的共同特征,一些化学致癌剂的致癌作用并非通过直接导致 DNA 损伤。这类致癌剂称为非遗传毒性化学致癌物,它们的主要作用原理是介导生长因子表达异常或者信号转导通路的紊乱而最终致癌。

化学致癌物及其代谢产物导致 DNA 损伤过程包括一些简单的化学反应,如对碱基进行羟基化作用。DNA 被化学性质极为活泼的自由基攻击后,鸟嘌呤碱基被羟基化而成为 8-羟基脱氧鸟苷酸,被认为是一种 DNA 的突变性损伤。自由基是一种非常普遍的化学致癌物的代谢产物,其分子表面携带有未配对的自由电子,如通过代谢作用产生的氧自由基。羟基化作用以及自由基的攻击可能导致反应位点发生碱基丢失,导致脱嘌呤或脱嘧啶。自由基攻击也是导致DNA链断裂的主要原因,可以是单链断裂或者两条磷酸脱氧核糖骨架同时受损的双链断裂。

遗传毒性化学致癌物的另一种导致DNA损伤的方式是通过化学作用直接结合于DNA。小分子化学物质通过这种方式使得DNA发生烷化作用,而一些长链分子则可以在碱基之间形成交联作用。化学致癌物通过此类作用方式所形成的产物称为DNA加合物。对DNA的这种共价修饰作用通常发生在碱基上,被认为是化学致癌作用的起始过程。许多化学致癌物都可以形成DNA加合物,如前面提到过的多环芳烃、黄曲霉毒素和芳香胺。如果长期暴露于这些化学物质中,DNA加合物可以在靶组织中达到相对稳定的水平。在细胞复制过程中,DNA加合物可以直接导致基因发生突变,如果这些突变发生在控制细胞生长的基因上,便可能导致肿瘤形成。在不同物种里均发现,DNA加合物的水平存在剂量依赖效应,并且对肿瘤发病率具有一定的预测作用。因此人体内由致癌物引起的DNA加合物水平是人类肿瘤发病风险的重要预测工具或者分子标志,要准确鉴定并测量。

在细胞进行自我复制过程中对DNA损伤进行修复的时候,DNA加合物可以转化为突变,这些突变包括点突变、移码突变(单碱基或多碱基的丢失或重复)、染色体变异、非整倍体或多倍体变异。这些突变一旦诱导形成,便被整合到DNA序列中并且可以遗传。DNA加合物形成的位置和特征与突变类型相关,包括化学分子体积的大小、它们攻击靶DNA的位点以及它影响DNA结构的方式。例如,小分子烷化剂可以加合到鸟嘌呤的N-7位点,这是由于后者具有很强的亲核性质。一些空间结构更大的芳香胺类致癌剂则是优先攻击嘌呤环,如鸟嘌呤的C-8位点,芳香烃类则结合于N-2和N-6位点。2-乙酰氨基芴(酰胺)与2-氨基芴(胺)的不同在于前者具有一个羰基。两种化学分子都可以通过N-羟基衍生物被代谢激活,酰胺-DNA加合物嵌入DNA之间使得双螺旋结构扭曲变形,而胺-DNA加合物仍然存在双螺旋结构的外表。这种不同的结合方式使的结果是酰胺-DNA加合物导致移码突变,而胺-DNA加合物则导致碱基颠换。

尽管化学致癌物可以导致DNA损伤和序列改变,需要注意的是DNA突变却不一定能够诱发癌症。发生DNA突变后,细胞至少存在3种命运:DNA修复系统进行正确修复,细胞变为正常细胞;修复失败,启动凋亡过程,细胞发生程序性死亡;完成错误修复、DNA复制和细胞增殖,突变被保留下来,导致蛋白质序列或结构的改变,如果这些改变的基因属于原癌基因或抑癌基因,便导致肿瘤发生。

核苷酸切除修复(nucleotide excision repair,NER)是DNA损伤修复系统的重要途径之一,主要参与修复大分子DNA损伤。研究表明DNA修复能力低下可能是增加肿瘤易感性的重要原因。着色性干皮病基因C(XPC)、着色性干皮病基因G(XPG)是NER途径的核心基因,这两个基因所编码的蛋白产物的主要功能分别是识别和切除DNA损伤部位。研究发现由于XPC和XPG基因存在SNP,可影响其编码蛋白的功能从而改变宿主的DNA修复能力,进而影响个体患肿瘤的遗传易感性,例如,XRCC1基因GCC单体型、XPArs2808668CT基因型和T等位基因、XPC基因rs2733533位点A等位基因、XPD基因rs1799787位点CT基因型增加肺癌发病风险。研究表明,XPC基因Ala499Val位点、Lys939 Gln位点SNP可增加个体患肺癌、膀胱癌、头颈部鳞状细胞癌等肿瘤的风险;XPG基因His1104Asp位点可增加个体患肺癌的风险。来自环境中的化学致癌物质通常首先导致DNA损伤,如果负责DNA损伤修复的基因存在突变或者不利的基因型,便更容易导致肿瘤发生。因此,从DNA损伤和DNA修复的角度来讲,肿瘤发生过程依赖于遗传-环境的交互作用。

五、人类化学致癌物举例

以上介绍的各种化学致癌物多数来源于环境。人类长期暴露于含有这些物质的环境中,癌症的发病风险会增加。建立科学的监测方法、完善的防备体系,有利于癌症预防工作。

与生活方式有关的化学致癌物中,吸烟已经被确定为多种肿瘤(包括肺癌、口腔癌、喉癌、食管癌和胰腺癌)的病因。香烟燃烧产物中包括几千种化学成分,包括许多致癌物质,如多环芳烃、苯酚、亚硝胺类化合物。吸烟行为不仅影响吸烟者的身体健康,还对周围的被动吸烟者具有极大的危害。此外,过度饮酒、饮食习惯不良(摄入亚硝胺、真菌毒素和过多动物脂肪)均与肿瘤发生密切相关。

医源性的化学致癌因素:①抗癌药物,如环磷酰胺、氮芥和一些含烷化剂的化学治疗(简称化疗)药物。②免疫抑制剂,如硫唑嘌呤。③口服避孕药的使用,雌激素联合孕激素。④含非那西汀的止痛药。⑤含砷制剂。

工业生产与职业暴露相关的化学致癌因素:在一些工业生产中,会伴随着致癌物质的生成,如铝的生产、焦炭生产、品红生产、橡胶的生产、煤的气化、煤焦油的分馏,某些职业也可能接触到化学致癌物,如油漆工、烟囱清洗工人。

(韩高华)

第二章
肿瘤的常见症状

第一节 癌性疼痛

癌性疼痛是指由癌症、癌症相关性病变及抗癌治疗所引起的疼痛,常为慢性疼痛,是癌症患者恐惧的症状之一。70%的晚期癌症患者以疼痛为主要症状。50%的患者有中等乃至剧烈的疼痛,30%的患者有剧烈乃至难以忍受的疼痛。癌性疼痛使患者遭受漫长的精神及肉体折磨,而致精神紧张、疲惫、沮丧,甚至产生抑郁。2001年,亚太地区癌痛论坛上提出"消除癌痛是患者的基本权利"。世界卫生组织(World Health Organization,WHO)将癌痛控制列为癌症综合防治的4个重点之一。因此,临床工作者应高度重视、积极控制癌痛,提高患者的生存质量。

一、病因

癌痛的形成原因:癌性疼痛包括由肿瘤直接引起的疼痛。肿瘤侵犯或压迫神经根、神经干、神经丛或神经,侵犯脑和脊髓,侵犯骨膜或骨骼,侵犯实质性脏器及空腔脏器,侵犯或堵塞脉管系统等而引起疼痛。肿瘤引起局部坏死、溃疡、炎症等也可导致严重的疼痛。肿瘤治疗过程中所引起的疼痛也属于癌性疼痛。

二、分类

(一)按发病持续时间分类

癌性疼痛可分为急性疼痛和慢性疼痛。癌性疼痛大多数表现为慢性疼痛,慢性疼痛与急性疼痛的发生机制既有共性,也有差异。慢性疼痛的发生,除了存在伤害感受性疼痛的基本传导调制过程外,还可表现出不同于急性疼痛的神经病理性疼痛机制,如伤害感受器过度兴奋、受损神经异位电活动、痛觉传导中枢机制敏感性过度增强、离子通道和受体表达异常、中枢神经系统重构。与急性疼痛相比较,慢性疼痛持续时间长,机制尚不清楚,疼痛程度与组织损伤程度可呈分离现象,可以伴有痛觉过敏和异常疼痛,常规止痛治疗的效果往往不佳。

(二)按患者疼痛起因分类

癌症患者中发现的疼痛分为三种。①癌症引起的疼痛:内脏疼痛、躯体疼痛、神经性疼痛、脊髓压迫综合征、臂丛神经浸润综合征、腰骶神经丛受侵综合征、髂腰肌综合征。②癌症治疗导致的疼痛:术后疼痛综合征、胸廓切开术疼痛综合征、乳房切开术疼痛综合征、化疗引起的周围神经性疼痛、放射后疼痛综合征。③与癌症治疗没有直接关系的疼痛:患者本身所患的疾病、新近合并的疾病、癌症引起的继发性疼痛。

(三)按病理生理学机制分类

癌性疼痛的病理生理学机制主要有两种:伤害感受性和神经病理性。伤害感受性疼痛是由躯体和内脏结构遭受伤害并最终激活伤害感受器所引起的,进一步可分为躯体痛和内脏痛。其中躯体痛主要由骨转移引起,常能精确定位,表现为刀割样、搏动性和压迫样疼痛;内脏痛常发生于胸腹部内脏器官受到挤压、侵犯或牵拉后,常比较弥散而难以定位,表现为闷痛、酸痛和痉挛性痛。神经病理性疼痛是由外周或中枢神经系统遭受伤害导致的,表现为灼痛、刀割样痛或电击样疼痛。

三、全面评估

并不是所有患者的疼痛都与其体征表现、影像学检查、血液检查结果相一致。疼痛的全面评估,亦包括对引起疼痛的原因进行分析,从而得到准确的疼痛评估结果。对疼痛的原因分析是指从体征和影像学检查中判断疼痛的原因。疼痛的评估是指对患者的自觉症状对生活的影响进行全面评估,为疼痛的规范化治疗提供有效的依据。对癌症患者进行疼痛筛查,在此基础上进行详尽的癌痛评估。癌痛评估应当遵循"常规、量化、全面、动态"的原则。

(一)常规评估

对癌痛常规通过主诉、疼痛病史、疾病病史、体格检查及相关实验检查来评估。患者的主诉是判断患者是否疼痛及疼痛严重程度的主要依据;疼痛的病史包括疼痛的部位及范围、疼痛的性质、疼痛的程度、疼痛发作时间及频率、疼痛发作相关因素、疼痛对生活质量的影响及疼痛的治疗史;疾病病史包括患者的个人史及既往史,能够帮助了解患者的肿瘤发病和诊断治疗过程;通过体格检查及相关实验室检查了解肿瘤累计范围,判断肿瘤与疼痛的相关性。

(二)量化评估

癌痛的量化评估是指采用疼痛程度评估量表等量化标准来评估患者对疼痛的主观感受程度,需要患者的密切配合。量化评估疼痛时,应当重点评估最近 24 h 内患者最严重和最轻的疼痛程度以及平常的疼痛程度。量化评估应在患者入院后 8 h 内完成。癌痛的量化评估通常使用数字分级法、面部表情评估量表法及主诉疼痛程度分级法。

1.数字分级法

将疼痛程度用 0~10 的数字依次表示,0 表示无疼痛,10 表示能够想象的最剧烈疼痛,数字越大,疼痛的强度越大。按照疼痛对应的数字,将疼痛程度分为轻度疼痛(1~3)、中度疼痛(4~6)、重度疼痛(7~10)。

2.面部表情评估量表法

由医护人员根据患者疼痛时的面部表情进行疼痛评估,这种评估方法简单、直观、形象,容易掌握,适用于自己表达困难的患者,如儿童、老年人、存在语言文化差异或其他交流障碍的患者。其中,1~3 分为轻度疼痛(睡眠不受影响),4~6 分为中度疼痛(睡眠受影响),7~10 分为重度疼痛(睡眠受到严重影响)。

3.主诉疼痛程度分级法

该方法主要是根据患者对疼痛的主诉,将疼痛程度分为轻度、中度、重度三类。①轻度疼痛:有疼痛,但可忍受,生活正常,睡眠未受到干扰。②中度疼痛:疼痛明显,不能忍受,要求服用镇痛药物,睡眠受到干扰。③重度疼痛:疼痛剧烈,不能忍受,需用镇痛药物,睡眠受到严重干扰,可伴有自主神经功能紊乱或被动体位。

(三)缓解效果评价

根据患者主诉疼痛程度的分级,疼痛缓解效果分为三种。①显效:疼痛减轻2度以上;②中效:疼痛减轻1度;③微效:疼痛稍有缓解,但不到1度。

四、治疗

(一)病因治疗

针对引起癌痛的病因进行治疗。癌痛的主要病因是癌症本身,其次考虑与抗肿瘤药物有关,手术、放射治疗(简称放疗)、化学治疗(简称化疗)、分子靶向治疗等均可导致疼痛。排除肿瘤相关因素,再考虑非肿瘤因素引起的,如带状疱疹、骨关节疼痛、骨质疏松。

在治疗癌痛的方法中,最基本是药物治疗。药物治疗的特点是疗效好、显效快、作用肯定、安全。目前普遍用药标准是WHO推荐的"癌痛三阶梯镇痛治疗原则",建议在全球范围内推行针对癌症的三阶梯止痛治疗方案。对大多数疼痛可以通过这种简单的方法达到止痛目的。要对癌痛的性质和原因做出正确的评估后,根据患者疼痛的程度和原因选择适当的镇静剂。根据WHO癌痛三阶梯治疗原则,治疗的五项基本原则如下。

1.口服给药

应尽量首选无创、简便、安全的给药途径——口服给药。对于吞咽困难或存在口服吸收障碍的患者可选用透皮贴剂镇痛,也可以持续静脉或皮下输注镇痛药,但这种给药途径存在呼吸抑制等严重并发症的风险,需要在有经验的疼痛科医师指导下使用。

2.按阶梯用药

根据患者的疼痛程度,由逐渐弱到强,有针对性地选用性质不同、作用强度不同的镇痛药物。

(1)第一阶梯药物:适用于轻度、中度疼痛。可选用非甾体抗炎药或对乙酰氨基酚。

(2)第二阶梯药物:适用于中度疼痛。可选用弱阿片类药物或低剂量的强阿片类药物,并可联合应用非甾体抗炎药及辅助镇痛药物(镇静剂、抗惊厥类药物和抗抑郁类药物等)。

(3)第三阶梯药物:适用于重度疼痛。首选强阿片类药,并可合用非甾体抗炎药及辅助镇痛药物(镇静剂、抗惊厥类药物和抗抑郁类药物等)。在使用阿片类药物治疗的同时,适当地联合应用非甾体抗炎药,可以增强阿片类药物的止痛效果,并可减少阿片类药物的用量。如果能达到良好的镇痛效果,且无严重的不良反应,轻度和中度疼痛时也可考虑使用强阿片类药物。如果患者诊断为神经病理性疼痛,应首选三环类抗抑郁药物或抗惊厥类药物。如果是癌症骨转移引起的疼痛,应该联合使用双膦酸盐类药物,抑制溶骨活动。

3.按时用药

按规定时间间隔规律性给予止痛药。按时给药有助于维持稳定、有效的血药浓度。缓释药物的使用日益广泛,建议以速释阿片类药物进行剂量滴定,以缓释阿片类药物作为基础用药。出现爆发痛时,可给予速释阿片类药物对症处理。

4.个体化给药

按照不同患者的病情和癌痛缓解药物剂量,制定个体化用药方案。由于患者的个体差异明显,在使用阿片类药物时,并无标准的用药剂量,应当根据患者的病情,使用剂量足够的药物,尽可能使疼痛得到缓解。同时,还应鉴别是否有神经病理性疼痛的性质,考虑联合用药的可能。

5.注意具体细节

对使用止痛药的患者要加强监护,密切观察其疼痛缓解程度和机体反应情况,注意药物联合应用时的相互作用,并且及时采取必要措施尽可能地减少药物的不良反应,以提高患者的生活质量。

(二)药物治疗

应当根据癌症患者疼痛的性质、程度、正在接受的治疗和伴随疾病等情况,合理地选择止痛药物和辅助镇痛药物,个体化调整用药剂量、给药频率,积极防治不良反应,以期获得最佳止痛效果,减少不良反应。

1.非甾体抗炎药

非甾体抗炎药是治疗癌痛的基本用药,具有抗炎、解热、镇痛作用,常用于缓解轻度疼痛或与阿片类药物联合作用缓解中度、重度疼痛。常用于治疗癌症的非甾体抗炎药包括布洛芬、对乙酰氨基酚、吲哚美辛、塞来昔布等。

非甾体抗炎药常见的不良反应包括消化性溃疡、消化道出血、血小板功能障碍、肾功能损伤、肝功能损伤及心脏毒性等。这些不良反应的发生与用药剂量和持续时间使用相关。使用非甾体抗炎药,用药剂量达到一定水平时,再增加用药剂量并不能增强其止痛效果,可是药物毒性反应将明显增加。

因此,如果需要长期使用非甾体抗炎药,或日用剂量已达到限制性用量,应考虑更换为单用阿片类止痛药;如联合用药,则只增加阿片类止痛药的剂量,不得增加非甾体抗炎药的剂量。

2.阿片类药物

阿片类药物是治疗癌痛必不可少的基本药物。对于慢性癌痛的治疗,推荐选择阿片受体激动剂类药物。长期使用阿片类止痛药时,首选口服给药途径,但有口腔炎、吞咽困难、胃肠梗阻、恶心呕吐等,均可导致口服给药不能进行,此时可改变给药途径,选择静脉给药、皮下给药、透皮吸收途径给药、直肠给药等,需要根据患者的具体情况选择给药途径。一般短效阿片用于滴定和爆发痛的治疗。滴定的目的是尽快镇痛并明确有效剂量。应按时给予阿片类药物以控制基础性疼痛,按需给药,治疗爆发痛。控制爆发痛,应选择起效快、作用时间短的镇痛药,剂量为每天阿片剂量的 10%～20%;每天治疗爆发痛的剂量应计入次日阿片的总量,再折算成分次给药的剂量,按时给予。我国常用的长效阿片类药物有吗啡缓释片、羟考酮缓释片和芬太尼透皮贴剂等。

在应用长效阿片类药物期间,应准备短效阿片类止痛药,用于治疗爆发性疼痛。当病情变化,长效止痛药物的剂量不足时,或发生爆发性疼痛时,立即给予短效阿片类药物。解救剂量为前 24 h 用药总量的 10%～20%。每天的短效阿片的解救用药次数≥3 次时,应当考虑将前 24 h 解救用药换算成长效阿片类药,按时给药。如需减少或停用阿片类药物,应该采用逐渐减量法,一般情况下对阿片的剂量可按照每天 10%～25%剂量减少,直到每天剂量相当于 30 mg 口服吗啡的药量,再继续服用两天后即可停药。

阿片类药物的常见不良反应包括便秘、恶心、呕吐、嗜睡、瘙痒、头晕、尿潴留、谵妄、认知障碍及呼吸抑制等。除了便秘之外,这些不良反应大多是暂时性的或可以耐受。应把预防和处理阿片类止痛药不良反应作为止痛治疗计划和对患者宣教的重要组成部分。恶心、呕吐、嗜睡和头晕等不良反应,大多出现在未曾使用过阿片类药物的患者用药的最初几天。初用阿片类药物的数天内,可考虑同时给予甲氧氯普胺(胃复安)等止吐药来预防恶心、呕吐,必要时可采用 5-HT$_3$ 受体拮抗剂类药物和抗抑郁药物。便秘症状通常会持续发生于阿片类药物止痛治疗全过程,多数患者需要使用缓泻剂来防治便秘,因此,在应用阿片类药物止痛时宜常规合并应用缓泻剂。如果出现过度镇静、精神异常等不良反应,应当注意其他因素的影响,包括肝功能和肾功能不全、高血钙症、代谢异常及合用精神类药物等;同时,需要减少阿片类药物的剂量,甚至停用和更换止痛药。

3.辅助镇痛用药

辅助镇痛药物是指原本用于治疗某种疾病,之后被发现兼具镇痛作用的一组药物。近年来在治疗癌痛领域,辅助药物与阿片类药物联合,能够协同镇痛、减少阿片类药物的用量、减轻不良反应,改善终末期癌症患者的其他症状。它包括抗惊厥类药物、抗抑郁类药物、皮质激素、N-甲基-D-天冬氨酸受体拮抗剂、局部麻醉药及肌肉松弛剂等。

(1)抗惊厥类药物:主要用于神经损伤所致的撕裂痛、放电样疼痛及烧灼性的癌性神经痛。常用的抗惊厥药物有苯妥英钠、加巴喷丁、卡马西平、奥卡西平等。

(2)抗抑郁药:主要用于各种难治性、顽固性的慢性疼痛,其中癌性疼痛是主要的适应证。抗抑郁药对肿瘤导致的神经病理性疼痛更为有效,用于中枢性或外周神经损伤所致的麻木样痛、灼痛。该类药物也可以改善心情、改善睡眠。应用抗抑郁药还要注意它的不良反应。

(三)其他治疗方法

其他治疗方法有介入治疗、放射治疗(姑息性止痛放疗)、针灸、经皮穴位电刺激等物理治疗、认知-行为训练及社会心理支持治疗等。适当地应用非药物疗法,可以作为药物止痛治疗的有益补充;而与止痛药物治疗联用,可能增加止痛治疗的效果。介入治疗是指神经阻滞、神经松解术、经皮椎体成形术、神经损毁性手术、神经刺激疗法及射频消融术等干预性治疗措施。硬膜外、椎管内或神经丛阻滞等途径给药,可通过单神经阻滞而有效控制癌痛,有利于减轻阿片类药物的胃肠道反应,降低阿片类药物的使用剂量。

介入治疗前,应当综合评估患者的体能状况、预期生存时间、是否存在抗肿瘤治疗指征、介入治疗适应证、潜在获益和风险等。放疗(姑息性止痛放疗)常常用于控制骨转移或者肿瘤压迫引起的癌痛。

(丰锦春)

第二节 癌 性 发 热

癌性发热是指在肿瘤患者应用抗生素治疗无效的情况下出现的直接与肿瘤有关的非感染性发热,或在肿瘤发展过程中因治疗而引起的发热,是恶性肿瘤患者常见的临床症状之一。癌性发热属于中医学"内伤发热"的范畴,多是由于肿瘤内伤起病,损伤相应脏腑功能,长此以往,导致机体气血阴阳失衡,或病理产物堆积(如痰饮、瘀毒),壅遏气道,郁而发热。容易引起癌性发热的恶性肿瘤是淋巴瘤、恶性组织细胞瘤、肝脏肿瘤、肾上腺瘤、中枢神经系统肿瘤、肾脏肿瘤、肠道肿瘤、鼻咽癌等。

一、临床表现

肿瘤导致的内伤发热多起病较缓,病程较长,热势轻重不一,一旦发热很难控制体温,多以低热为主,一般不伴有明显的中毒症状,如超过 38.5 ℃,可有头痛、身痛、畏寒等。癌性发热因肿瘤内伤起病,导致气血阴阳失调,脏腑功能紊乱为基本病机,以发热为主要临床表现的一类证候。

二、诊断标准

(一)诊断依据

(1)诊断肿瘤所致的内伤发热需有明确的肿瘤诊断依据。其病势较缓,病程较长,多为低热或自觉发热,少见高热;患者不恶寒,或稍怯冷;常因肿瘤发生部位不同而兼见相应脏腑功能失调,如肺部肿瘤可兼见痰湿阻滞、气短、乏力、自汗,肝脏肿瘤可见面色苍黄、爪甲干枯、四肢无力等。

(2)无恶风恶寒、头身疼痛、鼻塞流涕、脉浮等感受外邪所致之证。

(3)随着发热不能被有效控制,可兼见气滞、血瘀、水饮内停等,或出现气、血、阴、阳亏虚的虚证。

(4)若病程长久、热势高亢,或持续低热、反复发作,经治不愈,导致正气大虚、胃气衰败,最终可致阴阳离决。

(5)现代医学认为,在有明确肿瘤诊断依据的前提下还需满足以下临床表现方可诊断为癌性发热:①体温每天至少 1 次超过 37 ℃,持续 2 周以上。②热型以不规则热及弛张热为主,也可以低热为主;发热与中毒症状不成比例,即体温高而乏力、头晕头痛、肌肉酸痛、食欲缺乏、恶心等中毒症状不明显。③缺乏感染的证据:做体格检查、实验室检查(如痰涂片或检查血、尿、大便、骨髓、脑脊液和局部病变损伤的分泌物)、影像学检查(如胸片、CT)无明显表现,对恰当的、经验性的抗感染治疗 7 d 以上无效,但用非甾体抗炎药及抗肿瘤治疗有效。④不存在变态反应的机制,例如药物过敏、输液反应。⑤多见于血液系统、淋巴系统肿瘤,见于进展期、晚期实体瘤。

(二)实验室检查

常用的传统指标包括体温,白细胞计数和 C 反应蛋白(C-reactive protein,CRP)等,体温和白细胞计数受到多种因素的影响。而降钙素原(procalcitonin,PCT)水平对排除恶性肿瘤患者合并感染很有意义,可作为鉴别肿瘤患者有无感染的一个有价值的参考指标。

1.白细胞计数

一般白细胞总数及中性粒细胞在正常范围,少数患者的白细胞增加超过 20×10^9/L,呈类白血病反应。

2.中性粒细胞与淋巴细胞比率(neutrophil-to-lymphocyte ratio,NLR)

NLR 作为极其简便且无实际花费的指标,近年来广泛用于感染性疾病的诊断研究。有研究显示,NLR 对于细菌感染的预测作用优于白细胞计数和 CRP。NLR 对于菌血症患者具有良好的预后作用,是预测死亡的独立危险因素。

3.PCT

PCT 是降钙素的前体物质,在甲状旁腺 C 细胞中生成并裂解成降钙素,由 116 个氨基酸组成,半衰期为 22～29 h,健康人血清中 PCT 水平极低。PCT 可以作为细菌感染的标志物,其在感染后 2 h 便可检测到,感染后 12～24 h 达到高峰,炎症消失后恢复正常。在有全身症状的严重细菌感染患者中,PCT 水平明显升高;而在病毒、寄生虫或真菌感染的患者中,PCT 水平不升高或仅轻度升高。因此,PCT 可作为细菌感染存在与否的预测因子,揭示感染的严重程度,可用来监测细菌感染的病情变化。

4.CRP

CRP 是由白细胞介素-6 等炎症因子刺激肝脏细胞合成的急性反应蛋白,是一种经典的炎症标志物,在感染发生后 6～8 h 开始升高,24～48 h 达到高峰,升高幅度与感染程度呈正相关。CRP 在细菌感染组的阳性率高于病毒感染组和肿瘤发热组,但因为 CRP 在非感染性疾病(如肿瘤、风湿热、外伤、手术)中也可升高,故特异性相对较差。PCT 的升高早于 CRP,同时测定血PCT 和 CRP 有助于提高细菌感染性疾病的早期诊断的准确率,对抗菌药物的应用有一定参考价值。

5.超敏 C 反应蛋白

超敏 C 反应蛋白(hs-CRP)实际上与 CRP 是同一种蛋白,仅因其测定方法更敏感而得名。近年来免疫比浊法、免疫发光法等新技术使 CRP 的检测灵敏度得到了较大提高。hs-CRP、PCT、NLR 联合,可以提高诊断细菌感染的准确性,从而避免不必要的抗菌药物使用。

6.细菌涂片及培养

检查痰、尿、便、血以及胸腔积液、腹水、引流液等,均呈阴性。

(三)影像学检查

1.X 线检查

胸片排除肺部炎症。

2.超声检查

淋巴瘤患者中,有 16%～30%以发热为首发症状,腹膜后淋巴结肿大,往往是淋巴瘤引起发热的原因之一,所以对不明原因的发热,要做 B 超,检查腹膜后淋巴结。

3.MRI

对伴有神经系统症状的患者做颅脑 MRI 检查,排除脑转移体温中枢受侵引起的发热。

三、鉴别诊断

(一)外感发热

外感发热由感受外邪所致,表现为高热,呈持续性,初期伴有恶寒恶风、头身疼痛、鼻塞流涕、咳嗽、脉浮等外感表证。其恶寒虽得衣被不减,起病较急,病程较短,发热较高,外邪不除,则发热不退。癌性发热起病缓慢,病程较长,呈间歇性,多为低热,或自觉发热而体温不升高,或五心烦热,发热而不恶寒,或虽有怯冷,但得衣被则除,多兼头晕、神疲、自汗、盗汗、脉弱无力等症。

(二)肺痨阴虚火旺证

癌性发热中的阴虚发热与肺痨阴虚火旺证,都出现午后及夜间发热、骨蒸潮热、五心烦热、两颧潮红等症。但肺痨是因正气虚弱、感染痨虫而致,并有咳嗽、咯血、盗汗、消瘦等主要特征,是具有传染性的慢性虚弱性疾病。而阴虚发热虽具有一系列阴虚火旺症状,但没有感染痨虫的病因,也没有肺痨病的主症特点和传染性。

(三)郁证气郁化火证

癌性发热之肝郁发热与郁证气郁化火证都因情志抑郁、肝郁化火而致,都可见胸胁胀满、烦躁易怒、口干口苦、舌红苔黄、脉弦数等。但肝郁发热以发热为主要症状,随情志起伏变化,而郁证气郁化火证以情志改变为主,具有情志抑郁、心神不宁、烦躁等特点。

(四)其他

要鉴别癌性发热与恶性肿瘤合并感染引起的发热。感染性发热,尤其是免疫力低下患者的发热,常常出现一个体温峰值,并伴有寒战、发热和出汗,而革兰氏阴性杆菌感染的患者,还会出现心动过速、高血压和偶尔出现的精神症状。相对来说,癌性发热则很少出现寒战、心动过速和精神症状。合并感染的发热一般有感染灶引起的相应症状,如肺部感染则咳嗽、咯痰、气促,泌尿系统感染则尿频、尿急、尿痛等;白细胞总数或中性粒细胞增多;痰、血、尿、便及引流液的细菌培养有助于感染的诊断;抗感染治疗有效。非甾体消炎药对癌性发热的疗效很好,但对乙酰水杨酸类药物和对乙酰氨基酚的疗效较差。萘普生对于诊断癌性发热有一定的临床价值,在使用萘普生之前需进行全面的评估和检查,并给予经验性的抗生素治疗5~7 d。绘制患者的生命体征图,也有助于区别癌性发热和其他原因引起的发热,对于诊断癌性发热亦有一定的参考价值。

四、治疗

(一)诊断性治疗

多选用萘普生,该药有选择性抗肿瘤作用。研究表明,在癌性发热时,萘普生可使发热完全消退,持续服用,能维持体温正常。推荐用法:每次 375 mg 萘普生,每 12 h 1 次,共 3 次。如发热消退且维持正常体温,强烈提示为癌性发热。也可以考虑使用阿司匹林(每次 0.25~0.5 g,2~3 次/天)和吲哚美辛(每次 50~100 mg,2~3 次/天)等。

(二)非甾体类解热镇痛药

(1)阿司匹林:适用于发热、无汗或汗出较少伴全身疼痛。每次 0.3~0.6 g。对于出汗较多、有消化系统出血者慎用。

(2)对乙酰氨基酚:适应证与阿司匹林的适应证相同。每次 0.25~0.5 g。有肝、肾功能损害者慎用。

(3)安乃近:解热作用显著,可用于高热不退、无汗者。口服每次 0.25 g,深部肌内注射每次 0.25~0.5 g。本药较易引起不良反应,应严格控制用量,每次不得超过 0.5 g,个别患者由于对本品过敏,可产生休克甚至死亡。

(4)吲哚美辛栓:近年来临床应用较广的一种退热药。对于一般癌性发热伴疼痛者从肛门塞入。根据每位患者的一般发热时间,提前 1 h 左右使用,一般每次 50 mg 即可起效。据临床观察该药有较好的有效性和安全性,深受临床医师的青睐。然而需要指出的是,癌性发热是晚期恶性肿瘤的临床表现之一,除了发热外,往往还伴有各种功能失调的表现,吲哚美辛栓虽然能够有效控制体温,但不能调整身体功能,如果能和中药一起使用,标本同治,对缓解症情及控制肿瘤生长、转移,平衡身体功能有更为积极的作用,能够更好地提高患者的生活质量。

(三)激素类药物

在高热经以上处理效果不佳时,可考虑应用激素类药物。这类药物除了能抑制癌症患者的发热,减少内源性致热原的释放,尚有一种中枢的退热作用。但是,有严重感染时应慎用。

(1)氢化可的松:对于持续高热不退,感染已明显控制的患者,每次 100~200 mg,加入 500 mL生理盐水或葡萄糖注射液中,混合均匀后静脉滴注。

(2)泼尼松:每天可用 15 mg,分次或 1 次口服,可根据病情掌握用量及用法。

（四）物理降温法

（1）温水擦浴：用 32 ℃～34 ℃温水擦浴。擦浴前先放冰袋于头部以助于降温，并防止擦浴时表皮血管收缩，血液集中到头部引起充血；放热水袋于足部，使患者舒适并加速擦浴的反应。擦浴时力量要均匀，并轻轻按摩以促进血管扩张。擦至腋窝、腹股沟、腘窝等血管丰富处，停留时间应稍长，以助于散热。对四肢和背部各擦 3～4 min，全部擦浴时间为 20 min 左右。擦浴中注意观察病情，如患者发生寒战，或脉搏、呼吸、神色有异常变化，应立即停止擦浴并向医师报告。擦浴完毕，为患者穿好衣服，半小时后测量体温。

（2）乙醇擦浴：用 30％～50％的乙醇擦腋窝、腹股沟、腘窝等血管丰富处，全身擦浴时间一般为 20 min 左右，禁擦胸前区、腹部等部位。

（3）冰水降温：用冰帽或冰袋。可将冰块装入袋中，冷敷患者的头部（一般敷前额及头颈，或体表大血管处，或颈部、腋下、腹股沟处），一般 1 次冷敷 15 min 左右。可给患者头部戴冰帽降温。

（五）合并感染患者及时恰当使用抗生素

应根据细菌培养结果和药物敏感实验结果，合理应用抗生素。

（1）球菌感染：可选用青霉素类、一代头孢菌素、二代头孢菌素、万古霉素、泰能等。

（2）杆菌感染：可选用氨基糖苷类、三代头孢菌素、四代头孢菌素、喹诺酮类及泰能等。

（3）病毒感染：可选用吗啉胍、板蓝根、利巴韦林、阿昔洛韦等。

（4）真菌感染：可选用氟康唑/酮康唑、两性霉素等。

（苗军程）

第三节　癌因性疲乏

癌因性疲乏也称癌症相关性疲乏，是临床恶性肿瘤的常见症状之一。1986 年，Piper 从护理学角度再次进行阐述，将癌因性疲乏定义为一种受生物节律影响的主观疲倦感觉，而这种主观疲倦感的强度、持续时间及引起的主观不悦感，则经常发生变化。此后，多位专家研究者对癌因性疲乏进行定义，定义方向各有侧重，但最终落脚点都为持续的、主观的自我知觉体验。

曾有指南将其定义为一种痛苦的、持续的、主观的有关躯体、情感或认知方面的疲乏感或疲惫感，与近期的活动量不符，与肿瘤或者肿瘤的治疗有关，并妨碍日常基本功能。《国际疾病分类标准》（第 10 版，ICD-10）描述癌因性疲乏的症状为非特异性的无力、虚弱、机能衰退嗜睡、疲劳。它的特点是具有持续性和非普遍性。广泛意义上，癌因性疲乏是患者个体在生理、心理、功能性和社会性方面的一种多维度主观体验。下列三个主观感受表现，尤其需要临床医师关注。①躯体疲乏：虚弱、异常疲乏，不能完成原来胜任的工作；②情感疲乏：缺乏激情，情绪低落，精力不足；③认知疲乏：注意力不能集中，缺乏清晰思维。

一、病理生理

尽管癌因性疲乏很常见，但关于癌因性疲乏的特殊病理生理机制仍未明确。目前医师认为可能机制包括炎性细胞因子、下丘脑-垂体-肾上腺轴功能失调、昼夜节律同步失调等，但以上机理尚待更多证据论证。临床研究方面,已发现多种因素参与癌因性疲乏的发生,其中包括肿瘤本身及其治疗引起的神经精神功能紊乱、能量代谢失衡、免疫功能紊乱、细胞因子及内分泌功能失调等。

二、病因

(一)心理精神异常

肿瘤及其治疗可对中枢神经系统造成不同程度的损伤,引起精神、认知、睡眠障碍。很多患者有不同程度的焦虑、抑郁等精神症状,这是癌因性疲乏的原因之一。

(二)贫血

肿瘤患者贫血的发生率很高。有研究发现血色素的水平与疲乏存在相关性,且在血液系统肿瘤患者中更为明显。

(三)能量代谢失衡

一方面,肿瘤组织通过无氧糖酵解供能,能量消耗大,使肿瘤患者的能量需求明显高于正常人;另一方面,肿瘤和治疗导致患者出现厌食、胃肠功能减退、胰岛素抵抗、贫血及正常的组织能量供应和利用障碍等症状,造成机体组织不能获得足够的能量。能量代谢的负平衡必然影响到各个器官和系统的功能,使患者产生乏力、疲倦的感觉。

(四)恶病质

晚期肿瘤患者经常出现恶病质,而疲乏也是恶病质的重要表现之一。恶病质患者的能量储备(人体脂肪含量)和蛋白质储备(人体肌肉含量)都在发生渐进性消耗。同时能量代谢异常、肌肉容积异常也降低了肿瘤患者机体的活动能力,是引起疲乏的重要因素。

(五)癌症治疗

手术、放疗、化疗、生物治疗等均可造成疲乏。75%～96%的接受化疗的患者、75%～100%的接受放疗的患者、33%～89%的晚期癌症患者都有癌因性疲乏。

进行生物治疗的患者普遍发生重度疲乏,这种疲乏通常是一组类似流感症候群中的一个症状。免疫治疗引起的疲乏主要表现为思维能力下降、思考困难、精力下降。治疗癌痛时所用的阿片类药物和镇静药物,在产生镇静作用的同时可以引起疲乏。

三、评估

评估方面,由于癌因性疲乏是一种主观感觉,其疾病特点决定了诊断存在的困难,缺乏特异性症状及指标来进行客观评判。ICD-10 提出的癌因性疲乏诊断标准为疲乏症状反复出现,持续2 周以上,同时伴有如下症状中的 5 个或 5 个以上。①有虚弱感或四肢乏力;②注意力不集中;③缺乏激情,情绪低落,精力不足;④失眠或嗜睡;⑤经过睡眠后感到精力未能恢复;⑥活动困难;⑦出现悲伤、易激惹、受挫感等情绪反应;⑧不能完成原来能胜任的日常活动;⑨短期记忆减退;⑩活动后经过休息,疲乏症状持续数小时不能缓解。

基于 ICD-10 的相关要求,往往需要参考量表来协助诊断,判断患者癌因性疲乏的程度和影响的维度。用于癌因性疲乏评估的量表主要分成两类:单维度量表和多维度量表。两种评估量表各有优点和缺点,但因为疲乏的特点为多维度主观感受,所以更适宜使用多维度量表。多维度量表既可以评估疲乏的持续时间、程度、性质,又可以评估疲乏对认知、情感、行为等方面的影响。但涉及的方面较多,导致问题较多,答卷时间较长,可能会引起患者情绪的波动,从而影响评估。

四、治疗

(一)治疗原则

癌因性疲乏的病因复杂,因此,医师在处理疲乏时,应该在充分评价疲乏的程度和影响因素的基础上,制定具体的个体化治疗方案,并根据病情的发展不断调整。

(二)治疗方法

控制癌因性疲乏需要患者和医护人员的共同努力。可以将治疗手段大致分为非药物治疗和药物治疗两类。

1.非药物治疗

非药物治疗主要针对轻度疲乏的患者。

(1)合理安排生活:肿瘤患者应有规律的作息时间,调换轻松、合适的工作,保证充足的睡眠,以减少不必要的能量消耗,保存精力和体力。

(2)心理社会干预。①教育和信息干预:许多癌症患者对抗癌治疗所致的疲乏无心理准备,这时,对患者进行一些相关的教育,使患者对疾病和治疗中可能会出现的问题有一定的了解,并掌握应对方法,其疗效不亚于一些特异性的治疗手段。②心理和行为治疗:在时间充足的情况下,对患者进行心理咨询、放松训练、组成互助小组等心理治疗,可以改善患者的精神状态,缓解癌因性疲乏。心理和行为治疗是癌因性疲乏的治疗中应当关注的领域。

(3)营养支持:肿瘤患者单纯增加食物摄入并不能改善恶病质,但是通过保持良好的营养状态,对缓解疲乏有益。目前主张对肿瘤患者给予高蛋白饮食,并强调合理的膳食结构。另外,补充不饱和脂肪酸(尤其是纯化的二十碳五烯酸)可以降低肌肉和脂肪的消耗,促进合成代谢,使体重增加,并逆转恶病质状态。不饱和脂肪酸还可以调节细胞因子的合成和释放,影响患者的细胞免疫状态。

(4)体育锻炼:大多数肿瘤患者和医师都认为患者在放疗、化疗期间不能太紧张,应多休息,但从理论上讲过分制动会导致失用性功能减退,反而加剧疲乏。在积极治疗期间适当运动,癌症患者的体能、耐力、血色素水平和生活质量都有改善,运动有减轻疲劳感和抗抑郁的作用。目前,推荐的运动方案是蹬车、慢走等有氧耐力训练。这种运动可以改善心功能,增加肌肉组织对氧的供给和利用。体育锻炼还可以减少肿瘤患者的肌肉消耗,降低机体的脂肪含量。

(5)其他一些康复治疗也值得推荐。

癌因性疲乏常常与疼痛、抑郁、睡眠障碍等症状一起出现,在控制疲乏的同时,需要对以上症状进行处理。

2.药物治疗

药物治疗主要针对中度疲乏以上者的患者。

(1)对于癌因性疲乏,首先应该评估疲乏的原因和程度,进行有针对性的治疗。例如,治疗抑郁、焦虑,改善贫血和恶病质,纠正内分泌紊乱和睡眠障碍等。目前,还没有特效的治疗药物,有些研究称应用皮质激素和中枢兴奋药物及莫达非尼可以缓解疲劳,但仍需要进一步的研究。

(2)治疗情感障碍:根据诊断,如患者存在一定程度的焦虑、抑郁,可以选用相应的抗焦虑、抗抑郁治疗药物。有报道称一些抗抑郁药物可以减轻乳腺癌患者的疲劳、潮热、失眠和盗汗等症状。谷氨酰胺以前用于肝性脑病和一些精神系统疾病,目前有研究表明对于肿瘤患者补充谷氨酰胺,不仅可以改善其心理状态,还可以提高其活动耐力。

（3）纠正贫血：贫血的改善可以明显地提高患者的生活质量和功能状态，还能纠正肿瘤组织的缺氧状态，增加化疗的敏感性。①输血：疲乏是肿瘤患者要求输血的常见症状之一，但由于可能导致传播疾病、影响免疫功能、增加治疗费用等，输血多用于急症、重症的贫血患者。②促红细胞生成素：肿瘤患者促红细胞生成素的合成相对或绝对减少，为临床应用重组人促红细胞生成素治疗肿瘤相关性贫血提供了理论依据。促红细胞生成素的使用方法：每次剂量为每千克体重150～200 IU，皮下注射，每周 3 次。③酌情补充铁剂、叶酸和维生素。

（4）治疗恶病质：分析患者恶病质发生的主要因素，在营养支持和体育锻炼之外，还可以应用一些治疗手段。①孕激素类药物：可促进食欲，减轻厌食，从而改善患者的生活质量，增强免疫力，并增强其对治疗的耐受能力。②醋酸甲地孕酮胶囊：每粒药重量 0.16 g。一般剂量为每次1 粒，口服，每天 1 次；高剂量为每次 1 粒，口服，每天 2～4 次。③甲地孕酮分散片：每片药重量0.16 g。一般剂量为每次 1 片，口服，每天 1 次；高剂量为每次 1 片，口服，每天 2～4 次。④配合口服肠溶阿司匹林 40 mg，每天 1 次，降低血栓发生的风险。

（苗军程）

第四节　恶心呕吐

恶心呕吐是肿瘤患者比较常见的症状，60％的晚期肿瘤患者会有恶心呕吐的症状。肿瘤治疗过程中的化疗、放疗、靶向治疗、生物治疗、止痛及手术导致的恶心呕吐常见。另外，肿瘤本身导致的肠梗阻、肿瘤脑转移、营养障碍导致的电解质紊乱等，也可以引起恶心呕吐。

恶心呕吐对患者的情感、社会功能和体力会产生很强的不良影响，会增强患者对治疗的恐惧，降低生活质量，使患者不愿意继续进行治疗，影响其生存期。

一、定义

恶心是极为难受地想吐出胃内容物的感觉。呕吐是指用力将胃内容物带至口中或排出。呕吐涉及复杂的反射过程，首先是腹肌、膈肌的剧烈收缩，贲门开放，幽门收缩，同时鼻咽通道关闭，呼吸暂停。若仅有呕吐的动作而无胃内容物排出称为干呕。干呕和呕吐均是由躯体神经介导所引起的，干呕时可伴有心动过缓、心房颤动和心律失常。

二、病机

恶心呕吐的过程复杂，它是延髓的呕吐中枢调控协调呕吐的一系列神经反射综合反应。当各种刺激达到一定阈值时，由呕吐中枢发出冲动，通过支配咽、喉部迷走神经，支配食管及胃的内脏神经、膈肌的膈神经、腹肌及肋间肌的脊神经，引起一系列的肌肉协调反射动作而完成呕吐的动作。呕吐的刺激主要有三个方面：①由中枢神经系统传入的视觉、嗅觉，味觉刺激。②位于呕吐中枢附近的化学感受器的触发区接收到刺激传出的冲动，刺激呕吐中枢。抗肿瘤化疗药物属于该类触发剂。③由消化道、心脏和泌尿系统等末梢神经刺激。介导恶心的机制目前尚不明确，可能与呕吐的机制有不同的通路，但临床上防治恶心、呕吐常常同时进行。

三、病因

晚期肿瘤引起恶心呕吐的病因很多,但常见的有以下几个方面的原因。

（一）肿瘤直接作用

胃肠道的肿瘤导致肠道梗阻、胃停滞、胃肠道功能麻痹。其他部位的肿瘤胃肠道转移,原发颅内肿瘤及脑外肿瘤脑转移导致颅压升高、腹水、腹胀、电解质紊乱、类癌综合征等。

（二）肿瘤治疗的不良反应

化疗、放疗、靶向治疗、生物治疗、止痛药物及肿瘤的手术治疗均可引起恶心呕吐。最常见的是化疗过程中化疗药的催吐作用。

（三）并发症

并发症有尿毒症、电解质紊乱、便秘、锥体外系症状等。

（四）精神心理因素

精神心理因素有对肿瘤的焦虑、恐惧、抑郁、厌食等。

四、治疗

（一）一般治疗

提供安静、舒适的居住环境,选择可口的食物,以富含维生素、蛋白质、易消化、少油腻的清淡饮食为主。少食多餐,餐后避免马上取卧位以免引起恶心呕吐。远离不愉快的环境及气味等。精神行为疗法、心理疗法、食物疗法等也有一定的作用。

（二）对症治疗

若患者便秘,给予温和的泻药。如果患者的胃酸过多,给予降低胃酸分泌的药物,包括 H_2 受体拮抗剂、抗酸药、质子泵抑制剂。颅压增高,应用皮质类固醇类药。对电解质紊乱的患者维持电解质平衡,减少对胃有刺激药物的摄入。

（三）药物治疗

引起肿瘤患者恶心呕吐的原因很多,多数是肿瘤和并发症,化疗药物也可以导致呕吐。要注意考虑到呕吐的原因、呕吐发生的时间、与肿瘤治疗的关系来选择药物。

1.5-HT$_3$ 受体拮抗剂

5-HT$_3$ 拮抗剂(5-HT 为 5-羟色胺)通过与消化道黏膜的 5-HT$_3$ 受体结合发挥作用。临床常见各种司琼类药物,作用机制、止吐效果及安全性相似,可以互换。常见的不良反应有轻度头痛、转氨酶水平升高和便秘。临床中值得注意的是 5-HT$_3$ 受体拮抗剂的治疗效果不与计量成正比,增加计量不会增加疗效,却会增加不良反应的发生率,甚至发生严重的 Q-T 间期延长。

2.糖皮质激素

地塞米松是长效糖皮质激素,通过抑制中枢和外周 5-HT 产生和释放来改变血-脑脊液屏障和对 5-HT 的通透性,降低血液中 5-HT 作用于肠道化学感受器的浓度,从而抑制呕吐。糖皮质激素常用于化疗导致的呕吐。

3.NK-1 受体拮抗剂

NK-1 受体拮抗剂与大脑中的 NK-1 受体高选择性结合,拮抗位于中枢和外周神经元中的神经激肽(也称 P 物质)。P 物质通过 NK-1 受体介导发挥作用,与呕吐、抑郁、疼痛和哮喘等多种炎症免疫反应相关。临床常用阿瑞匹坦,福沙吡坦二甲葡胺是阿瑞匹坦口服制剂的前体药物,注射后在体内迅速转化成阿瑞匹坦。

4.多巴胺受体阻滞药

甲氧氯普胺为多巴胺受体阻断药,通过抑制中枢催吐化学感受区的多巴胺受体的阈值,发挥比较强的中枢性止吐作用。常用剂量为10~20 mg,大剂量的甲氧氯普胺(50 mg)可能增加锥体外系统的并发症。

5.精神类药物

精神类药物不单独使用,可用于不能耐受阿瑞匹坦、5-HT₃受体拮抗剂和地塞米松或控制不好呕吐的患者。常用氟哌啶醇,它属于丁酰苯类抗精神药,用于化疗所致恶心呕吐的解救性治疗,每次口服1~2 mg,每4~6 h 1次,主要不良反应为椎体外系反应;奥氮平,每次口服2.5~5 mg,每天2次;劳拉西泮,属于抗焦虑药,每次口服0.5~2 mg或静脉用药,或每4~6 h舌下含服;阿普唑仑,每次口服0.5~2 mg,每天3次,用于预期性恶心呕吐。

6.吩噻嗪类

氯丙嗪属吩噻嗪类药物,阻断脑内多巴胺受体,小计量抑制延脑催吐化学感受区的多巴胺受体,大剂量抑制呕吐中枢,并有镇静作用。4~6 h口服或静推10 mg;苯海拉明为乙醇胺的衍生物,有抗组胺作用,通过抑制中枢发挥较强的镇吐、镇静作用,推荐剂量为4~6 h 10 mg口服或静脉用;异丙嗪为吩噻嗪类衍生物,抗组织胺药,有镇吐、镇静、催眠作用,推荐剂量12.5~25 mg口服、肌内注射或静脉给药,隔4 h可重复应用。

（陈　凤）

第三章

肿瘤的化学治疗

第一节　肿瘤化学治疗的历史及发展概况

尽管100多年前已经开始用一些化学物和细菌疫苗治疗恶性肿瘤,但真正的肿瘤内科治疗起源于烷化剂抗肿瘤作用的发现。肿瘤内科治疗的历史主要是化疗发展的历史。1943年,耶鲁大学的Gilman等率先将氮芥(nitrogen mustard,NH_2)应用于淋巴瘤的治疗,揭开了现代肿瘤化疗的序幕;另一突破性的发展是1948年Farber成功地应用叶酸类似物甲氨蝶呤(methotrexate)治疗小儿急性淋巴细胞性白血病获得缓解;1952年Elion和Hitchings发现了6-巯嘌呤(6-mercaptopurine,6-MP)的抗癌作用;Heichings在20世纪50年代合成5-氟尿嘧啶(5-flu-orouracil,5-FU)并发现其在体内必须转化为相应的核苷酸,抑制胸苷酸合成酶,从而阻止肿瘤细胞的DNA合成,至今5-FU仍是肿瘤化疗的主要药物之一;20世纪60年代,通过用联合化疗治疗儿童急淋巴细胞白血病和霍奇金病获得成功,证实即使是晚期的恶性肿瘤,也可用药物治愈,从而开始将联合化疗应用于实体瘤的治疗。

从20世纪70年代开始,由于药物品种的增加和化疗临床研究的不断深入,癌症的化疗已经从姑息性目的向根治性目标迈进。顺铂的应用使睾丸生殖细胞癌的治疗效果明显改善。已有不少癌症有可能通过化疗治愈,约占全部癌症的5%,如绒毛膜上皮癌、儿童急性淋巴细胞白血病、霍奇金病、非霍奇金淋巴瘤、睾丸生殖细胞癌、卵巢癌、儿童肾母细胞瘤、胚胎性横纹肌肉瘤、尤因肉瘤、神经母细胞瘤和小细胞肺癌。另外有部分癌症,化疗虽不能治愈,但可延长生存时间,这类癌症如多发性骨髓瘤、慢性淋巴细胞白血病、慢性粒细胞白血病、低度恶性非霍奇金淋巴瘤。

近20年研究者发现,在手术后应用化疗(辅助性化疗),由于控制了亚临床的微小病灶,能使部分癌症(如乳腺癌、骨肉瘤、结肠癌和胃癌)的治愈率有所提高。研究结果也显示,术前化疗(新辅助化疗)可增加局部晚期非小细胞肺癌、头颈癌、卵巢癌等多种实体瘤的手术切除机会,同时对减少手术损伤、尽量保存机体的功能起了一定的作用。而肿瘤的生物治疗、基因治疗和靶向治疗药物的发展,也一定程度促进肿瘤内科治疗进入新的阶段。例如,靶点治疗药物glivec(imatinib,STI571)的发现,是一种新的肿瘤基础临床结合的典型模式,于2001年5月和2002年2月分别被美国食品药品监督管理局批准对干扰素耐药的慢性髓细胞性白血病和胃肠基质瘤的治疗。

但是,真正有效的新抗癌药物的发展还是相对缓慢的,每年仅有少数的几种药物能加入抗癌"新军"。肿瘤内科治疗可治的肿瘤见表 3-1。随着肿瘤内科治疗的不断发展,其在癌症治疗中的作用也将越来越大。

表 3-1 肿瘤内科治疗在肿瘤治疗中的作用

作用的类型	肿瘤
根治性化疗可治愈的肿瘤	绒癌、恶性葡萄胎、急性淋巴细胞白血病、霍奇金病、进展型和高度进展型非霍奇金淋巴瘤、维尔姆斯瘤、胚胎性横纹肌肉瘤、睾丸癌、急性粒细胞白血病、尤因肉瘤、神经母细胞瘤、小细胞肺癌
根治性化疗有价值的肿瘤	懒惰型非霍奇金氏淋巴瘤、慢性淋巴细胞白血病、慢性粒细胞白血病、多发性骨髓瘤
辅助性化疗有价值的肿瘤	肛管癌、卵巢癌、乳腺癌、膀胱癌、喉癌、骨肉瘤、软组织肉瘤、大肠癌、基底细胞癌、胃癌
辅助性化疗可能有价值的肿瘤	非小细胞肺癌、食管癌、恶性胸膜间皮瘤、鼻咽癌、其他头颈癌、子宫内膜癌、宫颈癌、类癌、脑瘤、胰腺癌、原发位置不明的转移癌、前列腺癌

（苗军程）

第二节 癌症化学治疗的药理学基础

一、常用抗癌药物及作用机制概要

抗癌药物的理想分类方法是根据它们的作用机制(图 3-1、图 3-2),但有不少药物杀灭肿瘤细胞通过几种途径,另一些药物虽然有效,但作用机制不明。所以,仍按传统的方法将抗癌药物分成以下几类。

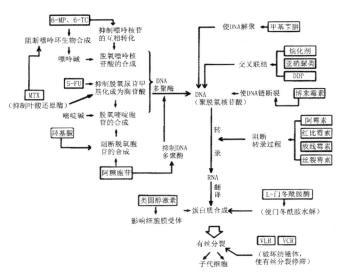

图 3-1 抗恶性肿瘤药物的作用机制

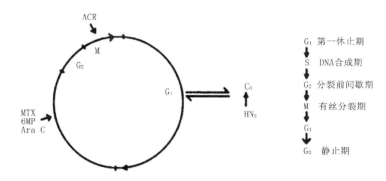

图 3-2 抗癌药物与细胞周期

(一)烷化剂

烷化剂是第一个用于治疗肿瘤的化疗药物。虽然烷化剂的结构各异,但都具有活泼的烷化基团,能与许多基团(氨基、羧基、硫基和磷酸基等)形成共价键。DNA 的碱基对细胞很重要,特别是鸟嘌呤上富含电子的 N-7 位。烷化剂的细胞毒作用主要通过直接与 DNA 分子内鸟嘌呤的 N-7 位和腺嘌呤的 N-3 形成联结,或在 DNA 和蛋白质之间形成交联,这些均影响 DNA 的修复和转录,导致细胞因结构破坏而死亡。虽然烷化剂对增殖细胞的毒性高于对非增殖细胞的毒性,但差别不像抗代谢药那么显著。烷化剂是细胞周期非特异性药物,对非增殖期(G_0 期)的细胞也敏感,因而对生长缓慢的肿瘤(如多发性骨髓瘤)也有效;烷化剂的另一个特点是量效曲线为直线上升型,故成为癌症超大剂量化疗(high dose chemotherapy,HDC)的主要药物。肿瘤细胞对烷化剂耐药的主要机制有减少药物的吸收,通过增加鸟嘌呤 6 位烷基转移酶和移动 DNA 的杂交交联减少错配,增加细胞的硫醇和特别谷胱甘肽转移酶来增强解毒作用,改变细胞凋亡的通路等。

烷化剂包括氮芥类的氮芥,环磷酰胺(cyclophosphamide,CTX),异环磷酰胺(ifosfamide,IFO),苯丁酸氮芥,左旋苯丙氨酸氮芥(phenylalannine mustard,PAM);亚硝脲类的卡莫司汀(carmustine,BCNU),洛莫司汀(lomustine,CCNU),司莫司汀(semustine,Me-CCNU)和链佐星;磺酸酯类的白消安(busulfan,BUS)和曲奥舒凡;氮丙啶类的噻替哌、二氮化合物、丝裂霉素 C(mitomycin C);氮甲基类的六甲密胺 C(hexamthylmelamine,HMM),达卡巴嗪,丙卡巴肼和替莫唑胺等。

(二)抗代谢类药物

抗代谢类药物的化学结构与体内某些代谢物相似,但不具有它们的功能,以此干扰核酸、蛋白质的生物合成和利用,导致肿瘤细胞的死亡。甲氨蝶呤(methotrexate,MTX)是叶酸的拮抗物,强力抑制二氢叶酸还原酶。5-FU 在体内必须转化为相应的核苷酸才能发挥其抑制肿瘤的作用,主要产生两种活性物,一种为氟尿三磷(FUTP),结合到肿瘤细胞的 RNA 上,干扰其功能;另一种是通过尿苷激酶的作用,生成氟去氧尿一磷(FdUMP),它抑制胸苷酸合成酶而阻止肿瘤细胞的 DNA 合成,是 5-FU 的主要抗肿瘤机制。近年来合成的卡培他滨是活化 5-氟-2'-脱氧尿苷(5-FUDR)的前体药物。该药口服后,在胃肠道经羧酸酯酶代谢为脱氧-5-氟胞苷,随后在肝脏胞苷脱氨酶作用下代谢为 5-FUDR,最后在肿瘤组织内经胸苷酸磷酸化酶转变为 5-FU。

阿糖胞苷(cytosine arabinoside,Ara-C)在体内转化为阿糖胞三磷(Ara-CTP)才能发挥抗癌作用。研究者一直认为 Ara-CTP 的抗癌机制是它竞争性抑制 DNA 多聚酶,近年来发现 Ara-

CTP分子嵌入DNA的核苷酸键内、阻止DNA链的延长和引起链断裂的作用似乎更加重要。吉西他滨(gemcitabine,2'-difluorodeoxycytidine,dFdc)是Ara-C的同类物,为核苷类化合物,其在细胞内受脱氧胞苷激酶所催化,变成活化的二磷酸化物dFdCDP及三磷酸化物dFdCTP,掺入细胞的DNA结构中,使DNA合成中断,进而诱导细胞的凋亡。DFdCDP亦是核糖核酸还原酶的抑制底物,可阻止核糖核苷酸还原为脱氧核糖核苷酸,使脱氧核糖核苷酸减少,阻滞DNA的合成。

6-巯嘌呤和6-硫尿嘌呤(6-thioguanine,6-TG)能分别阻断次黄嘌呤转变为腺嘌呤核苷酸及鸟嘌呤核苷酸而阻断核酸的合成。氟达拉滨(fludarabine,2-fluoro-ara-AMP)是嘌呤的同类物,通过5'端的核苷酸酶脱磷酸化变成氟达拉滨后进入细胞,氟达拉滨在细胞内经脱氧胞苷激酶的催化磷酸化,三磷酸盐的产物抑制DNA聚合酶和核苷酸还原酶,还可以直接与DNA或RNA结合,起抗肿瘤作用。其他的嘌呤同类物还有脱氧柯福霉素等,均有一定的抗肿瘤活性。

培美曲塞是一种结构上含为吡咯嘧啶基团的抗叶酸制剂,能够抑制胸苷酸合成酶、二氢叶酸还原酶和甘氨酰胺核苷酸甲酰转移酶的活性,这些酶都是合成叶酸所必需的酶,参与胸腺嘧啶核苷酸和嘌呤核苷酸的生物再合成过程。培美曲塞破坏细胞内叶酸依赖性的正常代谢过程,抑制细胞复制,从而抑制肿瘤的生长。

近年来,研究者在抗肿瘤药物生化调节方面亦进行了深入的研究,取得了不少进展,尤其是在应用生化调节来提高5-FU的抗瘤活性方面。临床上应用醛氢叶酸对5-FU的化学修饰是目前生化调节应用于抗肿瘤药物从实验室到临床最成功的例子。临床前的研究阐明了醛氢叶酸的增效机制:5-FU在体内活化成脱氧氟苷单磷酸盐后,抑制胸苷酸合成酶,阻止尿苷酸向胸苷酸转变,最终影响DNA的合成。这一个途径需要一碳单位(CH_3)的供体还原型叶酸(FH_4)的参与。脱氧氟苷单磷酸盐、胸苷酸合成酶、$5,10-CH_2-FH_4$在细胞内形成三重复合物。在生理情况下,由于还原型叶酸的供给不足,三重复合物易于分离,如果外源性地供给大剂量的醛氢叶酸,细胞内可形成结合牢固、稳定的三重复合物,对胸苷酸合成酶的抑制作用大大增强,最终增加了5-FU的细胞毒作用。1982年,法国的Machover等首先报告大剂量($200\ mg/m^2$)醛氢叶酸合并5-FU治疗胃肠道癌的初步结果。近几年来,大部分随机对照的Ⅲ期临床研究结果证明5-FU+醛氢叶酸的有效率比单用5-FU的有效率高,而且部分研究显示5-FU+醛氢叶酸可延长生存期。德国一个多中心随机对照研究亦表明5-FU加小剂量醛氢叶酸亦可提高疗效、改善生存质量,并且毒性反应较小。在CF/5-FU的治疗方案中,有各种剂量组合的报道,但CF/5-FU的最佳剂量组合方案至今未能确定。

5-FU在体内的降解主要通过二氢嘧啶脱氢酶来完成,故二氢嘧啶脱氢酶的活性直接影响5-FU的血药浓度。近期有较多的5-FU和DPD酶抑制剂联合应用的临床报告,采用的二氢嘧啶脱氢酶抑制剂有尿嘧啶、尿嘧啶类似物等。另外,临床前研究发现某种尿嘧啶类似物对二氢嘧啶脱氢酶的抑制强度比尿嘧啶强,采用吉美拉西等组成的复方口服制剂治疗晚期胃癌的初步结果令人鼓舞,其临床价值有待进一步研究加以证实。

(三)抗肿瘤抗生素类

抗肿瘤抗生素包括很多药物,蒽环类是此类药物中的一大类药,包括多柔比星(阿霉素,adriamycin,ADR),柔红霉素(daunomycin,DAM),阿克拉霉素,表柔比星,去甲柔红霉素,米托蒽醌等。抗肿瘤抗生素的作用机制呈多样化,蒽环类抗生素的作用机制与放线菌素D(actinomycin D,Act-D)的作用机制相似,与DNA结合后,发生嵌入作用而抑制依赖于DNA的RNA

合成,该药还有抑制拓扑异构酶Ⅱ的作用;博莱霉素(bleomycin,BLM)直接损害 DNA 模板,使 DNA 单链断裂;普卡霉素也与 DNA 结合,抑制依赖 DNA 的 RNA 聚合酶,从而影响 RNA 的合成;链黑霉素对 DNA 合成显示出选择性抑制,可引起 DNA 降解或单链断裂。

(四)抗肿瘤的植物类药物

长春碱类药物是从植物长春花中分离得到的具有抗癌活性的生物碱,包括长春新碱(vincristine,VCR),长春碱(vinblastine,VLB),长春碱酰胺(vindesine,VDS),长春瑞滨(vinorelbine,VRL)等。抗肿瘤的作用靶点是微管,药物与管蛋白二聚体结合,抑制微管的聚合,使分裂的细胞不能形成纺锤体,核分裂停止于中期。紫杉醇类药物(如紫杉醇和紫杉特尔)能促进微管聚合,抑制微管解聚,使细胞的有丝分裂停止。鬼臼毒素类的药物依托泊苷(etoposide,VP16-213)和替尼泊苷(teniposide VM-26)则主要抑制拓扑异构酶Ⅱ的作用,阻止 DNA 的复制。喜树碱类包括我国的羟喜树碱及国外的拓扑替康,伊立替康(irinotecan,CPT-11)等,通过抑制拓扑异构酶Ⅰ的活性而阻止 DNA 的复制。

(五)铂类

铂类抗肿瘤药物的作用机制主要是与 DNA 双链形成交叉联结,呈现其细胞毒作用。该类药包括顺铂(cisplatin,DDP)及其类似物奈达铂、卡铂(carboplatin,CBDCA)、草酸铂(oxaliplatin,L-OHP)和乐铂等,卡铂、草酸铂和乐铂的肾毒性和胃肠道毒性均较顺铂轻。其他正在进行临床试验的铂类同类物包括 JM216(BMS 182751)、BBR3464 和脂质体顺铂等。

(六)其他

左旋门冬酰胺酶(L-asparaginase,L-asp)使肿瘤细胞缺乏合成蛋白质必需的门冬酰胺,使蛋白质的合成受阻。

二、细胞周期动力学与抗癌药物

细胞周期是指亲代细胞有丝分裂的结束到 1 或 2 个子细胞有丝分裂结束的间隔。细胞经过一个周期所需要的时间称为细胞周期时间。有丝分裂后产生的子代细胞,经过长短不等的间隙期(也称 DNA 合成前期,即 G_1 期),进入 DNA 合成期(S 期),完成 DNA 合成倍增后,再经短暂的休止期(也称 DNA 合成后期,即 G_2 期),细胞又再进行丝状分裂(M 期)。有时细胞 G_1 期明显延长,细胞长期处于静止的非增殖状态,常称为 G_0 期。G_0 期的细胞与 G_1 期的细胞的区别是前者对正常启动 DNA 合成的信号无反应。但是,处于 G_0 期的细胞并不是死细胞,它们继续合成 DNA 和蛋白质,还可以完成某一特殊细胞类型的分化功能。这些细胞可以作为储备细胞,一旦有合适的条件,即可重新进入增殖细胞群中并补充到组织中。

多数临床上常用的化学治疗药物均直接影响 DNA 的合成或功能,不同的抗癌药物可有不同的作用机制。有些药物的主要作用为阻碍 DNA 的生物合成,它们仅作用于细胞增殖的 S 期,称 S 期特异性药物,如 MTX、5-FU、6-MP、Ara-C。也有些药物主要损伤纺锤体,使丝状分裂停滞于分裂中期(M 期),如 VLB、VCR、VDS,这些药称 M 期特异性药物。S 期与 M 期特异性药物均作用于某一特定的时相,通称为周期特异性药物。而直接破坏或损伤 DNA 的药物(如烷化剂、丙卡巴肼、顺铂、亚硝脲类),则不论在哪个时相均可起杀伤作用,称为周期非特异性药物。

周期非特异性药物对肿瘤细胞的杀伤力一般较周期特异性的药物强,且随着药物浓度的升高,对肿瘤细胞的杀伤作用越明显,特别是此类药物对 G_0 期的细胞亦有作用,故对增殖比率

(generation fraction,GF)低的肿瘤也有作用,因此在对实体瘤的常规化疗和超大剂量化疗方案的组成中经常必不可少。而周期特异性药物仅对某一时相的细胞有杀伤作用,故其作用较弱,单独使用较难达到彻底的抗肿瘤效果。

三、化疗药物的耐药机制

化疗药物对增殖迅速的肿瘤的疗效较好。临床上,我们经常可以观察到,经过化疗,肿瘤的体积缩小,增殖速度逐渐加快,尽管继续用原方案治疗,肿瘤又再次增大。显然,恶性肿瘤对化疗药物耐药,无法用肿瘤生长动力学来解释,必然还有其他的机制。

第一,恶性肿瘤细胞可能位于大多数药物不能到达的"庇护所"。例如,由于大部分药物不能进入中枢神经系统和睾丸,所以这些部位的肿瘤常常不受影响,可以复发。儿童急性淋巴细胞白血病的治疗中,脑膜是常见的复发部位。可通过放疗、用大剂量 MTX 和鞘内注射 MTX 的预防性治疗方法,使经全身化疗已经达到完全缓解的患儿增加治愈的机会。

第二,发生耐药性的生物化学机制可以有多个方面。例如,肿瘤细胞对抗癌药物的摄取减少,药物活化酶的量或活性减弱,药物灭活酶含量或活性增加,药物作用靶向酶的含量增大或与药物的亲和力改变,肿瘤细胞的 DNA 修复加快,细胞的代谢替代途径建立和细胞对药物的排出增加。对于这类耐药性,可以逐渐增加药物剂量,直到对正常组织出现轻度毒性。另外,可通过联合化疗,从多个靶点代谢途径打击肿瘤细胞来克服耐药性。

第三,恶性肿瘤细胞耐药的遗传基础已经确立并得到许多证据支持。Goldie 及 Coldman 认为,肿瘤细胞在增殖过程中,有较固定的突变率(约 10^{-5}),每次突变均可导致抗药瘤株出现。因此,倍增次数愈多(即肿瘤愈大)、耐药瘤株出现的机会愈大。每次突变,可导致肿瘤细胞对某种药物发生耐药,同时对多种药物发生耐药的机会较小。因此,他们主张为防止耐药性产生,应尽早在肿瘤负荷最低时,短期内足量使用多种有效的抗癌药,以便及时、充分地杀灭敏感的及对个别药物耐药的肿瘤细胞,防止其增殖形成优势。按照他们的理论,20 世纪 70 年代,出现了两种所谓无交叉耐药作用的化疗方案:序贯交替治疗方案,如用 MOPP/ABV 方案治疗霍奇金病;尽早使用多种有效药物的方案,例如,ProMACE-MOPP、MACOP-B 等方案用于治疗非霍奇金淋巴瘤。

第四,有些肿瘤(主要为实体瘤)对化疗不敏感,是由于多量肿瘤细胞处于非增殖的 G_0 期。因为肿瘤负荷愈大,增殖比率愈低,G_0 细胞所占比率愈高,所以防治此类耐药性的关键在于尽早治疗,并应用一切手段(包括手术、放疗)减少肿瘤负荷。有人试用持续长时间静脉输注抗癌药来克服此类耐药性。

近年来研究者发现,肿瘤细胞有多药耐药性,即患者同时对多种作用机制不同的抗癌药均发生耐药(图3-3)。

四、多药耐药性

肿瘤细胞对抗癌药物产生耐药性是化疗失败的主要原因。引起耐药性的原因很多,目前很引人注目的是多药耐药性(multiple drug resistance,MDR)。多药耐药性是指恶性肿瘤细胞在接触一种抗癌药后,产生了对多种结构不同、作用机制各异的其他抗癌药的耐药性。

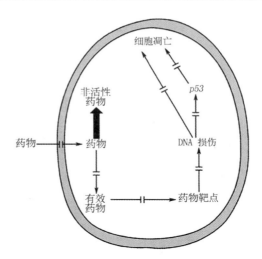

图 3-3　肿瘤耐药的机制

多药耐药性多出现于天然来源的抗癌药,如长春碱类、鬼臼毒素、紫杉醇类和蒽环类抗生素。多药耐药性的共同特点是:药物一般为亲脂性的药物,分子量为 $300\sim900$ kD;药物进入细胞通过被动扩散;药物在 MDR 细胞中的积聚比在敏感细胞中少,结果细胞内的药物浓度不足而未能导致细胞毒作用;MDR 细胞膜上多有一种特殊的蛋白,称 P-糖蛋白,编码此蛋白的 MDR 基因扩增。

Endicott 等发现,MDR 细胞的细胞膜上往往出现 P-糖蛋白的过度表达。进一步研究发现,P-糖蛋白的水平与耐药性及细胞内的药物积聚减少程度呈正相关,提示 P-糖蛋白与药物在细胞内的积聚有关,亦可能与细胞膜的通透性有关,编码 P-糖蛋白的基因为 MDR 基因。P-糖蛋白具有膜转运蛋白的许多结构特征,一旦与抗癌药物结合,通过 ATP 提供能量,将药物从胞内泵出胞外,抗癌药物在胞内的浓度就不断下降,其细胞毒性作用因此减弱或消失,出现耐药现象。

有人发现,一些钙离子通道拮抗剂(如维拉帕米、硫氮䓬酮、硝苯地平),钙调蛋白抑制剂(如三氮拉嗪、氯丙嗪和奎尼丁、利舍平)亦能与 P-糖蛋白结合,可有效地与抗癌药物竞争同一个结合部位,使抗癌药物不再或减少从胞内泵出胞外,从而在细胞内不断积聚,多药耐药性得以克服或纠正。这一现象已经在体外和体内实验中得到证实。但临床上维拉帕米的最大耐受浓度为 $2\ \mu mol/L$,这一浓度在体外组织培养中不能纠正多药耐药性,如超过此浓度,人体可出现不适甚至较严重的毒性反应。更安全的可逆转多药耐药性的药物正在研究中。

(苗军程)

第三节　肿瘤化学治疗的细胞动力学

细胞增殖动力学的基础理论研究的发展,为抗癌药物的合理应用提供了一定的理论依据。因此,运用这些理论再结合抗癌药物的作用机理,就可以为癌症治疗设计出更佳的联合用药方案,提高疗效,争取根治。

一、组织中细胞成分

(一)增殖周期中的细胞

增殖周期中的细胞又称集落形成的细胞,它不断按指数增殖,负责组织的增大。

1.成人的静态组织细胞

神经、肌肉细胞属于这部分细胞。

2.扩展型组织细胞

肝、肾等的细胞仅在各种原因而引起损伤时,才较多地进入增殖周期,以补偿损伤的细胞。

3.更新型组织细胞

血细胞、表皮细胞、胃肠道上皮细胞及精细胞等经常有部分细胞处于增殖周期,进行繁殖,以满足去旧更新的需要。肿瘤组织是一种不正常生长的更新型组织,经常有细胞处于增殖周期。由于细胞不断地分裂繁殖,超过细胞的丢失,形成了总体上细胞的累积,使肿瘤体积增大。

处于增殖周期的细胞数与同一组织细胞总数的比率,称为生长比率。生长比率高的肿瘤增大较快,对抗癌药物较敏感。肿瘤体积增大 1 倍所需的时间,称倍增时间(doubling time,DT)。生长比率大、DT 短的肿瘤,对药物的敏感性较高。

(二)静止期(G_0)细胞

静止期(G_0)细胞是后备细胞,有增殖力,但暂不分裂。增殖周期细胞被大量杀灭后,G_0 细胞即可进入增殖周期,以补充丢失的细胞。在造血组织中,这部分细胞所占比例高,可防止受药物或放射性损伤,以便补充丢失细胞。肿瘤组织的 G_0 期细胞对肿瘤体积的增大不起作用,对化学药物不太敏感。增殖周期中的大部分肿瘤细胞被杀灭后,G_0 期细胞进入增殖周期,分裂繁殖,它是肿瘤复发的根源。

(三)无增殖力或已分化细胞

正常静态型组织中有很多这类细胞,对于血液系统,其指外周血中已成熟的红细胞、白细胞;在肿瘤组织中,这部分细胞很少,亦无治疗上的意义。

二、细胞增殖周期特点

增殖的细胞在每一代分裂过程中,都要经历 $G_1 \rightarrow S \rightarrow G_2 \rightarrow M$ 4 个时期,每个细胞经过一个周期产生 2 个子细胞,因此细胞的增殖是按指数方式增长。在增殖周期的 4 个时期中,各有特殊的任务与不同的生化分子过程,对于药物的敏感性亦有不同。在一个增殖细胞群体中,4 个期的细胞以不同的比例同时存在,要同时杀灭各期癌细胞就要联合应用多种化疗药物。

(一)G_1 期

G_1 期为合成前期(或称分裂后休期),分裂出来的子细胞继续长大,合成 RNA(关键是合成 mRNA)及酶蛋白等,为 S 期做准备。此期所占的时间在各种细胞中的差异很大,由数小时到许多天。

(二)S 期

S 期即 DNA 合成期,是进行 DNA 复制的时期,同时有组蛋白合成。RNA 及蛋白质亦可继续合成,此期结束时细胞 DNA 含量加倍,成为多倍体,对于各种细胞中此期的时间一般为 2～30 h。

（三）G_2 期

G_2 期即合成后期（或称分裂前休期），此时 DNA 合成已结束，正进行分裂的准备工作，继续合成 RNA 及蛋白质。G_2 期所占的时间很恒定，为 2～3 h。

（四）M 期

M 期为细胞有丝分裂期，时间为 1～2 h。M 期分为 4 个时相。

1.前相

染色质变为染色体，核仁、核膜消失，此时相在分裂中占时间最长。

2.中相

染色全排列在纺锤线中部平面，染色体纵裂成两个部分，中心粒分离到两极。

3.后相

染色体平均分布在细胞两端，每个中心粒又分成 2 个。

4.末相

细胞质分为两半。

法国 Michel 报道，术前直肠结肠癌活检标本的细胞动力学指标与患者预后有关。研究者自 1993 年 11 月至 1995 年 4 月共收集了 38 例直肠结肠腺癌病例（直肠癌 12 例，结肠癌 26 例），其中，17 例为男性患者，平均年龄 69.9 岁（49～85 岁）。这些患者均未接受放疗或化疗。经静脉注入 250 mg 溴脱氧尿苷，4 h 后行内镜检查，取肿瘤活检标本。处理活检标本后立即进行流式细胞计数，分别计算出在体肿瘤的 S 期细胞标记指数（LI）、S 期时间（Ts）和潜在肿瘤倍增时间（Tpot）。对 38 例患者均手术切除肿瘤，术后病理检查发现有淋巴结转移者，还要接受 6 个周期的化疗（用 5-FU 和亚叶酸钙）。术后平均随访29.6 个月（24～40 个月），确定患者的无病生存时间。单变量分析显示，淋巴结转移、LI＞10％和Tpot＜5 d与患者预后不良相关，而 Ts 和 DNA 倍性与患者预后无关。多变量分析显示，淋巴结转移、DNA 倍性和 Tpot 是全部结肠直肠癌的独立预后因素。Tpot 是二倍体肿瘤的独立预后因素，而不是非整倍体肿瘤的独立预后因素。

三、抗癌药物对细胞增殖动力学的影响

各种抗癌药物对周期中各期细胞的敏感性不同，比较小鼠骨髓干细胞与 AKR 淋巴肉瘤干细胞的存活率与剂量相关曲线（简称量效曲线）等，结合生化作用原理，可将药物分为下列两类：增长迅速的肿瘤（如急性白血病）的 GF 值较大，接近 1，肿瘤对药物最敏感，药物疗效也好；增长慢的肿瘤（如多数实体瘤）的 GF 值较小，为 0.5～0.01，肿瘤对药物敏感性低，疗效较差。同一种肿瘤早期的 GF 值较大，药物的疗效也较好。

（一）细胞周期非特异性药物（cell cycle non-specific agent，CCNSA）

CCNSA 主要杀灭增殖细胞群中各期细胞。它们对小鼠骨髓干细胞和淋巴肿瘤细胞的量效曲线都呈指数性，其中氮芥和丝裂霉素的选择性低（杀伤两类细胞的曲线斜率很接近），而大多数其他烷化剂的选择性较高。

1.低选择性药物

主要低选择性药物为氮芥和丝裂霉素，对增殖期及 G_0 细胞均有杀灭能力。杀灭小鼠骨髓干细胞和淋巴瘤细胞的效量曲线在对数表格上呈直线性。两条线的斜度差别很小，选择性很低。

2.有一定选择性的药物

有一定选择性的药物除氮芥外的烷化剂,包括环磷酰胺、美法仑、苯丁酸氮芥、氮甲、消卡芥、胸嘧啶芥、亚硝脲类(卡莫司汀、洛莫司汀、司莫司汀)、噻替派、二亚胺醌、三亚胺醌、丙卡巴肼、放线菌素 D、柔红霉素、阿霉素、普卡霉素、博来霉素、链佐星等。对小鼠食管-癌细胞的曲线斜度比正常骨髓大,除对 G_0 期细胞作用较弱外,对整个增殖周期各期的细胞均有杀灭能力。

(二)细胞周期特异性药物(cell cycle specific agent,CCSA)

对增殖周期中的某一期有较强的作用,如抑制核酸合成的药对 S 期作用显著,长春碱等作用于 M 期。这类药物对骨髓及瘤细胞的量效曲线随剂量增大而下降,但达到一定剂量时即向水平方向转折,成为一个坪,呈渐近线状态,所以在一定作用时间内,无论剂量多大,亦有部分不敏感细胞保留。

1.作用于 M 期药物

该类药物有长春碱、长春新碱、秋水仙碱类等。

2.作用于 S 期药物

该类药物有羟基脲、阿糖胞苷、甲氨蝶呤、巯嘌呤、磺巯嘌呤钠、硫鸟嘌呤、氟尿嘧啶等,主要干扰 DNA 合成。

根据药物对细胞繁殖周期的作用可将抗恶性肿瘤药分为两大类:一类是细胞周期特异性药,例如,抗代谢药作用于 S 期,长春碱类药物作用于 M 期;另一类是细胞周期非特异性药,对细胞周期中各期(G_1、S、G_2、M 期)及 G_0 期(静止期)细胞均有作用,选择性低,毒性大,不良反应较多,主要为骨髓抑制、肝损害、白细胞减少等,该类药包括烷化剂、抗肿瘤抗生素类等。

四、抗恶性肿瘤药物分类

(一)影响核酸(DNA、RNA)生物合成的药物

核酸是一切生物的重要生命物质,它控制着蛋白质的合成。核酸的基本结构单位是核苷酸,而核苷酸的合成需要嘧啶类前体和嘌呤类前体白质的合成。核酸的基本结构单位是核苷酸,而核苷酸的合成需要嘧啶类前体和嘌呤类前体及其合成物,所以这一类药物又可分为:①阻止嘧啶类核苷酸形成的抗代谢药,如氟尿嘧啶。②阻止嘌呤类核苷酸形成的抗代谢药,如巯嘌呤。③抑制二氢叶酸还原酶的药,如甲氨蝶呤。④抑制 DNA 多聚酶的药,如阿糖胞苷。⑤抑制核苷酸还原酶的药,如羟基脲。

(二)直接破坏 DNA 并阻止其复制的药物

该类药物有烷化剂、丝裂霉素、博来霉素等。

(三)干扰转录过程,阻止 RNA 合成的药物

该类药物有多种抗癌抗生素,如放线菌素 D 及蒽环类的柔红霉素、阿霉素。

(四)影响蛋白质合成的药物

(1)该类药物影响纺锤丝的形成。纺锤丝是一种微管结构,由微管蛋白的亚单位聚合而成,长春碱类和鬼臼毒素类属该类药物。

(2)干扰核蛋白体功能的药物,如三尖杉碱。

(3)干扰氨基酸供应的药物,如 L-天门冬酰胺酶。

(五)影响激素平衡,发挥抗癌作用的药物

该类药物的有肾上腺皮质激素、雄激素、雌激素等。

(苗军程)

第四节　抗癌药物的合理使用及化学治疗在临床上的应用

随着新的抗癌药物的不断出现和治疗方法的不断改进,化疗在肿瘤的治疗中的作用越来越受到重视。但化疗要取得良好的效果,必须有合理的治疗方案,包括用药的时机、药物的选择与配伍、剂量、疗程、间隔时间等。如何合理使用抗癌药物,牵涉到药物的药理作用及其代谢动力学、肿瘤的生物学特征、肿瘤细胞增殖动力学、患者的病期和身体状况等多方面的问题。故当决定给予患者化疗后,合理应用细胞毒性药物,应考虑该类肿瘤的生物学特性,该类肿瘤临床试验或临床前试验的有效药物谱,准备使用药物的药理学和药动学,具体患者的临床情况包括营养、感染、身体状况和精神状况等。

一、化学治疗与肿瘤细胞增殖动力学

了解肿瘤细胞增殖动力学,对指导肿瘤的化疗有很大的意义。肿瘤细胞在相当长的时间内是指数性生长的。除个别肿瘤外,一般一个肿瘤细胞经 30 次倍增(分裂增殖),细胞数可达 10^9,可形成约 1 g 的肿瘤(直径约 1 cm),成为临床可诊断的肿瘤病灶。这一过程约数月至数年,视不同肿瘤细胞增殖的速度(倍增时间的长短)而定。如再经 10 次倍增,肿瘤细胞负荷可达 10^{12},约相当于 1 kg 的肿瘤组织,这时多数患者会死亡(图 3-4)。故若能在肿瘤早期给予有效的根治性治疗,则肿瘤被治愈的希望越大。肿瘤的初始治疗包括手术治疗、放疗和化疗等手段,视具体肿瘤而定。假如初始治疗不能达到治愈,肿瘤细胞只减少到 $10^4 \sim 10^5$ 水平,则除一些肿瘤标记物(如甲胎蛋白、绒毛膜促性腺激素 β 亚单位)可能异常外,临床影像学检查并未能检查出明显病灶,很快会出现临床复发。

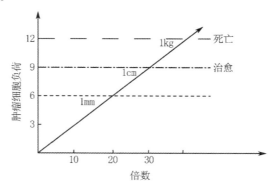

图 3-4　肿瘤细胞负荷

多数常用的化疗药物剂量与肿瘤细胞的存活是呈线性关系的。抗癌药物杀灭肿瘤细胞遵循"一级动力学"(first order kinetics)的规律,即一定量的抗癌药物杀灭一定比率、而非固定数量的恶性细胞。这意味着每次化疗只能杀伤一定比例而不是相同数量的肿瘤细胞,需用多疗程才能尽可能杀灭肿瘤。假设在开始化疗时的肿瘤细胞数目为 10^{10},如果每一疗程的化疗可杀灭99.9%的肿瘤细胞,在化疗间隙肿瘤细胞可生长一个对数,即需 5 个疗程的化疗才能除去最后一

个肿瘤细胞。这是假设所有肿瘤细胞均对药物敏感,均处于增殖周期,没有细胞耐药,而且在肿瘤进展过程中也没有耐药发生的理想情况,这在临床治疗中是不可能的。实际中绝大多数实体瘤中总有部分细胞处于不增殖的 G_0 期,肿瘤越大越明显,并不按前面提到的肿瘤模式生长,这说明为什么对肿瘤的化疗需要多疗程的反复治疗。而临床完全缓解,只是表示肿瘤细胞降低到 10^9 以下,并不等于治愈。如即刻停止治疗,残留的肿瘤细胞又开始倍增,一定时间后,将超出 10^9,达到临床复发。另外,化疗药物剂量的高低与肿瘤细胞残存的数目也密切相关。假设治疗前的肿瘤细胞数目为 10^{11},正常体重的患者用 1.5 g 环磷酰胺治疗,残留的肿瘤细胞数约为 5.5×10^7;而如用环磷酰胺的量为 0.75 g,则残留的细胞数目为 2.4×10^9,即药物剂量降低 50%,残留细胞增加了 98%。故在治疗患者时给予足够剂量和疗程是一个重要的目标。

根治性化学治疗必须杀灭所有的恶性细胞,即所谓完全杀灭,这一概念正是基于以上理论而产生的。要治愈一例癌症患者,必须清除其体内所有恶性细胞。如体内有残留的恶性细胞,经若干次的增殖,肿瘤将复发。因此,有效的根治性化疗应包括诱导缓解化疗阶段和缓解后的巩固与强化治疗阶段。诱导缓解化疗阶段是使肿瘤细胞数降至 10^9 以下,以达到临床完全缓解;而缓解后的巩固与强化治疗阶段使肿瘤细胞继续受到杀伤,直至全部杀灭。但经反复给药,肿瘤细胞往往产生耐药性,使治疗敏感性降低。因此,巩固强化期的治疗常常更为困难,需要反复强烈的多疗程化疗,有时需换用或加用与原诱导方案无交叉耐药性的、新的有效治疗方案才有希望取得真正的治愈。

二、剂量强度

对药物敏感的肿瘤,限制化疗效果的因素经常是合适的药物剂量。化疗药物的剂量疗效曲线多数是呈陡峭的直线状;部分开始是直线,之后才变成平台型。动物试验也证实,按常规剂量的 80% 量给药,完全缓解率明显下降;而且在达到完全缓解后巩固治疗中,将药物剂量降低 20%,复发率也增大。在临床应用中,我们经常可以观察到,由于顾虑化疗药物的急性毒性作用(非威胁生命的),患者的治疗剂量经常降低,化疗间隙期延长,结果治疗效果也明显下降。

如何比较不同药物剂量的治疗效果？Hryniuk 等人在分析了大量肿瘤的治疗效果后,提出了剂量强度的概念。他们所指的剂量强度,是无论给药途径、用药方案及疗程中单位时间内所给药物的剂量如何,均以 $mg/m^2/W$ 表示。相对剂量强度则指实际给药剂量强度与一个人为的标准剂量强度之比。如为联合化疗,则可计算出几种药物的剂量强度及平均相对剂量强度。表 3-2 举例示范剂量强度的计算方法,因剂量强度为整个疗程中平均每周所接受的剂量,故在临床化疗,不论减少每次给药剂量,还是延长间隔时间,剂量强度均有降低。

表 3-2　剂量强度、相对剂量强度和平均相对剂量强度的计算方法

方案类别	具体方案	剂量强度	相对剂量强度
标准方案剂量(每 4 周重复)	CTX 400 mg/m^2/D D1	100 mg/m^2/W	
	MTX 40 mg/m^2/D D1,8	20 mg/m^2/W	
	5-FU 400 mg/m^2/D D1,8	200 mg/m^2/W	
实际方案用量(每 4 周重复)	CTX 400 mg/m^2 D1	100 mg/m^2/W	100/100=1
	MTX 36 mg/m^2/D D1,8	18 mg/m^2/W	18/20=0.9
	5-FU 360 mg/m^2/D D1,8	180 mg/m^2/W	180/200=0.9

注:平均相对剂量强度 2.8/3=0.93。

表 3-3 显示对小鼠 Ridgway 骨肉瘤用左旋苯内氨酸氮芥(L-phenylalanine mustard,L-PAM)及 CTX 联合实验治疗时剂量强度对疗效的影响。从表中可见,剂量强度降低时,完全缓解率及治愈率均明显降低。平均来说,剂量降低 20%,疗效降低 50%。在人类肿瘤的临床化疗中,也已有很多资料证明化疗剂量强度与治疗效果明显相关,这已在卵巢癌、乳腺癌、大肠癌及淋巴瘤的治疗经验中得到证实。有研究者认为,文献报告 MOPP 方案治疗霍奇金病的治愈率各有不同是所用药物的相对剂量强度不同所致;淋巴结阳性的乳腺癌患者术后辅助性化疗的回顾性分析表明,接受足量化疗的患者,复发机会比给予低剂量的要少。但是,整个化疗方案的平均相对剂量强度比较,意义可能不是很大,这是因为不同药物在治疗方案的作用有轻有重。

表 3-3　小鼠 Ridgway 骨肉瘤的实验治疗研究

相对剂量强度			完全缓解率(%)	治愈率(%)
CTX 的相对剂量强度	L-PAM 的相对剂量强度	平均值		
0.38	0.82	0.60	100	60
0.75	0.18	0.47	100	44
0.25	0.55	0.44	100	10
0.50	0.12	0.31	10	0
0.17	0.36	0.27	0	0

在临床治疗中,对有治愈可能的患者,应尽可能使用可耐受的最大剂量强度的化疗以保证疗效。近年来,在粒细胞集落刺激因子、自身骨髓移植或末梢血液造血干细胞移植的支持下,使用高剂量强度化疗以提高化疗的效果,已日益引起重视。但是,大剂量用药由于剂量强度的增加,必然带来更大的毒性反应,故在没有合适的预防治疗毒性反应的相应措施下,不应该盲目提高剂量强度。

三、联合化疗

肿瘤由许多肿瘤细胞构成。通常情况下,只有部分细胞处于活跃增殖状态,其他细胞则处于相对静止的非增殖状态(G_0 期)。活跃增殖细胞占总体细胞数的比率,称为增殖比率。如将作用于不同时相的药物联合使用,则可望达到一次性大量杀灭癌细胞,这样又可促使 G_0 期的细胞进入增殖周期,有助于提高化疗敏感性从而增强疗效。

联合化疗方案的组成,应仔细考虑以下几项原则:构成方案的各药,应该是单独使用时证明对该种癌症有效者;尽量选择作用机制和耐药机制不同、作用时相各异的药物组成联合化疗方案以便更好地发挥协同作用;尽可能选择毒性类型不同的药物联合,以免毒副反应相加,使患者难以耐受;最重要的是,所设计的联合化疗方案应被严密的临床试验证明有实用价值。

个体患者的治疗多根据大规模临床试验的结果,即目前的治疗常规而定。治疗效果的评定需等几个疗程后才能断定。疗效评价标准多根据影像学的结果。肿瘤完全消失超过 1 个月为完全缓解(complete remission,CR);肿瘤体积缩小超过 50% 且持续 1 个月以上为部分缓解(partial remission,PR);肿瘤体积增大超过 50% 或有新病灶的出现为进展(progressive,P);肿瘤体积变化不超过 25% 为稳定(stable,S)。肿瘤治疗取得部分缓解或完全缓解不一定能延长生存期,但常常能缓解症状。生存期特别是无病生存期是总结肿瘤治疗效果的重要指标。近年来,进展时间即从肿瘤开始治疗到肿瘤进展的时间,对评价一些暂未能治愈的肿瘤有很大的意义。

四、确定治疗的目的

化学治疗是肿瘤治疗的三大主要方法之一,综合治疗是目前提高肿瘤治愈率的主要方向。但并不是每一个病例均有治愈的机会,故应根据目前治疗可达到的效果,确定不同的治疗目的并制定相应的策略与具体方案。根据治疗目的的不同,肿瘤化疗可分成几种形式。

肿瘤化疗的目的,或者是完全消灭肿瘤,或者是通过减少肿瘤的负担,从而减轻肿瘤引起的症状或延长寿命。细胞毒性药物通常通过静脉途径给药,这已经证明是比较安全的方法。对于某些药物口服用药在也可作为替代途径。一些情况下肿瘤位于局部,可考虑局部给药,如腹腔、脊髓腔和动脉灌注给药。每一个疗程的间隙多为 21～28 d,这主要是根据患者的平均毒性反应恢复时间而定。剂量多数以体表面积来计算。多根据目前的治疗指南结合患者的治疗反应决定疗程数。

(一)根治性化疗或诱导化疗

对化疗可能治愈的部分肿瘤,如急性淋巴性白血病、恶性淋巴瘤、睾丸癌和绒癌,进行积极的全身化疗。对此类患者,除化疗外,通常缺乏其他有效治疗方法,应该一开始就采用化疗,近期的目标是取得完全缓解。部分缓解除评价新药的价值外,对此种形式化疗的临床价值不大。正如临床观察结果所显示,没有完全缓解的患者能得到治愈。根治性化疗最重要的观察指标是无复发生存率,表示患者取得治愈的潜在可能性。

按照化疗药物杀灭肿瘤细胞遵循的"一级动力学"(即按比率杀灭)的原理,根治性化疗必须由作用机制不同、毒性反应各异而且单药使用有效的药物所组成联合化疗方案,运用足够的剂量及疗程,尽量缩短间隙期,以求完全杀灭体内的肿瘤细胞。但是,应该注意的是,即使是化疗效果很好的恶性肿瘤,也需要综合治疗。例如,对睾丸癌需要切除睾丸原发病灶,对小细胞肺癌需加用放疗甚至手术等。

(二)辅助化疗

部分癌症在采取有效的局部治疗(手术或放疗)后,使用化疗。主要目的是针对可能存在的微转移病灶,防止癌症的复发转移。事实上,许多肿瘤在手术前已经存在超出手术范围外的微小病灶。原发肿瘤被切除后,残留的肿瘤生长加速,生长比率增大,对药物的敏感性增加,并且肿瘤的体积小,更易杀灭。例如,骨肉瘤手术后用辅助化疗已被证明能明显改善疗效。对于高危乳腺癌患者,多中心随机研究的结果也证明辅助化疗能改善生存率及无病生存率。目前,辅助性化疗多用于头颈癌、乳腺癌、胃癌、大肠癌、骨肉瘤和软组织肉瘤的综合治疗。但是,并不是所有此类肿瘤均需要辅助性化疗,对每种肿瘤按病期的不同、高危因素决定合适的治疗方案。完全缓解率对于评价辅助性化疗的疗效意义不大,主要的观察指标也是无复发生存率。

(三)初始化疗或新辅助化疗

其指对临床表现为局限性肿瘤、可用局部治疗手段(手术或放疗)者,在手术或放疗前先使用化疗,希望通过化疗使局部肿瘤缩小,减少手术或放疗造成的损伤,或使部分局部晚期的患者也可以手术切除。另外,化疗可清除或抑制可能存在的微转移灶从而改善预后。现已证实新辅助化疗能减少对肛管癌、膀胱癌、乳腺癌、喉癌、骨肉瘤、软组织肉瘤等的外科治疗引起的损伤,并提示以后可能在多种肿瘤(包括非小细胞肺癌、食管癌、胃癌、宫颈癌、卵巢癌、鼻咽癌及其他头颈癌)的综合治疗中产生很大的作用。

（四）姑息性化疗

目前,临床常见的恶性肿瘤(如非小细胞肺癌、肝癌、胃癌、大肠癌、胰腺癌、食管癌、头颈癌)的化疗效果仍不满意。对此类肿瘤的晚期病例,手术治疗的价值已失去,化疗也仅为姑息性。主要目的是减轻患者的痛苦,提高其生活质量,延长患者的寿命。应避免因治疗过分而使患者的生活质量下降。姑息性化疗除全身性化疗的途径外,经常还使用其他特殊途径的化疗,如胸腔内、腹腔内、心包内给药以消除癌性积液,肝动脉介入化疗治疗晚期肝癌。

（五）研究性化疗

肿瘤的化疗是一门发展中的学科,研究探索新的药物和新的治疗方案,不断提高疗效是很有必要的。但试验应该有明确的目的、完善的计划、详细的观察和评价方法,更重要的是应符合公认的医疗道德标准,应取得受试者的同意并努力保障受试者的安全。已明确规定,研究性化疗应符合药物临床试验管理规范。

（苗军程）

第五节　造血干细胞及造血细胞因子支持下的高剂量强度化学治疗

肿瘤化疗剂量强度与疗效的相关性理论是目前指导临床提高化疗敏感肿瘤根治率的重要理论依据。采用造血干细胞支持超大剂量化疗及造血细胞因子支持下的高剂量强度化疗,可使化疗的剂量强度提高到原来的两倍至数倍,从而大幅度提高化学药物对肿瘤细胞的杀伤作用,这已经成为部分恶性肿瘤的标准治疗手段。

根据造血干细胞的来源,可分为自体骨髓移植(autologous hone marrow transplantation,ABMT)和外周血造血干细胞移植(autologous peripheral blood hematopoietic stem cell transplantation,APBSCT)、异基因骨髓移植(allogeneic bone marrow transplantation,ALLO-BMT)和异基因外周血造血干细胞移植(allogeneic peripheral blood hematopoietic stem cell transplantation,ALLO-PBSCT),以及脐血造血干细胞移植。本节重点讨论自体造血干细胞移植(ABMT和 APBSCT)和造血细胞生长因子(G-CSF、GM-CSF)单独支持高剂量强度化疗的临床应用价值等问题。

一、造血细胞生长因子单独支持高剂量强度化疗

Ⅰ/Ⅱ期临床研究的结果表明,在常规剂量化疗中加用 G-CSF,可以明显地缩短粒细胞缺乏的时间,减轻骨髓抑制的程度,加快骨髓造血功能的恢复以及降低白细胞(white blood cell,WBC)数量下降所致的感染率,这些结果表明在G-CSF支持下提高化疗药物剂量和/或缩短化疗疗程,最终达到进一步提高化疗剂量强度是可行的。

日本临床肿瘤协作组在 G-CSF 支持下加大剂量强度化疗的前瞻性对照研究显示多疗程的CODE(CTX、VCR、ADM、VP-16)每周交替给药方案在 G-CSF 支持下基本上能耐受,而对照组因骨髓抑制,使用的相对剂量强度明显下降。加用 G-CSF 组中位生存期较长(58 周比 36 周,$P<0.01$)。近年来该治疗模式在提高对恶性淋巴瘤的治疗效果方面取得了长足的进步。2010 年,美国国立综合癌症网络指南推荐的许多方案有 Hyer-CVAD、NORDIC、BFM 和

CODOX-M/IVAC 等,这些都是高剂量密度和高剂量强度的强烈化疗方案,临床研究已证明其有助于提高淋巴瘤的治疗效果。有研究者报告了广泛型小细胞肺癌的随机对照研究,联合造血因子组剂量增加 50%,但结果两组的有效率无差异,联合造血因子组的生存期反而较短,而且血液毒性较重,故有研究者认为用联合造血因子提高剂量强度的方案不适合广泛型小细胞肺癌的治疗。有研究证明仅用细胞因子支持,剂量强度最多能提高到原来的 2 倍,但这种剂量不足以消灭实体肿瘤的耐药细胞,而且在造血细胞生长因子支持下反复多疗程高剂量强度化疗可能会造成造血干细胞损伤而加重骨髓毒性。大多数的前瞻性随机对照研究未能证实加用造血细胞因子可延长生存期或提高治愈率。因此,除治疗淋巴瘤、其他恶性血液肿瘤和临床试验外,G-CSF 或 GM-CSF 支持下高剂量强度化疗不宜作为提高实体瘤化疗效果的常规手段。

二、自体造血干细胞支持下超大剂量化疗的临床应用

自体造血干细胞是目前应用最广泛的造血干细胞,特别是用于 APBSCT。与 ABMT 比较,APBSCT 具有下列优点:①患者的创伤小,不需麻醉和多处骨髓穿刺;②肿瘤污染少;③回输自体造血干细胞后,患者的造血功能和免疫功能恢复较快;④患者的骨髓穿刺部位曾放疗或肿瘤浸润,不适合做骨髓穿刺,亦可做 APBSCT。因此,自体外周血干细胞移植,在 1985 年开始试用于临床,已取代自体骨髓移植,至于 APBSCT 的疗效是否优于 ABMT,尚未有明确的结论,但大多数资料显示 ABMT 的临床治疗效果和 APBSCT 的临床治疗效果相似。

然而外周血中造血干细胞及祖细胞很少,正常状态下要收集到足够的造血干细胞以保证移植成功比较困难。经多年的探索发现,抗肿瘤药物、造血细胞生长因子、叶酸等多种药物可将骨髓中的造血干细胞或祖细胞大量地动员到外周血中,从而有效地减少采用血细胞分离器收集细胞的次数。对于进行 APBSCT,国内外最常采用抗肿瘤药物联合造血细胞生长因子作为动员剂。其优点在于既能动员足够数量的造血干细胞,又可杀灭体内的肿瘤细胞,并且动员效率明显高于单独应用上述两种方法。大剂量 CTX+G-CSF/GM-CSF 曾是最常用的动员方案,目前多数研究者认为采用合适剂量的化疗方案和造血因子是简便和有效的动员方案。

在早期的研究中曾有多位研究者尝试在有效的外周血造血干细胞动员后,直接采用未处理的(未浓缩)外周血中的干细胞/祖细胞支持高剂量强度化疗。例如,英国的 Weaver 等在 CTX(3 g/m^2)+G-CSF 基础加 SCF(干细胞因子)作联合动员及治疗上皮性卵巢癌 48 例,结果加 SCF 组 GM-CFC、BFU-E 和 $CD34^+$ 细胞数比对照组增加,在动员高峰期,平均 512 mL(158~731 mL)全血中所含的干细胞/祖细胞数便可支持大剂量化疗,在 4 ℃保存全血,化疗结束后 24 h 回输,从而省去了分离和冷冻干细胞这两个重要步骤,因此,治疗成本降低,患者可反复多次进行大剂量化疗。但后来研究发现,因干细胞的容量大,不能−80 ℃冻存,故常规冰箱保持时间短,不能进行标准清髓性化疗,而且化疗与 G-CSF 的应用的间隔短,反复应用造成造血干细胞/祖细胞的损伤,因此,目前已很少进行这方面的临床研究。

提高干细胞动员效果,始终是这一领域的重点的研究内容,目的是稳定和提高动员的效率。以往有不少的相关报道,如干细胞因子 SCF、影响造血细胞黏附分子的药物,但终因各种原因未能批准用于临床。mozobil(plerixafor 注射液)是一种造血干细胞激活剂以及小分子 CXCR4 趋化因子拮抗剂。CXCR4 属于特异性的基质细胞衍生因子-1(SDF-1),SDF-1 具有潜在的淋巴细胞趋化活性。因为 SDF-1 与 CXCR4 之间的相互作用对于造血干细胞停留在骨髓内具有非常重要的作用,所以能够阻断 CXCR4 受体的药物具有动员造血干细胞释放入血液的能力。多项

Ⅲ期随机临床试验证明,mozobil与G-CSF联合用药对比单独使用G-CSF能在一定的时间内收集到更多的造血干细胞,减少采集外周血造血干细胞天数,而且之前单用G-CSF动员失败的患者联合使用mozobil与G-CSF仍然有效。2008年12月18日,美国食品药品监督管理局批准该药用于造血干细胞移植。而对于异基因外周血干细胞移植,因供者是正常人,目前仅推荐单用G-CSF或GM-CSF,动员效果亦比较稳定。

经过近20年的发展,自体造血干细胞移植已积累了相当丰富的临床经验,目前,多数研究者认为,对于化疗敏感的恶性肿瘤应考虑采用超大剂量化疗结合自体造血干细胞支持,可提高治疗效果。大量前瞻性随机对照研究表明对于急性粒细胞白血病、急性淋巴细胞白血病、初治高危侵袭性和高度侵袭性的恶性非霍奇金淋巴瘤、复发性霍奇金淋巴瘤、多发性骨髓瘤和复发精原细胞瘤等疾病,采用超大剂量化疗的效果比常规治疗的效果好,至于对乳腺癌、卵巢癌、小细胞肺癌、儿童实体肿瘤等的治疗,仍属于临床研究范畴,但值得进一步研究。

尽管超大剂量化疗可获得高缓解率,提高一部分患者的生存率,但相当一部分患者最终还会复发,可能原因:①回输肿瘤污染的干细胞;②有遗传性或获得性的化疗耐药性;③有动力学性的耐药性,即在大剂量化疗的短暂时间内只有少部分细胞处于化疗敏感期;④巨大肿块血供不足,造成肿瘤细胞的抗癌药物暴露不足。随机Ⅲ期临床试验结果表明,两次或多疗程大剂量化疗加自体造血干细胞支持,有可能进一步提高远期疗效。双移植(tandem transplantation)的治疗方法引起临床医师的重视,在美国每年召开有关双移植的国际性大会。

自体造血干细胞移植尚存在问题和发展方向:①如何进一步提高动员效果和动员的稳定性和效率;②确定最适合的预处理方案,即采用何种超大剂量化疗方案,最佳剂量是多少,是否加用全身放疗等;③肿瘤细胞污染问题,净化后干细胞回输,是否减少肿瘤复发;④如何与基因治疗配合进行。

三、异基因造血干细胞移植

随着移植相关基础学科的不断发展,近十几年来异基因造血干细胞移植得到较快的发展。异基因骨髓移植,是现阶段应用最多的异体造血干细胞移植。目前,异基因造血干细胞移植的主要适应证为急性白血病、慢性粒细胞白血病、骨髓增生异常增生征等,这组疾病的治疗效果较好。另外,亦可试用于非恶性血液病,如急性型再生障碍性贫血、地中海贫血、遗传性疾病以及急性放射病。此外,异基因外周血干细胞移植和脐带血干细胞移植近年来亦得到迅速发展。特别是脐带血造血干细胞有许多优点,如增殖能力强,移植后移植物抗宿主病(graft versus host disease,GVHD)轻,来源方便、广泛。但因其干细胞数量较少,主要应用于体重小于20 kg的儿童,近期亦有成功地应用于成人的报告。现阶段存在的最主要问题是如何控制GVHD。尽管采取多种预防办法,GVHD的发生率仍高达50%～80%,其中重度GVHD占30%～40%,导致异基因骨髓移植相关死亡率高达20%～40%。非清髓异基因造血干细胞移植(non-myeloablative allogeneic blood stem cell transplantation,NST)是在传统异基因造血干细胞移植基础上发展起来的,采取诱导受者免疫耐受为主的非清髓预处理方案,使供者的细胞稳定植活,清除受者残存肿瘤细胞的造血干细胞嵌合性移植。NST可以显著减轻预处理强度及加强移植前后的免疫处理,具有移植并发症轻、危险性小、移植后生活质量高等优点,适用于所有年龄组的患者(包括一般情况差、伴有重要脏器功能损害的患者),为需要接受移植的患者提供更宽的适应证。现阶段非清髓异基因造血干细胞移植已成为最重要的异基因造血干细胞移植方法。

目前,异基因造血干细胞移植的研究方向包括:异基因外周血造血干细胞移植,非血缘关系骨髓移植(unrelated bone marrow transplantation,UBMT),成人脐血移植,配型不合的骨髓移植,非清髓异基因造血干细胞移植以及自体和异基因移植序贯进行的新模式。

（苗军程）

第四章

肿瘤的放射治疗

第一节　肿瘤的放射治疗概述

一、肿瘤放射治疗物理学基础

在放射治疗中，患者所接受的辐射剂量，一般不能在患者的体内直接测量，通常是用人体组织替代材料。例如，水模体中对各种类型的外照射治疗机进行剂量校准和剂量分布测定等，并将水模体中的吸收剂量转换为患者所接受的剂量。

（一）照射野及照射野剂量分布的描述

根据国际辐射测量和单位委员会的建议，需要了解有关照射野剂量学的一些名词和剂量学参数的定义，如射线束（从放射源出发沿着光子或电子等辐射粒子传输方向的横截面空间范围）、射线束中心轴（即射线束的对称轴）、照射野（由准直器确定射线束的边界并垂直于射线束中心轴的射线束平面）、源皮距（从放射源前表面沿射线束中心轴到受照物体表面的距离）、源轴距（从放射源前表面沿射线束中心轴到等中心的距离）、参考点（模体中沿射线束中心轴深度剂量确定为100%的位置）、校准点（国家技术监督部门颁布的剂量学规程所规定的放疗机剂量较准的测量点）和射线质（用于表示射线束在水模体中穿射的本领）。

（二）剂量学参数

有关计量学参数需要了解以下几个方面的内容。

1.平方反比定律

ISL 是放射源在空气中放射性强度（可表示为照射量率和吸收剂量率）随距离变化的基本规律。

$$ISL(d, d_0 d, S) = D'_x / D'_y = (S + d_0 / S + d)^2$$

2.百分深度剂量（percentage depth dose，PDD）

PDD 是常用的照射野剂量学参数之一，水模体中以百分数表示，即射线束中心轴某一深度处的吸收剂量与参考深度的吸收剂量的比值。

$$PDD(E, S, W, d) = D_x / D_y \times 100\%$$

参考深度的选择依赖于射线束的能量。通常对于势能低于 400 kV X 射线,参考深度选择在水模体表面。高能 X 射线及 ^{60}Co γ 射线,参考深度选择在最大剂量深度处。影响百分深度剂量分布的因素包括射线能量、照射野、源皮距离和深度。

3.组织空气比(tissue air ratio,TAR)

TAR 是加拿大物理学家 Joins 于 20 世纪 50 年代初提出的,目的是解决 ^{60}Co 中低能量等光子射线束旋转治疗的剂量计算问题;其定义为水模体中射线束中心轴某一深度的吸收剂量和与空气中放射源相同距离处,在一种刚好建立电子平衡的模体材料中吸收剂量的比值。

$$TAR(E,W_d,d)=D_x/D_x'$$

与 PDD 比较,TAR 定义时的照射野不在水模体的表面,而是在定义深度 d_0 处的。影响 TAR 的因素仅为射线束的能量、照射野的大小和水模体中深度,不受源皮距离的影响(图 4-1)。

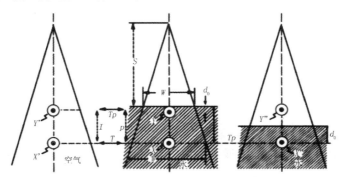

图 4-1　百分深度剂量(P)、组织空气比(T)和组织模体比(Tp)等参数

注:图中 I 表示平方反比规律,T 表示最大剂量点处的组织空气比

二、放射治疗方法

各类放射源在临床应用中有两种基本照射方法:①体外照射亦称远距离照射,是指放射源位于体外一定距离的照射;放射线经过皮肤和部分正常组织集中照射身体内的某一部位,是目前临床使用的主要照射方法;②体内照射亦称近距离照射,与体外照射的区别是将密封放射源直接放入被治疗的组织内或放入天然体腔内(如鼻咽、食管、气管和管腔)进行照射。内照射技术有五大类,即腔内、管内、组织间插入、术中和敷贴治疗。

三、照射技术及照射野设计原理

照射野设计是肿瘤放疗计划设计中的极其重要的一环,既要体现对具体患者的治疗要求,又要考虑到治疗体位的可实现性和重复性,及其机器所能提供的极限条件。

(一)照射技术的分类

体外照射技术常用固定源皮距(source-skin distance,SSD)、固定源轴距(source-axis distance,SAD)和旋转(rotation,ROT)照射三种技术。固定源皮距照射,即固定放射源到皮肤的距离,不论机头在何种位置。在标称源皮距下,即将治疗机的等中心放在患者的皮肤上,将肿瘤或靶区中心放在放射源和皮肤入射点的两点连线的延长线上。等中心定角照射是将治疗机的等中心置于肿瘤或靶区中心上,其特点是只要等中心在肿瘤或靶区中心上,机器转角的准确性及患者体位的误差都能保证射野中心轴通过肿瘤或靶区中心。旋转照射技术与固定源轴距照射技术相同,也是以肿瘤或靶区中心为旋转中心,用机架的旋转运动照射代替固定源轴距照射技术中机架定角照射。

(二)高能电子束和 X(γ)射线照射野设计原理

1.高能电子束照射

根据高能电子束射野中心轴深度剂量线的特点和临床剂量学的需要,将深度剂量曲线划分成 3 个剂量区:从表面到 d_{max} 为剂量建成区,区宽随射线能量增加而增宽,剂量梯度变化较大;从 d_{max} 到 d_{90}(或 d_{95})为治疗区,剂量梯度变化较小;d_{90}(或 d_{95})以后,剂量突然下降,称为剂量跌落区。从电子束剂量分布的特点看,用单野治疗偏体位一侧的肿瘤,如果选取的能量合适,可在靶区内获得较好的剂量分布。若将靶区后缘深度 $d_{后}$ 取在 90% 或 95% 剂量线,电子束能量可近似选为 $E_0 = 3 \times d_{后} + 2 \sim 3 (MeV)$,其中 2～3 MeV 为选用不同大小的照射野和适应加速器上电子能量设置所加的调整数。

2.X(γ)线照射野设计原理

(1)单野照射:根据高能 X(γ)射线深度剂量曲线的特点,可用最大剂量点深度 d_{max} 将曲线分成剂量建成区和指数吸收区两部分。因剂量建成区内剂量变化梯度较大,不易控制剂量,应把靶区放到最大剂量点深度之后。

(2)两野交角照射:对偏体位一侧病变(如上颌窦)等,两平野交角照射时,因几何关系,在病变区形成"内野"型剂量分布,剂量不均匀。用适当角度的楔形滤过板,可使靶区剂量最均匀。

(3)两野对穿照射:对中位病变一般采取两野对穿照射。对穿照射的特点是当两野剂量配比相等时,可在体位中心得到左、右、上、下对称的剂量分布。要使靶区剂量比两侧正常组织剂量高,拉开肿瘤剂量和正常组织剂量范围,得到大于 1 的剂量增益比,一般应使每野在体位中心处深度剂量 $PDD_{1/2} \geqslant 75\%$。

四、治疗方案的评估

(一)射野设计工具

1.射野设计的两个步骤

确定射野方向和形状,计算射野在体内的剂量分布。前者一般由医师或计划设计者根据肿瘤的部位和自己的经验自行设定,后者一般由软件自动完成。软件的主要功能是便于计划设计者确定射野方向和射野形状,并能直接反映射野的种类。

2.医师方向观(REV)

REV 是相当于医师在检查室和治疗室由任意位置观察射野与患者治疗部位间的相对空间关系,以及射野间的相对关系;特别对非共面射野,REV 特别方便。

3.射野方向观(BEV)

BEV 是设想医师或计划设计者站在放射源位置,沿射野中心轴方向观看射野与患者治疗部位间的相互关系。医师在给患者做 X 射线透视或照相时,电视监视屏上的影像和 X 射线胶片的影像就是 BEV 观察的结果。BEV 是 REV 的一种特殊情况。

(二)剂量体积直方图

由于 3D 计划系统中,剂量计算都是在 3D 网格矩阵中进行的,能够计算和表示出在某一感兴趣的区域,如靶区和重要器官内有多少体积受到多高剂量水平的照射,这种表示方法称为剂量体积直方图(dose-volume histogram,DVH)。上述形式的 DVH 如何使用,要看具体情况。积分 DVH 对同一治疗计划中不同器官间剂量分布的评估非常有用;要想了解某一器官内受照体积与剂量间的相对关系,微分 DVH 必不可少,因其指出多少个体积单元受到某一剂量范围内的照射。

DVH 是评估计划设计方案最有力的工具,表示有多少靶体积或危及器官体积受到多高剂量的照射,根据 DVH 可以直接评估高剂量区与靶区的适合度,由适合度挑选较好的治疗计划。

五、肿瘤的定位、模拟及验证

肿瘤的定位、模拟及验证贯穿整个放疗过程,是保证治疗过程中照射野位置和剂量准确性的重要环节,也是提高放疗疗效的重要措施。

(一)治疗体位及体位的确定

确定体位时,应考虑影响体位重复性的因素,包括皮肤脂肪层厚度、肌肉张力和重力。治疗体位应在治疗方案设计的最初阶段设计。设计合适的体位既要考虑治疗方案(布野)的要求,又要考虑患者的健康条件和每次摆位的可重复性。因此在符合治疗方案布野要求的情况下,患者感到舒适的体位,应该是重复性较好的体位。

(二)体位参考标记

体位参考标记是用作肿瘤定位的标记,应该位于肿瘤附近的患者皮肤上或相应面(体)罩或定位框架上。参考标记应是影像设备的显像物,并保证在不同影像设备上做定位时,参考标记的位置的一致性。参考标记应是半永久性的,至少在整个放疗过程中保持清晰可见。参考标记的位置应尽量靠近肿瘤(靶区)的中心,减少向摆位标记点转换的误差。

(三)计算机断层扫描(computer tomography,CT)模拟机

计算机体层摄影模拟机是实现 3D 精确放疗较理想的一种定位工具,由一台高档螺旋 CT 机、3D(治疗部位假体)重构软件和一套 3D 运动激光灯组成,其目的是建立患者治疗部位的 3D 假体。利用 3D 假体进行病变的定位(透视、照相)和制定治疗方案。确定治疗方案后,利用 3D 激光灯将在 3D 假体上制订治疗计划,利用参考标记点的坐标转换,复制到患者身上,确定摆位标记。

(四)CT 或 MRI 扫描

摆好治疗体位后,将 CT 定位"+"字标记或核磁定位"+"字标记,贴于参考标记的相应文身标记点处,注意"+"字应严格与文身标记重合。扫描前,先拍摄平片,在平片上确立参考标记点的平面为 CT 或 MRI 扫描的参考扫描平面。给出参考扫描平面,确定 CT 或 MRI 的扫描范围,在参考标记和肿瘤附近加密扫描。

(五)模拟定位机

模拟定位机是常规 2D 定位和 3D 治疗方案实施照射前进行模拟及验证的重要工具。治疗前模拟过程应该是模拟患者照射时的真实过程。在可能的情况下,应拍摄治疗方案规定的所有或至少几个射野的 X 线摄片,便于与治疗方案制定中射野的数字重建放射影像照片做比较。

(六)射野影像系统

电子射野影像装置是实施动态监测照射时患者体位、射野位置及形状的工具,治疗体位下的电子射野影像装置影像通过局域网进入治疗计划系统,与数字重建放射影像和模拟机 X 线片进行比较和误差分析。

（七）射野挡块

挡块分不规则挡块（外挡）和射野内组织保护挡块（内挡）。外挡块约需五半价层厚的材料，内挡厚度应由处理系统确定，挡块可以由模室制作。在模拟机上做射野模拟和验证时，亦应有相对的"射野模拟挡块"进行射野摄片。

（八）进程表格

细则中按照图 4-2 所示的三维（二维）治疗定位、模拟及验证的一般进程，制定进程表，图中凡能跨步操作的均用一个箭头标明，非箭头标明的不能跨步操作。

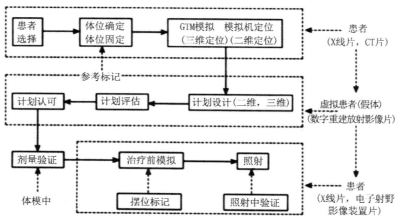

图 4-2　三维（二维）治疗定位、模拟及验证的一般进程

（韩高华）

第二节　肿瘤放射治疗的分类

一、根治性放射治疗

根治性放射治疗是指通过给予肿瘤致死剂量的照射使病变在治疗区内永久消除，达到临床治愈的效果。

根治性放射治疗的患者需具备的条件：一般状况较好，肿瘤不能太大并且无远隔器官转移，病理类型对射线敏感或中度敏感。根治性照射范围要包括原发灶和预防治疗区，照射范围较大，剂量较高，同时要求对肿瘤周围正常组织和器官所造成的损伤最小。

二、姑息性放射治疗

姑息性放射治疗是针对病期较晚、临床治愈较困难的患者，为了减轻痛苦、缓解症状、延长生存期而进行的一种治疗。

（一）高姑息放射治疗

对于肿瘤范围较广而一般状态较好的患者，可给予较高剂量或接近根治剂量的放射治疗，部分患者可能会取得较好的疗效。

(二)低姑息放射治疗

一般状态较差的患者,可给较低剂量的放射治疗,可取得缓解症状、减轻痛苦、止痛、止血、缓解梗阻等效果。

三、术前放射治疗或术前放化疗

术前放射治疗或术前放化疗为手术前进行的治疗,目的是提高手术的切除率、降低手术后复发率和提高远期疗效。

(一)术前放射治疗或术前放化疗的作用

(1)抑制肿瘤细胞的活性。

(2)防止术中引起肿瘤细胞的种植和播散。

(3)控制肿瘤周边的微小病灶和转移的淋巴结。

(4)提高手术切除率。

(5)消除肿瘤伴有的炎症和溃疡,减轻患者的症状,改善患者的状态。

(6)化学治疗与放射治疗同步,不但可增强放射治疗的效果,而且可使远处存在的微小转移灶及血液循环中的肿瘤细胞得到早期治疗。

(二)术前放射治疗或术前放化疗的适应证

(1)肿瘤较大,切除有困难。

(2)局部有多个淋巴结转移,手术很难彻底切除。

(三)术前放射治疗的剂量

(1)低剂量:15～20 Gy/3～10 d。

(2)中等剂量:30～40 Gy/3～4 周。

(3)高剂量:50～60 Gy/5～6 周。

(四)术前放射治疗到手术治疗时间间隔

(1)低剂量放射治疗结束后可立即进行手术。

(2)中、高剂量放射治疗后 2～4 周手术。

(五)术前放射治疗或术前放化疗的肿瘤

这类肿瘤包括头颈部肿瘤、食管癌、肺癌、直肠癌、胃癌、宫颈癌、巨大肾母细胞瘤等。术前治疗肿瘤病理完全消失者的生存率显著提高。

四、术中放射治疗

它是术中对准肿瘤病灶一次性大剂量照射的方法。

(一)术中放射治疗的优点

(1)准确性高。

(2)保护肿瘤后面的正常组织。

(3)减少了腹部外照射常出现的放射反应。

(二)术中放射治疗的缺点

(1)决定最适合的照射剂量比较困难。

(2)失去了常规放射治疗分次照射的生物学优势。

(三)术中放射治疗的适应证

(1)肿瘤深在或与大血管、重要脏器有浸润不能彻底切除。

(2)肉眼观察肿瘤已切除,但怀疑有微小病灶残留。

(3)病变范围广,手术不能切除,要缩小肿瘤、缓解症状、延长生命。

(四)常做术中放射治疗的肿瘤

这类肿瘤包括胃癌、胰腺癌等。

五、术后放射治疗或术后放化疗

术后放射治疗或术后放化疗为术后进行的治疗,目的是提高局部控制率,减少远处转移率。

(一)放射治疗或术后放化疗的适应证

(1)术后肿瘤与重要器官粘连切除不彻底。

(2)术后病理证实切缘阳性。

(3)转移淋巴结清扫不彻底。

(二)术后至术后放射治疗的时间

术后至术后放射治疗的时间一般为1个月。

(三)术后放射治疗或术后放化疗的肿瘤

这类肿瘤包括脑瘤、头颈部癌、胸部肿瘤、肺癌、食管癌、大肠癌、胃癌、宫颈癌、软组织肉瘤及皮肤癌等。术后放化综合治疗的效果优于单纯放射治疗或单纯化学药物治疗。

(韩高华)

第三节　肿瘤放射治疗的适应证与禁忌证

一、放射治疗的适应证

根据肿瘤细胞的敏感性、放射治疗的目的和放射治疗的不同方法将放射治疗的适应证分为以下5个方面。

(一)根据肿瘤组织对射线的敏感程度不同,将恶性肿瘤分为四类

1.高度敏感的肿瘤

这类肿瘤包括恶性淋巴瘤、睾丸精原细胞瘤、肾母细胞瘤、神经母细胞瘤、髓母细胞瘤、尤文氏瘤和小细胞肺癌等。

2.中度敏感的肿瘤

这类肿瘤包括头颈部鳞状细胞癌、食管鳞状细胞癌、肺鳞状细胞癌、皮肤癌、乳腺癌和移行细胞癌等。

3.低度敏感的肿瘤

这类肿瘤包括胃肠道的腺癌、胰腺癌、肺腺癌和前列腺癌等。

4.不敏感的肿瘤

这类肿瘤包括横纹肌肉瘤、脂肪肉瘤、滑膜肉瘤、骨肉瘤和软骨肉瘤等。

放射高度敏感的肿瘤恶性程度高,发展快,易出现远处转移,需要与化学药物治疗并用才能取得好的治疗效果。放射中度敏感的肿瘤发展相对缓慢,出现转移相对较晚,应用单纯放射治疗即可取得根治的效果,如鼻咽癌、早期喉癌、口腔癌、食管癌、宫颈癌和皮肤癌。乳腺癌为全身疾病,放射治疗用于乳腺癌术后、复发、远处转移灶及局部晚期手术不能切除的病灶。放射低度敏感的肿瘤需很高的放射剂量才能根治。常规放射治疗技术限制了肿瘤高剂量的照射,仅用于姑息性放射治疗。精确放射治疗技术,特别是精确补充放射治疗技术的临床应用,可提高这类肿瘤照射剂量。对放射不敏感的肿瘤,放射治疗仅用于术后辅助治疗,对手术不能切除的复发或转移灶采用单纯放射治疗仅起到姑息、减症的作用,采用以放射治疗为主的综合治疗,如热化疗"三联",方可提高其疗效。

(二)肿瘤局部切除后器官完整性和功能保全治疗

这是一个临床放射肿瘤学中较新的、非常活跃的领域。它的优点是在取得与根治性手术相同效果的同时保留了器官的完整性和功能。这类肿瘤包括乳腺癌、直肠癌和膀胱癌等。

(三)放射治疗与根治手术的综合治疗

对局部晚期肿瘤术前或术后放疗可以预防和降低局部和区域淋巴结的复发,提高局部控制率,延长生存期。这类肿瘤包括乳腺癌、直肠癌、头颈部癌和各部位肿瘤切缘阳性或淋巴结转移清扫不彻底。

(四)姑息放疗

对于晚期患者出现局部复发或骨转移瘤等,放射治疗是重要的手段,不但能起到止痛、减轻症状的作用,还能提高生存质量。

(五)某些良性病治疗

对血管瘤、瘢痕疙瘩等可采用放射治疗或放射治疗与手术结合。瘢痕疙瘩术后第一次放射治疗的时间不超过 24 h。

二、放射治疗的禁忌证

放射治疗的绝对禁忌证很少。当患者出现以下几方面的情况时不能接受放射治疗。

(一)全身情况

(1)心、肝、肾等重要脏器功能严重损害。

(2)出现严重的全身感染、败血症,脓毒血症未控制。

(3)白细胞低于 $3.0 \times 10^9/L$,中度中低值贫血没有得到纠正。

(4)癌症晚期处于恶病质状态。

(二)肿瘤情况

(1)肿瘤晚期已出现广泛转移,而且该肿瘤对射线不敏感,放射治疗不能改善症状。

(2)肿瘤所在脏器有穿孔。

(三)放射治疗情况

患者过去做过放射治疗,皮肤或局部组织器官受到严重损害,不允许再行放射治疗。

(韩高华)

第四节 肿瘤放射治疗的剂量分布和散射分析

放射治疗过程中,很少直接测量患者体内所接受的剂量。剂量分布的数据几乎完全来自测量膜体(即人体等效材料)的剂量分布。对于特定的射野,只要测量的体积范围足够大,就可以达到射线散射的条件。在一个剂量计算系统中就是使用这些来自膜体测量的基本数据来预测实际患者在接受放射治疗时的剂量分布的。

一、膜体

基础的剂量分布数据都是在水膜体中测量得到的,水膜体对射线的吸收与散射与人体肌肉和软组织对射线的吸收与散射近似。因为实际测量时并不是所有的测量探测器都是放入水中的,所以固体的水等效材料就是一种很好的水的替代膜体。在理想情况下,对于软组织或者水的等效材料,它们必须有相同的有效原子序数、相同的物质的量和相同的质量密度。在临床使用的兆伏级射线中,康普顿效应占主导地位,此时要求等效材料具有相同的电子密度。透明合成树脂和聚苯乙烯是常用的剂量测量膜体。尽管对于指定的个例这些材料的质量密度会不尽相同,但他们的原子构成和物质的量是恒定的,因此可以使用这些膜体来进行高能光子、电子的剂量测量。

用不同的材料模拟人体的肌肉、骨头、肺以及气腔等。这些材料由使用微粒过滤器组成混合物形成,它们最大限度地与人体组织属性相似。具体到放射治疗的剂量分布中,这些属性分别是质量衰减系数、质能吸收比、电子质量阻止本领以及角散射本领比。有一种水的环氧树脂替代材料——固体水。该材料可以作为放疗常用的光子电子线测量的校准体模。

二、深度剂量分布

当射线入射患者体内(或膜体)时,在患者体内剂量的吸收随着入射深度的变化而变化。变化与许多条件相关:射线能量、入射深度、场的尺寸、离放射源的距离以及准直器。计算患者体内剂量需要考虑到这些参数的影响,尤其是当这些参数影响到深度剂量的分布时。计算剂量时必须确定射线中心轴方向剂量随深度变化的情况。为此定义了许多指标,如百分深度剂量、组织空气比、组织膜体比和组织最大比。

(一)百分深度剂量

描述射野中心轴剂量分布的方法之一就是,在指定的参考深度对射野中心轴上的剂量进行归一。百分深度剂量定义为射野中心轴深度 d 处的吸收剂量与射野中心轴上参考深度 d_0 处的吸收剂量之比,百分深度剂量(P)如下式所示:

$$P = \frac{D_d}{D_{d_0}} \times 100$$

对于中能 X 射线(高于 400 kVp)和低能 X 射线,参考深度通常取在表面($d_0 = 0$),对于高能射线,参考深度一般取在最大吸收剂量点($d_0 = d_m$)。在临床中射野中心轴上的最大吸收剂量点通常叫作最大剂量点,或者直接叫作 D_{max}。

影响射野中心轴深度剂量分布的参数有射线能量、照射深度、射野大小和形状,源皮距以及射野准直等。

1.射线能量和照射深度的影响

百分深度剂量(远离最大剂量点时)随射线能量的增加而增加,因此,射线能量越高,百分深度剂量曲线越高,如果不考虑平方反比定律和散射,百分深度剂量曲线随深度的变化近似指数衰减。因此射线本身影响百分深度剂量曲线是由平均衰减系数 $\bar{\mu}$ 描述的。当 $\bar{\mu}$ 减小时,射线的穿透能力更强,在远离建成区的区域,百分深度剂量曲线更高。

远离最大剂量点的深度时,百分深度剂量随着深度的增加而减少。但随着射线能量的增加,初始建成区就会越发显著。对于中低能 X 射线来说,剂量建成区在入射表面或者非常接近入射表面。对于高能射线,射线能量越高,最大剂量点在膜体内的深度越大。从表面到最大剂量点的区域称为剂量建成区。

高能射线的剂量建成区效应产生了临床的皮肤保护效应。对于兆伏级射线,例如,^{60}Co 和能量高于它的射线的表面剂量远小于最大剂量,这就是高能射线相对于低能射线的一个显著优势。对于低能射线,最大剂量往往在皮肤表面。因此在使用高能光子线时,不但深处的肿瘤可以获得较高的剂量,而且皮肤所受剂量也不会超过它的耐受剂量。这是因为肿瘤有较高的百分深度剂量曲线而皮肤又有相对低的表面剂量。

从物理方面可以这样解释剂量建成区:①当高能光子入射到患者或者膜体时,一部分高速运动的电子会从表面及表面下几层反射出去;②那些没有反射、散射的电子将会在组织中沉积它们的能量,相对于它们的入射点,有一条运动轨迹;③由于①和②共同作用的结果,电子通量和被吸收的剂量将在达到最大剂量点之前随着深度的增加而增加。但是由于光子能量通量随着深度的增加是连续减小的,因此,随着深度的增加,电子的产生也是逐渐减少的。这种效应在远离某个深度之后,剂量会随着入射深度的增加而减少。

比释动能代表光子直接传输给电离电子的能量,比释动能在表面取得最大值,并且随着深度的增加而减少,因为光子能量通量减少。从另一方面来说,在不同深度有高速运动的电子束,吸收剂量首先随深度的增加而增加。结果就会出现一个电子建成区深度。然而由于剂量取决于电子通量,它会在某一深度达到最大值,这个深度近似等于电子在该种介质中的射程。远离这个深度时,剂量会因为比释动能的减小而减小,这就导致次级电子产额减少,从而引起电子注量降低。

2.射野大小和形状的影响

射野大小可以通过几何尺寸或者剂量测量来指定。射野的几何尺寸定位为放射源的前表面经准直器在膜体表面的投影。射野的物理学定义为照射野相对于两边指定剂量(通常为 50%)等剂量线之间的距离。

对于一个足够小的射野,我们可以假定它的深度剂量是由原射线造成的,这就是说光子穿过多层介质而没有相互作用。在这种情况下散射光子的剂量贡献可以近似忽略。但是随着照射野的增加,散射剂量对于吸收剂量的贡献有所增加。当深度大于最大剂量点的深度时,随着深度的增加,散射剂量增大,因此百分深度剂量随着射野的增大而增大。

百分深度随射野增大的程度取决于射线质。因为散射概率或者作用截面随着射线能量的增加而减少并且高能光子首先是前向散射,高能射线的百分深度剂量对射野的依赖性要低于低能射线。

放射治疗中百分深度的剂量曲线通常是对方野而言,但是在临床治疗中会经常遇到矩形野和不规则野,这时就需要把方野等效为不同的射野。基于经验的方法把方野、矩形野、圆形野和不规则野与射野中心轴剂量联系起来。尽管通用方法(基于 Clarkson 法则)可以用来计算上述射野,但还是有更简单的办法去计算上述射野的剂量。

Day 指出对于中心轴剂量分布,一个矩形野可以与一个等效方野或等效圆形野近似相同。比如,10 cm×20 cm 的矩形野等效为 13.0 cm×13.0 cm 方野,因此 13.0 cm×13.0 cm 方野的百分深度剂量数据(从标准表格中得到)可认为近似与 10 cm×20 cm 的矩形野百分深度剂量数据相同。Sterling 等提出一个简单的矩形野与等效方野的经验计算法则。根据这个法则,一个矩形野和方野如果有相同的面积周长比,就可以认为它们是等效的。比如,10 cm×20 cm 的面积周长比为 3.33,13.3 cm×13.3 cm 的面积周长比也为 3.33。

3.源皮距的依赖性

一个点放射源发出的光子通量与到该点距离的平方成反比。尽管临床放射治疗中的源(同位素源或焦点源)具有有限大小的尺寸,源皮距通常大于 80 cm,因此与较大数值的源皮距相比,源的尺寸不再那么重要。换而言之,在源皮距足够大的时候,可以把源看作点源。因此,空气中源的剂量率与距离的平方成反比。剂量率的反平方定律成立的条件是只考虑原射线,不考虑散射线。然而,在临床应用中,射野准直器或其他散射材料可能会使反平方定律有所偏差。

因为反平方比定律的效应,百分深度剂量随 SSD 的增加而增加。尽管某一点实际的剂量率随着其到源的距离的增加而减少,百分深度剂量(即关于某一参考点的相对剂量),随 SSD 的增加而增加。距离某一点源的相对剂量率是其到源距离的函数,遵守反平方定律。

在临床反射治疗中,SSD 是一个非常重要的参数。因为百分深度剂量决定了相对于皮肤表面或最大剂量点,在某一深度给予多少剂量;SSD 需要尽可能地大。然而,因为剂量率随着距离的增大而减小,在实际应用中,SSD 设置在最大剂量率与百分深度剂量折中的位置。使用兆伏级射线治疗深部肿瘤时,最小的推荐 SSD 值是 80 cm。

临床中使用的百分深度剂量表格通常在标准 SSD(对兆伏级射线,SSD 为 80 cm 或 100 cm)条件下测量获得。在特定的治疗条件下,患者的 SSD 也许与标准的 SSD 不同。例如,在大野的治疗条件下,SSD 需要设置成更大的值。因此,标准条件下的百分深度剂量必须转化为适用于实际治疗中 SSD 值的百分深度剂量。转换因子称为 Mayneord F 因子:

$$F = (\frac{f_2 + d_m}{f_1 + d_m})^2 \times (\frac{f_1 + d}{f_2 + d})^2$$

当 $f_2 > f_1$ 时,F 大于 1;当 $f_2 < f_1$ 时,F 小于 1。因此说明百分深度剂量随着 SSD 的增加而增大。

小野的条件下散射很小,Mayneord F 方法的结果是准确的,然而对于大射野而且低能量来说,散射线会相对多一些,这时(1+F)/2 将会更加准确。在一些特定的条件下,也可以使用介于 Fand(1+F)/2 的值。

(二)组织空气比

组织空气比首先由 Johns 在 1953 年提出,起初称为"肿瘤空气比"。在当时,这个物理量主要是用于旋转治疗的剂量计算。在旋转治疗中,放射源是绕着肿瘤中心旋转的。SSD 会因表面的轮廓线而变化,但是源轴距是保持不变的。

TAR 定义为在模体中某点的剂量(D_d)与空间中同一点的剂量(D_{fs})的比值。TAR 取决于深度 d 和射野大小 r_d,其主要特性如下。

1.距离的影响

TAR 最重要的特性是它与源的距离无关。这个虽然是一种近似,但在临床实际中所用到的距离范围内,有大于 2% 的精度。TAR 是同一点的两个剂量(D_d 和 D_{fs})之比,距离对光子注量的影响可以消除。因此包含有源射线和散射线深度剂量的 TAR,并不依赖于与放射源之间的距离。

2.随能量、深度、射野大小不同而不同

TAR 跟 PDD 相似,是随着能量、深度、射野大小的不同而不同。对于兆伏级的射线,TAR 在最大剂量点(d_m)处达到最大,而后随着深度的增加呈指数下降。对于散射贡献可以忽略的窄野或者 0×0 野,在 d_m 以上的 TAR 随着深度几乎呈指数变化。随着射野增大,散射线的贡献增加,TAR 随着深度的变化变得更加复杂。

(1)反向散射因子:反向散射因子(backscattering factor,BSF)是在射野中心轴上最大剂量深度处的 TAR。它可以定义为射野中心轴上最大剂量点处的剂量,与空气中同一点的剂量之比。

BSF 和 TAR 一样,与到放射源的距离无关,而是取决于射线能量和射野大小。然而 BSF 随着射野大小增加而增加,其最大值出现在半价层在 0.6～0.8 mm Cu 的射线上,并且与射野大小有关。这样,对于中等能量并经过过滤的射线,对于大的射野,反散因子能高达 1.5。与自由空间的剂量相比,皮肤表面的剂量增加 50%;如果用照射量做单位,皮肤表面的照射量比自由空间增加 50%。

对于兆伏级的射线(^{60}Co 和更高能量的射线),反散因子会小一些。例如,10 cm×10 cm 射野大小的 ^{60}Co 射线的 BSF 是 1.036。这表明,D_{max} 比在空间中高 3.6%。这种剂量的增加是由于在点 D_{max} 下面的组织对射线的散射。随着能量增加,散射会进一步减少,BSF 随之减小。能量高于 8 MV 的射线,在深度 D_{max} 的散射将变得很小,BSF 接近其最小值,几乎可以忽略。

(2)组织空气比和百分深度剂量的关系:组织空气比和百分深度剂量是相关联的。TAR(d,r_d)是深度为 d、射野大小 r_d 的 Q 点组织空气比,r 表示为表面射野大小,f 为源皮距,d_m 为最大剂量点 P 点的参考深度,$D_{fs}(P)$ 和 $D_{fs}(Q)$ 分别是自由空间 P 点和 Q 点的剂量值,其关系为:

$$P(d,r,P(d,r,f)=TAR(d,r_d)\times\frac{1}{BSF(r)}\times\frac{D_{fs}(Q)}{D_{fs}(P)}\times100$$

$$或\ P(d,r,f)=TAR(d,r_d)\times\frac{1}{BSF(r)}\times(\frac{f+d_m}{f+d})^2\times100$$

3.旋转治疗中的剂量计算

组织空气比在等中心放射治疗的剂量计算中有着重要的作用。旋转照射和弧形疗法都是等中心照射方式,放射源绕旋转轴连续运动。

在旋转治疗的深度剂量计算中,需要确定等中心处的平均 TAR(组织空气比)。在包含旋转轴的平面中绘制患者的轮廓线,将等中心置于轮廓内(通常在肿瘤中心或距离它几厘米处),以选定的角间隔(如 20°)从中心点画半径。每条半径代表一个深度,在给定射束能量,等中心处的射野大小时,可以通过 TAR 表查出此深度处的 TAR。然后将得到的这些 TAR 值加和平均,得到 TAR。

(三)散射空气比

在非规则野的剂量计算中常用原射线和散射线分开计算的方法,散射空气比用于计算散射剂量。

散射空气比定义为体模内某一点的散射剂量率和该点空气中吸收剂量率之比。与组织空气比相似,散射空气比与源皮距无关,但受射束能量、深度和射野大小影响。因为体模内某一点的散射剂量等于该点的总吸收剂量与原射线剂量之差,所以散射空气比数值上等于给定射野的组织空气比减去零野的组织空气比:

$$SAR(d,r_d)=TAR(d,r_d)-TAR(d,0)$$

TAR(d,0)是射束中的原射线成分。

(四)非规则野的剂量计算——Clakson 方法

矩形野、方形野和圆形野以外的任何形状射野称为不规则射野。治疗霍奇金淋巴瘤的"斗篷"射野和倒"Y"射野形野就是这样一个例子。分开计算深度剂量的散射线成分与原射线成分,其中散射线受射野大小和形状的影响,而原射线不受其影响,SAR 用于计算散射剂量。

图 4-3 显示了一个非规则野,假定该野深度 d 处的截面垂直于射束轴。计算射野截平面中 Q 点的剂量。由点 Q 引出的半径将射野分为基本的扇区。每个扇区有不同的半径,并可以看作具有该半径圆形射野的一部分。如果我们假定扇形角为 10°,那么该小扇区的散射线贡献等于中心位于 Q,并具有相同半径的圆形野散射线贡献的 10°/360=1/36。把每个扇区的散射线贡献作为其圆形野的一部分而计算出,并加和得到所有的散射线贡献,可查表得到散射空气比。

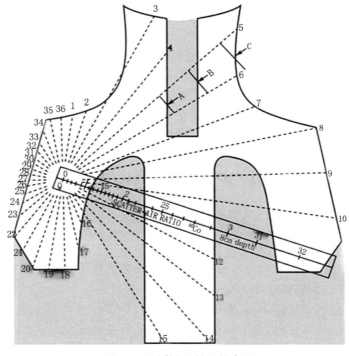

图 4-3 "斗篷"野射野轮廓图

注:从计算点 Q 每隔 10 度画出射野半径

用圆形野的 SAR 表,计算出各扇区的 SAR,然后加和平均得到 Q 点的平均 SAR。对于经过遮挡部分的扇区,要减去被遮挡部分的散射线贡献。计算得到的 SAR 由下式转换为平均 TAR：

$$TAR = TAR(0) + SAR$$

TAR(0)是零野的组织空气比。

（韩高华）

第五节 肿瘤放射治疗实施过程中的问题

一、选择适应证、确定放射治疗原则

（一）选择适应证

放射治疗的适应证是指治疗患者的有效性，无论患者的肿瘤性质如何，只要放射治疗在患者的治疗中发挥了作用并取得了有益的效果，这一个病例就属于放射治疗的有效性。有效性的证据来源于临床实践和科研资料，回顾性的单中心的研究可以作为证明放射治疗作用的基础，Ⅰ、Ⅱ期的临床研究可以进一步证实放射治疗的有效性及安全性。Ⅲ期临床研究、循证医学是证实放射治疗临床应用价值的可靠依据。但是这些取代不了医师的个人经验，放射肿瘤医师依据患者的病情做出正确判断，给患者更加合理的个体化治疗更加重要。

（二）确定放射治疗的原则

确定治疗原则时，在考虑到有效性的基础上，还要根据肿瘤的生物学特点、不同的治疗目的综合考虑治疗的指征，同时要考虑治疗的毒性以及给患者带来的利和弊。

根治性放射治疗时要达到根治肿瘤的目的，并且并发症少，选择合适的放射技术，给予根治剂量的放射治疗，对可能发生转移的区域也要给予预防性放射治疗。首次根治性放射治疗对患者预后起关键性作用。如果达不到根治性放射剂量，不但肿瘤很快复发，而且明显增加了远处转移率（表 4-1），也给二次治疗增加了难度。

表 4-1　癌症治疗后局部失败对远处转移的影响

病种	期别	例数	远处转移（%）	
			局部控制	局部失败
乳腺癌	Ⅰ～Ⅳ	1 175	9～22	67～90
肺癌	$T_{1\sim3}/N_0$	108	7～24	67～90
头颈癌	Ⅰ～Ⅳ	9 866	3～29	17～41
前列腺癌	$A_2\sim C$	2 936	24～41	49～77
妇科癌症	Ⅰ～Ⅳ	3 491	4～30	46～90
直肠癌	$B_1\sim C_3$	306	3～32	50～93
肉瘤	Ⅰ～Ⅳ	828	25～41	56～71

姑息性放射治疗的主要目的是对晚期患者缓解临床症状，提高生存质量。但是对采用高姑息放射治疗的患者在采用化疗、生物治疗、介入治疗等综合治疗取得好的疗效情况下，也可改为根治性放射治疗。

二、外照射靶区的确定方法

(一)临床确定

通过临床体检确定靶区的方法,通过体表标记确定放射治疗范围,其特点是简便易行。常用于浅表肿瘤,如皮肤癌、头颈部癌转移淋巴结、恶性淋巴瘤。

(二)根据影像学确定靶区

1.X 线透视法

应用 X 线模拟定位机,确定照射范围,它是放疗科不可缺少的常用设备。

2.CT 扫描定位

CT 模拟定位机是实现精确放射治疗定位的一种必不可少的工具。大孔 CT 模拟定位机更有利于特殊患者的定位。CT 模拟定位机由三部分组成:①高档的大视野的 CT 扫描机;②激光定位系统;③三维工作站。医师在三维工作站上勾画确定肿瘤的范围,包括 GTV、CTV,勾画确定正常重要器官,确定照射靶区等中心等,然后经网络传送到三维治疗计划系统。

3.磁共振定位

MRI 与 CT 图像融合确定靶区。MRI 与 CT 相比的优点:①神经系统的显像优于 CT;②没用骨投影的干扰;③可多层面成像;④有流空效应。MRI 特别适用于中枢神经系统病变的靶区定位。

4.正电子发射计算机断层显像-CT 定位

正电子发射计算机断层显像(position emission tomography,PET)用于靶区定位更加精确。PET-CT 是一种高分辨率定量的功能显影和定位技术,它通过生化的方法早期发现肿瘤及部位,观察肿瘤的治疗效果,鉴别放射治疗后肿瘤复发与放射性损伤。PET-CT 是高端诊断及定位设备,价格昂贵,目前还不能常规用于对肿瘤精确定位。

5.全身骨 ECT 扫描

其可发现和诊断骨原发和继发肿瘤,明确放射治疗的范围。

6.彩色多普勒超声

其用于辅助诊断、判定淋巴结转移,指导照射野设计。

三、设计治疗计划时需要注意的问题

(一)治疗体位和固定技术

1.治疗体位要求

(1)患者舒适、安全。

(2)充分满足治疗要求,重复性好。

(3)摆位容易、快速。

(4)对放射治疗的婴幼儿,要给镇静药物以保证治疗体位的要求。

2.常用的固定方法

根据肿瘤所在的部位、治疗目的和放射方法选择固定装置,常用的固定装置有:①面网、体膜固定;②乳腺拖架固定;③真空垫及固定架。

(二)选择照射野

根据肿瘤所在的位置、范围和与正常组织的关系,合理选择:①单野照射;②二野对穿照射;

③三野照射；④多野照射；⑤特殊野照射("斗篷"野、倒"Y"形野)，以便更好地符合临床剂量学原则，达到照射野适形和剂量均匀。

(三)选择治疗装置及治疗计划设计

目前临床放射治疗使用的主要设备有医用电子直线加速器和远距离^{60}Co治疗机。开展多叶三维适形放射治疗、调强放射治疗以及像引导的放射治疗的单位均使用了多功能直线加速器，即一台机器产生多档不同能量X线和电子线，并配有计算机控制的多叶光栅。物理师根据放射肿瘤医师放射治疗的处方要求，在三维治疗计划系统上选择不同能量X线及电子线、照射野数目、角度、各种照射野剂量分配等完成优化设计，即"最佳放射治疗方案"。在此方案得到放射肿瘤医师认可后，实施放射治疗。

(四)治疗计划的评估

1.观察等剂量曲线

从三维治疗计划系统的显示器上，可直观肿瘤区或靶区在横断面、冠状面、矢状面以及任何一个重建的斜平面和三维立体图像上等剂量曲线形状与解剖结构的关系。90%的等剂量曲线应完整地包括肿瘤区或靶区，靶区的剂量曲线分布梯度为-5%~5%，避免出现剂量的热点或冷点，即高剂量点或低剂量点。肿瘤区周围正常器官的照射剂量不超过放射肿瘤医师处方剂量的要求。

2.治疗计划的定量评估

通过剂量体积直方图可直观多大体积肿瘤或不同正常组织体积接受多大剂量的照射，并可直接评估高剂量区与靶区的适合度，它不但可评估单一治疗计划，而且可比较多个治疗计划。它的缺点是不能显示靶区内的剂量分布情况，要与等剂量曲线分布图结合才能发挥作用。

(五)修改治疗计划

肿瘤的放射治疗一般要4~8周才能完成，随着治疗的进行，肿瘤范围不断缩小和变化，应不断地修正放射治疗计划，以适应肿瘤变化的情况。目前多采用的方法是完成肿瘤照射剂量40 Gy或50 Gy后，进行缩野第二次放射治疗设计，直到放射治疗结束。如采用第二次缩野第三次设计补充放射治疗，更适合肿瘤变化的情况，有利于肿瘤照射剂量的提高，减少正常组织高剂量照射。影像引导和威麦特放射治疗技术从根本上解决了上述问题，但由于设备较昂贵，目前仅几家大医院能开展这项放射治疗技术。

(韩高华)

第六节　肿瘤放射治疗反应与放射损伤

现代的肿瘤治疗完全建立在高强度放射治疗、化学药物治疗和生物辅助治疗的基础之上，这些高强度治疗方法的治疗剂量和毒性常常达到正常组织的耐受边缘，甚至超过正常组织可接受的程度。因此，制订治疗计划时要周密考虑正常组织的耐受性，治疗中及治疗后要积极预防和治疗正常组织发生的治疗不良反应和损伤。

一、放射反应

放射治疗外照射是射线通过肿瘤周围正常组织达到肿瘤的一种方法。治疗过程中不可避免地要发生不同程度的放射反应,临床上就会表现不同的症状,大部分症状在治疗结束后会逐渐消失,也有一些反应会造成组织器官功能下降。根据发生的时间的不同放射反应分为急性放射反应、亚急性放射反应和晚期放射反应。急性放射反应发生于治疗期间,亚急性放射反应和晚期放射反应出现于放射治疗后几个月或几年。如果肿瘤周围正常组织器官所接受的照射剂量远远超过了它的耐受范围,这种反应就会变成不可逆的,甚至会产生威胁生命的一些临床表现,这就是放射损伤。但有时放射反应与放射损伤也无明显界限。

放射治疗期间出现的放射反应较重时影响患者的治疗进程,因而需要必要的临床治疗。常见的急性反应及处理如下。

(一)全身反应及其处理

接受局部放射治疗的患者很少出现全身放射反应,即使出现也很轻微,对放射治疗无影响。全身反应多在胸腹部大野照射、全身及全淋巴结照射时出现,表现为疲乏、头晕、失眠、食欲下降、恶心、呕吐、性欲减退和血常规改变,照射总量较高时,可引起血小板减少。

处理:①增强患者的信心,消除恐惧心理,加强营养,给高热量、高蛋白、高维生素饮食,让患者保持生活规律;②放射治疗过程中给予多种维生素类药物、升白细胞药物和提高免疫功能的药物治疗。如果白细胞低于正常值,可给予粒细胞集落刺激因子治疗。

(二)局部反应及处理

1.皮肤反应及处理

(1)干性反应:最初表现为皮肤红斑,继之有色素沉着,皮肤脱屑和表皮脱落。大多数患者会出现这种反应,一般不需要治疗。

处理:保持治疗区皮肤清洁、干燥,不能涂抹有刺激性的药物,不要贴胶布和胶纸,要穿柔软的衣服,瘙痒也不要抓挠。

(2)湿性反应:皮肤出现水疱,水疱逐渐增大,破裂流出渗出液,继之表现为湿性脱皮。

处理:中止放射治疗,反应处皮肤暴露,不要有衣物摩擦,保持室内空气清洁、干燥,防止感染,可用含维生素 B_{12} 的药物涂抹局部,一般 $1\sim4$ 周可治愈。

(3)全皮坏死:如果超出了皮肤的耐受剂量,会出现皮肤全层细胞的死亡。局部表现为永久不愈的溃疡或坏死,这是常规放射治疗不应该出现的反应。

处理:对这种反应治疗很困难,大部分患者遗留下终身溃疡。如果不影响患者的生理功能,保持溃疡清洁,可不做特殊处理,如果严重影响生理功能可切除全部坏死组织,做成形修补术。

2.黏膜反应及其处理

口腔、鼻腔、鼻咽、喉部、食管、胃肠道、膀胱等处经照射后均出现程度不同的黏膜反应。由于照射部位的不同,临床症状也各异,但病理表现是一致的。开始表现为黏膜充血水肿,局部疼痛,继之黏膜上皮细胞脱落、糜烂,伴有纤维蛋白和白细胞渗出,形成假膜,假膜剥离后可有出血。

处理:头颈部受到照射时,要保持口腔清洁,可用复方硼酸溶液含漱,也可用维斯克喷雾。如果已出现糜烂,不能进食,要停止放射治疗,有感染者要用抗生素、肾上腺皮质激素类药物治疗,如果疼痛不能进食,可用些黏膜麻醉剂,一般不会影响治疗的进行。胃肠道对射线的耐受剂量较低,治疗中要特别注意,防止穿孔发生,治疗过程中要吃易消化的食物,出现腹泻、黏液便时可给予收敛药物。

二、放射损伤

晚期放射反应往往在治疗结束后数月或数年才出现,治疗时只能了解其发生概率,因此制订放射治疗计划时一定要考虑正常组织器官的耐受情况。如果接受射线累计剂量超出该组织器官的最大耐受量时,就会发生不可逆性放射反应,这就是放射损伤。

对这种损伤无有效的治疗方法,严重者能危及生命。在临床治疗中要尽量避免不可逆的放射反应。

组织不同,其耐受的照射剂量也不同,而且就同一种器官而言,不同的患者也有个体差异。一般把正常组织的耐受分两种:临床医师能接受的最大剂量和最小剂量,可用 $TD_{5/5}$ 和 $D_{50/5}$ 表示。

(一)$TD_{5/5}$

它表示在标准治疗条件下治疗肿瘤患者,在 5 年后因放射线造成严重损伤的患者不超过5%。标准治疗条件是指用超高压射线进行常规治疗,每天 1 次,每周 5 次,每周 10 Gy,整个疗程为2~8 周。

(二)$TD_{50/5}$

它表示在标准治疗条件下治疗肿瘤患者,在 5 年后因放射线造成严重损伤的患者不超过 50%。

尽管正常组织器官的耐受剂量 $TD_{5/5}$、$TD_{50/5}$ 仍有指导价值,但目前肿瘤的治疗已经由单一治疗方式转变为多学科的综合治疗,放射治疗与其他治疗方法的相互作用已经改变了正常组织器官的耐受剂量(表 4-2),常规认为安全的耐受剂量已不完全适应临床,在联合治疗时可能要增加放射损伤。

表 4-2　部分正常组织器官的耐受剂量

组织器官	损伤	$TD_{5/5}$(Gy)	$TD_{50/5}$(Gy)	照射的范围
口腔、咽部	溃疡、黏膜炎	60	75	50 cm²
食管	食管炎、溃疡	60	75	75 cm²
胃	穿孔、溃疡出血	45	55	100 cm²
小肠	溃疡、穿孔	45	55	400 cm²
	出血	50	65	100 cm²
结肠	溃疡、狭窄	45	65	100 cm²
直肠	溃疡、狭窄	60	80	100 cm²
膀胱	挛缩	60	80	全膀胱
脑	梗死、坏死	60	70	全脑
脊髓	梗死、坏死	45	55	10 cm²
肺	急性、慢性肺炎	30	35	100 cm²
		15	25	全肺
心脏	心包炎、心脏炎	45	55	60%的心脏
肾	急性、慢性肾硬化	15	20	全腹

续表

组织器官	损伤	TD$_{5/5}$（Gy）	TD$_{50/5}$（Gy）	照射的范围
		20	25	全肾
肝	急性、慢性肝炎	25	40	全肝
卵巢	绝育	2～3	6.25～12	全卵巢
睾丸	绝育	1	4	全睾丸
眼	全眼炎、出血	55	100	全眼
甲状腺	功能减退	45	15	全甲状腺
肾上腺	功能减退	＞60	—	全肾上腺
脑垂体	功能减退	45	200～300	全脑垂体
骨髓	发育不全、再障	30	40	局部骨髓
		2.5	4.5	全身骨髓

除照射剂量的影响之外，器官受照射的体积也显著影响器官的耐受。剂量体积直方图直观地反映受照射剂量及体积情况，为临床预测治量（表 4-2），剂量疗计划提供了有利参考。

正常组织器官的耐受性还受其他多种因素的影响，如肿瘤因素（肿瘤对器官的直接侵犯，肿瘤间接引起的梗阻、阻塞性炎症）的影响，合并疾病（如糖尿病、心脑血管病），儿童的不同发育阶段正常组织结构的变异，因而要全盘考虑，周密设计，防止严重放射损伤的发生。

（韩高华）

第七节　近距离放射治疗

一、近距离治疗及其特点

近距离治疗亦称为内照射，是将放射源边界连同施用器置于人体腔管或插植瘤体内的治疗技术，故有人直接称其为腔内和组织间放疗。治疗技术涉及腔管、组织间、模板、敷贴和术中照射五大类。内照射不能单独应用于临床，一般作为外照射的补充。其主要特点是放射源离瘤体较近，肿瘤组织受照射剂量较高，而周围的正常组织由于剂量的迅速跌落，受量较低，靶区剂量分布的均匀性远较外照射差。临床应用时必须慎重，防止靶区内组织剂量过高或过低的情况发生。

二、近距离治疗辐射源

放射性同位素发射 α、β 和 γ 3 种射线，放射治疗中主要使用后 2 种射线，γ 射线的应用多于 β 射线的应用。用于近距离治疗的主要辐射源是 γ 辐射源，即 ^{226} 镭、^{137} 铯、^{60} 钴和 ^{192} 铱。

（一）^{226} 镭源

^{226} 镭（^{226} radium，^{226} Ra）是一种天然放射性同位素，不断衰变为放射性气体氡，其半衰期为 1 590 年。临床应用的 Ra 是其硫酸盐，封在各种形状的铂铱台金封套内。1 mg 的 Ra 距离 Ra 源 1 cm 处每小时的照射量为 8.25 R。其能谱复杂，平均能量为 0.83 MeV。由于 Ra 获得困难，

放射性强度低,只能做近距离治疗。长期以来 Ra 一直用作内照射,但由于其半衰期过长,衰变过程中产生氡气,需要加厚防护层等,在医疗上逐渐被 ^{60} 钴和 ^{137} 铯等人工放射性核素代替。

(二)^{137}铯源

^{137}铯(^{137}caesium,^{137}Cs)是人工放射性核素,其能量为单能,为 0.66 MeV,半衰期 33 年。1 mCi 的 ^{137}Cs 距离 Cs 源 1 cm 处每小时照射量为 3.26 R。因此 1 mCi 的 ^{137}Cs 约等于 0.4 mg 的 Ra 当量。

^{137}Cs 在组织内具有与 ^{226}Ra 相同的穿透力和类似的剂量分布,其物理特点和防护方面比 Ra 优越,^{137}Cs 是取代 ^{226}Ra 最好的核素。^{137}Cs 的化学提纯存在两个问题:①放射性比度不能太高,只能做成柱状或球形放射源,用于中、低剂量率腔内照射。②^{137}Cs 中混有 ^{134}Cs 核素,后者能谱复杂,半衰期短,使 ^{137}Cs 的剂量计算比较困难。

(三)^{192}铱源

^{192}铱(^{192}iridium,^{192}Ir)是一种人工放射性核素,是 ^{192}Ir 在原子反应堆中经热中子轰击而生成的不稳定放射性核素,其能谱比较复杂,平均能量为 350 keV。由于 ^{192}Ir 的 γ 能量范围使其在水中的衰减恰好被中子散射所补偿,在距离 5 cm 的范围内任意点的剂量率与距离平方的乘积近似不变。此外,^{192}Ir 的粒状源可以很小,使其点源的等效性好,便于计算。^{192}Ir 的半衰期为 74.5 d,它是较好的放射源,可用于高剂量率腔内照射和组织间插植。

1 mCi 的 ^{192}Ir 距离 Ir 源 1 cm 处每小时的照射量为 4.9 R,^{192}Ir 的半价层为 24 mm Pb,它是较易防护的放射源。

(四)^{60}钴源

^{60}钴(^{60}cobalt,^{60}Co)也是人工放射性核素,其半衰期为 5.24 年,γ 射线的平均能量为 1.25 MeV,剂量分布与 Ra 相似。因此,^{60}Co 也可作为 ^{226}Ra 的替代物,制成钴针、钴管等。由于其放射性活度高,且容易得到,在近距离照射时,多用作高剂量率腔内照射。

三、近距离治疗剂量、剂量率及适应证

近距离治疗的吸收剂量模式不同于外照射治疗的要求,外照射要求靶区内剂量均匀,而内照射时接近源的点剂量大,随源距离的增加剂量迅速下降。因此,腔内治疗不使用靶区剂量和百分等剂量的概念,而使用参考区的参考剂量值。

腔内治疗的参考区是指参考等剂量面所包括的范围,对宫颈癌患者,其参考区是一个沿宫腔源长轴分布的梨形体,宫颈的剂量一般约为参考剂量值的 2 倍。为便于各治疗单位的相互比较,有必要统一参考等剂量面的参考剂量值。按剂量率不同,腔内治疗分为 3 类:低剂量率治疗,0.4～2 Gy/h;中剂量率治疗,2～12 Gy/h;高剂量率治疗,高于 12 Gy/h。根据经典低剂量率的治疗经验,建议以 60 Gy 为参考剂量值。

多年来,内照射在国内主要局限于妇科肿瘤的应用,剂量学相对于外照射较薄弱。近年来随着放射源、后装机和治疗计划系统的发展,内照射的治疗范围已发展到全身各类肿瘤,如鼻咽癌、食管癌、乳腺癌、直肠癌、支气管癌、胰腺癌和膀胱癌。

(韩高华)

病理篇

第五章

消化系统肿瘤的病理诊断

第一节　胃部肿瘤

一、胃癌

胃癌是常见的恶性肿瘤之一,在消化道癌中占第一位,主要分布在亚洲、拉丁美洲和中欧,高发国有日本、中国、新加坡、智利、哥斯达黎加、委内瑞拉、匈牙利、波兰、德国、冰岛、保加利亚、罗马尼亚和马耳他等。我国胃癌的发病率很高,主要高发区在西北、东南沿海各省以及东北和西南局部地区,发病率从沿海向内地方向、从东到西和从北到南有逐渐降低的趋势。

已知的胃癌病因有饮食因素、地理条件、种族因素、遗传因素、血型、真菌毒素和化学物质(如亚硝胺)。其中饮食因素(如高盐饮食,食用油煎、熏制和粗糙的食物),真菌毒素和亚硝胺吸引了大量研究人员的注意力。

胃癌多见于男性,在胃的任何部位都能发生,好发部位依次为胃窦(包括幽门前区)、小弯、贲门、胃底和胃体。

Borrmann(1926年)将胃癌大体分成Ⅰ～Ⅳ型。Ⅰ型:肿瘤主要向腔内突起,形成巨块、息肉或结节,表面可有糜烂,肿瘤呈膨胀性生长,切面与周围胃壁界限清楚;Ⅱ型:肿瘤向胃壁内生长,中心形成大溃疡,溃疡边缘隆起,呈火山口状,呈膨胀性生长,切面与周围胃壁界限清楚;Ⅲ型:形态与Ⅱ型相似但肿瘤的底盘较溃疡大,呈浸润性生长,切面与周围胃壁界限不清;Ⅳ型:肿瘤在胃壁内弥漫浸润性生长,切面与周围胃壁界限不清,表面可有糜烂或浅溃疡。此型如累及胃的大部或全部即为皮革胃。1942年,Stout描述了Ⅰ型胃癌,称为浅表扩散型胃癌。此型癌的特点是癌组织主要沿黏膜扩散,不形成突向腔内或侵入胃壁的瘤块,癌的面积明显大于浸润深度。大部分癌组织限于黏膜和黏膜下层,灶性地区亦可深入肌层甚至浆膜或浆膜外(图5-1)。目前国内采用的大体分型不外乎上述5种基本型的改良,如分为巨块型(包括息肉状、结节状、蕈伞状和盘状巨块)、溃疡型、溃疡浸润型、浸润型(根据浸润范围又分成弥漫浸润型和局部浸润型两型)、浅表扩散型、混合型和溃疡-癌。溃疡-癌是指在已存在的慢性胃溃疡基础上发生癌。诊断条件:①慢性胃溃疡的底部肌层完全破坏,被瘢痕组织代替,溃疡边缘的黏膜肌层与肌层融合;

②溃疡边缘的再生黏膜中(最好是仅在一侧黏膜内)有小的癌灶,溃疡底部绝对不应有癌。这种癌只有在它的早期才能诊断,到晚期时已与一般胃癌不能区别。

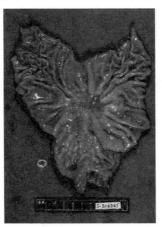

图 5-1　浅表扩散型胃癌

绝大部分胃癌为腺癌。胃癌的组织学分类种类繁多,主要根据腺体分化程度、间质的量和性质以及分泌黏液的量将胃腺癌分成许多类型。国内常用的组织学分类:乳头状腺癌、腺癌或称管状腺癌(高分化、中分化、低分化)、黏液腺癌、印戒细胞癌、硬癌(间质有多量纤维组织)和未分化癌。

1965 年,Lauren 根据 1 344 例手术切除胃癌的组织结构、黏液分泌和生长方式将胃癌分成肠型胃癌和胃型(弥漫型)胃癌两大类:肠型胃癌细胞来自肠化的上皮,癌细胞形成腺管或腺样结构,黏液分泌主要在腺腔内或细胞外。大体上 60％为巨块型,25％为溃疡型,15％为弥漫型。胃型胃癌细胞来自胃上皮,为黏附力差的小圆形细胞,单个分散在胃壁中,大多数细胞分泌黏液而且黏液在胞质内均匀分布,少量在细胞外。大体上 31％为巨块型,26％为溃疡型,43％为浸润型。肠型和胃型胃癌不仅在形态上有区别,还在患者年龄、性别和流行病学等方面有明显的不同。肠型胃癌多见于老年人,多见于男性,多见于胃癌高发区。癌周胃黏膜常伴广泛的萎缩性胃炎,预后较好。胃型胃癌多见于青壮年,多见于女性,多见于胃癌低发区,癌周胃黏膜无或仅有小片萎缩性胃炎,预后差。Lauren 分析的 1 344 例中 53％为肠型,33％为胃型,另有 14％不能分类。

(一)早期胃癌

早期胃癌是指位于黏膜下层以上的癌,不管其面积多大和有无淋巴结转移。诊断早期胃癌的关键是必须把病变部和其他周围的胃壁,甚至是全部胃标本做连续切片检查以保证所有的病型均在黏膜下层以上。早期胃癌的大体分型都按照日本内镜学会的分型(图 5-2)。各型的混合称为复合型,如表面凹陷型的中心有溃疡就形成Ⅱc+Ⅲ型,或表面凹陷型边缘又有表面隆起则称为Ⅱc+Ⅱa 型。复合型的命名是把优势的病变写在前面,中间用加号连接。国内外资料都表明早期胃癌以Ⅱc 型最多见,其次为Ⅱc+Ⅲ型、Ⅲ+Ⅱc 型、Ⅱa 型和其他复合型,Ⅱb 型最少见。早期胃癌的大体形态见图 5-3。其低倍镜下形态见图 5-4。

早期胃癌的组织学类型与一般胃癌相同。限于黏膜内的癌称黏膜内癌,浸润黏膜下层者称黏膜下层癌。最大径小于 0.5 cm 的癌称微小癌。

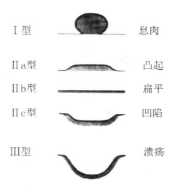

图 5-2 早期胃癌大体分型

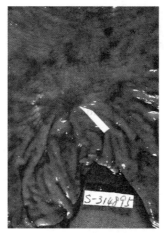

图 5-3 早期胃癌的大体形态

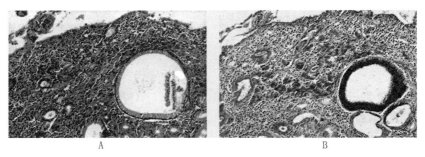

图 5-4 早期胃癌的低倍镜下形态
注:A 为苏木精-伊红染色,B 为黏卡染色

(二)少见的胃癌

1.鳞癌和腺鳞癌

纯鳞癌极罕见。腺鳞癌含不同比例的腺癌和鳞癌成分。电镜下可见到一种既含黏液又含张力纤维的中间型细胞。

2.腺癌伴神经内分泌细胞分化

由于免疫组织化学技术的广泛应用,已发现越来越多的胃腺癌中含有数量不等的神经内分泌细胞。

3.肝样腺癌

这种癌含腺癌细胞和肝细胞样分化的癌细胞,甲胎蛋白(alpha fetoprotein,AFP)呈阳性,常长成结节或巨块状,有广泛的静脉瘤栓(图5-5)。预后差。

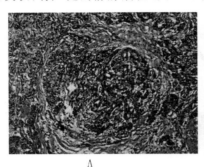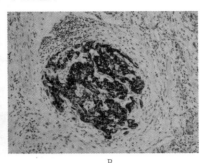

A   B

图5-5　胃的肝样腺癌

4.壁细胞癌

癌细胞有丰富的嗜酸性颗粒状胞质。

电镜下可见癌细胞质内有大量线粒体、管泡、细胞内小管和细胞内腔。

5.胃绒癌

胃原发性绒癌多见于老年男性。文献报道的胃绒癌病例中半数为纯绒癌,形态与子宫绒癌相同,半数为合并腺癌的混合型。

免疫组化:显示人绒毛膜促性腺激素(human chorionic gonadotropin,HCG)阳性。

6.其他

其他还有癌肉瘤、黏液表皮样癌、恶性横纹肌样瘤等。

二、遗传性弥漫性胃癌

(一)诊断标准

遗传性弥漫性胃癌(hereditary diffuse gastric cancer,HDGC)是一种常染色体显性癌-易感综合征,特点是患者患有弥漫性印戒细胞胃癌和乳腺小叶癌。1998年,Guilford等首次发现患者有 E-cadherin(CDH1)基因种系突变。1999年国际胃癌联合会(International Gastric Cancer Linkage Consortion,IGCLC)提出诊断 HDGC 的标准为:①在第一代和第二代亲属中有 2 个或 2 个以上被诊断为 HDGC 患者,至少有 1 人是在 50 岁以前确诊。②第一代和第二代亲属中有 3 个以上被证实为 HDGC 患者,不管诊断时患者的年龄大小,女性有小叶癌的危险性增加。③40 岁以前确诊为 HDGC,无家族史。④诊断为 HDGC 及乳腺小叶癌家族者至少有 1 人在 50 岁之前确诊为乳腺小叶癌或 HDGC。

(二)流行病学

绝大部分胃癌为散发性,但有 1％～3％有遗传倾向性。胃癌发病率低的国家CDH1基因种系突变高于 40％;而在胃癌发病率中等或高的发达国家,CDH1 基因种系突变约 20％。

（三）部位

有症状者可与散发性皮革胃相似，无症状的*CDH1*基因携带者可不形成肿块而可以呈散在黏膜内印戒细胞癌斑块，并弥散及全胃。因此切缘应上至食管，下至十二指肠。内镜下 T_1 和 T_{1a} 期癌（早期癌）可小于 1 mm，位于正常黏膜表面上皮下，而且不会扭曲小凹和腺体结构。

（四）病理

早期 HDGC 患者中*CDH1*突变者胃内多发 T_{1a} 灶，表面黏膜光滑，无淋巴结转移，癌灶位于黏膜内，表面光滑，肉眼看不出肿块。T_{1a} 病灶从 1 个至数百个，大小 0.1～10 mm，多数小于 1 mm。病灶在黏膜腺顶部的癌细胞小，表面大，无症状。*CDH1*突变者染色浅，肠上皮化生和幽门螺杆菌感染少见。T_{is}（原位）和 T_{1a}（侵至固有膜）背景可有慢性胃炎、肉芽肿性炎和淋巴细胞性胃炎。

（五）癌前病变

例如：①T_{is}——印戒细胞位于基底膜内，替代正常上皮细胞，一般核染色深而且极向不正常（图 5-6）；②Pagetoid 样扩散。T_{1a} 的数量远远超过 T_{is}。*CDH1*基因位于 16q22.1，有 16 个外显子，4.5 kb mRNA，编码 E-cadherin。

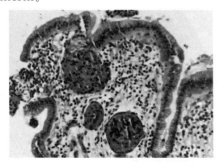

图 5-6 胃遗传性弥漫性胃癌核染色图

三、胃的神经内分泌肿瘤

神经内分泌肿瘤（neuroendocrineneoplasm，NEN）曾称为类癌或岛状细胞瘤。类癌这一称谓于 1907 年由 Oberdorfer 首次提出。1963 年，Williams 等根据胚胎起源部位将类癌分为前肠类癌（位于食管、胃、十二指肠）、中肠类癌（位于空肠、回肠、阑尾、盲肠、升结肠及横结肠右 2/3）及后肠类癌（位于横结肠左 1/3、降结肠、乙状结肠及直肠），因不能很好地体现不同部位肿瘤的特征，其实用性有限。1971 年，Soga 等又按照组织学特点将类癌分为岛状、小梁状、腺瘤样及混合型（又称未分化型），但其不能较好地预测肿瘤的原发部位及预后。1980 年，世界卫生组织（World Health Organization，WHO）还依据银染色等将类癌分为肠嗜铬细胞类癌、胃泌素细胞类癌及其他类癌，因其未涉及肿瘤的分级及生物学行为，也不能预测预后，目前已不再使用。1995 年，Capella 首次建议使用神经内分泌瘤（neuroendocrine tumor，NET）这一术语来描述既往的类癌或岛状细胞瘤，并根据肿瘤大小及血管浸润情况而分为良性 NET、良性或低度恶性 NET、低度恶性 NET 及高度恶性 NET 四类，这种分类对于预后具有较好的预测价值。随后又有研究提出，神经和包膜浸润、有丝分裂指数高及肿瘤出现坏死与 NET 的恶性行为密切相关。为了改善预后价值，2000 年，WHO 在 Capella 分型的基础上，根据肿瘤大小、血管和神经浸润、细胞增殖活性、局部浸润、淋巴结及远处转移情况而将 NET 分为高分化神经内分泌肿瘤、高分化神经内分泌癌、低分化神经内分泌癌/小细胞癌和混合型外分泌-内分泌癌。这一分型虽然预后价值尚可,但过于复杂,且存在诸多缺点(如分级和分期并未单独评估)。2006 年和 2007 年,欧洲神经内分泌肿瘤学会(European Neuroendocrine Tumor Society,ENETS)依据核分裂计数和 Ki-67 标记指数(MIBI 抗体染色)将 NET 分为 3 级,并基于肿瘤大小、淋巴转移及血行转移制定了 NEN 的 TNM 分期系统。这更准确且利于理解,并得到了美国癌症联合委员会(American Joint Committee on Cancer,AJCC)及国际抗癌联盟(Union for International Cancer Control,UICC)的认可。AJCC/UICC 2010 年更新的 NEN 的分级及分期系统均由此修正而成(表 5-1)。依据 2010 年 AJCC/UICC 标准,消化道神经内分泌肿瘤分为神经内分泌肿瘤(NET),包括 NET 1 级(类癌)和 NET 2 级;神经内分泌癌,包括小细胞癌和大细胞癌;混合性腺神经内分泌癌;部位特异性和功能特异性神经内分泌肿瘤。此分级证实对胃、十二指肠和胰腺的 NET 是有用的,但对小肠 NET 尚无这种分级方法。

表 5-1　2010 年 AJCC/UICC 消化道神经内分泌肿瘤组织学分级方案

级别	分级标准
G1	核分裂计数<2/10HPF 且 Ki-67 指数≤2%
G2	核分裂计数为(2～20)/10HPF 且 Ki-67 指数为 3%～20%
G3	核分裂计数>20/10HPF 且 Ki-67 指数>20%

胃上皮内有多种神经内分泌细胞,但胃本身发生的 NET 和神经内分泌癌相对较少见,可单发或多发,位于黏膜内或黏膜下层(图 5-7),切面呈灰白色、黄色或黄灰色,无包膜。瘤细胞大小一致,呈立方体或低柱状,排列成巢、索、花带、腺样或菊形团样。

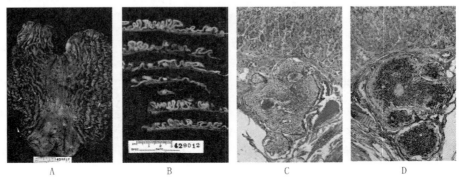

图 5-7　神经内分泌肿瘤

注:A 为胃体皱襞增宽增多,B 为切面见多个白色瘤结节,C 为镜下苏木精-伊红染色,D 为胃泌素免疫组化染色

免疫组化:显示神经内分泌标记(如嗜铬粒蛋白 A、突触素、CD56)为阳性,并可显示多种肽类激素和胺类激素,如胃泌素、生长抑素、组织胺(ECL 细胞)、5-HT、VIP、PP 和 ACTH。

胃神经内分泌肿瘤为低度恶性肿瘤,即使有转移,预后亦较好。混合型腺神经内分泌癌的预后与晚期胃癌一样差。

四、胃间充质肿瘤

以往都把胃间充质来源的肿瘤归为平滑肌肿瘤。近年来免疫组织化学和电镜研究的结果认为这些肿瘤的组织发生还不清楚,瘤细胞可表现为平滑肌细胞、纤维母细胞、肌成纤维细胞、施万细胞或未分化细胞;因此这些具有梭形或上皮样细胞的肿瘤(不管其为良性还是恶性),可能是由向不同方向分化的原始间充质细胞构成的。现在已经很清楚,胃间充质来源的肿瘤最多见的是胃肠间质肿瘤(gastro-intestinal stromal tumor,GIST)。

（一）GIST

长期以来被误认为平滑肌组织的肿瘤以及胃肠自主神经来源的肿瘤实质上均为 GIST,GIST 包括良性到恶性各阶段肿瘤。免疫组织化学 CD117 和/或 CD34 呈阳性,并有 Dog-1 阳性,但不少 GIST 可对上述几种抗体均呈阴性反应。

病理:GIST 大体形态与胃平滑肌瘤相同。小者可仅位于胃壁内,稍大可凸向胃腔,表面黏膜光滑,中央有脐形凹陷或溃疡。有的 GIST 可从胃壁向浆膜外生长,与周围脏器(如肝、脾)粘连。

镜下 GIST 细胞多为多种多样的梭形细胞(图 5-8)。梭形细胞可呈编织状排列,或无明显的排列结构。部分 GIST 除梭形细胞外,夹杂片状或灶性上皮样细胞。少部分 GIST 可完全由上皮样细胞构成。上皮样细胞可大小一致或异型性极明显(图 5-9)。多数梭形细胞 GIST 为 CD34 阳性。上皮样细胞型呈阳性者少。少数胃 GIST 可以平滑肌肌动蛋白阳性甚至结蛋白或 CK18、S-100 蛋白阳性。

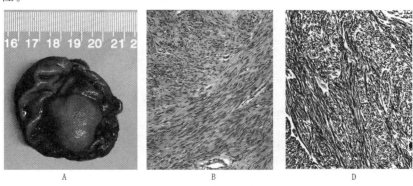

图 5-8 GIST(梭形细胞型)

注:A 表示大体形态,B.表示苏木精-伊红染色,C 表示Ⅲ型受体酪氨酸激酶 CD117

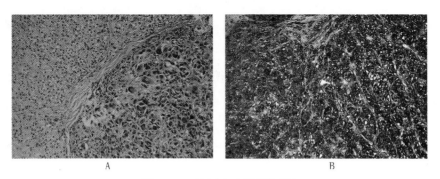

图 5-9 GIST(上皮样细胞型)

注:A 表示苏木精-伊红染色,B 为Ⅲ型受体酪氨酸激酶 CD117

(二)胃平滑肌肿瘤

胃平滑肌肿瘤好发部位为胃窦。平滑肌肿瘤直径一般在 5 cm 以下。其向腔内突起形成黏膜下肿块,或向浆膜外生长,或向腔内和浆膜外生长,呈哑铃状。黏膜下肿块的表面黏膜光滑,中心常见一至数个溃疡。切面为粉白色编织状。

该类肿瘤光镜检查下与其他部位的平滑肌瘤相同。平滑肌肉瘤体积较大,直径多在 5 cm 以上,大者可达20 cm或更大。切面为鱼肉状,有出血坏死。分化差的平滑肌肉瘤很容易诊断,但分化好的平滑肌肉瘤与平滑肌瘤很难鉴别。区别良性和恶性核分裂数的标准也不一样。一般医师认为消化道平滑肌肉瘤的诊断标准要比子宫平滑肌肉瘤低,即有少数核分裂(<3/10HPF)和有轻度核异型性就应考虑为恶性。胃平滑肌肉瘤可腹腔广泛种植并经血行转移到肝和肺等脏器。

免疫组织化学:平滑肌肌动蛋白(＋),结蛋白(＋)。

(三)胃血管球瘤

胃血管球瘤罕见,位于胃窦,直径 1～5 cm,平均 2 cm 左右。胃血管球瘤位于胃肌层内,可突入黏膜下层,形成黏膜下肿块,表面黏膜光滑,亦可有溃疡形成。切面为灰红色,如胎盘组织。无包膜,由周围肥大玻璃样变的平滑肌形成假包膜,肌纤维由此进入肿瘤,将肿瘤分隔成为不完整的小叶。

光镜检查,瘤组织由大小一致的血管球细胞构成(图 5-10),其间有血管丰富的间质,间质可玻璃样变。网织纤维染色可见小簇(2～4 个)瘤细胞或单个瘤细胞周围有网织纤维包绕。

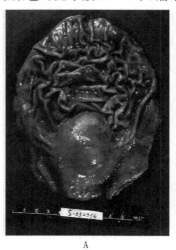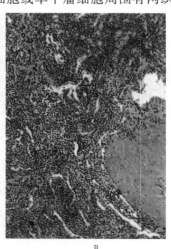

A   B

图 5-10 胃血管球瘤

注:A 图为大体形态,B 图为镜下苏木精-伊红染色

(四)胃神经源肿瘤及其他罕见肿瘤

胃内可发生神经鞘瘤和神经纤维瘤,有时为全身神经纤维瘤病的一部分。肿瘤形态与其他部位的相同。神经鞘瘤和平滑肌瘤都可有栅栏状排列,所以不易鉴别。通常神经鞘瘤有包膜而平滑肌瘤无包膜。用免疫组化很易鉴别:神经鞘瘤为 S-100 蛋白及胶质细胞原纤维酸性蛋白阳性,而平滑肌瘤为平滑肌肌动蛋白和结蛋白阳性。

胃的其他间充质肿瘤尚有脂肪瘤、恶性纤维组织细胞瘤、炎性肌成纤维细胞瘤、滑膜肉瘤、血管外皮瘤、卡波西肉瘤、横纹肌肉瘤和腺泡状软组织肉瘤等。

五、胃淋巴瘤

25％～50％的非霍奇金淋巴瘤发生于结外,其中胃肠道最多见。在亚洲、北美及欧洲国家,胃肠淋巴瘤占所有非霍奇金淋巴瘤的4％～20％,中东的这个比例达25％。胃肠淋巴瘤在胃窦中最常见(50％～75％),其次位于小肠(10％～30％)和大肠(5％～10％)。胃淋巴瘤中主要为黏膜相关淋巴组织淋巴瘤,其次为弥漫性大B细胞淋巴瘤。

流行病学及实验室研究证明胃淋巴瘤的发生与幽门螺杆菌(Helicobacter pylori,Hp)密切相关。

(一)黏膜相关淋巴组织淋巴瘤

此类肿瘤的形态特点是弥漫小B细胞(边缘带细胞,故此类肿瘤又称结外边缘带细胞淋巴瘤),有滤泡形成以及瘤细胞侵犯上皮形成淋巴上皮性病变(图5-11)。

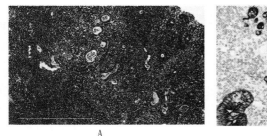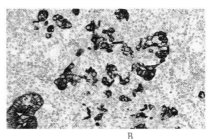

图5-11　胃黏膜相关淋巴组织淋巴瘤

注:A图为苏木精-伊红染色后低倍镜下形态,B图为淋巴上皮病变AE1/AE3

免疫组织化学:CD20、CD79a、Bcl-2及Ig-M均为阳性;CD5、CD10、CD23均为阴性,CD43(＋)/(－),CD11c(＋)/(－)。

(二)弥漫性大B细胞淋巴瘤

该类肿瘤应称为胃原发性弥漫性大B细胞淋巴瘤(primary gastric diffuse large B cell lymphoma,PGDLBCL)。原发于胃的DLBCL可原发或由黏膜相关淋巴组织淋巴瘤转化而来。组织学与其他部位DLBCL同,但30％～50％含黏膜相关淋巴组织淋巴瘤成分。区别转化的和新生长的弥漫性大B细胞淋巴瘤没有临床意义。

免疫组织化学:CD19、CD20、CD22、CD79a均为阳性。而关于CD10、Bcl-6和IRF4/mum1表达率,许多文献报道不同。

(三)套细胞淋巴瘤

肠道可有多发性息肉状的套细胞淋巴瘤,胃的套细胞淋巴瘤少见。

免疫组织化学:Cyclin-D1呈阳性。

(四)其他

胃还可以发生其他淋巴瘤,如T细胞白血病、T细胞淋巴瘤,Burkitt淋巴瘤、霍奇金淋巴瘤。

六、转移瘤

胃的转移瘤多数来自乳腺癌和黑色素瘤,但其他恶性肿瘤亦可转移至胃。

(尹义强)

第二节 大肠肿瘤

一、腺瘤

腺瘤是最常见的大肠良性肿瘤。目前通用的分类为腺管状腺瘤、绒毛状腺瘤和绒毛腺管状腺瘤。诊断腺瘤的依据是腺瘤上皮应显示不同程度的异型增生。

(一)腺管状腺瘤

初起时为广基圆丘状肿物,之后逐渐长大成球形,有蒂。直径1~3 cm,有时大于5 cm。表面光滑,略呈分叶状。此型腺瘤最多见。

光镜检查可见该类肿瘤由排列紧密的腺体构成,腺体背靠背,固有膜很少。腺上皮显示异型增生。蒂是由正常的黏膜及黏膜下层构成的。

(二)绒毛状腺瘤

广基,体积较大。表面粗糙,由无数指状突起构成。腺瘤边界不如腺管状腺瘤清楚,手术不易切净,所以其易复发。

光镜检查可见该类肿瘤指状突起中心为黏膜固有膜,表面为增生和异型增生的腺上皮。指状突起与黏膜肌垂直,紧贴在黏膜肌层之上。

(三)绒毛腺管状腺瘤

绒毛腺管状腺瘤为腺管状腺瘤和绒毛状腺瘤之间的一系列混合型。

光镜检查可见该类肿瘤具有腺管状腺瘤和绒毛状腺瘤的结构,但绒毛较短而宽。腺瘤体积大,广基,伴高级别异型增生者易癌变。绒毛状腺瘤易癌变。

(四)扁平腺瘤

体积小,直径小于1 cm。

大体:为广基、扁平、稍隆起的斑块。

光镜检查可见该类肿瘤中40%以上合并高级别异型增生。这种扁平腺瘤可能是小的扁平溃疡型癌的癌前病变。

假性浸润:腺瘤中异型增生的腺上皮细胞侵入黏膜下层为真正的腺瘤癌变。有时黏膜下层有异型增生的腺体,腺体周围包绕黏膜固有膜并有含铁血黄素沉着或新鲜出血。黏膜下层这些有固有膜包绕的腺体是由于腺瘤的蒂反复扭转出血后异位到黏膜下层的,所以称为假性浸润。假性浸润多见于有长蒂并较大的腺瘤,特别是乙状结肠的腺瘤,因为该处肠肌蠕动活跃,所以最易发生假性浸润。

二、大肠癌

西方国家大肠癌的发病率高,仅次于肺癌。北美、北欧国家大肠癌的发病率较南美、南欧国家高,亚洲国家和非洲国家低。白人大肠癌的发病率比黑人高,城市居民大肠癌的发病率比农村居民高。在美国大肠癌是常见的癌。随着生活方式的改变,我国大肠癌的发病率已占消化道癌的第二位。

大肠癌的发生与遗传和环境因素(饮食和社会经济状况)有关。病因有食物中含动物蛋白及脂肪量高、肥胖、家族性腺瘤病、腺瘤和溃疡性结肠炎等。我国大肠癌发病的年龄高峰为 30～50 岁,国外报道为 50～60 岁,结肠癌较多见于女性,而直肠癌较多见于男性。大肠癌的临床症状为腹痛、腹块、便血、便秘或便秘与腹泻交替、大便次数增多、消瘦、贫血和肠梗阻等。

发病部位在直肠最多,向近端逐渐减少,到盲肠又稍增多。1/2 的大肠癌发生在直肠和直肠乙状结肠区。乙状结肠癌中有 1/4 分布在盲肠、升结肠、降结肠和横结肠。2.8%～8% 的大肠癌为多发性。

大体形态分为:①溃疡型,②巨块息肉型,③浸润型。其中溃疡型最常见。浸润型可使肠管局部狭窄,但很少形成像皮革胃那样的弥漫浸润型癌。

光镜检查:80% 为不同分化程度的腺癌,多数分化较好,10%～15% 为黏液腺癌。纯印戒细胞癌和未分化癌少见。其他罕见的癌有微乳头腺癌、梭形细胞癌、未分化癌、腺鳞癌和鳞癌等。年轻患者中黏液腺癌和印戒细胞癌较多见。癌组织偶尔可钙化和骨化。钙化灶有时可呈沙粒体样。癌位于黏膜下层以上,不管有无局部淋巴结转移均属于早期癌范畴。

免疫组化:CK20 阳性,CDX2 阳性,CK7 一般为阴性,但分化差的大肠癌 CK7 可为阳性。大肠癌的黏液为 MUC1、MUC3 和 MUC13。

分子病理:大多数结肠癌由腺瘤发展而来,正常黏膜经 APC 基因(5q 丢失)的失活导致隐窝异型增生。加上 $K\text{-}ras$ 基因突变造成腺瘤样变,再经宫颈上皮内瘤变缺陷,18q 丢失和 $TP53$(17q 丢失)失活,最终而形成癌。

另有约 20% 的结肠癌是由于错配修复基因(MMR)突变性失活,或错配修复基因甲基化失活,导致微卫星不稳定(microsatellite instability,MSI),伴 MSI 的癌常常是遗传性非息肉病性结肠癌;散发病例常位于右侧,黏液癌或分化差的多见,有时肿瘤中有较多淋巴细胞浸润(这是预示 MSI 最好的标志)。癌变过程中累及的癌基因有 $K\text{-}ras$、$B\,raF$、$PIK3$ 和 $\beta\text{-}catenin$。约 40% 的结肠癌有 $K\text{-}ras$ 突变,预示对抗表皮生长因子受体(epidermal growth factor receptor,EGFR)治疗无效。癌变过程中累及的抑癌基因有 $TP53$、APC、$DPC4$/平滑肌肌动蛋白 D4、DCC 和 MCC。

扩散和转移:主要是局部浸润、腹腔腹膜种植和淋巴管转移至局部淋巴结。晚期可转移至远处淋巴结,如锁骨上淋巴结。晚期癌可经血行转移至肝、肺、骨、脑、卵巢、脾、肾、胰、肾上腺、乳腺、甲状腺和皮肤等处。

三、神经内分泌肿瘤

直肠是消化道神经内分泌肿瘤的好发部位之一,但很少发生类癌综合征。大体上有两种形态:①小而硬的黏膜下结节,直径<1 cm,无症状,常常在肛管内诊时发现;②直径>1 cm,可形成溃疡、息肉或蕈样肿物,形如恶性肿瘤。

光镜检查:由小的低柱状细胞排列成花带、条索或腺样,有时可形成实心细胞巢。细胞核圆而规则,无或很少核分裂。间质含平滑肌纤维。肿瘤浸润黏膜和周围的黏膜下层,很少浸润至肠壁深部,大多数直肠 NET 的亲银和嗜银反应均为阴性。免疫组织化学染色除神经内分泌细胞标记阳性外,还有多种肽类激素免疫阳性反应。结肠神经内分泌肿瘤如图 5-12 所示。

分化差的神经内分泌癌恶性度高,多见于中老年患者,确诊时已有转移。肿瘤体积较大。

电镜检查:分泌颗粒直径为 90～280 nm。

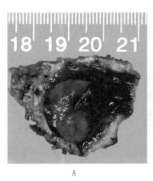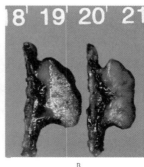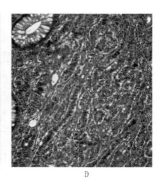

图 5-12　结肠神经内分泌肿瘤(类癌)

注:A 为大体形态,B 为切面,C 为镜下苏木精-伊红染色后形态

免疫组化:显示细胞角蛋白、上皮膜抗原、突触生长蛋白、嗜铬粒蛋白 A、CD56 呈阳性。预后较腺癌差,病死率高。一组 24 例中 54% 死于肿瘤。

四、间充质肿瘤

(一)GIST

GIST 少见,仅占消化道间质瘤的 1%,好发于乙状结肠。大体为小的壁内结节到大的盆腔肿物,引起肠梗阻及上消化道出血,镜下形态及免疫组织化学与胃间质瘤及小肠间质瘤相同。Kit 突变大多在 11 外显子,少数为 q13 或 17 外显子。

(二)大肠平滑肌肿瘤

其较少见。其形态与胃和小肠的平滑肌肿瘤相同。平滑肌肉瘤多见于直肠,肿瘤形成结节状隆起,表面有完整的黏膜,中心有溃疡。直肠平滑肌肉瘤的特点是分化好,单凭形态特别是小块活检组织不能鉴别良性和恶性。直肠平滑肌肉瘤易侵入肠壁血管而转移到肝和肺等处,预后差。

(三)其他

其他有神经鞘瘤、节细胞神经瘤、颗粒细胞瘤及脂肪瘤等。

五、淋巴瘤

大肠淋巴瘤较小肠淋巴瘤少见。好发部位为盲肠,其次为直肠,因这两处有较丰富的淋巴组织。淋巴瘤一般为 B 细胞淋巴瘤,类型与小肠淋巴瘤相同:一般为 B 细胞淋巴瘤、弥漫性大 B 细胞淋巴瘤(图 5-13)、Burkitt 淋巴瘤、套细胞淋巴瘤及黏膜相关淋巴组织淋巴瘤。大肠亦可发生髓外浆细胞瘤。

六、恶性黑色素瘤

多数黑色素瘤发生在肛管的上部,呈息肉状突入直肠下段肠腔或形成黑色圆形浅溃疡,突在肛门口,这时可被误诊为血栓栓塞或感染的内痔。半数肿瘤内可找到黑色素。对无黑色素或黑色素少的肿瘤可做免疫组织化学检查,S-100 蛋白和 HMB45 呈明显阳性反应。

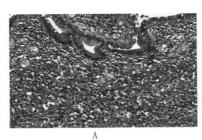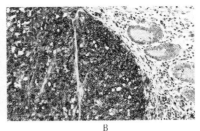

A   B

图 5-13 结肠弥漫性大 B 细胞淋巴瘤

（尹义强）

第三节 肝 胆 肿 瘤

一、肝肿瘤

（一）肝细胞腺瘤

肝细胞腺瘤少见,常见于 20～40 岁的妇女。推测该病与口服避孕药有一定关系,也有报道称该病与使用男性激素治疗和糖原沉积病有关。70％的肝细胞腺瘤为单发,偶尔有 10 多个肿瘤（肝腺瘤病）的报道。

1.大体

质软呈黄褐色,常伴有灶性出血、坏死和纤维化。颜色与周围肝组织不同,但无局灶性结节性增生时的中心瘢痕。

2.光镜检查

肿瘤由分化好的肝细胞构成,细胞有丰富的嗜酸性胞质,排成 1～2 层肝细胞厚的肝索。大多数情况下,细胞大小、形态一致,偶见轻度异型,但无核分裂。肝细胞胞质内常有脂褐素、脂肪和糖原积聚,故常为透明状(图 5-14)。可见出血、梗死、纤维化和肝紫癜样病变。肿瘤内没有汇管区和中心静脉,库普弗细胞的数量和分布正常。有时有大嗜酸颗粒性细胞、酒精透明小体和继发性肉芽肿反应。免疫组化 75％的病例雌激素受体、孕激素受体呈阳性,雄激素受体仅 20％呈阳性。

3.分型

目前依分子改变可将肝细胞腺瘤分为 4 型:①有 *HNF1α* 突变,占 30％～50％;特点为 *HNF1α* 基因的双等位基因失活突变(均为体细胞性突变或一个为生殖细胞性,另一个为体细胞性突变)。形态表现为明显的脂肪变,无细胞的异型性,亦无炎细胞浸润。②有 *CTNNB1* 突变,占 10％～15％。特征为 β-catenin 的激活突变,此型有细胞的异型性,并呈假腺样生长,转化成肝细胞性肝癌的比例较高。③无 *HNF1α* 或 *CTNNB1* 突变,但伴有炎症。此型约占 35％。这些病例常有毛细血管扩张。④无 *HNF1α* 或 *CTNNB1* 突变,也无特殊征象。此型占 5％～15％。

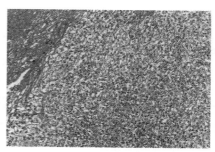

图 5-14　肝细胞腺瘤

注:肿瘤由分化好的肝细胞构成,排成 1~2 层肝细胞厚的肝索;细胞
大小形态一致,胞质透明,无核分裂;肿瘤内没有汇管区和中心静脉

4.鉴别诊断

肝细胞腺瘤与分化好的肝细胞癌有时很难区别。临床有口服避孕药或合成类固醇的病史,对诊断腺瘤非常重要。有时肝细胞腺瘤中可隐含肝细胞癌灶,偶尔肝细胞腺瘤和肝细胞癌在同一肝内。可见核分裂、核浆比较高和肝索两层以上细胞厚度提示为肝细胞癌。肝细胞癌时由于毛细血管化而 CD34 为阳性,而腺瘤为阴性或仅为局灶弱阳性。应多切片仔细检查有无肝细胞癌的病灶,血管浸润的有无尤为重要。有时需结合临床病程决定良性或恶性。肝细胞腺瘤与局灶性结节性增生不同,临床常有症状,并可出现严重的甚至致命的腹腔出血。

(二)肝细胞性肝癌

肝细胞性肝癌为发生于肝脏的常见的恶性肿瘤,常见于亚洲和非洲。在东亚男性的发病率可高达20.1/10 万。肝细胞性肝癌多见于 50 岁左右的人群,但也可见于青年甚至儿童,男性患者比女性患者多见。临床上常表现为腹痛、腹水、黄疸和肝脏肿大,有时可有全身表现,如低血糖、高胆固醇血症、红细胞增多症、高钙血症、类癌综合征、血脯氨酸羟化酶水平升高、异位绒毛膜促性腺激素、前列腺素分泌以及低纤维蛋白原血症。在高发区,75% 以上的肝细胞性肝癌患者甲胎蛋白为阳性,通常甲胎蛋白水平为正常含量的 100 倍以上。甲胎蛋白在发生恶性生殖细胞瘤时可为阳性,偶尔在肝转移癌、肝炎和外伤后肝再生时出现阳性,但其水平一般明显低于肝细胞性肝癌。

1.大体

肝细胞性肝癌可表现为单个巨块状(巨块型)、多发结节状(结节型)或弥漫累及大部分甚至整个肝脏(弥漫型),偶尔可呈悬垂状。这些患者通常为女性,发生于肝副叶的肿瘤,外科切除后预后较好。肝细胞性肝癌一般质软,常有出血、坏死,偶尔可有淤胆而呈绿色。有的肿瘤可有包膜。肿瘤大小变化很大,一般小于 3 cm 的肿瘤称为小肝癌。肿瘤常常侵入门静脉系统形成门静脉瘤栓。在晚期病例几乎均有门静脉瘤栓。

2.光镜检查

瘤细胞可排列成小梁状、实性巢状、假腺样或腺泡样结构(图 5-15),有时可有乳头状结构。瘤细胞间有丰富的血窦样腔隙,与正常肝窦不同,此血窦样腔隙的内皮细胞 CD34 和第8 因子相关抗原阳性,更像毛细血管,故称毛细血管化。某些窦状隙由瘤细胞衬附。一般来说,肿瘤间质稀少,偶尔见有间质丰富者,称为硬化性肝细胞性肝癌(图 5-16),尤其见于治疗后,个别病例伴有重组人甲状旁腺素样蛋白的分泌。

肝细胞性肝癌的瘤细胞内常见到以下改变。①脂肪变:弥漫性脂肪变最常见于早期直径小于 2 cm 的肿瘤。随肿瘤增大,脂肪变逐渐减少,到晚期脂肪变已不明显。②胆汁产生:偶尔在扩张的胆小管或假腺腔内见到胆栓。③Mallory 小体:肝细胞性肝癌内亦可见到。④小球状透明小体:为位于胞质内的圆形嗜酸性小体(图 5-17),过碘酸希夫反应阳性,免疫组化 α1-抗胰蛋白酶阳性。⑤淡染小体:为胞质内圆形或卵圆形由无定形嗜酸性淡染物质构成的小体,位于扩张的内质网内,免疫组化纤维蛋白原阳性。淡染小体最常见于纤维板层型或硬化型。⑥毛玻璃样包涵体:偶尔见于乙肝表面抗原阳性的肿瘤,改良的地衣红、维多利亚蓝、醛复红染色和乙肝表面抗原的免疫组化均可显示乙肝表面抗原。

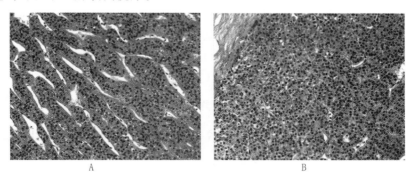

图 5-15　高分化肝细胞性肝癌

注:癌细胞排列成小梁状(A)及腺泡状(B)结构

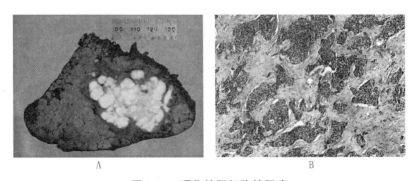

图 5-16　硬化性肝细胞性肝癌

注:A 显示大体:可见一灰白结节,质硬,与周围界限尚清,边缘可见卫星灶;B 显示癌细胞巢被富含纤维结缔组织的间质分隔,间质丰富

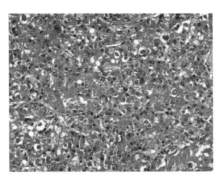

图 5-17　小球状透明小体

注:这是位于胞质内的圆形、椭圆形嗜酸性小体

3.分型

肝细胞性肝癌可分为高分化、中分化、低分化和未分化型。高分化肝细胞性肝癌最常见于小的早期肿瘤,通常直径小于 2 cm。细胞多排列成细小梁状并常有假腺样或腺泡状结构。常有脂肪变。如肿瘤大小达 3 cm,高分化区域常在肿瘤结节的外周,中心部癌细胞的核浆比例增大,但异型性不大。中分化肝细胞性肝癌为直径大于 3 cm 的肿瘤中最常见的组织学类型。细胞排列成 3~4 层厚的小梁或细胞索。癌细胞胞质丰富、呈嗜酸性,核为圆形,核仁清楚。亦常见假腺样排列,其中常含胆汁或蛋白性液体。低分化肝细胞性肝癌主要见于实性生长类型的肝细胞性肝癌,其间有很少的血窦样腔隙,仅见裂隙样血管。癌细胞核浆比例明显增大,常见明显的异型性。瘤细胞大小不一,形态怪异,包括奇形的瘤巨细胞,染色深浅差别明显,可单核或多核,亦称多形细胞癌(图 5-18),偶见破骨细胞样巨细胞。低分化癌在早期的小肿瘤中极其罕见。

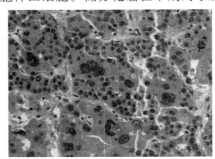

图 5-18　肝多形细胞癌

注:癌细胞大小不一,形态怪异,可见多核瘤巨细胞

4.诊断

肝细胞性肝癌即使在一个癌结节中亦有不同的分化区域。目前研究者认为,大多数小于 1 cm 的肿瘤均由一致的高分化癌构成。约 40% 的 1~3 cm 的肿瘤既有高分化癌,又有分化较差的部分,而高分化部分常在结节的外周(图 5-19)。当肿瘤达到 3 cm 以上时,高分化部分逐渐由分化较差的癌所取代。结节内结节的现象较常见。

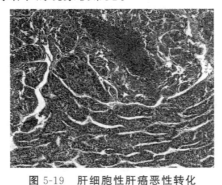

图 5-19　肝细胞性肝癌恶性转化

注:肿瘤内既有高分化癌的成分,又有分化较差肉瘤样的成分

符合以下条件可考虑为多灶性肝细胞性肝癌:①多发的、小的早期肝细胞性肝癌;②结节的外周可见有高分化肝细胞性肝癌区域;③不同的结节中癌组织形态不同。多灶性肝细胞性肝癌复发率高,治疗困难,应仔细鉴别其与肝癌的肝内播散结节。

5.电镜及免疫组化

肝细胞性肝癌的超微结构在某些方面与正常成人肝细胞相似。免疫组化 AFP、角蛋白（CK）、核抗原（ENA）、α-抗胰蛋白酶、纤维蛋白原、免疫球蛋白 G(IgG)、转铁蛋白受体、铁蛋白、Mallory 小体抗原、清蛋白、芳香酶、整合蛋白 VLA-α 和 VLA-β、CD15、胰岛素样生长因子 11（IGF11）、EGFR、绒毛蛋白、C 反应蛋白和 P504S 呈阳性。HepPar-1 和 Glypican-3 为近来报道的抗体，对肝细胞有一定的特异性，尤其是 Glypican-3 在正常肝细胞为阴性，而肝细胞性肝癌和高级别异型增生结节中为阳性。

甲状腺转录因子 1(TTF-1)也常在肝细胞性肝癌细胞质中表达，癌胚抗原（CEA）通常为阴性。细胞角蛋白 CAM5.2 和 CK8 为阳性，但 AE1(通常识别角蛋白 10、14、15、16 和 19)为阴性，CK5/6、18、20 亦为阴性。CK7 在少数病例可为阳性，这表明肝细胞性肝癌和胆管细胞癌可能来源于共同的多功能干细胞。

肝细胞性肝癌中的重要特征为在癌细胞间可见小胆管结构，这些结构碱性磷酸酶为阳性，胆道糖蛋白的染色为阳性。肝细胞性肝癌中的血窦为 CD34 阳性，这与正常肝细胞的血窦不同。

（三）肝内胆管癌

肝内胆管癌可发生于肝内任何一级胆管，约占原发性肝癌的 20%，一般发生于 60 岁以上的老年人，两性发病无明显差别。泰国、日本、中国香港等地区因肝寄生虫感染率高而发病率较高。相关的发病因素有肝寄生虫（尤其是华支睾吸虫）、肝胆管结石、炎症性肠病、原发性硬化性胆管炎、EB 病毒感染、丙肝病毒感染和胆管畸形等。临床上主要表现为全身无力、腹痛、消瘦，如肿瘤侵及肝门部胆管，则出现梗阻性黄疸，甚至胆汁性肝硬化。CT、B 超等影像学检查在临床发现肿瘤及明确胆管累及情况具有重要价值。

1.大体

肝内胆管癌可累及任何部位的肝内胆管，发生于较小胆管者称为外周型胆管细胞癌。肿瘤通常为灰白色、实性、硬韧，有时可以向腔内生长为主或突向腔内，形成息肉样肿物，但大多数表现为肝内灰白色结节或融合的结节，结节切面常见坏死和瘢痕。累及肝门者（肝门型），主要表现为肝脏明显的淤胆、胆汁性肝硬化和继发性胆道感染，有时胆管内可见结石或寄生虫。

2.光镜检查

肝内胆管癌大多数为分化不同程度的腺癌（图 5-20），像其他部位的腺癌一样，可分为高分化、中分化和低分化。发生于较大胆管者，可为乳头状。肿瘤常有丰富的间质反应，甚至出现局部钙化。大多数肿瘤均可见多少不等的黏液，淀粉酶消化后的 PAS 和奥辛蓝染色均可呈阳性，黏液核心蛋白（MUC）1、2、3 亦可呈阳性。免疫组化肝内胆管癌不仅 CAM5.2 呈阳性，CK7、CK19 亦呈阳性。癌胚抗原、上皮膜抗原、血型抗原呈阳性。肝内胆管癌常为 CK7（＋）/CK20（＋），而肝外胆管癌多为 CK7（＋）/CK20（－）。Claudin-4 在几乎所有胆管癌中为阳性，它在正常肝细胞和肝细胞性肝癌中为阴性。癌细胞常侵及汇管区、汇管区血管内或神经周围，可循淋巴引流途径形成肝内转移或转移至局部淋巴结。晚期可循血行转移至肺、骨、肾上腺、肾、脾和胰腺等。胆管癌的治疗以手术为主，预后不良，平均存活率不足 2 年。

胆管细胞癌中可见高频率的 KRAS 突变。其他常见的分子改变为 cyclin D1 和 P21 过表达。常见*DPC4* 的失活突变（肝门和肝内的胆管癌为 13%～15%，肝外胆管癌可达 55%）。约 1/3 的病例有 *TP53* 突变。

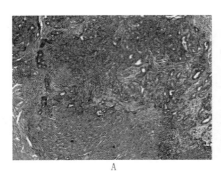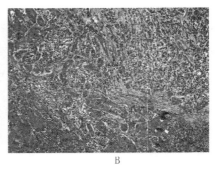

图 5-20　胆管细胞癌和混合型肝癌

注:A 显示胆管细胞癌,部分肿瘤细胞形成大小不等、形状不一、排列不规则的腺
样结构,部分呈实性条索状,侵入肝实质内;B 显示混合型肝癌:肿瘤由肝细胞性
肝癌和胆管细胞性肝癌两种成分构成

　　除腺癌外,肝内胆管癌亦可有其他组织学类型,如腺鳞癌、鳞癌、黏液癌、印戒细胞癌、梭形细胞癌(或称肉瘤样癌)、淋巴上皮瘤样癌、透明细胞癌、黏液表皮样癌、伴有破骨细胞样巨细胞癌。

(四)混合型原发性肝癌

　　混合型原发性肝癌是指具有肝细胞性肝癌和胆管细胞性肝癌两种成分的肝癌,此型仅占肝癌的不足 1%。与同时有肝细胞性肝癌和胆管癌的碰撞瘤不同,实际上是肝细胞性肝癌伴有局灶性管状分化。肝细胞性肝癌表达 CK8、CK18 和 Hep-par-1,而胆管癌可用多克隆癌胚抗原或 CK19 染色证实,黏液染色在胆管癌区域为阳性。管状分化区与肝 Herring 管相似,亦称所谓的小胆管细胞癌。

(五)肝母细胞瘤

　　肝母细胞瘤主要发生于 3 岁以下的婴幼儿,较大儿童和成人中偶有报道。此病与很多先天性异常(如心肾先天畸形、偏身肥大、巨舌症)关系密切。可与肾脏的肾母细胞瘤及糖原沉积病同时发生。肝母细胞瘤中 AFP 常常呈阳性。某些肿瘤可产生异位激素而出现多毛。肝血管造影和 CT 可较准确地定位肿瘤。

　　1.大体

　　肿瘤为实性,边界清楚。常为单发,直径可达 25 cm。

　　2.光镜检查

　　大部分肿瘤由不成熟的肝细胞构成者称为上皮性肝母细胞瘤。依据分化程度分为胎儿型和胚胎型。胎儿型与胎肝相似,由排列不规则的两个肝细胞厚度的肝细胞板构成(图 5-21A)。胚胎型分化更低,主要为实性细胞巢,亦可有条带状、菊形团和/或乳头形成。某些肿瘤可主要由分化不良的小细胞构成。胚胎型中可见有较多核分裂。胎儿型中常有髓外造血灶。产生异位激素的肿瘤中有时可见到多核巨细胞。胎儿型和胚胎型之间常有某些过渡。某些以类似小胆管的管状结构为主,称为胆管母细胞性肝母细胞瘤。偶尔瘤细胞可排成宽条带状,与肝细胞性肝癌相似。某些原发性恶性肝细胞肿瘤发生于较大的儿童和青年,形态上介于肝母细胞瘤和肝细胞性肝癌之间,有人将此称为过渡型肝细胞肿瘤。

　　约 1/4 肝母细胞瘤由上皮细胞成分和间叶成分混合构成(混合型肝母细胞瘤)。间叶成分可为未分化间叶成分或由骨和软骨形成(图 5-21B)。这些提示肝母细胞瘤起源于多能分化的胚芽。

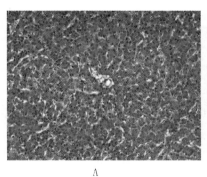
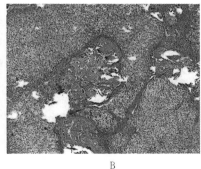

A

B

图 5-21 肝母细胞瘤

注:A 为胎儿型,肿瘤由排列成不规则的两个肝细胞厚度的肝板构成;B 为
混合型,由上皮细胞成分和间叶成分混合构成,间叶成分中可见骨形成

3.电镜

上皮性瘤细胞具有不成熟肝细胞的特征。

4.免疫组织化学

瘤细胞中细胞角蛋白、上皮膜抗原、波形蛋白、多克隆癌胚抗原、Hep-par-1、αFP、α1-抗胰蛋白酶、CD99、CD56 及 Delta 样蛋白、HCG 及转铁蛋白受体呈阳性。β-cate-nin 为核阳性,Glypican-3 在几乎所有病例中均为阳性。*TP53* 常过表达。可见局灶性神经内分泌分化。某些病例可见黑色素细胞或 HMB45(＋)细胞。

流式细胞术:胎儿型多为二倍体,而 50％的胚胎型和小细胞未分化型多为异倍体。CGH 分析是高频率的 X 染色体获得。

肝母细胞瘤恶性程度较高,可局部浸润或转移至局部淋巴结、肺、脑等器官。有些患者肾球囊可出现腺瘤样病变,原因尚不清楚。此瘤的治疗以手术切除为主,辅以化疗。预后明显好于肝细胞性肝癌,胎儿型比胚胎型要好,分化不良者预后较差。

肝钙化性巢状间质上皮性肿瘤罕见,主要发生在儿童和年轻人。特征为梭形或上皮样细胞形成巢状结构,有时有明显的间质反应。上皮样细胞巢中的细胞像不成熟的、CK8 和上皮膜抗原阳性的嗜酸性胞质的肝样细胞。这些细胞巢外围以波形蛋白和平滑肌肌动蛋白(＋)的梭形细胞。可见钙化或骨化。此肿瘤与混合型肝母细胞瘤可能有一定关系,但现在尚无定论。像肝母细胞瘤一样,肿瘤巢中的上皮样细胞核呈 *β-catenin* 阳性,提示 *β-catenin* 基因突变可能在发病中起重要作用。

(六)胆管错构瘤

胆管错构瘤亦称胆管板畸形,可发生于正常肝脏或合并先天性肝纤维化、卡罗利病或成人型多囊肝。

1.大体

表现为多发性白色结节,散布于整个肝脏。由针尖大至 1 cm 大小,常为 1～2 mm 大小,临床常误诊为转移癌。此病为更小的外周小叶间胆管的胆管索畸形,胆管在汇管区呈秃柳状分支。

2.光镜检查

结节由局灶性紊乱排列的胆管或小胆管构成,周围有丰富的纤维间质包绕(图 5-22),细胞无异型性。原因不清,有人推测是肝脏缺血、炎症或基因异常的结果。在一组报道中,97％的多囊肾患者伴有此病,偶尔有继发胆管细胞癌的报道。

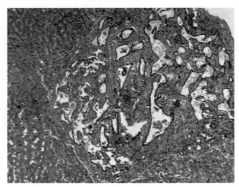

图 5-22　胆管错构瘤

注:肝汇管区可见局灶性紊乱排列的胆管或小胆管,周围有丰富的纤维间质包绕,细胞无异型性

(七)胆管腺瘤

胆管腺瘤为发生在肝内胆管的良性肿瘤。80%以上为单发。有人将它归为良性胆管增生。

(1)大体:呈分界清楚的楔状白色肿块,有时中心有凹陷,多位于包膜下,直径一般在 1 cm以下。

(2)光镜检查:肿瘤呈小管状结构,管腔很小或无管腔,常伴有炎症和/或纤维化。类似转移性肾细胞癌的透明细胞型胆管腺瘤亦有报道。有的有明显的纤维间质称为胆管腺纤维瘤。癌胚抗原、上皮膜抗原和角蛋白免疫组化呈阳性。偶尔可见到类似于肺微小瘤的神经内分泌成分。约 7%有 *KRAS* 突变。

(八)胆管囊腺瘤和囊腺癌

胆管囊腺瘤和囊腺癌常见于肝,其次为肝外胆道系统。它们多数发生在成人,多见于女性。其发生可能与胆道的先天性畸形有关。治疗以外科切除为主。

(1)大体:呈多中心性囊性肿物,内含黏液或透明液体。

(2)光镜检查:良性者衬附单层立方或高柱状黏液上皮(图 5-23A),恶性者多衬附肠型上皮,包括杯状细胞和潘氏细胞,有程度不等的异型性和多少不等的核分裂,可出现间质浸润(图 5-23B)。无论是良性还是恶性,均可见散在内分泌细胞。偶见嗜酸性粒细胞分化。良性、恶性区域可同时存在,应多切片仔细检查。偶可见囊腺癌的瘤细胞呈梭形假肉瘤样结构。在有些女性病例中,上皮下的间质可很致密,与卵巢的间质相似。

(3)免疫组化:角蛋白、癌胚抗原和 CA19-9 呈阳性。卵巢样间质为波形蛋白、平滑肌肌动蛋白、激素受体和抑制素阳性。

(九)胆管的导管内乳头状黏液肿瘤

胆管的导管内乳头状黏液肿瘤与胰腺的导管内乳头状黏液肿瘤相似,可以为明显的乳头状、分支状,或以黏液为主,或以嗜酸性颗粒状胞质为主。偶尔伴有胆石。罕见的情况下可见肝硬化。瘤细胞 CDX2 和 MUC2 呈阳性,提示常有肠化生。胆管乳头状瘤病可能为此类肿瘤中较好分化的类型。

(十)鳞状细胞癌

鳞状细胞癌原发于肝脏者非常少见,临床上易与硬化性胆管炎混淆。大多数发生在先天性胆道肿瘤的基础上,或作为畸胎瘤的成分。

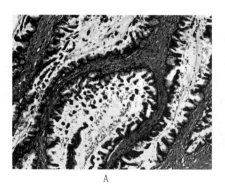
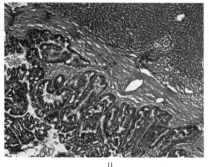

A
B

图 5-23　胆管囊腺癌

注:A 为胆管囊腺瘤,囊壁内侧面衬附单层立方或高柱状黏液上皮;B 为胆管囊腺癌:可见肿
瘤内衬黏液性上皮,部分上皮细胞排列成复层,有程度不等的异型性和多少不等的核分裂

(十一)神经内分泌肿瘤

肝脏的神经内分泌肿瘤原称肝脏类癌,多半由胃肠道类癌转移而来,可单发或多发。在排除
了胃肠道类癌后才可诊断为原发肝类癌。真正的肝原发性神经内分泌肿瘤少见,可能来源于胆
管的内分泌细胞。

光镜检查:形态与其他部位的神经内分泌肿瘤相似。电镜及免疫组化均可见有神经元特异
性烯醇化酶、Serotonin 及其他肠道激素的分泌,如胃泌素或血管活性肠肽,偶尔可伴有
Zollinger-Ellison 综合征。预后明显较其他肝脏恶性肿瘤要好。

(十二)副神经节瘤

副神经节瘤偶见于肝脏,易与肝癌混淆。

(十三)间叶肿瘤

1.血管性肿瘤

(1)血管瘤:为肝脏最常见的良性肿瘤,小者可无症状,大者可出现明显的肝大,偶尔可破裂
出血或导致血小板减少而出现紫癜。①大体:肿瘤为分界清楚的肿块,略高于肝表面,偶尔有蒂。
切面多为海绵状(图 5-24A),呈暗褐色。②光镜检查:肿瘤由扩张的血管构成,内衬扁平内皮细
胞(图 5-24B)。管腔内可见机化的血栓。

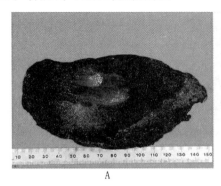
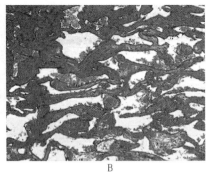

A
B

图 5-24　肝海绵状血管瘤

注:A 显示大体可见肿瘤与周围肝组织分界尚清,切面呈海绵状,质
软;B 显示镜下可见肿瘤由大量厚壁血管构成,内衬扁平内皮细胞

（2）良性血管内皮细胞瘤：主要发生于儿童，约90％的病例年龄在6个月以下。肿瘤单发或多发。多发者常同时伴有其他脏器的血管瘤，或为贝克威恩-威德曼综合征的一部分。①光镜检查和电镜检查：肿瘤的管腔由一层至数层肥大的内皮细胞衬附，外面有明显的周细胞围绕。管腔一般很小，有时可有海绵状区域，局部可有分叶状结构。②免疫组化：瘤细胞GLUT-1呈阳性。患者血清AFP水平可升高。常因肝功能衰竭或充血性心力衰竭或高消耗性凝血（Kasabach-Merritt综合征）而导致很高的病死率。

（3）血管网状细胞瘤：肝的血管网状细胞瘤可见于希佩尔-林道病，形态同小脑的血管网状细胞瘤相似。

（4）上皮样血管内皮瘤：亦称组织细胞样血管内皮瘤，主要见于成年妇女，可能与口服避孕药有关。临床上，表现可与巴德-吉亚利综合征相似。①大体：肿瘤常为多发，并常累及左右两肝。②光镜检查：肿瘤性血管内皮细胞浸润肝窦和静脉呈丛状血管内生长或呈纤维血栓性闭塞。瘤细胞大，胞质嗜酸，常呈空泡状。间质丰富，可为黏液样、硬化性甚至可有钙化。③免疫组化：血管内皮标记阳性，如D2-40阳性。④电镜：可见到怀布尔-帕拉德小体。此瘤预后较血管肉瘤好得多，文献报道中不足30％发生肝外转移。转移至肺时其形态与原发于肺的上皮样血管内皮瘤相似，以前称为血管内细支气管肺泡瘤，应注意鉴别。

（5）血管肉瘤（恶性血管内皮瘤）：主要见于成人，偶见于婴幼儿。一般研究者认为该病与肝硬化，特别是血色病性肝硬化有关。与某些致癌物（如氯化乙烯、二氧化钍、砷）有密切接触的人群发病率高。长期接触致癌物的患者中有1/3伴有肝硬化。据统计在生产氯化乙烯的工人中发生血管肉瘤者的平均接触致癌物的时间为16.9年。用二氧化钍对比剂者，从出现包膜下和汇管区纤维化、肝窦扩张和内皮增生发展至血管肉瘤的潜伏期为20～40年。某些患者可同时伴有肝细胞性肝癌和/或胆管细胞性肝癌。光镜检查：特点为散乱而又相互吻合的血管腔，衬附管腔的内皮细胞通常有明显的异型性（图5-25）。但肿瘤分化程度变异很大。分化好者可似肝紫癜症，分化差者则容易同转移至肝的上皮性肿瘤混淆。有些则具有上皮样的特点，瘤细胞有明显的异型性，核分裂常见并可见坏死。免疫组化除分化极差者外，第Ⅷ因子相关抗原和其他内皮的标记通常为阳性。该病预后差，可发生广泛转移。

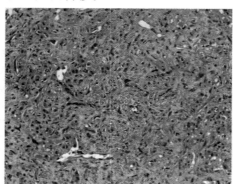

图5-25　肝血管肉瘤

注：有散乱而又相互吻合的血管腔，衬附管腔的内皮细胞有明显的异型性

（6）卡波西肉瘤：胎儿人类免疫缺陷病毒（human immunodeficiency virus，HIV）感染的病例中发生的卡波西肉瘤有时可累及肝脏。通常累及汇管区并可侵入肝实质。①大体：为散布于整个肝脏不同大小的不规则的红褐色病灶。②光镜检查：形态与发生在其他部位的卡波西肉瘤相

同。肿瘤细胞为梭形,核为长形或卵圆、泡状,核仁不明显,胞质内可见嗜酸性、PAS 阳性小球。瘤细胞间为裂隙状的血管腔隙,其中可见成堆含铁血黄素颗粒。梭形细胞 CD31、CD34 呈阳性。

2.淋巴造血系统肿瘤

(1)恶性淋巴瘤:原发于肝脏者极少见,应排除其他脏器的恶性淋巴瘤转移至肝的可能。原发于肝脏者多为弥漫性大 B 细胞淋巴瘤(图 5-26)、霍奇金淋巴瘤、外周 T 细胞淋巴瘤、滤泡中心性淋巴瘤、黏膜相关淋巴组织型边缘区 B 细胞淋巴瘤。大 B 细胞淋巴瘤的一种亚型——富于 T 细胞的大 B 细胞淋巴瘤,因其中有丰富的非瘤性 T 细胞和组织细胞,容易同肝炎症性疾病混淆,应注意鉴别。某些肝原发性恶性淋巴瘤与丙型肝炎病毒感染有关。

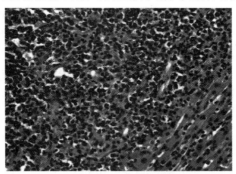

图 5-26　肝非霍奇金恶性淋巴瘤(弥漫性大 B 细胞型)
注:可见大量异型淋巴样细胞,核大,深染

(2)肝脾 γ-δT 细胞淋巴瘤:为一种特殊类型的淋巴瘤。临床特点为年轻男性、肝大、发热、体重减轻、外周血淋巴细胞减少、外周淋巴结不肿大、临床疾病发展迅速。病理特点为脾红髓、肝窦和骨髓窦内有大量淋巴样细胞浸润(图 5-27)。α-β 型则多见于女性,肝脏的淋巴瘤细胞则主要在汇管区周围。

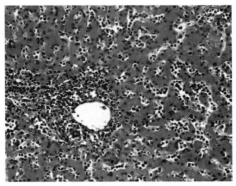

图 5-27　肝非霍奇金恶性淋巴瘤(γ-δT 细胞淋巴瘤)
注:汇管区周围和肝窦内有大量淋巴样细胞浸润

(3)滤泡树突状细胞肿瘤:偶可发生于肝脏,易同肝炎性假瘤混淆。此瘤亦以梭形细胞为主,滤泡树突状细胞的标记(如 CD21 和 CD35 阳性)可帮助诊断。

3.其他间叶性肿瘤

(1)间叶错构瘤:推测其为来源于汇管区结缔组织的少见的良性肿瘤,主要见于 2 岁以内的婴幼儿,偶有该病见于成人的报道。多数病例无症状,偶尔可出现腹胀或表现为明显的腹部肿块。①大体:多为单发,呈圆形、红色,可有囊性区域。②光镜检查:主要为血管丰富的成熟结缔组织之中掺杂着分支状的胆管。结构很像乳腺的纤维腺瘤。电镜下为纤维母细胞样的形态。推测起源于汇管区的结缔组织,可能与缺血有关。但偶可见 19 号染色体的移位,提示其为肿瘤性,偶可见恶变为未分化肉瘤。

(2)血管肌脂肪瘤:可发生于肝脏,与发生在肾脏者相似。发病年龄 30～72 岁,平均 50 岁。肿瘤通常为单个,60% 在肝右叶,30% 在肝左叶,2% 累及两叶,8% 在尾叶。①大体:分界清楚,但无包膜,均质,呈淡黄或黄褐色。②光镜检查:肿瘤由排列紊乱的厚壁血管、平滑肌和脂肪组织构成(图 5-28)。目前研究者认为该肿瘤属于血管周上皮样细胞增生性病变。其中平滑肌或为梭形或为上皮样,排列成束,部分较大平滑肌细胞核可增大、深染,出现清楚的核仁,易于同平滑肌肉瘤、恶性纤维组织细胞瘤和肝细胞癌混淆。但血管肌脂肪瘤可含有明显的造血成分,并表达黑色素小体、黑色素-A 及平滑肌肌动蛋白。肿瘤可有坏死和多形的上皮样平滑肌细胞成分。平滑肌成分可含一定量的黑色素。该肿瘤一般为良性,偶有恶性肝血管肌脂肪瘤的报道。

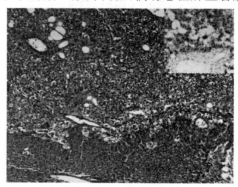

图 5-28　肝血管肌脂肪瘤

注:可见肝组织内该肿瘤由大量平滑肌细胞和脂肪细胞构成,其中
可见厚壁血管;免疫组化:可见平滑肌细胞 HMB45(＋)

(3)平滑肌瘤:可在肝脏表现为孤立的结节。需鉴别其与转移性高分化平滑肌肉瘤。有些平滑肌瘤为多发性,瘤内常有淋巴细胞浸润。某些肝平滑肌瘤发生在 HIV 感染后或器官移植后。

(4)肝血管平滑肌肉瘤:多伴有巴德-吉亚利综合征。推测其起源于肝血管平滑肌组织。

(5)脂肪瘤:表现为圆形黄色肝实质内肿块。应鉴别其与假性脂肪瘤。假性脂肪瘤为附着于肝纤维囊的脂肪结节。

(6)孤立性纤维性肿瘤:过去亦称纤维性间皮瘤。病因不清,发病年龄 32～83 岁,平均57 岁。①大体:单发结节,大小 2～20 cm,切面为浅褐色或灰白色、质实,与周围分界清楚,但通常无包膜。②光镜检查:可见细胞丰富区和无细胞区交替存在,细胞丰富区由散乱排列或呈车辐状排列的梭形细胞构成,有时可有血管外皮瘤样排列。细胞核较一致,无异型性。相对无细胞区则以大量胶原为主。通常该肿瘤 CD34、Bcl-2 和波形蛋白呈阳性。孤立性纤维性肿瘤恶变时则出现坏死、明显的细胞异型性,核分裂数达(2～4)/10HPF。

(7)炎性假瘤:亦称炎性肌成纤维细胞瘤,少见。有些可能为肝脓肿愈合的结果,有些可能与EB 病毒感染有关。发病年龄范围很大,3～77 岁,平均 57 岁。约 70% 的患者为男性。81% 为单发。通常炎性假瘤位于肝内,偶尔可累及肝门部。①大体:质实,为浅褐、黄白或灰白色,肿瘤大小可为 1 cm，也可占据整个肝叶。②光镜检查：与发生于其他部位的炎性假瘤相同，主要为肌成纤维细胞、纤维母细胞和胶原束。其中有大量炎细胞浸润，以成熟浆细胞为主，杂有数量不等的淋巴细胞、嗜酸性粒细胞和中性粒细胞、巨噬细胞（图 5-29）。偶见淋巴滤泡形成、肉芽肿和门静脉及肝静脉分支的静脉炎。

（8）畸胎瘤：肝脏的畸胎瘤（图 5-30）极少见，主要见于儿童。应注意鉴别其与混合型肝母细胞瘤。肝内胚窦瘤和原发性滋养细胞肿瘤也偶有报道。

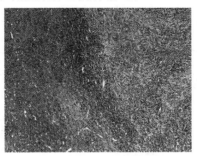

图 5-29　肝炎性假瘤

注：可见病变组织由大量增生的纤维组织、新生的毛细血管和大量慢性炎细胞构成，周围可见残存的肝细胞索

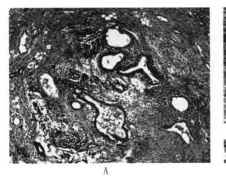
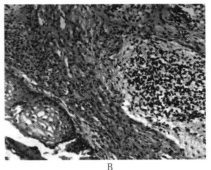

A　　　　　　　　　　　　　　　　B

图 5-30　肝脏未成熟畸胎瘤

注：可见原始神经管（A）和幼稚的神经组织（B），类似神经母细胞瘤样细胞的区域

（9）恶性间叶瘤：亦称未分化肉瘤或胚胎性肉瘤。主要见于儿童，发病年龄一般在 5～20 岁，偶见于中年甚至老年人。病因不清。临床上以腹部膨胀、发热、消瘦和非特异性胃肠道表现为主。偶可见肿瘤侵入右心房而貌似心脏肿瘤。①大体：肿瘤通常位于肝右叶，大小为 10～20 cm。分界清楚，但无包膜，切面颜色混杂、为囊实性，常有出血坏死。②光镜检查：主要由巢片状或散乱排列的恶性星状或梭形细胞和黏液样基质构成（图 5-31）。瘤细胞常呈明显的核大小不等和深染，可见瘤巨细胞或多核瘤巨细胞。瘤细胞胞质内见不同大小的嗜酸性小体为其特征之一，此类小体可为多个，淀粉酶消化后 PAS 呈阳性，α1-抗胰蛋白酶呈阳性。肿瘤的外周常可见残存的胆管和肝细胞。超微结构和免疫组织化学研究表明，大多数瘤细胞具有未分化间叶细胞、纤维母细胞和肌成纤维细胞的特征。其他可有向平滑肌、横纹肌或上皮细胞分化的迹象，故可为波形蛋白、α1-抗胰蛋白酶、α1-抗糜蛋白酶、溶菌酶、平滑肌肌动蛋白、肌结蛋白和清蛋白阳性。此类肿瘤预后不良，平均存活期不足一年。

（10）促纤维增生性巢状梭形细胞肿瘤：亦称钙化性巢状间质-上皮性肿瘤，为新近描述的主要发生在儿童和青年的原发肝脏肿瘤。①大体：肿瘤分界清楚，为白色分叶状，直径可达30 cm。②镜下：特点为梭形或上皮样细胞排成巢状或条索状，周围由丰富的纤维性间质包绕。常见钙化（砂粒体）或骨化。③免疫组化：细胞因子（cytokine，CK），波形蛋白，CD57和WT1呈阳性。一般不表达神经内分泌标志。个别病例有异位促肾上腺皮质激素（adrenocorticotropic hormone，ACTH）分泌而出现库欣综合征。大多数病例手术切除效果好，偶见术后复发者。

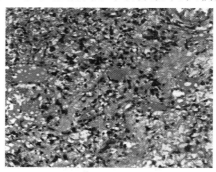

图 5-31　恶性间叶瘤

注：主要由巢片状或散乱排列的恶性星状或梭形细胞和黏液样基质构成，瘤细胞核大小不等、深染，可见瘤巨细胞或多核瘤巨细胞

其他间叶性良性、恶性肿瘤（如良性多囊性间皮瘤、神经鞘瘤、恶性外周神经鞘瘤、恶性纤维组织细胞瘤、横纹肌肉瘤、纤维肉瘤、破骨细胞样巨细胞瘤、骨肉瘤）也有个别报道。在儿童中，胚胎性横纹肌肉瘤和横纹肌样瘤也有报道。

（十四）转移性肿瘤

肝脏的转移瘤比原发癌常见得多。胃肠道癌、乳腺癌、肺癌、胰腺癌和恶性黑色素瘤为最易形成肝转移的肿瘤。肝转移癌可为单个结节，但多为多发，甚至整个肝脏广泛被转移癌所占据。在一组8 455例尸检的报道中，39％有肝转移，其中仅6％为单个结节。据报道，肝硬化的肝脏中很少有转移癌。转移瘤形态一般与原发瘤相同，亦可出现某种程度的分化或去分化。临床上常见肝大、体重下降、门静脉高压及消化道出血的表现。胆道梗阻和肝细胞严重破坏可出现黄疸。

二、胆囊和肝外胆道肿瘤

（一）腺瘤

腺瘤亦称为腺瘤性息肉，较多见于女性。小者可无任何症状，偶尔可合并Peutz-Jeghers综合征和加德纳综合征。根据其生长类型分为管状腺瘤、乳头状腺瘤及乳头管状腺瘤三型。依其细胞特点分为幽门腺型、肠型和胆道型。在胆囊以幽门腺型的管状腺瘤最为常见，在肝外胆道则以肠型管状腺瘤为最常见的类型。

1.大体

腺瘤可有蒂或无蒂（图5-32），可见于胆囊、胆管的任何部位。大小通常为0.5～2 cm，偶尔可见肿瘤超过5 cm，甚至充填大部分胆囊腔。肿瘤呈红褐色至灰白色。约1/3为多发性腺瘤。

2.光镜检查

管状腺瘤与结肠的腺管状腺瘤相似，由类似幽门腺的腺体构成。乳头状腺瘤的特征为树枝状结缔组织核心被覆着高柱状上皮细胞（图5-33）。腺瘤中可含有一定数量的内分泌细胞，尤以

5-羟色胺细胞常见,约一半病例雌激素受体为阳性。腺瘤上皮可有一定程度的不典型增生甚至原位癌的改变。腺瘤越大,越可能含有恶变的区域。但总体来说,胆囊腺瘤并不一定是胆囊癌的重要的癌前病变。胆囊腺瘤常有 $\beta\text{-}catenin$ 的基因突变而胆囊癌则很少有,胆囊癌中常有 $TP53$、$KRAS$ 和 $P16de$ 改变,胆囊腺瘤则没有。

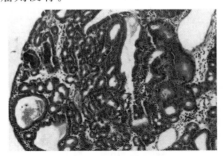

图 5-32　胆囊管状腺瘤

注:胆囊管状腺瘤与结肠的腺管状腺瘤相似,由类似幽门腺的腺体构成

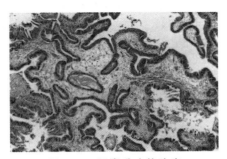

图 5-33　胆囊乳头状腺瘤

注:乳头状腺瘤的特征为树枝状结缔组织核心被覆着高柱状上皮细胞

在家族性结肠息肉病中,十二指肠壶腹部亦可为结肠外腺瘤的常见部位。据报道 74% 的病例可见明显的癌前病变。

(二)囊腺瘤

囊腺瘤为一种罕见的良性肿瘤,在肝外胆道中比在胆囊中常见。组织结构与胰腺黏液性囊腺瘤相似。肿瘤含有特征性的相似卵巢间质的原始间叶组织,亦可见内分泌细胞。

(三)乳头状瘤病(腺瘤病)

乳头状瘤病(腺瘤病)的特征为胆囊或胆道的多发性乳头状瘤形成。临床上可引起梗阻性黄疸、上腹痛及胆绞痛。在所报道的病例中以男性较为多见。

1.大体

为突入胆囊或胆管腔内的多发性息肉样肿物,大多有蒂,部分可为广基性肿物。

2.光镜检查

上皮常有不典型增生,但无间质浸润。部分乳头状瘤中可含有明显的癌灶,有时很难鉴别其与乳头状癌。

(四)上皮内瘤变(异型增生)

发生于胆囊或肝外胆道的上皮内瘤变(intraepithelial neoplasia,IN)可为乳头型和扁平型,以扁平型多见。

乳头型的形态特点为纤维血管轴心短,衬附异型增生的细胞。这些细胞可为立方、柱状或长形,核呈不同程度的异型性,极性消失,偶见核分裂。细胞多单层排列,可出现假复层。胞质为嗜酸性,含非硫酸化和中性黏液,约 1/3 可见杯状细胞,异型增生区同正常上皮分界清楚(图 5-34)。免疫组化,上皮内瘤变的细胞癌胚抗原和 CA19-9 呈阳性。某些病例 P53 过表达及染色体 5q 杂合子缺失。反应性增生与异型增生不同,其细胞成分多样,可见柱状黏液分泌细胞、矮立方细胞、萎缩的上皮和铅笔样细胞,不像异型增生时那样单一,与正常上皮的过渡也是渐进性的,分界不清。

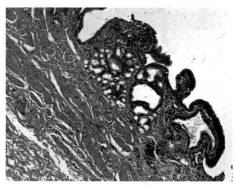

图 5-34　胆囊上皮异型增生

注:胆囊由类似幽门腺的腺体构成,部分腺体扩张,部分胆囊黏膜上皮细胞核深染,拥挤及复层排列

高级别上皮内瘤变和原位癌细胞具有明显的恶性肿瘤的特点,如频发的核分裂、核拥挤和明显的假复层,极性消失。肿瘤开始于表面上皮逐渐蔓延至罗-阿窦或化生的腺体。有时会使腺体形成背靠背排列。有一型原位癌由杯状细胞、柱状细胞、潘氏细胞和内分泌细胞构成,可能是肠型腺癌的原位期。有的原位癌可完全由印戒细胞构成,称原位印戒细胞癌。

(五)胆囊癌

胆囊癌为肝外胆道系统中常见的恶性肿瘤。90％以上的患者为 50 岁以上,女性患者是男性患者的 3~4 倍。大多数胆囊癌与胆囊结石及慢性胆囊炎关系密切,也与胆囊肠瘘、溃疡性结肠炎、结肠多发息肉、加德纳综合征、腺肌瘤病等有一定关系。患者多无特异的症状,大多数临床表现与胆石症相似,故很难早期发现。

1.大体

肿瘤可表现为巨大息肉样肿块,充填胆囊腔内(图 5-35A),或呈结节状,或弥漫浸润,使胆囊壁明显增厚。偶尔可呈环状浸润,使胆囊形成哑铃状。胆囊癌多发生于胆囊底部,但大多数病例已累及大部分胆囊,很难辨别其起源部位。

2.光镜检查

分型如下。

(1)腺癌:80％左右的胆囊癌为分化不同程度的腺癌。腺体可分化得很好,形成比较规则的腺腔,也可仅有腺腔样分化的倾向。腺体间可有大量纤维间质(图 5-35B)。常可见神经周围浸润。胆囊癌中黏液多少不等,但多为涎腺型黏液,这与正常胆囊及胆囊炎时不同。免疫组化瘤细胞通常为 CK7(＋)/CK20(＋)。其他标志物如上皮膜抗原、癌胚抗原可为阳性。偶可见 AFP 阳性,部分可见神经内分泌分化。胆囊癌的分子改变涉及多个基因改变的积累过程,包括癌基因、肿瘤抑制基因和 DNA 修复基因等。约 50% 的病例有 *TP53* 的突变。*KRAS* 突变率的差异很大,从 2% 到 59%。其他常见的改变包括 *P16* 失活、端粒酶的激活和 *FHIT* 基因的失活。

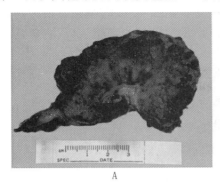
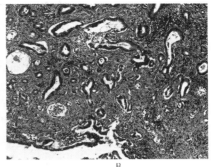

图 5-35　胆囊腺癌

注:A 为胆囊癌大体图,肿瘤呈巨大息肉样肿块,充填胆囊腔内,切面为灰白色,可见出血及坏死;B 为苏木精-伊红染色后,镜下可见肿瘤由中-低度分化的腺管状结构构成

(2)其他类型的腺癌包括乳头状腺瘤、黏液腺瘤、囊腺癌等。

乳头状腺癌:此型可发生在胆囊或肝外胆道的任何部位,但以胆囊较为多见,约 10% 可见跳跃式病变出现。光镜检查:肿瘤以乳头状结构为主。乳头由立方或柱状上皮衬附,上皮可有多少不等的黏液。可有一定的肠上皮分化,如杯状细胞、潘氏细胞和内分泌细胞(图 5-36)。非浸润型可由胆囊切除而治愈,浸润型则预后较差。

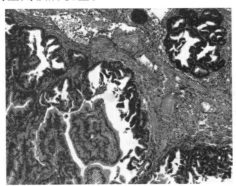

图 5-36　胆囊乳头状腺癌

注:肿瘤以乳头状结构为主。乳头由立方或柱状肿瘤细胞衬附,细胞核大、深染,复层排列

黏液腺癌:与其他部位的黏液腺癌相同,黏液应至少占肿瘤的 50%。分两型,一型为肿瘤性腺管内含有大量黏液,另一型为黏液背景中有小团肿瘤细胞。

囊腺癌:多由囊腺瘤恶变而来,主要为黏液性囊腺癌。

透明细胞腺癌:此型少见。肿瘤主要由糖原丰富的瘤细胞构成。瘤细胞界限清楚,核深染。有些细胞则含有嗜酸性胞质。瘤细胞可排列成巢状、条索状、小梁状或乳头状,偶见像皮革胃那样的弥漫性浸润。

腺鳞癌:即肿瘤同时具有鳞癌和腺癌两种成分,约占胆囊癌的 2%。

鳞癌(图 5-37):占胆囊癌的 4%,多为灰白色广泛浸润的肿块。可分为角化型和非角化型。

低分化型可见以梭形细胞为主的区域。免疫组化:角蛋白阳性,可同肉瘤区别。一般研究者认为起源于胆囊上皮的鳞状上皮化生。

小细胞癌:亦称低分化神经内分泌癌。形态同肺小细胞癌一样,癌细胞核为圆形或卵圆形,深染,核仁不清楚。偶见瘤巨细胞。核分裂多见[(15~20)/10 个高倍视野]。免疫组化,上皮性标记和内分泌标记可呈阳性。

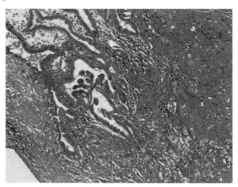

图 5-37 胆囊鳞状细胞癌

注:可见癌组织由中度分化的鳞状细胞癌灶构成,可见灶性角化

未分化癌:较多见于胆囊,可占胆囊癌的 5%~20%。可分为三型。①梭形细胞型和巨细胞型:此型形态上酷似肉瘤,亦称多型性梭形细胞和巨细胞癌或肉瘤样癌。肿瘤主要由数量不等的梭形细胞、巨细胞和多角形细胞构成(图 5-38),偶见分化好的腺癌成分及鳞状分化区。②伴有破骨细胞样巨细胞的未分化癌:此型含单核性肿瘤细胞和大量破骨细胞样巨细胞,形态上酷似骨巨细胞瘤。免疫组化,单核瘤细胞角蛋白和上皮膜抗原阳性,而破骨细胞样巨细胞 CD68 呈阳性。③小细胞型未分化癌:此型由小圆细胞构成,其核呈空泡状,核仁明显,偶见胞质黏液。这些与小细胞癌不同。

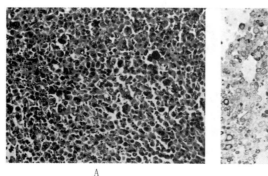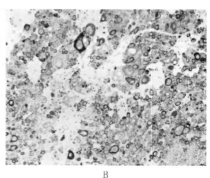

| A | B |

图 5-38 胆囊多型性癌

注:A 显示肿瘤细胞排列散乱,可见数量不等的梭形细胞、巨细胞和多角形细胞及病理性核分裂和坏死,无腺样结构;B:免疫组化 CK7(+)

结节型或分叶型未分化癌:肿瘤细胞形成界限清楚的结节或分叶状结构,酷似乳腺癌。

淋巴上皮样癌:可见于胆囊或肝外胆管,形态与发生于鼻咽的淋巴上皮癌相似(图 5-39)。有的与 EB 病毒感染有关,有的则无关系。

癌肉瘤:此型肿瘤包含癌和肉瘤两种成分。癌性上皮成分多为腺癌,偶为鳞癌。肉瘤成分以软骨肉瘤、骨肉瘤和横纹肌肉瘤较多。免疫组化：不同成分各有相应的表达。如间叶成分细胞角蛋白和癌胚抗原呈阴性，而只在上皮性成分中表达，这些有助于鉴别其与肉瘤样癌。如果仅间叶呈肉瘤成分，而上皮为良性，则称为腺肉瘤。

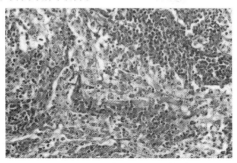

图 5-39　胆囊淋巴上皮样癌
注：镜下形态与发生于鼻咽的淋巴上皮癌相似，淋巴细胞丰富，癌细胞大，核仁清楚

胆囊癌的预后与肿瘤的类型和分期有关。乳头状癌倾向于形成突向管腔的隆起，预后较好。而巨细胞癌则预后最差。如肿瘤仅限于胆囊，2 年存活率可达到 45%。

（六）肝外胆管癌

肝外胆管包括左肝管、右肝管、肝总管、胆囊管和胆总管。肝外胆管癌（extrahepatic cholangiocarcinoma，ECC）的发生率略少于胆囊癌。50%～75% 发生于肝的上 1/3，包括肝门部，以胆总管和肝管、胆囊管汇合处多见；10%～25% 发生于中 1/3；10%～20% 发生于下 1/3。该病多见于 60 岁以上人群。男性患者的发病率与女性患者的发病率相当。在溃疡性结肠炎、硬化性胆管炎、华支睾吸虫感染和一些先天性胆管畸形，（如先天性胆管扩张、胆管囊肿、卡罗利病、先天性肝纤维化、多囊肝和异常胰胆管吻合）中发病率升高。临床表现以梗阻性黄疸、体重下降和腹痛为主，患者常因继发性胆道感染而出现发热。

1.大体

胆管癌可表现为管壁的局部增厚，或呈突入腔内的息肉样肿物，偶尔可引起管腔的环形狭窄或弥漫浸润而导致胆管壁弥漫增厚。偶尔可呈多中心性，或同时有胆囊癌。上 1/3 的胆管癌常直接侵及肝脏，远端的胆管癌常侵及胰腺。

2.光镜检查

绝大多数肝外胆管癌为各种分化程度的腺癌。高分化者可与胆管的腺瘤相似，诊断恶性相当困难。此时同一腺体内的细胞异型性、核浆比增大、核仁明显、间质或神经周围的浸润、围绕肿瘤腺体的同心圆性的间质反应是诊断恶性的重要特征。除此之外，胆管癌细胞通常有黏液和癌胚抗原的表达，在其周围的上皮常有化生或异型增生，如鳞状上皮化生或神经内分泌分化，甚至出现小细胞神经内分泌癌的改变。偶见分化非常好的腺癌，类似于胃陷窝上皮构成的腺瘤。

胆管硬化性癌为胆管癌的一种特殊的亚型，肿瘤起源于肝管汇合处，可蔓延至很长一段胆管。特征为临床病程长、形态分化好、有明显的纤维化。应鉴别此型同硬化性胆管炎。胆管癌约 94% 有 *TP53* 的过表达，而硬化性胆管炎 *TP53* 阴性。乳头状腺癌可呈息肉样堵塞管腔。肿瘤的坏死脱落可使黄疸波动。与胆囊相似，在胆管中黏液腺癌、印戒细胞癌、透明细胞型腺癌、鳞癌、腺鳞癌、小细胞癌、未分化癌等均有报道。肝外胆管癌的预后明显比胆囊癌要好。可能因易引起黄疸而发现得较早、治疗得较早，但肝门部的胆管癌很难切除，故预后差。

（七）葡萄状胚胎性横纹肌肉瘤

葡萄状胚胎性横纹肌肉瘤为儿童中肝外胆道最常见的恶性肿瘤，成人中亦有少量报道。临床通常表现为阻塞性黄疸。

（1）大体：呈柔软的息肉状，有时可累及胆囊。

（2）镜下：在上皮下可见肿瘤细胞带。肿瘤由小的未分化的梭形细胞构成。表面上皮通常完好。有的瘤细胞可见到横纹。约40％的病例诊断时已有转移。

（八）原发性恶性黑色素瘤

原发性恶性黑色素瘤可发生在胆囊或肝外胆管，有些病例与分化不良痣综合征伴发，大多数病例诊断时已有转移。诊断应首先排除皮肤或眼部的恶性黑色素瘤。

（九）壶腹部癌

壶腹部是末段胆总管和主胰管汇合并开口于十二指肠之处。因此处解剖结构复杂，故壶腹部癌的来源一直不清。据研究，壶腹癌多伴有胆管黏膜上皮的不典型增生。从早期病例的研究中发现壶腹部癌多起源于胆总管。偶尔可见起源于主胰管者，少数可能起源于壶腹周的十二指肠黏膜。壶腹部癌多发生在60岁以上人群，男性患者略多。

1.大体

壶腹部癌可生长在壶腹内，在壶腹部形成圆形隆起（壶腹内型）（图5-40A），表面十二指肠黏膜光滑，活检常常为阴性；亦可表现为壶腹区的隆起，伴有溃疡形成，或有菜花状肿物形成（壶腹周型）。有些晚期病例可在胰头-壶腹区形成广泛的浸润，以致同胆总管癌和胰头癌很难区别（混合型），亦称胰-胆管-壶腹区癌。

2.光镜检查

壶腹部癌亦为腺癌，常为低分化腺癌，部分为乳头状腺癌（图5-40B）。很多病例表面为类似绒毛状腺瘤或绒毛腺管状腺瘤的形态，但基底部有浸润癌。其他类型的腺癌（如黏液腺癌、肠型腺癌、透明细胞癌）均可见到。偶尔有鳞癌或腺鳞癌、小细胞癌的报道。壶腹部癌患者常因梗阻性黄疸而较早就医，故预后较胆囊癌要好。

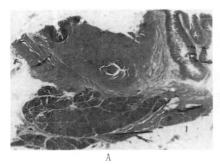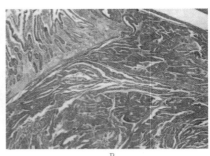

A   B

图5-40　壶腹部癌（壶腹内型）

注：A显示低倍镜下可见壶腹内腺癌，周围十二指肠黏膜光滑，未侵及胰腺；B显示肿瘤由分化较好的腺管构成，在肌层内浸润性生长，一侧可见十二指肠黏膜

（十）神经内分泌肿瘤

胆囊和肝外胆道均有一定数量的内分泌细胞。胆囊和肝外胆道神经内分泌肿瘤也有报道，以肝外胆道和壶腹部较为多见。肝外胆道及壶腹部神经内分泌肿瘤有时可同小肠肿瘤伴发。多见于60岁以上。

1.分类

肝外胆道、胆囊及壶腹部的神经内分泌肿瘤与胃肠胰的神经内分泌肿瘤相同,从临床有无功能可分为功能性和非功能性两类。功能性肿瘤是指因内分泌肿瘤分泌激素过多,引起临床上激素失衡而出现明显的临床表现或综合征的肿瘤,如胃泌素瘤、生长抑素瘤、致腹泻性肿瘤。偶可见分泌异位 ACTH、甲状旁腺素样激素、生长激素释放激素或 5-羟色胺等的神经内分泌肿瘤。依据 2010 年 WHO 分类,将这类肿瘤分成神经内分泌肿瘤(neuroendocrine tumor,NET),神经内分泌癌(neuroendocrine carcinoma,NEC),混合性腺神经内分泌癌(mixed adenoneuro-endocrine carcinoma,MANEC),部位特异性和功能特异内分泌肿瘤。

2.分级

神经内分泌肿瘤可分成三级:1 级(Grade 1)指肿瘤细胞的核分裂数<2/10 高倍视野(HPF)和/或 Ki-67 指数≤2%。2 级(Grade 2)为核分裂数在(2~20)/10HPF。3 级(Grade 3)为核分裂数>20/10HPF 和/或 Ki-67 指数>20%。数核分裂要求至少要数 50 个高倍视野,Ki-67 指数要求在增殖活跃区数 500~2 000 个细胞的基础上,计算 Ki-67 阳性细胞数。1 级和 2 级的肿瘤为神经内分泌瘤,而 3 级肿瘤为神经内分泌癌。

混合性腺-神经内分泌癌由腺癌和神经内分泌癌混合构成,其中每一种成分至少不少于30%。其中的腺癌和神经内分泌癌的成分均要进行相应的分级。

3.大体

呈灰白色结节,可仅有几毫米,也可在胆囊形成较大的肿块,浸透胆囊肝床而达肝脏。

4.光镜检查

肿瘤的形态与其他部位神经内分泌肿瘤相同,肿瘤由一致的圆形或小多角细胞构成。瘤细胞可排成巢状、花带状或腺管状,其间有丰富的血窦(图 5-41)。印戒细胞型及透明细胞型均有报道。该类肿瘤有时与希佩尔-林道病伴发。免疫组织化学、电镜和免疫电镜检查均已证实多种激素的产生,如 ACTH、生长抑素、5-羟色胺、胃泌素和胰多肽。偶有类癌综合征的报道。罕见的情况下,类癌腺癌复合癌可见于肝外胆道系统。

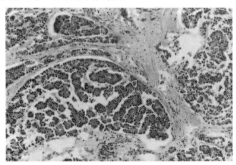

图 5-41 壶腹部神经内分泌肿瘤

注:癌细胞巢由一致的圆形或小多角细胞构成,瘤细胞排成假菊形团

(十一)副神经节瘤

副神经节瘤为一种非常少见的良性神经内分泌肿瘤,由排列成巢状的主细胞和支柱细胞构成。纤细的纤维间隔中有丰富的毛细血管,亲银染色阳性。免疫组化:主细胞神经元特异性烯醇化酶(neuron specific enolase,NSE)和嗜铬粒蛋白 A 呈阳性,支柱细胞 S-100 蛋白呈阳性。电镜下可见神经内分泌颗粒。在胆囊,常为手术中偶然发现,但在肝外胆道可导致胆道梗阻。副神经

节瘤大部分为良性,少部分可为恶性。

(十二)颗粒性肌母细胞瘤(颗粒细胞瘤)

胆囊和肝外胆道的颗粒细胞瘤少见,在胆总管和胆囊管较为多见。该病常见于中年女性。以胆绞痛及腹痛为主要临床表现,偶尔有梗阻性黄疸或胆汁性肝硬化的报道。

(1)大体:肿瘤呈黄白色质韧的结节,通常位于胆管壁内,也可突入腔内或围绕胆管外生长。一般小于1 cm,大者可达3.5 cm。包膜不明显。

(2)光镜检查:肿瘤由较大的、一致的卵圆形或多角形细胞构成,在瘤巢的周围可见梭形细胞。细胞核很小,胞质丰富,呈嗜酸性、颗粒状。淀粉酶处理后 PAS 染色阳性。

(3)电镜:瘤细胞内可见有质膜包绕的空泡和髓鞘结构。故一般研究者认为此瘤起源于神经外胚层。

(十三)其他肿瘤

胆外胆道的其他肿瘤如血管瘤、平滑肌瘤、平滑肌肉瘤、脂肪瘤、脂肪肉瘤、横纹肌瘤、横纹肌肉瘤(尤其是胚胎型横纹肌肉瘤),恶性淋巴瘤以及获得性免疫缺陷综合征(acquired immunodeficiency syndrome,AIDS)患者中的卡波西肉瘤均有报道。其形态与发生于其他部位者相同。

(尹义强)

第六章

神经系统肿瘤的病理诊断

第一节　神经上皮源性肿瘤

全部颅内肿瘤中大约 60% 是神经上皮源性肿瘤。

一、星形细胞肿瘤

星形细胞肿瘤是具有星形胶质细胞分化特点的肿瘤。星形细胞瘤和由星形胶质细胞衍化来的胶质母细胞瘤是常见的中枢神经系统肿瘤,它们占神经上皮组织肿瘤的 61.4%。

(一)分化好的弥漫性星形细胞瘤(WHO Ⅱ级)

1.临床要点

该类肿瘤又称低级别的弥漫性星形细胞瘤或成人大脑内的纤维型星形细胞瘤。有研究者的统计资料显示该类肿瘤大约是大脑半球内的胶质瘤的 25%,患者的发病年龄多在 30～40 岁。男性患者比女性患者稍多。常见的临床症状是癫痫发作,有时出现语言困难、视觉障碍以及感觉和运动异常。此外就是颅内压增高的症状。CT 显示大脑内边缘不清的低密度病变明显增强或出现囊性变,有钙化灶。MRI 显示 T_1 相低信号、T_2 相高信号的占位病变。

2.大体

肿瘤多位于大脑半球的额、顶、颞部的白质内,侵及大脑皮层。瘤组织为灰红色,边界不清,内有微小囊肿或较大的囊肿,囊内有浅黄色蛋白性囊液。瘤组织可经胼胝体侵犯对侧大脑半球。

3.光镜检查

(1)常见的组织学亚型是纤维型星形细胞瘤(图 6-1)。瘤细胞不密集,但分布不均,胞质不多,有轻度异型性,核布列在胶质纤维网上,核分裂很少见,有微囊,免疫组化胶质细胞原纤维酸性蛋白(glial fibrillary acidic prodic,GFAP)标记阳性。电镜下可见核周和细胞突起内有胶质微丝(图 6-2)。Ki-67/MIB-1 标记指数常低于 4%。

(2)弥漫浸润的星形细胞瘤的另一组织学亚型是肥胖细胞型星形细胞瘤,核小,偏位,其间为粗糙的胶质纤维网,血管周围淋巴细胞浸润,免疫组化胶质细胞原纤维酸性蛋白标记阳性,Ki-67/MIB-1标记指数也常低于 4%。这一亚型星形细胞瘤易恶变成胶质母细胞瘤(图 6-3)。

（3）小脑纤维型星形细胞瘤大多在小脑内局限且浸润性生长，瘤内常囊性变，可显示囊内附壁瘤结节。光镜检查下瘤细胞均为分化较好的纤维型星形细胞，胶质纤维丰富，有微囊形成（图6-4）。

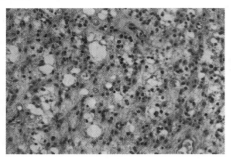

图 6-1　分化好的弥漫性星形细胞瘤
注：苏木精-伊红染色，中倍镜下观察

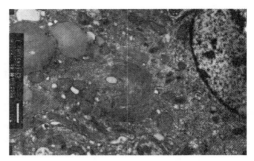

图 6-2　电镜显示的星形细胞瘤内胶质微丝

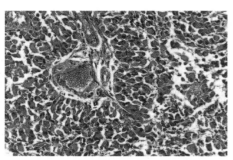

图 6-3　肥胖细胞型星形细胞瘤
注：苏木精-伊红染色，中倍镜下观察

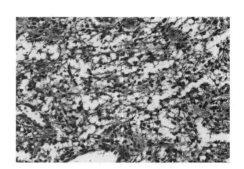

图 6-4　小脑纤维型星形细胞瘤
注：苏木精-伊红染色，中倍镜下观察

（4）还有一种少见的组织学亚型是原浆型星形细胞瘤。瘤组织内星形细胞大多见有嗜伊红染色的胞质，细胞分化好，很少见核分裂。

4.病理诊断

做低级别的弥漫性星形细胞瘤的病理鉴别诊断，特别是定向穿刺活检时要鉴别胶质增生。后者是反应性病变，细胞数量虽多，但形态一致，大多是肥胖的星形细胞，异型性不明显，胶质纤维突起明显（图6-5）。近年来有文献报道，并经我们自己的工作证实，免疫组化 IDH-1 配合 *P53* 和 Ki-67 标记有助于鉴别星形细胞肿瘤和反应性胶质增生。星形细胞肿瘤的瘤细胞 IDH-1 和 *P53* 阳性表达，Ki-67 标记指数高，反应性胶质增生 *IDH-1* 和 *P53* 均为阴性，Ki-67 标记指数低。

低级别的弥漫性星形细胞瘤相当于 WHO Ⅱ 级。以目前的手术条件，包括局部放疗、X 刀或 γ 刀都难以切尽，因此，术后常复发。据统计术后平均生存时间为 6～8 年。这一型星形细胞瘤的分子生物学研究常提示有 *P53* 抑癌基因的突变。

（二）分化不良的星形细胞瘤（WHOⅢ级）

1.临床要点

该类肿瘤又称间变性星形细胞瘤或恶性星形细胞瘤，是大脑半球内比较常见的胶质瘤，患者的发病年龄多为30～40岁。常见的临床症状就是颅内压增高的症状,如头痛、呕吐,局灶性症状有癫痫发作、语言困难、感觉和运动障碍。一般病程较短。CT显示大脑内边缘不清的低密度病变明显增强,瘤周脑水肿和有占位效应,MRI显示T_1相低信号、T_2相高信号的占位病变。

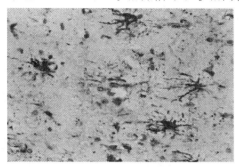

图6-5　高倍镜下星形细胞增生(胶质细胞原纤维酸性蛋白免疫组化标记)

2.大体

肉眼观察:肿瘤多位于大脑半球的额、顶、颞深部白质内,瘤组织呈灰红色,有出血,边界不清,可有囊性变,瘤组织可经胼胝体侵犯对侧大脑半球。

3.光镜检查

分化不良的星形瘤细胞密集分布不均,呈明显核异型性,核分裂易见,可见有核内包涵体和多核细胞,瘤组织内小血管增生,血管内皮增生,相当于WHOⅢ级。免疫组化胶质细胞原纤维酸性蛋白标记呈阳性(图6-6)。Ki-67/MIB-1标记指数常为5%～10%。部分病例可以出现肿瘤性坏死灶,说明已经恶性变成胶质母细胞瘤。

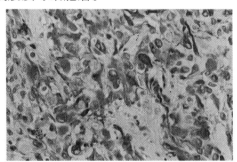

图6-6　分化不良星形细胞瘤(胶质细胞原纤维酸性蛋白标记阳性)

(三)胶质母细胞瘤(WHOⅣ级)

1.临床要点

该病又称多型性胶质母细胞瘤,是颅内很常见的恶性肿瘤,有研究者的统计资料中显示胶质母细胞瘤占颅内肿瘤的8.78%,是神经上皮组织肿瘤的23.7%。患者的发病年龄为45～70岁,临床病史较短,有50%的胶质母细胞瘤病例的病程不足3个月,主要症状是急剧进展的颅内压增高和一些非特异的神经科症状。CT显示脑内不规则的中央区低密度,周边有环状增强的病变,瘤周脑水肿,占位效应明显。

文献中经常描述胶质母细胞瘤有两种情况:一种是临床病程短,一开始就表现为胶质母细胞瘤的原发性胶质母细胞瘤。另一种是先表现为分化较好的弥漫性星形细胞瘤恶性变而来的继发性胶质母细胞瘤。

2.大体

肉眼观察:肿瘤位于大脑半球内最常见,尤其多见于额叶、顶叶、颞叶,常侵及深部结构或经胼胝体侵犯对侧大脑半球,呈 S 形生长或蝶形生长。文献中记载 7.5％的胶质母细胞瘤是多中心性生长。瘤组织在脑内浸润性生长,因出血和坏死呈多彩状。部分病例肿瘤侵及皮层,甚至侵及软脑膜和硬膜。

3.光镜检查

组织结构变异很大,有的表现为多型性胶质母细胞瘤的特点,瘤细胞密集,有核异型性和多型性,可见多数单核和多核瘤巨细胞(图 6-7)。有的表现为小细胞增殖性胶质母细胞瘤的特点,密集的小型瘤细胞增殖,有多数核分裂和坏死灶,坏死灶周围瘤细胞呈栅状排列(图 6-8)。有的表现为血管坏死型胶质母细胞瘤的特点,瘤组织内小血管增生,血管壁变性、坏死,血管内皮细胞和外膜细胞增生,甚至形成肾小球样结构,血管内血栓形成,大片瘤组织坏死。瘤周脑组织水肿,有时见瘤周组织内瘤细胞在软膜下增生,神经元周围增生和血管周围增生,即所谓的继发结构(图 6-9)。有的胶质母细胞的瘤组织内有出现分化的星形细胞瘤结构,说明很可能就是继发性胶质母细胞瘤病例。有的胶质母细胞瘤的瘤组织内有大量怪异型巨细胞,既往文献中称为怪细胞肉瘤,经免疫组化胶质细胞原纤维酸性蛋白标记,这些怪异型巨细胞被标记为阳性,说明是星形细胞源性,现在这类肿瘤被称为巨细胞型胶质母细胞瘤(图 6-10)。有的胶质母细胞瘤组织内出现肉瘤结构,肉瘤的组织形态可以表现为纤维肉瘤、恶性纤维组织细胞瘤或肌源性肉瘤。亦有少数胶质母细胞瘤病例的瘤组织内出现大量脂质细胞,被称为富于脂质的胶质母细胞瘤,还有出现上皮化生的胶质母细胞瘤。有研究者曾报道一例胶质肉瘤增生的胶质母细胞瘤病例,瘤细胞在肉瘤组织内呈腺样排列,诊断时要慎重鉴别转移性腺癌。有研究者的资料中有两例胶质母细胞瘤,瘤组织内除了多型性胶质母细胞瘤的细胞学特点以外,瘤细胞间穿插大量血管成分,其中一例拟似血窦(图 6-11)。另外一例拟似动静脉畸形。这两例胶质母细胞瘤临床上是急性起病,有卒中样症状。依据其临床病理特点不妨称之为血管瘤型胶质母细胞瘤。

4.免疫组化

胶质母细胞瘤的免疫组化常采用胶质细胞原纤维酸性蛋白标记阳性,但强弱不一,对成熟分化的瘤细胞还可用波形蛋白做标记。Ki-67/MIB-1 标记指数 15％～20％。

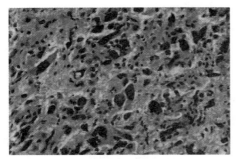

图 6-7 多型性胶质母细胞瘤

注:苏木精-伊红染色,中倍镜下观察

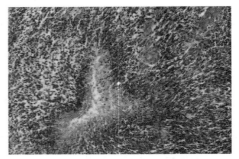

图 6-8 小细胞增殖型胶质母细胞瘤

注:苏木精-伊红染色,中倍镜下观察

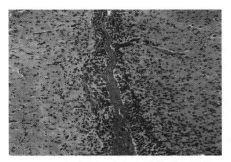

图 6-9 胶质母细胞瘤瘤周软膜下浸润
注:苏木精-伊红染色,低倍镜下观察

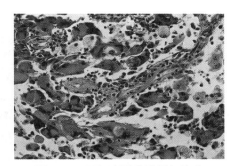

图 6-10 巨细胞型胶质母细胞瘤
注:苏木精-伊红染色,低倍镜下观察

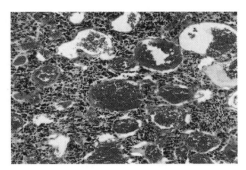

图 6-11 血管瘤型胶质母细胞瘤
注:苏木精-伊红染色,低倍镜下观察

(四)毛细胞型星形细胞瘤(WHOⅠ级)

1.临床要点

毛细胞型星形细胞瘤是儿童中常见的胶质瘤。常见的类型有视神经胶质瘤、视交叉/下丘脑胶质瘤、小脑星形细胞瘤、脑干背侧外向性胶质瘤。还有少数肿瘤的部位是在大脑半球和基底节。常见的临床症状是局灶性神经功能障碍,如视觉障碍等。还可见颅内压增高的症状和体征。神经影像学检查显示该部位的局限性肿块。

2.大体

肿瘤质软,为灰红色,有的病例有瘤内囊状变性。视神经的毛细胞型星形细胞瘤可经蛛网膜下腔播散。

3.光镜检查

有两种组织学亚型,一种亚型是所谓的成年型毛细胞型星形细胞瘤,瘤组织由紧密排列、交织成束的单极或双极的成胶质细胞组成,胶质纤维聚集成团,囊状变性,可见有罗森塔尔纤维。另一种亚型是幼年型毛细胞型星形细胞瘤,瘤组织也是由成胶质细胞组成,细胞丰富,黏液变性结构疏松,血管成分较多,有的呈血管球样增生(图 6-12),散在罗森塔尔纤维。免疫组化胶质细胞原纤维酸性蛋白标记阳性,相当于WHOⅠ级,很少见有核分裂,无坏死灶,有的瘤组织内散在少突胶质细胞样的细胞,Ki-67/MIB-1 标记指数值很低。不过,也有报道达 5%,文献中称为恶性或不典型的病例。

大约 15%的神经纤维瘤病Ⅰ型病例出现毛细胞型星形细胞瘤,特别是视神经的毛细胞型星形细胞瘤。将近 1/3 的毛细胞型星形细胞瘤病例合并神经纤维瘤病Ⅰ型。

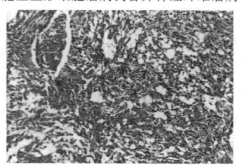

图 6-12　毛细胞型星形细胞瘤

注：苏木精-伊红染色，低倍镜下观察

（五）脑干胶质瘤（WHOⅠ～Ⅱ级）

脑干胶质瘤多见于儿童和青年。70％的病例的肿瘤位于脑桥，在中脑和延髓部位比较少见，胶质瘤在脑干实质内特别是脑干基底部弥漫、浸润而肥大，临床上出现交叉性偏瘫，一般是到了后期才影响第四脑室，出现颅内压增高的症状，病理上瘤组织内大多由毛细胞型星形瘤细胞或是纤维型星形瘤细胞组成，相当于 WHOⅠ～Ⅱ级。

毛状黏液样星形细胞瘤临床上多见于幼儿，常见的部位在下丘脑、视交叉、鞍上，亦有大脑和小脑的该类肿瘤的病理报道。病理组织学上瘤细胞为单一形态的小梭形细胞，纤维型基质疏松，伴有明显的黏液样变性，出现以血管为中心的菊形团，血管周围放射状排列的细胞胶质细胞原纤维酸性蛋白强阳性和S-100 蛋白呈阳性，嗜铬粒蛋白 A 和突触素均为阴性，瘤组织内可见微血管增殖，见不到罗森塔尔纤维和嗜酸性小球，有别于毛细胞型星形细胞瘤。

（六）多型性黄色瘤型星形细胞瘤（pleomorphic xanthoastrocytoma，PXA）（WHOⅡ级）

1.临床要点

肿瘤由软膜下星形细胞发生，在星形细胞肿瘤中占近 1％。该类肿瘤由 Kepes 等人最早报道，所以又称 Kepes 瘤。其常见于儿童和年轻人，2/3 的病例于 18 岁以前发病。由于肿瘤位于大脑半球的浅表部位，尤多见于颞叶处。临床上出现较长的癫痫病史。CT 或 MRI 图像上显示边界清楚的瘤块和囊肿，瘤周脑水肿一般不明显。

2.病理变化

肿瘤位于脑表，和脑膜相连，有时伴一个大囊，囊内附壁瘤结节。显微镜检查，瘤细胞为多型性，多数梭形细胞散在单核和多核巨细胞，另外散在多少不一的含脂质的泡沫状细胞，很少见到核分裂，血管反应不明显，见不到坏死，即便是见到坏死，也不应视作恶性，相当于 WHOⅡ级（图 6-13）。网状纤维染色出现大量网织纤维，表明促纤维增生现象。免疫组化胶质细胞原纤维酸性蛋白标记呈阳性。Ki-67/MIB-1 和 PCNA 标记指数一般少于 1％。不过文献中亦有报道称恶性变的病例中，肿瘤恶变成胶质母细胞瘤。

文献中依据核分裂的多少和有无坏死，将多型性黄色瘤型星形细胞瘤分为三级。瘤组织内 20 个高倍视野没有见到核分裂的是Ⅰ级，Ⅰ级组的病例术后没有出现复发。瘤组织内有核分裂，但没有坏死的是Ⅱ级，36％的Ⅱ级组病例术后出现复发。瘤组织内核分裂多，而且有坏死的是Ⅲ级，Ⅲ级组的病例术后全都复发。

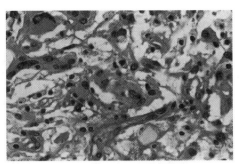

图 6-13 多型性黄色瘤型星形细胞瘤

注:苏木精-伊红染色,中倍镜下观察

(七)室管膜下巨细胞星形细胞瘤(WHOⅡ级)

1.临床要点

其多伴发于结节性硬化病例中,是常染色体显性遗传的疾病,又属于错构瘤性、良性肿瘤性疾病。临床症状为出现癫痫、智力发育迟缓和行为异常。婴儿病例出现特征性婴儿痉挛。文献中报道6%~16%的结节性硬化病例出现室管膜下巨细胞星形细胞瘤。有研究者资料中见有8个病例,除了癫痫症状以外,还有颅内压增高的症状。

2.大体

肿瘤瘤块突入侧脑室内或累及 Monro 孔(图 6-14),局限性生长,有的病例出现钙化或出血。

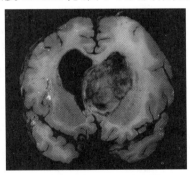

图 6-14 左侧脑室内室管膜下巨细胞星形细胞瘤

3.光镜检查

瘤细胞大,胶质纤维突起的多角形或不规则形状的瘤细胞围小血管排列,核内细颗粒状染色质,可见核仁,且可见核的多型性和多核巨细胞,瘤细胞间有纤维基质(图 6-15)。免疫组化胶质细胞原纤维酸性蛋白和S-100 蛋白标记呈阳性,部分瘤细胞神经细丝蛋白标记或是神经元相关Ⅲ级 β-管蛋白标记呈阳性,这表明既有胶质分化的特征,又有神经元分化的特征,相当于 WHOⅠ级、Ⅱ级,Ki-67/MIB-1 标记指数很低。

二、少突胶质细胞肿瘤

(一)少突胶质细胞瘤(WHOⅡ级)

1.临床要点

少突胶质细胞瘤约占原发性脑肿瘤的 4.39%,是神经上皮组织肿瘤的 11.8%,多见于成年人,发病年龄高峰在 40～50 岁。少突胶质细胞瘤多位于大脑半球的白质内,50％～65％的病例的肿瘤侵犯额叶,很少侵犯小脑、脑干和脊髓。临床病程一般较长,5 年以上病史的并不少见。大多数患者诉有头痛和癫痫发作。CT 显示低密度或混杂密度病灶,有轻度增强,常见有钙化。MRI 显示 T_1 相低信号,有 T_2 相高信号的边界清楚的病灶,病灶周围水肿不明显,有的病例有出血或囊状变性。

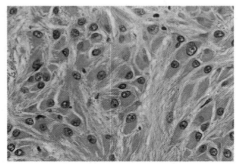

图 6-15　室管膜下巨细胞星形细胞瘤

注:苏木精-伊红染色,高倍镜下观察

2.大体

瘤组织在脑实质内浸润,呈浅灰红色,有的病例因黏液变性而半透明。肿瘤可侵及邻近的大脑皮层和软脑膜,常有钙化,多见于瘤周,还可见有囊状变性和瘤内出血。

3.光镜检查

瘤组织内中等密度的细胞成分,形态比较一致。在光镜检查下,观察石蜡切片,核为圆形,核周有空晕,胞质透亮。冷冻切片不一定有此特点。毛细血管丛状增生,鸡爪状血管穿插在瘤细胞群之间,核分裂很少见,没有坏死(图 6-16)。有一些少突胶质细胞瘤中混杂胞体较小的肥胖细胞,这类细胞免疫组化胶质细胞原纤维酸性蛋白呈阳性。还有少数少突胶质细胞瘤中出现印戒细胞。镜下还可见有微小钙化。瘤周出现继发结构(如微菊形团)或瘤内出现似极性成胶质细胞瘤栅状结构。少突胶质细胞瘤本身还没有特异性免疫组化标记物,Olig2、S-100 蛋白和 Leu-7 标记对检查有帮助。Ki-67/MIB-1 的标记指数很低,相当于 WHO Ⅱ 级。少突胶质细胞瘤患者术后平均生存期为 3～5 年。

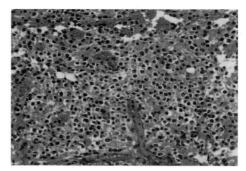

图 6-16　少突胶质细胞瘤

注:苏木精-伊红染色,中倍镜下观察

(二)分化不良少突胶质细胞瘤(WHO Ⅲ 级)

在颅内少突胶质细胞肿瘤中分化不良少突胶质细胞瘤占 20％～51％。大多发生于成年人,患者年龄比一般的少突胶质细胞瘤患者的年龄要大一些。肿瘤大多发生在额叶（60％），其次是颞叶（33％）。临床病程比较短，不过也有病史较长的。CT 或 MRI 检查结果和一般的少突胶质细胞瘤没有大的区别。

病理变化：瘤细胞密集，基本组织结构和一般的少突胶质细胞瘤相似，不过，核分裂易见，甚至见有单核或多核巨细胞，出现微血管增殖或有坏死，相当于 WHO Ⅲ 级。Ki-67 和 PCNA 标记指数高于 3％ 和 4％。近年的文献报道对分化不良少突胶质细胞瘤（特别是伴有 1P/19q 的杂合性缺失），临床上主张采用 PCV 化疗（主要用药为甲基苄肼、洛莫司汀、长春新碱），能取得相对较好的疗效。五年生存率为 41％，10 年生存率为 20％。一部分病例经脑脊液播散，大多因局部复发死亡。

有些研究者考虑到 1P/12q 的杂合性缺失在少突胶质细胞瘤治疗中的积极意义，提出用 Olig2、胶质细胞原纤维酸性蛋白、P53 和 1P/12q 的组合式检测对胶质瘤进行再分类，有的研究者认为这一思路很有价值。

三、混合性胶质瘤

混合性胶质瘤是指瘤内混合两种或更多的胶质瘤成分，最常见的是少突星形细胞瘤。少突星形细胞瘤（WHO Ⅱ 级）中 10％～19％ 幕上低级别的胶质瘤，多见于成年人，肿瘤多位于大脑半球内，多见于额叶、颞叶。临床大多表现为较长病程的癫痫发作、轻瘫、人格异常和颅内压增高。光镜检查可见瘤组织有中等细胞密度，有少突胶质细胞瘤为主型、星形细胞瘤为主型以及少突胶质细胞瘤和星形细胞瘤两者兼等型，核分裂少，常见微小钙化和微囊变性。免疫组化胶质细胞原纤维酸性蛋白标记阳性，相当于 WHO Ⅱ 级。分化不良少突星形细胞瘤多见于成年人，多位于大脑半球内，病理组织学和少突星形细胞瘤相似，出现瘤细胞密集、核的异型性、细胞的多型性以及多数核分裂，有时还可见有血管内皮增殖和坏死，相当于 WHO Ⅲ 级。此外，还可见有混合型少突-室管膜瘤以及室管膜瘤-星形细胞瘤。

四、室管膜肿瘤

（一）室管膜瘤（WHO Ⅱ 级）

1.临床要点

颅内室管膜瘤占颅内肿瘤的 3.87％，是神经上皮组织肿瘤的 10.4％。而在脊髓胶质瘤中 50％～60％ 是室管膜瘤，各年龄期的患者都有，常见部位是在脑室系统内。成年人的室管膜瘤多见于幕上侧脑室和脊髓，儿童的室管膜瘤则是以幕下第四脑室部位占优势。文献报道有脑室外室管膜瘤。主要的临床症状是颅内压增高、头痛、恶心、呕吐，幕下的室管膜瘤还会出现局灶性神经症状和癫痫发作。CT 或 MRI 显示比较局限的不同密度，而且有增强的占位病变，伴有脑室系统扩大。

2.病理变化

（1）肉眼观察：肿瘤在脑室内或突入脑实质内，呈灰红色，质软，有时见有出血、坏死或囊性变。

（2）显微镜检查：瘤组织为中等细胞密度，特点是排列成各种菊形团结构，有真的菊形团，有围血管的假菊形团。可以分为若干亚型：上皮型（图 6-17）、细胞型（图 6-18）、乳头型、透明细胞型和伸展细胞型。瘤内可继发黏液样变性、出血、坏死和钙化，相当于 WHO Ⅱ 级。免疫组化胶质细胞原纤维酸性蛋白和 S-100 蛋白标记呈阳性,有的病例肌酸激酶(creatine kinase,CK)和上皮膜抗原阳性,特殊染色磷钨酸苏木精染色切片中可见毛基体,Ki-67 标记指数为 2.6%。随访资料表明儿童的室管膜瘤比成年人的室管膜瘤预后要差,术后随访五年生存率为 57.1%,十年生存率为 45%,肿瘤细胞可经脑脊液播散。

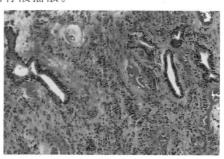

图 6-17　上皮型室管膜瘤

注:苏木精-伊红染色,低倍镜下观察

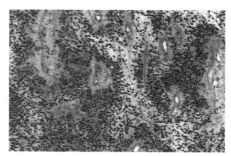

图 6-18　细胞型室管膜瘤

注:苏木精-伊红染色,低倍镜下观察

(二)分化不良型室管膜瘤(WHO Ⅲ级)

该类肿瘤常见于脑室内。文献报道大约 25% 的颅内室管膜瘤是分化不良型室管膜瘤,其临床症状和一般的室管膜瘤差不多。病理上肿瘤组织呈灰红色,有出血和坏死,经常侵犯邻近的脑组织或经脑脊液播散。光镜检查观察在室管膜瘤的特征性病变基础上瘤细胞密度大,有核异型性,核分裂多,微血管内皮增殖和出现坏死灶,增殖指数大多超过 6%,相当于 WHO Ⅲ级(图 6-19)。但是不少临床随访资料结果表明患者预后和组织形态上的恶性程度之间并无关联。

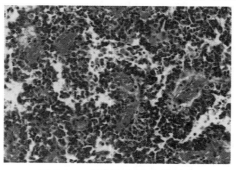

图 6-19　分化不良型室管膜瘤

注:苏木精-伊红染色,低倍镜下观察

有些研究者提出胶质细胞原纤维酸性蛋白、上皮膜抗原、Bcl-2、P53 和 Ki-67 标记指数的组合式检测与室管膜瘤的分级和分型有相关性，有研究者认为这一思路有积极的意义。

(三)黏液乳头型室管膜瘤(WHO Ⅰ 级)

该类肿瘤多见于比较年轻的患者，多见于脊髓的圆锥和终丝部位。文献中有一组 271 例脊髓圆锥和终丝的肿瘤中 83% 是黏液乳头型室管膜瘤，少数见于脊髓的颈胸段，亦有报道见于侧脑室和脑实质内的。病理上肿瘤灰红色，质软分叶状，可以浸出椎管抵达皮下软组织内。光镜检查观察瘤组织呈乳头结构，被覆柱状或立方上皮，血管和结缔组织轴内玻璃样变和黏液变性。免疫组化胶质细胞原纤维酸性蛋白和波形蛋白标记呈阳性，相当于 WHO Ⅰ 级。

(四)室管膜下瘤(WHO Ⅰ 级)

室管膜下瘤又称室管膜下球状星形细胞瘤，不少病例中，患者生前并没有症状，尸检时偶然被发现。大多数患者是中年人。最常见的部位是在第四脑室，其次是侧脑室，少数肿瘤见于第三脑室、透明隔和脊髓等部位。临床上大多没有症状，少数病例可出现颅内压增高或肿瘤内自发性出血。病理上肿瘤呈结节状，质硬，为灰白色，多数瘤体较小，也有较大的占据脑室腔内。光镜检查可见在致密的胶质纤维基质内瘤细胞核呈丛状分布，形态一致，瘤组织内可见围血管的假菊形团结构，出现微血管增殖，或可见有钙化和出血，相当于 WHO Ⅰ 级，免疫组化胶质细胞原纤维酸性蛋白标记呈阳性，病理性核分裂很少。外科手术切除可以治愈。

五、脉络丛乳头瘤(WHO Ⅰ 级)

脉络丛乳头瘤是由脉络丛发生的肿瘤，占颅内肿瘤的 0.62%，是神经上皮组织肿瘤的 1.7%。较多见于儿童。脉络丛乳头瘤多位于侧脑室和第四脑室内。其临床症状是脑室系统的脑脊液循环梗阻，脉络丛乳头瘤本身能分泌过量的脑脊液，加重脑积水，促进颅内压增高，出现头痛、恶心和呕吐。病理上呈局限性菜花样肿块，呈浅灰红色，和脑组织分界清，有时见有出血和囊性变。组织学上和脉络丛相似，少数病例脉络丛乳头瘤上皮细胞嗜酸性变，瘤组织黏液变性，黄色瘤变和钙化。免疫组化胶质细胞原纤维酸性蛋白、S-100 蛋白、CK 和上皮膜抗原标记呈阳性，部分病例转甲状腺素(前蛋白)标记呈阳性，Ki-67/MIB-1 标记指数大多小于 2%，相当于 WHO Ⅰ 级。

如果恶性特征改变较轻，或是只出现部分恶性特征，可以诊断为非典型性脉络丛乳头瘤。其相当于 WHO Ⅱ 级。

六、组织来源未定的神经胶质肿瘤

(一)星形母细胞瘤

该类肿瘤多见于成年人，多位于大脑半球内。其组织结构特征是星形细胞肿瘤组织内出现血管为轴心的假菊形团结构，血管壁玻璃样变，免疫组化胶质细胞原纤维酸性蛋白、波形蛋白和 S-100 蛋白标记呈阳性。虽然 WHO 的分类中将其列为组织来源未定的神经胶质肿瘤，但是多数研究者还是将其列入星形细胞瘤。

(二)极性成胶质母细胞瘤

该类肿瘤少见，多见于儿童。肿瘤大多位于颅后窝内。其组织结构特征是单极和双极成胶质细胞构成疏松的胶质网，瘤细胞核平行，呈栅状排列。免疫组化胶质细胞原纤维酸性蛋白、S-100蛋白和神经元特异性烯醇化酶标记呈阳性。

（三）大脑胶质瘤病

该类肿瘤少见。多数患者为 40～50 岁。肿瘤主要位于大脑内，侵及脑干、基底节、丘脑和小脑，瘤组织在受侵犯的脑组织内弥漫浸润。主要临床症状有锥体束征、痴呆、癫痫发作、脑神经症状和颅内压增高。病理上分为两种：一种是瘤区弥漫浸润而局部体积增大，并无限局性瘤块。另一种是除了弥漫浸润的特点以外，还可见有局限性瘤块，这种瘤块大多是恶性胶质瘤。光镜检查可见瘤组织结构变异很大，纤维传导束之间变长的肿瘤性胶质细胞浸润，其中有一些似星形细胞，还有一些似少突胶质细胞，少数病例中还可见有血管异常和少数核分裂。免疫组化胶质细胞原纤维酸性蛋白和 S-100 蛋白标记呈阳性，Ki-67/MIB-1 标记指数平均 7.6％，相当于 WHO Ⅲ级，患者的预后很差。

（四）脊索样胶质瘤

脊索样胶质瘤是一种少见的肿瘤，多发生于中年，多见于女性。肿瘤多见于第三脑室前部，也有一些病例的肿瘤位于鞍上/下丘脑。临床上因肿瘤占位造成梗阻性脑积水而引起头痛、恶心和运动失调等症状，也可因下丘脑和视交叉受累引起甲状腺功能低下和视力障碍。MRI 显示第三脑室内球形边界清楚的肿块，增强后均匀强化。病理组织学上肿瘤由形态比较一致的上皮样细胞构成。瘤细胞呈索条状排列或是小叶状结构。瘤细胞富于嗜伊红的胞质，有大量嗜碱性、黏液空泡状基质，类似脊索的组织结构。瘤组织内具有多数淋巴浆细胞浸润和拉塞尔小体，没有微血管增殖和坏死，核分裂少见，但肿瘤有向周边脑组织微浸润的倾向。免疫组化显示胶质细胞原纤维酸性蛋白为弥漫强阳性，波形蛋白为强阳性，CD34 膜阳性，CK 和上皮膜抗原为局灶性阳性，突触素和嗜铬粒蛋白 A 均为阴性。MIB-1 标记指数低，相当于 WHO Ⅱ级。治疗上应尽可能肉眼全切除，部分病例次全切除后残余肿瘤会再增大，复发。

（五）血管中心性胶质瘤

该类肿瘤大多见于儿童和青少年，是癫痫相关的肿瘤之一，临床表现呈难治性癫痫。肿瘤好发于额叶，其次是顶叶和颞叶。通常病灶位置较为浅表，主要累及皮质，但也可以扩展到白质或邻近脑室。病理组织学上单一形态的梭形肿瘤细胞围绕血管生长，可以平行于血管排列，也可以垂直于血管壁，形成类似菊形团结构，呈室管膜分化的特征，核分裂少见，免疫组化胶质细胞原纤维酸性蛋白呈阳性，也可以表达 S-100 蛋白和上皮膜抗原。不表达神经元抗体。Ki-67 标记指数很低。其生物学行为表现良性过程，相当于 WHO Ⅰ级。

七、神经元和混合型神经元-神经胶质肿瘤

（一）神经节细胞瘤和节细胞胶质瘤

1.临床要点

神经节细胞瘤和节细胞胶质瘤在颅内肿瘤中占 1.3％，好发于青年，在神经系统各个部位都可能发生，多发生于幕上，常侵犯颞叶。其临床症状多和颞叶癫痫有关。CT 图像显示局限的实性肿块或是囊肿，囊内附壁瘤结节。MRI 显示 T_1 相低信号、T_2 相高信号的高限性占位病变。

2.病理变化

（1）肉眼观察：为实性或囊性瘤块，占位效应不明显，有时见有钙化和出血。

（2）显微镜检查：神经节细胞瘤主要由排列不规则的大的多极神经细胞组成。神经细胞大多结构不良和形态变异。间质内是非肿瘤性星形细胞和胶质纤维网。血管周围淋巴细胞浸润，核分裂少，有时在间质内可见圆形的嗜酸性颗粒，微囊形成，有钙化和促纤维增生反应，相当于

WHO Ⅰ级。对于肿瘤中的神经细胞可以尼氏做 Nissl 染色或银染证明。免疫组化突触素和神经细丝蛋白标记呈阳性。对于间质内星形细胞可以胶质细胞原纤维酸性蛋白标记。节细胞胶质瘤除了多少不一的神经细胞以外，其间为肿瘤性胶质细胞，大多是分化较好的星形细胞瘤，相当于 WHO Ⅰ～Ⅱ级。Ki-67/MIB-1 标记指数常低于 3％。一般患者的预后较好。若 MIB-1 和 P53 标记指数高，则表明肿瘤的侵袭性生长的生物学行为。文献中曾报道分化不良的节细胞胶质瘤，相当于 WHO Ⅲ级，甚至最后恶变成胶质母细胞瘤。

（二）婴儿型大脑半球促纤维增生的星形细胞瘤和婴儿型促纤维增生的节细胞胶质瘤

这两类肿瘤少见，肿瘤多发生于婴儿，且多位于幕上，侵犯几个脑叶。临床病程短，主要症状是头围增大，前囟隆起，双眼落日征，部分病例出现癫痫，轻瘫，肌张力增高和反射亢进。病理上肿瘤体积较大，有单房性或多房性囊肿。肿瘤浅表部位侵及皮层和软脑膜。肿瘤呈灰白色，质硬。婴儿型大脑半球促纤维增生的星形细胞瘤在光镜检查下显示不同分化程度的神经上皮性肿瘤，有原始神经上皮肿瘤结构。部分星形细胞瘤呈编席样结构。其间大量的促纤维增生显示丰富的间叶组织成分，相当于 WHO Ⅰ级。如果瘤组织内可见成群的肿瘤性神经节细胞，就诊断为婴儿型促纤维增生的节细胞胶质瘤，也相当于 WHO Ⅰ级。免疫组化胶质细胞标记，神经元的标记和间叶组织的标记都可以是阳性。Ki-67 标记指数常低于 0.5％，患者预后较好，术后长期随访，发现存活率高。

（三）胚胎发育障碍的神经上皮肿瘤

该类肿瘤少见，大多数病例的肿瘤位于颞叶，而且是因为难治性、耐药性癫痫做手术而被证实。还有少数病例的肿瘤位于尾状核和小脑内。近年来由于影像学和癫痫外科治疗的开展，报道的病例越来越多。病理上肿瘤结节多位于皮层内，也可侵犯皮层下白质。光镜检查显示特异性胶质神经元结构，有明显的多型性，有星形细胞、少突胶质细胞和不规则的神经元，病变组织内还可见微血管网，血管球形成和黏液变性，神经上皮细胞漂浮在黏液池内。此外，还可见非特异性组织反应。免疫组化神经细丝蛋白、突触素、S-100 蛋白和胶质细胞原纤维酸性蛋白标记呈阳性，瘤组织内还可见淋巴细胞浸润，相当于 WHO Ⅰ级，患者预后较好，术后长期随访，发现存活率高。

（四）乳头状胶质神经元肿瘤

该类肿瘤比较少见，多见于青年和中年，我们在诊断工作中曾遇到两例。肿瘤多位于大脑白质内，多见于颞叶。肿瘤多表现为边界清楚的囊实性肿块或囊内附壁结节。有的病例肿瘤侵及皮质。临床上患者多出现头痛、癫痫症状，神经影像学检查显示大脑半球的界限清楚的囊性病变，伴有增强的结节影或环形增强。病理组织学上可见假乳头结构和乳头中心玻璃样变性的厚壁血管。乳头表面是单层胶质细胞，瘤细胞核为圆形，胞质少，偶尔见到比较大的神经节样细胞。免疫组化胶质细胞原纤维酸性蛋白和 S-100 蛋白均呈阳性。核分裂少见，MIB-1 指数很低，相当于 WHO Ⅰ～Ⅱ级。这类病例很少复发，手术治疗效果好。

（五）菊形团结构的胶质神经元肿瘤

该类肿瘤比较少见，临床上多见于成年人。肿瘤可位于大脑、第四脑室和脊髓内。位于第四脑室内的这一型肿瘤患者大多是儿童。临床症状因肿瘤部位不同而异。神经影像学检查显示实性病灶或囊状，没有明显增强。病理组织学上可见两种肿瘤组织形式，一种是大量少突胶质细胞样的小神经元成分，这些小的神经元围绕神经毡小岛形成菊形团结构，或形成围血管的菊形团结构，其间可有不典型神经元。另一种是星形细胞成分，大多是肥胖细胞。位于第四脑室内的病变可显示毛细胞型星形细胞瘤结构。免疫组化小神经元成分 Neu N 标记呈阳性，星形细胞成分胶质细胞原纤维酸性蛋白标记呈阳性。MIB-1指数低,相当于 WHO Ⅰ～Ⅱ级。

有文献主张将大脑(脊髓)内有菊形团结构的胶质神经元肿瘤和第四脑室内有菊形团结构的胶质神经元肿瘤列为两个不同的亚型。

(六)中枢神经细胞瘤

比较少见,占颅内肿瘤的 0.25％～0.5％。大多数病例发生于 20～40 岁。肿瘤位于幕上,在 Monro 孔区,侧脑室内和/或第三脑室内,有少数病例侵及透明隔、胼胝体、丘脑和下丘脑部位。临床上主要症状是颅内压增高,少数病例会出现视觉障碍、精神症状和内分泌功能障碍。CT 显示肿块为稍高密度病变,注射对比剂后增强,还可见钙化和囊性变(图 6-20)。MRI 显示 T_1 相和 T_2 相高信号病变。病理上瘤组织呈灰红色,易碎,有钙化。光镜检查可见瘤组织形态和少突胶质细胞瘤相似,瘤组织内还出现神经胶质纤维丛无核区,有 Homer-Wright 菊形团和神经节细胞样细胞(图 6-21),后者在文献中又称节细胞神经细胞瘤,相当于 WHO Ⅱ级。免疫组化突触素、tau 和 MAP2 标记呈阳性。电镜下可以见到发育好的突触结构、微管、中间丝、致密核心小泡。Ki-67 和 PCNA 标记指数均低于 2％。有一部分中枢神经细胞瘤,在瘤组织内出现微血管增殖和坏死灶,Ki-67 标记指数高于 2％,称非典型性中枢神经细胞瘤或增殖型中枢神经细胞瘤,随访资料表明预后较好,属于 WHO Ⅱ级。WHO(2007)的分类中增加了脑室外神经细胞瘤的名称。瘤组织内常含有神经节细胞或核仁比较大的小神经节样细胞,也属于 WHO Ⅱ级。

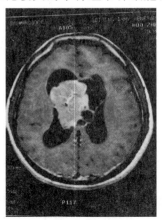

图 6-20 中枢神经细胞瘤的 CT 表现

注:CT 显示侧脑室和第三脑室内高密度占位病变,后经手术和病理检查诊断为中枢神经细胞瘤

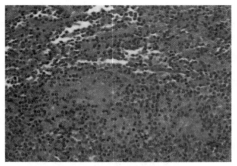

图 6-21 中枢神经细胞瘤

注:苏木精-伊红染色,中倍镜下观察

(七)小脑发育不良性节细胞瘤

小脑发育不良性节细胞瘤又称 Lhermitte-Duclos 病,比较少见,和多发性错构瘤综合征有潜在联系。多发性错构瘤综合征是一种常染色体显性遗传的疾病,伴有各种各样的错构瘤和肿瘤。小脑发育不良性节细胞瘤是中枢神经系统的主要病变,周围性病变有疣状皮肤病、鹅卵石样丘疹、口腔黏膜纤维瘤、多发性面部毛外根鞘瘤、结肠的错构瘤性息肉、甲状腺肿瘤和乳癌。

小脑发育不良性节细胞瘤在病理上表现为小脑局部脑回的弥漫性肥大。光镜检查可见病灶内小脑颗粒层和浦肯野细胞层结构改建,代之以外层的髓纤维束和内层大量结构不良和形态异常的神经元,相当于 WHO Ⅰ 级。突触素、神经细丝蛋白、Leu-4、PEP19 标记呈阳性。

(八)小脑脂肪神经细胞瘤

文献中该类肿瘤曾称脂肪瘤型髓母细胞瘤、小脑神经母细胞瘤/脂肪细胞瘤(神经脂肪瘤)、脂肪瘤型胶质神经细胞瘤和小脑脂肪化成熟神经外胚层肿瘤。该类肿瘤十分少见,见于成年人。肿瘤都位于小脑。临床上患者出现颅后凹占位症状。

病理组织学检查:肿瘤细胞密度大,细胞大小一致,核分裂少见,似少突胶质瘤细胞,脂肪瘤细胞灶性分布。免疫组化:神经元特异性烯醇化酶、突触素和 MAP2 明确阳性,胶质细胞原纤酸性蛋白阳性提示有星形细胞分化,肿瘤细胞增殖指数低。相当于 WHO Ⅰ~Ⅱ级。大部分患者存活超过 5 年,临床预后好。

(九)副神经节瘤

该类肿瘤属于神经内分泌肿瘤,起源于周身和阶段性或集中分布的自主神经节相关的特殊化的神经嵴细胞,比较常见的是颈动脉体瘤(化感瘤)、颈静脉球副神经节瘤,还有脊髓终丝的副神经节瘤。我们曾见到 3 例经免疫组化证明的脊髓马尾的神经内分泌肿瘤,都诊断为脊髓终丝的副神经节瘤。该类肿瘤通常发生于成人。肿瘤位于脊髓马尾硬膜内,与终丝粘连或与马尾神经根相连。瘤体呈卵圆形或香肠形,有包膜,可见囊腔,肿瘤偶尔可穿破硬膜侵及骨组织。光镜检查可见分化好的肿瘤似正常的副神经节,大小和形状一致的核染色质的细胞形成致密的巢状结构,围以支持细胞和纤细的血管网。半数病例的马尾副神经瘤含成熟的节细胞,类似节细胞型副神经瘤。免疫组化:神经元特异性烯醇化酶阳性,嗜铬粒蛋白 A 阳性,突触素阳性,神经细丝蛋白阳性。值得注意的是核分裂和核的多型性都不具有诊断价值。大部分马尾副神经节瘤生长缓慢,全切后可治愈。

(十)神经母细胞肿瘤

神经母细胞肿瘤是少见的儿童的恶性胚胎性肿瘤,25% 的病例出现在 2 岁以内,半数以上的病例在 5 岁以内出现。肿瘤多位于大脑内,侵犯额叶和额顶区。病理上肿瘤较大,呈灰红色,质硬,有出血、坏死和囊性变。光镜检查下瘤组织由密集的原始小圆形细胞组成,有部分的神经元分化,瘤组织内可见 Homer-Wright 菊形团或呈平行的流线型排列,相当于 WHO Ⅳ 级。免疫组化神经细丝蛋白和突触素标记可以是阳性。有一部分病例瘤组织内出现成堆的分化成熟的神经节细胞,可以称之为节细胞神经母细胞瘤。

八、松果体实质肿瘤

(一)松果体细胞瘤

松果体细胞瘤是由分化成熟的松果体实质细胞构成的肿瘤,多见于成年人,松果体实质来源的肿瘤中大约 45% 是松果体细胞瘤。肿瘤位于松果体区,可以压迫大脑导水管、脑干和小脑。

临床上出现神经-眼功能障碍(即所谓的帕里诺综合征)和颅内压增高的症状,还可见内分泌功能异常。CT 显示第三脑室后部圆形低密度占位病变,外周可见有钙化伴有脑积水。MRI 显示 T_1 相低信号、T_2 相高信号的肿瘤病变。病理上松果体细胞瘤是边界清楚的灰红色肿瘤,内有出血和囊性变。光镜检查可见瘤细胞中等密度,有成片或呈不规则小叶结构,瘤细胞分化成熟,有松果体菊形团,间质成分是纤细的血管网,核分裂少,偶见多核瘤巨细胞和微小钙化灶。部分病例的瘤组织内有神经节细胞、胶质细胞和光感受器分化。少数病例的瘤组织内有乳头结构,相当于 WHO Ⅱ 级。免疫组化神经元的标记神经元特异性烯醇化酶、神经细丝蛋白、突触素、tau 蛋白和 PGF9.5 呈阳性,星形胶质细胞的标记胶质细胞原纤维酸性蛋白、S-100 蛋白呈阳性,光感受器的标记视网膜 S-抗原呈阳性。

(二)松果体母细胞瘤

松果体母细胞瘤是原始的松果体实质细胞肿瘤。松果体实质来源的肿瘤中大约45.5%是松果体母细胞瘤。该类肿瘤多见于儿童。肿瘤位于松果体区。临床病程一般较短,症状和松果体细胞瘤的症状相似。病理上肿瘤组织呈灰红色,质软,边界不清,有出血和坏死,侵入周围组织。光镜检查下瘤细胞密度大,和髓母细胞瘤结构相似,可见 Homer-Wright 菊形团或 Flexner-Wintersteiner 菊形团,核分裂多,可见出血和坏死灶,相当于 WHO Ⅳ 级。患者预后差。

(三)混合性松果体细胞瘤/松果体母细胞瘤

该类肿瘤少见,具有双相分化的特征。更常见的是松果体实质细胞肿瘤伴有中间型分化。该类肿瘤多见于成年人。该类肿瘤多有光感受器分化,肿瘤肉眼全切后患者较长时间生存。

(四)松果体区乳头状瘤

该类肿瘤多见于成人,肿瘤位于松果体区。主要临床症状是头痛,影像学表现为境界清楚的占位。病理检查发现瘤体较大(2.5~4 cm),可以有囊性成分。组织学上形成特征性的乳头状结构,常表现为假复层柱状上皮细胞围绕玻璃样变性的血管壁,有时也可形成实性巢,核分裂多少不一,可见坏死灶。免疫组化 CK 阳性,胶质细胞原纤维酸性蛋白阳性。超微结构提示有室管膜分化,推测该类肿瘤的瘤来源于联合下器的特殊室管膜细胞。术后肿瘤复发率较高,偶尔出现脊髓播散。该类肿瘤相当于 WHO Ⅱ~Ⅲ 级。

九、髓母细胞瘤和幕上原始神经外胚叶肿瘤

(一)髓母细胞瘤

临床要点:髓母细胞瘤是儿童中多见于小脑的原始神经外胚叶肿瘤,占颅内肿瘤的 4.29%,在儿童颅内肿瘤中占 22.2%。78.1%的髓母细胞瘤见于儿童。至少75%的儿童髓母细胞瘤位于小脑蚓部。有研究者曾报道一例家族性小脑髓母细胞瘤。肿瘤突入第四脑室内生长,不过,年龄较大的病例中髓母细胞瘤多侵犯小脑半球。主要临床症状是小脑性共济失调、步态不稳和颅内压增高。CT 显示颅后窝内实性、高密度而且明显增强的占位病变。该类肿瘤常由于软脑膜和/或脑室壁上有播散,容易出现异常信号。

病理变化:肉眼观察瘤组织呈灰红色,质软,有些肿瘤如黏鼻涕状,易在术中被吸引器吸走。有的肿瘤质稍硬,或可见大块出血。

(二)幕上原始神经外胚叶肿瘤

幕上原始神经外胚叶肿瘤又称大脑髓母细胞瘤或大脑神经母细胞瘤或"蓝瘤"。文献资料中儿童中枢神经系统肿瘤中约 15%的具有原始神经外胚叶肿瘤组织特点的肿瘤位于幕上,包括大

脑、鞍区和松果体区。该类肿瘤多见于儿童。临床症状因肿瘤部位不同而异。大脑的该类肿瘤患者常有癫痫、意识障碍和颅内压增高。该类肿瘤位于鞍区,常有视觉损害和内分泌异常。松果体区的该类肿瘤常会造成脑脊液循环梗阻和神经-眼的症状。病理上瘤组织呈灰红色,可见出血或囊性变。光镜检查可见该类肿瘤和小脑髓母细胞瘤相似,具有神经元和胶质细胞分化的特点,也可以见到 Homer-Wright 菊形团、lexner-Wintersteiner 菊形团或室管膜管状结构,出血和坏死灶,其相当于 WHO Ⅳ 级。免疫组化可以采用胶质细胞原纤维酸性蛋白、神经细丝蛋白、突触素、巢蛋白和视网膜 S-抗原标记。Ki-67标记指数高。患者预后不好。

WHO(2007)分类中颅内胚胎性肿瘤中除了髓母细胞瘤和原始神经外胚叶肿瘤外,还有髓上皮瘤、室管膜母细胞瘤和非典型畸胎样/横纹肌样肿瘤。横纹肌样肿瘤是中枢神经内一种罕见的高度恶性肿瘤,好发于儿童,偶见于成年人,呈异源性组织学和免疫组化学表型,具有特征性的横纹肌样细胞,伴有不同程度的原始神经外胚叶、上皮和间质分化的特点。

(尹义强)

第二节　恶性淋巴瘤和组织细胞增生症

一、恶性淋巴瘤

中枢神经系统的恶性淋巴瘤包括原发性中枢神经系统淋巴瘤、周身淋巴瘤(在神经系统内继发侵犯)。

(一)原发性中枢神经系统淋巴瘤(primary central nervous system lymphoma,PCNSL)

以往的文献中 PCNSL 又称脑内淋巴肉瘤、网状细胞肉瘤、小胶质细胞瘤病。发病率有明显增多的趋势,占颅内原发性肿瘤的 0.8%～6.6%。其发病和免疫功能缺陷有密切关系。文献中2%～12%的 AIDS 患者特别是晚期病例并发原发性中枢神经系统淋巴瘤。对于器官移植病例由于用了免疫抑制剂并发恶性淋巴瘤,其中 22% 有中枢神经系统侵犯。研究还表明 EB 病毒在原发性中枢神经系统淋巴瘤的免疫损害中起重要的作用。大约 60% 的 PCNSL 的病例侵犯幕上,额叶基底节和脑室旁的 PCNSL 多,25%～50%的病例是多灶状。临床上出现局灶性神经功能损害、癫痫和颅内压增高的症状,嗜血管淋巴瘤常出现迅速进展的痴呆和多灶性神经功能损害。CT 检查显示孤立或多发的高密度或等密度病灶,弥漫侵犯或环状增强。如果 MRI 检查显示两侧对称性室管膜下高信号病灶,更支持是 PCNSL。值得注意的是激素治疗后 PCNSL 病灶会暂时消退,或称"鬼瘤"。5%～30%的 PCNSL 患者的脑脊液细胞学检查有诊断价值。病理上在大脑半球内有单灶状或多灶状肿块(脑实质型),另有一些病灶位于深部,在脑室旁(脑室旁型),亦有一些病灶位于大脑的浅表部并侵及脑膜(脑膜型或脑膜脑型)。瘤组织为灰红色,有的和周围组织有分界,有的是弥漫侵犯,很像胶质瘤(图 6-22)。AIDS 病例并发的恶性淋巴瘤常有明显的坏死。光镜检查显示 PCNSL 在脑组织内常是多灶状,以血管为中心的淋巴瘤浸润,血管鞘内浸润或是聚集在血管周围间隙内。PCNSL 大多是非霍奇金弥漫浸润的淋巴瘤(图 6-23)。大约98%是 B 细胞淋巴瘤,全 B 免疫组化标记和 CD20 呈阳性。文献中参照 Kiel 分类,一组1 068 例PCNSL 中免疫母细胞型占 25.5%,中心母细胞型占 19.3%,淋巴母细胞型占 17.6%,免疫细胞型占 13.5%，高级别未分类者占 13.3%，中心母细胞/中心细胞型占 8.0%，中心细胞型占 1.3%，T 细胞淋巴瘤占 1.5%。2% 的 PCNSL 是 T 细胞淋巴瘤，而且是外周 T 细胞淋巴瘤。大多数 B 细胞淋巴瘤分布在幕上，T 细胞淋巴瘤的分布部位以幕下为主。另外还有少见的 Burkitt 淋巴瘤和大细胞间变形淋巴瘤。一般来说，做免疫组化标记有助于分型。PCNSL 的瘤细胞都表达白细胞共同抗原(leukocyte common antigen, LCA)。大多数肿瘤的瘤细胞表型是 B 细胞，对 CD20 呈不同程度的阳性表达，90% 以上是弥漫性大 B 细胞淋巴瘤，瘤组织内散在 Kp1 表达的吞噬细胞和胶质细胞原纤维酸性蛋白表达的反应性星形细胞。T 细胞淋巴瘤表达 CD43 和 CD45RO，另外，瘤组织内 MIB-1 增殖指数显著增高。嗜血管淋巴瘤又称血管内淋巴瘤，以往文献中将其诊断为恶性血管内皮瘤病。免疫组化证明是 B 细胞淋巴瘤。大 B 细胞聚集在血管内使血流阻塞造成散在性小梗死。颅内硬脑膜的低级别 B 细胞黏膜相关淋巴瘤由伴浆样细胞分化的小瘤细胞和中心细胞样肿瘤细胞构成。瘤细胞表达 CD20 和 CD79a 与其他中枢神经系统淋巴瘤不同，肿瘤组织内可形成淋巴滤泡。

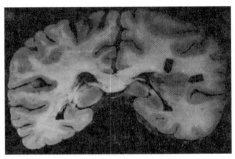

图 6-22　脑内恶性淋巴瘤浸润

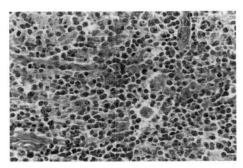

图 6-23　PCNSL

注：苏木精-伊红染色，中倍镜下观察

在低级别淋巴瘤中 PCNSL、Ki-67/MIB-1 标记指数占 19%～24%，在高级别淋巴瘤中占 31%～47%。总的来说患者预后不好。

(二)周身淋巴瘤在神经系统内继发侵犯

在成年人的非霍奇金淋巴瘤中 8%～27% 有中枢神经系统侵犯。而在儿童的非霍奇金淋巴瘤中则将近 50% 有中枢神经系统侵犯，高级别的非霍奇金淋巴瘤中中枢神经系统侵犯的频见度更高。周身淋巴瘤继发侵犯中枢神经系统多见于硬膜和软脑膜，不过也有脑实质内侵犯的。临床上主要表现为颅内压增高和非特异的神经精神症状，有中枢神经系统侵犯的恶性淋巴瘤病例中 70%～95%的病例脑脊液细胞学检查有诊断价值。

中枢神经系统的恶性淋巴瘤除了 B 细胞淋巴瘤、T 细胞淋巴瘤、嗜血管淋巴瘤以外,还有浆细胞瘤和浆细胞病变。浆细胞瘤即所谓的单纯的骨外浆细胞瘤,在硬脑膜上表现为一个结节状或斑块状肿块,可侵犯邻近的脑组织。浆细胞病变的表现为多克隆的浆细胞肉芽肿和不典型的单克隆浆细胞增生。

关于中枢神经系统内是否有霍奇金淋巴瘤,有争议。文献记载是有,确实很少见,它是位于硬脑膜上、质硬、边界不清的肿块。病理诊断中强调免疫组化证明,有 Reed-Sternberg 细胞,CD30 和 CD15 标记呈阳性,不过 LCA 常不表达。

二、组织细胞增生症

组织细胞增生症是由组织细胞构成的肿瘤和瘤样病变。文献中记载组织细胞增生症分为朗格汉斯细胞组织细胞增生症、非朗格汉斯细胞组织细胞增生症、恶性组织细胞增生症。朗格汉斯细胞组织细胞增生症以前又称组织细胞增生症 X,多见于 15 岁以下的儿童,包括嗜酸性粒细胞肉芽肿、汉德-许勒尔-克思斯琴病和莱特勒-西韦病。有文献中主张依据病变侵犯的范围分为单灶状、多灶状(常是多骨侵犯)和播散性。大脑的朗格汉斯细胞组织细胞增生症主要侵犯下丘脑、神经垂体,因此又称下丘脑肉芽肿或 Ayala 病。有研究者资料中有一例典型的汉德-许勒尔-克思斯琴病,患儿 12 岁,出现三联症、尿崩症、两眼突眼和颅骨多窗状溶骨性破坏。病理上颅内朗格汉斯细胞组织细胞增生症常表现为硬膜上黄白色结节病变。光镜检查下可见肉芽肿性浸润,有朗格汉斯细胞、组织细胞、巨噬细胞、淋巴细胞、浆细胞和数量不一的嗜酸性粒细胞。典型的朗格汉斯细胞是核偏位,卵圆形或肾形,有沟裂而折叠,核仁不明显,胞质丰富,为浅红色,有时为图顿巨细胞。免疫组化表达 S-100 蛋白、波形蛋白和一些组织细胞标记物。对非朗格汉斯细胞组织细胞增生症的分类意见不一,多数人主张分为罗-道病、埃德海姆-切斯特病、噬血细胞性淋巴组织细胞增生症、少年型黄色肉芽肿、播散性黄色瘤和脉络丛黄色肉芽肿。

(尹义强)

第三节　神经鞘膜细胞肿瘤

一、神经鞘瘤

(一)临床要点

神经鞘瘤又称施万瘤,是脑神经、脊神经和外周神经常见的肿瘤,来源于外周神经的施万细胞。颅内神经鞘瘤约占颅内肿瘤的 8.82%,椎管内的神经鞘瘤约占原发性脊髓肿瘤的 29%。颅内的神经鞘瘤大多发生自第Ⅷ对神经的前庭支,多位于桥小脑角,其次是由三叉神经根发生,偶尔有其他脑神经发生神经鞘瘤的报道。发生在颅内和椎管内的神经鞘瘤多累及感觉性神经根,运动神经很少发生神经鞘瘤。神经鞘瘤多见于 40～60 岁的人群,Ⅱ型神经纤维瘤病(NF2)患者中神经鞘瘤的发病率较高。神经鞘瘤的临床症状因肿瘤的部位而异,桥小脑角部位有听神经鞘瘤,患者常有前庭功能障碍和听觉减退,或可见面瘫,椎管内的神经鞘瘤常有根性神经痛和脊髓压迫的症状。

(二)肉眼观察

神经鞘瘤为球形肿块,有包膜。发生在桥小脑角的神经鞘瘤常侵蚀内听道骨质,造成岩骨内听道扩大,作为听神经鞘瘤早期诊断的放射学标志,脊神经根的神经鞘瘤常位于髓外、硬脊膜下,呈卵圆形,有包膜。少数脊神经的神经鞘瘤经椎间孔向椎管外生长,呈"哑铃状"的外观。神经鞘瘤组织内常伴有出血、黏液变性和囊肿形成。

(三)显微镜检查

瘤组织一般表现为两种组织结构:AntoniA 型和 AntoniB 型,AntoniA 型瘤细胞呈束状排列,瘤细胞核为栅状结构,显示 Verocay 小体(图 6-24)。Antoni B 型瘤组织疏松,含有大量噬脂细胞和扩张的血管丛,有的似海绵状血管瘤结构。根据我们自己的观察,颅内神经鞘瘤大多是An-toniB 型,椎管内的神经鞘瘤大多是 Antoni A 型或是两者的混合型。值得注意的是瘤组织内常可见核的多型性,出现核分裂,并不提示这肿瘤是恶性的,相当于 WHO Ⅰ级(图 6-25)。免疫组化:S-100 蛋白和 Leu-7 阳性表达,胶质细胞原纤维酸性蛋白阳性。电镜下可见连续的基底膜和长间距的胶原结构(Luse 小体)。神经鞘瘤的病理诊断中还可见所谓的细胞型神经鞘瘤、丛状型神经鞘瘤和黑色素型神经鞘瘤。

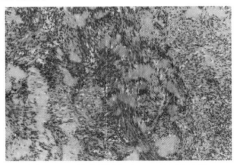

图 6-24　神经鞘瘤 AntoniA 型结构
注:苏木精-伊红染色,低倍镜下观察

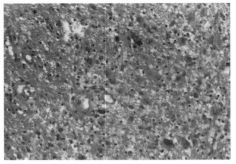

图 6-25　神经鞘瘤瘤细胞核的异型性和多型性
注:苏木精-伊红染色,中倍镜下观察

二、神经纤维瘤

神经纤维瘤是一组由施万细胞和纤维母细胞构成的外周神经肿瘤,其发生形式或是界限清楚的孤立性瘤结节,或是多发丛状弥漫浸润的瘤块。多发性神经纤维瘤常是Ⅰ型神经纤维瘤病的诊断标志。瘤细胞为细长的梭形,核纤细、深染,呈波浪状或S形,肿瘤间质疏松,呈水肿样,常有不同程度的黏液变性,轴索染色显示瘤组织内有神经轴索。病程长的肿瘤组织内纤维母细胞成分增多,或可见玻璃样变。在弥漫浸润的神经纤维瘤中有时可见触觉小体样结构或可见黑色素细胞,相当于WHOⅠ级。

三、神经束膜瘤

神经束膜瘤是由神经束膜细胞起源的良性肿瘤,有两种:一种是神经内神经束膜瘤,即神经内膜的神经束膜细胞肿瘤性增生;另一种是软组织的神经束膜瘤。

神经内神经束膜瘤多见于青春期,常先侵犯四肢的神经,患者出现进行性肌无力。病理观察受累神经有间断性、管状增粗,光镜检查下神经束膜细胞肿瘤性增生,围绕神经纤维同心圆层状结构,似洋葱样结构。免疫组化:波形蛋白、上皮膜抗原和S-100蛋白均阳性,属于WHOⅠ级的良性肿瘤。无复发和转移的报道。软组织的神经束膜瘤多见于成年人,常是孤立性瘤结节,有边界,无包膜。光镜检查可见其呈梭形,由纤维型细胞构成,呈波浪状,可见旋涡状结构和车辐状结构。免疫组化S-100蛋白呈阴性。手术不易全部切除,但无复发的报道。

四、神经鞘黏液瘤

该类肿瘤多见于儿童和青年。肿瘤常见于头颈和肩部,也有发生于椎管内的报道。我们曾见一例发生于颈段椎管内脊神经的神经鞘黏液瘤。病理观察:瘤组织呈小叶结构,结节状基质为黏液瘤样物质,瘤细胞呈肥胖梭形,部分类似上皮样细胞排列成束状。偶可见核的不典型性和核分裂。包膜和纤维间隔内淋巴细胞浸润,多为T淋巴细胞。免疫组化波形蛋白呈阳性,部分S-100蛋白呈阳性。黏液基质奥辛蓝染色呈阳性。

五、恶性外周神经鞘瘤(malignant peripheral nerve sheath tumor, MPNST)

以往文献中称MPNST为神经源性肉瘤,或神经纤维肉瘤或恶性神经鞘瘤。MPNST多见于外周神经上。文献报道MPNST约占恶性软组织肿瘤的5%,2/3的病例在神经纤维瘤的基础上发生,Ⅰ型神经纤维瘤病(NF1)患者中MPNST的发生率大约是4%。MPNST多见于成年人,肿瘤体积比较大,呈多结节状,实性,有黏液变性和出现坏死,没有完整包膜,侵犯神经周围的软组织。病理组织学上变异很大,瘤组织由成束致密的梭形瘤细胞组成,瘤细胞核深染,有丰富的嗜伊红染色的胞质,部分病例出现血管周细胞瘤样结构,有时还可见鲱鱼骨样结构或编席样结构,瘤组织内有病理性核分裂和出现图样坏死。有10%~20%的病例出现异源性分化,可出现横纹肌肉瘤成分,即所谓的恶性蝾螈瘤。病理诊断MPNST中大约5%的病例显示上皮样分化,和NF1没有什么联系,即所谓的上皮样MPNST,这是一种高度侵袭性生长的肿瘤,相当于WHOⅢ~Ⅳ级,预后差,大约60%的患者直接死于此病。

(尹义强)

第七章

内分泌系统肿瘤的病理诊断

第一节　原发性垂体瘤

一、原发性腺垂体肿瘤

垂体前叶分化良好的肿瘤——垂体腺瘤,更名为垂体神经内分泌肿瘤(pituitary neuroendo-crine tumor,PitNET),该命名符合腺垂体细胞起源。重新命名的原因:①腺垂体分泌激素的细胞是神经内分泌细胞,其发生的肿瘤应该称为神经内分泌肿瘤。②腺瘤属于良性肿瘤,无浸润和转移;腺垂体肿瘤通常具有侵袭性,浸润周围组织,甚至发生转移。③不能切除的腺垂体肿瘤的治疗方法,与其他部位的神经内分泌肿瘤相同。

原发性腺垂体肿瘤包括腺瘤、不典型腺瘤和癌,其中腺瘤占绝大部分。第五版 WHO 垂体神经内分泌肿瘤的分类主要为以下几种。

表 7-1　WHO 垂体神经内分泌肿瘤的分类

分类标准	具体分类
1.PIT1 谱系 PitNETs	(1)生长激素细胞瘤:①致密颗粒型;②稀疏颗粒型
	(2)泌乳素细胞瘤:①致密颗粒型;②稀疏颗粒型
	(3)泌乳素生长激素细胞瘤
	(4)促甲状腺素细胞
	(5)成熟性多激素 PIT1 谱系肿瘤
	(6)未成熟性 PIT-1 谱系肿瘤
	(7)嗜酸干细胞肿瘤
	(8)混合性生长激素细胞和泌乳素细胞肿瘤
2.TPIT-谱系 PitNETs	(1)促肾上腺皮质激素细胞瘤:①致密颗粒型 ②稀疏颗粒型 ③Crooke 细胞瘤 SF1 谱系 PitNETs
	(2)促性腺激素细胞瘤

续表

分类标准	具体分类
3.无确切的细胞谱系的 PitNETs	(1)多激素肿瘤
	(2)零细胞瘤

所有的垂体腺瘤,无论大小或激素分泌亚型,均是 WHO I 级的肿瘤,分类时应根据组织学、免疫组化、超微结构、临床内分泌功能、影像学和手术所见综合考虑。腺瘤大小为0.1～10 cm。小于1 cm 者称为微小腺瘤或小腺瘤,直径大于1 cm 的垂体腺瘤定义为大腺瘤。腺瘤可位于鞍内或扩张至鞍外(如鞍上、蝶蜜、鼻咽、海绵窦)等。肿瘤一般为膨胀性生长,亦可侵袭性生长,侵犯硬脑膜、骨、神经及脑组织等(侵袭性腺瘤)。手术时所见腺瘤常为紫红色,质软。大腺瘤可有出血、坏死及囊性变。催乳素腺瘤可见砂粒体样小钙化灶。

所有腺瘤形态一致。瘤细胞似正常前叶细胞或稍大,瘤细胞弥漫成片或排成索、巢、假腺或乳头状结构,间质为血管丰富的纤细间质。瘤细胞可有一定的异型性但核分裂罕见。单凭形态不能鉴别上述分类中各种类别的腺瘤,只能用免疫组织化学结合临床内分泌功能才能进行正确分类。

(一)生长激素细胞瘤

生长激素细胞腺瘤是起源于 PIT1 谱系细胞的主要表达生长激素(growth hormone, GH)的垂体腺瘤。这些肿瘤通常引起 GH 超量,导致巨人症和/或肢端肥大症。纯生长激素细胞腺瘤分为两种与临床相关的组织学亚型:致密颗粒性生长激素细胞腺瘤和稀疏颗粒性生长激素细胞腺瘤。其他导致肢端肥大症和/或巨人症的腺瘤共同分泌 GH 和泌乳素(prolactin,PRL)。这些腺瘤包括泌乳素生长激素细胞腺瘤、混合型生长激素细胞泌乳素细胞腺瘤和多激素腺瘤。

生长激素细胞瘤占垂体腺瘤的 10%～15%,占手术切除垂体腺瘤的 25%～30%。临床表现为肢端巨大症或巨人症。血清 GH 水平和胰岛素样生长因子-1 水平升高。有些患者血内 PRL 水平也可升高。

这些肿瘤一般界限清楚,位于腺垂体的侧翼。根据电镜下瘤细胞内分泌颗粒的多少,分为多颗粒型和少颗粒型。多颗粒型主要由嗜酸性粒细胞构成,免疫组化:胞质 GH 为强阳性(图 7-1)。核 Pit-1 为强阳性,核周低分子量 CK 呈中度阳性,胞质可不同程度表达 α-亚单位。分泌颗粒为圆形,150～600 nm。少颗粒型由排列成实性片块嫌色细胞构成,有核异型性,核仁明显。核旁有中丝构成的球形纤维小体,此小体低分子量 CK 呈强阳性。GH 灶性弱阳性,核 Pit-1阳性,分泌颗粒直径 100～250 nm。

(二)催乳素细胞腺瘤

催泌乳素细胞腺瘤是一种垂体腺瘤,主要表达泌乳素(prolactin,PRL),起源于 PIT1 谱系垂体腺细胞。这些肿瘤被分为三种不同的组织学亚型:稀疏颗粒性催乳素细胞腺瘤、致密颗粒性催乳素细胞腺瘤和嗜酸干细胞腺瘤。

催乳素细胞腺瘤是垂体腺瘤中最常见的一种,但半数是尸检时偶然发现的,手术切除者并不多,占手术切除垂体腺瘤的 11%～26%,可能是这种肿瘤常常由内科治疗的缘故。其多见于年轻妇女。男性患者的年龄相对较大,女性患者的临床表现为泌乳和卵巢功能不正常,如无月经和不育。男性主要表现为性功能患者低下,偶尔可有泌乳。血清 PRL 水平升高(>250 ng/mL)。

影像学显示女性患者的肿瘤常为小腺瘤而多数男性患者的肿瘤为大腺瘤并向鞍上伸展。

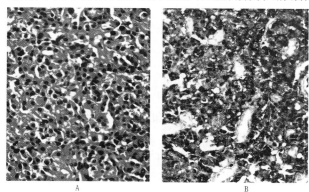

图 7-1　生长激素细胞腺瘤

注:A 苏木精-伊红染色,瘤细胞为多角形,胞质丰富,有强嗜酸性;B 显示 GH 强阳性

小腺瘤最常见于前叶的后侧部分,大腺瘤可侵入硬脑膜、鼻窦和骨。肿瘤软,呈红色或灰色,质实,如有砂粒体则可有沙砾感。

少颗粒 PRL 腺瘤是最常见的一种亚型。嫌色细胞排列成乳头、小梁或实性片块,也可围绕血管形成假菊形团,可有钙化和砂粒体形成。免疫组化:PRL 强阳性呈核旁(相当于 Golgi 区)PRL 阳性小球,核 Pit-1 常为阳性,雌激素受体亦可为阳性。分泌颗粒为球形,少,大小为 150～300 nm,分泌颗粒的异位胞吐是 PRL 瘤的电镜诊断标志。多颗粒型 PRL 腺瘤较少,颗粒少见。由嗜酸性粒细胞构成。分泌颗粒大者可达 700 nm,异位胞吐也为诊断指标。

(三)腺瘤具有生长激素和催乳素细胞分化

(1)混合型 GH-PRL 细胞腺瘤:这种腺瘤具有少颗粒型 PRL 腺瘤和多颗粒型 GH 腺瘤的临床表现和病理形态。

(2)生长催乳素细胞腺瘤:最常见于巨人症和年轻的肢端巨大患者。①病理:肿瘤主要由嗜酸性粒细胞构成,排列成弥漫或实性片块,其中可见散在嫌色细胞。②免疫组化:同一细胞可显示 GH 和 PRL 阳性,α-亚单位显示可不同程度的阳性,低分子量 CK 染色显示核周阳性。多颗粒 GH 瘤,核 Pit-1 呈强阳性,偶尔雌激素受体呈阳性。分泌颗粒核心色泽均匀,颗粒异型性明显,大者可达到 1 000 nm。可见异位胞吐。

(3)嗜酸性干细胞腺瘤:临床上有轻度高 PRL 血症,有或无肢端巨大,通常血清 GH 水平不高。此瘤多见于女性,生长快,呈浸润性生长。病理:由略嗜酸的大细胞形成实性片块,胞质为空泡状(相当于巨大线粒体),PRL 呈强阳性,GH 呈散在阳性,有些肿瘤甚至检测不出 GH,电镜下胞质内充满大线粒体和巨型线粒体,可见散在含纤维小体或核旁成束 CK(＋)中丝的细胞。分泌颗粒少,为 150～200 nm,可找到异位胞吐。

(四)促肾上腺皮质激素细胞腺瘤

促肾上腺皮质激素细胞腺瘤是一种垂体腺瘤,表达 ACTH 和其他阿黑皮素原衍生肽,起源于 TPIT 谱系腺垂体细胞。这些肿瘤在组织学上分为三种亚型:致密颗粒性促肾上腺皮质激素细胞腺瘤、稀疏颗粒性促肾上腺皮质激素细胞腺瘤和 Crooke 细胞腺瘤。

其占垂体腺瘤的 10％～15％。临床表现为库欣综合征(垂体依赖性高皮质醇血症)。血浆 ACTH 水平升高,较异位分泌 ACTH 患者的血浆 ACTH 水平低。病理:引起库欣综合征最常见的为垂体嗜碱性粒细胞小腺瘤(由促皮质激素细胞构成,常位前叶的中心部位);而引起纳尔逊综合征者常为大腺瘤,而主要是嫌色细胞或少颗粒细胞腺瘤。

(1)多颗粒 ACTH 腺瘤是最常见的 ACTH 瘤亚型,由嗜碱性粒细胞排列呈血窦样结构,免疫组化显示 ACTH、β-内啡肽和其他 POMC 来源的肽呈阳性。引起库欣综合征的腺瘤可见低分子量 CK(＋),而发生纳尔逊综合征时肿瘤细胞不含角蛋白微丝,分泌颗粒的大小、形态和核心致密度不同,为 105～450 nm。

(2)少颗粒 ACTH 腺瘤:较多颗粒型少见,光镜检查下可见肿瘤由嫌色细胞构成。CK 呈强阳性而 ACTH 和其他由阿片黑素促皮质激素原衍生肽呈弱阳性。电镜下细胞器发育不好,少量分泌颗粒,颗粒的大小、形态和密度变异大。

(3)纳尔逊瘤(双侧肾上腺切除后垂体长出的肿瘤)无 CK 阳性微丝。

(4)Crooke 细胞腺瘤:在高皮质醇血症反馈作用下正常垂体 ACTH 细胞可出现核周玻璃样物沉着,称 Crooke 变性。由 Crooke 变性细胞构成的腺瘤罕见,形态像多颗粒 ACTH 腺瘤。电镜下核周聚集成环状中丝(角蛋白),分泌颗粒被推至细胞边缘和包裹在高尔基区内,核异型性明显。

(五)促甲状腺激素细胞腺瘤

促甲状腺激素细胞腺瘤主要表达促甲状腺素(thyroid stimulating hormone,TSH),起源于 PIT1 谱系腺垂体细胞。此瘤罕见,仅占垂体腺瘤的 1% 左右。临床可表现为甲亢、甲低或甲状腺功能正常。由于大多数 TSH 腺瘤为浸润性大腺瘤,可影响视野。

(1)病理:大体常为侵袭性和纤维化大腺瘤。光镜检查下可见瘤细胞为嫌色细胞,细胞界限不清,核有不同程度异型性,间质纤维化较常见,偶尔可见砂粒体(图 7-2)。

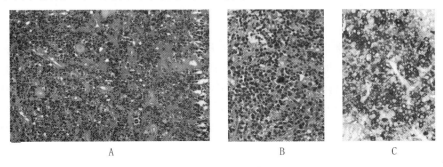

| A | B | C |

图 7-2　促甲状腺激素细胞腺瘤

注:A 表示光镜检查下为嫌色细胞,B 显示砂粒体,C 显示免疫组化 TSH 强阳性

(2)免疫组化:TSH 阳性,分泌颗粒为球形,大小为 150～250 nm,沿胞膜排列。有些颗粒多的细胞,偶尔可见 350 nm 的大颗粒。

(六)促性腺激素细胞腺瘤

促性腺激素细胞腺瘤起源于 SF1 谱系腺垂体细胞,产生促卵泡素(follicle stimulating hormone,FSH)-β,促黄体素(lutropin,LH)-β 和/或 α 亚基。诊断促性腺激素细胞腺瘤最相关的标准是免疫组化结果。

虽然临床上可有性功能失常的表现,但主要临床症状为肿瘤造成的头痛、视野影响和脑神经损伤。该类肿瘤多见于中年男性。发生在绝经前年轻妇女,可出现原发性卵巢功能衰退的症状。诊断该类肿瘤必须有血清 FSH 水平升高或 LH 水平升高或二者均升高。一般是 FSH 水平升高或 FSH 水平和 LH 水平均高,单独 LH 水平升高者罕见。

病理:分男性型和女性型,肿瘤细胞均为嫌色细胞,排列成索、乳头或实性,可形成假菊形团,灶性细胞嗜酸性变常见。

FSH/LH 男性型电镜下像无功能腺瘤,细胞器很少。FSH/LH 女性型瘤细胞内有丰富的轻度扩张的粗面内质网,高尔基体呈蜂窝状。二型分泌颗粒均很少,小于 200 nm,位于胞膜附近。免疫组化:α-亚单位、β-FSH 和 β-LH 呈不同程度阳性。

(七)多激素垂体腺瘤

多激素垂体腺瘤是一种产生多种激素的腺垂体肿瘤。它们可以是单形的,由产生两种(或更多的)激素的单细胞类型组成;也可以是多形的,由两种或两种以上不同的细胞谱系组成。多激素腺瘤包括多激素 PIT1 阳性腺瘤(以前称为静默亚型 3 腺瘤)、临床功能性腺瘤(如产生 GH/PRL/TSH 腺瘤伴肢端肥大症和甲状腺功能障碍)以及细胞分化无法解释的不寻常免疫组化组合腺瘤。联合产生 GH 和 PRL 的或联合产生卵泡刺激素和黄体生成素的腺瘤,在这个意义上不被认为是多激素腺瘤。

这种腺瘤可分泌多种激素,常见的为 GH+PRL 或 GH、PRL 和 TSH 等。虽然分泌多种激素,但临床上常常仅表现一种激素的功能。

病理:形态和免疫组化可显示单一种细胞分泌多种激素或多种细胞分泌多种激素,即单一形态多激素腺瘤和多形态多激素腺瘤。

(八)零细胞腺瘤

以前的无功能细胞腺瘤现称零细胞腺瘤,约占垂体腺瘤的 1/3。无激素亢进症状,主要症状为头痛、视野受损、脑神经损伤,偶尔有海绵窦症状。如瘤细胞广泛坏死出血,则可导致垂体功能低下症状或垂体卒中。

病理:诊断无功能垂体腺瘤主要靠形态。无功能促生长激素细胞腺瘤像少颗粒 GH 腺瘤。无功能催乳素细胞腺瘤和无功能促甲状腺激素细胞腺瘤的形态与其相应的功能性腺瘤相似。无功能促皮质激素细胞腺瘤常伴有催乳素血症。此类瘤的 I 型像功能性多颗粒 ACTH 瘤,II 型则像少颗粒 ACTH 瘤,无功能促性腺细胞腺瘤的形态与其功能性腺瘤相同。嗜酸性粒细胞瘤代表无功能促性腺细胞腺瘤伴广泛嗜酸性变。细胞排列成片或巢,含丰富的嗜酸性颗粒状胞质。

二、不典型腺瘤

不典型腺瘤的形态特点是核分裂指数升高。在一般良性腺瘤中很难找到核分裂,而在不典型腺瘤中可以找到核分裂或大于 2/10HPF(图 7-3),Ki-67 指数>3%。

这种腺瘤可能具有侵袭性或潜在的复发性。15% 不典型腺瘤表达 p53。良性腺瘤亦可侵犯垂体实质、腺周硬脑膜或邻近的骨和软组织,所以不典型腺瘤的诊断不是基于肿瘤的侵袭性而是根据核分裂、Ki-67 指数和 p53 表达。

三、垂体癌

当垂体腺瘤侵犯破坏周围硬脑膜及骨组织时称为侵袭性腺瘤。诊断癌的指标是出现转移。垂体癌一般起始为垂体腺瘤,可引起种种激素异常,或临床上无功能。只有之后出现转移或侵犯脑组织,才能确诊为癌。浸润转移部位有蛛网膜下腔、脑实质、颈淋巴结、骨、肝和肺等。

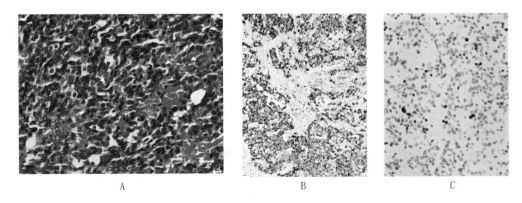

$$\text{图 7-3}\quad\text{不典型腺瘤}$$

注：A 显示瘤细胞核分裂明显增多；B 显示 PRL 细胞腺瘤，PRL 呈阳性；C 显示 Ki-67 指数高

（一）病理

形态上无特殊的改变，可出现细胞密集、坏死、出血、核分裂增多、核异型性明显。Ki-67 指数高，可高达 12%，而腺瘤仅占 1%，侵袭性腺瘤占 4.5%；但有的垂体癌 Ki-67 指数在腺瘤范畴内。

（二）免疫组化

除神经元特异性烯醇化酶、突触素、嗜铬粒蛋白 A 呈阳性外各种垂体激素亦可呈阳性。

（三）遗传学

各种垂体腺瘤和垂体癌均有不同程度的染色体不平衡，例如，GH 腺瘤、PRL 腺瘤和 ACTH 腺瘤的染色体不平衡，为 48%～80%，GH 腺瘤中最常见，为 9、17 增多，18、1、2、11 丢失。PRL 腺瘤中常见的为 4q、5q 增多，1、2、11 和 13 丢失。ACTH 腺瘤中 5、8 和 11 丢失常见，促性腺激素细胞腺瘤中 13q 丢失常见。一般来说染色体不平衡在侵袭/复发腺瘤中多见。Nam 等的研究结果认为 11q13 和 13q 的 LOH 对预测垂体腺瘤的侵袭性有意义。Rickert 等分析 4 例垂体癌转移，染色体不平衡平均为 8.3（增多 7，丢失 1.3），最常见的增多为 5、7p 和 14q，他们认为 14q 丢失可能与垂体癌的恶性进展和转移有关。

四、神经垂体和下丘脑原发性肿瘤

（一）节细胞瘤

节细胞瘤亦称神经节瘤，由成熟的神经元细胞构成，瘤细胞很可能来自下丘脑的神经节细胞。主要临床症状是由肿块引起的症状，如下丘脑调节异常、垂体功能低下和高催乳素血症。由于这些肿瘤能合成下丘脑肽类激素，所以有时可伴有其他激素症状，包括肢端巨大症、性早熟或库欣综合征。

（1）大体：肿瘤大小不一。

（2）光镜检查：肿瘤由成熟的神经节细胞构成，双核或多核细胞多见。瘤细胞分布于不等量的神经胶质-纤维组织构成的间质内，小血管增生。

（3）免疫组化：突触素和 NF 呈阳性。

（4）电镜：瘤细胞有丰富的内质网、线粒体和神经微丝。分泌颗粒集中于细胞胞突中。肢端巨大症患者的肿瘤常为组合性，即节细胞瘤＋少颗粒促生长激素细胞腺瘤。

（二）胶质瘤

胶质瘤包括星形细胞瘤、少突胶质细胞瘤和室管膜瘤。毛细胞星形细胞瘤是最常见的一种，多见于年轻人。发生于儿童的低恶性度的胶质瘤预后好。放射后的胶质瘤和累及视神经的胶质瘤侵袭性强和很快致死。

（三）脑膜瘤

鞍区脑膜瘤多见于女性，占脑膜瘤总数的 20％。完全限于鞍内的脑膜瘤罕见。

（四）颗粒细胞瘤

颗粒细胞瘤见于神经垂体和垂体柄，大多数肿瘤体积小，为尸检偶然发现。手术切除肿瘤都因肿瘤大而引起临床症状。形态与身体其他部位的颗粒细胞瘤相同，肿瘤无包膜，但界限清楚，胶质细胞原纤维酸性蛋白和 S-100 蛋白常常为阴性。

（五）脊索瘤

发生在蝶鞍的脊索瘤的患者超过 30 岁。这种脊索瘤生长缓慢，但有局部侵袭性。形态与其他部位脊索瘤相同。免疫组化示低分子量 CK、上皮膜抗原和 S-100 蛋白阳性，有时癌胚抗原亦显阳性。

（六）神经鞘瘤

鞍内神经鞘瘤罕见，形态及免疫组化与其他部位神经鞘瘤相同。

五、鞍区其他肿瘤和转移性肿瘤

（一）颅咽管瘤

颅咽管瘤由颅颊囊残留物发生，占颅内肿瘤的 2％～4％，是儿童最常见的蝶鞍肿瘤，约占儿童中枢神经肿瘤的 10％。颅咽管瘤在任何年龄人群中都能发生，发病年龄高峰为 5～20 岁和 50～60 岁。3/4 的病例有肿块效应（头痛和视野缺损）。大多数患者有垂体功能低下，少于 50％ 的患者有高催乳素血症，约 25％ 的患者有尿崩症。儿童可呈侏儒。

影像学多数为囊性病变，仅 10％ 为实性。50％ 的病例显示蝶鞍增大和被腐蚀，超过 50％ 的病例可见鞍区钙化。肿瘤可浸润下丘脑，甚至第三脑室，由于此类瘤有高浸润性，所以手术常切不净，以致术后复发率高，年轻患者的术后复发率可高达 10％～62％。术后放疗可降低复发率。颅咽管瘤为良性，但有局部浸润性，仅有个别恶变的报道。

病理：85％ 的颅咽管瘤完全在鞍上，仅 15％ 的颅咽管瘤有鞍内成分。大多数肿瘤诊断时小于 1 cm，界限清楚，但不一定有包膜。切面囊性多见，内含黏稠油样液（像黑泥）及胆固醇和钙化，光镜检查可见在疏松的纤维间质中有上皮细胞岛和囊、胆固醇结晶、角化碎屑（成为钙化核心）。组织学类型可分为造釉细胞瘤型和乳头型。乳头型多见于成人，特点是假乳头状鳞状上皮，呈实性或囊状。一般没有纤维化和胆固醇，此型较造釉细胞瘤型预后好。免疫组化：CK（＋），电镜可见张力纤维和细胞间连接，无分泌颗粒。

（二）生殖细胞肿瘤

生殖细胞肿瘤包括生殖细胞瘤、胚胎性癌、畸胎瘤、内胚窦瘤和绒癌，约占成人颅内肿瘤的 1％，占儿童颅内肿瘤的 6.5％，最常见的部位为松果体，其次为鞍上。鞍区纯的生殖细胞瘤和纯的畸胎瘤多见，也有混合性生殖细胞瘤。

（三）朗格汉斯细胞组织细胞增生症

朗格汉斯细胞组织细胞增生症包括嗜酸性肉芽肿、莱特勒-西伟病、汉德-许勒尔-克思斯琴病,可累及神经垂体和下丘脑,导致尿崩症,垂体功能低下和高催乳素血症。该病很少累及前叶,免疫组化 CD-1a(＋),S-100蛋白(＋)。电镜下可找到 Birbeck 颗粒。

(四)间充质肿瘤

文献报道的有血管瘤、血管球瘤、血管网状细胞瘤、脂肪瘤、软骨瘤、软骨肉瘤、软骨黏液样纤维瘤、骨巨细胞瘤、软组织腺泡状肉瘤、骨肉瘤及纤维肉瘤等。形态与其他部位软组织肿瘤相同。

(五)转移性肿瘤

由于垂体血运丰富,所以许多恶性肿瘤(如肺癌、乳腺癌和胃肠道癌)经血行转移到垂体并不少见,有的报道称这种情况的发生率可高达 26.7%。累及神经垂体较腺垂体多见。

(刘春莹)

第二节　甲状腺肿瘤

一、甲状腺腺瘤

甲状腺腺瘤(thyroid adenoma,TA)是由单一前体细胞发生基因突变或异常引起局灶性甲状腺滤泡细胞增生、增殖的结果,是最常见的甲状腺良性肿瘤,占所有甲状腺疾病的 16%～25%。TA 可以发生在各个年龄段,多见于 15～40 岁女性,呈散发性。肿瘤多为单发,表现为甲状腺实质内单个边界清楚的肿物,有完整的包膜,大小从数毫米到 3～5 cm,个别患者的肿瘤甚至可达 10 cm 以上。肿瘤内部有时可见囊性变、纤维化或钙化。临床病理分为滤泡性腺瘤和乳头状腺瘤两种,前者多见。

(一)临床表现

TA 多数无自觉症状,常在无意中偶然发现颈前区肿块;多数为单发,圆形或卵圆形,表面光滑,边界清楚,质地韧实,与周围组织无粘连,无压痛,可随吞咽上下移动。肿瘤直径一般为数厘米至十余厘米,生长速度较缓,病程可长达数十年,此类患者常可出现瘤体钙化。但一旦发生瘤体内出血,体积可迅速增大,且伴有疼痛和周围器官压迫症状,如呼吸困难和吞咽不适。部分肿块出血吸收后(一般是 2～3 个月)会缩小,部分瘤体生长速度过快,实质部分因血供不足而发生坏死、液化、囊性变。少数增大的肿瘤逐渐压迫周围组织,引起气管受压、移位,患者会感到呼吸不畅或呼吸困难,特别是平卧时加重。胸骨后的 TA 压迫气管和大血管后可能引起呼吸困难和上腔静脉压迫症。多数典型的 TA 不影响甲状腺功能。需注意的是,中老年女性的 TA 常为滤泡性腺瘤,生长迅速,血运丰富,常伴有压迫症状,部分 TA 往胸骨后生长。术中肿瘤质脆而容易破裂,出血多而导致解剖不清,手术难度较大,容易引起喉返神经损伤致术后声音嘶哑。少数 TA 可发展为功能自主性腺瘤(20%)而引起甲状腺功能亢进,出现心慌、手抖、多汗、消瘦和易饥等症状。

(二)病理特征

临床上 TA 一般生长缓慢,体检时随吞咽而上下移动。TA 多为单发,呈圆形或类圆形,切面多为实性,为暗红色或棕黄色,可并发出血、囊性变、钙化和纤维化。

其共同的组织学特点或病理诊断要点:①有完整纤维包膜的单个结节;②肿瘤的组织结构与

周围甲状腺组织不同;③瘤体内部结构具有相对一致性(变性所致改变除外);④对周围组织有挤压现象。根据肿瘤细胞形态学特点,一般将 TA 分为以下几种病理类型。

1.滤泡性腺瘤

滤泡性腺瘤是最常见的病理类型,占所有良性甲状腺肿瘤的85%,根据滤泡分化程度,又可分为以下几种亚型。

(1)胚胎型腺瘤:又称梁状和实性腺瘤,瘤细胞小,大小较一致,分化好,呈条索状、小梁状或网片状排列,散在少量不完整的滤泡状腺腔,无胶质,水肿的疏松纤维间质类似胚胎期甲状腺。

(2)胎儿型腺瘤:又称小滤泡型腺瘤,主要由小而一致、仅含少量胶质或没有胶质的小滤泡构成,上皮细胞为立方形,与胎儿期甲状腺组织相似。

(3)单纯型腺瘤:又称正常大小滤泡型腺瘤,肿瘤包膜完整,肿瘤组织由大小较一致、排列拥挤、内含胶质的滤泡组成。

(4)胶样型腺瘤:又称巨滤泡型腺瘤,肿瘤组织由大滤泡或大小不一的滤泡组成,滤泡内充满胶质,并可互相融合成囊,肿瘤间质少。

2.乳头状腺瘤

滤泡上皮细胞排列成单层,呈乳头状向腺腔内突出。滤泡常形成大囊腔,故乳状腺瘤亦称囊性乳头状瘤。间质少,肿瘤常并发出血、坏死及纤维化。具有乳头状结构者有较大的恶性倾向,故良性乳头状腺瘤少见。

3.变异类型

(1)嗜酸性粒细胞型腺瘤又称许特莱细胞腺瘤,较少见。瘤细胞大而呈多角形,核小,内含嗜酸性颗粒。电镜下见嗜酸性粒细胞内有丰富的线粒体,这种细胞即许特莱细胞。瘤细胞排列成索网状或巢状,很少形成滤泡。

(2)不典型腺瘤,少见,瘤体包膜完整,质地坚实。其瘤细胞丰富,生长较活跃,有轻度不典型增生,可见核分裂象。瘤细胞排列成索状或巢片状,很少形成完整滤泡,间质少,但无包膜和血管侵犯。对此类型肿瘤术后应追踪观察,可做降钙素与上皮膜抗原(epithelial membrane antigen,EMA)和角蛋白等免疫组织化学检查,从而与甲状腺髓样癌和转移癌区别。

(3)透明细胞腺瘤中发生于甲状腺的透明细胞型滤泡型腺瘤罕见,应与原发甲状腺透明细胞癌、异位的甲状旁腺腺瘤或转移性肾透明细胞癌区别。瘤体包膜完整,切面呈淡红色,质软及韧。镜下见细胞体积较大,呈多边形或圆形,胞质透明或呈细颗粒状,核异型不明显,包膜完整,未见肿瘤细胞浸润。该病非常罕见,容易误诊,因此当甲状腺肿瘤细胞胞质透明或呈嗜酸性时,应当充分取材、询问病史、行免疫组织化学检测及特殊染色以明确组织来源而排除转移性肾透明细胞癌、甲状旁腺腺瘤及甲状腺透明细胞癌,以免误诊而影响治疗。

(4)功能自主性腺瘤(autonomously functioning adenoma,AFA),又称毒性甲状腺腺瘤或高功能腺瘤。由于该腺瘤发生功能增强,产生大量甲状腺激素,外周血 T3、T4 水平升高,以 T3 水平升高较为明显,从而引起甲亢的表现。查体时往往可以发现甲状腺有结节,单光子发射计算机断层成像(single photon emission computed tomography,SPECT)扫描多为热结节,而周围甲状腺组织的放射性核素分布往往缺乏或减少。

二、分化型甲状腺癌

甲状腺癌是起源于甲状腺滤泡细胞和滤泡旁细胞的恶性肿瘤,其发病率近年来呈上升趋势,发病人数也迅速增加。根据 WHO 病理分型主要包括以下四大类：甲状腺乳头状癌（papillary thyroid carcinoma，PTC），甲状腺滤泡癌（follicular thyroid cancer，FTC），甲状腺髓样癌和甲状腺未分化癌。依据组织学分化程度的不同又可将甲状腺癌分为分化型和未分化型。其中 PTC 和 FTC 属于分化型甲状腺癌（differentiated thyroid carcinoma，DTC），DTC 占所有甲状腺癌的 90% 以上，文献资料显示此类患者 30 年生存率亦超过 90%，预后佳。

（一）PTC

PTC 是甲状腺癌中最多见的一型，既往流行病学资料显示 PTC 占甲状腺癌的 60%～90%，近年来全世界范围内其发病率呈明显上升趋势。天津医科大学肿瘤医院 2011 年的一项调查结果显示，该院 PTC 患者已经占全部甲状腺癌患者的 96.0% 左右，权重明显升高。其组织学亚型较多，临床特性呈多样化。

PTC 的发病率因地区、营养状况及医疗水平而异。PTC 的远处转移率及病死率均较低，因此 PTC 属于低度恶性肿瘤；但在某些特定人群中（如老年人及有射线接触史者），PTC 亦具有较强的侵袭性，并可侵犯喉返神经、气管、食管等。

1.临床表现

PTC 患者初期多无自觉不适，甲状腺肿物为最常见表现。除微小癌外，甲状腺触诊可及单发或多发肿物，质硬，吞咽时肿块移动度减小。随病情进展，晚期可出现声音嘶哑、呼吸困难、吞咽困难等表现。若肿瘤压迫颈交感神经节，可产生霍纳综合征。颈丛浅支受侵犯时，患者可有耳、枕部、肩等处疼痛。此外，有些患者就诊时可出现颈淋巴结转移及远处脏器转移。需注意的是，目前有相当比例的 PTC 为微小癌，其临床表现隐匿。这类患者多在常规体检时行颈部超声检查发现甲状腺肿物，或以颈部淋巴结转移为首要症状就诊。颈淋巴结转移是 PTC 较常见的临床表现，可高达 50% 以上。转移淋巴结部位以同侧Ⅵ区最为常见。Ⅱ、Ⅲ、Ⅳ区也可见转移。Ⅰ、Ⅴ区偶见。血型转移较少，多见于肺，亦可出现肝、脑、骨转移。

2.病理特征

（1）大体形态：肿瘤直径为数毫米至数厘米不等，可单发，亦可多发。肿瘤多为硬而坚实，亦可硬韧或呈囊实性。微小者多为实性，最小可为数毫米，倘不注意，易忽略；癌灶多无包膜，常浸润正常甲状腺组织而无清楚分界，呈星芒状，有的似瘢痕组织结节。肿物较大者的切面一般呈苍白色，胶样物甚少，常有钙化，切割时可闻磨砂音。可有包膜或不完整，有时可为囊性伴部分实性成分，有时可见乳头状突起，也有的肿物边界极不清楚，无明显肿物轮廓，切面呈散沙状。

（2）镜检：在镜下，典型的 PTC 乳头状结构表现为中央为纤维血管轴心，表面衬附一层肿瘤性上皮。典型的乳头较长，有复杂的分支。衬附在乳头表面和肿瘤性滤泡的上皮细胞核具有特征性改变。细胞核大，互相重叠在一起。核为圆形或卵圆形，核边缘欠规则，呈锯齿状或有皱褶，可出现与核长轴平行的核沟。核染色质常平行排列，聚于核内膜下，致使核膜增厚，核空淡，呈毛玻璃样。核仁小，不明显。核分裂现象罕见或无。在乳头纤维血管轴心中、淋巴管内、实性上皮成分之间和肿瘤性滤泡之间的间质中常存在同心圆层状结构的砂粒体。

毛玻璃样细胞核：核常较大并有重叠。该特点在冰冻或细胞学涂片上不明显，在用高浓度福尔马林固定的组织中更显著。毛玻璃样细胞核的形成机理不清楚。有 80% 的病例可以见到毛玻璃样细胞核。

核内假包涵体：实际上是胞浆内陷，表现为轮廓清晰的嗜酸性结构。有 80%～85% 的病例可以见到核内假包涵体。

核沟：易出现在圆形或梭形细胞核中，常沿核的长轴走行。核沟是冗赘的核膜内折的形态学表现。但该特点亦可见于甲状腺其他病变，包括乔本氏病、腺瘤样增生、弥漫性增生以及滤泡性腺瘤（尤其是玻璃样梁状腺瘤）。核沟在所有的病例都可见到。

砂粒体：可位于乳头干中、纤维性间质中或实性瘤细胞巢之间。出现砂粒体高度提示乳头状癌的诊断，因为在其他甲状腺病变中，砂粒体极其罕见。研究者认为砂粒体是死亡乳头的"影像"，真正的砂粒体由乳头尖端局灶梗死引起钙质沉积导致分层状结构。有40％～50％的病例可以见到。

（3）分型：近年来，国内外认为PTC组织学上的多样性可能与其临床表现上的差异具有密切的联系。WHO已于肿瘤国际组织学分类标准中对PTC的组织学分型进行了重新分类，包括有滤泡型、嗜酸性粒细胞型、弥漫硬化型、高细胞型、柱状细胞型等十余型。2017版WHO分类中有甲状腺乳头状癌的亚型。尽管在这个分类中确立了15种亚型，但仅有6种亚型——普通型、乳头状微小型、包裹型、滤泡型、弥漫硬化型和高细胞型是相对常见的，而其他亚型比较少。近年来也有研究将一类有纤维囊包裹的"滤泡亚型甲状腺乳头状癌"重新命名，现在它的名字则是"带有乳头状细胞核特征的非浸润性滤泡型甲状腺肿瘤"，此类型为极低度恶性潜能肿瘤，绝大部分肿瘤在被完整切除后已经可以治愈，不需要追加放射治疗。

下面将对乳头状癌各分型的临床病理特征进行分述。

弥漫硬化亚型：该型常累及儿童和年轻成人，表现为双侧或单侧弥漫性甲状腺肿胀。大多数研究表明该型生物学上较经典型乳头状癌更具有侵袭性，表现为更高的淋巴结转移率（几乎为100％）和较高的远处转移概率。经过充分的治疗，病死率与经典型相似，大概与患者发病时年轻有关。甲状腺实质被白色较硬的组织弥漫替代，切面有砂粒感。典型的组织学特征包括：①肿瘤弥漫性累及一侧或双侧甲状腺；②无数不规则而粗短的微乳头形成，位于淋巴管小裂隙腔内，亦可有实心性细胞巢；③有多量鳞状化生灶；⑤大量砂粒体钙化；⑥有明显的淋巴细胞浸润；⑦有明显的纤维化。该型最可能被误诊为良性的甲状腺弥漫性病变，如淋巴细胞性甲状腺炎或亚急性肉芽肿性甲状腺炎。

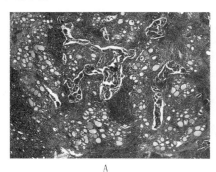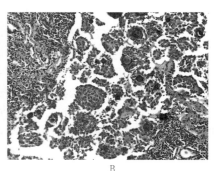

A B

图 7-4 弥漫硬化型乳头状癌

注：A为桥本甲状腺炎的背景，多灶淋巴管内见乳头状癌巢；B为较多砂粒体形成伴鳞状细胞化生巢

实性亚型：指具有50％以上实性生长方式的乳头状癌。由纤细的纤维血管分隔肿瘤细胞岛，肿瘤细胞呈圆形或不规则形，具有乳头状癌核的特征（图7-5、图7-6）。不出现肿瘤坏死。与普通的乳头状癌相比，其远处转移的频率稍高，预后稍差。在术中冷冻切片诊断此亚型时具有一

定难度,因其往往没有明显纤维化,核特征没有常规切片中明显,部分病例浸润性生长亦不明显,但仔细观察在肿瘤边缘多有异型的肿瘤性小结节形成。主要的鉴别诊断是低分化癌(核较深染,核分裂象常见,灶性坏死可见,Ki-67 增殖指数较高,多高于 10%)和髓样癌(有点彩状染色质,淀粉样物,间质富于血管,降钙素呈阳性)。

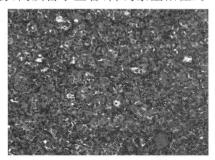

图 7-5　实性亚型乳头状癌(1)

注:癌巢被纤细的纤维血管分隔

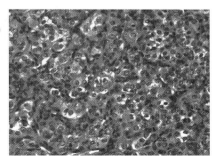

图 7-6　实性亚型乳头状癌(2)

注:高倍镜下可见肿瘤细胞核具有乳头状癌的核特征

高细胞亚型:肿瘤细胞的高度至少是宽度的 3 倍,呈典型乳头状癌特征的核大多位于基底。胞质丰富,因线粒体堆积而呈嗜酸性,有时胞质局灶透明(图 7-7)。该型常富于乳头及高度浸润性。肿瘤体积往往较大。肿瘤更容易向甲状腺外扩展(2%~82%),更具有侵袭性(复发率 18%~58%,病死率 9%~25%)。

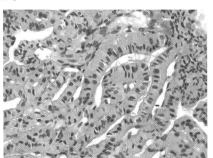

图 7-7　高细胞亚型乳头状癌

注:肿瘤细胞的高度是宽度的 3 倍以上,胞质嗜酸

柱状细胞亚型:有包膜的肿瘤可有包膜浸润,有时有血管浸润。浸润性肿瘤常表现为甲状腺外扩散。该型以混合性乳头、复杂腺体、筛状和实性结构为特征。乳头和腺体被覆高柱状细胞,核呈假复层排列,深染,呈卵圆形或梭形(类似于结直肠癌或子宫内膜样腺癌)。可出现核下空泡及透明胞质(图 7-8),不同于高细胞亚型,柱状细胞更高,核深染,呈明显假复层排列,胞质缺乏嗜酸性改变,高细胞亚型更像典型的乳头状癌。

包膜内亚型:指完全由包膜包裹的乳头状癌。纤维性包膜可能显示或不显示肿瘤浸润,但淋巴结转移可能发生在无包膜或血管浸润的情况下。包膜内的乳头状癌形态多样,以乳头状和滤泡结构为最多见(图 7-9)。对完全由滤泡组成的病例需仔细辨认核特征,进行准确的评估。与经典型乳头状癌患者相比,该型肿瘤患者较年轻,较少出现压迫症状,淋巴结转移率低,预后极好。

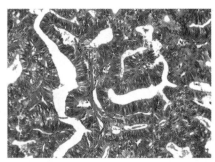

图 7-8　柱状细胞亚型乳头状癌

注:肿瘤细胞核拉长,类似结肠腺瘤或子宫内膜癌样

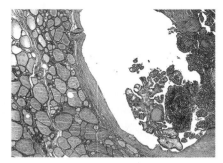

图 7-9　包膜内亚型乳头状癌

注:有完整包膜包裹,以乳头状为主

　　滤泡亚型:指全部或几乎完全由滤泡组成的乳头状癌。多数呈浸润性生长,无明显包膜,为滤泡浸润型;有完整包膜者,依据有无包膜浸润,又分为包膜完整亚型和包膜浸润亚型(图 7-10)。滤泡大小、形状不一,滤泡常常拉长,形状不规则,类胶质常常深染,边缘呈锯齿状。可出现砂粒体和间质硬化。诊断主要依靠乳头状癌典型的核特征,临床行为与经典的乳头状癌无明显差别。

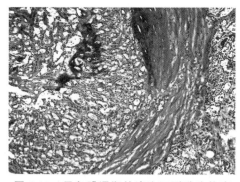

图 7-10　呈包膜浸润的滤泡亚型乳头状癌

　　沃辛瘤样亚型:部分乳头状癌类似于唾液腺的沃辛瘤,呈乳头状生长,乳头轴心伴有大量淋巴浆细胞浸润(图 7-11)。乳头被覆细胞常常呈嗜酸性,可为立方或柱状细胞。该亚型往往伴有淋巴细胞性甲状腺炎或桥本甲状腺炎背景。

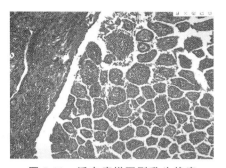

图 7-11 沃辛瘤样亚型乳头状癌

注:乳头状结构,表面被覆嗜酸性肿瘤细胞,间质为淋巴组织

嗜酸性粒细胞亚型:主要由含丰富嗜酸性胞质的细胞组成,胞质可以是部分或全部透明(图 7-12)。该型肿瘤细胞具有典型的乳头状癌细胞核,核仁较明显。生物学行为及分子特征与经典型乳头状癌无差别。鉴别该型与嗜酸性粒细胞滤泡性肿瘤非常重要,主要在于核特征及有无包膜和/或血管侵犯。

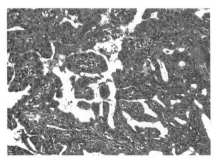

图 7-12 嗜酸性粒细胞亚型乳头状癌

注:肿瘤细胞胞质嗜酸,细胞核具有异型性

透明细胞亚型:经典型乳头状癌和滤泡亚型可以主要由透明细胞构成,常常是乳头状结构占优势,有些肿瘤中可见到滤泡生长方式。肿瘤细胞显示广泛的透明胞质,一部分肿瘤中可见到嗜酸性粒细胞和透明细胞相混合(图 7-13)。细胞核的特征与经典型乳头状癌一致。

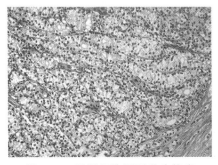

图 7-13 透明细胞亚型乳头状癌

注:瘤细胞胞质透明,细胞核具有乳头状癌的核特征

巨滤泡亚型:50%以上的区域由大滤泡组成。因为大多数这个亚型的肿瘤有包膜,容易与增生性结节或大滤泡腺瘤相混淆。巨滤泡的被覆细胞变扁,可能不显示乳头状癌的特征性核。然

而,部分滤泡细胞含有大而亮的核和乳头状癌所特有的核沟、核内假包涵体,可用于明确诊断。这一种亚型以很少见到淋巴结转移为特点,当发生转移时,仍然保持原发肿瘤的大滤泡形态。

筛状-桑葚样亚型:为罕见类型,以明显的筛状结构为特征,腔内缺乏类胶质;散在鳞状分化(桑葚样)岛(图 7-14)。其细胞核内常有轻度嗜酸性、含生物素的包涵体,均质。紧密排列的滤泡、乳头和小梁结构常混合存在。肿瘤细胞呈柱状、立方状或扁平。核染色质丰富,但局灶总可见典型的乳头状癌的核特征。肿瘤界清,甚至有包膜,伴有或不伴有包膜及血管浸润。此亚型易被误诊为高细胞/柱状细胞乳头状癌、玻璃样变梁状腺瘤、甲状腺低分化癌或腺癌。此亚型可发生于家族性腺瘤性息肉病(familial adenomatous polyposis,FAP,常为多中心)或为散发(常为孤立性)。发生于 FAP 患者的多数甲状腺癌属于这一亚型。女性患者明显多见(男患者与女患者的比例为 1：17),确诊时的平均年龄为 27.7 岁,有时先于 FAP 的诊断。此亚型确诊的意义在于提示临床医师警惕与 FAP 的相关性。β-连环蛋白免疫组织化学染色核阳性是该亚型独特而普遍的表型。

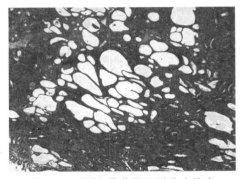

图 7-14　筛状-桑葚样亚型乳头状癌
注:典型的混合性结构特征,可见筛状、实性及乳头状结构

伴丰富结节性筋膜炎样间质的亚型:为少见亚型,乳头状癌伴有丰富的结节性筋膜炎或纤维瘤病样反应性间质(图 7-15)。主体肿瘤由于很分散而不明显可能被掩盖,需仔细寻找,必要时需免疫组织化学染色辅助确诊。间质由梭形肌成纤维细胞组成,位于有外渗红细胞的含血管的纤维黏液基质中。间质与肿瘤的相互作用可能导致特殊的组织学结构。该亚型类似乳腺的腺纤维瘤、叶状肿瘤或纤维囊肿病。这些变化没有特殊的不好的预后意义。

小梁亚型:超过 50% 的肿瘤呈梁状生长。肿瘤细胞呈立方状或柱状,在长直的小梁内垂直排列(图 7-16)。肿瘤往往较大,具有侵袭性。预后较差,可能是乳头状癌的一种低分化亚型。

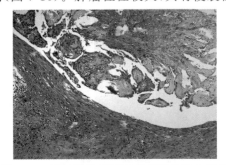

图 7-15　伴结节性筋膜炎样间质的乳头状癌

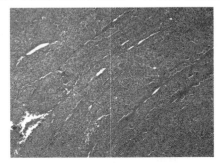

图 7-16　小梁亚型乳头状癌
注:肿瘤细胞呈小梁状生长方式

乳头状癌伴鳞状细胞癌或黏液表皮样癌：原发甲状腺鳞状细胞癌十分罕见。偶见乳头状癌与鳞状细胞癌混合存在(图 7-17)。这种混合性癌不应与乳头状癌伴鳞状上皮化生相混淆，前者呈侵袭性临床过程，而后者的临床行为通常与乳头状癌相同。乳头状癌也可与黏液表皮样癌相混合，通常不伴有嗜酸性变或桥本甲状腺炎。

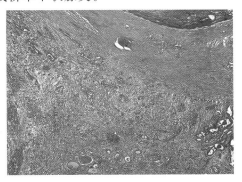

图 7-17　乳头状癌伴鳞状细胞癌

注：右下为乳头状癌成分，左侧为鳞状细胞癌成分，右上为钙化成分(脱钙处理后切片)

去分化乳头状癌：指乳头状癌与未分化成分或低分化甲状腺癌并存的状态(图 7-18)。未分化或低分化成分可出现于乳头状癌发生或复发时。这种转化可发生于原发灶或转移灶。由于高级别成分的存在，预后差，除非未分化或低分化成分仅占整体肿瘤的一小部分。

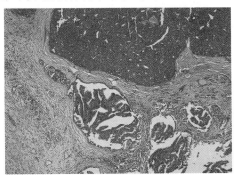

图 7-18　去分化乳头状癌

注：下方为乳头状癌成分，上方为低分化癌成分

乳头状癌伴梭形细胞化生：少数乳头状癌中会出现梭形肿瘤细胞，所占比例不等。形态温和的梭形细胞形成短束状，与乳头状癌成分融合。

乳头状癌伴脂肪瘤样间质：有少数病例，脂肪细胞散在分布于乳头状癌内。

(二)FTC

FTC 是一种显示滤泡细胞分化，但缺乏乳头状癌特征的甲状腺恶性上皮来源肿瘤，与甲状腺乳头状癌都属于分化型甲状腺癌，是甲状腺癌第二常见的组织学类型。目前全球 FTC 患者占所有甲状腺癌患者的 9%～40%，其差异取决于人种、摄入碘的情况以及甲状腺乳头状癌滤泡亚型等因素，例如，文献报道摄入碘量较低的地区甲状腺滤泡癌相对偏多。美国 SEER(The Surveillance,Epidemiology,and End Results)数据库统计 1992—2012 年的甲状腺癌患者，发现 75 992 名患者中 25.7% 的类型为甲状腺滤泡癌，而我国的 FTC 占比以往为 10%～15%，但近年来有逐渐下降趋势。

1.临床表现

大部分患者的首发表现为甲状腺肿物,肿物生长缓慢,质地中等,边界不清,表面不光滑。早期随甲状腺的活动度较好,当肿瘤侵犯甲状腺邻近的组织后则固定,可出现不同程度的压迫症状,表现为声音嘶哑、发声困难、吞咽困难和呼吸困难等。与PTC相比,FTC发生颈部和纵隔区域淋巴结转移较少,为8%～13%,远处转移则较多,可高达20%以上,以肺部和骨转移为常见,其他脏器也可被累及。骨转移灶多为溶骨性改变,较少出现成骨性改变,少部分患者则以转移症状(如股骨、脊柱的病理性骨折)为首发表现。

2.病理特征

(1)大体表现:大多数甲状腺滤泡癌呈实性,瘤体存在包膜,剖面呈黄褐色或浅棕色。可发生继发性改变,如出血、囊性变。根据包膜是否完整,甲状腺滤泡癌可分两型:①有包膜,但有显微镜下血管和/或包膜浸润,此型称为包裹性血管浸润型(图7-19)。②包膜不完整并明显浸润周围甲状腺膜组织,此型称为浸润型(图7-20)。包裹性血管浸润型滤泡癌肉眼观察像甲状腺滤泡性腺瘤。浸润型滤泡癌切面灰白色,可侵占大部分甲状腺组织并浸出甲状腺包膜外,与周围组织粘连或侵入周围组织(如气管、肌肉、皮肤和颈部大血管)并常累及喉返神经。

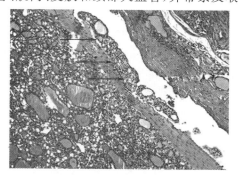

图7-19　微浸润性滤泡癌(包裹型血管浸润型)

注:肿瘤栓子位于包膜血管内(箭头所示),表面被覆血管内皮细胞

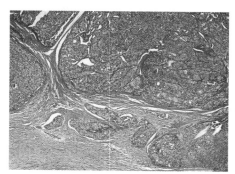

图7-20　广泛浸润性滤泡癌

注:肿瘤广泛浸润邻近组织和多个血管

(2)组织学表现:甲状腺滤泡癌以滤泡状结构为主要组织学特征,无乳头状形成,淀粉样物少见。癌细胞一般分化良好,常似正常甲状腺组织,且滤泡中含胶体,有些似甲状腺肿结构,癌细胞可见轻度或中度间变,常见包膜、血管、淋巴管侵犯,癌组织在包膜外浸润性生长。根据滤泡大

小,可将甲状腺滤泡癌分为大滤泡型、正常滤泡型以及小滤泡型。呈小梁状或实性排列的肿瘤可称为梁状或胚胎型。

除典型的滤泡癌外,许特莱细胞癌和透明细胞癌为甲状腺滤泡癌的两个特殊亚型。①许特莱细胞癌:形态与许特莱细胞腺瘤相似,具有丰富的嗜酸性胞质,因线粒体积聚而呈颗粒状,有包膜、血管和/或邻近甲状腺实质浸润或有卫星结节形成。过去研究认为该类亚型预后较差,五年生存率为 20%～40%;而新近研究表明组织学特征能准确地预测许特莱细胞的行为,无浸润的肿瘤可行腺叶切除治疗。②透明细胞癌:罕见,肿瘤由具有透明胞质的癌细胞构成。癌细胞界限清楚,胞质内富含糖原。诊断甲状腺透明细胞癌必须先排除外转移性肾透明细胞癌和甲状旁腺癌。

三、甲状腺髓样癌

甲状腺髓样癌占所有甲状腺癌的 1%～2%,较以往报道的比例有所下降。年龄高峰为 40～60 岁,该病亦可见于青少年和儿童。性别差别不大。髓样癌来自甲状腺的 C 细胞,能分泌降钙素。80%～90% 的髓样癌为散发性,10%～20% 为家族性。家族性髓样癌为常染色体显性遗传,常合并其他内分泌腺异常,如嗜铬细胞瘤、甲状旁腺增生或腺瘤、黏膜神经瘤,组成多发性内分泌腺肿瘤 2 型(2A 型和 2B 型)。肿瘤分泌过多的降钙素而造成患者严重腹泻。此外,肿瘤还能分泌异位激素,如 ACTH、5-羟色胺、P 物质和前列腺素,因此部分患者可合并库欣综合征或类癌综合征。

(一)大体检查

包膜可有可无,直径 1～11 cm,界限清楚。切面灰白色,质实。散发性髓样癌多为单个结节,体积较大。家族性髓样癌常伴 C 细胞增生,为多结节性。分布在甲状腺两侧叶的中上部。

(二)光镜检查

癌细胞呈圆形、多角形或梭形。核为圆形或卵圆形,核仁不显,核分裂罕见(图 7-21)。肿瘤可呈典型的内分泌肿瘤样结构,或形成实性片块、细胞巢、乳头或滤泡样结构。如滤泡样结构中充有嗜酸性物质则与滤泡癌所含的胶质很难区别。梭形细胞常呈旋涡状排列或呈肉瘤样。髓样癌的另一个特点是间质有淀粉样物质沉着。淀粉样物质的形成据认为是与降钙素的分泌有关。现在越来越多的材料指出髓样癌的形态可像滤泡癌或乳头状癌,而且没有间质淀粉样物质。应对这种肿瘤进行免疫组化及电镜观察,髓样癌为降钙素阳性。

(三)电镜检查

有直径 100～300 nm 的神经分泌颗粒。颗粒大小较一致,核心电子密度较高。分子生物学技术检查显示有降钙素 mRNA 和降钙素基因相关肽 mRNA。

(四)遗传学

散发性髓样癌常有 1p,3p,3q,11p,13q,17p 和 22q 的杂合子丢失以及 *RET* 基因突变。

约 2/3 的病例手术时已有颈淋巴结转移。其他转移部位有上纵隔、肺、肝、肾上腺和骨等。手术时无淋巴结转移者预后好,10 年存活率可达 60%～70%;有淋巴结转移者 10 年存活率为 40% 左右。癌组织中有坏死、核分裂多和以梭形细胞为主者预后差。

近来发现越来越多的滤泡上皮和 C 细胞混合型癌,称为髓样-滤泡混合型癌或髓样-乳头混合型癌。光镜检查可见癌细胞排列成小梁或滤泡样或乳头状结构。临床表现恶性度较高。

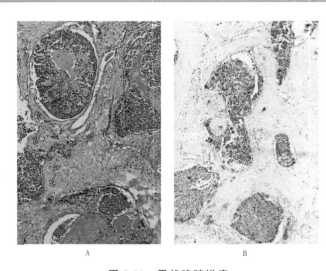

图 7-21　甲状腺髓样癌

注：A 显示癌细胞由小的圆形和卵圆形细胞构成，瘤细胞形态成巢，有不等量的纤维组织分隔，细胞之间和间质内有淀粉样物沉着；B 显示降钙素染色强阳性

（五）鉴别诊断

髓样癌为降钙素阳性、甲状腺球蛋白阴性。滤泡癌、乳头状癌和未分化癌均为甲状腺球蛋白阳性、降钙素阴性。髓样-滤泡混合型癌和髓样-乳头混合型癌则甲状腺球蛋白和降钙素均为阳性。

四、甲状腺未分化癌

甲状腺未分化癌（anaplastic thyroid carcinoma，ATC）又称为间变癌，而梭形细胞癌、巨细胞癌、多型性癌、肉瘤样癌、化生性癌或癌肉瘤也常隶属此类，这些名称都是以组织学形态特点或生物学行为来命名的。它是恶性程度最高的甲状腺肿瘤，也是所有甲状腺恶性肿瘤中预后最差的一种。

ATC 的病因不明，其发生受遗传、环境和激素等因素的影响。病因学上一般认为，大多数 ATC 是在原有乳头状癌、滤泡癌或低分化癌的基础上发生间变所致，部分患者有放射线接触史。甲状腺癌恶性进展被认为是一个多步骤的肿瘤演进过程，甲状腺滤泡细胞早期可发生 BRAF、RAS 基因突变，导致分化型甲状腺癌的发生，而 p53 基因突变导致了上述细胞进一步失分化成甲状腺低分化癌（poorly differentiated thyroid carcinoma，PDTC）和 ATC。而与 ATC 发生密切相关的主要基因组改变包括 RAS/RAF/MAPK/ERK 信号通路、PI3K/Akt/mTOR 信号通路改变等。

（一）临床表现

甲状腺未分化癌好发于 60 岁以上老年人。该病的临床表现复杂多变，常具有以下特点。①症状多样性：一般为几种症状同时或相互交错出现，或以消化系统、呼吸系统的某一症状为突出表现，如常伴有吞咽困难、声音嘶哑、呼吸不畅和颈区疼痛；②颈前常可触及板样硬肿物且发展迅速，边界不清，触诊活动度差或相对固定，这是肿瘤广泛侵犯周围组织且与转移淋巴结相融合所致；③早期即可发生淋巴道和血道的转移，转移常见于肺、肝、肾及上纵隔等部位。

（二）病理

组织学上甲状腺未分化癌全部或部分由未分化细胞组成，可直接发生于甲状腺滤泡细胞，亦可由分化较好的甲状腺癌细胞转化而来,此类细胞仅能通过免疫表型或超微结构辨认其上皮源性。在形态学上 ATC 表现形式多样,与其他甲状腺原发肿瘤可有部分形态重叠,甚至免疫与遗传学特点亦有重叠,因此其鉴别诊断比较困难。

甲状腺未分化癌往往体积大,质地硬,无包膜,可呈多结节状,切面呈灰白或棕褐色,常伴有坏死、出血,甚至囊性变。细胞学检查可见少量淋巴及单核细胞背景,肿瘤细胞单个或成簇分布,细胞呈鳞状、巨细胞样或梭形(图 7-22)。细胞质丰富,无明确边界,有嗜酸性。细胞核明显异形或怪异,染色质粗块状,有单个或多个明显核仁,核分裂象多见,包括病理性核分裂象。

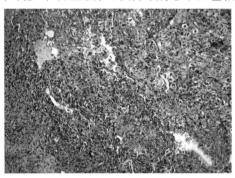

图 7-22　甲状腺未分化癌
注:可见上皮样及梭形肿瘤细胞弥漫分布,细胞异型性大并可见坏死

ATC 无统一的组织学形态,肿瘤之间差异较大,其组织学特点取决于梭形细胞、鳞状或上皮样细胞、巨细胞三种主要细胞成分的构成,表现为以梭形和巨细胞为主的肉瘤样形态,以上皮样细胞为主的癌样形态,或两者混合。

免疫组织化学方面与甲状腺乳头状癌和滤泡癌不同,ATC 的组织学形态更类似于软组织肉瘤,因此在病理诊断过程中常需要免疫组织化学的帮助。低分子量和高分子量角蛋白混合标记物 AE1/AE3 可出现在约 80% 的甲状腺未分化癌中,上皮膜抗原在 40% 左右的未分化癌患者中表达,癌胚抗原表达一般不常见,TTF-1 表达呈弱阳性,以上标记物一般为局灶性表达,很少出现大面积的阳性区域。组织学上若未见明显的甲状腺滤泡上皮,则 Tg 不表达;若存在甲状腺球蛋白渗透,则可见 Tg 阳性表达。CD68 常在肿瘤组织中的破骨细胞样巨细胞中表达。此外,未分化癌一般很少出现如结蛋白、S100 蛋白、肌红蛋白等的阳性表达,除非含有横纹肌、软骨及平滑肌肉瘤成分,但常可见平滑肌肌动蛋白或肌动蛋白的灶性阳性表达。

(三)鉴别诊断

1.软组织肉瘤

若肿瘤组织中未见明确的乳头状癌、滤泡癌或低分化癌成分,在组织学形态上很难与恶性纤维组织细胞瘤、纤维肉瘤等软组织肉瘤相区别,但患者常有甲状腺结节病史或甲状腺癌手术史,短期内颈部肿块可迅速增大,病情凶险,提示甲状腺未分化癌的可能性大。必要时行连续切片,在肿瘤与正常甲状腺组织交界部位,常能发现原发病变。此外,免疫组织化学能帮助识别肉瘤样组织中残留的上皮性癌成分。

2.髓样癌

部分髓样癌完全由梭形细胞组成,在组织学形态上易与未分化癌相混淆,但髓样癌的梭形细胞形态较温和,异型性小,核分裂象也比未分化癌的少,且常有较多小血管分布,间质中可见淀粉样物质沉着。髓样癌免疫组织化学、嗜铬粒蛋白A、突触素常呈强阳性。

3.伴胸腺样分化的梭形细胞肿瘤(spindle cell tumor with thymus-like differentiation,SETTLE)

大部分的SETTLE肿瘤呈双向分化,既有上皮样成分又有梭形细胞成分。但SETTLE常发生于儿童及青少年时期,而ATC则常见于老年人。相较于ATC,SETTLE细胞异型性不大,核分裂象也不常见,上皮样成分尽管可见腺管或乳头状结构,但细胞呈柱状,有时还能见到纤毛,腺腔内无胶质,这些特点可与甲状腺滤泡相区别。此外,免疫组织化学能帮助确认该上皮细胞是否为真正的滤泡上皮细胞。

五、特殊类型甲状腺癌

(一)原发性甲状腺恶性淋巴瘤

原发性甲状腺恶性淋巴瘤(primary thyroid malignant lymphoma,PTML)是指原发于甲状腺内淋巴组织的恶性肿瘤,亦称为甲状腺淋巴瘤,临床上较为少见。

1.临床表现

PTML好发于50~80岁的女性,高峰年龄在60~70岁。男性患者与女性患者的发病率比为(3~4):1。PTML典型的临床表现为短期内迅速增大的甲状腺肿块,多为分叶,质韧,有包块,可伴有声音嘶哑和呼吸困难,吞咽困难较为少见。多数患者的甲状腺功能正常,约10%的患者有甲状腺功能减退。少数患者可有恶性淋巴瘤的B症状(发热、盗汗和体重减轻等)。约50%的PTML患者有桥本甲状腺炎(Hashimoto thyroiditis,HT)病史,而通过病理及免疫组织化学检测可发现更多的PTML同时伴有HT。流行病学显示HT患者发生PTML的危险度为正常人群的70~80倍,每200例HT患者中将有1例发展为PTML,HT为PTML独立的危险因素。

2.临床病理特征

大体观察:肿块大小不等,质地硬实,边界不清晰,无包膜包裹,切面为灰白色,质地细腻,呈鱼肉状,少数标本伴有出血及坏死。

经染色、镜检,可发现原发性甲状腺淋巴瘤细胞比正常淋巴细胞要大,其细胞核容易被深染,染色质同样比正常细胞粗,并且表现为颗粒状,部分呈现出无规则性核沟,其细胞质染色后颜色较浅。在镜检中可以清楚地发现肿瘤细胞浸润或者已经对甲状腺滤泡结构造成破坏,部分滤泡已被完全填充,少数可见残余滤泡结构。同时CD20、CD79a、白细胞共同抗原均为阳性。PTML约为全身性恶性淋巴瘤的2.5%,大多数PTML是非霍奇金淋巴瘤。50%~80%的PTML是弥漫大B细胞淋巴瘤,20%~30%是黏膜相关淋巴组织淋巴瘤。大多数PTML为结外边缘型,罕见亚型包括滤泡淋巴瘤(12%)、霍奇金淋巴瘤(7%)、小淋巴细胞淋巴瘤(4%)和Burkitt淋巴瘤(4%),也有T细胞为主PTML的个案报道。

3.病理诊断

PTML是非甲状腺来源的恶性肿瘤,早期诊治可以获得很好的疗效,诊断的方法有多种,病理是诊断PTML的"金标准"。细针穿刺细胞学是初诊时首选的主要方法,但因其所取的组织范围较小,很难在细胞学上将甲状腺淋巴瘤从未分化甲状腺癌、甲状腺炎中鉴别出来,尤其是像黏膜相关淋巴组织淋巴瘤这一类低度恶性的淋巴瘤,同时该项技术存在一定的技术安全性、患者耐受性、标本满意度和诊断准确性问题,限制了其在PTML的初始诊断中的作用。但随着流式细胞技术、免疫组织化学技术、PCR、Southern印记法等对相关基因重排分析的发展,细针穿刺细胞学检查对PTML的诊断能力也得到了提高,对诊断仍不明确的病例可在超声引导下行细针穿刺细胞学检查,亦可将其用于不能手术或不宜手术但需组织学检查结果的患者,但假阴性率偏高。

与细针穿刺细胞学检查相比,切开活检或者切除活检能够获得组织学切片,组织切片比细针穿刺涂片能够更全面地反映组织病变的范围、细胞类型,是作为细胞穿刺细胞学筛选后进一步确诊所必要的。而切开活检在组织病理学上比切除活检有优势,尤其是针对肿瘤增大并扩散到甲状腺外组织的情况,因为它没有明显的手术并发症,又可以获得足够的组织来行相关的检查,常作为最终的诊断手段。

(二)甲状腺转移癌

由于甲状腺转移癌的临床发病率极低,其鉴别诊断也较困难,常被误诊为原发甲状腺癌。该病的诊断主要依靠病史、体检及必要的辅助检查。如果发现有恶性肿瘤既往史的患者有甲状腺肿物,特别是具有高转移倾向的食管癌、肾癌、肺癌、乳腺癌等,应警惕甲状腺转移癌的可能性。也有患者以甲状腺转移癌为首发症状而没有恶性肿瘤既往史,此时应做详细的全身检查,寻找原发灶。甲状腺转移癌多见于男性,且转移灶多为单发。

细针穿刺细胞学检查简便、易行、创伤小,能对多数临床可触及的甲状腺肿物做出定性诊断。近年来开展的超声引导下针吸活检技术使穿刺部位更准确,尤其适用于手术困难、危险性大的病例。病理学检查和免疫组织化学在甲状腺转移癌的诊断和鉴别诊断中有着重要作用,甲状腺转移癌甲状腺蛋白染色为阴性,而甲状腺原发肿瘤免疫组化染色一般为阳性。

(三)儿童及青少年甲状腺癌

发生于儿童及青少年的甲状腺癌,无论病理、临床表现,还是长期预后,均与成人患者有所不同。有关儿童及青少年甲状腺癌的年龄范围尚不统一,文献对儿童及青少年甲状腺癌年龄段的划分没有明确的界定,不同文献报道将 14 岁、15 岁、18 岁或 20 岁以前发生的甲状腺癌定义为儿童及青少年甲状腺癌。在 2015 年由全美在线颁布的儿童及青少年甲状腺结节与分化型甲状腺癌诊治指南中,将儿童及青少年患者定义为全美在线≤18 岁。

1.临床表现

儿童及青少年甲状腺癌以分化型甲状腺癌多见,但特点不同于成人甲状腺癌,临床缺乏典型的症状和体征。大部分的分化型甲状腺癌表现为可触及的甲状腺结节,但是也有一部分甲状腺癌表现为颈部淋巴结肿大而不伴有被触及的甲状腺结节,而肿大的淋巴结容易被误诊为慢性淋巴结炎或淋巴结结核。因此,当发现儿童及青少年颈部淋巴结肿大时,应仔细检查双侧甲状腺。还有少数儿童及青少年甲状腺癌是在检查身体其他疾病时由影像学检查偶然发现的,甚至有些甲状腺癌在发生远处转移后才被发现。有研究显示,与成人甲状腺癌相比较,儿童及青少年的单发结节癌比例甚高,为 38.6%～44.0%。儿童及青少年甲状腺癌与成年人甲状腺癌比较,局部侵袭性及转移能力较强,颈淋巴结及肺转移率高。文献报道儿童及青少年甲状腺癌的颈淋巴结转移率一般为 40%,最高可达 90%。而 2017 年天津医科大学肿瘤医院统计的一份包括 61 例14 岁以下的甲状腺乳头状癌患者的材料中,56 例患者合并中央区淋巴结转移(91.8%),47 例患者合并侧颈淋巴结转移(82.5%),表明儿童及青少年分化型甲状腺癌较成人患者的该类肿瘤具有更强的侵袭转移能力。

2.病理类型

绝大多数儿童及青少年甲状腺癌为分化型甲状腺癌。Winship 报道,在 606 张儿童及青少年甲状腺癌病理切片中,434(71.6%)张所对应的类型为乳头状癌,家族性髓样癌占 2.6%。天津医科大学肿瘤医院统计的 1970－1987 年的 59 例儿童及青少年甲状腺癌中,乳头状癌为 44 例

(74.5％),滤泡癌为9例(15.3％),髓样癌为4例(6.8％),未分化癌为2例(3.4％)。而在近年来的报道中,儿童及青少年甲状腺癌中乳头状癌所占比例高达90％甚至更多,滤泡癌不常见,而髓样癌及未分化癌则更为罕见。这和目前流行病学研究中发现的甲状腺癌病理类型的变化趋势,即乳头状癌增多而滤泡癌减少是相符合的。在儿童及青少年甲状腺乳头状癌的病理学亚型中,高细胞亚型和弥漫硬化型等高侵袭亚型的比例相对偏高(图7-23)。另外,儿童及青少年甲状腺癌尤其是10岁以下儿童的甲状腺乳头状癌,与成人相比可能不具备典型的乳头状结构,而且肿瘤可以不被包裹而表现为广泛侵犯腺体。

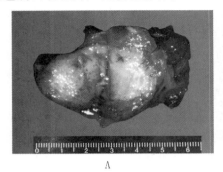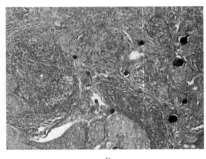

Λ   B

图 7-23   弥漫硬化型甲状腺乳头状癌

注:A 为大体标本,B 为苏木精-伊红染色

（刘春莹）

第三节   甲状旁腺肿瘤

一、甲状旁腺良性肿瘤

甲状旁腺良性肿瘤主要指甲状旁腺腺瘤和甲状旁腺囊肿。

甲状旁腺囊肿极少见,多见于老化的甲状旁腺,可以分为功能性和无功能性两种。无功能性囊肿占85％,功能性囊肿占15％,前者多见于女性,后者多见于男性。囊肿通常为单房性,壁薄、光滑,囊内有澄清液体,甲状旁腺激素(parathyroid hormone,PTH)含量高(图7-24)。

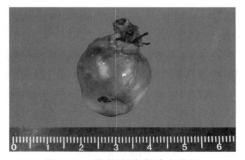

图 7-24   甲状旁腺囊肿大体观

甲状旁腺腺瘤多见于女性,男、女患者的比例为1:(3~4)。该病多见于40~60岁,好发于

下部的甲状旁腺。病变累及一个腺体者占90%，2个以上的多发性腺瘤仅占1%～4%。肿瘤重量0.1～5 g，有完整包膜，呈红褐色，质软，光滑，呈椭圆形、哑铃形或泪滴形(图7-25)。80%以上的原发性甲状旁腺功能亢进是由甲状旁腺腺瘤分泌过多甲状旁腺激素引起的。

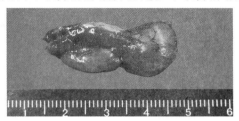

图7-25 甲状旁腺腺瘤大体观

(一)临床表现

目前临床上约85%的原发性甲状旁腺功能亢进患者罹患甲状旁腺腺瘤，因此文献报道的甲状旁腺腺瘤的主要临床症状和体征都是由甲状旁腺功能亢进导致的高钙血症所致。在疾病早期或腺瘤小时，可以有相当一段时间无临床症状。随着肿瘤逐渐生长，分泌的PTH增多，高钙血症的程度增大，可以引起一系列全身症状与体征。在我国，血清钙的测定不属于常规检查项目，因而极少发现早期病例。近年来由于超声检查、核医学检查及MRI、CT检查的广泛应用，早期病例有所增加。

甲状旁腺腺瘤的临床表现包括全身表现及肿瘤局部表现两部分。局部表现为甲状旁腺腺瘤或囊肿初起很小，肿瘤本身不会引起局部症状，当肿瘤增大时许多患者常因甲状腺结节去医院就诊。当腺瘤伴有包膜内出血，局部可有刺激感、疼痛感。

(二)病理

甲状旁腺腺瘤为良性肿瘤，由于腺瘤分泌大量PTH，正常的甲状旁腺呈失用性萎缩，镜下观察可见甲状旁腺腺瘤有三种细胞类型。

1.主细胞腺瘤

主细胞腺瘤为边界不清的多角形细胞，直径为6～8 μm。胞质甚少，核居中，呈圆形而深染，似淋巴细胞的核。多数腺瘤是以主细胞为主的腺瘤。

2.透明细胞腺瘤

透明细胞腺瘤又称水样透亮细胞。直径为10～15 μm。其特点为细胞质多而不着色，呈透亮状。细胞边界清楚，核居中，其大小与染色均与主细胞相同。

3.嗜酸性粒细胞腺瘤

细胞直径为11～14 μm，边界清楚。其形态特点为胞质内充满嗜酸性颗粒，经电镜检查证实为线粒体。核较大，呈卵型，染色较浅。这种细胞发生退变时，胞质呈均匀嗜酸性，核小而深染。

在主细胞和透明细胞之间尚存在过渡性细胞，称为水样透明过渡细胞，这种细胞的核与主细胞核相同，而胞质内出现大空泡。主细胞与嗜酸性粒细胞间也有过渡性细胞，称为嗜酸过渡细胞，此种细胞大多见于甲状旁腺增生时，由此可见，上述细胞往往相互关联。主细胞为基本组成细胞，透明细胞与嗜酸性粒细胞则为主细胞发生代谢改变时所出现的形态变异。

二、甲状旁腺恶性肿瘤

甲状旁腺恶性肿瘤是一种极为罕见的恶性肿瘤，约占所有恶性肿瘤的0.005%，占原发性甲状旁腺功能亢进症的 0.5%～5.0%。最常见的甲状旁腺恶性肿瘤是腺癌。在美国和大部分欧洲国家甲状旁腺恶性肿瘤占甲状旁腺功能亢进症患者的比例<1%,然而日本和意大利有高于 5%的报道。大部分甲状旁腺癌的发病年龄为 45～55 岁,其很少发生于儿童与青少年,性别分布较均一。近年来甲状旁腺癌的发病率有所增加,原因可能是血钙检测普及、甲状旁腺功能亢进症手术指征放松。

甲状旁腺癌的临床表现与甲状旁腺腺瘤相似,但少部分患者由于肿瘤局部生长和侵犯可出现吞咽困难、声音嘶哑等症状。甲状旁腺癌可出现血行转移,转移至肺、肝、骨等。

病理:甲状旁腺癌的瘤体一般较大,呈白色,常无明显包膜,且与周围有广泛粘连。镜下肿瘤细胞较正常细胞大,胞质丰富,核趋向单形性,有包膜及血管的侵犯和核分裂象。肿瘤组织由纤维条索分隔及索条样生长模式是甲状旁腺癌的诊断标准。肿瘤是否侵出包膜有助于区分腺瘤与癌。应用免疫组织化学方法可以检测出细胞内有免疫活性的甲状旁腺素,神经特异性烯醇化酶可区别肿瘤是甲状腺来源还是甲状旁腺来源;用电镜可观察到细胞内丰富的粗面内质网及粗而致密的分泌颗粒,提示这种肿瘤为神经内分泌来源。

(刘春莹)

第四节　肾上腺肿瘤

一、肾上腺皮质肿瘤

(一)无功能性肾上腺皮质结节和腺瘤

大小自数毫米至数厘米。小者位于包膜内,大者突至包膜外。为黄色或橘黄色。

光镜检查:主要由透明细胞构成。增生的结节与腺瘤的区别以直径 1 cm 为界,直径 1 cm 及以上者为腺瘤,小于 1 cm 者为结节。结节常为多发性和双侧性,多见于高血压患者,高血压患者皮质结节的检出率可以是正常人群的 2～4 倍。腺瘤直径 1～5 cm。包膜完整或不完整。有纤维间隔将腺瘤分隔成小叶。大腺瘤常有出血、玻璃样变和黏液性变。

(二)无功能肾上腺皮质癌

这类肿瘤较少见。多数发生于成人。男、女患者的比例约 2∶1。患者常因腹痛、腹块而就诊。癌体积可很大,大者直径>20 cm,重量≥1 000 g。肿瘤有包膜,切面为黄色,常有广泛坏死、出血和囊性变。

1.光镜检查

纤维血管间隔将瘤组织分隔成大小不等的小叶,不同肿瘤甚至同一肿瘤的不同部位瘤细胞的分化程度不一,有的分化好,形如腺瘤,有的分化差,细胞呈梭形或有多量瘤巨细胞和核分裂。肾上腺皮质癌易侵入肾上腺静脉、下腔静脉和淋巴管,转移至肝、肺、淋巴结和其他脏器。手术后5 年存活率约 30%。

2.鉴别诊断

腺瘤与癌的鉴别主要根据浸润和转移。其他形态指标包括癌常显示大片坏死、重量>100 g、有宽的纤维带、弥漫性生长、正常和不正常核分裂、血管浸润等。但这些指标无一特异,就以重量来说,良性腺瘤的重量可超过 1 000 g,而癌也可很小,重量仅 38 g。至于瘤巨细胞和核异型性更无鉴别意义,因这些在腺瘤中均能见到。

单从形态上不能鉴别功能性和无功能性肾上腺皮质肿瘤。鉴别诊断主要依据临床症状、生化和激素的测定。皮质肿瘤免疫组化显示突触素和黑色素细胞抗原-A 阳性,有时 α-抑制素亦可呈阳性(图 7-26)。

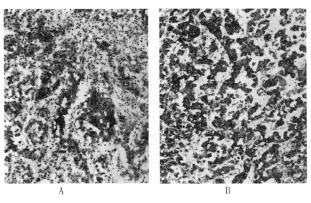

图 7-26　醛固酮增多症的皮质癌

二、肾上腺髓质肿瘤

(一)嗜铬细胞瘤

1.概述

WHO 2000 年版分类中将肾上腺和肾上腺外嗜铬组织来源的肿瘤统称为交感肾上腺副节瘤,包括嗜铬细胞瘤(又称肾上腺髓质副节瘤)、肾上腺外副节瘤和组合性嗜铬细胞瘤;WHO 2004 年版中又改为肾上腺髓质肿瘤,包括恶性嗜铬细胞瘤、良性嗜铬细胞瘤、组合性嗜铬细胞瘤、副节瘤;而肾上腺外嗜铬组织来源的肿瘤归入肾上腺外副节瘤。为简化,本节对肾上腺髓质肿瘤仍按传统分类。

2.临床表现

嗜铬细胞瘤是由嗜铬组织发生的较少见的肿瘤。90%来自肾上腺髓质,10%来自肾上腺外嗜铬组织。虽然大多数嗜铬细胞瘤为良性,但因它能合成和分泌去甲肾上腺素和/或肾上腺素,导致阵发性或持续性高血压以及有关并发症而威胁生命。除高血压外,其他症状还有高血糖、便秘、消瘦、震颤和易激动等。这些症状是由儿茶酚胺抑制胰岛素分泌,刺激肝糖原生成、降低胃肠道动力和刺激甲状腺功能亢进引起的。典型的嗜铬细胞瘤引起的高血压是阵发性高血压,发作持续数秒至数天,多数在 15 min 以内。发作时还伴有出汗、心悸、剧烈头痛、眩晕和视力障碍等。由嗜铬细胞瘤引起的高血压只占高血压的 1%以下,切除肿瘤即可治愈。少数嗜铬细胞瘤只分泌多巴胺,这种病例在临床上无高血压。

嗜铬细胞瘤多见于 20~50 岁人群。20%发生于儿童,儿童患者年龄高峰为 9~14 岁。性别无明显差异。肾上腺嗜铬细胞瘤较多见于右侧,家族性嗜铬细胞瘤较多见于左侧。约 10%为双侧性或多发性。肾上腺外嗜铬细胞瘤最常见的部位为沿后颈部到盆底的交感神经链,主要是腹膜后和后纵隔,30%~50%发生于 Zuckerkandl 器(位于从主动脉分叉到下肠系膜动脉根部之间的腹主动脉腹侧面的嗜铬组织),10%来自膀胱。其他少见部位有肝门、肾门、下腔静脉背侧、肛门、阴道、睾丸和尾骶部等。

3.大体

肿瘤的平均重量为 100 g,直径 1～10 cm,平均 3～5 cm。多数肿瘤界限清楚,有完整包膜。位于肾上腺内的小肿瘤有一层薄的纤维包膜或由周围被压迫的肾上腺组织构成的假包膜。膀胱的嗜铬细胞瘤位于膀胱肌层内(图 7-27),可突入膀胱腔,界限清楚,但无包膜。切面为灰白或粉红色。经甲醛溶液固定后呈棕黄色或棕黑色。大肿瘤切面常有出血、坏死和囊性变,有时有钙化。

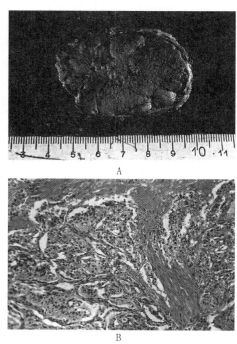

图 7-27 膀胱嗜铬细胞瘤

注:A 显示固定后的大标本,B 显示光镜检查下瘤细胞浸润于膀胱平滑肌层内

4.光镜检查

由包膜发出的纤维条索伸入瘤组织内将瘤组织分隔成分叶状。多数瘤细胞为多角形,少数为梭形或柱状。小的多角形细胞的大小与正常髓质中嗜铬细胞的大小相似,而大的多角形细胞可以是正常嗜铬细胞的 2～4 倍。瘤细胞胞质丰富,瘤细胞为颗粒状、丝状或空泡状。经甲醛溶液固定的组织中,瘤细胞胞质嗜碱。瘤细胞核呈圆形或卵圆形,核仁明显,核异型性多见,但核分裂少或无。瘤细胞排列成巢状、短索状、小梁状或腺泡状。有富含血管的纤维组织或薄壁血窦分隔(图 7-28)。有些肿瘤中可见到像神经母细胞样的小细胞,有些则可见成熟的神经节细胞。

5.电镜检查

瘤细胞核呈圆形或卵圆形,有的核形极不规则,有核内假包涵体。核仁明显,呈岩石或线团样。胞质内有丰富的细胞器,如大量线粒体、丰富的粗面和光面内质网、核糖体和溶酶体,高尔基体较发达。胞质内有不等量的神经分泌颗粒,其形态与正常髓质嗜铬细胞的分泌颗粒相似。分泌肾上腺素的颗粒直径 50～500 nm,形态不规则,除圆形和卵圆形外还有棍棒形、哑铃形或逗点形等。分泌颗粒核心电子密度高,界膜与核心之间的空晕窄。分泌去甲肾上腺素的颗粒大小较一致,直径 100~300 nm,呈圆形或卵圆形。核心电子密度高,均质或为花心状。核心偏位,空晕很宽以致有的颗粒像鸟眼。同时分泌去甲肾上腺素和肾上腺素的嗜铬细胞瘤中,上述两种不同的颗粒一般储存在不同的瘤细胞内,但亦有同一种瘤细胞内含两种颗粒者。

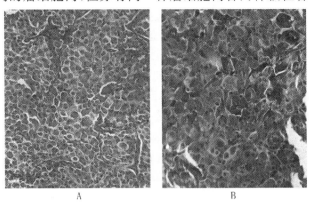

图 7-28　嗜铬细胞瘤(1)

注:A 显示瘤细胞为圆形或多角形,胞质丰富;B 显示瘤细胞大多为多角形,核异型性明显

6.免疫组化

主要是嗜铬粒蛋白 A 呈强阳性,肾上腺素、突触素也可呈阳性,其他标记有神经元特异性烯醇化酶(NSE)、促肾上腺皮质激素等,S-100 蛋白染色支柱细胞阳性(图 7-29),分子生物学技术检测出嗜铬粒蛋白 A 和嗜铬粒蛋白 B mRNA。

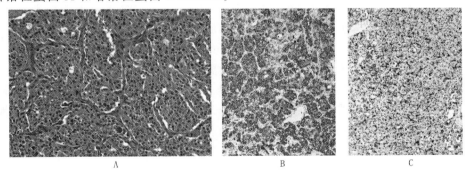

图 7-29　嗜铬细胞瘤(2)

注:A 为光镜检查下瘤细胞排列成巢状,有薄壁血窦分隔;B 为嗜铬粒蛋白 A 阳性;C.S-100 蛋白阳性的支持细胞

家族性嗜铬细胞瘤的发病年龄早,双侧性多见(可高达 70%)。每一个家族中发生嗜铬细胞瘤的患者的年龄和部位常常相同。这是一种常染色体显性遗传,伴很高的外显率。由于有此遗传背景,所以家族性嗜铬细胞瘤常合并一些遗传基因缺陷病,如希佩尔-林道综合征、神经纤维瘤病和脊髓发育异常,亦合并其他内分泌肿瘤,如甲状腺髓样癌、甲状旁腺增生或腺瘤。

单从形态上不能鉴别嗜铬细胞瘤的良性、恶性,良性瘤中常可见显著的核异型性、瘤巨细胞,甚至有奇形怪状核的细胞。另一些肿瘤的细胞形态规则,核分裂少甚至没有,这种形态上“良性”的肿瘤却可发生转移,包膜浸润或侵入血管亦不能成为诊断恶性嗜铬细胞瘤的可靠指标,只有广泛浸润邻近脏器与组织以及在正常没有嗜铬组织的器官或组织内发生转移才能诊断为恶性嗜铬细胞瘤。近年有不少研究者从形态、肌腱蛋白、Ki-67 指数、DNA 倍体等多方面探讨,试图找出可鉴别良性与恶性的指标。Salmenkivi 等的研究结果显示恶性嗜铬细胞瘤 tenascin 免疫组化中-强阳性,良性嗜铬细胞瘤则为弱阳性;Elder 等认为 Ki-67 指数和人端粒酶反转录酶(hTERT)表达对鉴别良性与恶性有意义。我们的研究结果认为 Ki-67 指数>3%,非整倍体,核分裂>1/10HPF,伴或不伴融合性凝固性坏死,这类肿瘤有很高的恶性可能。由于嗜铬细胞瘤可多发,这些多发瘤可从在体内分布很广的嗜铬组织和副神经节发生,所以要确诊为转移瘤一定要先排除多发瘤。恶性嗜铬细胞瘤的发生率为 10%,但肾上腺外嗜铬细胞瘤的恶性率可高达30%或更高。常见的转移部位为淋巴结、肝、肺和骨等。

嗜铬细胞瘤周围的脂肪常呈棕色脂肪性变,即脂肪组织像胚胎或冬眠动物的脂肪组织。这可能是儿茶酚胺的溶脂作用所致。

7.遗传学

1p,3q,17p 和 22 丢失在散发性和家族性嗜铬细胞瘤中均较多见,1p 上至少有 3 个与嗜铬细胞瘤发生有关的暂定的抑癌基因位点。Dannenberg 等用比较基因组杂交分析 29 例肾上腺和肾上腺外嗜铬细胞瘤,最常见的位点丢失依次为:1p11-p32,3q,6q,3p,17p,11q;最常见的位点增多为:9q 和 17q。6q 和 17p 的丢失与嗜铬细胞瘤的恶性进展密切相关。

8.鉴别诊断

有功能的嗜铬细胞瘤的诊断不困难。鉴别少数功能不明显的嗜铬细胞瘤(只分泌多巴胺的肿瘤)与肾上腺皮质肿瘤、软组织腺泡状肉瘤、肾细胞癌等会有一定困难。电镜及免疫组化有一定帮助。嗜铬细胞瘤在电镜下有典型的神经分泌颗粒,免疫组化显示嗜铬粒蛋白 A 强阳性,突触素、神经元特异性烯醇化酶、CD15 阳性。皮质肿瘤突触素、D11、α-抑制素和黑色素细胞抗原A 阳性,神经元特异性烯醇化酶部分阳性;肾细胞癌 CK、上皮膜抗原和波形蛋白阳性;软组织腺泡状肉瘤经高碘酸希夫反应,胞质内有晶状体样物,肌源性标记为阳性。

(二)副节瘤

副神经节包括颈动脉体、主动脉肺动脉体、颈静脉鼓室、迷走神经体、喉和散在于身体其他部位的副神经节。副神经节与副交感神经系统有密切关系,对血氧和二氧化碳张力的变异起反应,因此参与调节呼吸功能。颈动脉体位于颈总动脉分叉处的颈内动脉远端,通常是一个界限清楚的卵圆形结节,有时可含 2～4 个分散的部分。主动脉肺动脉体的界限不清,可位于动脉导管与主动脉弓之间、沿肺动脉主干、位于无名动脉根部或位于主动脉弓降部的前侧面。颈静脉鼓室副神经节分散在颈静脉球圆顶的外膜内,由数个小球组成。迷走神经体位于迷走神经的外膜内。喉副神经节散在分布于喉附近。各处的副神经节的组织形态相似,以颈动脉体为例,包膜不完整,纤维条索(小梁)将颈动脉体分隔成小叶和细胞巢。细胞为圆形或卵圆形或上皮样。胞质丰富,核圆,染色深,位于细胞中央,纤维小梁中除血管外有丰富的神经纤维。

对副神经节发生的肿瘤(副节瘤)一般均以解剖部位命名,如颈动脉体副节瘤。副节瘤一般无症状,约 1%的副节瘤可分泌儿茶酚胺或儿茶酚胺合成酶从而产生嗜铬细胞瘤样的临床症状。

1.颈动脉体副节瘤

副节瘤中以颈动脉体副节瘤最多见。各年龄段均能发生,最小患者 3 个月,但多数患者为40～50 岁。女性稍多见。散发病例中 3%～8%为双侧性,而有家庭史的病例中 38%为双侧性。多数颈动脉体副节瘤最大径 3～6 cm,亦有大于 20 cm 者。肿瘤界限清楚,可有假包膜。瘤细胞为卵圆形或多角形,较正常细胞大。核可有异型性,但核分裂罕见。瘤细胞排列成巢状(细胞球)、索状或腺泡状。巢、索之间有丰富的血窦(图 7-30),间质可硬化或血窦显著扩张而出血。

恶性肿瘤的发生率为 $1\% \sim 10\%$，可转移至淋巴结、骨、肺、肝等。免疫组化显示瘤细胞嗜铬粒蛋白 A 强阳性，支持细胞 S-100 蛋白呈阳性。

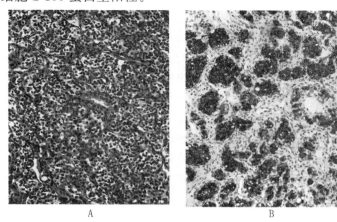

图 7-30　颈动脉体副节瘤

注:A 显示瘤细胞排列成巢(细胞球),有丰富的血窦分隔;B 显示嗜铬粒蛋白 A 阳性

2.颈静脉鼓室副节瘤

该类肿瘤位于颅底和中耳,体积小。解剖部位较清楚者有时可分为颈静脉副节瘤(位于颅底,与颈静脉外膜紧密相连)和鼓室副节瘤(位于中耳)。若肿瘤很大,不能分清解剖部位,则统称为"颈静脉鼓室副节瘤"。肿瘤可沿骨裂缝、裂隙和孔扩散,并侵犯骨质。

3.迷走副节瘤

该类肿瘤发生于位于迷走神经头部(嘴部)的副神经节。肿瘤常靠近结状神经节,形态与颈动脉体副节瘤相同。

4.喉副节瘤

该类肿瘤发生于与喉相关的播散的副神经节,形态与颈动脉体副节瘤相同。

5.主动脉肺副节瘤

该类肿瘤发生于位于心底部与大血管相关的播散的副神经节,可分为心脏副节瘤和心外副节瘤。这些肿瘤的一部分功能活跃,分泌过量的儿茶酚胺而产生嗜铬细胞瘤样临床症状。北京协和医院 2003 年及 2004 年成功切除 2 例心脏嗜铬细胞瘤,这些肿瘤可能发生于功能活跃的主动脉肺副神经节。

其他少见的副节瘤部位有眼眶、翼状窝、鼻咽、食管、气管、甲状腺、涎腺、口腔等。

遗传学:家族型和散发性副节瘤均可检出 11q22-23 和 11q13 杂合性缺失。部分副节瘤表达 *RET*,但无 *RET* 突变。

(三)神经母细胞瘤和神经节瘤

神经母细胞瘤和神经节瘤是一组来自神经母细胞的肿瘤,包括神经母细胞瘤、节细胞神经母细胞瘤和神经节瘤,它们与嗜铬细胞瘤均来自交感神经原细胞。神经母细胞瘤是这组中最不成熟和最恶性的肿瘤,神经节瘤是分化成熟的良性肿瘤,节细胞神经母细胞瘤则是从神经母细胞瘤向神经节瘤分化过程中的中间阶段。这三种肿瘤都能分泌儿茶酚胺和它的产物如去甲肾上腺素,香草扁桃酸(vanilmandelic acid,VMA),多巴胺,高香草酸(homovanillic acid,HVA)和多巴。尿内多巴胺和 HVA 排出量的增加是神经母细胞瘤的特征。神经母细胞瘤本身含很小量的儿茶酚胺,而且所分泌的儿茶酚胺在肿瘤内很快代谢,故多数神经母细胞瘤患者无高血压的症状和体征。

1.神经母细胞瘤

(1)神经母细胞瘤好发于婴幼儿,80%的患儿为5岁以下,35%的患儿为2岁以下。少数神经母细胞瘤可发生于青少年或成人。成人年龄高峰20~40岁,年龄最大者70岁以上。年龄与预后有密切关系,1岁以下的患儿较1岁以上者预后好。神经母细胞瘤、Wilms瘤、胶质瘤和白血病是儿童期主要的肿瘤。部分神经母细胞瘤患者有家族史。

(2)神经母细胞瘤的好发部位为肾上腺髓质和腹膜后,占50%~80%;其次为后纵隔脊椎旁、盆腔、颈部和下腹部交感神经链;偶尔亦可见于后颅凹或其他部位。

(3)大体:肿瘤软,为分叶状,有完整或不完整的包膜。多数重量为80~150 g,亦有小于10 g者。切面为灰红色。大肿瘤常有出血、坏死和/或钙化。

(4)光镜检查:瘤组织由弥漫成片或片块状排列的淋巴细胞样细胞构成。瘤细胞呈圆形、卵圆形或短梭形。核深染。胞质极少。多数肿瘤中可找到假菊形团,假菊形团中央为纤细的神经纤维微丝。

(5)电镜:瘤细胞细胞器极少。小的神经分泌颗粒直径为90~160 nm,大的直径为250~550 nm,细胞突起内含微丝和神经小管,有像突触样的结构和连接复合器。假菊形团中央的微丝直径约10 nm。

(6)神经母细胞瘤的转移发生得早而广泛。除局部浸润和局部淋巴结转移外,主要是由血行转移至肝、肺、骨和骨髓内播散。骨转移可呈溶骨性改变或伴新骨形成,以致X线下病变骨呈毛刺状或洋葱皮样。肾上腺神经母细胞瘤的预后比肾上腺外的差。分子生物学技术检测有N-myc癌基因表达者预后差。一部分神经母细胞瘤及其转移灶可分化成神经节神经母细胞瘤或神经节瘤。1%~2%的神经母细胞瘤可自行消退。

(7)鉴别诊断:主要鉴别该类肿瘤与其他小细胞恶性肿瘤,如淋巴瘤、尤文肉瘤、原始神经外胚层肿瘤、小细胞未分化癌和胚胎性横纹肌肉瘤。

(8)免疫组化:神经细丝蛋白、突触素、神经元特异性烯醇化酶及嗜铬粒蛋白A呈阳性。

2.神经节神经母细胞瘤

该类肿瘤是罕见的恶性肿瘤。约1/3发生于肾上腺,其余可位于腹膜后、纵隔和其他部位。该类肿瘤多见于年龄较大的儿童和成人。镜下特点为由未分化神经母细胞、假菊形团、神经纤维和神经节细胞混合而成。神经节细胞越多,预后越好。免疫组织化学:嗜铬粒蛋白A、突触素、神经元特异性烯醇化酶、神经细丝蛋白及S-100蛋白呈阳性。

3.神经节瘤

(1)其为良性肿瘤。该类肿瘤在儿童和成人中都能发生。最常见的部位为后纵隔和腹膜后,其他部位有肾上腺和有交感神经链处,该类肿瘤亦可发生于消化道、子宫、卵巢和皮肤。神经节瘤可分泌过量儿茶酚胺而导致高血压。肿瘤为圆形,有包膜,质实。切面为灰白色波纹状,可有散在的钙化和黏液性变区。

(2)光镜检查:为无髓鞘的神经纤维中有成片或散在分化成熟的神经节细胞。

(3)电镜:神经节细胞核大,核仁明显。胞质内含丰富的细胞器。有大量形态不一的线粒体、粗面内质网和扩张的光面内质网,高尔基体发达。神经分泌颗粒直径为100~700 nm。

(4)免疫组化:S-100蛋白和神经元特异性烯醇化酶呈阳性。

（四）组合性嗜铬细胞瘤/副节瘤

其指由嗜铬细胞瘤或副节瘤与神经母细胞瘤系列肿瘤或外周神经鞘瘤组合而成的肿瘤。

三、肾上腺其他肿瘤

（一）髓脂肪瘤

髓脂肪瘤为肾上腺少见的良性肿瘤，由成熟的脂肪组织和造血组织构成。大部分为无功能性，近年来有少数功能性髓脂肪瘤的报道。症状有气短、腹痛、血尿、性激素分泌过多综合征或库欣综合征等。肿瘤大小差别很大，从显微镜下可见到直径 20 cm 或更大。肿瘤呈圆形，质软，常无包膜，但与残留的肾上腺组织界限清楚。切面红黄相间，红色区为造血组织，黄色区为脂肪组织。大肿瘤常有出血、钙化或骨化。

（二）肾上腺间叶组织肿瘤

间叶组织来源的肿瘤有血管瘤和血管肉瘤、淋巴管瘤、神经纤维瘤、神经鞘瘤、脂肪瘤、平滑肌瘤和平滑肌肉瘤等。

（三）淋巴瘤

除非洲 Burkitt 淋巴瘤常侵犯肾上腺外，肾上腺的原发和继发的淋巴瘤均罕见，继发淋巴瘤主要为非霍奇金淋巴瘤和浆细胞瘤。

（四）转移瘤

晚期肿瘤全身播散时可累及肾上腺，常见的转移瘤来自肺、乳腺、胃和结肠，其他有皮肤黑色素瘤。肾上腺转移瘤因无症状，多数为尸检时偶然发现；仅少数因发生剧痛而手术。

（刘春莹）

第五节　多发性内分泌腺肿瘤

多发性内分泌腺肿瘤（multiple endocrine neoplasia，MEN）是指患者的数个内分泌器官均有病变，如增生、腺瘤或癌。MEN 是一种独特的临床综合征。研究 MEN 患者及其家族，发现大多数患者家族的其他成员有类似的内分泌腺病变。1954 年，Wermer 提出家族内这类患者聚集是单个染色体基因突变后按显性方式传递的结果。对患者的家族进行早期和定期检查，以期在某些癌转移之前，或某些功能性腺瘤产生不良影响之前，发现新的 MEN 家族成员是治疗 MEN 的有效措施。

一、MEN 1 型

MEN 1 型（简称 MEN 1）是由 MEN 1 基因（11q13）种系突变所致，其主要病变为甲状旁腺增生或腺瘤、胰腺内分泌肿瘤和垂体腺瘤。胰腺和垂体肿瘤可以是功能性或无功能性的。近来越来越多的患者还发生支气管或十二指肠类癌以及皮下或内脏脂肪瘤。有的患者还合并肾上腺皮质增生或腺瘤，以及甲状腺肿或腺瘤。这些肾上腺皮质和甲状腺病变在常规尸检中亦很常见，因此可能与基因突变无关。MEN 1 各内分泌腺病变的临床表现不一，但总是以甲状旁腺功能亢进为主要症状。一组 122 例 MEN 1 中 97% 的患者的主要症状为甲状旁腺功能亢进。

（一）甲状旁腺功能亢进

10%～15%的原发性甲状旁腺功能亢进有家族史。这些患者大多数属于 MEN 1 或 MEN 2。许多MEN 1家族成员在接受检查时，他们唯一内分泌异常为甲状旁腺功能亢进。MEN 1 中80%以上的甲状旁腺功能亢进是由甲状旁腺增生或多发腺瘤引起的。多数研究者认为增生（弥漫性或结节状）是 MEN 1 甲状旁腺功能亢进的主要病变，真正腺瘤可能是在增生基础上发生的。

（二）胰腺内分泌肿瘤

这些肿瘤多数为功能性，主要分泌胃泌素或胰岛素。有些肿瘤分泌高血糖素或胰多肽，另一些可分泌异位激素（如 ACTH 或降钙素）。免疫组化显示多数肿瘤含有多种激素分泌的细胞，但临床症状常以一种激素为主。胰腺内分泌肿瘤为多中心性。

1.胃泌素瘤

MEN 1 的胰腺内分泌肿瘤中约 2/3 为胃泌素瘤，其临床特点和过程与散发性的胃泌素瘤相同。有些经家族普查检出的 MEN 1 患者可有无症状性高胃泌素血症。不管胃泌素瘤是散发性还是 MEN 1 的一个组成部分，其原发瘤多数为多发性，只是 MEN 1 中胃泌素瘤的多发性频率更高，可达 70%；MEN 1 胃泌素瘤的侵袭性生长及转移率略低于散发性的，前者为 40%，后者为50%～70%。MEN 1 胃泌素瘤的部位为胰腺或十二指肠壁。胃泌素瘤所引起的反复发作的消化性溃疡的并发症（如溃疡穿孔或出血）是 MEN 1 患者死亡的主要原因之一。

2.胰岛素瘤

胰岛素瘤约占 MEN 1 胰腺内分泌肿瘤的 1/3。大约 10% 的 MEN 1 胰腺内分泌肿瘤患者同时有胃泌素瘤和胰岛素瘤。临床上可出现高胃泌素血症和高胰岛素血症。这些肿瘤亦可相继发生。75%～90% 的 MEN 1 患者有多发的胰岛素瘤，而一般散发性胰岛素瘤中仅 10% 为多发性。有些患者有弥漫性胰腺 B 细胞增生。MEN 1 胰岛素瘤的恶性率为 5%～15%，略高于散发性胰岛素瘤。

3.其他胰腺内分泌肿瘤

虽然不少 MEN 1 患者的血中高血糖素水平升高，但仅少数患者有高血糖素瘤。患高血糖素瘤的MEN 1患者没有像散发性患者那种典型的皮疹、舌炎或口炎等。一些患者唯一的临床表现为糖尿病。有些患者的高血糖是由其他原因（如生长激素或皮质醇分泌过多）引起的，或由于原发性糖尿病。许多 MEN 1 患者血内胰多肽水平升高。胰多肽水平升高可能是由于 PP 细胞增生；此外，患胰腺其他功能性肿瘤（如胃泌素瘤或胰岛素瘤）时血内胰多肽水平亦可升高。

（三）垂体腺瘤

MEN 1 中垂体腺瘤的发病率为 50%～60%，但真正的发病率可能要高得多。MEN 1 垂体腺瘤的症状与散发性相同，主要取决于肿瘤的大小和分泌状态。MEN 1 垂体腺瘤中以催乳素细胞腺瘤最多见，其次为生长激素细胞腺瘤。促肾上腺皮质激素细胞腺瘤最少见。

（四）其他内分泌异常

25%～40% 的 MEN 1 患者有肾上腺皮质增生或腺瘤，但很少出现血内糖皮质激素或盐皮质激素水平升高。少数 MEN 1 患者出现库欣综合征，这是由于垂体分泌过多 ACTH 或由于异位肿瘤分泌 ACTH，因此 MEN 1 患者的肾上腺病变不是基因突变的结果。

（五）类癌

5%～9% 的 MEN 1 患者可发生类癌，主要部位在支气管、胃、十二指肠和胸腺。良性或恶性 MEN 均能发生类癌。虽然患者尿内 5-羟吲哚乙酸(5-hydroxyindoleacetic acid,5-HIAA)可增高,但很少出现典型的类癌综合征。除 5-羟色胺外,MEN 1 类癌还可分泌降钙素和 ACTH 等异位激素。

(六)非内分泌肿瘤

许多 MEN 1 患者发生皮下多发性脂肪瘤,偶尔有内脏脂肪瘤,多数人认为这亦是基因突变的结果。其他如胃肠道腺瘤则可能是偶合。

MEN 1 患者死亡的原因除消化性溃疡穿孔出血外尚有甲状旁腺功能亢进危象、低血糖昏迷、垂体瘤、感染和恶病质等。

二、MEN 2 型

MEN 2 型分为 2A 和 2B,MEN2 是由 *RET* 基因(10q11.2)种系突变所致。

(一)MEN 2A 型

主要病变为甲状腺髓样癌、嗜铬细胞瘤和甲状旁腺腺瘤或增生。1961 年,Sipple 发现甲状腺髓样癌患者中嗜铬细胞瘤的发病率较一般人群高。1962 年,Cushman 首先注意到此综合征的家族性,他报道一个家族患有甲状腺髓样癌和嗜铬细胞瘤。1968 年,Steiner 等提出了 MEN 2 型(MEN 2A)这一名称以区别于 MEN 1 型(MEN 1)。甲状腺髓样癌是 MEN 2A 的标志,所有受累家族均有甲状腺髓样癌。50% 的家族以嗜铬细胞瘤为主要症状。40%～80% 的患者进行甲状旁腺探查可见腺瘤或增生,但仅一小部分出现高钙血症。MEN 2A 的嗜铬细胞瘤、甲状腺髓样癌和甲状旁腺腺瘤多数为多发中心,而且肿瘤发生前有肾上腺髓质增生。MEN 2A 亦为常染色体显性突变。

1.甲状腺髓样癌

甲状腺髓样癌除分泌降钙素外还能分泌其他生物活性物质和酶,如 L-多巴脱羧酶、Katacalein(一种从降钙素前身裂解下来的非降钙素肽)、癌胚抗原、5-羟色胺、前列腺素、ACTH、组织胺酶和 P 物质等。甲状腺髓样癌引起的死亡主要是肿瘤广泛扩散所致。

2.嗜铬细胞瘤

MEN 2A 患者的嗜铬细胞瘤中 60%～70% 为双侧性,肾上腺外嗜铬细胞瘤罕见。MEN 2A 嗜铬细胞瘤发生前常有双侧肾上腺髓质增生,弥漫增生的髓质伸展至肾上腺的体部、尾部和两翼,使该处皮髓质比例下降。MEN 2A 嗜铬细胞瘤所产生的临床症状亦因患者而异,有的症状典型而且严重,有的症状则很轻甚至无症状。

3.甲状旁腺功能亢进

50%～70% 的 MEN 2A 伴甲状旁腺增生者血钙水平正常,而且血内甲状旁腺激素水平亦正常,所以不少 MEN 2A 患者的甲状旁腺病变是在做甲状腺髓样癌手术时才发现的。有人认为 MEN 2A 甲状旁腺增生是降钙素刺激的结果,但 MEN 2A 患者中亦有只有髓样癌而无甲状旁腺增生或腺瘤者。

(二)MEN 2B 型

MEN 2B 型的主要病变为甲状腺髓样癌、嗜铬细胞瘤、黏膜神经瘤和胃肠道神经节瘤。患者有典型的脸部和骨骼改变。MEN 2B 虽然亦是常染色体显性遗传,但约半数患者无家族史,这可能代表一种新的突变。

1.甲状腺髓样癌和嗜铬细胞瘤

MEN 2B 甲状腺髓样癌常在儿童或青少年时发生,而 MEN 2A 甲状腺髓样癌则好发于中老年。有报道称年龄最小的 MEN 2B 甲状腺髓样癌患者为 15 个月。一名 3 岁儿童的髓样癌诊断时已发生转移。患者平均年龄为 20 岁。MEN 2B 甲状腺 C 细胞增生较 MEN 2A 少见。MEN 2B 的嗜铬细胞瘤的发病率与 MEN 2A 相同。因为 MEN 2B 甲状腺髓样癌恶性度高,所以因嗜铬细胞瘤死亡者少。

2.黏膜神经瘤和胃肠道神经节瘤

其主要累及唇和舌,其他累及部位有颊、龈、鼻、结合膜和喉黏膜。这两类肿瘤亦可发生于消化道、胰、阑尾和胆囊等处。肿瘤呈黄白色或粉色结节。患者的唇增大、外翻、张开,形成典型的 MEN 2B 型脸,睑板的神经瘤使眼睑增厚、呈结节状和外翻。胃肠道神经节瘤由黏膜下层和肌内神经丛中增生的神经节细胞和施万细胞构成。主要症状为便秘,有时可合并毒性巨结肠和结肠憩室等。如累及食管和胃则可出现吞咽困难、呕吐和胃内容滞留等。

3.肌肉骨骼异常

患者可呈 Marfan 样虚弱体型,有细长指(趾),关节松弛,弓形腭高,臂距增大,呈鸡胸或凹陷胸,脊柱侧凸,呈弓形足或畸形足等。

MEN 1 和 MEN 2 可重叠,例如,患者有嗜铬细胞瘤或甲状腺髓样癌,同时又有类癌,有的患者患垂体腺瘤(肢端巨大症)和嗜铬细胞瘤,有的患垂体腺瘤、嗜铬细胞瘤和甲状旁腺增生。这些重叠病例无常染色体显性遗传的迹象。

近年发现一些患者患嗜铬细胞瘤和无功能胰腺内分泌肿瘤。这类患者有常染色体显性突变迹象,患者都较年轻。嗜铬细胞瘤和胰腺肿瘤都为多发中心,这类患者的肿瘤称 MEN 混合型。

遗传学:MEN 1 基因位于染色体 11q13。MEN 1 基因含 10 个外显子,编码蛋白 Menin(610 氨基酸)。Menin 是一种核蛋白,它调节细胞周期。Menin 在细胞内的位置取决于细胞周期,间期时它位于核内,细胞分裂后立即转移至胞质内。MEN 1 型患者的大多数肿瘤均有 11q13 的杂合性缺失。MEN 2 是由 *RET* 原癌基因 10q11.2 种系突变所致。*RET* 基因含 21 个外显子,编码的跨膜受体酪氨酸激酶有 3 个蛋白亚型,分别含 1 072、1 106 和 1 114 氨基酸。大多数 MEN 2A 患者 *RET* 所在的细胞外区(域)半胱氨酸基因突变(密码子 609、611、618、620 和 634),并与出现嗜铬细胞瘤和副甲亢密切相关。绝大多数 MEN 2B 伴 *RET* 所在细胞内区密码子 918 或 883 突变。

(刘春莹)

第八章

女性生殖系统肿瘤的病理诊断

第一节 外 阴 肿 瘤

一、外阴表皮内肿瘤（vulvar intraepithelial neoplasia，VIN）

外阴表皮内肿瘤是指外阴鳞状上皮不典型增生-原位癌病变的系列连续过程，包括了以往的"鲍温病""凯拉增殖性红斑"及"单纯型原位鳞癌"病变。实际上所谓"鲍温病"和"凯拉增殖性红斑"都是临床诊断名词，尽管病变常见于妊娠或产后妇女，呈多发性、细胞异型性轻微并可以自行退缩，但在组织形态上很难与 VIN 区别，不推荐将其作为病理的诊断名词。

VIN 的组织形态特点是表皮极向消失，细胞核有异型性，发生于表皮的不同层面。按病变层面不同，从下向上分为 VIN Ⅰ、VIN Ⅱ、VIN Ⅲ，病变可以累及皮肤附属器。发展为浸润癌的概率约为 10%。部分外阴表皮内肿瘤同时合并宫颈和/或阴道的表皮内肿瘤或癌，呈下生殖道的多中心性病变，通常与 HPV 感染相关。

病理形态：外阴表皮内肿瘤有 4 种组织学类型：经典型、基底样型（图 8-1）、湿疣样型（图 8-2）、单纯或分化型。前 3 型组织形态有重叠或同时并存，又被称作"混合型"或合并为"未分化型或经典型"；形态诊断的关键是基底细胞有异型性，与 HPV 感染有关。病变可以累及皮肤附件，类似于宫颈病变的累腺。基底样型是异型的基底或基底旁细胞向上扩展，可达全层，病变通常扁平而不形成乳头状；有的似鲍温样，瘤细胞核大，胞质少，细胞界限不清楚，可见核分裂，表层有少数挖空细胞；此型常与外阴基底细胞样鳞癌移行。湿疣样型是异型的基底或基底旁细胞向上扩展的同时，表面伴有外生乳头状湿疣病变；可发展为外阴湿疣样鳞癌。免疫组化 p16 和 Ki-67 强而弥漫表达。

需要注意的是，经典型 VIN 可以累及皮肤附件，若在同时组织横切时，可以形成好像浸润的图像，这种似乎浸润的区域通常是多灶分布的，基底部圆钝，由与表面 VIN 上皮类似的基底样细胞构成，包绕以基底膜样物质。真性的早期浸润轮廓不规则，胞质有嗜酸性，细胞核为空泡状而不保留基底细胞样特征；发现周围浸润的淋巴细胞没有意义，因为 VIN 累及附件同样也可伴有淋巴细胞浸润。早期浸润的过度诊断可能导致没有必要的淋巴结清扫，因为外阴癌的浸润深度

>1 mm 时需要进一步清扫淋巴结。

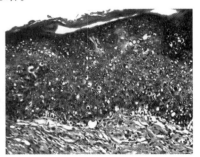

图 8-1　基底样型 VIN

注:由异型的基底细胞或旁基底细胞向上扩展形成

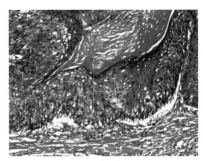

图 8-2　湿疣样型 VIN

注:异型的基底细胞或旁基底细胞向上扩展的同时,表皮有挖空细胞

与以上"未分化型或经典型"相对应的是"分化型或单纯型"VIN,最少见,有时与硬化性苔藓伴随,又被称作"分化性或单纯性原位癌"。对硬化性苔藓的病例一定要注意观察是否合并有此型 VIN,以提示临床密切随诊。病变的特点是基底和/或旁基底细胞有轻微异型性,表现为细胞密集、细胞核深染异型(图 8-3)或出现单个或小簇细胞,胞质有丰富嗜酸性即胞质成熟而细胞核异型性,又称不良角化(逆向成熟);有时虽然核的大小较均匀,但发空,染色质较粗或有明显核仁。典型的形态是上皮脚增粗分支并逆向成熟,在其内出现角化珠(图 8-4)。正常基底细胞 $p53$ 表达弱阳性,分化型 VIN $p53$ 表达强度增加,比例增多。此型 VIN 见于角化型鳞癌的癌周上皮,形态上虽然分化好,异常细胞仅位于底层而不是全层,但在分级上属于高级别上皮内病变。

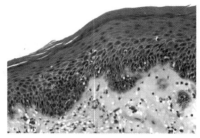

图 8-3　硬化性苔藓伴分化型 VIN

注:患者 68 岁,局部切除病灶。镜下除硬化性苔藓外,
上皮的基底和旁基底细胞密集,有异型性和核分裂

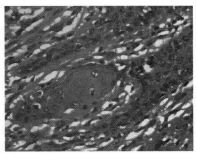

图 8-4 分化型 VIN

注:特点是细胞分化好,有不良角化,在上皮脚内出现角化珠

二、恶性肿瘤

(一)鳞状细胞癌

鳞状细胞癌占外阴恶性肿瘤的 80%~90%。可由上皮内肿瘤发展而来,但多数是直接发生的。最常见的症状是局部瘙痒。鳞状细胞癌多位于大阴唇,也可发生于小阴唇、会阴、阴阜,约 10% 发生在阴蒂。目前按肿瘤是否与 HPV 相关分为两大类。大多数外阴鳞癌病因不明,多见于老年妇女(平均 63.3 岁),组织学为典型鳞癌。少数外阴鳞癌(35%)与 HPV 感染有关,被称作 HPV 相关外阴鳞癌。后者见于较年轻妇女(平均47.8 岁),癌旁常伴有 VIN 病变,有的可同时或先后伴有下生殖道其他部位的多中心性鳞状上皮肿瘤;手术治疗后复发率较高(4/13 例),但淋巴结转移率低(0/13 例),再次手术后效果较好;组织类型为湿疣样癌。

病理形态:大体呈实性结节状、疣状或形成边缘僵硬、隆起的溃疡。

1.典型鳞癌

典型鳞癌又称角化鳞癌,分高、中、低分化。高分化者以大小不等的鳞状细胞巢为特点,表面常覆以大致正常的鳞状上皮。细胞巢略呈圆形,常可见桥粒结构;巢中心有角化株,有时呈洋葱皮样,几乎取代整个细胞巢。中分化者的细胞巢内角化物较少,细胞分化略不成熟。低分化肿瘤的细胞呈实性片状、梁索状、小簇状分布,异型性明显,角化很少。癌周上皮可见分化型 VIN、硬化性苔藓、上皮增生或萎缩等改变,但亦可正常无变化。

2.与 HPV 相关的鳞癌

与 HPV 相关的鳞癌主要为“鲍恩病”或湿疣样癌(图 8-5、图 8-6)。肿瘤表面为平坦、钝圆或毛刺样突起的乳头结构,乳头由角化过度的鳞状上皮和纤维血管轴心构成。瘤细胞巢内常见单细胞角化、角化株或大的轮状角化物;细胞异型性明显,有挖空细胞、双核细胞或多核细胞。肿瘤基底部不规则插入周围组织。

(二)疣状癌

此型癌多见于绝经后妇女,在阴道、宫颈及子宫也可发生,多数与 HPV 感染无关。

病理形态:大体上肿瘤体积较大,呈菜花样外生性,不同于尖锐湿疣之处在于基底较固定,表面常有溃疡。镜下:鳞状上皮呈宽带状延伸并形成乳头状生长,乳头的表面角化过度和角化不全,纤维血管轴心纤细。鳞状上皮分化成熟,棘细胞层明显增厚,仅基底部可有轻微异型性。基底部上皮脚粗大,呈球状或棍棒样挤压、推入上皮下间质(图 8-7)。小活检取材浅表,诊断需结合临床大体所见。

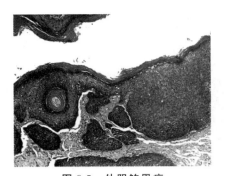

图 8-5　外阴鲍恩病

注：表面由异型的基底或旁基底样细胞构成

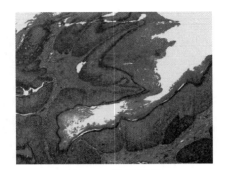

图 8-6　湿疣样癌

注：表面毛刺状突起的乳头由角化过度的鳞状上皮和
纤维血管轴心构成

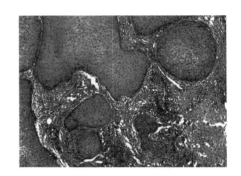

图 8-7　疣状癌

注：细胞分化成熟，上皮脚粗大，呈球状或棍棒样挤压或推入间质

鉴别诊断：主要鉴别该病与尖锐湿疣或湿疣样鳞癌。疣状癌的特点是：①体积较大，为孤立结节，表面有坏死及溃疡；而湿疣体积小，常多发；②乳头较细长，血管结缔组织轴心较纤细；③上皮分化成熟，仅基底部有轻微异型性；而湿疣样鳞癌的异型性明显，挖空细胞易见；④上皮脚向下呈压入和推移性生长，而湿疣样鳞癌是插入性浸润，并形成"角化珠"。对临床上的所谓的"巨大湿疣"这一名词，目前仍有争议；其病理形态则可能为不典型尖锐湿疣、疣状癌或湿疣样鳞癌。

慢性非特异性炎或其他原因引起的"假上皮瘤样增生"，表面无明显疣状及乳头状突起，上皮内炎症水肿明显。高分化鳞癌的上皮脚不呈球状，而呈小团状、舌状或条索状浸润，异型性明显。

疣状癌切除不彻底可以复发，但很少转移；经局部手术完整切除病变治疗后的五年生存率为 94%。

（三）基底细胞癌

基底细胞癌见于老年妇女（70～80 岁），生长缓慢，与 HPV 不相关。镜下特征是瘤细胞巢边缘细胞呈栅栏状排列，形态与其他部位皮肤基底细胞癌相同。若出现鳞状分化，则称"鳞状基底细胞癌"；若出现腺样结构，就称"腺样基底细胞癌"；如含有大量色素，可称"色素性基底细胞癌"。

腺样基底细胞癌与腺样囊性癌的区别是，肿瘤更有实性而无含嗜酸性物质的小囊腔。与 VIN，特别是基底细胞样 VIN 的区别是该病变没有异型性。

基底细胞癌局部浸润，可有多发中心并有卫星结节，需仔细检查切缘，切除不彻底可复发，但极少发生转移。

（四）外阴腺癌

外阴的原发性腺癌罕见,可以来源于皮肤附件、乳腺样组织、小前庭腺、尿道旁腺、巴氏腺或其他异位组织(如子宫内膜异位或泄殖腔残余)。诊断时要结合肿瘤的部位,并注意排除转移性。

1.前庭大腺癌

前庭大腺癌又称巴氏腺癌(图 8-8),临床多见于中老年妇女,表现为大阴唇后部的深在肿块,但有局部手术或外伤史的患者肿瘤部位可以不典型。组织学类型可以是分泌黏液的腺癌(约40％)、鳞癌(约40％)、腺样囊性癌、移行细胞癌、神经内分泌癌、未分化癌、混合型癌等,有的可有乳头形成。其中腺样囊性癌的预后好于其他组织类型,鳞癌的预后也相对较好,腺癌有一定的淋巴结转移概率。肿瘤内常有残留的巴氏腺导管或腺泡可提示诊断。

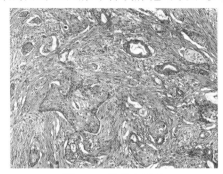

图 8-8　前庭大腺癌

注:患者 47 岁,发现外阴阴道口旁肿物 1 个月余,皮肤无红肿破溃,
肿物直径约 4 cm,界清、活动。镜下为鳞癌和黏液腺癌分化

在治疗上除了完整切除肿瘤外,还应探查双侧腹股沟淋巴结和辅助放疗。其中腹股沟淋巴结阳性者盆腔淋巴结转移的概率为 20％。有研究者研究 36 例材料,其中鳞癌、腺癌、腺样囊性癌和腺鳞癌的发生分别为 27 例、6 例、2 例和 1 例;整体的淋巴结转移率为 47％,但这些病例的五年生存率仍为 77％。

2.其他类型腺癌

其他类型腺癌主要包括乳腺、汗腺、小前庭腺等来源的各型腺癌、腺样囊性癌、黏液表皮样癌等。其中尿道旁腺来源的腺癌免疫组化前列腺抗原呈阳性。

原发肠型腺癌可以见于宫颈、阴道或外阴,罕见。形态上除癌之外,常伴有腺瘤、腺病或肠化的上皮,但并不是没有这些伴随成分就一定不是原发癌,如原发宫颈肠型腺癌。来自泄殖腔存留的肠型腺癌可见于外阴后联合阴道入口处(图 8-9),因其胚胎残留组织多位于阴道后壁及直肠前壁;诊断时需鉴别其与转移性肠癌。

（五）外阴佩吉特病

外阴佩吉特病又称乳腺外佩吉特病,瘤细胞来自皮肤胚胎生发层的多潜能基底细胞;可与VIN 同时存在。患者通常年长(平均 69 岁),术后复发率为 32％。与乳腺佩吉特病不同的是仅20％～30％的病例下方同时伴有浸润性腺癌,这些腺癌可位于皮肤附件、巴氏腺、宫颈、泌尿道或肛门-直肠区。

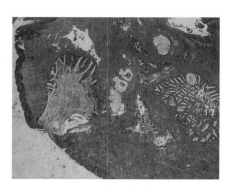

图 8-9　外阴肠型腺癌

注:患者 62 岁,2007 年发现外阴后联合阴道口旁小结节,疑为巴氏
囊肿。2013 年 1 月因肿大、流脓而手术。术后 3 个月检查,阴道直
肠隔触及 4 cm 实性结节。图为镜下鳞状上皮黏膜下肠型腺癌

病理形态:通常可以分为 3 种类型。

(1)Ⅰ型:最常见,是原发于皮肤的一型特殊外阴表皮内肿瘤(或称表皮内腺癌),肿瘤细胞(佩吉特细胞)来自皮肤附属腺,沿导管到达表皮;肉眼不易识别病变的边缘可导致手术切除不完整而复发,通常需要术中冷冻证实,临床完整切除病变(包括边缘和皮下组织)预后好。

(2)Ⅱ型:外阴表皮内腺癌(即Ⅰ型)伴有浸润(图 8-10)。伴有浸润的病变,尤其是深度超过 1～3 mm 者,可转移至淋巴结。

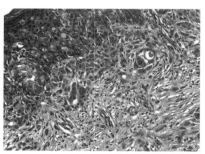

图 8-10　外阴佩吉特病

注:伴有间质浸润

(3)Ⅲ型:同时伴有原发性外阴皮肤或非皮肤腺癌,如原位/浸润性直肠-肛门腺癌、宫颈腺癌或泌尿上皮肿瘤。

以上各型佩吉特病的皮肤的镜下形态与乳腺佩吉特病相似。佩吉特细胞吞噬黑色素时应注意鉴别该病与佩吉特样黑色素瘤,来源于泌尿上皮癌的佩吉特样细胞胞质不含黏液,免疫组化有助于鉴别。外阴佩吉特病还可与 VIN 伴随发生,可能同样来源于多潜能的表皮基底细胞。对病变的进一步组织学分型是提供临床选择合理治疗方案和预后估价的重要依据。

(六)外阴皮肤 Merkel 细胞癌

Merkel 细胞癌是发生在黏膜皮肤的一种神经内分泌癌,临床表现为高度恶性,患者通常于发病后 2～3 年死亡。该病很少发生在外阴,表现为老年妇女的真皮内结节。

镜下有 3 种类型:小梁型(类癌样)、中间型和小细胞型(燕麦细胞样)。Merkel 细胞癌可有腺样和鳞状分化,也可伴有 VIN 或浸润性鳞癌。肿瘤位于真皮,细胞小,排列成巢、小梁或弥漫成片,核分裂多见,呈浸润性生长,常见瘤栓。免疫组化低分子角蛋白呈细胞核周胞质点状阳性;神经内分泌标记(如嗜铬粒蛋白 A、神经元特异性烯醇化酶、突触素)均为阳性,亦可显示其他肽类激素(如 ACTH、生长激素释放抑制因子、降钙素)的免疫活性;但 S100 蛋白呈阴性。电镜下可找到神经分泌颗粒。病变可以同时伴有上皮内肿瘤或浸润性鳞癌成分,诊断时需排除转移性。外周神经外胚层肿瘤 CD99 阳性,可以与该瘤区别。

肿瘤常在一年内转移至淋巴结和之后的远处部位。

(七)外周神经外胚层肿瘤

有报道称该类肿瘤发生在儿童和生育年龄妇女的外阴。大体呈皮下或息肉样肿物。镜下瘤细胞小而一致,核分裂多见;细胞排列成多分叶状,有未分化区域、血窦样或小囊。

(八)外阴黑色素瘤

外阴黑色素瘤是继鳞癌之后的第二常见恶性肿瘤。发病年龄较其他部位的黑色素瘤长(高峰年龄大约 60 岁),但该类肿瘤也可见于儿童和青年,多见于大阴唇、阴蒂、小阴唇,可以继发于色素痣恶变(约占 5%),但大多数是直接发生。病理特点及分型与皮肤黑色素瘤相同。

三、其他少见肿瘤

其他少见肿瘤主要包括各种间叶性(如血管、肌肉、脂肪、神经)、巴氏腺、前庭腺、皮肤附属器及乳腺来源的少见良性、恶性肿瘤。

(一)外阴侵袭性血管黏液瘤

外阴侵袭性血管黏液瘤是局部侵袭性肿瘤,多见于年轻妇女,也有发生于儿童的报道,高峰年龄 40 岁。其主要位于外阴、阴道、会阴、腹股沟和盆腔软组织,与周围界限不清。

病理形态:肿瘤通常体积较大且边界不清,直径通常为 5～10 cm 或以上,质软,似囊肿。切面呈胶冻状,均质柔软或呈灰白色、质韧;有时肉眼可见黏液中的小血管,可以有出血囊性变。镜下成片的疏松黏液样间质内有散在星芒状或小梭形细胞和少量胶原纤维(图 8-11);其中有少量散在及成群分布、直径大小不等、管壁厚薄不一的毛细血管和有肌壁的中型小动脉,有时可见红细胞外渗;这些肌性血管旁常见簇状小平滑肌细胞。肿瘤主体为小梭形或星芒状成纤维细胞和肌成纤维细胞,免疫组化显示这些黏液中的细胞平滑肌肌动蛋白、肌特异性肌动蛋白、波形蛋白阳性,CD34、雌激素受体、孕激素受体也常呈阳性。肿瘤无坏死、异型性、核分裂。

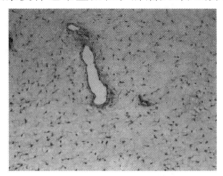

图 8-11　侵袭性血管黏液瘤
注:成片的黏液样间质内有散在星芒状或小梭形细胞,其中有少量血管

鉴别诊断：①血管肌成纤维细胞瘤的特点是肿瘤体积较小且边界清楚。镜下肿瘤细胞较大而丰富，有些呈上皮或浆细胞样；肿瘤内的血管为薄壁的毛细血管样小血管，血管周有较多上皮样的间质细胞。免疫组化没有鉴别意义。有时血管肌成纤维细胞瘤和侵袭性血管黏液瘤可重叠并存。②黏液样神经纤维瘤有黏液样成分，但缺乏相应的血管特点，S100阳性。③各型黏液性软组织肿瘤多位于大腿或股部，缺乏该肿瘤的血管特征图像；黏液性纤维组织细胞瘤的异型性更明显等。

由于肿瘤生长缓慢并呈局部侵袭性，切除不彻底容易复发，复发率可高达72%；术后有必要长期随诊。复发瘤的治疗仍为手术切除，也有转移或致死的个例报道。

(二)血管肌成纤维细胞瘤

与上述侵袭性血管黏液瘤不同的是该肿瘤为良性肿瘤。其常位于生育年龄和绝经前妇女的外阴，也有发生在阴道的报道。

肿瘤体积较小(<5 cm)，界限清楚；质地柔软或稍韧，切面均质，为浅粉色或灰黄色。镜下可见细胞稀少的水肿间质和富细胞区域混合存在，其中有丰富但不规则分布的毛细血管样薄壁小血管，血管有分支或扩张。细胞稀少的水肿间质区域由含有胶原纤维和炎细胞的梭形细胞构成，常看见较丰富的间质细胞包绕血管周围；富细胞区域的间质细胞核为短梭形，胞质嗜酸，似上皮或浆细胞样。所有肿瘤细胞形态一致，异型性轻微，核分裂罕见；可见双核或多核细胞。

与侵袭性血管黏液瘤比较，该肿瘤有局部侵袭性，细胞稀少，血管少而且相对大，有的是厚壁的玻璃样变血管。

肿瘤完整切除后无复发，有的肿瘤合并有侵袭性血管黏液瘤成分则有局部侵袭性。

文献报道有伴肉瘤变的病例，见于老年妇女。镜下肉瘤区域有明显的异型性和核分裂。

(三)女性下生殖道肌成纤维细胞瘤

女性下生殖道肌成纤维细胞瘤又称表浅型肌成纤维细胞瘤，见于阴道、外阴或宫颈，多发生在40～50岁妇女。大体呈息肉样或结节状，累及真皮及皮下。镜下肿瘤边界清楚但无包膜，与表面的鳞状上皮之间有少量正常组织，很少累及上皮和上皮直下；此特点可与纤维上皮性息肉区别。肿瘤为分叶状，由黏液样间质和小血管构成。瘤细胞核为卵圆形、短梭形、星网状或波浪状，埋置于胶原间质中，形成带状、网状、栅栏状，可以多核。常有黏液水肿区和散在炎细胞，有时可见陷入的皮肤附件，鳞状上皮或基底样细胞，很少有核分裂。免疫组化波形蛋白、平滑肌肌动蛋白、雌激素受体、孕激素受体为阳性，有时CD34也为阳性，S100蛋白为阴性。

已报道病例证实为良性病变，仅有个例术后9年复发。

我院的一例下生殖道肌成纤维细胞瘤患者2岁，表现为"阴道出血10 d"，检查发现盆腔肿物。术中见子宫3 cm×3 cm×3 cm，在宫颈及阔韧带后叶有一肿物，直径约4 cm。手术切除的肿物呈盘状，一侧表面被覆光滑的宫颈黏膜，肿瘤切面为灰黄色、实性、质地细腻。镜下可见短梭形细胞肿瘤(图8-12)，免疫组化染色波形蛋白、平滑肌肌动蛋白弥漫阳性，钙结合蛋白散在阳性，证实为肌成纤维细胞，由于肿瘤同时混有散在和成簇的炎细胞，形态与软组织炎性肌成纤维细胞瘤相同。

临床多数为良性病程。治疗主要是手术切除，核分裂多和异型性突出的肿瘤复发概率升高；位于盆底、后腹膜的病变不易切除干净。约1/3的病例可能复发，复发瘤的治疗仍以手术为主。

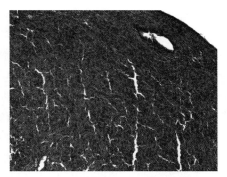

图 8-12 宫颈炎性肌成纤维细胞瘤

注：右上角为宫颈内膜组织，其下为片状梭形细胞肿瘤组织

（四）细胞性血管纤维瘤

细胞性血管纤维瘤是一种中年妇女外阴的少见良性肿瘤，极少见于阴道。大体上，肿瘤边界清楚但无包膜，质韧，为灰白色；直径通常小于 5 cm。镜下，肿瘤由形态一致的梭形细胞和含有胶原的纤维间质构成，肿瘤常伴有较多中、小型玻璃样变的厚壁血管。可以有局灶异型性，核分裂通常少见，但也有高达11/10 HPF的报道。免疫组化：波形蛋白、CD34、ER、PR 阳性，S-100 蛋白和肌源性表达阴性。

其与侵袭性血管黏液瘤的区别是细胞相对较丰富，纤维成分较多而黏液间质较少，并具有玻璃样变的血管壁。与血管肌成纤维细胞瘤的区别是细胞图像较单一，没有血管周围积聚的上皮样或浆细胞样细胞；而且血管肌成纤维细胞瘤的血管是薄壁血管。由于细胞性血管纤维瘤可以有少量脂肪成分，需要与梭形细胞脂肪瘤区别，后者含较多的脂肪成分而没有玻璃样变的厚壁小血管。

偶有此肿瘤局部复发的报道。

（五）平滑肌肿瘤

外阴的平滑肌肿瘤很少见，肌瘤与肌肉瘤的比例约为 3：1。按发生概率的多少排列依次为大阴唇、巴氏腺区域、阴蒂或小阴唇。主要组织类型为梭形细胞性、上皮样型及黏液透明型，其中黏液透明型相对常见。由于外阴的平滑肌肿瘤很少见，诊断的标准，尤其是良性、恶性的判断标准一直不如子宫肌肉瘤明确。目前采取的标准是具有以下指标中的 3 项以上者诊断为肌肉瘤，具有 2 项为非典型肌瘤，具有 1 项以下仍归为良性：①直径＞5 cm；②核分裂数 5/10HPF；③边缘浸润性生长；④细胞异型性中-重度。此标准虽然并没列出坏死，但若有明确的坏死则高度提示恶性。

（六）青春期前外阴纤维瘤

青春期前外阴纤维瘤又称"儿童不对称性外阴肿大"。至今已有数十例报道，年龄 3～13 岁。肿物位于单侧外阴黏膜或黏膜皮肤下方，偶见于双侧。镜下境界不清，肿瘤由胶原水肿或黏液样间质中的梭形细胞构成，侵入正常血管、脂肪和神经组织，通常 CD34 为阳性。

病变的性质可能是错构瘤，但更多的研究认为其是生理性的。Vargas 收集的 14 例病例中，7 例术后复发，其中 1 例未经手术自行退缩；提出此病变是儿童期伴随乳腺发育的生理性改变。

（七）肌上皮癌

肌上皮癌又称上皮-肌上皮癌，来自巴氏腺或皮肤附件的多形性腺瘤（皮肤混合瘤），发生在外阴的情况罕见。国外报道的 2 例分别为 44 岁和 51 岁,瘤周均有正常巴氏腺成分,认为肌上皮癌是来自巴氏腺的低度恶性肿瘤。

　　形态与涎腺的肌上皮癌相同,肿瘤呈分叶状结构,细胞成分呈片、小梁或网状,其间有黏液样或透明的间质(图 8-13);免疫组化:肌上皮细胞平滑肌肌动蛋白、S100 蛋白、P63 均阳性,上皮细胞 AE1/AE3、CK7 呈阳性。其侵袭和破坏性的生长方式可与良性肌上皮瘤鉴别。McCluggage 等报道的病例肿瘤直径分别为 2 cm 和 3 cm,镜下还伴有腺样囊性癌成分。

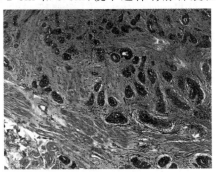

图 8-13　外阴肌上皮癌

注:患者 49 岁,有会阴部肿物,直径约 5 cm,累及局部阴道。镜下呈分叶状结构,小叶内有黏液样间质

　　肿瘤以局部侵袭为主,部分术后复发,属于低度恶性,少数病例死于肿瘤。我院的这例 2002 年 1 月切除术后半年发现肿瘤复发,直至 2006 年 3 月逐渐增大,达 5 cm,再次手术切除,目前在随诊中。

四、转移性肿瘤

　　转移性肿瘤的发生率约占外阴肿瘤的 8%。其主要来源于泌尿生殖道,如宫颈、子宫、卵巢、膀胱、尿道,以及肺、消化道、乳腺等,腹膜后或盆腔的恶性肿瘤也可转移至外阴。外阴原发的异位乳腺癌周围常有乳腺组织,可与转移性肿瘤鉴别。

（蒋春樊）

第二节　阴　道　肿　瘤

一、阴道良性肿瘤

(一)乳头状瘤

　　阴道乳头状瘤有两型:鳞状上皮乳头状瘤和米勒管乳头状瘤。前者多位于下段,近处女膜,与湿疣的主要区别是缺乏典型的挖空细胞;后者多见于幼儿,常位于阴道上段,镜下为分支的短粗纤维血管轴心被覆矮柱状-立方上皮(图 8-14)。

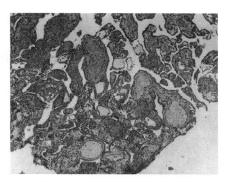

图 8-14 阴道米勒管乳头状瘤

注:患者 4 岁,阴道内上三分之一前后壁有簇状新生物

(二)小管-鳞状上皮性息肉

该类型罕见,息肉位于阴道上部或宫颈,多见于绝经后妇女。形态上以疏松的纤维间质肌、膨胀性鳞状上皮巢和小管结构为特点,小管结构免疫组化前列腺标记为阳性;可能来源于异位的尿道旁小斯基恩氏腺。

(三)其他良性肿瘤

阴道尚有其他少见的良性肿瘤,如绒毛状管状腺瘤(相似于结肠直肠病变)、平滑肌瘤、横纹肌瘤、血管瘤、良性混合瘤(由分化成熟的鳞状上皮、黏液腺体及小型间质细胞组成)。阴道是良性横纹肌瘤较常见的部位,发病年龄较大,平均 45 岁。肉眼呈孤立的结节或息肉样,通常被覆完整的黏膜上皮。镜下的横纹肌细胞可以是成人型,也可以是胚胎型。诊断此类肿瘤时要注意鉴别其与横纹肌肉瘤,前者分化良好,无明显异型性,核分裂少见,无病理核分裂。

二、阴道恶性肿瘤

阴道原发性恶性肿瘤少见,大多为其他器官转移或直接浸润的继发性恶性肿瘤,诊断这一部位的恶性肿瘤时需注意排除转移性。阴道常见的主要原发性恶性肿瘤为鳞癌,其他少见的肿瘤包括腺癌、黑色素瘤、葡萄状肉瘤、内胚窦瘤、平滑肌肉瘤及血管肉瘤等;其中的葡萄状肉瘤和内胚窦瘤多见于儿童。

(一)阴道表皮内肿瘤(vaginal intraepithelial neoplasia,VaIN)

发病率比下生殖道的其他部位(如宫颈、外阴的上皮内)肿瘤少得多。HPV 感染亦是其发病的重要因素。VaIN 的大体形态可以正常或为浅糜烂或为隆起的白斑,也可呈多灶性,主要分布在阴道的上1/3 段。

(二)阴道鳞癌

发生在阴道的鳞癌比发生于宫颈的鳞癌少得多,大约占妇女恶性肿瘤的 2%。早期鳞癌常无自觉症状,主要依靠中老年妇女的定期体检,做细胞学及活检诊断。大体及光镜检查发现其形态与宫颈或外阴等其他部位发生的鳞癌相似。

阴道的微浸润癌极少见,其诊断标准尚不明确。

肿瘤的复发主要在局部,常在术后 2 年内。临床预后主要与手术分期有关,而与癌的组织学类型和分化程度关系不大。Ⅰ、Ⅱ、Ⅲ和Ⅳ期的 5 年存活率分别为 75%~80%、45%~60%、31%~43% 和 20%~40%,总体的 5 年存活率为 40%~50%。阴道鳞癌经典的发展模式为鳞状上皮内肿瘤→早期浸润癌→浸润性鳞癌(包括Ⅰ、Ⅱ、Ⅲ及Ⅳ期鳞癌)。

(三)阴道疣状癌

疣状癌是鳞癌的一个亚型,也是发生在阴道的一种高分化的癌,很少见;发病因素可能与HPV感染有关。

大体呈明显外生性结节状、乳头状或蕈伞样。镜下特点为分化好的鳞状细胞呈宽大的乳头状生长,基底部压向并侵入间质。

疣状癌手术切除后可局部复发,但很少淋巴结转移。形态上合并有经典鳞癌成分时则侵袭性强,应归类为阴道鳞癌。

(四)阴道小细胞癌

阴道小细胞癌很少见,恶性度高。它可以呈现为单一的神经内分泌性小细胞癌,形态似肺的小细胞癌。以前单凭光镜检查形态特点可诊断为小细胞未分化癌,以后经免疫组化及电镜观察这类肿瘤的最大特点是细胞内有神经分泌颗粒及神经内分泌的标记,故将它归为阴道神经内分泌肿瘤。既没有鳞、腺分化,也没有神经内分泌表达的肿瘤才归属为未分化或分化不良的小细胞癌。有的病例除小细胞癌结构外,尚可见腺癌或鳞状细胞癌的分化,具有一定比例此种组织学结构的肿瘤,也可称为复合性小细胞癌。阴道的神经内分泌肿瘤,除小细胞癌及复合性小细胞癌亚型外,也可表现为其他亚型,包括经典的类癌及不典型的类癌形态结构。

(五)阴道腺癌

阴道原发腺癌少见,诊断时需注意排除来自子宫、宫颈、卵巢、输卵管、结直肠、泌尿道和乳腺的转移性癌。

病理形态:根据临床病理特点可以分为以下4种类型。

1.透明细胞癌

透明细胞癌最常见。光镜下形态与子宫或卵巢的同类型癌相似。较老的文献称其为中肾样癌,现在已公认它起源于米勒管上皮。免疫组化及电镜检查显示其与发生于子宫及卵巢的透明细胞癌相似。

患者以青年居多,平均年龄为17岁,12岁前及30岁后的患者很少。肿瘤位于阴道的任何部位和/或宫颈,60%位于阴道,多在上段前及侧壁;临床预后通常较好,小的病变可以通过手术治愈,浸润深度3 mm以上者复发转移率增大。患者常有接触雌激素的历史,故提示这类型腺癌可能与雌激素或有关药物有关。

诊断时要注意鉴别其与阴道腺病的微小腺体增生和阿-斯反应。后两者均可发生在宫颈,也可见于阴道腺病。微小腺体增生时的腺体大小较一致,无明显癌性间质反应,细胞无明显异型性,透明细胞黏液染色为强阳性;阿-斯反应则以细胞核的退变为特征。

透明细胞癌除局部蔓延外,亦可经淋巴道或血行转移至盆腔淋巴结、肺部及锁骨上淋巴结等处。临床五年生存率约为80%,Ⅰ期病例约为100%,复发的时间多在3年内。提示预后较好的因素包括早期病变,肿瘤体积小,组织学囊管状图像,核分裂少和异型性轻。

2.子宫内膜样腺癌

子宫内膜样腺癌第二常见。它常位于阴道直肠间隔、阴道穹隆、后壁或侧壁,一般早期常并无阴道或直肠黏膜的侵及。它可以起源于阴道异位的子宫内膜,近年Staats等(2007)报道的18例病例中,14例可见异位子宫内膜并存。临床早期的病例预后较好,在Staats等的11例Ⅰ期材料中有2例复发,但均存活。

3.黏液腺癌

黏液腺癌可以来源于阴道腺病、尿道旁的斯基恩氏腺、子宫黏膜异位症、异位的肠黏膜或泄殖腔残留物。最后一种类型又称阴道泄殖腔肿瘤,多见于中老年人,患者无结肠癌病史。镜下与结肠腺癌相似,即肠型黏液上皮癌,有的还伴有腺瘤或正常腺体成分(图 8-15、图 8-16);免疫组化染色 CK20 和癌胚抗原阳性,CK7 阴性。来自阴道腺病的阴道黏液腺癌常伴有鳞化和肠化,免疫组化染色 CK7 和癌胚抗原阳性,CK20 阴性。尿道旁斯基恩氏腺来源的腺癌前列腺标记阳性。

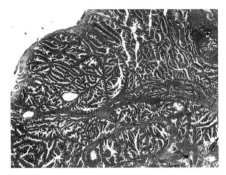

图 8-15　阴道黏液腺癌

注:患者 53 岁,阴道后穹隆 11°有一个直径 3 cm 的肿物,质硬,为紫红色、菜花样,突出黏膜 2 cm,表面黏膜缺失;同时见近处女膜处质硬结节,表面黏膜完整,基底呈浸润性,直径约 3 cm。此图显示阴道后穹隆活检低倍镜下形态很像结肠癌

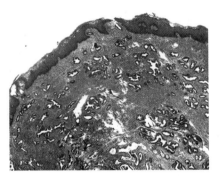

图 8-16　近处女膜处质硬结节活检

注:鳞状上皮下的黏液腺癌伴有腺瘤成分

由于阴道原发性腺癌少见,诊断时应注意有无宫颈、消化道或泌尿道癌的病史以排除转移性。还应注意有无子宫切除史,因为切除了子宫以后的输卵管可脱垂至阴道,在伴有炎症和增生时形态可以不典型,容易被误认为腺癌。

4.中肾管源性腺癌

这型癌仅有个案报道,似乎侵袭性不强,治疗以手术为主。其常位于阴道侧壁,来源于中肾管残件。组织学呈现为分化较好的管状腺癌,腺体较规则,大小较一致,腺上皮为矮立方或矮柱状,胞质较透明或为空泡状。需要注意鉴别其与透明细胞癌。免疫组化:CD10、波形蛋白、钙网膜蛋白呈阳性。

(六)阴道胚胎性横纹肌肉瘤或称葡萄状肉瘤

葡萄状肉瘤是在阴道较少见的、恶性度较高的肿瘤。其主要临床病理特点为：①绝大多数患者为 5 岁以下幼儿，平均年龄 2 岁以下；②主要位于阴道前壁，大体呈多结节或息肉状互相融合的突起，为紫红色，形似葡萄，因此而得名；③临床上主要症状为阴道出血，检查时葡萄状肿物充满阴道，有时可突出阴道外口；④光镜检查下特点为胚胎性横纹肌肉瘤的结构和上皮下的"生发层"。

病理形态：肿瘤呈结节或息肉状，突起的表面被覆鳞状上皮，可有糜烂或溃疡形成。息肉的间质为疏松水肿样富于黏液的幼稚的间叶组织，其上皮下可见不连续的"生发层"，主要细胞为淋巴细胞样或成纤维细胞样的幼稚的间叶细胞和少量不成熟的横纹肌母细胞，后者或为圆形、胞质较宽、透明、富于糖原的无明显肌性分化的幼稚肌母细胞，或似单核细胞样，或呈短带状突起，或为红颗粒状、显示有肌性分化的肌母细胞。有时在这些幼稚的间叶细胞及肌母细胞之间常可见分化较好横纹肌母细胞，它们具有明显的长短不一的带状胞质，有纵纹或横纹分化。在肿瘤细胞间还可见呈蝌蚪样或网球拍样的多核细胞，这些多核巨细胞胞质较红，仔细观察也可见纵纹或横纹分化。带状或网球拍样细胞是较典型横纹肌分化细胞。有时肿瘤分化较低，或经治疗后残留病变很少或有退化，常规染色无明显肌性分化细胞，则需借助于免疫组化证实诊断。有的肿瘤有灶性软骨岛，通常患者的年龄相对较大，预后相对较好。

阴道葡萄状肉瘤最主要的特点是婴幼儿阴道葡萄状肿物，肿物主要由富于黏液的幼稚的间叶组织构成，有横纹肌分化即可诊断。

鉴别诊断：①良性横纹肌瘤，此瘤大体可呈结节或息肉，但无明显葡萄状外观，在婴幼儿中少见；组织学上分化好，主要特点为似胚胎性分化的排列较规则的正常胚性横纹肌，或似正常成人成熟的横纹肌，无多量幼稚的间叶细胞或不成熟的肌母细胞及黏液性间质；②阴道息肉，常为单发，无葡萄状外观，间质可以有少数核大、深染的异常细胞，无幼稚间叶细胞及横纹肌分化的细胞；③阴道内胚窦瘤，发生在婴幼儿，可呈结节或息肉，富于幼稚的黏液性间质，可与葡萄状肉瘤相似。但组织学内胚窦瘤除黏液性间质外，都可找见各种上皮性分化，鉴别诊断并不困难。

(七)阴道苗勒管腺肉瘤

该类肿瘤罕见，文献上仅有个例报道。临床常伴有或继发于反复复发的难治性子宫内膜异位症，表现为阴道内快速长大的包块。

病理形态：大体为结节或息肉样，直径 1～20 cm（平均 6.5 cm）；切面为实性或有小囊状裂隙或为囊实性，囊内可含黏液样或血样物。

镜下可见肿瘤由两种成分混合构成，即良性或少数异型的腺体和肉瘤性间质。腺体结构不规则，呈裂隙状和息肉样突入管腔（图 8-17），腺上皮有不同程度的萎缩、增生或复层化。所谓肉瘤性间质是指腺管周呈剑鞘样，围以细胞丰富的成纤维细胞套，常有异型性和核分裂（图 8-18）。

(八)其他

阴道原发性恶性肿瘤除上述各型外，尚可见平滑肌肉瘤、基底细胞癌、恶性黑色素瘤、恶性米勒管混合瘤、腺泡状软组织肉瘤、滑膜肉瘤、恶性神经纤维瘤及恶性纤维组织细胞瘤等。阴道的恶性黑色素瘤常位于下 1/3 段，为小结节或息肉样，有时伴有表面溃疡，对镜下形态经典的病例诊断不难；但梭形细胞亚型的黑色素瘤有时很像肉瘤，免疫组化除 S100 蛋白外，其他常用的黑色素瘤标记（如 HMB45、Mean A）通常为阴性，需要注意鉴别。

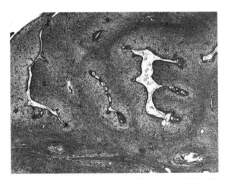

图 8-17　伴有难治性子宫内膜异位症合并的阴道
　　　　　米勒管腺肉瘤

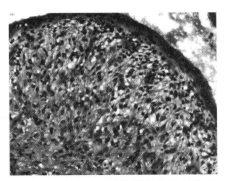

图 8-18　高倍镜下腺管周的密集细胞带

　　阴道的转移性肿瘤比原发性恶性肿瘤更常见，多来自女性生殖道、卵巢、下消化道及泌尿道等。有时临床上来自直肠的胃肠道间质瘤很像阴道的平滑肌肿瘤，镜下常规的组织学形态也很难鉴别，但前者结蛋白呈阴性。

（蒋春樊）

诊疗篇

第九章

血液系统肿瘤的临床诊疗

第一节 急性白血病

一、概述

白血病是起源于造血系统的一类恶性肿瘤。其病理基础为白血病细胞自我更新增强,增殖失控,有分化障碍,凋亡受阻,停滞在细胞发育的不同阶段。在骨髓和其他造血组织中,白血病细胞大量增生累积,使正常造血功能受抑制并浸润其他器官和组织。我国白血病的发病率约为2.76/10万。在恶性肿瘤所致的病死率中,白血病居第8位;儿童白血病占儿童全部恶性肿瘤的40.18%,居儿童恶性肿瘤的首位。我国白血病的发病率与亚洲其他国家相近,低于欧美国家。

二、病因

人类白血病的病因尚不完全清楚。流行病学调查资料提示病因与下列因素有关。①主要生物因素是病毒和免疫功能异常;②物理因素包括X射线、γ射线等电离辐射;③化学因素;④遗传因素;⑤其他血液病。

三、病理

(一)生物因素

成人T细胞白血病(adult T-cell leukemia,ATL)可由人类T淋巴细胞病毒Ⅰ型(human T lymphocytotrophic virus-Ⅰ,HTLV-Ⅰ)所致。病毒感染机体后,作为内源性病毒整合并潜伏在宿主细胞内,一旦在某些理化因素作用下,即被激活表达而诱发白血病;或作为外源性病毒由外界以横向方式传播感染,直接致病。部分免疫功能异常者(如某些自身免疫性疾病患者)患白血病的危险度会增加。

(二)物理因素

1911年,首次报道了放射工作者发生白血病的病例。据国外调查资料证实,1929—1942年放射科医师白血病的发病率为非放射科医师的10倍,而后随着对防护的重视和防护措施的不断完善,发病率逐渐减少。日本广岛及长崎受原子弹袭击后,幸存者中白血病发病率比未受照射的人群高,多为急性淋巴细胞白血病、急性粒细胞白血病或慢性粒细胞白血病。照射剂量(100～900 cGy)与白血病的发病率密切相关,距爆炸中心 1 km 内白血病的发病率为正常人群的 100 倍,在 2 km 处则为 2.6 倍。此外,过去对强直性脊椎炎用大剂量 X 线照射,对真性红细胞增多症用 ^{32}P 治疗,这些患者中白血病的发病率也较对照组高。关于电磁场的致白血病作用近年也有报道。研究表明对全身或大面积照射,可致骨髓抑制和机体免疫力缺陷,染色体发生断裂和重组,染色体双股 DNA 有可逆性断裂。

(三)化学因素

苯的致白血病作用已经肯定,例如,早年接触含苯胶水的制鞋工人白血病的发病率比正常人群高。抗癌药中的烷化剂可引起继发性白血病,特别在淋巴瘤或免疫系统缺陷的肿瘤中多见。关于乙双吗啉致白血病的作用近年来报道甚多,该药是亚乙胺的衍生物,具有极强的致染色体畸变的作用。氯霉素、保泰松亦可能有致白血病的作用。化学物质所致的白血病,多为急性髓细胞白血病。在出现白血病之前,往往先有一个白血病前期阶段,常表现为全红细胞减少。

(四)遗传因素

家族性白血病约占白血病的 7/1 000。单卵孪生子,如果一个人发生白血病,另一个人的发病率为1/5,比双卵孪生者高。唐氏综合征患者有 21 号染色体三体改变,其白血病的发病率达50/10 万,比正常人群高。先天性再生障碍性贫血、布卢姆综合征(侏儒面部毛细血管扩张综合征)、共济失调-毛细血管扩张症及先天性免疫球蛋白缺乏症等疾病患者的白血病发病率均较高,表明白血病与遗传因素有关。

(五)其他血液病

某些血液病最终可能发展为白血病,如骨髓增生异常综合征、淋巴瘤、多发性骨髓瘤、阵发性睡眠性血红蛋白尿症。

一般说来,白血病发生至少有两个阶段:①各种原因所致的单个细胞原癌基因决定性的突变,导致克隆性的异常造血细胞生成;②进一步的遗传学改变可能涉及一个或多个癌基因的激活和抑癌基因的失活,从而导致白血病。通常理化因素先引起单个细胞突变,而后因机体遗传易感性和免疫力低下,病毒感染、染色体畸变等激活了癌基因(如 ras 家族),并使部分抑癌基因失活(如 p53 突变或失活)及凋亡抑制基因(如 bcl-2)过度表达,导致突变细胞凋亡受阻,恶性增殖。

四、诊断和鉴别诊断

急性白血病是一组分化停滞于较早期造血干细胞、祖细胞的肿瘤性疾病,起病急,自然病程短,外周血和/或骨髓可见多量异常的原始和/或较早期的幼稚细胞。1976 年根据白血病细胞形态学将急性白血病分为急性髓细胞白血病(acute myeloid leukemia,AML)和急性淋巴细胞白血病(acute lymphoblastic leukemia,ALL)两大类。1985 年提出修改建议,将 AML 分为 M_1、M_2、M_3、M_4、M_5、M_6 和 M_7 亚型,将 ALL 分为 L_1、L_2 及 L_3 亚型,在国际上一直沿用至今。近年来,随着对急性白血病异质性的深入认识,在形态学的基础上,结合细胞免疫表型和细胞遗传学,提出 AML 和 ALL 的 MIC 分型和 WHO 分型,使得急性白血病的诊断更为精细,对其预后估计和治疗具有更重要的指导意义。

（一）症状和体征

1.贫血

贫血是急性白血病起病时常见的症状之一，可表现为疲乏无力、面色苍白，并在短期内进行性加剧，伴活动后头昏眼花、胸闷气急、心慌心悸等。

2.出血

出血也是急性白血病起病时常见的症状之一，常表现为皮肤瘀点、瘀斑、鼻衄、牙龈出血或月经过多等。血小板减少是大多数患者出现这些症状和体征的原因，部分患者尤其是急性早幼粒细胞白血病（AML-M₃）患者可伴凝血功能障碍（如弥漫性血管内凝血）或原发性纤维蛋白溶解亢进，此时可表现为皮肤大片瘀斑甚至血肿，针刺部位或伤口迟发性渗血不止。血小板严重减少或伴有凝血功能障碍的患者起病时尚可表现内脏出血，如血尿、消化道出血、眼底出血及颅内出血。

3.感染症状

畏寒、发热和多汗是急性白血病患者继发性感染常见的首发症状。常见的感染灶有牙龈炎、口腔溃疡、咽峡炎、上呼吸道感染或肺炎以及肛周炎或肛周脓肿等。当粒细胞缺乏时感染灶可以不明显，但往往伴有高热，提示可能发生了菌血症或败血症。严重感染的患者可表现为感染性休克。

4.髓外浸润症状

（1）淋巴结和肝脾大：淋巴结肿大一般无触痛和粘连，中等坚硬，轻到中度肿大，局限于颈、腋下和腹股沟等处，以急淋白血病较多见。纵隔淋巴结肿大常见于 T 细胞急性淋巴细胞白血病。白血病患者可有轻至中度肝脾大，除非慢性粒细胞白血病急性变，巨脾很罕见。

（2）骨和关节疼痛：胸骨体下端压痛是急性白血病患者常见的体征，往往具有诊断意义。起病时其他部位（尤其是长骨的干骺端）感觉疼痛或压痛也不少见。关节痛大多固定在一个或几个关节，但也可以是游走性的，这种情况在患儿中尤其多见，初诊时常误诊为风湿病。

（3）口腔和皮肤：发生急性单核细胞和急性粒-单核细胞白血病时，白血病细胞浸润可使牙龈增生、肿胀；可出现蓝灰色斑丘疹或皮肤粒细胞肉瘤，局部皮肤隆起，变硬，呈紫蓝色皮肤结节。

（4）眼部浸润：粒细胞白血病形成的粒细胞肉瘤（或称绿色瘤）常累及骨膜，以眼眶部最常见，可引起眼球突出、复视或失明。

（5）中枢神经系统白血病（central nervous system leukemia，CNSL）：由于化疗药物难以通过血-脑脊液屏障，隐藏在中枢神经系统的白血病细胞不能被有效杀灭，因而引起 CNSL。CNSL可发生在疾病各个时期，但常发生在缓解期。以急性淋巴细胞白血病最常见，患儿尤甚。临床上表现为头痛、恶心呕吐、颈项强直，甚至抽搐、昏迷。脊髓浸润时可发生截瘫。神经根浸润可产生各种麻痹症状。

（6）睾丸浸润：多见于 ALL 化疗缓解后的男性幼儿或青年，是仅次于 CNSL 的白血病髓外复发的根源，在初发者中少见。睾丸浸润常表现为单侧睾丸无痛性肿大，另一侧虽不肿大，但活检时往往也可发现白血病细胞浸润。

（7）绿色瘤：为髓系细胞的实体肿瘤，又称粒细胞肉瘤，是由成堆的急性粒细胞白血病细胞形成的结节或小肿块。它可以是 AML 患者初治和复发时的首发体征，多见于伴 t（8；21）或t（9；22）的 AML 患者，在 AML 患者中的发生率为 3%～7%，在儿童中较在成人中常见。此外，绿色瘤可见于慢性髓性白血病患者，也可以是原发的，即未侵犯骨髓，而不见于所有的患者。绿色瘤可发生在多种部位，包括皮肤、软组织、骨膜、骨（颅骨、眼眶等）、脊髓膜、脑、淋巴结、鼻旁窦、乳腺、卵巢、子宫、睾丸、前列腺、胃肠道、肺和纵隔等,触之坚硬,压之不痛。有时组织学诊断比较困难,需鉴别该病与大细胞淋巴瘤、浆细胞瘤和嗜酸性肉芽肿等。一旦疑及该病,在进行病理切片检查的同时,必须行肿块的印片瑞氏染色检查,如发现嗜天青颗粒或奥氏小体即可确诊,有时需进行髓过氧化物酶和其他髓系抗原的免疫细胞化学检查,以确定是否为髓系来源。

(8)浸润其他器官:其他器官的浸润白血病细胞还可以浸润肾、肺、胸膜、心脏、心包和胃肠道等多种脏器而引起多种多样的临床表现,但这些脏器的浸润很少于发病初期就出现相应的症状和体征。

(二)检查

除上述临床表现外,下列辅助检查亦有助于对该病明确诊断。

1.实验室检查

(1)外周血常规。①白细胞:在 ALL 中,初诊时 70% 的患者的白细胞总数升高,30% 的患者的白细胞总数正常或减少。在 AML 患者中,白细胞总数升高、正常和减少的患者约各占 1/3,约 85% 的患者白细胞分类可以发现白血病细胞。白细胞计数明显升高多见于 AML-M_4 或 AML-M_5 型,部分患者的白细胞计数可超过 $100\times10^9/L$,即高白细胞血症,常伴有 CNSL 或肺浸润,预后较差。白细胞计数减少多见于 AML-M_3 型,部分患者的白细胞计数 $<1\times10^9/L$。大部分急性白血病患者外周血白细胞分类可发现原始和幼稚淋巴细胞,而嗜中性粒细胞的比例则明显减少。②红细胞和血红蛋白:大多数患者起病时红细胞和血红蛋白均有不同程度的减少,并且进展较为迅速,多表现为正细胞正色素性贫血。红细胞可有轻度大小不等和异形,网织红细胞计数可以轻度升高,少数患者尚可出现幼红细胞,尤其见于 AML-M_6。③血小板:绝大多数患者的血小板计数均有不同程度的减少,严重者初诊时血小板计数 $<2\times10^9/L$,极少数患者早期可能正常,但不久就会减少。

(2)骨髓常规:骨髓液涂片检查是诊断急性白血病必备的手段。大部分急性白血病患者的骨髓常规检查结果呈增生显著活跃或极度活跃,骨髓中经常充满着白血病性原始或早期幼稚细胞,在去红细胞系的有核细胞计数中最少占 30%。部分患者因存在大量白血病细胞,骨髓穿刺时骨髓呈干抽或骨髓液容易凝固。白血病细胞与相对应的正常细胞比较往往有形态的异常,表现为胞体较大,可有大小不均现象,核浆比例增大,核、浆发育不平衡,核染色质呈细网状,核仁常多见而明显,有丝分裂象多见,可见各种畸形细胞。正常的骨髓细胞显著减少,包括比早幼粒细胞更成熟的各阶段粒系细胞、正常红系细胞和巨核细胞。部分患者骨髓常规呈增生低下,甚至与稀释性骨髓常规相似,多见于老年患者。这类患者的骨髓涂片中不易找到白血病细胞,容易与再生障碍性贫血(aplastic anemia,AA)及骨髓增生异常综合征(myelodysplastic syndrome,MDS)等疾病相混淆,需进一步行骨髓活检物滚片染色检查和病理学检查加以鉴别。此外,少数患者可伴有骨髓纤维化,也需结合骨髓活检滚片或病理学检查而确诊。

(3)骨髓病理:大部分急性白血病患者的骨髓病理学检查显示,正常三系造红细胞混杂分布的图像消失,结构脂肪消失,代之以大量的原始和/或早期的幼稚细胞几乎占据整个骨髓腔。部分患者的骨髓病理图像中可见到残留的正常造血成分,其中多为中幼粒细胞、嗜酸性粒细胞和幼红细胞,并伴有异常原始细胞不均匀的浸润,这些改变多见于由 MDS 转化而来的急性白血病。少部分患者中可见结构脂肪占据绝大部分骨髓腔,在结构脂肪的间隙散在造红细胞,并可见多量的异常原始细胞,如果不仔细观察容易误诊为 AA,这种情况多见于低增生型 MDS 转变而来的急性白血病及老年患者。因此,在急性白血病诊断中,当骨髓穿刺涂片检查失败的时候,骨髓活检病理学检查是一个不可缺少的补充手段。此外,与骨髓涂片检查比较,骨髓病理检查对骨髓增生程度的判断更为客观、可靠,并且尚能反映是否存在骨髓纤维化及其程度。

2.细胞形态学检查

细胞形态学检查是诊断急性白血病最基本的手段,在诊断中异常原始细胞和幼稚细胞的比例是诊断急性白血病的关键,因此首先必须在形态学上认识这些细胞。现将国内、国外研究者普遍认同的各种白血病细胞的形态特点分别描述如下。

(1)原始细胞(粒细胞或单核细胞)Ⅰ型原始细胞核质比高,核染色质细致,有一个或多个明显的核仁,细胞质不成熟并且不含颗粒。

(2)原始细胞(粒细胞或单核细胞)Ⅱ型与原始细胞Ⅰ型相似,胞质量较少,含少量细小颗粒,不含粗大颗粒。

(3)异常的早幼粒细胞常呈椭圆形,核偏于一侧,另一端胞质中有异常颗粒,这些颗粒有的粗大,可覆盖细胞核,有的较细。并且,胞质中常伴有奥氏小体,有时甚至多如柴捆。

(4)异常的中性中幼粒细胞核质发育显著不平衡,胞质呈橘黄色或偏碱,胞核有 1～2 个大核仁。

(5)异常中性晚幼粒细胞胞质中有中性粒细胞,可有空泡,核可有凹陷,在核凹陷处有一个淡染区,更重要的是仍可见核仁。

(6)异常的嗜酸性粒细胞胞质中除有典型的嗜酸性颗粒外,还有大的不成熟嗜碱颗粒,并可存在不分叶的核。

(7)异常的幼稚单核细胞细胞核扭曲或折叠,胞质呈灰蓝色,散在嗜天青颗粒。

(8)异常的原始巨核细胞形态多样,胞体可非常小,伴致密的核染色质,也可有较大的胞体伴致密的网状核染色质及 1～3 个明显的核仁,胞质可见气泡。光镜检查下可见淋巴样小巨核细胞、单圆核巨核细胞、多圆核巨核细胞、大单圆核巨核细胞、多分叶巨核细胞等。

(9)异常的幼稚红细胞有细胞巨幼样变,为双核或多核。

(10)L_1型原始和幼淋巴细胞以小细胞(直径≤12 μm)为主。胞质较少,核型规则,核仁不清楚。

(11)L_2型原始和幼淋巴细胞以大细胞(直径＞12 μm)为主。胞质较多,核型不规则,常见凹陷或折叠,核仁明显。

(12)L_3型原始和幼淋巴细胞以大细胞为主,大小较一致,胞质较多,细胞内有明显空泡,胞质有嗜碱性,染色深,核型较规则,核仁清楚。

3.细胞免疫表型检查

细胞免疫表型检查已成为现代白血病诊断中的重要手段之一,在急性白血病各亚型之间及其与相关疾病之间的鉴别诊断中具有重要的应用价值,对急性白血病的预后估计和治疗方案的选择也有一定的指导意义。目前常用的检测方法有流式细胞仪法和免疫组织化学染色法。前者检测速度快,检测的细胞多,并且当被测标本中白血病细胞比例高而开窗准确时,所得结果客观、可靠,此外,还可以对同一细胞同时检测多种表型。后者在骨髓或血涂片上或未固定的病理切片上结合形态学观察白血病细胞的免疫组化染色情况,因此结果能直接反映白血病细胞的表型,应用于白血病细胞比例不高的标本检测较为适合,但与前者比较速度相对较慢,被测的细胞较少,并且具有主观性,对操作者的要求较高。一般认为阳性的标准是,20％或以上的白血病细胞表达被测抗原。根据白血病细胞免疫表型分析,可以确定急性白血病细胞来源的系列,各系列的相对特异的抗原标记分数越高表明特异性越强,反之亦然。

4.细胞和分子遗传学检查

随着染色体显带分析和荧光原位杂交(fluorescence in situ hybridization,FISH)等细胞遗传学技术及 PCR、Northern、Southern 及 Western 印迹等分子生物学技术的发展和应用,人们对急性白血病生物学有了更深入的认识。目前已发现,约 2/3 的初治急性白血病患者有染色体异常,其中一些染色体异常的白血病具有独特的形态学、免疫表型和临床特征,AML-M$_3$是一个典型的例子。染色体异常可以导致一些癌基因突变或放大及一些特征性的融合基因形成,这些基因及其编码的蛋白质的检测对白血病的诊断,残留病灶的监护、治疗,发病机制的研究和预后估计都具有重要的价值。染色体异常包括数量和结构的异常。染色体数量异常常预示白血病细胞克隆的演变,多见于疾病进展或复发时。在染色体异常的 AML 病例中,15%～20%为数量异常,除性染色体外,其他染色体的增多或减少往往不会独立存在,常伴有其他染色体的结构异常,常见的有＋8、－7、＋4、－5、＋19、－Y 等,此外还有＋9、＋21、＋22、＋13、＋11 和－X等。在 ALL 病例中,染色体数量的异常多表现为高二倍体,约占核型异常患者的 30%,伴有 50 或更多条染色体的儿童和成人 ALL 患者,预后一般较好,额外的染色体包括 X、21、6、18、14、10 和 4 等,低二倍体患者少于 10%,单一染色体非整倍体最少见,约占 4%,其中以＋21 较为常见,其次为＋6、＋8、＋18 和－20。

5.电镜检查

电镜检查可观察细胞的超微结构,从而解决一些常规方法难以解决的诊断问题,提高急性白血病形态学分类的准确性。多毛细胞白血病肿瘤细胞表面的细毛样胞质突出在光镜检查下不易看清楚,而用扫描电镜检查能看得很清楚。AML-M$_0$、AML-M$_5$、ALL 和 AML-M$_7$的原始细胞相互间的鉴别在光镜检查下有时可能很困难,而电镜细胞化学染色有助于明确诊断。目前有髓过氧化物酶(myeloperoxidase,MPO)和血小板过氧化物酶(platelet peroxidase,PPO)等电镜细胞化学染色。其优点是灵敏度高,特异性强,能揭示白血病细胞发生早期部分分化的特征。AML 的原始粒细胞对 MPO 呈强阳性反应,AML-M$_5$的原始细胞呈弱阳性反应,部分细胞呈阴性反应,ALL 和 AML-7 的原始细胞呈阴性反应。AML-M$_7$细胞对 PPO 呈阳性反应,而 AMLM$_{1\sim6}$ 和 ALL 的原始细胞对 PPO 均阴性反应。

(三)诊断

1.诊断步骤

急性白血病患者起病急,大部分患者在初诊时或多或少地有出血、感染发热、贫血和骨关节疼痛等的一种或以上症状和体征,如果同时存在肝、脾和/或淋巴结肿大,就更要疑及该病。此时,外周血常规检查是不可缺少的,若外周血常规异常包括三系细胞中的一系或以上的减少、白细胞计数明显升高和/或出现原始及幼稚细胞等,则必须进行骨髓细胞学检查以明确诊断。有时,即使外周血常规正常也要进行骨髓细胞学检查。少数患者以其他髓外浸润引起的症状(如皮肤结节、颅内高压或胸腔积液)为主要表现而就诊,可行相应的有关检查,如局部结节或肿块的穿刺细胞学检查或活检、脑脊液或胸腔液细胞学检查,若发现原始和/或幼稚红细胞,进一步进行骨髓细胞学检查以了解骨髓内情况。此外,极少数患者因体检发现外周血异常,进一步进行骨髓细胞学检查而诊断为急性白血病。总之,急性白血病患者的起病方式多种多样,上述的各种症状、体征及外周血常规的改变是急性白血病患者较为常见的初诊时表现,但大多数患者表现为非特异性,当难以用其他常见原因或疾病解释时,疑诊该病,而明确诊断依赖于骨髓细胞学检查。当骨髓穿刺失败、骨髓增生低下(尤其重度低下)时,必须进行骨髓活检滚片染色检查及病理学检查以明确诊断。一旦急性白血病诊断明确,尚需分型诊断。现代的急性白血病分型诊断要求在FAB协作组(French-American-British Group)的形态学分型诊断基础上,深入了解各种亚型的免疫学表型、细胞遗传学和分子生物学的改变,因此,有条件的单位在对高度怀疑该病的患者抽取骨髓液或外周血进行细胞形态学检查的同时,应进行白血病细胞的免疫表型分析、核型分析以及一些标志性的融合基因检查。对于难以分型诊断的病例有时需要送电镜检查加以区别。

2.诊断标准

从1976年起FAB协作组提出以骨髓和/或外周血原始细胞≥30%为急性白血病的诊断标准以后,国际上均统一采用此标准。在2000年WHO关于髓系肿瘤的分类中,将AML的诊断标准规定为原始细胞≥20%,而将原来MDS的RAEB-T型取消,理由是,研究表明原始细胞为20%~30%的患者与原始细胞≥30%的患者的预后相似,因此,没有必要将两者区分开来。现将急性白血病的各种分型及其诊断标准简述如下。

(1)形态学分型诊断:我国研究者参照FAB的分型标准略做修改,提出ALL和AML的形态学分型及其诊断标准。ALL的诊断标准为骨髓和/或外周血原始细胞+幼稚淋巴细胞≥30%的全部骨髓有核细胞,与FAB的分型一样,形态学分型也分为L_1、L_2、L_3三型,各型的诊断标准是,白血病细胞分别具备如前面"细胞形态学"中所述的L_1、L_2、L_3型淋巴母细胞的特征。AML的形态学分型及其诊断标准中的原始细胞包括Ⅰ型和Ⅱ型原始细胞,原始和/或幼稚细胞的比例均指占非红系细胞(noneryehroid cells,NEC)的百分比。NEC计数是指不包括浆细胞、淋巴细胞、组织嗜碱性粒细胞、巨噬细胞及所有有核红系细胞的骨髓有核细胞计数。

(2)免疫学分型诊断:急性白血病的免疫学分型一般分为两个阶段,首先,根据白血病细胞表达的系列相关抗原确定其系列来源,例如,以前对于形态学上呈原始细胞特征,且与ALL-L_2型细胞相似,细胞化学过氧化物酶染色及苏丹黑B染色<3%细胞阳性的病例往往均诊断为ALL,实际上,在应用免疫表型分析以后,现在已发现其中部分病例的白血病细胞的表型为髓系抗原CD33和/或CD13阳性,而淋系抗原阴性,如进行电镜细胞化学染色则为MPO阳性,目前将这些病例诊断为急性髓细胞白血病微分化型,即AML-M_0;然后,根据白血病细胞表达的各系列分化期相关的抗原进一步分型。许多研究者提出了白血病细胞系列相关抗原的特异性积分方法,我们应用Garand等提出的积分方法,根据这一方法可将急性白血病分为四大免疫学类型,以供参考。根据白血病细胞表达的各系列分化期相关的抗原进一步分型仅见于ALL的免疫学分型诊断,也有多种分型诊断方法,目前国内大多数研究者参照两大类七分法,先将ALL分为非T-ALL和T-ALL两大类,前者再分为6个亚型,后者尚可分为Ⅰ、Ⅱ、Ⅲ期。

(3)急性白血病的WHO分型:随着对急性白血病的深入认识,目前已经发现急性白血病FAB形态学分类的各亚型中除了个别类型如AML-M_3的生物学特征具有均一性外,大多数类型具有高度的异质性,尤其是在对治疗的反应性和预后等方面,即患同一亚型的急性白血病的不同个体对相同治疗方案的疗效反应不完全一致,预后也不一样。具有相同的特殊细胞和分子遗传学异常的患者,其白血病细胞的形态、免疫表型和治疗反应性及预后较为一致,即使白血病细胞的形态和免疫表型等方面不一致,其预后也相似。鉴于上述认识,WHO的最新分类将一些具有特殊细胞和分子遗传学改变的急性白血病重新归类。在AML的分类中WHO分类还特别将伴有多系病态造血或与治疗相关的急性白血病分别归类,而将其他无特殊细胞和分子遗传学异常的AML均归于"未特指型AML",并将这一类型基本上按FAB形态分型进一步分为多种亚型。

WHO 将 ALL 分为 B 细胞性 ALL(B-ALL)、T 细胞性 ALL(T-ALL)和 Burkitt 细胞性白血病三大类,同时将 B-ALL 进一步分为四种细胞遗传学亚型。 总之,WHO 分型强调,细胞和分子生物学的异常从根本上决定了急性白血病患者对治疗的反应性和预后,这样分型一方面有利于预后估计,更重要的是,能指导选择有效的治疗方案(尤其分子靶的治疗方案),从而提高急性白血病的治愈率。

(四)鉴别诊断

1.粒细胞缺乏症

该病起病急,常表现为畏寒、高热、全身骨骼酸痛、咽峡溃疡、上呼吸道感染或肺炎甚至败血症等症状,外周血粒细胞严重减少,淋巴细胞比例相对升高,与一些急性白血病患者起病时的表现非常相似,但前者往往有服用解热镇痛药等明显的诱因,多无明显的贫血和出血的症状,外周血淋巴细胞绝对计数并不升高且细胞形态正常,血红蛋白和血小板多在正常范围。而感染发热伴粒细胞明显减少的急性白血病患者一般无导致粒细胞减少的明显诱因,常或多或少地伴有出血和/或贫血的症状,因此一般不难鉴别两者。 如果有胸骨压痛则更倾向于急性白血病的诊断,但明确地鉴别必须行骨髓细胞学检查。粒细胞缺乏症表现为粒系再生障碍或明显的成熟障碍,但形态正常,并且红细胞系、巨核细胞系造血正常,而急性白血病常表现为骨髓增生显著或极度活跃,以大量的白血病细胞增生为主,正常三系造血细胞均明显受抑制。值得注意的是,粒细胞缺乏症患者恢复早期的骨髓常规中早幼粒细胞或幼单核细胞和单核细胞可以明显增多,与 AML-M$_3$ 或 M$_4$ 患者的骨髓常规相似,但 AML-M$_3$ 患者的早幼粒细胞多有异常的嗜苯胺蓝颗粒或存在奥氏小体,借此可对两者做出鉴别,如果在形态学上难以鉴别,不能贸然诊断急性白血病而给予抗白血病治疗,可观察3～5 d,粒细胞缺乏者可见外周血粒细胞逐渐恢复,骨髓常规也逐渐恢复正常,同时病情日趋好转,而白血病患者的血常规、骨髓常规及病情则不会好转。 此外,骨髓细胞和/或分子遗传学的检查也有助两者的鉴别。

2.原发性血小板减少性紫癜

少数急性白血病患者起病初期仅以皮肤黏膜出血和外周血血小板减少为突出表现,初诊时可被误诊为原发性血小板减少性紫癜,值得注意。 如果仔细地体检,对于前者可能还会发现淋巴结、肝脾肿大或胸骨压痛等体征,然后进行骨髓细胞学检查即可做出明确的鉴别诊断。

3.急性再生障碍性贫血

起病急、感染发热、贫血、出血和外周血三系细胞进行性减少是急性再生障碍性贫血患者与一些急性白血病患者共同的临床特点,初诊时容易混淆两者,如果发现淋巴结或肝脾肿大、胸骨压痛或外周血涂片有原始或幼稚细胞,则基本上排除了再生障碍性贫血的诊断,大多数情况下借助骨髓细胞学检查即可对两者做出鉴别。 但低增生性急性白血病与再生障碍性贫血患者的骨髓穿刺标本均容易稀释,前者的骨髓涂片中也不易发现有白血病细胞,因此很容易误诊。此时,必须进行骨髓活检取材病理学检查或同时滚片染色检查以提高白血病细胞的检出率而对两者进行鉴别。 有时,骨髓细胞遗传学检查能对两者做出明确的鉴别,因为急性白血病可有染色体的异常而再生障碍性贫血一般没有染色体异常。

4.巨幼细胞性贫血

严重的巨幼细胞贫血和 AML-M$_6$ 患者均可表现为外周血三系细胞减少,骨髓红系细胞明显增生,粒红比例倒置,伴红细胞巨幼样变,有时容易混淆两者。 但巨幼细胞贫血患者的红细胞呈典型巨幼红细胞的形态,大小较一致,且无或少有其他的病态造血,有核红细胞 PAS 反应阴性,原始或早期的幼稚细胞少见,叶酸和维生素 B_{12} 治疗有效,而 AML-M$_6$ 患者则相反。

5.类白血病反应

类白血病反应是指可以由多种原因引起外周血常规暂时性发生白血病样血液学改变的一类疾病,表现为外周血白细胞总数显著增多(每升 $50×10^9 \sim 100×10^9$)或出现幼稚细胞、原始细胞伴白细胞总数增多、正常或减少。根据升高的白细胞或出现的幼稚、原始细胞的系列来源不同,可以将类白血病反应分为多种临床类型,其中需与急性白血病区别的有以下几种类型。①中性粒细胞型类白血病反应:此型为最常见的一种类白血病反应,一般白细胞计数显著升高(>$50×10^9$/L),并伴有一定程度的核左移,常需鉴别其与慢性髓细胞白血病。需鉴别其与急性粒细胞白血病的情况多见于播散性结核或其他严重感染等引起骨髓粒细胞储备缺乏,致外周血白细胞减少,并伴有不同程度的核左移,尤其在骨髓造血恢复时。②淋巴细胞型类白血病反应:需鉴别此型与慢性淋巴细胞白血病和急性淋巴细胞白血病,需鉴别此型与后者的情况最多见于传染性单核细胞增多症,骨髓和外周血中均可见到较高比例的淋巴母细胞和幼稚淋巴细胞。此外,肝炎、巨细胞病毒感染、流行性腮腺炎、先天性梅毒、结核以及某些药物过敏等也可出现 ALL 样类白血病反应。③单核细胞型类白血病反应:此型最常见于严重结核感染,其次为某些细菌的急性感染、急性溶血性贫血和多发性骨髓瘤等,需与 AML-M$_4$、M$_5$ 区别。④红白血病型类白血病反应:此型最常见于严重的溶血性贫血,外周血出现幼稚的粒细胞和幼稚的红细胞,也见于骨髓转移癌和髓外造血等,需与 AML-M$_6$ 区别。

类白血病反应与急性白血病之间的鉴别要点可归纳如下:①前者多有原发病及一些特殊的临床表现,后者则无;②前者一般无贫血、出血,无肝、脾淋巴结肿大,如果有,则明显可用原发病来解释,而后者常见这些症状;③前者的外周血常无血红蛋白和血小板减少,如果有也为轻度减少,除非为原发病所致(如溶血性贫血),后者则常见这些症状,并呈进行性加剧;④虽然这两类疾病患者的外周血中均可出现原始细胞、幼稚细胞,但前者的原始细胞和幼稚细胞的比例多较低,更重要的是无形态异常,而后者则相反;⑤前者的骨髓常规虽然可见原始细胞和幼稚细胞的比例增大,但一般小于20%,且无形态异常,而后者骨髓中可见大量形态异常的原始细胞和幼稚细胞,且可伴有明显的病态造血;⑥前者一般无染色体异常,而后者则常见染色体异常;⑦前者的血液学异常是暂时的,在祛除病因或治疗原发病后即可恢复正常且不会复发,而后者只有在抗白血病治疗后才有可能恢复正常,并且容易复发。

6.骨髓转移癌

该病临床上以进行性贫血、消瘦及逐渐加重的骨痛为特征,诊断时外周血血红蛋白常中至重度减少,多见网织红细胞数升高和出现晚幼红细胞,部分患者可见破碎红细胞,白细胞多正常或明显升高伴中、晚幼粒细胞或原始细胞,血小板减少多见,因此,需与急性白血病区别。但该病患者的骨髓检查可发现瘤细胞呈成堆、片状和散在分布,在涂片的起始部、边缘及尾部较易发现,不像白血病细胞多呈均匀分布。在病理上,骨髓转移癌以腺癌最多见,其次为未分化癌,鳞癌较少见,在多数情况下在形态学上与白血病细胞有明显的区别。值得注意的是,多见于儿童的神经母细胞瘤以及成人的小细胞肺癌和尤文肉瘤发生骨髓转移时,骨髓中发现的瘤细胞在形态学上容易与急性淋巴细胞白血病细胞混淆,有时需免疫表型分析才能加以区分。此外,影像学检查一半以上骨髓转移癌患者可发现骨质破坏,常累及腰椎,其次为胸椎、肋骨、髂骨和股骨等,而急性白血病发生骨质破坏少见,这也有助于两者的鉴别。

7.骨髓增生异常综合征(myelodysplastic syndrome,MDS)

该病临床上也常表现为贫血、感染和出血的症状和体征,外周血常规检查可发现一系或以上的红细胞减少伴病态造血,并可发现一定比例的原始细胞和幼稚细胞,骨髓常规多表现为增生显著活跃,有明显的病态造血,原始细胞或幼稚细胞的比例可升高,因此需与急性白血病尤其伴病态造血的急性白血病区别。两者的鉴别要点如下:①MDS起病和进展常比较缓慢,可为不知不觉,因此常在就诊前往往已有较长的一段病史,而急性白血病起病急,进展迅速;②骨髓或和外周血原始细胞和幼稚细胞的比例是鉴别两者的根本依据,FAB的诊断标准规定:MDS患者的骨髓或外周血原始细胞和幼稚细胞的比例<30%,急性白血病的这个比例不小于30%,而2000年WHO诊断标准定为前者<20%,后者≥20%,大多数情况下凭此很容易对两者加以区分,但是当骨髓增生低下或极度低下时,骨髓涂片中造红细胞稀少,原始细胞和幼稚细胞往往不容易被发现和精确计数,此时需详细观察全片而计算原始细胞与幼稚细胞的比例,才能下结论,最好借助骨髓活检取得较多造血组织进行检查以鉴别两者;③MDS患者肝、脾、淋巴结肿大和其他髓外浸润的症状远较急性白血病患者的少见,也有助鉴别。

8.原发性骨髓纤维化

该病患者常有贫血、出血和感染等临床表现,外周血红细胞和血小板常减少,而白细胞总数则可高、低或正常并可伴原始细胞和/或幼稚细胞,因此需与急性白血病区别。在多数情况下,前者起病和进展缓慢,脾脏肿大多显著,常为巨脾,早期骨髓增生明显或显著活跃伴原始细胞、幼稚细胞的比例轻度升高,巨核细胞数明显增多,并且,骨髓病理显示纤维化,而后者起病急,进展迅速,常为轻至中度脾肿大,骨髓原始细胞与幼稚细胞的比例显著升高,巨核细胞常减少,骨髓纤维化少见,因此不难鉴别两者。初诊时即为晚期的骨髓纤维化患者常与急性白血病患者一样表现为各种骨髓造血功能衰竭的症状和体征,骨髓穿刺常为干抽或稀释,与伴有骨髓纤维化的急性白血病或低增生性急性白血病较难区别,此时常需骨髓活检组织滚片染色检查及病理检查,根据原始细胞的比例是否达到急性白血病诊断标准加以鉴别,如果已达到急性白血病的诊断标准并且伴有纤维化,则究竟是骨髓纤维化转化为急性白血病还是初发的急性白血病伴骨髓纤维化,只能根据这次就诊以前是否有较长时间的贫血、反复出血或感染以及脾肿大等症状或体征加以区分。

9.恶性组织细胞病(malignant histocytosis,MH)

部分急性白血病临床上以高热、出血、肝脾肿大和全红细胞减少起病,与MH的表现相似,但其中多数患者在外周血和骨髓中可发现形态典型的白血病细胞,不难鉴别其与MH。仅少数急性单核细胞白血病或急性淋巴细胞白血病患者的白血病细胞在形态学上与恶性组织细胞不易区别,此时可根据MH骨髓常规中的肿瘤细胞形态、大小和成熟程度呈现多种不同特征,而白血病细胞相当一致、单调,并且骨髓中多无噬红细胞等加以鉴别。此外,尚可以通过免疫表型分析对急性淋巴细胞白血病和MH做出鉴别,后者T细胞和B细胞相关抗原呈阴性,表达单核细胞/巨噬细胞抗原,包括CD11b、CD11c、CD13、CD14、CD15、CD68、MAC-387、α1-抗胰蛋白酶和α1-抗胰凝乳蛋白酶等。

10.淋巴瘤

大多数情况下,淋巴瘤以局部或全身淋巴结肿大伴或不伴发热、贫血起病,出血少见,外周血和骨髓没有或仅有少量原始细胞、幼稚细胞,由淋巴结活检病理检查而确诊。而急性白血病多数以同时存在贫血、感染或出血起病,外周血或骨髓存在大量原始细胞、幼稚细胞为其突出的表现,因此对两者不难鉴别。少数情况下,淋巴瘤患者起病时骨髓或外周血就有较多的淋巴母细胞,即所谓的淋巴肉瘤细胞白血病,常伴有一定程度骨髓造血功能不全的表现,与急性淋巴细胞白血病相似,国外研究者认为当骨髓或外周血淋巴母细胞比例＞20％时,已没有必要区分两者。另一方面,少数淋巴瘤患者淋巴结肿大不明显,而以外周血或骨髓淋巴细胞增多伴或不伴脾肿大为主要表现,如脾边缘区淋巴瘤,有时需与急性淋巴细胞白血病区别。前者起病较缓慢,增多的淋巴细胞在形态上偏成熟,凭此可与急性淋巴细胞白血病区别,但当这些淋巴细胞发生母细胞变(即淋巴瘤发生里克特综合征转化)时,在形态学上难以鉴别,此时,可根据病程的长短并结合细胞免疫表型对两者加以区别。

11.慢性髓细胞性白血病(chronic myelogenous leukemia,CML)

大多数 CML 患者起病和进展缓慢,外周血白细胞增多并以中、晚幼粒细胞增多为主,脾肿大甚至巨脾为其突出的表现,与急性白血病不难区别。少数 CML 患者就诊时已处于急变期,与原发的急性白血病的鉴别需要详细地询问病史,例如,是否存在较长时间的贫血、脾肿大等表现。此外,如发现外周血嗜碱性粒细胞明显增多,费城染色体或 *BCR/ABL* 融合基因阳性,则多数情况下支持诊断 CML 急变期。但值得注意,约 1/3 的 ALL 患者和少数 AML 患者费城染色体也可呈阳性,可通过比较 *BCR/ABL* 转录本的大小加以区别。

五、治疗

多年以来大多数急性白血病的治疗一直以细胞毒化学药物的联合治疗为主,而我国首先应用于 AML-M$_3$,即急性早幼粒细胞白血病(acute promyelocytic leukemia,APL)治疗的全反式维A酸(all-trans-retinoic acid,ATRA)和三氧化二砷(arsenic trioxide,ATO)已被国际公认为成功治疗 APL 的主要药物,并且以上两药的成功应用为急性白血病和其他肿瘤的治疗分别开拓了诱导分化治疗和诱导凋亡治疗两种新的极有意义的治疗模式。此外,现代的急性白血病治疗方法尚有自身或同种异基因造血干细胞移植、免疫治疗、多药耐受(multiple drug resistance,MDR)逆转的治疗以及基因靶向治疗等。急性白血病的治疗一般分为诱导缓解治疗和缓解后治疗两个阶段,诱导缓解治疗的目的是达到临床和血液学的完全缓解(complete response,CR),而缓解后的治疗原则是尽可能减少机体亚临床的白血病细胞负荷,即微小残留病灶(minimal residual disease,MRD),理论上最好能使白血病细胞完全消失,达到真正的治愈。由于急性白血病高度的异质性,对于特定的个体要选择相应适宜的治疗方案,各种方法治疗时机的选择也非常重要。此外,对症支持治疗是急性白血病治疗不可缺少的组成部分。

(一)诱导缓解治疗

1.非 APL 的 AML 诱导缓解治疗

蒽环类药物[包括柔红霉素(DNR)、去甲氧柔红霉素(IDA)、阿克拉霉素(Acla)、吡柔比星(THP)、合成的蒽二酮即米托蒽醌(MTN)和高三尖杉酯碱(HHT)等]与阿糖胞苷(Ara-C)联合是目前 APL 以外 AML 标准的诱导缓解治疗方案。其中 DNR 45 mg/(m² · d),静脉推注,连用3 d,加 Ara-C 100 mg/(m² · d),静脉滴注,连用 7 d,即"3+7"方案(DA 方案),是经典的诱导缓解治疗方案,可使 50％以上的患者达 CR。

化疗药物推荐剂量——标准剂量 Ara-c 100～200 mg/(m² · d)×7 d。IDA 8～12 mg/(m² · d)×3 d,DNR 45～90 mg/(m² · d)×3 d,Acla 20 mg/(m² · d)×7 d,HHT 2.0～2.5 mg/(m² · d)×7 d 或 4 mg/(m² · d)×3 d。临床工作中可以参照上述方案、药物

剂量,根据患者的情况调整。

2.APL 的诱导缓解治疗

蒽环类药物单用或标准的 DA 方案。1973－1988 年,以蒽环类药物为基础的细胞毒化疗方案治疗 APL 时,在适当控制凝血异常的前提下,CR 率可达 50%～80%,高于其他任何类型 AML 的 CR 率,无进展生存率(event free survival,EFS)也较其他类型 AML 的长。但是,即使在 CR 后给予巩固和维持治疗,APL 患者的中位 CR 持续时间为 1～2 年,仅20%～45%的患者可获长期存活,其余患者均死于出血、复发或疾病难治。在支持治疗条件较差的医疗机构,对 APL 的疗效仍较其他类型 AML 为差。

单用 ATRA:自从 1987 年上海瑞金医院首次应用 ATRA 治疗 APL 患者获得成功以来,在国内外,单用 ATRA 45 mg/(m² · d)曾经成为初治 APL 患者常规的诱导缓解治疗方案,大多数文献报道,CR 率均在 80%以上,早期出血导致的病死率明显减少,无细胞毒药物引起的骨髓抑制等毒副作用,常见的不良反应有口唇及皮肤干燥、头痛、骨关节痛、肝功能受损和血脂水平升高。严重的不良反应包括维 A 酸综合征(retinoic acid syndrome,RAS)和静脉血栓形成,RAS 又称白细胞增多综合征,因其常发生在白细胞明显或极度增多阶段。西方的 RAS 发生率高达 25%～45%,国内和日本的发生率较低,为 7%～10%。RAS 的临床表现为发热、胸闷、呼吸困难、水肿、胸腔或心包积液、低血压,少数患者有肾衰竭。故 RAS 是 ATRA 治疗 APL 过程中极为严重的并发症,若不及时发现和有效地处理,患者常可因呼吸窘迫、缺氧、呼吸功能衰竭而死亡。血栓的发生率很低,但如果发生在重要脏器,也可以是致死性的。近年来,我国的临床研究表明,小剂量 ATRA[25 mg/(m² · d)]治疗 APL 可以达到与常规剂量相似的疗效,而常见的毒副作用明显减少。

ATRA＋蒽环类药物的方案是目前对 APL 诱导缓解治疗的标准方案。我国研究者对于外周血白细胞没有明显升高的患者,常先用 ATRA 进行诱导分化治疗,在此过程中,约 2/3 的患者发生高白细胞血症,对于这些患者加用常规剂量的蒽环类药物,对其他 1/3 患者则不加任何细胞毒药物。对于伴高白细胞血症的初治 APL 患者,则同时应用 ATRA 和蒽环类药物进行治疗。这种治疗模式已使大多数 APL 患者达到 CR,并且,似乎可以减少 RAS 的发生率。国外一组研究则表明,同时应用 ATRA 和蒽环类药物治疗 APL 的 CR 率比先用 ATRA 随后用蒽环类药物的 CR 率高,并且,前者早期病死率和复发率均较后者低,并且 3 年总生存期明显较后者高,因此认为同时应用 ATRA 和蒽环类药物是诱导缓解治疗 APL 的最佳方案。最近,国外有两个前瞻性随机研究比较了诱导缓解治疗中 ATRA 加或不加细胞毒药物与单用细胞毒药物的疗效,结果表明两组 CR 率无差别,但是在含 ATRA 组无病生存期和总生存期明显提高,70%的病例能获得 4 年无病生存,且复发率较低,提示在现代支持治疗条件下,与单用细胞毒药物的方案比较,ATRA 的介入并不能提高 CR 率,重要的是能明显减少复发率从而提高长期的生存率。

ATRA＋ATO＋蒽环类药物:国内已用该方案用于初治 APL 患者,CR 率达 90%以上,并且与上述的诱导治疗方案比较时毒副作用没有增加。

3.ALL 的诱导缓解治疗

预治疗:对 Burkitt 淋巴瘤/白血病患者诊断后应进行预治疗,以防止肿瘤溶解综合征的发生。确诊 ALL(Ph 阴性或 Ph 阳性)的患者,若白细胞数≥50×10⁹/L,或者肝、脾、淋巴结明显肿大,则进行预治疗,以防止肿瘤溶解综合征的发生。预治疗方案:糖皮质激素(泼尼松、地塞米松等),口服或静脉给药,连续 3～5 d。可以和 CTX 联合应用,200 mg/(m² · d),静脉滴注,连续

3～5 d。

诱导缓解：在 Burkitt 淋巴瘤/白血病的治疗中，由于该类型患者细胞增殖速度快，建议采用短疗程、短间隔的治疗方案。如得克萨斯大学安德森癌症中心的 Hyper-CVAD 方案［大剂量 MTX(HD-MTX)＋大剂量阿糖胞苷(HD-Ara-C)方案］、德国多中心成年人急性淋巴细胞白血病研究组方案(A、B 方案)。鉴于 CD20 单克隆抗体(利妥昔单抗)可以明显改善此类患者的预后，有条件时可联合 CD20 单克隆抗体治疗。

Ph 阴性 ALL(Ph-ALL)的治疗：至少应予长春新碱(VCR)或长春地辛、蒽环/蒽醌类药物(如 DNR、IDA、阿霉素、米托蒽醌等)、糖皮质激素(泼尼松、地塞米松等)为基础的方案(VDP)诱导治疗。推荐采用 VDP 联合 CTX 和左旋门冬酰胺酶(L-Asp)组成的 VDCLP 方案，鼓励开展临床研究。诱导治疗中蒽环/蒽醌类药物可以连续应用(连续 2～3 d，第 1、3 周或仅第 1 周用药)；也可以每周用药 1 次。参考剂量：DNR 30～60 mg/(m² · d)，连用 2～3 d，IDA 8～12 mg/(m² · d)，连用 2～3 d，米托蒽醌 6～10 mg/(m² · d)，连用 2～3 d。单次应用 CTX 剂量超过 1 g 可给予美司钠解救。诱导治疗第 14 d 复查骨髓，根据骨髓情况调整第 3 周的治疗。诱导治疗第(28±7)天判断疗效，对未达 CR 的患者进入挽救治疗。

Ph 阳性 ALL(Ph⁺-ALL)的治疗：①对非老年患者(年龄＜55 岁)开始 Ph⁺-ALL 治疗和一般 Ph⁻-ALL 相同，建议给予 VCR 或长春地辛、蒽环/蒽醌类药物、糖皮质激素为基础的方案(VDP)诱导治疗；鼓励进行临床研究。一旦融合基因或染色体核型/荧光原位杂交证实为 Ph/BCR-ABL 阳性 ALL，则进入 Ph⁺-ALL 治疗序列，可以不再应用 L-Asp。自第 8 d 或第 15 d 开始加用伊马替尼、达沙替尼等酪氨酸激酶抑制剂，伊马替尼的用药剂量为 400～600 mg/d，持续应用。若粒细胞缺乏(中性粒细胞计数＜0.2×10⁹/L)持续时间超过 1 周，出现感染发热等并发症，可以暂停伊马替尼。建议于诱导化疗结束第(28±7)d 复查骨髓和细胞遗传学(诊断时有异常者)，BCR-ABL 融合基因以判断疗效；②老年患者(年龄≥55 岁)Ph⁺-ALL 的治疗：可以在确诊后采用伊马替尼＋V(D)P 为基础的治疗。

(二)完全缓解后的治疗

1.非 APL 的 AML 完全缓解后的治疗

强化巩固治疗：目前主张 CR 后治疗应该是强烈的巩固治疗。按遗传学预后危险度分组治疗。可采用多疗程的大剂量 Ara-C 化疗、2～3 个疗程大剂量 Ara-C 化疗(可与蒽环/蒽醌类药物联合应用)后行造血干细胞移植、标准剂量化疗后行造血干细胞移植。

自体造血干细胞移植(autologous hematopoietic stem cell transplantation，auto-HSCT)：对于 65 岁以下的 CR 患者，在上述强化巩固治疗 3 个疗程后，可接受 auto-HSCT 治疗，这样与单纯强化巩固治疗比较，可稍改善预后。

异基因造血干细胞移植(allogeneic hematopoietic stem cell transplantation，allo-HSCT)：对于 55 岁以下的 CR 患者(核型好的病例除外)，在强化巩固治疗 1～3 个疗程后可考虑接受 allo-HSCT 治疗，因为 allo-HSCT 是目前可能治愈这类 AML 患者唯一的方法。但是，allo-HSCT 具有较严重的并发症，如移植物抗宿主病(graft versus host disease，GVHD)，早期的病死率较高，并且费用高，对于特定的个体，一定要慎重权衡各种利弊因素后再决定。

免疫治疗：几乎所有诱导缓解治疗后 CR 的患者都存在 MRD 而可能导致复发。因此，最大程度上减少或清除 MRD 是预防复发从而提高无病生存率或治愈率的根本手段。上述 CR 后的细胞毒药物治疗仍是目前减少 MRD 的主要方法。大量的临床资料显示，近年来随着支持治疗

（包括自身干细胞的支持）的改善，巩固治疗的细胞毒药物强度的增加，确实能在一定程度上延长无病生存期，推迟疾病的复发，但不能阻止复发，仅小部分患者可获长期生存，提示这种单一的非特异性细胞毒治疗方法已难以进一步地改善 AML 的预后。虽然 allo-HSCT 是目前唯一可能治愈 AML 的方法，但是仅能使部分 AML 患者受益。重要的是，研究表明 allo-HSCT 能够产生具有治疗作用的移植物抗白血病（graft versus leukemia，GVL）效应，其机制是由细胞免疫介导的，可能涉及白血病特异的 T 细胞，NK 细胞或 T 细胞识别人类白细胞抗原和非人类白细胞抗原的差异性，后者包括供体和受体间的次要组织相容性抗原的差异。因此，许多研究已在努力寻找具有更大 GVL 效应而没有 GVHD 作用的方法用于 AML 的治疗。

2.APL 完全缓解后的治疗

APL 是 AML 中的一个特殊的类型，自从 ATRA 治疗该病以后，其预后有很大的改善，远较其他 AML 类型的好，但是 APL 的 CR 后最佳的治疗方案目前尚不清楚。可以肯定的是，CR 后继续单用 ATRA 维持，容易发生耐药，多数患者在短期内复发，一般为 6～12 个月，强化巩固治疗是必须的。一般认为，与其他类型 AML 不一样，APL 在 CR 后仅需 3 个疗程强化巩固治疗即可，方案可选用标准剂量的 DA 或 HiD-Ara-C，之后用包括 ATRA 在内的多种药物交替维持治疗。这种治疗模式已使 50%～60% 的 APL 患者达 5 年生存，因此，对于首次缓解的患者，不主张用更强烈的细胞毒药物组成的方案（包括 auto-HSCT）进行较长时间的巩固治疗。尽管 allo-HSCT 可能治愈 APL，但由于其早期病死率高，也不适于首次 CR 的 APL 患者治疗。APL 对细胞毒药物、ATRA、ATO 均有很好的治疗反应，并且它们的作用机制不同，因此，在 CR 后短期巩固治疗后，用细胞毒药物、ATRA、ATO 单药交替维持治疗。

3.ALL 的完全缓解后治疗

Burkitt 淋巴瘤/白血病的治疗：采用短疗程、短间隔的治疗方案。治疗疗程应不少于 6 个，如得克萨斯大学安德森癌症中心的 Hyper-CVAD 方案［HD-MTX ＋ 大剂量阿糖胞苷（HD-Ara-C）方案］、德国多中心成年人急性淋巴细胞白血病研究组方案（A、B 方案）。鉴于 CD20 单克隆抗体（利妥昔单抗）可以明显改善此类患者的预后，有条件的患者可联合 CD20 单克隆抗体治疗。

治疗中应注意中枢神经系统白血病的预防和治疗，包括鞘内注射化疗药物和头颅放疗。

考虑预后不良的患者可进行造血干细胞移植，对有合适供体者可以行 allo-HSCT，无供体者可以考虑 auto-HSCT。

Ph 阴性 ALL（Ph⁻-ALL）的治疗：达 CR 后应根据患者的危险度分组情况判断是否需要行 allo-HSCT，需行 allo-HSCT，积极寻找供体。

达到 CR 后应尽快进入缓解后（巩固强化）治疗：缓解后强烈的巩固治疗可提高疗效（尤其是高危组患者）。最常用的方案包括 6～8 个疗程的治疗：含大剂量 MTX、Ara-C、L-Asp 的方案 2～4 个疗程，再用诱导方案 1～2 个疗程。在整个治疗过程中应强调非骨髓抑制性药物（糖皮质激素、VCR、L-Asp 等）的应用。①一般应含有 HD-MTX 方案：MTX $1～3 \, g/m^2$（T-ALL 可以用到 $5 \, g/m^2$）。应用 HD-MTX 时应争取进行血清 MTX 浓度监测，注意甲酰四氢叶酸钙的解救，至血清 MTX 浓度达 $0.1 \, \mu mol/L$（至少应低于 $0.25 \, \mu mol/L$）可停止解救。选择 Ara-C（标准剂量或大剂量）为基础的方案；②可继续应用含 L-Asp 的方案；③缓解后 6 个月左右参考诱导治疗方案再给予 1 次诱导强化。

造血干细胞移植：对有合适供体的患者（尤其是高危组患者、微小残留病监测持续阳性或高

于 10^{-4} 的标危组患者)建议行 allo-HSCT 治疗。无合适供体的高危组患者(尤其是微小残留病持续阴性者)、标危组患者可以考虑在充分的巩固强化治疗后进行 auto-HSCT。应对 auto-HSCT 后的患者应继续给予维持治疗。无移植条件的患者、持续属于低危组的患者可继续巩固强化治疗。

对 ALL 患者强调维持治疗。维持治疗的基本方案:6-巯基嘌呤(6-MP)60~100 mg/(m² · d),MTX 15~30 mg/(m² · d)每周 1 次。

Ph 阳性 ALL(Ph⁺-ALL)的治疗。① 非老年患者(年龄＜55 岁)Ph⁺-ALL 的治疗:Ph⁺-ALL的缓解后治疗原则上参考一般 ALL,但可以不再使用 L-Asp。应尽量持续应用伊马替尼至维持治疗结束。对无条件应用伊马替尼的患者按一般 ALL 的治疗方案进行,维持治疗可以改为以干扰素为基础的方案。对有供体的患者可以在一定的巩固强化治疗后,尽早行 allo-HSCT;将伊马替尼持续口服至 allo-HSCT。行 allo-HSCT 后应定期监测 *BCR-ABL* 融合基因表达,至少应用伊马替尼至 2 次融合基因检测结果为阴性。对无供体、无条件或其他原因不能行 allo-HSCT 治疗者,继续接受巩固强化化疗和伊马替尼的联合治疗。对分子学阴性的患者可选择 auto-HSCT,对 auto-HSCT 后的患者可继续给予伊马替尼(无条件者用干扰素)维持治疗。对无条件应用伊马替尼者按计划化疗,化疗结束后给予干扰素为基础的维持治疗。维持治疗:对有条件者采用伊马替尼维持治疗至 CR 后 2 年,可以联合 VCR、糖皮质激素。对不能坚持伊马替尼治疗者,给予干扰素300 万单位、隔天 1 次的维持治疗,可以联合 VCR、糖皮质激素,缓解后至少治疗 2 年;② 老年患者(年龄≥55 岁)Ph⁺-ALL 的治疗:连续应用伊马替尼,间断应用 V(D)P方案;整个治疗周期至缓解后至少 2 年。

(三)难治和复发的治疗

一般研究者认为,难治性急性白血病是指诱导缓解治疗 2 个或以上疗程不能达 CR 者。疾病复发可分为早期复发和晚期复发,前者指首次 CR 后 1 年内复发,后者指在 1 年后复发。这些患者的白血病细胞对细胞毒化疗药物皆有不同程度的原发或继发耐药甚至多药耐药,只有通过改变治疗策略(如诱导分化或诱导凋亡或免疫攻击),寻找与已用过药物无交叉耐药的新药,使多药耐药逆转,或在机体能耐受前提下尽可能加大细胞毒力度以克服耐药等,才有可能达到缓解或再次缓解。

1.非 APL 的 AML 治疗

大剂量强力化疗大剂量 Ara-C 单一或与其他未用过的药物联合治疗是难治或复发 AML 诱导缓解治疗较为常用的方法。大剂量 Ara-C 的用法是:每次 3 g/m²,持续静脉点滴,每 12 h 一次,连用 3~6 d。可选择常规剂量的 VM26、IDA、MTX 或拓扑异构酶Ⅰ抑制剂羟基喜树碱或拓扑特肯等为与之联用的药物。这些方案可使约 50% 的难治或复发的患者达 CR,总的中位生存期约为半年,但 10%~20% 的患者的无病生存期达 4 年。本治疗方法仅适用于年龄＜55 岁的患者。因为其毒副作用大,包括严重的骨髓抑制和髓外毒性,需强有力地对症支持治疗,费用高,治疗相关的病死率较高,因此在选用之前必须与患者及其家属说明利弊。CR 后可选用小剂量 Ara-C 10 mg/m²,每 12 h 一次,皮下注射,一直用至再次复发,本方案与不治疗组比较,可使更多病例的 2 次缓解期比首次缓解期长。对于 CR 后的患者,为达到治愈,allo-HSCT 仍是目前唯一的选择,而白细胞介素-2 的维持治疗和其他的免疫方法治疗将来可能会为这些患者带来新的生机,目前正在研究之中。

HSCT 在首次早期复发的 AML 患者实施 allo-HSCT 或 auto-HSCT 的效果较好,而在第

2 次缓解后进行则疗效反而较差。行 auto-HSCT 能使 40％左右的难治性和复发患者，包括一些对 HiD-Ara-C 耐药的病例达 CR，但缓解期短，复发率高。应用 allo-HSCT 的治疗能使未治疗的首次复发患者五年生存率达 20％左右。

CAG 方案：其用法为 Ara-C 10 mg/m²，每 12 h 一次，连用 14 天，阿克拉霉素 14 mg/(m²·d)，静脉注射，连用 14 天，重组人粒细胞集落刺激因子 200 μg/(m²·d)，皮下注射，连用 14 天。本方案毒性小，影响生活质量程度小，适用于大多数复发和难治 AML 患者，也适用于初治 AML 老年患者。CAG 方案治疗这些患者的疗效可与大剂量强力化疗的相媲美，而毒副作用明显较轻，因此它是目前较为实用的治疗方案。

2.APL 的治疗

应用 ATRA 治疗初发 APL 的完全缓解率已接近 90％，其余对 ATRA 无效的病例用 ATO 也能达 CR，因此，对于初发 APL，除了早期因出血或脏器浸润而死亡的病例外，用 ATRA 和 ATO 治疗的 CR 率几乎达 100％，已不存在难治问题，若有难治初发病例，要重新检查这些病例是否真正为 APL，或者除了 $PML/RAR\alpha$ 外，是否还存在其他细胞或分子遗传学改变。但是，APL 复发目前仍然很常见，这些病例的治疗如下。

对 ATRA 原先用联合化疗达 CR 以后复发的患者用 ATRA 重新诱导治疗，85％～90％的患者可达第 2 次 CR。这些取得 2 次 CR 的患者若接着用强化巩固治疗和 auto-HSCT 或 allo-HSCT，则仍能取得长期存活。但是，用 ATRA 取得 CR 的患者（尤其是在停用 ATRA 后 1 年内复发的患者）一旦复发，再用 ATRA 诱导缓解治疗的疗效很差，有报道 2 次 CR 率仅为 5.3％，若加用化疗 CR 率也只有 20％。

自我国首先发现 ATO 治疗 APL 有独特效果以后，0.15 mg/(kg·d)ATO 静脉滴注已成为治疗复发 APL 患者的标准方法。一份 40 例患者的研究资料表明，原先用化疗和/或 ATRA 取得 CR 后首次或多次复发的患者，甚至经过 HSCT(auto-HSCT 或 allo-HSCT)治疗后复发的患者，用 ATO 再次诱导治疗后，总体上 CR 率达 85％，至骨髓缓解的中位时间为 35 d，至 CR 的中位时间为 59 d。对 29 例 CR 患者进行了 PML-RARα 的追踪检查，结果表明，其中 14 例在诱导缓解治疗后转阴，11 例在巩固治疗后转阴。18 个月的总体生存率和无复发生存率分别为 66％和 56％。ATO 治疗很少发生细胞毒化疗引起的严重恶心、呕吐和骨髓抑制等不良反应，常见的不良反应与应用 ATRA 的相似，包括皮疹、高甘油三酯血症、轻微的胃肠道反应、周围神经病变和低血钾症等，这些并发症均可经对症治疗而控制或自行缓解。25％患者在治疗过程中会发生维甲酸综合征样的并发症，经糖皮质激素及时治疗可得到控制。约 69％的患者发生 QTc 间期延长，可经补充镁和钾离子，保持血清镁和钾离子的浓度分别在 1.8 mg/dL 和 4 mEq/L 以上而纠正。此外，值得注意的是，部分患者在治疗过程中可发生血清肝酶水平升高，一旦发现，若及时减量或暂时停药并给予辅肝治疗可以恢复正常，但若不及时处理，可以发生严重的肝功能损害甚至死亡。经 ATO 治疗取得 2 次缓解的患者，可接受 HSCT 治疗，无条件进行 HSCT 治疗者，可经强烈化疗巩固后用 ATO 维持治疗，5 周为 1 个疗程，每个疗程用常规剂量 ATO 25～28 d，每个疗程间隔 3～6 周，至少维持 4 个疗程，何时停药目前尚无统一规定。

ALL 的治疗：目前治疗难治或复发的 ALL 患者可有以下几种措施，但总体疗效欠佳。①联合化疗：原则上应用以前未用过的药物，如 VM26、AMSA、IDA 以及拓扑异构酶Ⅰ的抑制剂（如羟喜树碱、Topotecan），与其他药物（如门冬酰胺酶和 MTX）联合应用，但 CR 率仅约 30％；中、大剂量 MTX 或 Ara-C 单用或与其他药物联合，仅约 50％的患者得到缓解。这些化疗即使取得

CR,平均缓解时间也不超过6个月,1年和5年的生存率仅分别为24％和3％;②allo-HSCT:是目前唯一能够使这些患者长期生存或治愈的方法,国际骨髓移植登记处的资料显示,成人难治ALL和处于CR的患者移植后4年生存率分别为23％和22％。但复发的ALL患者仅30％～40％可获得第2次缓解,因此,allo-HSCT治疗的开展受到限制,仅少数患者受益;③免疫治疗:如用单克隆抗体Campath-1H。初步临床研究的疗效并不满意。

(四)对症和支持治疗

1.输注红细胞悬液

为了减轻贫血,输血应减少至最低限度,因而需严格掌握输血指征,其适应证是血红蛋白水平在60 g/L以下,且有组织缺氧症状。原则上只要达到不发生缺氧症状,输血即应适可而止。对于长期多次输血者要注意同种免疫引起的输血反应、血液传播的传染性疾病的发生,如病毒性肝炎和巨细胞病毒感染,以及血色病的发生。值得注意的是,对于高白细胞血症尤其白细胞计数>100×10⁹/L者,尽管严重贫血,输注红细胞悬液也应暂缓,应该在控制高白细胞血症以后输注,不然,会加剧或诱发肺部浸润、脑梗死或出血等严重并发症甚至在短期内导致死亡。

2.止血

急性白血病出血的主要原因是严重的血小板减少,因此,最有效的方法是输注同种血小板悬液,其适应证是血小板计数在(10～20)×10⁹/L以下和/或严重出血,特别是有内脏出血时。部分患者尤其是APL患者可伴凝血常规异常而存在严重出血或弥散性血管内凝血(disseminated intravascular coagulation,DIC),常表现为皮肤大片瘀斑、血肿、静脉或皮肤穿刺部位延缓性渗血不止及内脏出血。若无DIC依据,应及时补充凝血因子,如新鲜或冰冻血浆、人凝血酶原复合物、纤维蛋白原或Ⅷ因子,对于原发纤溶亢进的患者尚可应用抗纤溶药。如果存在DIC,则尽早给予小剂量肝素治疗,同时补充抗凝血酶Ⅲ(常用新鲜血浆替代)和凝血因子,要慎用抗纤溶药。

3.抗感染

对没有明显感染或发热的患者,不应采用抗生素作为预防感染的措施,以减少二重感染的机会,而无菌隔离治疗护理是关键,对于严重粒细胞缺乏的患者,最好安排其住入无菌病房,实行全环境保护。患者一旦发生感染或无明显感染灶而发热在38 ℃以上,应及时给予积极的经验性抗生素治疗。与此同时,应做好血培养等病原微生物监测。原则上选用广谱抗生素,剂量要足,当抗细菌感染治疗1周以上无显效时,要考虑加用抗真菌和/或抗病毒的药物。

4.CNSL的预防和治疗

业已证明ALL患者容易在完全缓解后发生CNS复发,因此一直以来CNSL的预防性治疗已成为ALL治疗的一个重要的组成部分。AML中的M₄、M₅也被认为容易发生CNS浸润,故大多数研究者认为给予预防性治疗是必要的。此外,现代的APL治疗已使较多患者获得长期生存,随之而来,CNS白血病复发的APL患者越来越多,因此,不少研究者已主张对APL患者也应该进行CNSL的预防性治疗。常用预防CNSL的方法是鞘内注射MTX和/或Ara-C,MTX的剂量为每次8～12 mg/m²,Ara-C为每次30～50 mg/m²,一般在首次CR后即开始,每周1～2次,连续4～6次,以后每月1次,至少维持1年。

一旦确诊为CNSL,应立即进行CNSL的治疗。常用的方法是,鞘内注射MTX和/或Ara-C(剂量与预防的剂量相同),至少每周两次,甚至可以每天或隔天1次,至CNS症状和脑脊液检查改善后,适当延长鞘内注射的间隔时间,直至临床症状消失和脑脊液检查正常。以后仍需每月鞘内注射1次维持治疗。对于颅内有明显肿块占位的CNSL患者,单用鞘内注射化疗药物往往不能完全奏效,还需借助局部放疗。

5.其他对症支持治疗

别嘌呤醇 0.1～0.2 g 口服,每天 3 次,化疗前和化疗中的水化、碱化对于高白细胞血症患者是必需的,以防止高尿酸血症和急性肾衰竭等并发症。此外,维持水、电解质平衡和提供足够的营养也是治疗成功的必需条件。

(五)预后与注意点

用蒽环类抗生素和阿糖胞苷治疗非 APL 的 AML 患者的 CR 率为 50%～75%,ATRA 和 ATO 治疗 APL 患者的 CR 率已接近 90%。但是在 CR 的患者中,长期无病生存率仅为 20%～30%,大部分 AML 患者仍然死于疾病的复发。AML 的几个宿主或疾病相关的因素具有重要的预后意义,年龄在 60 岁以上、原先存在 MDS、白细胞数升高、差的核型和表达 MDR 表型均提示预后差。诊断时的核型是重要的独立预后因素之一,并能区别 3 组预后不同的 AML。①预后好:t(15;17)、t(8;21)、inv(16);②预后中等:正常核型、+8、11q23、del(7q)、del(9q)、+22、其他数目异常;③预后差:复杂核型、-7、-5、del(5q)、abn(3q)。此外,近年来支持治疗的改善、缓解后治疗强度增加和造血干细胞移植等已使 AML 患者的预后有了相当程度的改善,但总体上 AML 目前的疗效并不令人满意,新药的研制和成功治疗策略的摸索势在必行。

ALL 的自然病程较短,平均病程 2～3 个月。近 10 多年来,由于应用联合化疗与积极防治 CNSL,患者的生存期明显延长。儿童 ALL 首次 CR 率高达 90% 以上,五年生存率达 50% 以上。而成人 ALL 首次 CR 率为 60%～80%,五年生存率仅为 20% 左右。影响 ALL 的预后因素有年龄、初诊时白细胞计数、细胞形态、免疫表型、核型、脏器浸润及 CNSL 等。年龄为 3～7 岁的 ALL 患者预后较好,而其他年龄组的患者预后均较差,小于 1 岁和大于 50 岁的患者预后最差。与 AML 一样,诊断时的核型是重要的独立预后因素之一,高倍体、6q$^-$、t(8;21)提示预后好,而 t(9;22)、t(8;14)、t(4;11)和 14q$^+$ 等提示预后差。

(崔蓬莱)

第二节　慢性粒细胞白血病

慢性粒细胞白血病(简称慢粒)是一种恶性克隆增殖性疾病,临床前期可以长达 6 年,一旦进入临床期病程进展加快。大量临床研究表明,慢粒慢性期、加速期和急变期的中位时间分别为 3.5～4 年、1 年和 3～6 个月,慢粒占全部白血病的 20%～35%,国内慢性白血病病例中 90% 为慢粒。

一、病因和发病机制

接触苯和放射线是慢粒较明确的致病因素。日本广岛和长崎原子弹爆炸后幸存者、英国强直性脊柱炎及宫颈癌接受放疗的患者中,慢粒的发病率明显高于正常人群。慢粒患者中 *HLA-Cw3*、*Cw4* 出现的频率较正常人高,提示它们可能是慢粒的易患标志。

90% 以上的慢粒患者中可发现有 Ph 染色体,9 号染色体上原癌基因 *c-abl* 的片段与 22 号染色体上的断裂点簇集区 *bcr* 发生易位融合,转录成一段 8 kb 的融合 mRNA,编码生成融合蛋白

p210,具有很强的酪氨酸蛋白激酶活性。现在已成功抑制 p210 表达的药物,有望通过此类药物控制慢粒的发病,达到根治的目的。

二、临床表现

起病缓慢,早期症状多与肿瘤负荷增大和贫血有关,症状有疲倦、乏力、食欲缺乏、多汗和体重减轻等。许多患者可因脾大或白细胞增多在定期体检中被发现而确诊。

(一)脾大

就诊时约 90％的患者有脾大,脾下缘可平脐,质韧,无压痛。患者常感上腹部饱胀不适、少数患者因发生脾梗死或脾周围炎而出现显著左上腹和左肩部疼痛,可有局部压痛和摩擦音,脾破裂罕见。15％～20％的患者有肝大,程度较轻,淋巴结肿大较少见,但可作为早期急变的首发症状。

(二)发热、贫血和出血

高代谢可出现低热、消瘦和出汗,疾病早期甚少有感染、明显的贫血及出血多在,这些症状在急变期才出现。

(三)白细胞淤滞综合征

其较少见,当白细胞计数增至 $100 \times 10^9 /L$ 以上时,由于白细胞淤滞可出现循环受阻,在儿童慢粒中多见。可出现呼吸困难、发绀、脏器梗死、眼底静脉扩张、视神经盘水肿、眼底出血、阴茎异常勃起、神志改变,还有中枢神经系统出血等表现。

(四)其他

胸骨压痛较常见,多在胸骨下段。细胞破坏、血尿酸升高引起痛风性关节炎-嗜碱性粒细胞增多,组胺释放,出现荨麻疹、皮肤瘙痒以及消化性溃疡。皮肤浸润较少见,可出现紫色结节状突起,多累及躯干、四肢和脸部等。

三、诊断与鉴别诊断

根据临床表现、血常规、骨髓常规特征以及 Ph 染色体检查和 *bcr/abl* 融合基因检测,诊断并不困难。鉴别诊断包括以下几类。①类白血病反应:多发生在严重感染、肿瘤或炎症性疾病基础上,无 Ph 染色体和 *bcr/abl* 融合基因,外周血中以中性杆状核居多,可有少量晚幼粒细胞,原始细胞及早幼粒细胞罕见,中性粒细胞碱性磷酸酶积分(neutrphil alkaline phosphatase score,NEP score)升高或正常;②其他骨髓增殖性疾病:慢粒可合并骨髓纤维化,也可同时有血小板和红细胞增多。原发性骨髓纤维化患者的白细胞增多不如慢粒显著,随访一定时间无明显变化,无 Ph 染色体检查和 *bcr/abl* 融合基因,且有相应病变的表现;③慢粒有贫血及脾大时需与肝硬化、血吸虫病、淋巴瘤等区别,发生脾梗死及脾周围炎时应与急腹症区别。

四、临床分期

根据我国第二届全国白血病会议制定的分期标准,慢粒可分为 3 期。

(一)慢性期

(1)无症状或有低热、乏力、多汗、体重减轻等症状。

(2)白细胞数增多,主要为中性中、晚幼和杆状核粒细胞。原始粒细胞(Ⅰ型＋Ⅱ型)低于10％,嗜酸性粒细胞和嗜碱性粒细胞增多,可有少量有核红细胞。

（3）骨髓增生明显至极度活跃，以粒系增生为主，中、晚幼粒细胞和杆状粒细胞增多，原始粒细胞（Ⅰ型＋Ⅱ型）低于10％。

（4）有 Ph 染色体。

（5）CFU-GM 培养集落和集簇较正常明显增加。

（二）加速期

具备下列表现中的两项者可考虑为本期：①有不明原因的发热、贫血、出血加重和/或骨骼疼痛；②脾脏进行性增大；③非药物引起的血小板水平进行性降低或升高；④原始细胞（Ⅰ型＋Ⅱ型）在外周血或骨髓中超过10％；⑤外周血嗜碱性粒细胞超过20％；⑥骨髓中有显著的胶原纤维增生；⑦出现 Ph 以外的其他染色体异常；⑧对传统的抗慢粒药物无效；⑨CFU-GM 增生和分化缺陷，集簇增多，集簇条落比值增大。20％～25％的患者无明显加速期阶段而直接进入急变期，加速期可持续半年至一年半最后进入急变期。

（三）急变期

具有下列表现之一者可诊断为本期：①原始粒细胞（Ⅰ型＋Ⅱ型）或原始淋巴细胞—幼淋巴细胞或原始单核细胞＋幼稚单核细胞在外周血或骨髓中超过20％；②外周血中原始粒细胞加早幼粒细胞超过30％；③骨髓中原始粒细胞加早幼粒细胞超过50％；④骨髓外原始细胞浸润。此期临床症状、体征比加速期更恶化，CFU-GM 培养呈小簇生长或不生长。

慢粒急变通常为急粒变或急粒单变，约10％的患者可出现红白血病变，偶见巨核细胞变、早幼粒细胞或嗜碱粒变，1/3 患者可急淋变，一旦急变，多在 3～6 个月死于各种并发症。

五、治疗

（一）慢性期治疗

目的是促进正常干细胞生长和抑制白血病克隆增殖。

1.化学药物

（1）羟基脲（HU）：是细胞周期特异性 DNA 合成抑制剂，毒性低，可延缓疾病进程。开始剂量为1～6 g/d，随白细胞数量的变化调整剂量，维持量每天 0.5～1 g。由于 HU 具有同时减少白细胞和血小板的功能，而且起效快、作用时间短、诱发急变率低，目前被认为是治疗慢粒的首选药物。单用 HU 不能清除 Ph 阳性细胞，可使红细胞产生巨幼样改变。

（2）白消安（马利兰，BUS）：是一种口服烷化剂。常用剂量为 4～6 mg/d，一般服药后 10～14 d 白细胞数开始下降，白细胞数低于 $20 \times 10^9 / L$ 时即应减量，停药后作用仍可持续 2 周。长期应用可引起皮肤色素沉着、肺间质纤维化、停经、睾丸萎缩等。口服白消安的骨髓抑制时间长，不能抑制 Ph 细胞克隆，甚至有促使急变作用，所以目前临床已较少应用。

（3）靛玉红：是我国从中药青黛中提取的治疗慢粒药物，剂量为 200 mg/d。甲异靛为其衍生物。可作为二线药物。

（4）其他药物：高三尖杉酯碱、Ara-C、6-MP、苯丁酸氮芥、CTX 等都可使慢粒获得一定程度缓解；以 Ara-C 为主的多药联合化疗，可以迅速改变血液学表现，甚至可以一过性抑制 Ph 细胞克隆，但总生存期延长不明显。

2.干扰素

α-干扰素 400 万～500 万 U/m^2，每天皮下或肌内注射 1 次，可使 60％～70％的慢性期患者获得血液学缓解，40％的患者 Ph 染色体阳性率下降。研究表明，α-干扰素联用羟基脲，血液学缓解率明显高于单用羟基脲者。此外,对于移植后复发的患者也可应用干扰素治疗,该药对分子水平复发者比对血液学复发者有效。使用干扰素早期有头痛、肌肉酸痛等流感样症状,延迟反应包括重要脏器功能受损、免疫性贫血、血小板计数减少和甲状腺功能减退等。对于白细胞明显增多者,最初可联用羟基脲或白细胞单采治疗,白细胞降至正常水平后再用干扰素治疗效果较好。

3.放疗

脾区照射,可用于化疗耐药、脾极度增大患者。若有骨骼、软组织浸润,也可采用局部放疗。

4.脾切除

脾切除适用于给患者带来痛苦的巨脾或有脾功能亢进者,以提高输注血小板的疗效。术后可能并发感染、栓塞或出血,甚至死亡。

5.骨髓移植

同种异基因骨髓或外周血造血干细胞移植是迄今最有希望治愈慢粒的疗法,3 年生存率为 $50\%\sim60\%$,复发率约 20%。如果患者在 40 岁以下且有 HLA 相配供者时,应首先考虑移植治疗,最好在发病后一年内进行;对于移植后复发的病例可再次输入供者的淋巴细胞,诱导移植物抗白血病反应的产生而取得再次缓解。严重的 GVHD 和感染是移植失败的主要原因、自身外周血干细胞或骨髓移植可延长患者的生存期,但易复发,移植物体外净化问题尚待解决。

6.白细胞单采

其适用于白细胞计数过高(高于 $100\times10^9/L$)或妊娠者,可缓解症状、减少化疗杀伤的白血病细胞数从而减少尿酸生成,但持续时间短、费用高。

7.辅助治疗

在慢粒初发或复发时为防止高尿酸血症引起尿酸性肾病,可服用别嘌呤醇 300 mg/d,补充水分和利尿。

8.基因靶向治疗

酪氨酸激酶抑制药伊马替尼(格列卫)是近年来开发的基因靶向治疗药物。2001 年 5 月,美国食品药品监督管理局批准该药用于临床,2002 年年底,美国国家肿瘤综合防治网络将其列为治疗慢粒的一线用药。二期临床研究结果显示,单用伊马替尼 $400\sim800$ mg/d 治疗,α-干扰素耐药的慢粒慢性期患者的完全缓解率为 88%,初治患者的完全缓解率为 98%,治疗 3 个月时的主要细胞遗传学反应为 60%;慢粒加速期患者的主要细胞遗传学反应为 21%,治疗慢粒急变期的该项数据为 $7\%\sim13.8\%$,骨髓原始早幼细胞期的该项数据为 $6\%\sim15\%$,返回到慢性期的该项数据为 $22\%\sim39.5\%$,总计血液学有效率为 $46\%\sim60.3\%$,主要细胞遗传学反应为 $5\%\sim15\%$。结果与得克萨斯大学安德森癌症中心的研究结果相似。体外实验表明,伊马替尼与传统的化学治疗药物几乎都有协同作用,但目前进入临床Ⅱ期试验的只有伊马替尼与 α-干扰素或阿糖胞苷联合。伊马替尼治疗 6 个月时未达到血液学完全缓解或 Ph 染色体阳性细胞 $>65\%$,视为治疗失败。

伊马替尼治疗的不良反应在慢粒的不同阶段无显著性差别,主要表现为恶心、呕吐、局限性水肿、肌肉痉挛、腹泻、腹痛、皮炎、头痛、四肢关节痛及体重增加,以上不良反应大都能够耐受,极少需要对症治疗,重度的粒细胞、血小板计数减少和贫血,在慢粒急变期和加速期患者中发生率较高。不良反应与剂量相关,因此治疗应从一般剂量开始,逐渐增加到最大的耐受量。

(二)加速期和急变期治疗

慢粒一旦进入加速期或急变期应按急性白血病治疗,但缓解率低。化疗方案根据细胞类型而定,急性非淋巴细胞白血病变时可选用急性非淋巴细胞白血病的联合化疗方案,如中剂量Ara-C 加米托蒽醌、去甲氧柔红霉素或依托泊苷(Vp-16)治疗;急性淋巴细胞白血病变时按照急性淋巴细胞白血病的治疗方案。在加速期行骨髓移植仍有 15%～25% 的患者可长期无病生存,但急变期时的骨髓移植疗效很差。慢性期采集自体骨髓冷冻保存,一旦患者进入加速期或急变期,通过自体骨髓移植可使患者重新回至慢性期,但持续时间很短。

六、预后

慢粒预后较差,中数生存期为 39～47 个月,5 年存活率为 25%～35%。发病时外周血中白细胞和血小板计数、原始细胞与幼稚细胞的比例、肝和脾的大小、嗜酸性及嗜碱性细胞计数和预后有关。

(崔蓬莱)

第三节　慢性中性粒细胞白血病

慢性中性粒细胞白血病(chronic neutrophilic leukemia,CNL)为少见类型的慢性白血病。1920 年,Tuohy 首次报道该病,之后国内外陆续有个案报道。在最新的 WHO 造血与淋巴组织肿瘤分类标准中,把 CNL 作为慢性骨髓增殖性疾病的独立分型。该病是一种克隆性血液病,临床上以成熟中性粒细胞持续增多、脾肿大为主要特征,病程较慢粒更为缓慢,NAP 活性极高,Ph染色体阴性。

一、临床表现

(一)一般症状

起病缓慢,多发生于中老年人,发病年龄大多在 40 岁以上。患者多有乏力、体重下降、低热等非特异症状。

(二)贫血

患者可有不同程度的贫血,一般较轻微,严重贫血者少见。贫血多由白细胞大量增生抑制骨髓红系细胞增生所致。

(三)出血

部分患者有出血倾向,CNL 患者的血小板计数大多正常,对患者进行各种凝血试验其结果也均正常,出血似乎与 CNL 本身无肯定的关系。

(四)组织器官浸润

(1)脾肿大常常是患者最突出的体征,活检证实脾窦、脾淋巴结滤泡内有大量成熟中性粒细胞浸润,很少有巨核细胞、未成熟粒细胞浸润和髓外红细胞生长。

(2)肝大。肝一般轻、中度增大。活检显示肝门内有大量成熟中性粒细胞浸润,但很少有巨核细胞和未成熟粒细胞,汇管区和肝窦内偶可见有核红细胞。

（3）淋巴结肿大，淋巴结内有成熟中性粒细胞浸润。

（五）其他并发症

绝大多数 CNL 患者的血尿酸水平明显升高，但只有个别患者并发痛风、痛风性关节炎、痛风性肾病等。

二、实验室检查

（一）血常规

（1）该病早期可无贫血，晚期可有不同程度的贫血。网织红细胞计数常在 0.5％～3.0％，红细胞形态多正常，有时可有轻度的大小不一，血片中一般不见核红细胞。

（2）白细胞计数明显增多，多在（25～50）×10⁹/L。中性粒细胞绝对值高，中性粒细胞占 80％以上，有的可达 90％，成熟中性粒细胞占绝对优势。极少数出现中、晚幼粒细胞，其形态多有异常，表现不同程度的病态造血，毒性颗粒增多，空泡变性，偶有分叶过多，嗜酸性、嗜碱性粒细胞不多。

（3）血小板计数绝大多数正常或偏高。

（4）NAP 活性增强。与感染和类白血病时 NAP 活性增强相似，甚至更为增强是该病的特征，具有重要的鉴别价值。

（二）骨髓常规

（1）骨髓增生明显活跃至极度活跃，主要为粒系细胞极度增生，粒红比例增大。

（2）粒系细胞增生以成熟中性粒细胞增生为主，原始粒细胞及早幼粒细胞所占百分比不高，嗜酸性、嗜碱性粒细胞不增多甚至缺如。在该病中晚幼粒细胞与成熟粒细胞有病态增殖改变。

（3）红系细胞不同程度地受到抑制。

（4）巨核细胞系统正常、增生或减低，可见小巨核细胞，血小板正常或增多。

（5）中性粒细胞的 NAP 活性明显增强，阳性率为 80％～100％，积分值为 289～400。

（三）其他实验室检查

Ph 染色体阴性，*bcr/abl* 阴性。偶尔也有染色体发生随机异常的报道。血清维生素 B₁₂、LDH、血尿酸、血清溶菌酶浓度在该病中大部分升高。

三、诊断标准

目前，国内外还没有统一的诊断标准。

（一）You 等人提出，诊断 CNL 应符合下列标准

（1）在外周血中成熟中性粒细胞持续增多。

（2）脾肿大。

（3）中性粒细胞碱性磷酸酶积分升高。

（4）骨髓常规显示粒系细胞极度增生，以成熟中性粒细胞为主。

（5）Ph 染色体阴性，无 *bcr* 基因重排。

（6）血中尿酸及维生素 B₁₂ 浓度升高。

（7）排除感染、肿瘤等引起类白血病反应的疾病。

（二）WHO 分类中 CNL 诊断标准

（1）外周血白细胞计数总数≥25×10⁹/L，杆状核和分叶核中性粒细胞数占白细胞总数的 80％

以上,不成熟粒细胞(早幼、晚幼)数低于白细胞总数的10%,单核细胞数低于白细胞总数的1%。

(2)骨髓中有核细胞增多,中性粒细胞系百分比增大,数量增多,原粒细胞数低于有核细胞数的5%,中性粒细胞系成熟正常。

(3)肝、脾大。

(4)没有引起生理性中性粒细胞增多的原因,如有,需用细胞遗传学或分子技术证明粒细胞的单克隆性,Ph染色体阴性,*bcr/abl* 阴性。

(5)无其他骨髓增殖性疾病的证据,包括真性红细胞增多症、原发性骨髓纤维化症、原发性血小板增多症;无 MDS 或 MDS/骨髓增殖性疾病的证据。

四、鉴别诊断

(一)慢性粒细胞白血病

慢性粒细胞白血病患者也有粒细胞异常增多、肝和脾显著增大等症状,但慢性粒细胞白血病以中性中幼粒细胞、晚幼粒细胞、杆状核粒细胞增多为主,嗜酸性粒细胞、嗜碱性粒细胞绝对值增多,可伴发较严重的贫血和血小板、红细胞形态异常,中性粒细胞碱性磷酸酶活性降低或缺失,90%的 Ph 染色体阳性,对于 Ph 染色体阴性者,仍可发现 *bcr/abl* 融合基因存在。

(二)类白血病反应

类白血病反应常有基础疾病的临床表现,有严重感染、恶性肿瘤、大量出血、急性溶血、休克或外伤等,治疗后血常规可在短期内恢复,而 CNL 无原发病可寻,应用抗生素治疗无效,白细胞计数总数不下降,脾脏不缩小。

(三)其他骨髓增生性疾病

CNL 与其他骨髓增生性疾病的最大区别在于无论是在疾病早期还是晚期,均无骨髓网硬蛋白的增生,无骨髓纤维化趋势。

五、治疗

到目前为止,尚无有效的方法可以治疗 CNL。在早期报道的病例中,采用脾区照射和脾切除方法可以降低肿瘤负荷,减轻腹部不适的症状,但后来发现脾切除会导致中性粒细胞进一步增多。此后,开始使用化疗药物,如羟基脲、马利兰、6-TG,这些药物对白细胞的降低及脾脏的缩小有一定效果,并可使病情得到一定的控制,但均不能明显延长患者的存活期。有文献报道,干扰素可使 CNL 达到完全缓解,但病例数较少,有待于进一步探讨。此外,还有报道异基因骨髓移植也可使 CNL 达到完全缓解,但 CNL 的发病年龄大部分大于 50 岁,老年 CNL 患者做异基因骨髓移植的疗效还有待于进一步探索。CNL 急变时可试用诱导化疗,但完全缓解率极低。

（崔蓬莱）

第四节　慢性淋巴细胞白血病

慢性淋巴细胞白血病(chronic lymphocytic leukemia,CLL)简称慢淋,是一种慢性肿瘤性疾病,以外用血、骨髓、脾脏和淋巴结中小淋巴细胞恶性增殖与积蓄为特征。细胞形态接近成熟淋巴细胞,以 B 细胞型多见,T 细胞型仅占 2%。我国慢淋的发病率低,约占白血病总数的 5% 以下,而欧美达 30% 左右。男、女患者的比例约为 2∶1,发病时 50 岁以上者占 90%,30 岁以下罕见。

一、病因和发病机制

研究发现,长期接触低频电磁场可能和慢淋发病有关。欧美慢淋的发病远比亚洲国家多见,慢淋患者的直系亲属中患慢淋的危险性比一般人群高,男性比女性易患,说明遗传因素在慢淋的发病中占一定地位。

二、临床分期

Binet 等提出的分期方法,共 3 期。

A 期:无贫血(血红蛋白水平＞100 g/L)或血小板减少(血小板水平＞$100×10^9$/L),肝、脾、颈、腋下及腹股沟淋巴结共 5 个区域中累及 3 个以下。

B 期:无贫血或血小板减少,但累及区域不少于 3 个。

C 期:出现贫血和/或血小板减少。

三、临床表现

慢淋早期常无症状,因发现淋巴结肿大或不明原因的淋巴细胞绝对值升高而就诊。患者有轻度乏力、易疲劳等非特异性表现,一旦进入进展期,可表现为体重减轻、反复感染、出血和贫血症状。

(一)淋巴结肿大

淋巴结肿大最常见(占 80%),可为全身性,轻度至中度肿大,偶可明显肿大,无压痛,触之有橡皮感,与皮肤不粘连,常累及颈部、锁骨上、腋下及腹股沟等处。累及扁桃体、泪腺、唾液腺时,可产生米库利兹综合征。

(二)肝、脾肿大

半数患者有脾大,多为轻度至中度,伴腹部饱胀感,晚期可达盆腔,偶可发生脾梗死或脾破裂,肝大或脾肿大少见。

(三)结外浸润

淋巴细胞可浸润至皮肤、结膜、肺、胸膜、胃肠道、骨骼、神经系统、前列腺、性腺和眶后组织。并发症患者由于体液免疫和细胞免疫均受影响,可合并免疫缺陷表现,如感染、自身免疫性疾病和第二肿瘤。

四、诊断和鉴别诊断

从年龄、临床表现、外周血白细胞超过 $10×10^9$/L、淋巴细胞比例不低于 50%、淋巴细胞绝对值大于 $5×10^9$/L、骨髓淋巴细胞超过 40% 且以成熟淋巴细胞为主以及淋巴细胞肿大等典型表现,多数病例诊断不难。持续性淋巴细胞增多最具有诊断意义。应鉴别淋巴结肿大与淋巴结结核、淋巴瘤及慢性炎症所致淋巴结病变。应鉴别淋巴细胞增多与传染性单核细胞增多症、麻疹、水痘、巨细胞病毒感染等反应性淋巴细胞增多或多克隆淋巴细胞增多,以及其他慢性淋巴细胞增殖性疾病(如幼淋巴细胞白血病及多毛细胞白血病)。

五、预后

慢淋在发病过程中可发生的变异有：①里克特综合征，约 3% 的患者可出现发热、体重减轻、淋巴结、肝、脾迅速肿大，慢淋转变为晚期淋巴瘤，病程进展快，患者多在 5 个月内死亡。②混合慢淋彻淋变，幼淋细胞占淋巴细胞总数的 10%～50%，脾大。幼淋变者幼淋巴细胞的比例更高，绝对计数超过 $15×10^9$/L，脾大更显著，实验小鼠红细胞玫瑰花结形成减少，表面膜免疫球蛋白呈强阳性，中位生存期 9 个月。③急淋变甚罕见，免疫标记显示来自同一 B 细胞株，由 $c-myc$ 表达过度所致。

年龄大、发病时淋巴细胞数大于 $50×10^9$/L、幼淋细胞的比例超过 10%、骨髓弥漫性浸润以及染色体异常的晚期患者，预后较差，中位生存期 35～63 个月，各期有明显差异，也有长达 10 年以上。

六、治疗

（一）CLL 的治疗指征

CLL 是进展最缓慢的白血病，有人甚至提出它是一种相对良性的克隆性疾病：约 40% 的患者未经治疗的自然病程在 10 年以上，多数均达 5 年以上。另外，大宗病例分析显示，早期化疗未能提供任何生存优势，相反，还带来各种风险，包括发生第二种肿瘤，根据国际上公认的 Rai 分期及 Binet 分期标准，分别将两种分期的 0 期或 A 期者定为低危，Ⅰ、Ⅱ 期或 B 期者定为中危，Ⅲ、Ⅳ 期或 C 期者定为高危。诊断时，对低危、中危患者原则上不给予化疗，定期严密随访观察；如出现症状或提示疾病出现进展，包括淋巴、肝、脾肿大，血中淋巴细胞倍增时间短于 12 个月，则开始化疗。高危患者在诊断后应立即开始化疗。法国-西班牙研究组提出，CLL 患者外周血的血红蛋白、血小板基本正常，白细胞少于 $30×10^9$/L，淋巴结、肝、脾仅轻度肿大，血淋巴细胞倍增时间超过 12 个月，定义为冒烟型 CLL，可定期观察，根据变化决定是否开始化疗。这种观点更严格了 CLL 治疗的指征。另有研究者建议，具备下列情况之一者应开始化疗：①贫血；②血小板减少；③出现由 CLL 本身引起的症状；④肝明显肿大；⑤有导致压迫症状的淋巴结肿大；⑥血淋巴细胞倍增时间短于 6 个月；⑦发生幼淋巴细胞转化；⑧转为里克特综合征（CLL 转为高度恶性的侵袭性大细胞淋巴瘤）。单纯的外周血白细胞数及淋巴细胞数升高或无症状的轻度、中度淋巴结肿大，不是治疗的指征。

上述建议在临床更具有可操作性，对尚无治疗指征的 CLL 患者，应定期随访，随访内容有：①做血常规，注意白细胞及淋巴细胞数量变化，计算淋巴细胞的倍增时间，分析血红蛋白、血小板有无降低；②了解淋巴结、肝、脾的变化，包括影像学检查结果。另有研究者提出，血清乳酸脱氢酶或胆微球蛋白水平明显升高，也是疾病活动的指标，应予以重视。具备治疗指征的 CLL 患者开始治疗后，当最初的治疗目标已达到，即治疗指征已消失时应停止治疗。因为继续治疗尚无能延长生存期的证据，有时反而影响生活质量。

（二）化疗

1.烷化剂

烷化剂于 20 世纪 50 年代即应用于临床，代表药物有苯丁酸氮芥及环磷酰胺。烷化剂对进展期的 CLL 有肯定的效果，但并不能延长寿命。近几年，有人将苯丁酸氮芥改为脉冲式给药，0.4～0.7 mg/kg，口服，1 d 或分 4 d 给药，每 2～4 周为 1 个疗程。其疗效和每天给药相似，CR 率为 15%，部分缓解(partial remission,PR)率为 65%，但骨髓毒性减轻。另有报告苯丁酸氮芥按 15 mg/d 持续用至缓解或出现Ⅲ度毒性反应,疗效无明显提高,而骨髓毒性增加。CTX 和苯丁酸氮芥疗效相似,也有间歇给药的报告,按 500～750 mg/m² ,静脉注射或口服,每 3～4 周一次。效果和每天给药或隔天给药相同。

2.核苷类似物

核苷类似物于 20 世纪 80 年代后应用于临床,用于治疗 CLL 的有氟达拉滨(FDR,又名氟阿糖腺苷)以及 2-氟去氧腺苷(克拉屈滨,2-CDA)。此类蓟物主要在淋巴细胞内积聚,故淋巴细胞成为理想的靶细胞。其磷酸化衍生物通过诱导细胞凋亡发挥疗效:①抑制 DNA 连接酶、DNA 起始酶、DNA 和 RNA 聚合酶及核糖核苷酸还原酶;②作为类似物掺入 DNA、RNA,影响其合成及功能;③自发形成的 DNA 断裂修复受抑。

(1)氟达拉滨:标准用法为 25～30 mg/(m² · d),静脉滴注,30 min 内完成,连用 5 d,每四周为一周期。文献报道,FDR 用于初治 CLL 的 CR 率为 38%,PR 率为 60%,中位缓解期为 31 个月;用于复治 CLL 的 CR 率为 20%,PR 率为 45%,中位缓解期为 21 个月;尽管 FDR 的疗效优于以往的化疗药物,但患者总寿命并未改善。远期疗效取决于其最初的治疗反应,CR 者的长期存活率可达 20%,PR 者的长期存活率为 10%,用烷化剂缓解后复发的 CLL 患者,有条件时应选用 FDR,则再次总缓解率为 30%～55%,如患者复发后对烷化剂仍敏感,则用 FDR 的效果更好。以往用 FDR 缓解又复发者或初治即对 FDR 无反应者,换用烷化剂后总缓解率仅为 7%。上述资料表明,FDR 是目前治疗 CLL 相对理想的药物;如用 2 个疗程仍未达 PR 者,则预后不佳,即使更换其他药物也难以缓解。

FDR 的主要不良反应有:①骨髓抑制,但此也为治疗效应,适当调节剂量及用法,大多数患者可安全渡过骨髓抑制阶段;②免疫抑制,用药后外周血 T 细胞明显减少,特别是 T4 细胞减少更为显著,常持续至停药后 2 年,在此期间易并发各种条件致病源感染,常见致病源有单纯疱疹病毒、带状疱疹病毒、李斯特芽孢菌、卡氏肺囊虫等;③免疫紊乱,可并发自身免疫性溶血性贫血(autoimmune hemolytic anemia,AIHA),免疫性血小板减少性紫癜(immune thrombocytopenic purpura,ITP),单纯红细胞性再生障碍性贫血(pure red cell aplasia,PRAA)。因 CLL 本身即可有这些并发症,故和 FDR 的因果关系尚难定论;④神经毒性的发生率高达 60% 以上,与 FDR 的代谢产物在中枢神经系统内聚积有关,大多表现为周围神经病,少数为精神异常、抽搐,甚至昏迷;⑤高白细胞血症者用药后可发生肿瘤溶解综合征,故遇此情况应减量应用。为减轻 FDR 的不良反应,有人报告认为 30 mg/(m² · d),连用 3 d,1 个月为 1 个疗程可明显减少感染,但疗效也随之下降,CR 率为 10%,PR 率为 36%,总寿命尚不受影响。

(2)克拉屈滨(2-CDA):标准用法为 0.12 mg/(kg · d),5 d 为 1 个疗程,同样经静脉滴注,维持 2 h 以上注入。初治 CLL 的 CR 率为 40%,PR 率也为 40%;复治者 CR 率为 4%～39%,PR 率为 33%～44%。2-CDA 口服剂按 10 mg/(m² · d)给药,5 d 为 1 个疗程,初治者总缓解率为 75%。使用 2-CDA 两个疗程无反应者,应更换其他治疗方案。2-CDA 和 FDR 有交叉耐药,不良反应与 FDR 相同。另一种腺苷类似物去氧助间型霉素(DCF)是腺苷脱氨酶抑制剂,其治疗 CLL 的疗效远不如 FDR 及 2-CDA,主要用于多毛细胞门血病,故不在此介绍。

3.联合化疗

(1)COP 方案:CTX 750 mg/(m² · d),静脉注射,第 1 d;长春新碱(VCR)1.4 mg,静脉注射,第 1 d;泼尼松 100 mg/d,口服,连用 5 d。3～4 周为 1 个疗程,疗效与上一方案相同。

（2）CHOP方案：即上述COP方案加阿霉素50 mg/m²，静脉注射，第1 d。每4周为1个疗程；和COP方案比较，中位生存期明显延长，3年生存率增加（71%：28%）；CHOP方案中加VCR，不影响疗效，文献报道196例CLL患者（包括初治、复治，处于B、C期），单用FDR与COP方案的疗效比较，初治组的CR率及PR率相似，复治组FDR为优，但二者的中位缓解期无差别。

（3）FDR与其他药物合用：FDR分别和苯丁酸氮芥、甲氨蝶呤（MTX）、CTX、顺铂、泼尼松等合用，疗效均未超过FDR单用组，而不良反应加重。较一致的意见是初治者无须联合用药，有条件者应尽量单用FDR。有人报道初治用FDR复发者，选用FDR联合CTX治疗，缓解率达89%，但CR者很少。2-CDA和上述各种药物分别组成联合方案，其结果同样如此。因此，目前核苷类似物仍以单独应用为主。

（4）M2方案：为常用于多发性骨髓瘤的标准方案。一组63例进展期或难治性CLL的疗效研究中，CR率、PR率、中位缓解期，均未超过其他联合方案，提示强烈化疗不能提高CLL的疗效。

（三）放疗

历史上曾对CLL患者行全身放疗，虽可改善病情，但作用短暂，骨髓抑制严重，20世纪80年代后已弃用。目前局部放疗仍用于少数患者，如巨脾伴脾梗死者，可达到快速止痛的目的。循环中白血病细胞途经脾脏也遭辐射，可明显减少。局部放疗缓解率低，缓解期短。此外，局部淋巴结明显肿大，且造成压迫症状者或因浸润致局部骨痛者，放疗能缓解症状。

（四）造血干细胞移植（HSCT）

1.异体造血干细胞移植

一组54例60岁以下（中位年龄41岁）处于不同病期、以往治疗也不一致的CLL患者，行auto HSCT。预处理大多用全身放疗及大剂量CTX。结果70%的患者体征消失，血常规恢复正常，3年生存率为46%；移植相关死亡率高达50%，其中半数死于移植物抗宿主病。根据患者复发后输注供者的淋巴细胞仍有效，证明移植物抗白血病效应也起重要作用；有报告HSCT后用敏感的PCR方法不能检出微小残留病变，即重排的IgH基因，表明有可能治愈CLL。以往认为CLL发病年龄高，适合的供髓者少，因此满足allo HSCT者较少；而且移植相关死亡率高，故allo HSCT仅适合于经严格选择的少数CLL患者，但近几年出现的非清髓性allo HSCT为患者提供了更多接受移植的机会，医师大多选用FDR＋CTX行预处理。1年时移植相关死亡率<20%，一年无病生存率为60%～80%。目前较一致的意见是，亲缘关系的allo HSCT适于不超过60岁的CLL患者，非亲缘关系的allo HSCT限制于不超过50岁的患者，非清髓性allo HSCT可放宽至70岁。另据近几年报道，60岁以下的CLL较以往增多，西班牙研究者报道诊断时小于60岁者已占33%，故适合于allo HSCT者已有上升趋势。由于CLL是一组异质性很强的疾病，不少病例可长期稳定，无疾病进展，肯定不是移植的候选者，故移植应用于进展期CLL病例。也有研究者提出，早期的低危CLL虽病情稳定，但如已具备不良预后因素者也应及早进行移植，包括血红蛋白不超过130 g/L，淋巴细胞多于$30×10^9$/L，有明显的骨髓浸润，有较快的淋巴细胞倍增时间，血清胸腺嘧啶激酶水平升高，血清β_2微球蛋白水平升高，血清乳酸脱氢酶水平升高，白血病细胞表达CD38或检出IgV基因突变。

2.自体造血干细胞移植

由于CLL患者自体的造血干细胞易被白血病细胞污染，移植后4年复发率超过50%，且生存曲线还未形成平台,目前一致的意见认为 Auto HSCT 不能治愈 CLL。为改进移植效果,已开展从外周血同时筛选 CD34$^+$、B 细胞阴性的祖细胞,如通过免疫磁珠吸附、分离 CD34$^+$ 细胞;采用针对 B 细胞的单抗,如用 CD20、CD52 单抗清除回输祖细胞中的 B 细胞。回输后血液学及免疫学的恢复均延迟,增加了移植相关死亡率。虽然 Auto HSCT 的年龄可放宽至 70 岁,但鉴于疗效欠佳,更多的研究者建议优先选择 allo HSCT。

（五）免疫治疗

1.α-干扰素

IFN-α 用于早期 CLL,约 60％的患者可达 PR。IFN-α 也可作为化疗缓解者的维持治疗用药,对晚期的 CLL,即使加大用量也无效,甚至加速病情进展。

2.特异性单抗

（1）抗 CD20 单抗:商品名为 Rituximab（美罗华）,是一种鼠/人嵌合单抗。用量为 375 mg/m^2,每周1次,共 4 周。对表达 CD20 的 B-CLL 有效。因为 CLL 中表达 CD20 者较少,仅为恶性淋巴瘤的 1/10,所以其覆盖面窄。尽管如此,有人对 FDR 敏感的 CLL,治疗后再加用美罗华取得了更好的疗效;也有将 FDR 和美罗华同时应用的报道,且称缓解率提高,但缓解期未延长。

（2）抗 CD52 单抗:即阿伦单抗（Alemtuzumab）,是一种人源化单抗。CD52 存在于大多数淋巴细胞表面,抗 CD52 单抗和 CD52 结合后,诱导补体介导及激活抗体依赖的 T 细胞发挥效应。用法为每次30 mg,静脉滴注,每周 3 次,共 6 周。建议治疗第 1 周由小剂量开始,以后逐渐增加（第 1 次3 mg,能耐受则增至 10 mg,然后 30 mg）,将其用于一组 29 例 CLL,4％达 CR,38％达 PR,中数缓解期为 12 个月,有报告对 FDR 耐药者也有效,总缓解率为 33％,但对肿大的淋巴结无效。上述两种单抗均可致发热、寒战、恶心、呕吐、水潴留、呼吸困难等不良反应,还可引起血小板减少、肝酶水平升高及凝血障碍。用药前白细胞明显升高者可诱发肿瘤溶解综合征,建议采用剂量逐渐递增的用药方法预防。

（六）脾切除术

手术指征:①巨脾伴脾功能亢进,且其他治疗无效;②脾梗死伴剧痛;③发生 AIHA 或 ITP,皮质激素治疗不能控制,切脾对病程无影响。

（崔蓬莱）

第五节　多发性骨髓瘤

多发性骨髓瘤也称为浆细胞骨髓瘤,是起源于 B 细胞的血液学恶性肿瘤。其特征是分泌单克隆免疫球蛋白（monoclonal protein,M-protein,M 蛋白）的单克隆浆细胞恶性增生,恶性浆细胞在骨髓内大量增殖和大量异常免疫球蛋白的分泌通过多种机制产生相应的临床表现,包括弥漫性或局灶性溶骨性改变、贫血、肾功能不全、淀粉样变性、高钙血症、高黏滞血症和免疫功能低下等。常见的临床表现为骨痛、疲乏和反复感染。多发性骨髓瘤临床起病隐匿,进行性加重,通常预后不佳。

一、流行病学

多发性骨髓瘤占血液学恶性肿瘤的 10％～20％,多发生在老年人,诊断时的男性中位年龄为62岁,女性中位年龄为 61 岁,发病年龄高峰为 60～80 岁,小于 40 岁的患者仅占 2％～3％。该病在欧美国家的年发病率为(2～4)/10 万,发病率随年龄增加而升高,40～49 岁人群的年发病率为1/10 万,80 岁以上人群的年发病率为 49/10 万;在我国多发性骨髓瘤也不少见,年发病率约为1/10 万人口。男性与女性发病率比为 1.4∶1。

二、病因和发病机制

该病的病因尚不明确,与环境与遗传因素有关。环境因素中,电离辐射增加多发性骨髓瘤的发病风险;暴露于苯、镍、芳香烃类以及吸烟可能与发病有关。一些家族中发现多发性骨髓瘤的遗传易感性,但直接与该病相关的遗传学改变仍未确定。

该病的发病机制复杂,通过动物模型分析,Ig 重链基因易位及继发的染色体异常激活多个癌基因表达促进细胞增殖,以及骨髓基质与骨髓瘤细胞通过分泌细胞因子 IL-6、VEGF、IGF-1等相互作用促进瘤细胞生存、血管生成和激活破骨细胞造成溶骨性改变等多种途径参与该病的发生发展。

三、临床表现

多发性骨髓瘤起病大多隐匿,临床表现变化多样,表现为常规体检发现的无症状多发性骨髓瘤、出现不同脏器和组织损害相应表现的活动性、有症状的多发性骨髓瘤。相应的临床表现由以下几个方面导致:恶性浆细胞直接浸润和破坏骨髓和髓外组织器官;血液中大量瘤细胞分泌的M 蛋白并沉积于各组织脏器,影响免疫功能;瘤细胞分泌的细胞因子作用于骨髓微环境导致骨损害。

(一)骨损害

骨损害主要为溶骨性改变,机制为骨髓瘤细胞和骨髓微环境产生的细胞因子(如 IL-6、IL-1β、TNF-β)刺激破骨细胞活性、抑制成骨细胞活性,造成骨代谢过程失衡,出现骨质疏松和溶骨性改变。骨损害多累及胸腰椎、肋骨、锁骨和颅骨。X 射线表现为骨质疏松、溶骨性病灶、骨折和椎骨压缩性骨折。骨髓瘤细胞浸润骨骼也可形成局部肿块。临床症状为相应部位骨痛以及脊髓和神经根压迫导致的疼痛、瘫痪等。

(二)贫血

贫血可为常见和首发临床表现。恶性浆细胞取代正常骨髓导致造血功能降低,肾功能不全和多种细胞因子抑制作用导致促红细胞生成素生成较少造成贫血。贫血多为正常细胞、正常色素性贫血。临床症状为疲乏、虚弱、气促等。

(三)肾功能损害

肾功能损害属于较严重的临床表现。发病机制有以下几方面:①轻链蛋白管型导致间质性肾炎;②轻链蛋白沉积于肾脏,损伤肾小球滤过;③高钙血症造成渗透性利尿、血容量不足和肾前性氮质血症;④肾脏钙沉积等。临床表现为蛋白尿、肾病综合征、急性肾功能不全或慢性肾功能不全。

（四）高钙血症

高钙血症由骨质广泛破坏，钙离子释放入血导致，可见于 25％的多发性骨髓瘤患者。临床表现为嗜睡、混乱、厌食、恶心、便秘、多尿和烦渴等。血清钙水平高于 3.7 mmol/L(15.0 mg/dL) 可发生高钙危象，表现为肾衰竭、循环衰竭、昏迷。

（五）感染

正常免疫球蛋白减少以及 T 细胞功能受损导致患者容易反复发生细菌感染，如细菌性肺炎、泌尿道感染以及病毒感染。

（六）高黏滞综合征

血清中 M 蛋白水平过高，并聚合成多聚体造成血液黏滞度增大、血流缓慢和组织缺氧。高黏滞综合征最常见于 IgM 型巨球蛋白血症，其次为 IgA 型骨髓瘤。症状表现为头晕、眩晕、眼花、肢端麻木、意识障碍、抽搐、呼吸窘迫和冠状动脉供血不足等。

（七）淀粉样变性

M 蛋白轻链沉积于不同组织器官，如心脏、肾脏、外周神经、胃肠道、皮肤和骨骼肌，发生淀粉样变性，严重时出现相应组织器官功能障碍。其可见于约 15％的患者。

（八）出血倾向

M 蛋白影响凝血因子功能，沉积于血小板和血管壁表面影响其功能，造成凝血止血功能障碍。症状表现为鼻出血、齿龈出血和皮肤紫癜等。

（九）髓外浸润

70％的患者最终发生骨髓瘤细胞髓外浸润，其见于肝、脾、淋巴结、肾脏、皮下组织、神经和脑实质等部位，受累器官肿大或形成局部肿块。部分患者发展为浆细胞白血病，外周血中大量骨髓瘤细胞浸润，症状类似于急性白血病。

四、实验室检查

（一）血常规

可有贫血，多数为下列情况：①正常细胞正常色素性贫血；②红细胞串钱样排列，血沉明显增快；③白细胞及血小板多正常；④晚期全血细胞减少。

（二）骨髓

多数为下列情况：①浆细胞异常增生，形态异常；②瘤细胞大小形态不一，胞质呈灰蓝色，可见多核，多为双核和三核，可见核仁，核周淡染区消失；③骨髓流式细胞检查和骨髓活检免疫组化染色可以检测骨髓瘤细胞免疫表型。

（三）血液生化检查

多数为下列情况：①血清蛋白水平常降低；②骨质广泛破坏，血钙水平升高；③血清肌酐水平升高；④血清β_2-微球蛋白由浆细胞分泌，升高水平与全身瘤负荷显著相关；⑤血清乳酸脱氢酶水平和 C 反应蛋白反映肿瘤负荷，常可升高。

（四）免疫球蛋白检查

1.免疫球蛋白定量检查

该检查见正常免疫球蛋白水平降低，异常球蛋白增多。

2.血清蛋白和 24 h 尿蛋白电泳和免疫固定电泳

该检查可见染色浓而密集,有单峰突起的 M 蛋白带。IgG 型占 55%～60%,IgA 型占 20%～25%,IgD 型约为 1%,轻链型约为 15%,极少数患者为双克隆型。约 1% 患者的血清和尿中未检测到 M 蛋白,该类骨髓瘤称为不分泌型骨髓瘤。

3.尿本周蛋白

尿本周蛋白由轻链组成。当尿液加热至 45 ℃～60 ℃时,本周蛋白出现凝固,加热至 90 ℃以上时重新溶解,再冷却至 60 ℃以下时再次出现沉淀。

4.血清游离轻链(serum free light chain,FLC)检测

经蛋白电泳和免疫固定电泳诊断为不分泌型骨髓瘤的患者中,70% 可在血清中检测到单克隆 FLC。FLC κ/λ 值低于 0.26 时为单克隆 λFLC;高于 1.65 时为 κFLC。

五、影像学检查

(一)X 射线检查

进行脊椎、骨盆、颅骨、肱骨、股骨的 X 射线检查。主要有 3 种 X 射线表现。

(1)早期为骨质疏松。

(2)典型改变为多个凿孔样、大小不等的溶骨性损害。

(3)病理性骨折常发生于椎骨和肋骨。

(二)MRI 检查

发现可疑骨病变,可采用 MRI 检查。

六、诊断

(一)终末器官损害定义

1.高钙血症

血清钙水平较正常值上限增大 0.25 mmol/L 以上或大于 2.75 mmol/L。

2.肾功能不全

血清肌酐水平高于 176.8 μmol/L(2 mg/dL)。

3.贫血

血红蛋白水平低于正常值下限 20 g/L 或低于 100 g/L。

4.骨损害

有溶骨性病灶或伴有压缩性骨折的骨质疏松。

5.其他

有症状的高黏滞综合征、淀粉样变性、反复发生的细菌感染(12 个月内超过 2 次)。

(二)(有症状)多发性骨髓瘤的诊断

新的诊断标准对 M 蛋白含量不做特别规定,符合以下 3 个条件可以做出诊断。①骨髓中浆细胞不低于 10%;②血清和/或尿中检测到 M 蛋白;③具有骨髓瘤造成的终末器官损害表现。仅有①③两项者为不分泌型骨髓瘤。

(三)冒烟性(无症状)骨髓瘤的诊断

(1)骨髓中单克隆浆细胞不低于 10% 和/或血清 M 蛋白水平不低于 30 g/L。

(2)有无症状和无骨髓瘤相关的终末器官损害表现。

（四）其他特殊类型骨髓瘤

1.孤立性浆细胞瘤

仅有单个骨骼损害，常位于扁骨（如胸骨、肋骨、颅骨、髂骨、锁骨）处，少数可位于长骨近端。病程较长，预后较好，但以后多发展为多发性骨髓瘤。

2.髓外浆细胞瘤

肿瘤不起源于骨髓而起源于软组织（如乳房、扁桃体、咽后壁、胸壁、胃肠道、眼眶）。开始常为局限性，预后较好，亦可向其他类型转化。

3.浆细胞型白血病

外周血骨髓瘤细胞超过 2.0×10^9 个/L。脏器内有浆细胞浸润者预后差。浆细胞型白血病有原发性和继发性两种，前者占 60%，后者由多发性骨髓瘤转化为白血病，约占 40%。

七、鉴别诊断

（一）意义未明的单克隆免疫球蛋白病

该病的定义为骨髓中浆细胞<10%，血清 M 蛋白水平<30 g/L，无症状和无终末器官损害表现。该病被认为是恶变前状态，由该病进展为骨髓瘤的年发生率约 1%，3/4 的患者 20 年 M 蛋白无大变化。

（二）其他单克隆免疫球蛋白病

血清蛋白电泳发现 M 蛋白，也可见于其他 B 细胞来源肿瘤，如慢性淋巴细胞白血病、B 细胞性非霍奇金淋巴瘤。偶见于恶性实体瘤，如结肠癌、前列腺癌、乳腺癌。

（三）反应性浆细胞增多

其可见于感染性疾病的恢复期、类风湿性关节炎、急性风湿热、系统性红斑狼疮、变态反应及肝硬化等。骨髓中浆细胞形态多正常，浆细胞数量一般不超过 10%，而且原发病治愈后则恢复正常。

（四）其他

需鉴别多发性骨髓瘤与骨转移癌、老年性骨质疏松等。

八、分期

多年来对多发性骨髓瘤分期沿用 1975 的 Durie 和 Salmon 分期系统（表 9-1），目前这一分期系统已被新的多发性骨髓瘤国际分期系统（international staging system, ISS）取代。ISS（表 9-2）于 1981—2002 年由对欧洲、北美和亚洲的 10 750 例多发性骨髓瘤病例资料的分析得出，仅含 β_2-微球蛋白和人血清蛋白 2 个指标，是最简单、有效和可重复的分期系统，不仅与患者生存期相关，与 Durie 和 Salmon 分期系统也密切相关。

九、治疗

（一）无症状骨髓瘤的治疗

与出现症状后治疗比较，提前对无症状骨髓瘤治疗不延长患者的生存期。因此，对这些患者可暂不治疗，每 3～6 个月随访 1 次，患者出现疾病进展征象时即开始治疗。患者出现疾病进展的时间由数月至数年不等。

表 9-1　**多发性骨髓瘤 Durie 和 Sahnon 分期系统**

分　期	指　标
Ⅰ期（瘤细胞 $<6\times10^{11}$ 个/m^2）	血红蛋白水平 >100 g/L 或红细胞比容 $>32\%$
	血清钙水平正常
	M 蛋白合成率低，IgG 水平 <50 g/L，IgA 水平 <30 g/L，尿本周氏蛋白水平 <4 g/24 h
	X 射线检查骨无破坏
Ⅱ期（瘤细胞 $6\times10^{11}\sim1.2\times10^{12}$ 个/m^2）	介于Ⅰ期和Ⅲ期之间
	血红蛋白水平 <85 g/L
	血清钙水平 >12 mg/dL
Ⅲ期（瘤细胞数 $>1.2\times10^{12}$ 个/m^2）	M 蛋白合成率高，IgG 水平 >50 g/L，IgA 水平 >30 g/L，尿本周氏蛋白水平 >4 g/24 h
	溶骨性骨病灶 >3 个

注：Ⅰ期要符合表中Ⅰ期对应的所有条件，Ⅲ期符合表中Ⅲ期对应的一项或一项以上。

表 9-2　**多发性骨髓瘤国际分期系统**

分　期	指　标	中位生存期/月
Ⅰ	血清 β_2-微球蛋白水平 <3.5 mg/L 和人血清蛋白水平 >35 g/L	62
Ⅱ	介于Ⅰ期和Ⅲ期之间	44
Ⅲ	血清 β_2-微球蛋白水平 >5.5 mg/L	29

（二）孤立性浆细胞瘤的治疗

对发生于骨或骨外的孤立性浆细胞瘤应进行详尽的检查，如多部位骨髓穿刺检查、CT、MRI 或 PET-CT 检查，以排除弥漫性病变，获得准确分期。对骨的孤立性浆细胞瘤首选根治性放疗，剂量不低于 45 Gy；对骨外的孤立性浆细胞瘤首选根治性放疗或手术切除。30% 的骨和 70% 的骨外孤立性浆细胞瘤治疗后获得长期无病生存。

（三）有症状骨髓瘤的治疗

对出现症状的多发性骨髓瘤应尽快开始治疗。初治患者首选方案为诱导化疗后加自体造血干细胞支持下的大剂量化疗。对不能耐受移植的患者给予常规化疗（表 9-3），表 9-4 为疗效评价标准。辅助治疗、支持治疗和并发症的处理也相当重要。

表 9-3　**对多发性骨髓瘤常用的化疗方案**

方案	药物	剂量	用法
MP	美法仑	10 mg/($m^2\cdot$d)	口服，第 1~4 d
	泼尼松	2 mg/(kg·d)	口服，第 1~4 d，每 4~6 周重复
MPT	美法仑	0.25 mg/(kg·d)	口服，第 1~4 d
	泼尼松	2 mg/(kg·d)	口服，第 1~4 d
	沙利度胺	400 mg/d	口服，持续使用，第 6 周重复
VMP	美法仑	9 mg/($m^2\cdot$d)	口服，第 1~4 d

续表

方案	药物	剂量	用法
	泼尼松	60 mg/(m² · d)	口服,第1~4 d
	硼替佐米	1.3 mg/(m² · d)	静脉注射,第1、4、8、11、22、25、29、32 d,第6周重复
VAD	长春新碱	0.4 mg/(m² · d)	静脉注射,第1~4 d
	阿霉素	9 mg/(m² · d)	静脉注射,第1~4 d
	地塞米松	40 mg/d	口服,第1~4 d、9~10 d、17~20 d,每4周重复

表 9-4　多发性骨髓瘤的疗效标准

疗效	标准
完全缓解(CR)	血清/尿蛋白免疫固定电泳阴性
	骨髓浆细胞不超过5%
	软组织浆细胞瘤消失
	血清M蛋白减少≥50%
部分缓解(PR)	24 h尿M蛋白减少≥90%或尿M蛋白<100 mg/24 h
	软组织浆细胞瘤缩小≥50%

1.自体移植候选患者的治疗

(1)诱导化疗:拟行自体移植的患者诱导化疗时应避免使用干细胞毒性药物,如亚硝脲类和烷化剂。避免采用含美法仑的方案,可采用的方案有 VAD 和 DVD,以及沙利度胺、来那度胺、硼替佐米(蛋白酶体抑制剂)、地塞米松等药物组合的方案。一般给予 4 个疗程后进行干细胞采集。

(2)造血干细胞移植:自体移植尽管无法治愈多发性骨髓瘤,但显著提高完全缓解率,延长无病生存期,移植相关死亡率仅 1%～2%。尽管随着新药硼替佐米、来那度胺应用于多发性骨髓瘤,完全缓解率显著提高,但前期研究显示硼替佐米治疗后进行自体移植能进一步提高患者的完全缓解率。单次移植后获得完全缓解或接近完全缓解的患者不需要再次移植,移植后获得部分缓解的患者可从第 2 次自体移植中获益。自体移植大剂量化疗的常用方案为美法仑 200 mg/m²。长期随访结果显示自体移植 10 年生存期约 20%,10% 的患者仍保持完全缓解。

2.不进行自体移植患者的治疗

MP 方案为 40 年来初治老年患者的一线化疗方案,完全缓解率为 1%～5%,中位生存期为 3 年左右。在 MP 方案基础上加入沙利度胺、来那度胺或硼替佐米,完全缓解率增至 20%～30%,生存期明显延长,但血液学毒性、神经毒性也明显增加。不含美法仑的方案(如 VAD、DVD、沙利度胺/地塞米松、硼替佐米/地塞米松)也可用于一线或复发耐药后的二线治疗。干扰素(interferon,IFN)-α 和糖皮质激素可用于常规化疗或移植后患者的维持治疗,但荟萃分析显示患者获益不大。

3.异基因移植

由于受到患者年龄、体力状态、并发症以及骨髓配型相合供者的限制,适合进行异基因移植的患者人群很少。尽管异基因移植具有根治多发性骨髓瘤的可能,但移植相关死亡率高达

26%～50%,因此不将异基因移植作为首选治疗。对于原发耐药和自体移植后复发的患者,异基因移植可以作为一个选择。由于非清髓性异基因移植降低预处理方案的强度,移植相关死亡明显降低,欧洲骨髓移植协作组报告了229例患者的治疗结果,3年的总生存和无进展生存分别为41%和21%。

4.并发症处理

可以给予骨损害患者双膦酸盐治疗,对于止痛药难以控制的骨痛或承重骨的严重骨损害加以局部骨放射治疗。高钙血症为肿瘤急症,相应给予扩容、利尿、双膦酸盐、糖皮质激素和降钙素处理。肾损害患者避免使用肾毒性药物、非甾体抗炎药和静脉对比剂,保证入量和尿量,骨髓瘤相关的肾功能不全经过化疗后肾功能可以改善。对出现症状的高黏滞综合征及时进行血浆置换术以清除M蛋白。对贫血患者可以加用促红细胞生成素。对反复发作严重感染的患者应静脉给予γ-球蛋白。

十、预后

该病目前仍为不可治愈的疾病。根据患者的年龄、预后指标、并发症和治疗方案的不同,中位生存期为3～6年。自体造血干细胞移植的7年生存率约为40%,10年生存率约为20%,但未观察到平台期。ISS分期为重要的临床预后指标,细胞遗传学的主要不良预后指标有13号染色体缺失、亚二倍体、t(4;14)和t(14;16)。

(崔蓬莱)

第六节　骨髓增生异常综合征

骨髓增生异常综合征(MDS)是一种造血干细胞克隆性疾病。其特点为骨髓病态造血、无效造血并可能转化为急性白血病,过去MDS被称为白血病前期、冒烟性白血病、难治性贫血、铁失利用性贫血等,现已少有。临床表现为全血细胞减少或任一、二系血细胞减少,以进行性贫血为主要症状,常伴有感染和/或出血。MDS好发于中老年人。

一、病因和发病机制

原发性MDS的病因尚不明确,继发性MDS见于与烷化剂、放射线、有机毒物等密切接触者。研究发现,MDS是起源于造血干细胞的克隆性疾病。异常克隆细胞在骨髓中分化、成熟障碍,出现病态造血和无效造血。部分MDS患者可发现有原癌基因突变或染色体异常,这些基因的异常可能也参与了MDS的发生和发展。MDS终末细胞的功能(如中性粒细胞超氧阴离子水平、碱性磷酸酶水平)也较正常低下。

二、临床表现与分型

原发性MDS起病隐袭,进展缓慢,其初发症状缺乏特异性,主要表现为进行性贫血、反复感染和有出血倾向,约半数患者有肝、脾大。部分患者可转化为急性白血病,部分患者因感染、出血或全身衰竭而死亡。继发性MDS的临床表现复杂,其常继发于恶性肿瘤患者放疗、化疗后,症状多为原发病所掩盖。

MDS 分为 5 个类型,即难治性贫血、环形铁粒幼细胞性难治性贫血、难治性贫血伴原始细胞增多、难治性贫血伴原始细胞增多转变型及慢性粒-单核细胞白血病。

三、辅助检查

(一)血常规

全血细胞减少,或任一、二系血细胞减少,血片可见巨大红细胞、有核红细胞、幼稚粒细胞和巨大血小板等。

(二)骨髓常规

骨髓多呈增生活跃或明显活跃,少数病例可增生低下。病态造血为其特点,是诊断 MDS 的重要依据。常见的病态造血表现在以下几个方面。①红系:幼红细胞过多或过少,可有巨幼样变、多核或核畸形;②粒单系:核浆发育不平衡,胞浆颗粒减少或增多,核分叶过多,出现棒状小体或单核细胞增多;③巨核细胞系:以大单圆核或多圆核巨核细胞、淋巴样小巨核细胞为重要特征,血小板体积增大,胞浆颗粒减少。此外,骨髓铁染色可见环形铁粒幼细胞增多,细胞外铁丰富。

(三)骨髓活检

正常原粒和早幼粒沿骨小梁内膜分布,MDS 患者骨髓中的原粒细胞、早幼粒细胞则定位于骨小梁旁区或间区并集簇存在。

(四)细胞遗传学检查

约半数患者有染色体异常,常见者有 5 号或 7 号染色体全部或部分长臂缺失(-5、5q- 或 -7、+7q-)和 8 号染色体三体(+8)。

四、诊断要点

诊断主要依据:①临床表现进行性贫血,常伴有感染或出血;②血常规呈全血细胞减少或任一、二系血细胞减少;③骨髓常规显示有核细胞增生活跃或明显活跃,亦可有增生减弱,至少有两个细胞系列病态造血;④骨髓活检、细胞遗传学检查和骨髓细胞培养,可见粒-单系祖细胞集落减少、集簇增多;⑤排除其他伴有全血细胞减少、病态造血或血常规出现幼稚细胞的疾病,如再障、巨幼细胞贫血、溶血性贫血、急性白血病、红白血病、CML 和骨髓纤维化。病态造血是诊断 MDS 的重要依据,但仅有病态造血现象也不能诊断为 MDS。MDS 的诊断尚无"金标准",MDS 是一个排除性诊断。

五、治疗

对 MDS 尚无满意的治疗方法。

(一)支持治疗

有感染者积极应用抗生素控制感染,严重贫血或血小板减少有出血倾向者可进行成分输血。环形铁粒幼细胞性难治性贫血患者可用大剂量维生素 B_6(200 mg/d),少数患者有效。雄激素、糖皮质激素、环孢素、叶酸和维生素 B_{12} 对少数患者有效。加强营养,注意卫生。

(二)诱导分化治疗

主要是诱导有缺陷的造血祖细胞发育成较成熟并带有正常功能特性的血细胞。常用全反式维 A 酸(ATRA)20～60 mg/d 和 $1,25(OH)_2D_3$ 0.25～0.5 μg/d,可使少数患者粒细胞及血小板数稍有回升,输血量减少。

(三)化疗

由于难治性贫血伴原始细胞增多和难治性贫血伴原始细胞增多转变型容易转化成急性白血病,被认为是高危 MDS,多采用急性白血病标准联合化疗方案或较大剂量阿糖胞苷。

(四)造血干细胞移植

如患者年轻,经治疗病情已缓解,有合适的供髓者,可考虑骨髓移植。

(五)细胞因子

可试用干扰素-α、促红细胞生成素、粒细胞集落刺激因子、粒细胞单核细胞集落刺激因子。然而部分患者用后两种细胞因子后,原始细胞增加,应慎用。

(崔蓬莱)

第十章

呼吸系统肿瘤的临床诊疗

第一节 非小细胞肺癌

一、非小细胞肺癌早期筛查的现状与进展

(一)背景

肺癌是全球最常见的恶性肿瘤,发病率及死亡率均位于恶性肿瘤之首,因此可以说肺癌是严重危害人类健康的杀手。在世界范围内,肺癌是造成肿瘤死亡的主要病因之一。

近几十年来,全球肺癌的发病和死亡人数呈明显上升趋势。数据显示,2012 年约有 180 万的肺癌患者,占所有新发肿瘤患者的 13%,死于肺癌的患者约 160 万,占所有肿瘤死亡患者的 20%。2012 年美国癌症协会(American Cancer Society,ACS)统计美国大约有 160 340 例肺癌患者死亡,超过大肠癌、乳腺癌、胰腺癌和前列腺癌死亡患者的总和。据估计到 2030 年,在发达国家中肺癌将成为排名第三的死亡原因,在发展中国家则排在第五位。

肺癌的发生是由多种因素导致的,包括吸烟、环境污染、基因突变等。研究发现吸烟是肺癌最主要的致病因素,特别是重度吸烟与肺癌有明显的相关性。肺癌死亡率的时间和空间的变化趋势也反映了人群吸烟行为的变化趋势。吸烟者的患病风险为不吸烟者的 10~80 倍,在美国等发达国家由于其香烟消费逐渐降低,发病率已经由高峰阶段开始下降。而在中国等发展中国家,随着其香烟消费率升高,肺癌的发生率不断攀升,中国肺癌发病率在过去 30 年上升了 465%。

2012 年 5 月,原卫生部发布的《中国吸烟危害健康报告》中显示,我国烟民总数为 3.5 亿人,被动吸烟人数为 7.4 亿人。目前我国男性烟草使用的流行水平已达到高峰,由于吸烟危害的滞后性,加上人口老龄化、城镇工业化的进程,以及生存环境污染和破坏的加剧,可以确信在未来的几十年内,我国男性肺癌的发病和死亡率仍将继续保持上升的趋势。同时,女性发病也呈明显上升趋势,目前越来越常见的腺癌很大比例是非吸烟的女性患者,这部分患者的疾病可能是由基因突变所引起。

肺癌的预后与临床分期关系密切,有研究数据显示,全球肺癌平均五年生存率仅为 16%,这主要是由于多数肺癌早期无症状,出现咳嗽、痰中带血等症状及体征时,往往已经到了肺癌中晚

期,许多患者在首次就诊时就已经出现了转移,甚至有的已有肺外播散,因而失去了根治性手术治疗的机会。此时再进行临床干预,投入大、效果差,对降低肺癌死亡率的作用极为有限。如果患者在肺癌的早期就得到确诊,便可能有效改善肺癌患者的预后。在手术的患者中,TNM 分期较早的患者的五年生存率远远高于晚期患者。

肺癌患者的治疗也是一个沉重的经济问题。据估计美国在 2010 年肺癌的医疗费用就达到 121 亿美元,约占所有医疗费用的 10%。而晚期肺癌的治疗具有复杂性,导致其花费远远高于早期肺癌。通过筛查能更多地发现肺癌早期病变,临床医师能及时采取手术、放疗、化疗等治疗措施,不仅能提高预后水平,还大大降低治疗的难度及费用。

因此降低肺癌死亡率的关键是对肺癌高危人群进行合理、有效的筛查,以期做到早期诊断和早期治疗,来降低病死率及治疗成本,以最小的经济及医疗代价取得最大的治疗收益。

肺本身的解剖和生理特征便于利用影像学技术和痰细胞学进行早期诊断。而近年来影像学技术和设备、分子生物学迅速发展,针对早期肺癌的治疗手段有效,都使其早期诊断和早期治疗成为可能。建立合理、有效的筛查方案,对高危人群进行简单而有效的筛查是临床工作的重点。国际上许多医疗协会都建议行肺癌筛查,包括美国癌症协会(American Cancer Society,ACS),美国放射协会(American College of Radiology,ACR),美国临床肿瘤学会(American Society of Clinical Oncology,ASCO),和美国胸外科医师协会(American Association for Thoracic Surgery,AATS)等。

(二)肺癌筛查现状

1.肺癌筛查对象的选择

对肺癌进行筛查,首先要确定筛查对象,即肺癌高危人群。不同的试验研究、学术机构及文献报道中所划定的高危人群标准也不尽相同。

(1)美国全国性肺癌筛查试验(National Lung Screening Trial,NLST):将肺癌高危人群定为 A 和 B 两种情况。A:55~74 岁,吸烟≥30 包年(pack-years)(1 包年指每 1 年每 1 d 吸烟 1 包、每天 1 包、吸烟 30 年或每天 2 包、吸烟 15 年,总共为 30 包年),戒烟不足 15 年的人群;B:年龄≥50 岁,吸烟指数≥20 包年,并且合并下列情况之一者——有肿瘤病史、肺病史、肺癌家族史、住所氡暴露及致癌物质的职业性暴露(包括石棉、二氧化硅和柴油烟气等)。同时将有并存疾病而寿命有限、胸部或背部有金属植入装置及需要家庭吸氧的这些人群排除在高危人群范围之外,因为其糟糕的健康状况已大大限制了其预期寿命或接受治疗性肺部手术的能力。

(2)美国国家综合癌症网(National Comprehensive Cancer Network,NCCN):基于 NLST 的结果,NCCN 在 2011 年 10 月首次发表了肺癌筛查指南,建议对肺癌高危人群每年进行低剂量 CT 筛查。2013 年最新的 NCCN 指南推荐年龄超过 50 岁、吸烟史超过 30 包年、现吸烟或戒烟时间尚不足 15 年的高危人群中进行低剂量 CT 筛查肺癌,证据级别为Ⅰ类。

(3)美国胸外科协会(American Association for Thoracic Surgery,AATS):推荐对 55~79 岁、有 30 包年的吸烟史的成人每年进行低剂量 CT 的肺癌筛查,对于有 20 包年的吸烟史以及估算 5 年累积肺癌发生率在 5% 以上的患者,筛查起始时间应提前到 50 岁。5 年累积肺癌发生率的计算与英国肺癌筛查试验相符,该试验采用利物浦肺脏计划来计算风险。

(4)美国预防服务工作组(US Preventive Services Task Force,USPSTF):基于美国国家肺癌筛查试验的结果,美国预防服务工作组于 2013 年 12 月发布的肺癌筛查指南推荐:每年吸烟 30 包、当前仍在吸烟或戒烟时间不足 15 年的 55~80 岁高危人群应每年接受 1 次小剂量 CT 筛查。一旦患者戒烟时间满 15 年或患有其他影响寿命或影响进行肺癌手术的疾病时,可中止筛查。该肺癌筛查推荐指南中指出:年龄、总累积烟草暴露量、戒烟时间是肺癌最重要的风险因素。其他风险因素还包括特异性职业暴露、氡元素暴露、家族史、肺纤维化或慢性阻塞性肺疾病病史等。据发表于 2013 年 *Cancer* 期刊的一篇文献显示,如果在符合筛查条件的美国成人(估计约有 860 万人)中实施一种相似的筛查方法,那么每年可能挽救的大约 12 250 例肺癌死亡病例。

(5)纽约的早期肺癌行动计划(New York Early Lung Cancer Action Project,NY-ELCAP):其研究对象为 60 岁以上,吸烟史为 10 包年的人群。而在法国的 Blanchon 等肺癌筛查研究中,研究对象为 50 岁至 75 岁的无症状、当前吸烟(每天吸烟多于 15 支,持续 20 年)或者之前有吸烟史(戒烟不超过 15 年)的男性或者女性人群。

(6)前列腺、肺癌、结直肠和卵巢肿瘤筛查试验(the prostate,lung,colorectal and varian cancer screening trial,PLCO):通过 Logistic 回归模型,模拟年龄、性别、种族、教育水平、体重指数、家族史、吸烟史等多个影响因素,模型中还考虑了性别、种族间的交互作用。其制定的肺癌高危标准增加了被 NLST 排除的一些危险因素,如社会经济状况、体重指数、肺癌家族史、慢性阻塞性肺病病史、3 年内拍摄胸片。其模拟的吸烟史不仅包括每年吸烟包数还包括了烟龄的长短。PLCO 标准的敏感性显著高于 NLST 标准(83%:71%),阳性预测值也更高(4%:3.4%),并且特异性与 NLST 标准相当(均为 6%)。不符合 PLCO 筛查条件的人群中,仅有 0.5% 出现了肺癌,显著低于被 NLST 标准排除但之后又出现肺癌的患者比例(0.85%)。说明 PLCO 模型可以更少地遗漏肺癌患者,是目前较为完善的肺癌高危人群筛查标准。肺癌高危人群模型可能有助于更准确地筛查高危人群,未来危险预测模型的建立可能需要考虑年龄和吸烟外更多的因素,如家族史。但是 PLCO 模型较复杂,在临床上的应用尚有限制。

目前来看,还没有一个统一的肺癌高危人群标准,参考以上所述研究及组织所设定的筛查标准,我们在确定肺癌筛查的人群时应该综合考虑到以下几点:①年龄。②吸烟史(即烟草暴露量)。③其他肺部疾病。④职业因素。⑤家族史等。

2.肺癌筛查的方法

好的筛查方法必须具备以下特点:①有较高的敏感性和特异性。②风险较低、伤害及不良后果很小,能够被筛查人群所接受。③个人、家庭及社会可以负担得起,性价比较高。④适合群体性普查,可以在人群中大规模广泛开展,不受地域、空间等条件因素的限制。通过这种筛查方法,能够发现较早期能被治愈的肺癌,特别是筛查出无临床症状但潜在有肺癌高风险的患者,从而进行早期干预,改变肺癌的进程、早期治疗以降低死亡率。

目前肺癌筛查的方法主要有以下几种。

(1)痰细胞学检查:在肺癌筛查方法中,痰细胞学检测(如镜检异常形态细胞)是最传统也是最早期的手段,从 1930 年沿用至今。其不仅可对肿瘤进行病理分型,还具有特异性高、取材简单方便、无创等优点。但细胞学检测受诸多因素影响,敏感度较低,且其与病灶部位和病理类型相关,因此痰细胞学检测在筛查中的作用大大受限。文献报道中其特异性高达 98% 以上,但敏感性较差,平均为 66%,受到肿瘤分型分期、送检次数及痰标本的取材方法等诸多因素影响。近年来液基细胞学也应用于痰细胞学检查,它除去了黏液红细胞杂质等非有效成分,提高了肿瘤细胞的阳性检出率。液基薄层细胞涂片检测痰中脱落细胞的敏感性较传统痰涂片提高了 24.5%。但液基细胞学痰涂片在除去杂质的同时,也改变了肿瘤细胞的排列方式,不利于病理分类,故临床上很少单独应用痰细胞学检查筛查肺癌。

(2)胸部 X 射线(chest X-ray,CXR):从 20 世纪 50 年代起,利用胸部 X 射线胸片进行肺癌筛查的临床试验便在世界各地开展起来。在 1970 年,X 射线胸片在肺癌筛查中的作用被认可,因与对照组相比,X 射线胸片筛查出的肺癌相对早期,预后相对较好。在 20 世纪 80 年代以前,X 射线胸片检查逐渐成为肺癌筛查的主要方法,因具有经济、射线量小、无创等优势,成为筛查肺癌常用的工具之一,有助于发现早期周围型肺癌。

Meta 分析结果显示,X 射线胸片诊断肺癌的汇总特异度为 93%(93%～93.3%),说明其误诊率为 7%,适用于肺癌诊断。但其汇总灵敏度仅为 25%(22%～28%),漏诊率很高(75%)。这可能是因为 X 射线胸片分辨率低,纵隔、心脏、横膈、肋骨等掩盖病变部位,使某些肺部结节被漏诊。另有研究表明,X 射线胸片肺癌筛查组(联合或不联合痰细胞学检查)与对照组在筛查最初 3 年及随访 15 年的病死率无差异。因此,单用 X 射线胸片或联合痰细胞学检查筛查肺癌并不十分可靠。

20 世纪 60～70 年代开展的一系列有关肺癌筛查的前瞻性随机对照临床试验观察了 X 射线胸片联合痰脱落细胞学筛查是否能够降低肺癌的病死率,结果均为阴性。20 世纪 70～80 年代美国大样本随机对照研究证实胸片普查作用有限,且数字化胸片(digital radiography,DR)也不能改善早期周围型肺癌的检出率及降低肺癌的死亡率。考虑到早期临床试验在方法学方面存在着较明显的不足,这些矛盾的临床数据导致 X 射线胸片在肺癌筛查中被广泛认为是无效的。

美国癌症协会在 1970 年推荐目前吸烟者及既往吸烟者中使用 X 射线胸片进行肺癌筛查,但到 1980 年却取消了这项推荐。1990 年开始的前列腺、肺、结直肠和卵巢肿瘤筛查试验在 2011 年发表的结果再次指出,每年利用 X 射线胸片进行筛查并没有有效降低肺癌死亡率。

但毋庸置疑的是,X 射线胸片单独或者联合痰细胞学检查能够筛查出相对早期的肺癌,与患者的预后相关,尽管目前尚无证据支持 X 射线胸片可以降低肺癌的病死率,但不可否认 X 射线胸片在肺癌筛查中的作用。X 射线胸片的敏感度主要取决于病变的大小和位置、影像质量以及医师本身的技术水平。若肺部病灶较小或靠近纵隔,或者阅片医师本身有失误,会导致 X 射线胸片检测的敏感度降低。因此,临床工作人员逐渐寻找更敏感的适合于肺癌筛查的影像技术手段。

(3)PET-CT 正电子发射型计算机断层显像:具有结合病灶影像学及代谢信息的双重作用,在小结节的筛查和诊断中有一定优势,但因费用较高,大样本筛查尚缺乏一定的可行性。对于小于 10 mm 结节,仅应用 PET-CT 定性无价值;对 10 mm 以上的结节,它的敏感性为 80%～100%,特异性为 40%～100%。应用 PET-CT 联合高分辨率 CT 对 SPN 定性诊断的特异性、准确性及敏感性均高于 CT,分别为 81.8%、91.7% 和 97.4%,但是由于核素检查需要向患者体内注入放射性核素氟代脱氧葡萄糖(^{18}F-FDG)等,加上 CT 检查的 X 射线辐射剂量远远大于单一使用低剂量 CT。故目前 PET/CT 的诊断价值明显受限。

(4)肿瘤标志物检测:肿瘤标志物是细胞癌变时所分泌的活性物质,存在于癌组织及宿主体液内,对肺癌早期筛查和诊断具有一定价值,在胸腔积液和肺泡灌洗液中,肿瘤标志物的升高较血清更为明显。从早期的痰细胞学检测到目前的血液标本基因检测,临床工作人员也努力在分子生物学方面寻找适合的生物学标志物。

肿瘤标志物检测是通过对病变部位分泌的特有物质的检测来间接判断恶性病灶的存在。目前血清及胸腔积液中的肿瘤标志物,如癌胚抗原、糖类抗原 19-9/125/15-3(CA19-9/125/15-3)、细胞角质蛋白片段抗原 21-1(CYFRA 21-1)、鳞状细胞癌抗原(SCC)、神经元特异性烯醇化酶已广泛应用于肺癌的临床诊断。其中 CYFRA 21-1 对非小细胞肺癌敏感性和特异性相对较高,尤其是对肺鳞癌;神经元特异性烯醇化酶对小细胞肺癌的敏感性和特异性相对较高;癌胚抗原、神经元特异性烯醇化酶和细胞角蛋白 19 片段是目前临床上常用并且被认为是有价值的肺癌标志物。这些标志物的单项检测可能具有一定的局限性,但联用时肺癌检测的阳性率明显升高,对早期诊断具有一定的临床意义,并且也为基因组学及蛋白组学作为筛查的手段提供了思路。

最新的文献报道中的肿瘤标志物还有端粒酶和循环肿瘤细胞(circulating tumour cell,CTC)等。端粒酶在恶性肿瘤(如乳腺癌、前列腺癌、肺癌、肝癌和胰腺癌)中表达上调,与其他肿瘤标志物相比,端粒酶活性的水平可在肿瘤发生早期即开始上升,从而提示了端粒酶活性可能是肿瘤早期筛查的一个有利的生物学标志物。循环肿瘤细胞是循环中自由存在的恶性肿瘤细胞,从原发肿瘤或转移部位中脱离而进入血液。近年来,新的技术已发展至可从外周血中识别、分离和鉴定这些循环肿瘤细胞。与传统的侵入性方法如活检不同,CTC 代表着一类可帮助肿瘤诊断的便利资源。进一步确认 CTC 在早期肺癌筛查作用的临床试验目前仍在进行中。

除上述标志物之外,另有 p53 抑癌基因、血浆蛋白组学、循环 DNA、SURVIVIN 蛋白及 p16 基因等均是目前报道的肺癌筛查指标。但值得注意的是,单一的肿瘤标志物敏感度较低,在大样本筛查中的作用受限,联合使用肿瘤标志物可能会增加早期肺癌的检出率,这也需要进一步的临床研究结果证实。

大量研究表明,目前尚未发现对于肺癌敏感性和特异性兼顾的肿瘤标志物,且由于现阶段肿瘤标志物的检测受到仪器、试剂及方法不统一等诸多因素的限制,临床上尚无统一的肿瘤标志物上线标准,肿瘤标志物尚不能用于肺癌的筛查。今后的研究应一方面继续探索新的肺肿瘤瘤标志物,另一方面对现有的肺癌标志物进行筛选,建立有效的联合检测,以提高敏感性和特异性。

(5)纤维支气管镜:纤维支气管镜适用于肺叶、段及亚段支气管病变的观察、活检采样、细胞学检查等,能帮助发现早期病变。

白光支气管镜(white light bronchoscopy,WLB):现已广泛应用于临床肺癌的诊断和肺癌分期的确定,但对气道黏膜早期癌变的识别,特别是周围型肺癌的早期诊断比较困难,敏感性较差。

荧光纤维支气管镜(fluorescence bronchoscopy,FLB):为了弥补白光支气管镜在确定支气管内细胞是否癌变这方面的不足,现在应用广泛的荧光纤维支气管镜能利用正常组织与肿瘤之间的自身荧光差异来识别早期癌变。欧洲研究表明,通过 FLB 检查,患者的诊断率可升高 37%～75%,每个活检区的诊断率可提高 25%～67%。结果显示通过联合检查对于原位癌及早期黏膜下浸润的肿瘤诊断明显优于单一纤支镜检查。与白光支气管镜相比,荧光支气管镜确实提高了对Ⅱ～Ⅲ度非典型增生的检出率,但对原位癌的检出率并未提高。同时,由于肉芽组织化生组织低度异型增生等多种非恶性病变都会有异常的自身荧光,荧光支气管镜的阳性预测值并不高,导致其难以区分炎症改变与上皮内瘤变,从而使假阳性增多。

不过在研究前沿,还有许多更加先进的内镜技术,如修正自荧光技术、光学相干断层扫描、共聚焦荧光显微镜。它们或许能在将来为肺癌的筛查及早期检查提供一种新的、可参考的诊断依据。修正自荧光技术的工作原理与 FLB 相同,但是增加了对微血管血运很敏感的过滤器,摒弃了 FLB 测肿块总血运判断良性与恶性的方法,这样在保证敏感度没有明显下降的同时可以将特异性提高至 80%;光学相干断层扫描具有很高的图像分辨率,通过深达 3 mm 的纵向成像,根据病变的厚度区别炎症与癌变;共聚焦荧光显微镜是应用直径为 1 mm 的光学微小探头,通过获得 0～50 μm 深的气管表皮图像来增加敏感度。这些支气管镜技术都对肺癌早期细胞学变化的检查有着独特的优势,与 FLB 相比,提高了敏感性和特异性,或许很快就会用于临床的诊疗实践中,使得更早、更准确地检测出早期肺癌,提高患者的生存率和治愈率。

(6)自身抗体检测:很多证据证明了在肿瘤患者体内存在针对肿瘤相关抗原(tumo-rassociated antigen,TAA)的抗体,并且在肿瘤出现临床表现之前这些抗体已经可以从血清中被检测出来。因此血清中自身抗体的检测可能对肿瘤的筛查和早期诊断有重要意义。目前发现的主要肺癌相关抗原包括 p53、NY-ESO-1、CAGE 、HER-2 等。与肿瘤标志物相似,单个自身抗体诊断肺癌也缺乏敏感性和特异性,其敏感性仅为 10%～30%。某些肿瘤抗体在自身免疫病患者(如系统性红斑狼疮、类风湿关节炎、1 型糖尿病患者)的血清中也能检测到,单个自身抗体诊断肺癌特异性亦不高,因此需采取多个抗体联合分析或自身抗体谱来提高敏感性和特异性。利用 Annexin1、14-3-3theta、LAMR1 这 3 个自身抗体联合,诊断肺癌敏感性为 51%,特异性为 82%。p53、NY-ESO-1、CAGE 、GBU4-5 联合检测诊断肺癌的敏感性甚至达 90% 左右。不过目前自身抗体谱检测尚处于实验室研究阶段,而未广泛应用于临床,要判断自身抗体在肺癌筛查中的价值需更大样本量的前瞻性研究及相关的 Meta 分析才能实现。

(7)螺旋 CT:CT 扫描是对肺部结节最敏感的影像学检查。自 20 世纪 90 年代应用以来,可以检出尚未远处转移、无或仅有局部浸润、直径<1 cm 的周围型小肺癌,其中 80%～90% 的肿瘤可通过充分的手术切除治愈,无须进一步放疗和化疗。但常规的胸部 CT 辐射剂量大、扫描时间长,不适用于肺癌的筛查。一次胸部 CT 的射线辐射剂量相当于 8～9 mSv,为胸部 X 射线剂量(0.08～0.12 mSv)的 60～100 倍,被认为是造成医源性辐射的最主要原因。因此 CT 不宜作为常规的检查随访方法。

二、孤立性小结节的早期筛查

(一)孤立性肺结节的定义、分类

目前孤立性肺结节(solitarypulmonarynodule,SPN)公认的定义为:位于肺实质内圆形或类圆形的、单一的、边界清楚的、影像不透明的、直径小于或等于 3 cm、周围完全由含气肺组织所包绕的病变,不伴肺不张、肺门淋巴结肿大或胸腔积液等表现。其病因纷繁复杂,常见的良性结节包括感染性肉芽肿和错构瘤。常见的恶性结节包括原发性肺癌、类癌以及肺部转移性肿瘤等。

大部分 SPN 的患者没有症状,常由胸部 X 射线片或胸部 CT 检查偶然发现。根据直径,SPN 分为直径≤8 mm 的亚厘米结节(subcentimeter nodules)、8～30 mm 的典型 SPN。根据结节的密度不同,分为实质性结节、部分实质性结节和非实质性结节。根据 CT 片上是否存在磨玻璃样变结节(ground glass nodule,GGN),对肺部结节进行进一步分类:包括纯磨玻璃结节(pure ground glass nodule,pGGN),纯实质样结节或混合磨玻璃结节(mixed ground glass nodule,mGGN)。这些特征均能帮助鉴别肺部结节的良性与恶性,明确肺部孤立性小结节的良恶性对于制定治疗方案非常重要。

(二)对筛查所发现的肺部孤立性结节的评估

在胸部 X 射线检查中,SPN 的检出率仅达到 0.09%～0.2%。随着 CT 的发展和普及,特别是低剂量螺旋 CT(LDCT)应用于肺癌的早期筛查,病灶的检出率明显增加,多个早期肺癌筛查的试验结果显示,SPN 的 CT 检出率能够达到 40%～60%。发现 SPN 后,判断其良性与恶性是后续选择诊断、治疗和随访方式的关键,也与患者的预后密切相关。筛查后续所进行的检查不仅会对受试者造成伤害、增加其心理负担,也会增加成本。因此为了使后续的检查最小化,许多研究与指南都根据结节评估的恶性概率来确定下一步诊疗方案。

在人群中实施 CT 筛查项目时,由于既往没有影像学研究帮助确定所发现的肺部结节是否是新发的或它们的生物学特征行为。因此,第一轮的筛查得出了大量对诊断研究的评估。

当发现肺部结节后,首先应根据获得信息(如患者有无肺癌相关的临床危险因素和肺部结节的影像学特征)进行结节恶性概率的评估,根据结节恶性概率的不同而选择不同的后续检查办法。评估方法简单概括包括临床评估和影像特征评估。

1.临床评估

临床评估包括对患者的病史和体征进行检查。根据 USPSTF 2013 年推荐的指南,肺癌最重要的风险因素有年龄、总累积烟草暴露量和戒烟时间。其他风险因素还包括特异性职业暴露、氡元素暴露、肿瘤家族史、肺纤维化或慢性阻塞性肺疾病病史等。

2.影像特征评估

影像特征评估用于评估肺部结节风险的 CT 特征包括结节大小、结节的边界特征及结节密度等。

(1)结节的大小:一般而言结节的恶性概率随着结节直径的增大而增加。研究显示,肺部亚厘米结节(subcentimeter nodules)的整体恶性程度偏低。在多个肺癌筛查试验中,直径小于 5 mm 的肺结节的恶性概率为 0~1%,直径在 11~20 mm 的肺结节的恶性概率有 33%~64%,而直径大于 20 mm 的肺结节的恶性概率达到 64%~82%。

(2)结节的边界特征:良性病变边界清楚,常伴钙化,生长缓慢;恶性肿瘤常伴有分叶、毛刺等边缘征象。若 SPN 呈不规则、分叶状或毛刺状边界,则较边界光滑的恶性可能性高。

(3)结节的密度:在区别良性与恶性中也起到重要作用。弥散的、中央的、薄层的或爆米花样钙化都提示良性结节可能大,结节内呈脂肪密度(如错构瘤)都提示恶性概率低,对具有以上特征的结节不推荐密切随访,甚至不用随访,可避免多余的、不必要的诊断性检查。点状或者偏心样钙化则不能完全排除恶性可能,常需要进一步的检查明确。而恶性肿瘤通常会有空泡、密度不均等内部征象,以及胸膜凹陷等外部征象。这些征象虽然并非肿瘤特异,却是病灶定性诊断的重要依据。

与实质样结节比较,GGN、mGGN 的恶性概率高。原位腺癌(adenocarcinoma in situ,AIS)和微小浸润性腺癌(minimally invasive adenocarcinoma,MIA)可表现出典型的小的磨玻璃样变(ground glass opacity,GGO),即以往所称细支气管肺泡细胞癌(bronchioloalveolar cell carcinoma,BAC),或其公认的癌前病变、非典型性腺瘤样增生等。对这两类病灶若行根治性手术切除,患者的无症状五年生存率可达 100%或接近 100%。

临床医师根据这些风险因素、结节的影像学特征及一定的恶性概率计算模式计算结节的恶性概率,2013 年新版美国胸科医师协会指南中建议,根据概率的高低选择后续 CT 扫描监测、非手术性的活检(包括功能影像学检查、穿刺活检)及外科手术诊断。然后结合检查结果再一次评估检查后 SPN 的恶性概率。

三、CT 在肺部肿瘤诊治中的应用

X 射线检查历来是胸部疾病检查和诊断的重要方法之一。20 世纪 70 年代第一台 CT 机的问世,被喻为影像史上的一场革命。CT 全称为计算机横断 X 射线摄影。CT 机主要由球管、检测器、高压发生器、机架、检查床、计算机系统组成。CT 扫描克服了传统 X 射线平片成像组织器官前后重叠、遮挡,密度分辨率不高的不足,准确、清晰地显示体内的结构和病变。随着 1989 年螺旋 CT 的临床应用及 1998 年后多排螺旋 CT(MSCT)的普及,CT 检查在肺部疾病的检查和诊断中有着不可取代的地位。

(一)低剂量螺旋 CT 在早期肺癌筛查中的应用

早期肺癌的筛查方法以痰细胞学检查与胸部 X 射线平片为主要筛查工作。前者假阳性和假阴性比例较高,而后者对于部位隐匿、密度淡、体积小的病灶容易漏诊,尤其是直径小于 1 cm 的磨玻璃密度结节,X 平片并不能发现,而且大量的临床试验证明胸部 X 射线筛查并不能降低肺癌的死亡率。

近十多年来,随着医疗设备和计算机技术的发展,尤其是螺旋 CT 的普及应用,影像学检查可敏锐地发现肺部小病灶。CT 对肺部隐匿部位和亚厘米级小病灶的检出有很高的敏感性,对病灶的细节显示能力明显优于 X 射线平片。但 CT 检查 X 射线辐射剂量较高,一次胸部 CT 扫描的有效辐射剂量视设备和扫描方案不同,为 2～25 mSv,而胸片剂量仅为 0.3 mSv,前者为后者的 10～100 倍,因此,CT 作为筛查手段并不合适。而低剂量螺旋 CT(low dose CT,LDCT)是通过优化扫描参数,改变管电流、管电压和螺距等合理降低 X 射线辐射剂量,有效检出隐匿部位的亚厘米级的早期肺癌,具有扫描速度快、剂量低、图像清晰、检出率高等优势,在早期肺癌筛查工作中有越来越重要的地位。多年的临床表明,由于肺为含气组织,具有天然良好的密度对比,在一定范围内降低辐射剂量并不影响在肺窗上对亚厘米级微小病灶的观察,足以胜任肺部肿瘤的检出,使患者获得更优化的放射防护,同时,降低剂量能有效延长 CT 机 X 射线球管的使用寿命,从而降低 CT 检查成本。

20 世纪 90 年代以来,低剂量螺旋 CT 已在国际上开始使用,近年,国际及国内大量循证医学证明它能显著提高早期肺癌的检出率,例如美国国立癌症研究中心有一项研究肺部肿瘤筛查项目(NLST),由 33 个医学中心参与,经过 10 年的肺癌筛查,得出结论是低剂量螺旋 CT 对早期肺癌的检出率是普通 X 射线胸片的 3 倍,可以降低肺癌 20% 以上的死亡率,展示了令人信服的结论。

目前,上海市胸科医院放射科低剂量螺旋 CT 筛查肺癌采用优化的扫描条件,使有效受照剂量约 1 mSv,为常规 CT 剂量的 1/6～1/10,通过人体组织等效胸部模型对照实验,和上万例的临床实践证明,能有效发现直径≥2.5 mm 的磨玻璃密度结节,又能最大限度地减少患者的受照辐射量,筛查出的肺癌 85% 为 Ⅰ 期,可以通过微创手术切除治愈,无须进一步放疗、化疗,达到国际先进水平,既减少了患者痛苦,提高了生存率,又大量节约了社会医疗资源。同时,筛查时对受检者敏感部位做适当的防护,可进一步减少 X 射线的辐射剂量。

当然,低剂量螺旋 CT 筛查也有弊端,存在假阳性率太高而特异性不高和偶然发现、诊断过度、射线暴露等问题,因此我们目前只推荐在肺癌高危人群中进行筛查。如何进行高质量的低剂量螺旋 CT 筛查,正确解读结果,做出最合适的处理和随访,尚待进一步规范。好的思路和方法可弥补低剂量螺旋 CT 筛查的不足,是我们需要探索研究的方向。

(二)CT 在肺癌诊治中的应用

由于肺为含气组织,所含空气与肺实质具备天然对比特性,故迄今为止,胸部 CT 检查在病灶的检出及定位、定性上均有不可替代的优势,主要具备以下方面优势。

1.检出病灶

CT 对肺部隐匿部位和 2～3 mm 亚厘米级小病灶的检出有很高的敏感性,对病灶的细节显示能力明显优于 X 射线平片。可以清楚显示普通平片无法显示的磨玻璃密度结节影、粟粒影、网状影、线状影、蜂窝状影等间质性病变。对支气管扩张或闭锁、气管支气管腔内狭窄或梗阻、支气管阻塞等征象显影良好。

2.准确定位

CT 扫描可鉴别病变来源于肺实质、气管、支气管、胸膜、纵隔、横膈、心包、心脏、胸部组成骨等部位，从而有助于疾病种类的判定及诊断。并进一步通过多平面重建等计算机后处理技术，判别病灶所在的叶、段、亚段或支气管及胸椎、肋骨等具体解剖部位，为手术方案的制定提供准确的影响资料。

3.准确显示病灶的形态、轮廓、边缘情况

实性肿块或结节边缘毛糙，边界模糊，具备分叶、毛刺、棘突、血管支气管集束、邻近胸膜粘连伴胸膜凹陷等征象，提示恶性病变可能性大；而边界清楚、轮廓光整，无分叶、毛刺、棘突、血管支气管集束、胸膜凹陷等征象，提示恶性病变的可能性小；肿块或结节周围有粟粒影或钙化灶，提示病灶可能为结核；实性肿块或结节周围伴有晕征，提示可能为真菌性肉芽肿。

4.准确显示病灶的密度分布

CT 对磨玻璃密度早期肺癌的鉴别诊断极具优势。如病灶为纯磨玻璃密度结节，提示不典型腺瘤样增生或原位腺癌的可能，混合性磨玻璃密度结节则提示肺腺癌的可能，实性结节则需要结合病灶的形态、轮廓、边缘情况进一步分析判定。值得注意的是磨玻璃密度结节可能为炎症、肺泡内出血、局灶纤维化等良性病变，部分患者抗炎后 CT 复查或不做治疗短期随访病灶消失或密度减小，体积缩小，需要动态观察，慎重做出手术决定。

5.准确显示病灶的内部结构

CT 准确显示病灶的内部结构，如磨玻璃密度结节内存在空泡征，或支气管壁不规则增厚、狭窄、截断，提示恶性病变的可能大；大片实变组织内存在支气管充气征，或空洞、液平形成，空洞壁光整且无壁结节形成，则提示感染性病变的可能性大。

6.分析病灶与支气管关系

胸外科医师术前需注意了解患者是否存在支气管先天变异。气管性支气管是大气道较常见的先天性变异，多发生在右侧的叶或段支气管，直接从气管发出，最常见于右上叶尖段支气管，横断位显示气管下段细管状含气影，最小密度投影及气管容积三维成像均能直观显示变异支气管与气管的解剖关系。掌握正确的解剖结构是叶切或段切手术成功的关键之一。

7.分析病灶与血管关系

CT 增强薄层扫描能很好地显示病灶的供血动脉及引流静脉，显示病灶与周边大血管的解剖关系。仔细观察，病灶与血管之间脂肪间隙存在，则血管未受侵，若脂肪间隙部分消失，提示血管外壁受侵的可能，手术时须特别注意血管的分离过程。肺隔离症患者的隔离肺组织血供多数来自胸主动脉下部，但需注意少数可来自腹主动脉，自膈下穿越而过进入病灶，也可来自肋间动脉、胸廓内动脉；大部分患者静脉回流至肺静脉系统，小部分回流至下腔静脉、奇静脉或半奇静脉、门静脉，术前需通过 CT 增强扫描及多平面重建仔细观察。

8.分析病灶与胸膜、胸壁、心包、横膈的关系

做肺癌叶切手术前需仔细观察病灶所在叶的叶裂是否完整，注意叶裂先天发育不全或奇裂形成患者的特异性。胸腔镜手术需仔细观察患者是否存在结核性胸膜炎或慢性脓胸后胸膜明显增厚、粘连情况，认真考虑手术的可行性。肺上沟瘤的患者术前需通过 CT 增强扫描多平面重建

图像来分析胸壁、肋骨受累情况,必要时加做 MRI 增强扫描来明确肿块与胸顶部软组织及臂丛神经的关系。肿块邻近心脏及横膈时,通过观察病灶与组织接触部位的范围大小,其间的脂肪层是否清晰存在,进一步判断组织受累的可能性及程度,做好充分的术前预估。膈肌修补术前做CT 扫描结合多种重建技术能清晰地显示膈肌裂口及疝入胸腔的腹腔脏器,以及病变与周围结构的关系。漏斗胸或鸡胸矫形术前做薄层 CT 扫描和多平面重建及容积重建,能直观显示病变部位的形态、范围,病变部位对心脏、大血管及其他邻近脏器的压迫情况,为制定最佳手术方案提供真实可靠的影像资料。

9.肺癌骨侵犯及骨转移的诊断

骨质破坏是肺癌骨侵犯及骨转移常见的表现形式,可分为融骨型、成骨型及混合型,较常见于肋骨、脊柱、骨盆、头颅及四肢骨。直接侵犯征象为肿块与邻近骨组织紧贴或包绕,其间脂肪层消失,CT 可清晰地显示骨小梁和骨皮质的破坏。融骨型破坏表现为骨皮质不连续,骨松质密度减小,边缘模糊;成骨型表现为骨密度不均匀增大,周围有软组织肿块出现;转移性骨肿瘤表现为肺癌病灶远处局部骨质破坏,伴或不伴软组织肿块形成;脊柱融骨型转移时表现为虫蚀状、融冰状骨质破坏,可见单个或多个不规则形或类圆形低密度区,范围大小不等,椎体和附件最常受累,椎体可发生病理性骨折、椎体压缩,但椎间盘往往不受侵犯,椎间隙常保持正常;成骨型转移要表现为斑点状、斑片状或结节状高密度影,或多个椎体内孤立的密度增高影,边界清晰或不清晰。在放疗或化疗后,病变周围可出现或部分出现硬化带,说明经过治疗肿瘤的生物学活性降低。若病灶边缘部分清楚、部分模糊,或原先清楚继而模糊,说明病变进展。生长极快的肿瘤侵犯松质骨时,瘤组织迅速侵入骨小梁间隙,破坏成骨细胞、破骨细胞及血管,使其功能完全丧失,骨代谢中止,CT 图像上仅表现为轻微的骨小梁稀疏改变,甚至看不到结构变化,更看不到破坏边缘。此时应选用其他检查技术,如 MRI、核素骨扫描检查。

四、PET-CT 在肺癌中的应用进展

PET 是一种无创性探测发射正电子的核素在机体内分布的断层显像技术。PET-CT 是将 PET 和 CT 安装在同一机架上,实现了 PET 与 CT 功能与解剖结构的同机图像融合,双方信息互补,彼此印证,可以提高诊断的灵敏度、特异性和准确性。自 1998 年全球第一台 PET-CT 原型机在美国匹兹堡大学应用于临床以来,近些年国内 PET-CT 发展迅速,根据 2014 年 1 月全国PET-CT 配置与使用情况的调查资料,我国 PET-CT(包括 PET 单机)装机并临床应用 198 台,2013 年完成临床 PET 显像达 44.6 万例,肿瘤是 PET-CT 临床应用的主要适应证,占 80.13%。肺癌是 PET-CT 非常好的适应证之一,有关 PET 显像在肺癌诊断、分期及再分期、疗效监测、预后估测及指导放疗计划中生物靶区定位等中的价值国内外已积累了较多的资料,FDG PET-CT显像已应用于肺癌临床实践指南,而且在多个国家(包括美国、法国、英国、日本、韩国、澳大利亚等)肺癌的 PET-CT 检查已纳入医疗保险支付的范围。

^{18}F-FDG 是目前临床上最常用的 PET 肿瘤显像剂。Warburg 于 1930 年发现恶性肿瘤细胞糖酵解作用增强,并认为是癌细胞的特征之一,恶性肿瘤细胞糖酵解速率异常高于正常或良性病变。肿瘤对 FDG 的摄取基于肿瘤细胞糖酵解的增加,注射后 FDG 被摄入细胞内,运输 FDG 进入细胞内的一个重要机制是葡萄糖转运蛋白(GLUT)的作用,而且结合于肿瘤细胞线粒体的高活性的己糖激酶(HK)使 FDG 磷酸化生成 $FDG-6-PO_4$ 而滞留于细胞内,不能参与进一步的代谢过程。另外由于缺氧状态下可以激活葡萄糖的无氧酵解,FDG 的高摄取也可能与肿瘤组织的

相对缺氧状态有关。因为所有的具有活力的细胞均需要葡萄糖作为能量供应,所以 FDG 的摄取对肿瘤而言并不是特异的。了解和认识 FDG 这一显像剂的局限性,可使临床医师更好地解释检查结果。

(一)PET-CT 肺部肿瘤检查适应证

(1)适用于肺癌 TNM 分期和再分期。

(2)肺部占位病变良、恶性的诊断与鉴别诊断。

(3)早期监测和评估放疗、化疗疗效。

(4)适用于肺癌治疗后肿瘤的纤维化瘢痕或放射性肺炎与肿瘤残余及复发的鉴别诊断。

(5)检查不明原因的胸腔积液。

(6)临床上首先发现肿瘤转移灶或副癌综合征,需要进一步寻找肿瘤的原发灶。

(7)指导肿瘤放疗计划的制订,提供肿瘤代谢信息。

(8)帮助确定肿瘤的活检部位。

(9)评估恶性病变的分化程度及预后。

(二)PET-CT 技术操作要点

(1)嘱受检者携带既往和近期检查资料。详细询问患者疾病的发病经过(包括现病史、既往史、家族史、职业、吸烟史等),了解病变的部位、诊断与治疗的经过(如活检结果、手术、放疗、化疗、有无应用骨髓刺激因子及激素、目前的药物治疗情况),尤其是糖尿病史及血糖控制情况、近期接触和感染史。

(2)注射 ^{18}F-FDG 之前禁食 4～6 h,不禁水。避免服用止咳糖浆、糖锭类药物,避免静脉输入含葡萄糖的液体。

(3)显像前 24 h 内避免剧烈活动。

(4)检查前测量身高、体重,测试血糖。血糖水平原则上一般应低于 150 mg/dL(8.3 mmol/L)。血糖升高会降低肿瘤对 FDG 的摄取,并增加本底。大多数情况下血糖水平 > 200 mg/dL(11.1 mmol/L),要求控制血糖后另行预约检查时间。

(5)静脉注射 ^{18}F-FDG 2.96～7.77 MBq/kg(对儿童酌情减量),因显像仪器等不同,对剂量可进行适当调整。宜选择已知病变对侧肢体为注射部位,注射药物后患者要安静休息,不要与人交谈,避免紧张体位。

(6)注射时及注射后嘱患者放松,对精神过度紧张的患者,检查前可用镇静药。患者在注射后取卧位或坐位安静避光休息。注意保暖,以减少棕色脂肪的摄取。

(7)显像时间:一般常规选择注射药物后 1 h 进行。单时相法:即上述常规注射 FDG 后 1 h 的图像采集。双时相法:在初次显像 1～2 h 再次进行 PET-CT 图像采集,比较病灶标准摄取值(standard uptake value,SUV)随时间的变化,有助于良恶性病变的鉴别诊断。脑部显像可考虑完成全身显像后进行,可提高病灶与正常脑皮层的对比度。对晚期肿瘤多发转移者,建议必要时补充下肢或上肢的采集(真正的全身显像),避免遗漏病灶。

(8)对肺小结节建议增加呼吸控制的 2 mm 薄层 CT 采集。对无近期胸部 CT 图像的患者,完成 PET-CT 采集后增加呼吸控制的 CT 图像采集。CT 的三维容积显示和 PET 图像的融合(4D 图像),可酌情应用。

(9)增强 CT 的合理选择:当需要判断病灶与邻近血管或器官的关系、鉴别小病灶与血管断面时可考虑应用增强 CT。

(三)正常图像与异常图像判读

1.正常图像

PET-CT 图像经重建处理后可获得全身三维立体投射图像和横断面、冠状面及矢状面的 CT、PET 及 PET-CT 的融合图像。正常禁食状态下,大脑葡萄糖代谢非常旺盛,脑摄取 FDG 较多,肾及膀胱因显像剂的排泄而显影,心肌显影因人而异,部分病例左心室心肌可见显影,唾液腺体对称显影,肝脏和脾脏显影一般较淡且均匀,胃肠道变异较大,可见胃的轮廓和肠形,双肺野清晰,FDG 摄取呈本底水平,纵隔心血池 FDG 摄取较低,分布欠均匀。借助 CT 的解剖信息,可帮助鉴别上述生理性摄取和病变组织。

2.图像分析方法

(1)PET 目测法:对于胸部病灶,一般将病灶的放射性摄取程度与纵隔心血池的摄取程度进行比较,分为 4 级。1 级:未见放射性摄取;2 级:轻度放射性摄取但低于纵隔血池;3 级:中度放射性摄取,与纵隔血池摄取程度相似;4 级:明显放射性摄取,摄取程度高于纵隔血池。4 级提示恶性结节,1 级提示良性结节,2～3 级提示结节倾向于良性,但需结合其他病史资料综合考虑。

(2)SUV 半定量分析法:SUV 是目前最常用的评价病灶 FDG 摄取程度的半定量分析指标。局部组织摄取 FDG 的绝对量不仅取决于其葡萄糖代谢率,还受引入体内的 FDG 活度及个体大小的影响,因此局部的 FDG 摄取程度需要用后两者进行标准化。SUV 是单位重量(或体积)组织显像剂的摄入量与单位体重显像剂注射量的比值:SUV＝组织的 FDG 浓度(MBq/g)/[FDG 注射剂量(MBq)/患者体重(g)]。目前 PET-CT 厂家都提供相应的软件,因此 SUV 的获得很简单。对于一个感兴趣区(region of interest,ROI)可同时获得 SUV 平均值和最大值。为保证 SUV 的可重复性和减少 ROI 的设置对 SUV 的影响,临床一般采用病灶 SUV 最大值作为诊断的参考依据,尤其是放射性分布不均匀的病灶。影响 SUV 的因素还包括 FDG 注射后至显像的时间、图像重建所用的滤波函数和截止频率、体重和注射量的计量正确性等。注射 FDG 时的血糖浓度是影响 SUV 的另一个重要因素,血糖升高将使病灶处的 FDG 摄取减少,SUV 减少。另外,FDG 在脂肪内的分布和摄取较少,因此用体重对 FDG 进行分布容积标准化将使肥胖者的 SUV 偏高。有研究者提出用瘦体重(lean body mass,LBM)和体表面积(body surface area,BSA)对 FDG 进行分布标准化,可部分消除这种影响。因此在应用 SUV 时,要考虑以上各种因素,并尽量减少其影响。对于肺内结节,一般推荐以 2.5 作为良性、恶性鉴别的临界值,即 SUV≥2.5 诊断为恶性,SUV<2.5 倾向良性。随着经验的积累,目前认为仅靠 SUV 来判断肺良性、恶性病变有明显的局限性,SUV 只能作为鉴别肺部结节良性、恶性的一个重要参考指标,并不能绝对化,需要结合病灶的位置、大小、形态学特征、病变的数量及病灶内放射性分布情况,结合病史及其他临床资料进行全面综合分析,方可做出准确诊断。

(3)PET-CT 综合分析法:PET-CT 兼有 PET 和 CT 的优势,在对 PET 图像进行分析的同时可参考 CT 图像以及 PET-CT 融合图像,结合 CT 提供的解剖信息对 PET 上的高浓聚灶进行定性和定位,必要时可行 CT 后处理(如多平面重建、运用仿真内窥镜),提供更多的诊断信息。

五、胸部磁共振检查在肺癌中的应用进展

对于所有的胸部 MRI 检查,首先进行的序列是 T_1WI(短 TR,短 TE)或者横断的单次激发快速自旋回波序列。通常选择快速自旋回波或者单次激发快速自旋回波序列是因为它的速度比常规自旋回波快,而且能获得较好的解剖影像。它不仅可显示胸壁和纵隔软组织结构,还可用于

显示心脏和大血管。与 T_2WI(长 TR,长 TE)相比,T_1WI 和单次激发快速自旋回波序列具有较高的信噪比和较低的运动敏感性,有利于显示解剖结构。特别是纵隔内高信号的脂肪,为中等信号的软组织结构(如淋巴结和无信号的流空血管)提供了极佳的对比。由于 T_2WI 对组织含水量增加的敏感性较高,有助于显示病变软组织的结构。为了缩短扫描时间,常采用快速自旋回波 T_2 技术。

静脉注射钆螯合物的 T_1WI,可用于明确胸壁或纵隔肿瘤的侵犯范围,研究炎症或感染性疾病的范围,或者进行磁共振血管成像(magnetic resonance angiography,MRA)。在胸部钆增强检查时,新的设备可常规进行三维的脂肪抑制 T_1 加权成像。此快速的扫描技术能够在一次屏气时间内完成对整个胸部的成像。MR 相对于 CT 的优势是能够直接进行多方向的成像,不使用碘对比剂和无电离辐射。MR 设备的孔径较小,对于身材较大或有幽闭恐惧症的患者可能存在问题。MR 检查的其他禁忌证包括心脏起搏器和某些金属内置物。

胸部的 MR 成像面临很多挑战。两个最大的挑战就是必须要克服呼吸和心跳所致的伪影。

(一)呼吸门控

消除呼吸伪影最简单的方法就是通过屏气来停止呼吸运动。虽然日常工作中经常使用屏气技术,但并不是所有患者都能够坚持足够长的屏气时间,以完成图像的采集。这样就需要使用呼吸门控和呼吸补偿技术。呼吸补偿是通过相位编码进行重新排序来实现的。在整个呼吸周期中,通过包绕在患者胸部周围的压力传感器来监测前胸壁的运动,然后对相位编码进行重新排序。重新排序后的相位编码,可降低呼吸运动伪影的强度,改变数据中运动伪影的位置。此技术比呼吸门控具有更大的优势,因为数据的采集时间没有增加。但是,信号的平均会造成空间分辨率明显下降和细微结构显示不清。此外,这项实时技术实施过程中的复杂性也限制了它的实际应用。随着快速扫描技术的常规临床应用,对于这样复杂扫描技术的需求就进一步降低。通常,快速扫描序列可获得比呼吸补偿技术更高质量的图像。

与此不同的是,采用呼吸门控的 MR 成像是一种简单和实用的降低呼吸运动伪影的技术。在连续呼吸时进行数据采集,但是只有设定范围内的数据才被用于进行图像重建。通常在患者上腹部包绕一条内置位移传感器的带子,从而获得呼吸运动的参考信息。最近,采用导航回波技术可以监测膈肌的运动。此技术的数据筛选,可以采用实时方式,或者在数据采集后以回顾性方式进行。呼吸门控的缺点是,它会导致成像时间的延长。

(二)心脏运动

为减轻心脏运动的伪影,可以使用心电门控技术。通常在患者胸部(腹侧体表)或者背部(背侧体表)放置 MR 兼容的电极,测量心电图(electrocardiogram,ECG)信号,就可以监测心脏的运动。通常认为在背侧放置电极,可降低导联运动所致的运动伪影。导线不要互相交叉或形成环状,以免造成不必要的感应电流,并可能造成表皮灼伤。需要测量 R 波之间的时间间隔,图像采集通过 R 波进行触发。

(三)线圈

胸部 MR 成像最常使用两种类型线圈:标准体线圈和相控阵表面线圈。早期的表面线圈不能提供体部中心的足够信号强度,但相控阵线圈与它不同,对中心和外周结构的成像都较好,可维持较好的场均匀性,比标准体线圈有更高的信噪比。另外还有专门设计较小的可弯曲表面线圈,可使用肺上沟瘤和臂丛的成像。此区域也可用专门的肩部线圈来进行成像。

（四）对比剂

胸部的 MR 成像最常使用对比剂，和腹部 MR 检查一样，需要通过静脉注射钆的螯合剂。这些对比剂包括钆喷酸二甲葡胺（马根维显，magnevist），钆替醇（普络显思，prohance）和钆二胺（欧乃影，omniscan）。这些都是顺磁性对比剂，可使信号升高，每毫摩尔的浓度可使弛豫率缩短 4.5 ms。在采集 T_1WI 之前，注射顺磁性对比剂，常规剂量为 0.1 mmol/kg，或者按照大约 1 mL/10 kg 的标准使用。一个例外情况是胸部的双倍剂量钆动态增强扫描，这种技术是显示主动脉和大血管病变的很好方法。目前，与蛋白质结合的血管内对比剂仍处于研究阶段，它比传统的 MR 对比剂在心血管系统内可存留更长的时间，这样就可以延长血管系统的强化时间。

虽然一般研究者认为钆对比剂相对比较安全，但还是有一些不良反应的报道。和碘对比剂一样，所有患者在注射钆对比剂前，需接受有关药物过敏史的调查。

（五）特殊应用

1.主动脉和大血管

磁共振成像是研究主动脉和大血管很好的方法，已经成为评价主动脉夹层、动脉瘤、假性动脉瘤和先天畸形（如缩窄和血管环）的重要手段。双反转恢复单次激发自旋回波技术可快速进行黑血成像。这是一种"黑血的序列"，可以与高信号的纵隔脂肪形成鲜明对比。通常此序列至少包括横断方向，而且还应该在第二个方向进行采集。第二个方向可以是斜矢状或冠状方向。斜矢状面上主动脉位于图像正中（呈"拐杖"样表现），对于评价主动脉的缩窄和夹层的范围很有价值。标准的主动脉成像包括心电门控的自旋回波序列，和亮血的梯度回波（GRASS，FISP 或 FLASH）电影序列。这些图像通常沿矢状面或者不同的横断位置（特别是有问题的，如怀疑夹层内瓣膜的水平）进行。有时，可采用相位对比成像来评价血流的方向。

2.动态双倍剂量钆增强三维成像

它是新的主动脉和大血管 MR 成像方法。在注射对比剂以前，首先沿斜矢状方向进行三维半傅里叶采集的毁损梯度回波序列，而后试注 2 mL 的钆对比剂，采用高压注射器，从而确定团注的峰值时间，然后再注射双倍剂量的钆对比剂（0.2 mmol/kg），根据先前的试注结果设定好延迟时间，以便在团注的峰值采集图像。

3.心脏

标准的心脏成像，同样也应至少沿两个方向进行。通常一个方向是横断面，另一个是矢状面或冠状面。与主动脉成像相同，通常首先进行黑血的自旋回波序列，可以很好地评价解剖形态。还可使用快速单次激发自旋回波（HASTE）黑血序列，特别是对于儿童先天性心脏病的检查，因为它不但图像质量好，而且采集速度快。虽然此技术设计是屏气检查，但由于速度很快，无须屏气也能得到良好的图像。此外，快速采集还可降低心脏运动所致的伪影。附加的预饱和脉冲可以抑制不需要的血流信号。标准 SE 序列、HASTE 序列，都使用心电门控技术。其他用于心脏的成像方法，有三维梯度回波（GRE）和真稳态进动（True FISP）的快速采集技术。GRE 成像可采用双反转脉冲技术产生黑血的效果，但是也可采用无反转脉冲而产生亮血的效果。与心电门控联合应用时，True FISP 序列可产生高质量的亮血图像，能够良好地显示解剖细节。心脏 MR 图像通常用于评价先天性疾病，二维电影 GRE 序列能够显示血流情况，提示瓣膜的狭窄和反流，电影和靶向饱和序列都评估了左心室功能的可能。

4.胸部磁共振成像的伪影

尽管已介绍了呼吸和心脏运动伪影与它们的抑制方法，在胸部还可能出现一些特殊的伪影。

"鬼影"或搏动伪影发生于相位编码,偶可类似胸部病变。这种现象不仅可见于搏动的血流,还可见于搏动的脑脊液或者心脏和呼吸的周期性运动。层面流入现象,也称为"流入相关增强",发生于黑血的 SE 序列中,由新鲜的未饱和血液流入成像范围而引起。因此,受影响层面内血管中的血液是亮的,而不是黑的。它通常发生于多个采集层面的末端结束时。注意不要将此表现误认为是慢血流或腔内血块。鉴别关键点是此现象为周期性出现。一旦产生,通常位于每组层面最后几层。磁敏感性伪影是磁共振不适合进行肺实质检查的主要原因。肺实质有很多的空气组织交界面,会使磁场的均匀性减弱,导致体素内失相位和信号丢失。这种伪影在梯度回波时中最明显,但也是所有常规 MR 成像的常见问题。卷折伪影不是胸部成像所特有,当成像体积超出视野时可出现。当患者身材较大或成像范围局限(如臂丛成像)时,可能会出现此类问题。这种伪影通常在相位编码方向上更严重。解决此问题的最简单方法就是增大视野;但是,这样会降低空间分辨率,因此并不实用。交换相位和频率编码方向,虽然不会消除此伪影,但可将伪影转换到对诊断意义不大的区域。其他降低卷折伪影的方法包括使用表面线圈或者在视野外施加饱和脉冲。此外,大部分设备都有"无相位卷折"功能,它实际上是在相位方向上进行过采样的软件。化学位移伪影出现于频率编码方向上脂肪和水的交界面,是由脂肪和水的共振频率存在差异而产生。当脂肪和水分子位于同一体素内时,脂肪分子的信号会在频率编码方向上偏移至另外的体素。在胸部检查时,当需要准确测量淋巴结或其他纵隔脂肪包绕的软组织结构的大小时,这点会很重要。通过增大接受带宽、增加平面内的空间分辨率或者减小层厚,就可以减轻化学位移伪影。此外,伪影在 T_2WI 要比 T_1WI 上更明显。

(六)肺部病变

1.良性病变

肺隔离症分为叶内型和叶外型。成人的肺隔离症大多数为叶内型,它位于肺内,通常是下叶。MR 可发现和显示隔离肺组织的异常供血动脉走行和大小特点。

2.恶性病变

(1)中央型肺癌如下。

肺门肿块:肺门肿块是中央型肺癌的主要征象。在检出肺门小肿块方面,包括肿瘤本身与淋巴结肿大,MRI 与 CT 一样有效。因 MRI 有良好的对比分辨率,故可检出直径 1 cm 的肿块,而且 MRI 比 CT 更容易区分肿块与血管。因为血管经常显示中至低信号,而肺肿瘤块结节或淋巴结呈较高信号。但由于 MRI 的空间分辨率低,在确定肿块与气管、支气管关系方面不如 CT。一般来说,MRI 对肺叶支气管狭窄能做出诊断。MRI 常对段以下支气管有无狭窄、闭塞,支气管内或壁内肿块,不能做出分析。当病变局限时,MRI 上不易确定是外源性的、支气管内的,还是黏膜下或壁内性的。在支气管肺癌的评估中,MRI 能确定肿瘤的气管外成分,尤其是从支气管向周围扩展进入气管隆突下的成分。MRI 能检出肺门肿大淋巴结,但对于鉴别是转移性的还是炎症性的仍有困难。

肺癌引起的继发改变:肺癌引起支气管狭窄或阻塞性肺炎和肺不张。MRI 可将发生在肺癌阻塞远侧的实变与肿瘤本身鉴别开。

根据肺不张与阻塞性肺炎出现的时间不一致,MRI 的表现有所不同,因而可与肿瘤区别。如长期阻塞性肺炎会使 T_1 弛豫时间明显缩短,在 T_1WI 上肺不张信号高于肿块。相反,肺不张时间段,不张肺内的残存空气或肺不张的肺内没有慢性炎症,就会出现相反的信号强度,即在 T_1WI 上肿块的信号高于不张。但有时两者的信号强度可无明显不同而难以区分。注射顺磁性对比剂(Gd-DTPA)有助于肿块与继发性改变的鉴别。

(2)周围型肺癌：周围型肺癌主要表现为肺内孤立性肿块或结节。转移瘤结节常为多发。MRI 能检出直径＜1 cm 的肺结节。原发性肺癌与转移瘤信号强度相仿，于 T_1WI 呈中等信号（与肌肉信号相仿），T_2WI 为高信号。使用长 TR 扫描序列可提供较好的信噪比，但 CT 仍是研究肺结节的首选方法。因 CT 的空间分辨率高，能检出直径仅为几毫米的小结节，尤其是在发现靠近膈肌、胸壁或其他结构的病变方面，优于 MRI。

MRI 对显示位于肺门周围的结节性病变可能比非增强 CT 有效。对较大的结节或肿块，MRI 同样显示良好，但对结节或肿块的形态学特点（如肿瘤边缘有无毛刺、分叶切迹、棘状突起、胸膜凹陷），MRI 不易观察到，对病变内部结构（如空洞、坏死、钙化、空泡征、细支气管充气征）的发现率也远不如 CT，而这些征象对于病变的良性与恶性分析十分重要。

(3)肺癌对纵隔的侵犯：MRI 与 CT 一样可用于评价支气管肺癌治疗前的区域扩散。MRI 可明确显示肿瘤对纵隔的直接侵犯，或扩展至纵隔大血管、心腔与气管，或侵犯分隔和脏器的脂肪间隙。MRI 可清楚地显示肿瘤侵犯血管的范围和程度，对术前判断能否切除肿瘤很有帮助。肿瘤包绕主动脉、上腔静脉在周径 1/2 以上时一般不易切除，肿块与血管壁间无界线而且信号相同，接触范围在血管周径的 1/2 左右多预示肿块与血管粘连。MRI 显示大血管与肿瘤的关系的功能优于非增强 CT，一是其对比分辨率高，二是 MRI 冠状面显示主动脉弓下、左肺动脉与左支气管间的肿瘤比较清楚。

(4)肺癌纵隔淋巴结转移的诊断：淋巴结转移的诊断与 CT 一样，是以淋巴结肿大为依据的。一般以淋巴结直径＞10 mm 作为转移标准。MRI 冠状面能清晰地显示主动脉弓下、左肺动脉和左支气管之间的淋巴结，而 CT 对于主肺动脉窗的绿化因部分容积效应而显示不清。冠状面还能将气管支气管分叉和左心房显示清楚，能在隆突下缺少脂肪情况下不难显示肿大淋巴结。

(5)肺癌对胸膜胸壁的侵犯：在 T_2WI 图像上 MRI 的对比分辨率较高，常能将肿瘤与肌肉和脂肪区别。在 MRI 上，胸膜外脂肪呈高信号，该高信号为软组织肿瘤信号替代时提示胸膜受侵，如看到肿瘤对胸壁较显著地浸润，肋骨破坏或胸壁脂肪界面消失，则诊断为胸壁受侵。在显示肺尖肿瘤（肺上沟瘤）与纵隔或胸壁血管或臂丛的关系方面，MRI 矢状面与冠状面扫描更优于横断面 CT。

(七)纵隔病变

1.胸腺瘤磁共振影像学表现

典型胸腺瘤在 T_1WI 上呈近似或稍高于肌肉的信号，在 T_2WI 上信号增高，胸腺瘤在 T_2WI 可表现为信号均匀，也可由于囊变或出血区表现为不均匀，抑或显示为由薄的、相对低信号的分隔分离的肿瘤结节或小叶。用二乙烯三胺五乙酸钆(Gd-DTPA)增强 MR 像，常可呈中等强化。

2.胸腺癌磁共振影像学表现

在 MRI T_1WI 上，胸腺癌的信号比肌肉信号高，T_2WI 肿瘤信号增高。混杂信号可能反映了坏死、肿瘤内囊性区或出血的存在。肿瘤多呈分叶结节状改变。

3.胸腺神经内分泌癌

胸腺神经内分泌癌在 MRI 上表现与胸腺癌无明显差别。一些肿瘤可能显示显著强化，这种肿瘤较胸腺瘤更具有侵袭性，常出现在进展期，胸腺类癌患者出现上腔静脉阻塞要比胸腺瘤患者多。局部淋巴结转移或远处转移可能被发现，转移包括成骨性病灶。

4.胸腺脂肪瘤

由于胸腺脂肪瘤有脂肪成分,MRI 在 T_1WI 上显示类似于皮下脂肪的高信号区域,伴有中等信号区域反映了软组织的存在。尽管肿块很大时也不侵犯临近结构。然而,半数可见纵隔结构受压。

5.胸腺囊肿

单纯典型的胸腺囊肿在 MRI 上表现为 T_1WI 呈低信号,T_2WI 均匀高信号,增强后无强化,壁较薄。如囊肿内含蛋白质成分或出血,则信号混杂;部分囊肿可出现较厚的壁,增强后囊壁强化而内部无强化。

6.胸腺淋巴瘤和转移

霍奇金淋巴瘤(Hodgkin lymphoma,HL)倾向累及胸腺同时也伴有纵隔淋巴结受累。对一个对新诊断为胸部受累的成人 HL 患者的研究中,胸腺增大见于 30% 的患者,所有这些患者也可见纵隔淋巴结肿大。在一组 60 例 HL 患儿的研究中,17 例(28%)有胸腺增大,在纵隔异常的患儿中占 49%。在这一研究中,73% 的患儿也显示了纵隔淋巴结增大。胸腺增大见于 38% 的胸内复发的患者。因此,HL,特别是结节坏死型,应视为胸腺肿块的鉴别诊断。通常存在淋巴结肿大,至少成人患者如此,此时应该提示为正确诊断。非霍奇金淋巴瘤(non-Hodgkin lymphoma,NHL)累及胸腺者要少见的多。

HL 或其他淋巴结累及胸腺通常与胸腺或其他原因的前纵隔肿瘤不能鉴别,分叶或结节状表现常见。在一些病例,增大的胸腺仍保持其正常形态,有箭头状(83%)或双叶状(17%)外观,但表现为增大而有外凸的边缘,与肺相接触。成人 HL 患者的胸腺厚度为 1.5～5 cm。儿童患者胸腺较大叶的厚度为2.5～8.6 cm。

在 MRI T_1 加权像上,胸腺淋巴结呈低信号,在 T_2 加权像上,呈各种不同的信号,低信号区可能代表纤维化,高信号区可能反映了出血或囊性变。尽管淋巴瘤的 MRI 特点是非特异性的,结合胸腺肿块与纵隔淋巴结增大强烈提示诊断。

肺和乳腺癌及其他转移性肿瘤也能累及胸腺。尽管肺癌可能会通过血行转移,但胸腺受累通常是直接侵犯的结果。纵隔淋巴结肿大也常见。胸腺转移的 MRI 表现是非特异性的。

7.原发性生殖细胞肿瘤

原发性生殖细胞肿瘤在原发性纵隔肿瘤中占 10%～15%,在前纵隔肿瘤中占有更高的比例。它们在组织学上等同于其生殖腺的相应结构。推测它们起源于纵隔胚胎移行过程中被俘获的原始生殖细胞,经常位于胸腺内。它们最常见于前纵隔,仅 5%～8% 起自后纵隔。大多数生殖细胞肿瘤发生于 21～40 岁。生殖细胞瘤包括良性和恶性畸胎瘤、精原细胞瘤、胚胎癌、内胚窦(卵黄囊)瘤、绒毛膜癌及混合型。一般来说,生殖细胞瘤被分为三个范畴:畸胎瘤、精原细胞瘤、非精原细胞生殖细胞瘤。总的来说,超过 80% 的生殖细胞瘤是良性的,大多数良性肿瘤是畸胎瘤。虽然良性生殖细胞瘤的男女比例大致相等,但恶性生殖细胞瘤患者中有很强的男性分布倾向。

在恶性肿瘤患者中,精原细胞瘤最常见,占 30%～40%,胚胎癌和恶性畸胎瘤分布占大约 10%,绒毛膜癌和内皮窦瘤各占 5%,其余恶性者为混合型肿瘤,占将近 40%。

(1)畸胎瘤:畸胎瘤通常位于血管前间隙,但有 20% 的病例可能发生在纵隔的其他部位,包括中纵隔、后纵隔和跨越多个纵隔分区。成熟型畸胎瘤(皮样囊肿)通常见于前纵隔,它们偶尔见于后纵隔和肺。一个大的、以囊性为主的、具有薄而边界清楚的壁的前纵隔肿块高度提示为成熟型囊性畸胎瘤。大多数囊性畸胎瘤是多房的,但单房囊性病灶也可发生。偶尔,成熟畸胎瘤有一个模糊的壁。依肿瘤不同成分MRI能显示各种表现。它们常见包含脂肪和囊性区,前者在 T_1WI 上呈高信号,后者在 T_1WI 上呈低信号, T_2WI 上信号增加。恶性畸胎瘤典型表现为结节状或轮廓模糊,肿瘤铸型和压迫临近结构;而良性畸胎瘤则边缘清楚、光滑。恶性畸胎瘤更可能表现为实性的,与良性畸胎瘤比较更不常含脂肪,但它们也可能是囊性的。注射对比剂后,恶性畸胎瘤可能显示一个厚的强化包膜。

(2)精原细胞瘤:精原细胞瘤几乎均见于男性,平均发病年龄为 29 岁,在单一组织学类型恶性生殖细胞瘤中占 40%。大约 10% 的单纯精原细胞瘤有 β-HCG 水平升高的证据,但从没有甲胎蛋白(AFP)水平升高。典型的原发性纵隔精原细胞瘤表现为大的、边缘光滑或分叶状的、均匀的软组织肿块,其内可能见到小的低密度区。虽然临近结构的直接侵犯罕见,但脂肪层的消失常见,可能出现胸膜或心包积液。

(3)非精原细胞性生殖细胞瘤:非精原细胞性生殖细胞瘤包括胚胎癌、内胚窦(卵黄囊)瘤、绒毛膜癌及混合型。由于其表现和侵犯行为相似,故常被分为一类。这些肿瘤常表现为不均匀强化,包括继发于坏死和出血或囊性变区,MRI可反映病灶的不均匀特性。它们经常表现为浸润性的,可为针刺状伴有脂肪层的消失。

8.甲状腺

通常甲状腺病变用放射性核素或超声来评价,有指征时进行针吸活组织检查。胸骨后甲状腺肿几乎总是表现为甲状腺肿或其他病变连续性生长进入纵隔。它们总是与甲状腺相连。真正异位在纵隔的甲状腺肿块罕见。胸内甲状腺病变的鉴别诊断包括甲状腺肿、与甲状腺炎有关的甲状腺增大和甲状腺癌。

甲状腺病变累及纵隔最常见于前纵隔。在80%的病例中,增大的甲状腺延伸进入喉返神经和锁骨下及无名血管前方的甲状腺心包间隙。后纵隔甲状腺肿占 10%～25%。后位甲状腺肿典型地起自甲状腺的后侧部,在头臂血管后方下降,最常见在右侧接近气管,在下方以奇静脉弓为界。也有少数情况,甲状腺组织可在气管、食管之间向下延伸,甚至位于食管后方。

MRI是评价甲状腺肿块的有用方法。其特征为,在 T_1WI 上,正常甲状腺的信号等于或稍高于临近胸锁乳突肌的信号,在 T_2WI 上或增强 T_1WI 上,甲状腺的信号显著增加。因为其 T_2 值显著延长,大多数局灶性病变的病理过程容易在 T_2WI 或增强序列上被识别,这些病灶包括腺瘤、囊肿和癌。

多结节甲状腺肿在 T_1WI 上交正常甲状腺组织呈相对低信号,但局灶性出血或囊性变例外,此时可能见到局灶性高信号区。它们一般保持较肌肉更强的信号。在 T_2WI 上,多结节甲状腺肿通常表现为混杂信号,伴有高信号散布在大部分腺体内。虽然研究者认为良性肿瘤根据腺瘤周围存在完整的假包膜,能够与滤泡性癌区别,但还没有足够的文献报道支持。

9.甲状旁腺

甲状旁腺位于甲状腺附近。虽然通常甲状旁腺有四个腺体,但其精确的位置在数码影像上有一定变异。上面一对典型的位置是甲状腺上极的背侧,下面一对位于甲状腺下极的正下方,小神经血管束区域,后者位置变异较大。大多数甲状旁腺腺瘤见于下面一组。

约10%的甲状旁腺是异位。大多数异位于前纵隔,其余位于后上纵隔、气管食管沟周围。前纵隔甲状旁腺被认为是在胚胎发育过程中被下降的胸腺带到纵隔的甲状旁腺小岛。前纵隔甲状旁腺腺瘤与胸腺紧密相连。

在原发性甲状旁腺功能亢进患者中由孤立性腺瘤引起者约 85%,其他原因包括弥漫性增生(10%)、多方向腺瘤(5%)和极少见的癌(1%)。与甲状腺腺瘤类似,大多数甲状旁腺腺瘤在 T_2WI 上较 T_1WI 信号显著增加。甲状旁腺增生和癌也有类似表现。少数占一定百分比的甲状旁腺腺瘤 T_2WI 信号强度不增加。钆增强后有典型表现,脂肪抑制 T_1WI 显示病灶有显著强化。

六、非小细胞肺癌的放射治疗概述

(一)概述

放射治疗可有效控制肿瘤的生长,是非小细胞肺癌(non-small cell lung cancer,NSCLC)最主要的治疗手段之一。75%以上的非小细胞肺癌患者在病程进展中需要接受放疗。根据治疗目的的不同,放疗可以分为根治性和姑息性两大类。根治性放疗以彻底治疗肿瘤为目的,故一般在正常组织可以耐受的情况下给予较高剂量的照射以尽可能达到控制肿瘤的目的。通常根治性放射治疗的应用,主要针对早期或者局部中晚期的 NSCLC 患者。

姑息性放疗的主要目的是减轻肿瘤引起的不适,多用以缓解晚期患者的局部肿瘤引起的症状,如肺部原发肿瘤导致的咳嗽、咯血,纵隔受侵的淋巴结压迫或累及喉返神经引起的声音嘶哑,骨转移所致的局部剧烈疼痛或病理性骨折,脑转移造成的肢体功能障碍或者头痛、恶心呕吐。放疗可以缓解上述多种不适、提高生活质量,甚至起到延长生命的作用。

对不同分期的 NSCLC 根据需要选择不同的放疗技术、分割方式、照射范围以及和其他治疗的配合方式等。早期肿瘤的治疗通常需要非常局限的高剂量精确放疗。而局部中晚期 NSCLC 的治疗,则需要针对较大范围的靶区(包括肿瘤和受累淋巴结)予以照射,通常还需要化疗。虽然姑息照射的技术含量较低,但许多仅伴有寡转移患者,若其他部位病灶控制良好,则较高剂量的局部精确照射(如针对脊椎的精确照射、针对颅内转移的立体定向放疗),不但可以减缓症状,而且可延长患者的生存时间。

放射治疗技术在近 20 年内有了很大的进步。从伦琴射线被发现后临床一直沿用常规的二维放射治疗,在 20 世纪有了非常快速的发展,三维适形放疗(3-dimensional radiotherapy,3D-CRT)、调强放疗(intensity modulated radiotherapy,IMRT)、立体定向放疗(stereotactic body radiotherapy,SBRT)、影像引导下的放疗(image-guided radiotherapy,IGRT)和更为新型的质子(proton)和重离子(heavy ion)射束放疗在短短几十年、尤其是近 20 年中快速发展。从常规二维放疗到 3D-CRT、IMRT 和 SBRT,均是技术革新带来的成果,以日益精确地放疗来达到更多地杀灭肿瘤的同时,更好地保护正常组织的目的;而质子和重离子放疗除了技术上的进步外,更是采用了完全不同的放射源,因而有了完全不同的放射物理特性、甚至是迥异的放射生物特性。这些新技术,在不同分期的 NSCLC 中的应用也各自不同。

(二)放疗在不同分期的非小细胞肺癌中的应用

1.放疗在早期非小细胞肺癌中的应用

手术治疗是早期肺癌的标准治疗,早期(Ⅰ期)肺癌手术后的局部控制率可以达到 90%,而五年总生存率则为 50%~70%。但一方面,手术明显降低患者的生存质量,尤其是全肺切除的患者,较单纯肺叶切除术患者在身体机能、社会角色活动机能、整体健康上表现较差,且有更高的疼痛发生率。尽管现在越来越多的外科医师选择尽可能实行肺叶切除术来取代全肺切除,但中央型肺癌由于邻近气管、主支气管,会带来手术范围的扩大,有时还是不可避免地需要切除全肺,从而导致更高的手术死亡率和并发症发生率。另外,叶切术后有超过 4% 的 30 d 死亡率,高龄或者同时患有其他伴随疾病(尤其是慢性阻塞性肺炎、肺气肿等),往往使患者无法耐受手术治疗或拒绝手术治疗。约25%的Ⅰ期非小细胞肺癌患者会因为其他的疾病或者个人拒绝的原因而无法接受手术治疗。这类患者若不接受任何治疗,自然生存率极低,中位生存率仅9个月,而五年生存率更是低于7%。

放疗是这些无法或者不愿手术的早期患者主要的治疗选择。常规分割放疗在20世纪八九十年代时经常被用于不能手术的早期非小细胞肺癌患者,但是疗效远无法达到期望。通常其原发肿瘤的控制率介于30%~40%,中位生存率在18~33个月,三年生存率和五年生存率一般不超过30%和15%。局部复发是常规放疗治疗失败的主因。

放疗技术在进入21世纪后伴随计算机技术的快速发展而获得了长足发展。21世纪初3D-CRT开始在各大肿瘤中心被越来越广泛地应用。然而三维适形放疗技术未能为这些患者带来长期生存和局部控制的大幅提高。Lagerwaard等研究者报导采用3D-CRT技术治疗Ⅰ期非小细胞肺癌,中位生存期仅为20个月,一年生存率、三年生存率、五年生存率分别为71%、25%和12%,同时局部复发仍然是放疗失败的主要原因。美国纽约的Wisnicesky等研究者从美国国立癌症中心(National Cancer Institute)资助一个肿瘤的监测、流行病学和最终结果(surveillance, epidemiology, and end results, SEER)数据库中筛选了4 357例1988到2001年间接受(2 749例)或不接受(1 608例)放疗的非手术治疗的Ⅰ或Ⅱ期NSCLC患者,并比较了各自的生存情况。该研究观察到接受放疗可以提高Ⅰ、Ⅱ期肺癌患者的中位生存期(从14个月和9个月分别提高了7个月和5个月),多因素Cox回归分析也证实了是否放疗对生存率的影响具有统计学意义($P<0.0001$),但五年生存率的提高并不明显(从14%和10%分别提高到15%和11%),与手术的疗效相比仍相差甚远。

随后SBRT逐渐走入了大家的视野,基于其在不能手术患者中的成功,SBRT甚至被应用到可以手术的患者中,也取得了令人满意的治疗效果。

2.放疗在局部晚期NSCLC中的应用

同期放化疗是目前不能手术的局部晚期NSCLC公认的标准治疗方案,只对不能耐受同期放疗、化疗的局部晚期NSCLC患者才考虑采用序贯放疗、化疗或者单纯放疗,并且可以考虑采用加速放疗以提高疗效。一般采用3D-CRT技术或者IMRT技术以更好地保护正常组织;进入21世纪10年代以来,也有采用弧形放疗(arc radiotherapy)来达到相似效果的同时节省放疗时间。选择性区域淋巴结放疗未被发现有更好的局部控制率,且带来更多的毒副作用。因此放射野一般仅针对影像学检查中的可见病灶(即累及野照射),尤其是在需要和化疗同期使用或者提高可见肿瘤照射剂量时。局部晚期(即Ⅲa或者Ⅲb期)NSCLC患者放疗的目的为根治性放疗,故肿瘤剂量在常规分割60~70 Gy;同时RTOG0617最近发表的研究结果显示同期放疗、化疗74 Gy组不仅没有比60 Gy组获得更好的疗效,且可能反而起到伤害作用。

还有一些情况可以考虑放疗和手术相结合的综合治疗。术前放疗或放化疗在肺上沟瘤患者中获得了良好的效果,不仅提高了完整切除率,并且可以获得高达50%~60%的病理完全反应率(pCR率)、从而提高局部控制和总生存,五年总生存率可以达到约50%,已经成为该类患者的标准治疗方案。通常术前放疗剂量为45~50 Gy,常规分割;放疗后4周左右接受手术治疗。术后放疗(postoperative radiotherapy, PORT)因为1998年一篇荟萃分析得出的负面结果一度地位急剧下降,然而这篇荟萃分析由于时间跨度大、且收录了大量采用早期二维放疗技术治疗的患者而一直被诟病。一个关于PORT的前瞻性研究认为其可以提高术后分期到N2(即有纵隔淋巴结转移)患者的局控率,但没有明显的生存获益。2006、2008和2015年发表的3个大样本回顾性分析均支持了对术后病理分期为N2的患者进行术后放疗可提高此类患者的局部肿瘤控制率以及总生存率。特别是2015年发表的一项来自美国国家癌症数据库(National Cancer Data Base)的回顾性分析的结果令人振奋。选择术后病理为Ⅲa(N2)的患者,一组接受了术后放疗(1 909例),另一组未接受(2 676例),结果显示PORT能提高术后病理为N₂患者的五年生存率5%左右,中位生存时间延长4个月,差别有统计学意义。术后放疗的区域通常包括支气管残端和高危的淋巴结引流区,后者根据原发灶所在肺叶决定;剂量一般为50~54 Gy,常规分割,需要对有淋巴结包膜外侵犯或者镜下残留的部位加量。

3.放疗在晚期肺癌中的应用

NSCLC通常在被发现时就已有近一半的患者出现了远处转移。在这些患者中,局部治疗如手术、放疗,往往作为姑息性治疗的手段。姑息性放疗在提高晚期肺癌患者的生存质量中的作用不容置疑,可以缓解各种类因局部肿瘤浸润或者转移导致的不适、功能障碍或预防严重事件的产生从而改善生活质量,并延长了部分患者的生存期,相对手术而言是一种经济有效、且创伤小的治疗手段。姑息性放疗一般仅针对引起症状或不适的局部放疗,采用比较低的放疗总剂量和略高的单次剂量,以达到在短期内迅速控制症状的目的。比如在骨转移患者中,可以采用3 Gy一次,10~13次的放疗方案,达到既能控制疼痛又不会对周围危险器官(如脊髓)造成明显损伤的目的。

然而局部放疗的意义可能不仅仅如此。加强局部治疗在孤立性转移的NSCLC中的意义已被证实。NCCN(National Comprehensive Cancer Network)肿瘤临床实践指南就推荐用局部根治性治疗手段如手术或者SBRT治疗孤立性转移的脑、肾上腺等病灶。

1995年,Hellman等把已经发生远处转移但转移病灶数目尚少的肿瘤作为一种生物学和临床状态提出,称之为Oligometastases(寡转移),认为是肿瘤在"局限于原发病灶"和"发生广泛远处转移"两种状态中的一种状态,这时若对所有病灶进行积极的局部治疗或许能阻止其进一步进展从而取得更好的疗效。目前对于"寡转移"的定义尚不完全明确,通常是指远处转移灶数目≤5个。临床上确实可以观察到部分远处转移的患者在治疗后进展时约有2/3的机会仍然为单纯的原有病灶进展,而未出现新发转移灶;而且仅出现原病灶进展的时间短于出现新病灶的时间(风险比为0.66,95%的患者对于放疗的梯度指数CI为0.40~1.10)。由此可见,NSCLC寡转移患者中,可能确实有部分患者倾向于原有病灶进展的发展模式,使其可能从积极的局部治疗中获益。

一些回顾性和前瞻性研究报告的结果也提示在全身治疗(化疗或靶向治疗)的基础上,积极的局部治疗可能使NSCLC寡转移患者获得生存获益,甚至可以达到和局部晚期NSCLC相似的治疗效果并且足够安全。2014年ESMO指南中已经建议对局限于肺的寡转移灶进行以治愈为目的的手术或者根治性放疗。

七、非小细胞肺癌的化学治疗

肿瘤研究的主要目的之一是降低肿瘤的发病率与死亡率,而降低肿瘤的死亡率主要靠治疗。在肿瘤的三大主要治疗手段——手术、放疗、化疗中,虽然肿瘤化学药物治疗的历史最短,但已经取得了显著成绩。随着新的化疗药物的不断出现,抗肿瘤药物治疗与外科手术、放射治疗等相互配合的多学科综合治疗模式在肿瘤治疗中发挥着越来越重要的作用,加深对化疗药物药理学基础的认识是合理应用化疗药物的前提。

（一）抗肿瘤药物的分类

目前临床常用的抗肿瘤药物为 80 余种,常用于肺癌治疗的有 40 种左右。根据来源及其作用机制的不同,传统上将化疗药物分为五类,即烷化剂、抗代谢药物、抗肿瘤抗生素、植物来源的抗肿瘤药物及其他类型抗癌药物(包括铂类、激素类、L-门冬酰胺酶等)。常用于治疗肺癌的药物包括抗代谢药、植物来源药和铂类等。根据作用机制,抗肿瘤药物可分为以下几类:作用于 DNA结构的药物(包括烷化剂、蒽环类和铂类化合物)、影响核酸合成的药物(主要是抗代谢药物)、作用于 DNA 模板影响 DNA 转录或抑制 DNA 依赖性 RNA 聚合酶抑制 RNA 合成的药物、影响蛋白质合成的药物(如高三尖杉酯碱、紫杉醇、长春碱及 VP-16)及其他类型的药物(如激素、生物反应调节剂、单克隆抗体)。

（二）癌细胞的增殖和细胞周期动力学

癌组织中的癌细胞基本上可分为三大细胞群,即由增殖细胞群、静止细胞群以及无增殖能力细胞群所组成。肿瘤的潜在倍增时间(potential doubling time,PDT):是在假设没有细胞丢失的情况下,肿瘤细胞数目增加一倍所需要的时间,代表着某个细胞群体的平均增长率。增殖细胞群是指不断按指数分裂增殖的癌细胞,这部分细胞占肿瘤全部细胞群的比例称为生长比率(growth fraction,GF)。各种肿瘤的生长比率不同,即使同一肿瘤,早、中、晚期 GF 也不同,早期GF 较大。GF 较高的肿瘤的瘤体生长迅速,对化疗的敏感性也较高。静止细胞群是肿瘤的后备细胞,有增殖能力但暂不进入细胞周期,当增殖期的细胞被抗癌药物杀灭后,它即可进入增殖期。静止细胞群对药物敏感性低,是肿瘤治疗后复发的根源。无增殖能力细胞群,为不进入分裂的终细胞,通过分化、老化而死亡。在癌组织中此类细胞很少,在化学治疗中无意义。癌细胞增殖周期大致可分为几个阶段。

1.G1 期

G1 期即 DNA 合成前期,是经过有丝分裂而来的细胞继续生长的时期。此期内主要为下阶段合成 DNA 做准备,并进行核糖核酸(RNA)和蛋白质的合成。此期长短在不同种类的癌细胞差异较大,可由数小时至数天。

2.S 期

S 期即 DNA 合成期,是进行 DNA 复制的时期,此期的 DNA 含量成倍增加。S 期波动2~30 h,多数为十几个小时。

3.G2 期

G2 期即 DNA 合成后期或分裂前期。此期 DNA 合成已结束,正进行细胞分裂的准备工作,继续合成与癌细胞有关的蛋白质和微管蛋白。所占时间为 2~3 h。

4.M 期

M 期即有丝分裂期。细胞进行有丝分裂,一个癌细胞分裂为两个子细胞。此期相当短,所占时间为 1~2 h。

M 期结束后,两个子细胞可以再继续进行增殖而进入 G1 期,也可以进入暂时静止状态的G0 期,或者成为无增殖能力的细胞。

肿瘤的生长快慢,不仅取决于增殖细胞群的大小以及增殖周期时间的长短,还取决于细胞的丢失。如果细胞的增殖速度超过细胞丢失速度,则肿瘤就增大,反之,肿瘤则缩小。

（三）抗肿瘤药物与细胞周期

一般来说,增殖细胞对有效的抗肿瘤药物(不论其作用机制如何)均较敏感。非增殖细胞(通常为 G0 期细胞)对抗肿瘤药物不敏感或部分敏感,这些细胞可能成为化疗后复发的根源。根据抗肿瘤药物对增殖细胞杀伤的特点及其作用的周期时相,大致上将抗肿瘤药物分为细胞周期非特异性药物和细胞周期特异性药物。前者对增殖细胞的各期细胞(包括 G0 期细胞)均具有杀伤作用,主要有烷化剂、抗癌抗生素以及铂类化合物,其他如丙卡巴肼。细胞周期特异性药物对增殖细胞(特别是 S 期及 M 期细胞)有杀灭或抑制作用,主要有抗代谢药物和有丝分裂抑制剂,如培美曲塞、吉西他滨、长春瑞滨、长春地辛、紫杉醇。

细胞周期非特异性药物的作用较强而迅速,能很快地杀死癌细胞。其剂量-反应曲线是一条直线,在机体能耐受的毒性限度内,杀伤癌细胞的能力随剂量的增大而增加,剂量为原来的两倍,杀死癌细胞的能力可为原来的数倍至近百倍,在影响疗效的浓度(C)和时间(T)的关系中,浓度是主要因素,因此适宜用于增殖比率较小、生长缓慢的肿瘤。细胞周期特异性药物的作用较弱,其剂量-反应曲线呈渐近线,即小剂量时类似一条直线,达到一定剂量后,即使使用剂量再增大,杀伤癌细胞的能力也不再增加,在浓度和时间的关系中,时间是主要的因素。因它仅作用于增殖细胞,故对增殖比率较大、迅速增长的肿瘤常较有效。

为使化疗药物能发挥最大的作用,非特异性药物宜静脉一次注射,而特异性药物则以缓慢静脉滴注或肌内注射为宜。在临床实际工作中常常是由两类药物组成的联合化疗方案才能取得良好的临床疗效。

(四)化疗药物的剂量强度

所谓剂量强度是指不论给药途径及用药方案如何,疗程中单位时间内所给药物的剂量称为剂量强度,通常以 $mg/(m^2 \cdot w)$ 表示。剂量强度的概念是在 20 世纪 80 年代由 Hryniuk 等首先提出的,已在体内外研究证明剂量强度对潜在的可治愈性恶性肿瘤化疗的临床疗效中具有重要作用。相对剂量强度是指实际给药剂量强度与人为的标准剂量强度之比。因剂量强度是整个疗程中平均每周所接受的剂量,故在临床化疗中,不论减少每次给药剂量还是延长给药间隔时间均可导致剂量强度降低。

已有较多资料表明化疗药物的剂量强度与治疗效果明显相关,这些已在淋巴瘤、卵巢癌、乳腺癌等的治疗中得以证实。临床上对于有可能治愈的患者,应尽可能使用患者可以耐受的最大剂量强度的化疗药物来保证疗效。对于大多数细胞毒类药物而言,骨髓抑制仍是其主要的剂量限制性毒性,骨髓抑制通常导致化疗药物剂量强度下调,会对治疗效果带来负面影响。近 20 年来随着粒细胞集落刺激因子以及自体骨髓移植和/或自体外周血造血干细胞移植的发展,使用高剂量化疗已经为部分患者带来临床获益。

因药物本身可能引起严重不良反应,故需合理应用抗肿瘤药物。临床医师必须对药物有较深的了解,包括药代动力学特点,药物之间的相互作用,是否有器官特异性毒性,如何预防,谨慎观察和及时、有效地处理各种毒副作用。合理用药是相对的,要不断学习,不断提高业务水平,才能胜任临床工作,并根据循证医学、规范化和个体化治疗的原则减少失误,使患者获益。

(五)驱动基因以及免疫治疗时代下化疗的地位

进入 21 世纪后,随着肺癌驱动基因研究的逐步深入,肺癌靶向治疗已取得较大进展。根据分子标志筛选特定的疾病人群,应用阻断此标志的化合物来抑制肿瘤生长已成为治疗肺癌的新思路,目前已知的具有显著分子特征的标志有表皮生长因子受体(EGFR)突变、间变性淋巴瘤激酶(ALK)突变和 ROS1 突变等,存在驱动基因突变患者首选靶向治疗已经得到研究者的广泛认可。美国的肺癌突变联盟(Lung Cancer Mutation Consortium;LCMC)研究表明有 EGFR 敏感突变的患者接受大约中位 16 个月厄洛替尼和 10 个月吉非替尼治疗后疾病出现进展；ALK 阳性的肺腺癌患者接受大约中位 8 个月 crizotinib 治疗后疾病出现进展,对于这部分患者如何才能进一步延长生存? 化疗是一个很重要的选择。研究表明:至今仍有大约 40% 的肺癌患者不存在任何一种我们已知的驱动基因,这些患者的治疗仍然需要化疗作为标准的一线治疗。因此,当务之急是要了解如何最好地个体化使用化疗与靶向治疗药物。

1.对于有驱动基因的肺癌患者如何使用化疗

有驱动基因的肺癌患者接受化疗药物或靶向药物的随机试验中,一个重要的观察指标是驱动基因是否增加化疗的疗效。例如,在卡铂联合紫杉醇与吉非替尼比较的 IPASS 试验中,有 EGFR 突变的腺癌患者接受化疗的疗效是 EGFR 野生型患者的两倍(47%:24%)。ALK 阳性肺癌患者接受 crizotinib 或者化疗(无论是用培美曲塞或多西他赛)后 PR 率分别为 65% 与 20%,早期不加选择的患者接受培美曲塞治疗的患者 PR 率仅为 ALK 阳性患者接受培美曲塞的 1/3。有驱动基因的患者接受化疗疗效较好的原因目前仍然不是很清楚,这些结果可为今后研究如何增加化疗的敏感性提供线索。

2.化疗如何与靶向治疗联合使用

既往十年中有不少关于化疗联合靶向治疗的研究,目的是两者联合以求提高效果。但是初始的结果却令人失望。$INTACT_1$ 和 $INTACT_2$ 试验中,将吉非替尼(Iressa)联合吉西他滨+顺铂(GP)与紫杉醇+卡铂(TC)治疗初治 NSCLC 患者,均未见与单用化疗相比有统计学差异。而 TRIBUTE 试验比较了紫杉醇+卡铂以及紫杉醇+卡铂联合厄洛替尼(Tarceva)150 mg/d 治疗 NSCLC,两者缓解率、生存率亦无明显差异,反见厄洛替尼组皮疹和腹泻的发生率显著增加。

已有基础研究证实,在多西他赛之后序贯使用厄洛替尼可增强多西他赛的 M 期阻滞和诱导凋亡的作用,提示靶向与化疗序贯得当可能有协同作用。FAST-ACT 研究比较了吉西他滨+顺铂/卡铂方案序贯或不序贯厄洛替尼治疗的疗效与安全性。序贯厄洛替尼组无进展生存时间显著延长,疾病进展风险显著降低 43%。该研究显示,厄洛替尼与化疗序贯一线治疗晚期肺癌可能是一种有希望的治疗模式。FAST-ACT-II 是在前期基础上开展的一项Ⅲ期研究。研究显示厄洛替尼组与安慰剂组相比,中位无进展生存时间(7.6 月:6.0 月,风险比=0.57,$P<0.0001$)与中位总生存期(18.3 月:15.2 月,风险比=0.79,$P<0.042$),均有显著意义。在出现客观缓解的患者中,厄洛替尼组的中位缓解持续时间显著长于安慰剂组(10.3 月:5.6 月,风险比=0.32,$P<0.0001$)。对 EGFR 突变亚组进行分析,实验组与安慰剂的中位无进展生存时间(18.8 月:8.8 月,风险比=0.25,$P<0.0001$)与中位总生存期(31.4 月:20.6 月,风险比=0.48,$P<0.009$),差距更加显著。未来需要进一步关注化疗与靶向药物如何结合在一起。

3.化疗与免疫治疗的联合使用

(1)肺癌中的抗肿瘤免疫应答:当肿瘤细胞碎片被抗原呈递细胞(antigen-presentingcells,APCs)(尤其是树突细胞)内化、加工,并与Ⅰ型和Ⅱ型主要组织相容性复合物(major histocompatibilitycomplex,MHC)结合出现于 APC 胞外表面时,免疫系统可产生抗肿瘤应答。当引流至邻近的淋巴结并成熟后,这些 APCs 可与幼稚 T 细胞相互作用,触发肿瘤特异性 $CD4^+$ 辅助分子和 $CD8^+$ 细胞毒性 T 细胞的活化与增殖。T 细胞的活化需要 APCs 上的抗原-MHC 复合体和幼稚 T 细胞表面的 T 细胞受体相互作用,以及 APCs 上 B7.1(CD80)或 B7.2(CD86)与 T 细胞上 CD28 共刺激的相互作用。若不能充分激活该共刺激通路,则产生免疫耐受性。

T 细胞活化后,细胞毒性 T 细胞抗原-4(CTLA-4)在 T 细胞表面表达。CTLA-4 与 CD80/CD86

发生高亲和力结合,并给出抑制性信号限制 T 细胞的进一步活化。该机制有助于维持对正常细胞表面宿主抗原的耐受性,可预防淋巴增殖性疾病。但是,肿瘤可通过诱导耐受性或产生 T 细胞介导破坏的抗性,而逃逸免疫系统。

肿瘤细胞可能能够高表达 CD4$^+$CD25$^+$ 调节性 T 细胞,该细胞可抑制肿瘤特异性 CD4$^+$ 和 CD8$^+$ 效应细胞的功能与增殖。骨髓来源的抑制细胞和肿瘤相关巨噬细胞的增多也可抑制 T 细胞增殖及其效应子功能,并促进肿瘤的生长和转移。除此之外,肿瘤可通过促进或抑制一系列因子的表达从而阻断抗肿瘤免疫细胞的活化、增殖或功能。例如,肿瘤抗原下调或 MHC-Ⅰ类分子表达,以及改变免疫调节细胞因子分泌。

尽管肺癌不是典型的"免疫原性"恶性肿瘤,但越来越多的证据表明肺部肿瘤可能存在免疫应答,其强度与患者的预后相关。对肺癌患者肿瘤标本的回顾性分析表明,抗肿瘤细胞的免疫应答与预后呈正相关。几项临床研究表明,较高的 CD4$^+$ 和/或 CD8$^+$ T 细胞肿瘤内浸润程度与更长的早期 NSCLC 的生存期有关。在一项大的研究中,335 例手术切除的 Ⅰ 期到 Ⅲ A 期 NSCLC 患者中,基质 CD8$^+$ 和 CD4$^+$ T 细胞计数高与疾病特异性高存活率独立相关。另一组患者中,CD4$^+$ 和 CD8$^+$ T 细胞的同时高度浸润是独立的预后因素,提示 CD4$^+$ 和 CD8$^+$ 细胞协同作用可产生比各自单独作用更强的免疫应答。癌巢中 CD8$^+$ T 细胞高度浸润与鳞癌有关,而 CD4$^+$ T 细胞浸润与组织学无关。74 例早期 NSCLC 中,B 细胞滤泡旁存在有成熟的树突状细胞和 T 细胞簇,含这些细胞簇的三级淋巴结构的密度与总体生存期、疾病特异性总生存期、无瘤生存期密切相关。肿瘤内树突状细胞少,则肿瘤浸润淋巴细胞的密度也低。与肿瘤周围的基质组织相比,较多的癌巢中肿瘤浸润巨噬细胞和 CD8$^+$ T 细胞数量与 Ⅳ 期 NSCLC 患者预后较好独立相关。

如上所述,CD4$^+$CD25$^+$ 调节性 T 细胞可抑制抗肿瘤免疫。几项回顾性研究提示肿瘤浸润调节性 T 细胞的高表达与早期 NSCLC 疾病复发相关。在一组手术切除的 Ⅰ 期 NSCLC 患者中,高调节性 T 细胞与肿瘤浸润 T 细胞的比例与疾病复发相关。该证据支持如下假说,通过免疫治疗来诱导或强化免疫应答可作为肺癌的一种治疗方法,包括内科治疗远远不够的患者亚群。免疫治疗的目的是强化免疫系统对肺癌细胞的应答。例如,免疫治疗制剂的作用机制可能是促进更多的免疫介导的细胞毒效应器机制的产生和/或可能削弱促进肿瘤细胞免疫耐受性的调节机制。疫苗治疗和非抗原免疫治疗是目前正在研发的肺癌治疗方法。

(2)联合使用的应用:以往研究人员普遍不愿意将细胞毒化疗药物与免疫疗法结合在一起使用,其理由在于化疗导致的淋巴细胞减少会拮抗免疫治疗,并且化疗导致的细胞凋亡既不是免疫原性(通过组织细胞凋亡),也不是免疫抑制性(通过大量的抗原释放导致细胞耐受和衰竭)。然而,目前有研究表明:细胞毒性化疗可与针对肿瘤的免疫反应有协同机制,相关的理由可能有:①肿瘤特异性抗原加工和呈递由专职抗原呈递细胞完成。②肿瘤细胞表面上的主要组织相容性复合物表达上调。③免疫刺激性细胞因子和趋化因子上调可以直接导致 T 细胞浸润,起到增强疗效的作用。④破坏免疫细胞在肿瘤微环境。⑤促进某些危险/死亡信号的表达,促进效应 T 细胞反应。

最近的研究还表明,某些常用于治疗肺癌患者的化疗药物(包括顺铂、紫杉醇、吉西他滨)均能增强患者针对肿瘤的免疫反应。在小鼠模型中,紫杉醇、顺铂可以使肿瘤细胞更容易被肿瘤特异性细胞毒性 T-细胞杀伤。T-细胞介导的增加肿瘤细胞的杀伤并没有导致 T 细胞朝向邻近的正常组织迁移的增加。既往有一项类似的研究表明,乳腺癌患者接受紫杉醇治疗后淋巴细胞在肿瘤组织中的浸润显著增加,从而增加临床疗效。其他相关的研究已经表明,吉西他滨在肿瘤微环境中能选择性地消耗某些免疫细胞(包括髓源性抑制细胞和调节性 T 细胞),从而提高 T 细胞活性,增强 T 细胞对肿瘤的效应。

基于这些研究结果,两个临床研究已经评估细胞毒化疗药物联合 T 细胞检验点抑制剂治疗肺癌患者的疗效。Lynch 等将 204 例晚期肺癌患者随机分配到卡铂和紫杉醇联合或不联合 ipilimumab(抗-CTLA-4)治疗。同时用 ipilimumab 与化疗联合或化疗两个周期后开始使用。与单纯化疗组相比,联合治疗组中位无进展生存期显著延长(5.6 个月∶4.6 个月,风险比 0.72,$P = 0.05$);第二项研究是以将 nivolumab(抗 PD-1)与铂类为基础的化疗联合。总有效率达到 30%～40%,这个结果并不优于既往单纯化疗的结果,我们需要等待长期随访的结果来进一步证实 nivolumab 与化疗联合是否可以增加缓解率与生存期。

化疗的一个缺陷是由于正常和恶性组织均暴露于药物,而正常组织所能耐受的毒性限制了化疗的剂量。抗体-药物偶联物可以将肿瘤抗原特异性抗体与药物共价连接,从而改善药物输送到肿瘤细胞的途径,并减少了对正常组织的毒性。经常使用的四个治疗策略包括抗体-蛋白质毒性偶联物、抗体-放射性核素偶联物、抗体-小分子药物和抗体-酶偶联物连同小分子的前药。

有一项研究铂类为基础的化疗联合曲妥珠单抗治疗晚期 NSCLC 的随机Ⅱ期试验,还有一项研究单药曲妥珠单抗二线治疗晚期 NSCLC 的单臂Ⅱ期临床试验,均未发现患者接受曲妥珠单抗治疗后获益,但是这两项研究均未对 HER2 的表达情况做研究,结合在胃癌以及其他肿瘤方面类似的经验,未来有必要研究针对非小细胞肺癌中 HER2 过度表达而采用相关抗体联合化疗的问题。

既往研究已经表明叶酸受体在许多恶性肿瘤中有表达,vintafolide(EC145)是一个连接叶酸与微管去稳定剂(如长春碱)的药物,叶酸-药物偶联物与叶酸受体结合,当发生胞吞作用时,可以使药物长期潴留在恶性细胞内,从而提高疗效。临床前数据表明该药物可以与长春碱或多西他赛有协同作用,目前需要进一步的随机临床研究。

Toll 样受体(Toll-like receptors,TLRs)是识别病原相关分子模式的受体家族,调控抗原特异性的先天免疫。TLR9 是该家族的一员,表达于树突细胞、T 细胞、B 细胞和类浆细胞样细胞,含非甲基化胞嘧啶-鸟嘌呤结构域。合成寡核苷酸可激活 TLR9 以降低免疫耐受性、促进肿瘤抗原识别与肿瘤细胞死亡。在一项Ⅱ期随机临床研究中,与每三周一次的一线紫杉醇/卡铂化疗联合,于第 8 d 和第 15 d 皮下注射 0.2 mg/kg TLR9 拮抗剂 PF-3512676,表现有改善中位总生存期的趋势(分别为 12.3 个月和 6.8 个月,风险比＝0.747;$P = 0.188$)。2 项Ⅲ期国际临床研究已启动,评估分别与一线紫杉醇/卡铂化疗或吉西他滨/顺铂化疗联合的 PF-3512676 疗效;但是,中期分析提示与单纯化疗相比,增加 PF-3512676 并无获益,提前终止。其他 TLR9 拮抗剂,如 IMO-2055,尚处于治疗早期 NSCLC 研究中。

(矫爱红)

第二节　小细胞肺癌

肺癌是原发于支气管和肺的恶性肿瘤的统称,小细胞肺癌(small cell lung cancer,SCLC)是其中的一个特殊类型。经过几十年的研究和临床实践,多数研究者认识到 SCLC 和其他类型的肺癌在组织发生、临床特点、对治疗的反应和治疗策略等方面都有一定差异。人们逐渐认识到发生于支气管带纤毛假复层柱状上皮的肿瘤是腺癌或肺泡癌，在长期各种刺激作用下支气管上皮化生后癌变成鳞状细胞癌，而 SCLC 则是发生于神经内分泌细胞恶变。因此，在临床可以发生于各个年龄，临床表现上常常可以伴有神经内分泌综合征，发展相对较快，容易通过淋巴和血行播散，尤其是颅内。但在另一方面，SCLC 对化疗、放疗敏感，处理适当在一定病期可得治愈。

一、病机

据报道，2008 年全球肺癌发病人数为 161 万人，死亡人数为 138 万人，其发病率和死亡率分别占所有恶性肿瘤的 12.7％和 18.2％，高居恶性肿瘤之首的小细胞肺癌是继腺癌、鳞癌之后第三大常见的肺癌类型。世界范围内的统计数据显示小细胞肺癌约占每年新发肺癌病例数的 15％和肺癌死亡人数的 25％。由于欧美国家控烟行动的有效开展，小细胞肺癌的总体发病率由 17.26％（1986 年）降至 12.95％（2002 年），然而女性发病率由 28％（1973 年）上升至 50％（2002 年）。2012 年，世界范围内小细胞肺癌年发病人数约为 20 万。局限期小细胞肺癌五年生存率由 4.9％（1973 年）升高至 10％（2002 年），然而小细胞肺癌患者总体五年生存率仅为 5％。和其他肿瘤相似，小细胞肺癌的发生既与环境因素相关，又与个人因素相关。环境因素是导致小细胞肺癌发生的始动因素，个人因素则决定了肿瘤的易感性。引起小细胞肺癌发生的最重要环境因素是吸烟，包括主动吸烟和被动吸烟；其次包括环境污染和职业因素。个人的因素包括遗传因素等。

（一）环境因素

1. 吸烟因素

（1）主动吸烟：长达半个世纪、数据最充分的综合研究资料（包括实验和流行病学调查）证明烟草是 Ⅰ 类致癌物，可导致多种癌症发生，尤其在小细胞肺癌和非小细胞鳞状细胞癌中，吸烟是最重要的诱因。2010 年，来自英国剑桥大学韦尔科姆基金会桑格学院（Wellcome Trust Sanger Institute）的研究人员对一位小细胞肺癌患者骨转移灶进行了基因组测序，希望能从中发现与吸烟有关的突变。结果显示：该患者基因序列的突变与烟草的烟雾里所存在的超过 60 个致癌基因所导致的基因突变类型相符合，说明小细胞肺癌是一种典型的吸烟导致的癌症。吸烟对男性、女性小细胞肺癌的相对危险度分别为 7.4 和 7.9。小细胞肺癌患者中 90％以上的人有吸烟史。美国每年小细胞肺癌新发病例数超过 3 万，几乎所有患者均为吸烟者，而且都是重度吸烟者。流行病学资料显示吸烟者肺癌发生率和死亡率是非吸烟者的 5～10 倍。组织学研究结果显示吸烟者与从不吸烟者比较，同时存在支气管黏膜上皮纤毛丢失、基底上皮增生和细胞核异常。重度吸烟者的支气管切片中，93％可见细胞异常，戒烟 5 年后细胞异常下降到 6％，而不吸烟者仅为 1.2％。

国际癌症研究机构（International Agency for Research on Cancer，IARC）认为烟草为人类明确的致癌物，没有安全烟，不论使用方法如何，对人类均有致癌性。吸烟对小细胞肺癌危险度的影响与吸烟指数（每天吸烟的数量×吸烟持续的时间）相关，此外也与开始吸烟的年龄、香烟的类型和吸入的深度（深吸入肺或口腔过堂烟）相关。平均吸烟的支数和吸烟的年数越多，吸烟开始年龄越早，使用无滤嘴烟越多，罹患肺癌的危险度越高。尽管吸雪茄和吸烟斗者（多使用空气风干的低糖烟叶）相比吸卷烟者（多用烘烤的高糖烟叶）罹患肺癌的风险下降，但相比不吸烟者，该人群患肺癌的危险也有增加，且与吸烟指数成正比。40 岁以内的年轻吸烟者，细小支气管早期就出现病理变化,在邻近的细小支气管和肺泡壁见群集的有棕色颗粒的巨噬细胞团、水肿、纤维化和上皮增生等呼吸性细支气管炎特征。

英国著名研究者 Doll 随访 50 年的研究结果显示,在男性吸烟者中,持续吸烟、50 岁时戒烟、30 岁时戒烟者,75 岁死于肺癌的累计风险分别为 16%、6% 和 2%,而从不吸烟者 75 岁时死于肺癌的累计风险仅为 2%。临床确诊的肺癌病例中,每天吸烟 20 支以上且时间长达 30 年者患肺癌的概率达到 80%。戒烟后肺癌危险度下降,戒烟 5 年后,多数癌症发生相对危险明显降低。戒烟 10 年后,患肺癌的危险度是未戒烟者的 50%。戒烟可有效降低癌的发生率,但吸烟者即使戒烟 10 年以上癌症发生率仍稍高于非吸烟者。戒烟可使支气管上皮恢复正常,平均需要 13 年,此时其患肺癌的危险度与不吸烟者相同。Doll 及 Pike 对英国医师的前瞻性调查表明,12 年间肺癌的死亡率下降 25%,其中医师中吸烟人数下降 50%,故戒烟确实能使肺癌的发病率下降。Chen 等报道确诊小细胞肺癌时开始戒烟者的生活质量比不戒烟者或晚戒烟者的生活质量有所改善,食欲降低的患者比例下降。

据上海和沈阳两地 20 世纪 80 年代中期全人群肺癌病例对照研究资料,上海市区男性和女性小细胞肺癌比例分别为 9.3% 和 6.3%,沈阳男性和女性小细胞肺癌的比例分别为 14.5% 和 17.2%。欧美等发达国家开展了全面的禁烟运动,因此肺癌所导致的死亡比例大幅度下调。自 20 世纪 70 年代以来,英国 35～54 岁男性肺癌患者的死亡率已减少一半。在发展中国家,青少年吸烟人数增加,初次吸烟年龄减小,且女性吸烟人数也在增加。以往研究证实,男性小细胞肺癌发病率高于女性,2013 年美国国立综合癌症网络(National Comprehensive Cancer Network,NCCN)报道,美国男性和女性的小细胞肺癌的发病率为 1:1,女性的发病率有上升趋势。

(2)被动吸烟:随着吸烟人群的增加,被动吸烟的人群也在扩大,被动吸烟致癌风险比主动吸烟致癌风险高。香烟燃烧时释放的侧流烟雾中含有Ⅰ类和ⅡA类致癌物,导致环境性烟草暴露("二手烟")者患小细胞肺癌危险度增大。丈夫吸烟的妻子患肺癌的危险度是丈夫不吸烟妻子的 1.3 倍。Wolfson 预防医学研究所提供证据,和吸烟者生活与和不吸烟者生活相比其患肺癌的危险度要高出 24%。肺癌家族集聚性研究将吸烟导致肺癌的患者的非吸烟亲属与不吸烟者的非吸烟亲属比较,按性别、年龄和种族配对比较后发现,肺癌患者的非吸烟亲属的肺癌发病率和死亡率均显著升高。我国上海市区曾进行的一项病理对照研究,发现与吸烟丈夫共同生活的非吸烟妇女,其肺癌相对危险度随共同生活年数的增加而上升,共同生活 40 年及以上者与共同生活 20 年以下者比较,相对危险度大于 1.7。

(3)吸烟的致癌机制:香烟燃烧的烟雾中含有 1 200 多种物质,其中致癌物有 69 种,存在主流烟雾中的 2-萘胺、4-联苯胺、苯、氯乙烯、氧化乙烯、砷、铍、镍化合物、铬、镉和 ^{210} 钋已被国际癌症研究中心确认为人类Ⅰ类致癌物。烟草的烟雾中含有多种致癌性亚硝胺,且支流烟比主流烟中亚硝胺含量高。多种致癌物质的存在,使吸烟导致的肺癌发生机制极其复杂。当苯并芘进入人体后,经代谢形成 BPDE,通常与细胞 DNA 中碱基结合,形成 BPDE-DNA 加合物。此加合物会引起 DNA 碱基的突变,从而可能引起癌基因的启动。流行病学调查显示吸烟组与非吸烟组相比,多环芳烃-DNA 加合物水平有非常显著性差异。

纸烟燃烧时产生的烟雾颗粒容易沉积在支气管和细小支气管分叉的嵴部,该部也是肺癌的好发部位。颗粒的直接毒性作用为影响支气管黏膜的清除功能,破坏黏膜纤毛和巨噬细胞,导致支气管束发生病变。烟雾的颗粒部分主要引起癌症的发生,虽然烟雾颗粒也深入肺泡,但吸烟者患肺泡癌的危险性并未增加。

烟雾对纤毛的毒性作用可诱发局部感染,导致慢性支气管炎发生。肺部炎症也是小细胞肺癌发生的诱导因素。

2.环境因素

(1)大气污染:环境污染是目前工业化发展中国家第二大肺癌发病原因。2004 年,空气污染导致全球 16.5 万名肺癌患者死亡,其中 10.8 万名患者为户外空气污染致癌,3.6 万名患者为使用固体燃料烹饪和取暖而致癌,2.1 万名患者为二手烟致癌。

工业发达城市肺癌的发病率要比农村高很多,北京、上海、武汉等地肺癌的发病率和死亡率均高于经济相对落后的西藏地区,大气污染可能是造成这一现象的主要原因。大气污染物包括各种工业废气、粉尘、汽车尾气等,其主要致癌物包括脂肪族碳氢化合物和芳香族碳氢化合物(如苯并芘),此外尚有微量放射性元素、金属(镍、铅、铬等)和砷化合物。调查材料表明,大气中苯并芘浓度高的地区肺癌的发病率也增大;碳素微粒和二氧化硫容易引起慢性支气管炎,诱发支气管上皮细胞改变,使上皮细胞对其他侵袭物敏感,使肺癌发生更容易。

环境中的雾霾(PM$_{2.5}$)污染是否是肺癌的诱导因素目前还未知,但国际癌症研究机构于 2013 年 1 月 17 日发布消息称,已将细颗粒物(PM$_{2.5}$)等大气污染物质的致癌风险评估为 5 个阶段中危险程度最高的水平。PM$_{2.5}$是指直径 2.5 μm 以下的细颗粒物,主要由日常发电、燃煤、汽车尾气排放等过程中经过燃烧而排放的残留物组成。这种细颗粒物被人体吸入后,会直接进入支气管,干扰肺部的气体交换,引发哮喘、支气管炎、呼吸道传染病和心血管病方面的疾病。此外颗粒物有可能会吸附硫氧化物、氮氧化物等一系列有毒有害物质,并将毒害物质直接带入肺泡。美国癌症学会在 1982－1998 年一项多达 50 万人的队列研究中发现,PM$_{2.5}$年均浓度每升高 10 μg/m³,人群肺癌死亡率将上升 8%。但这种统计学上的关联是不是已经构成了因果关系,尚需要更多研究的证实。

(2)室内环境污染:氡暴露也是肺癌的主要诱因,这也是许多国家第二大肺癌发病原因。2004 年的流行病学调查显示肺癌患者总数的 3%～14% 是由室内氡暴露引起的,氡浓度每升高 100Bq/m³,患肺癌风险就增加 16%。氡是一种无色无味的惰性气体,衰变产生的氡子体进一步衰变生成 α 粒子,这些粒子会附着于空气中的颗粒状物质上,进入呼吸道后积聚在细胞内破坏正常细胞的 DNA,导致癌变。氡导致的肺癌,约半数为未分化癌。低剂量的氡主要来自土壤、建筑和装修材料、天然气的燃烧和生活用水,在地下室和混凝土结构构成的高层建筑或者木基结构中更加显著。

冬季时间长,燃煤量大,室内通风条件差的城镇的肺癌发生率高。根据流行病学研究资料,我国云南宣威的肺癌死亡率居全国之首。长期燃烧煤烟造成室内以苯并芘为主的多环芳烃污染是宣威肺癌高发的主要原因。在我国东北地区沈阳和哈尔滨等地进行的病例对照研究证实,室内使用煤炉,用煤取暖的年限与肺癌的危险性相关。目前,国际癌症研究中心评价室内燃煤产生的煤烟是人类 I 类致癌物。然而木材等生物材料燃烧产生的烟气与肺癌的关系目前研究得尚不深入,鉴于此,国际癌症研究中心研究认为木材燃烧产生的烟气可能是人类 ⅡA 类致癌物。

(3)饮食和烹饪:对于水果、蔬菜和抗氧化剂营养物是否能降低肺癌危险度也有大量研究。目前研究结果提示增加蔬菜的摄取可减低患肺癌的危险。还没有高级别证据证实其他饮食因素可降低肺癌的发病率,包括 β-胡萝卜素和维生素 A 与小细胞肺癌的真正联系等。

3.职业因素

长期接触具有放射性物质或者衍生物的职业也会导致肺癌发生。已有充分的证据表明,导致肺癌的职业因素有石棉、砷的无机化合物、镍化合物、镉及其化合物、二氯甲醚、氯甲甲醚、芥子气、煤焦油沥青挥发物和硫酸烟雾等。铀和氟矿的副产品或铀衰变可产生致癌物氡。铸造工人、报纸工人、金矿工人、乙醚工人、油漆工人等均为肺癌高发者。由接触放射线到发生肺癌的潜伏期一般不少于 10 年,中位数为 16～17 年。

(二)个人因素

1.遗传因素

病例对照研究和队列研究结果表明,有肺癌家族史的个体,其肺癌发病风险也会提高。来自上海、北京和沈阳的家族聚集性研究结果表明,有肺癌家族史的、非吸烟女性患肺癌的风险 OR 值大于 2.5。

2.肺部疾病史

某些患慢性肺部疾病者或肺支气管慢性炎症者的肺癌发病率高于正常人,这可能与肺上皮细胞化生或增生相关。

3.内分泌因素

有关内分泌因素和女性肺癌危险性的关系还有待进一步研究证明。

二、临床表现

小细胞肺癌的临床表现与肿瘤大小、发展阶段、所在部位、有无并发症或转移有密切关系。典型临床表现是肺门肿块以及纵隔淋巴结肿大引起的咳嗽及呼吸困难。病变广泛转移后会出现体重下降、衰弱、骨痛等相应表现。与小细胞肺癌有关的症状和体征,按部位可以分为原发肿瘤、胸内扩展、胸外转移、肺外及全身表现四类。

(一)由原发肿瘤引起的症状和体征

1.咳嗽

咳嗽为常见的早期症状,多为刺激性干咳。当肿瘤引起支气管狭窄时,可出现持续性、高调金属音咳嗽。咳嗽多伴少量黏液痰,当继发感染时可合并脓痰。

2.咯血

咯血多为痰中带血或间断血痰,少数患者因侵蚀大血管出现大咯血。

3.胸闷、气短

肿瘤引起支气管狭窄,或肿瘤转移至肺门或纵隔淋巴结,肿大的淋巴结压迫主支气管或气管隆嵴。

4.发热

肿瘤组织坏死可引起发热,多数发热是由肿瘤引起的阻塞性肺炎所致,早期用抗菌药物治疗,体温可恢复正常,但易反复。肿瘤体积较大者的炎性中心出现坏死,常因毒素的吸收引起较高的体温。有时每天有弛张热,达数月之久,反复抗感染治疗无效,一旦切除瘤体,体温立刻恢复正常。肺癌患者检查体内无明显炎症,但有明显发热,常是肿瘤本身引起的,即所谓"癌性热",体温常在 38℃ 以下。45 岁以上男性长期吸烟者如反复发热,有肺部固定部位炎症,治疗效果不佳,尤要警惕肺癌的可能性。

5.体重下降

消瘦为恶性肿瘤的常见症状之一。肿瘤发展到晚期,肿瘤毒素和消耗,常导致患者体重下降,如合并有感染、食欲减退,则病情加重,消瘦更明显或表现恶病质。

（二）肿瘤在胸腔内扩展所致的症状和体征

1.胸痛

肿瘤直接侵犯胸膜、肋骨或胸壁，引起不同程度的胸痛。如肿瘤侵犯胸膜，则产生不规则的钝痛或隐痛。肿瘤压迫肋间神经，胸痛可累及其分布区。

2.上腔静脉综合征

上腔静脉综合征是由上腔静脉被附近肿大的转移性淋巴结压迫或右上肺的原发性肺癌侵犯，以及腔静脉内癌栓阻塞静脉回流引起的。表现为头面部和上半身淤血水肿，颈部肿胀，颈静脉扩张，患者常诉领口进行性变紧，可在前胸壁见到扩张的静脉侧支循环。

3.咽下困难

肿瘤侵犯或压迫食管，引起吞咽困难。初期表现为进食干硬食物咽下困难，逐渐发展至吞咽流质食物困难。

4.呛咳

气管食管瘘或喉返神经麻痹引起饮水或进食流质食物时呛咳。

5.声音嘶哑

肿瘤直接压迫或转移肿大的淋巴结压迫喉返神经（多为左侧）时出现。

6.霍纳综合征

位于肺上尖部的肺癌称为肺上沟癌（潘克斯特癌），当压迫颈8、胸1交感神经干，出现典型的霍纳综合征，患侧眼睑下垂，瞳孔缩小，眼球内陷，同侧颜面部与胸壁无汗或少汗；侵犯臂丛是出现局部疼痛、肩关节活动受限，称为潘克斯特综合征。

7.肺部感染

由肿瘤阻塞气道引起的、在同一部位可以呈反复发生的炎症，亦称作阻塞性肺炎。

（三）肿瘤肺外转移引起的症状和体征

（1）肺癌转移至淋巴结：锁骨上淋巴结是肺癌好发转移的部位，转移的淋巴结常常固定，质地坚硬，逐渐增大、增多、融合，多无疼痛感。

（2）肺癌转移至胸膜：肺癌转移至胸膜常常引起胸痛、胸腔积液，胸腔积液多为血性。

（3）肺癌转移至骨：多呈隐匿经过，仅1/3有局部症状，如疼痛、病理性骨折。当转移至脊柱压迫脊髓神经根时，疼痛为持续性且夜间加重。脊髓内转移可于短时间内迅速出现不可逆的截瘫症候群。

（4）肺癌转移至脑：颅内病灶水肿造成颅高压，出现头痛、恶心、呕吐的症状。也可由于占位效应导致复视、共济失调、脑神经麻痹、一侧肢体无力甚至偏瘫。

（5）肺癌转移至心包：可出现心包积液，甚至出现心脏压塞的表现，呼吸困难，平卧时明显，颈静脉怒张，血压降低，脉压缩小，体循环淤血，尿量减少等。

（6）肺癌转移至肾上腺、肝脏等部位，引起局部和/或周围脏器功能紊乱。

（四）肿瘤肺外表现及全身症状

肺癌所致的肺外表现包括非特异性全身症状，如乏力、厌食、体重下降，还包括神经系统和内分泌副肿瘤综合征。

1.神经系统综合征

（1）兰伯特-伊斯顿肌无力综合征（Lambert-Eaton myasthenic syndrome，LEMS）：即肿瘤引起的神经肌肉综合征，包括小脑皮质变性、脊髓变性、周围神经病变、重症肌无力和肌病。致病的自身抗体直接抑制了神经末梢突触前的压力门控钙通道(voltage-gated calcium channels,VGCC)从而导致了 LEMS 的肌无力症状。患者的症状出现顺序通常为下肢无力、自主神经障碍、上肢无力、脑神经支配肌无力、肌痛及僵直等。

(2)副癌性脑脊髓炎(paraneoplastic encephalomyelitis,PEM):病变广泛,可侵及边缘叶、脑干、脊髓,甚至后根神经节。该病常可与副癌性感觉性神经病(paraneoplastic sensory neuropathy,PSN)同时存在。有些研究者认为 PSN 是 PEM 的一部分。神经系统症状常出现在癌诊断之前,不同神经部位受累表现为不同的临床症状。

边缘叶脑炎:边缘叶脑炎病变主要侵犯大脑边缘叶,包括胼胝体、扣带回、穹隆、海马、杏仁核、额叶眶面、颞叶内侧面和岛叶。多呈亚急性起病,进展达数周之久,也可隐袭起病。早期症状常为焦虑和抑郁,后出现严重的近记忆力减退,还可有烦躁、错乱、幻觉、癫痫和嗜睡。有的出现进行性痴呆,偶可自然缓解。

脑干脑炎:脑干脑炎病变主要侵犯脑干,累及下橄榄核、脑神经核、脑桥基底核、被盖核,黑质也可受累。临床表现常为眩晕、呕吐、共济失调、眼震、眼球运动障碍、延髓麻痹和病理反射。少见症状为耳聋、肌阵挛、不自主运动、帕金森综合征。

脊髓炎:脊髓炎常为 PEM 表现的一部分,很少单独出现。病变可累及脊髓前角细胞、感觉神经元、后角和交感神经,临床表现为肌无力、肌萎缩、肌束颤动、感觉障碍、自主神经失调和脊髓空洞症的症状。

(3)PSN:可出现于小细胞肺癌的任何时期,有的见于小细胞肺癌诊断前数年。可亚急性或慢性发病,表现为对称性的四肢远端感觉丧失、乏力和腱反射低下,下肢较上肢重。重者可累及四肢近端和躯干,出现面部感觉丧失。一些急性起病者多合并淋巴瘤,表现酷似吉兰-巴雷综合征,可伴有呼吸肌瘫痪和延髓麻痹。

2.内分泌副肿瘤综合征

(1)库欣综合征:小细胞肺癌分泌促肾上腺皮质激素样物质,引起脂肪重新分布等。

(2)类癌综合征:类癌综合征的典型特征是皮肤、心血管、胃肠道和呼吸道功能异常。主要表现为面部、上肢躯干的潮红或水肿,胃肠蠕动增强,腹泻,心动过速,喘息,瘙痒和感觉异常。这些阵发性症状和体征与肿瘤释放不同的血管活性物质有关,除了 5-羟色胺外,还有缓激肽、血管舒缓素和儿茶酚胺。

(3)抗利尿激素分泌不当综合征(syndrome of inappropriate antidiuretic hormone ecretion,SIADHS):不适当的抗利尿激素分泌可引起厌食、恶心、呕吐等水中毒症状,还可伴有逐渐加重的神经并发症。其特征是低钠(血清钠水平<135 mmol/L)、低渗(血浆渗透压<280 mOsm/kg)。

三、诊断

小细胞肺癌的治疗效果与小细胞肺癌的早期诊断密切相关。因此,要大力提倡早期诊断,及早治疗以提高生存率甚至治愈率。这就需要临床医师具有高度警惕性,详细采取病史,对小细胞肺癌的症状、体征、影像学检查有一定认识,及时进行细胞学及支气管镜等检查,可使 80%~90%的小细胞肺癌患者得到确诊。

(一)诊断方法

1.痰细胞学检查

原发性肺癌源于气管、支气管上皮,因而肿瘤细胞会脱落于管腔,随痰液排出。痰液细胞学检查就是将怀疑肺癌患者排出的痰液进行涂片,然后在显微镜下观察,根据涂片中癌细胞的形态特点,做出初步的细胞类型诊断。痰液细胞学检查简单、无创、经济,是诊断肺癌最常用的方法,还可用于肺癌高危人群的普查,并能发现部分早期小细胞肺癌。痰检阳性率为60%～80%,痰液标本质量的好坏,直接影响细胞学诊断的准确性。符合标准的痰液应新鲜,咳去喉部积痰后,再用力深咳,从肺深部咳出痰液,痰为灰白色、透明黏液痰,带血丝成分更好,并需立即送检(1h内),对每个患者送检6～8次。一般中心型肺癌痰检阳性率较周边型高,小细胞肺癌细胞学诊断与病理组织学诊断符合率最高。

2.血清肿瘤标志物检测

(1)癌胚抗原(carcino-embryonic antigen,CEA)是一种酸性可溶性糖蛋白,当胃肠道、肺等发生恶性病变时,癌细胞能产生CEA释放到血中,使血清中CEA含量升高。

(2)CA125(cancer antigen 125,CA125)是一种卵巢癌和肺癌细胞共同具有的肿瘤相关抗原,也是目前应用广泛的肿瘤标志物之一。

(3)CA153(cancer antigen 153,CA153)系分子量较大的糖蛋白,作为乳腺癌的特异性标志物,目前证实肺癌患者血清中也有明显升高。研究表明上述三项标志物联合检测可提高诊断小细胞肺癌的阳性率及准确度。

(4)神经元特异性烯醇化酶(neuron-specific enolase,NSE)作为SCLC特异性肿瘤标志物,目前广泛用于肺癌的诊断和治疗后随访监测。SCLC血清神经元特异性烯醇化酶水平明显升高,其诊断灵敏度达80%,特异性达80%～90%,而非小细胞肺癌(NSCLC)患者血清神经元特异性烯醇化酶水平并无明显升高,故可作为SCLC与NSCLC的鉴别诊断。血清神经元特异性烯醇化酶水平与SCLC的临床分期呈正相关,因此,血清神经元特异性烯醇化酶检测对SCLC的监测病情、疗效评价及预测复发具有重要的临床价值。

(5)胃泌素释放肽前体(pro-gastrin-releasing peptide,proGRP)存在于人胎儿肺的神经内分泌细胞内。胃泌素释放肽前体作为近年来新发现的一种SCLC肿瘤标志物。研究显示,proGRP在SCLC中具有极高特异性,其在良性病变及其他恶性肿瘤中很少检测到,47%～80%的SCLC释放proGRP。与神经元特异性烯醇化酶相比,proGRP的灵敏性更高,特异性更强。然而单一标志物检测始终存在特异性不强、阳性率较低等不足,临床上常与神经元特异性烯醇化酶联合检测。

3.驱动基因检测

*SOX*基因家族成员不仅在SCLC中存在众多突变,而且存在基因扩增(27%),*SOX2*蛋白的过表达还与SCLC的临床分期相关,下调细胞中*SOX2*的表达可以抑制*SOX2*高表达型SCLC的生长,因此进一步证实了*SOX2*在SCLC种系生存中的重要作用。FGFR1另外一项来自德国的Martin Peifer等则对SCLC的*SNP*(63例)、外显子组(29例)、基因组(2例)和转录组(15例)进行了测序。整合了众多的结果后,发现*FGFR1*基因存在明显扩增现象,提示*FGFR*抑制剂可能会使具有该基因型的患者受益。*TP53*及*RB1*突变仍然是SCLC中最重要的基因突变类型,*SLIT₂*和*EPHA7*等其他突变可能与SCLC的高度侵袭性特性相关,*PTEN*的基因突变可能是未来治疗的靶点之一。*CREBBP*、*EP300*和*MLL*这些参与组蛋白修饰的基因存在频发突变,通过进一步的功能性研究,研究者认为组蛋白修饰在SCLC中发挥了重要作用。日本研究者在今年ASCO会议上公布了亚洲SCLC的全基因组分析结果显示:93.6%的肿瘤中检测到*TP53*、*RB1*和*MYC*家族,突变频率分别为76.6%,42.6%和12.8%。该研究也再次证明了近来

报道的一些新的驱动基因：$PTEN$（4.3%）、$CREBBP$（4.3%）、$EP300$（4.3%）、$SLIT_2$（4.3%）、MLL（4.3%）、$CCNE1$（8.5%）和$SOX2$（2.1%）。

4.X 射线检查

小细胞肺癌以中央型占绝大多数。中央型小细胞肺癌的 X 射线片表现为肺门单纯大肿块，或大肿块伴有阻塞性病变为主。肿块很醒目，为圆形或卵圆形，边界清楚。如伴有小叶性肺炎或肺不张，边界毛糙或有小斑片状阴影。周围型小细胞肺癌 X 射线片主要表现为分叶状肿块，边缘均有有长短不一的毛刺，密度多为中等以上，均匀一致，一般无钙化、空洞或密度减小区。早期常伴有转移。

5.CT 检查

CT 是目前诊断小细胞肺癌常用的有效方法之一，具有较高的空间分辨率，其多平面重建（multiple plane rescontruction,MPR）技术从不同的角度观察肺部病变的形态、密度、边缘情况，并在计算机上进行支气管重建，进而了解病变与支气管、纵隔的关系，因此在研究肺部病变，特别是在研究多发于肺门区的中央型未分化小细胞肺癌方面有明显技术优势。小细胞肺癌 CT 上常表现为肺门肿块影和/或纵隔块影，受累支气管管腔狭窄，管壁增厚，远端可有阻塞性肺炎，坏死少见。肿瘤常有轻至中度强化。小细胞肺癌常常转移到纵隔淋巴结，上腔静脉后、主动脉弓下及隆突下的肿大淋巴结常见，并会形成上腔静脉受挤压征象。远处转移及肿瘤长轴与受累支气管走形相同有一定的提示作用。

6.PET-CT

小细胞肺癌细胞生长分数高，倍增时间短，侵袭力强，较早出现远处转移。PET-CT 提供功能和解剖相结合的图像，能精确区分肿瘤的边缘、大小、形态及与周围毗邻的关系，而且对区域淋巴结转移以及全身远处器官的转移（包括骨骼、脑、肾上腺、肝等）可以从不同的断面和角度进行观察，从而对小细胞肺癌早期诊断、临床分期、鉴别肿瘤的复发与坏死、指导制定治疗方案、疗效评价以及肿瘤放疗的精确定位等方面均有重要的临床应用价值。

7.普通电子支气管镜

支气管镜对诊断、确定病变范围、明确手术指征与方式有帮助。小细胞肺癌的镜下主要表现分为四型：①管内增生型，即支气管内有菜花样、结节样、息肉样新生物生长。②管壁浸润型，即支气管黏膜充血、水肿、增厚、糜烂等，管腔狭窄。③管腔外压型，即气管或支气管受压变形，黏膜表面正常。④混合型，即同时有前面 3 种中 2 种以上表现。普通电子支气管镜可见支气管内病变，刷检的诊断率达 92%，活检的诊断率可达 93%。经支气管镜肺活检可提高周围型小细胞肺癌的诊断率。对于直径大于 4 cm 的病变，诊断率可达 50%～80%。但对于直径小于 2 cm 的病变，诊断率仅 20% 左右。由于是盲检，可能需要多次活检才能获得诊断。同时检查过程中可出现喉痉挛、气胸、低氧血症和出血。

8.自发荧光支气管镜

自发荧光支气管镜（autofluorescence bronchoscopy,AFB）是利用细胞自发性荧光和电脑图像分析技术相结合的产物。原位癌和早期浸润癌等病变在蓝光照射下可发出轻微的红色荧光，而正常组织则发出绿光，从而达到区别早期癌变组织与正常组织的目的。选择红染最明显的部位进行取材，便于提高检测结果的准确性。国外报道 AFB 对于诊断早期小细胞肺癌或癌前病变的敏感性较普通白光支气管镜（white light bronchoscope,WLB）提高 25%～47%，而特异性则比 WLB 低 7%～18%。但是 AFB 检查也存在一定的局限性：同 WLB 一样，无法检查到细支气管分支,不适用周围型小细胞肺癌的早期诊断;特异性不强,在出现支气管黏膜炎症、炎性肉芽肿、瘢痕组织、黏膜损伤等情况下,局部也会表现为红色荧光,极易与癌前病变、原位癌、浸润癌相混淆。然而,随着荧光支气管镜在小细胞肺癌诊断过程中的广泛应用及对小细胞肺癌发展过程中不同组织病理阶段荧光强度的量化,其在小细胞肺癌的早期诊断、明确病变范围、评估局部癌变的程度中将发挥更大的价值。

9.纵隔镜检查

纵隔镜检查是一种对纵隔淋巴结进行评价和取活检的创伤性检查手段。它有利于肿瘤的诊断及 TNM 分期。小细胞肺癌较早出现纵隔淋巴结转移,在传统的纵隔淋巴结定性检查方法中,纵隔镜是公认的"金标准"。但其诊断费用高及创伤较大,涉及淋巴结区域多局限于 N2/N3 各组,且重复检查极为困难。因此,这一技术在国内目前尚未得到大规模的开展和应用。

10.支气管超声引导针吸活检

支气管超声引导针吸活检(endobronchial ultrasoundguided transbronchial needle aspiration,EBUS-TBNA),以其操作简单、微创、涉及纵隔淋巴结区域广、可重复强的优势,在肺癌分期中逐渐得到广泛应用,已经在一定程度上有取代纵隔镜检查这一传统"金标准"分期方法的趋势。EBUS-TBNA 有助于更好地穿透支气管壁(由于存在活检管道,TBNA 穿刺针形成向前的成角),可以显示淋巴结内穿刺针的确切位置,并可见周围血管,特别是肺门和低位气管旁区域的血管,大大提高了活检的安全性及准确性。EBUS-TBNA 尤其适用于中央型小细胞肺癌及纵隔淋巴结转移者。

11.病理活检

病理活检是小细胞肺癌诊断的"金标准"。根据 WTO 分类方案,可以把小细胞肺癌分为燕麦细胞癌和中间型小细胞肺癌。燕麦细胞癌:癌细胞体积比淋巴细胞稍大(2~3 倍),常以大小不等的群体形式出现,细胞间排列松散,核形不整,核内染色质非常丰富,呈细颗粒状,不透明,很少见到明确的核仁。另可见到核固缩。胞浆很少(或无),常呈嗜碱性,偶尔可见嗜酸性胞浆。在病灶刷片中,由于核的破碎常可见到核内物质形成的条纹。中间型小细胞肺癌:与上型相比,中间型小细胞肺癌的瘤细胞体积较大,部分病例中瘤细胞有清晰的胞浆,有嗜酸性,瘤细胞单一,核不规则,染色质呈泡状、粗糙颗粒状,很少见到核固缩及核内物质形成的条纹。

(二)临床诊断

根据临床症状、体征,且符合下列之一者可作为临床诊断(可疑诊断)。

中央型 X 现表现为肺门或纵隔边界清楚肿块,密度均匀,多呈分叶状,少数表现为肺门结构不清;CT 表现为以肺门、纵隔肿块为主,单、双侧肺门均可,难以分辨原发灶和肺门、纵隔淋巴结转移。周围型 X 射线表现为病灶呈结节状或肿块状,可有分叶,边缘光滑或有毛刺,均有深分叶或短毛刺;CT 表现肺实质内肿块或以结节状为主要表现,均有深分叶或切迹,伴或不伴肺门及纵隔淋巴结肿大。

肺癌高危人群,有咳嗽或痰血,胸部 X 射线检查发现局限性病变,经积极抗炎或抗结核治疗(2~4 周)无效或病变增大。

节段性肺炎在 2~3 个月内发展成为肺叶不张,或肺叶不张短期内发展成为全肺不张。

短期内出现无其他原因的一侧增长性血性胸腔积液,或一侧多量血性胸腔积液同时伴肺不张者或胸膜结节状改变。

胸片发现肺部肿物,伴有肺门或纵隔淋巴结肿大,并出现上腔静脉阻塞、喉返神经麻痹等症状,或伴有远处转移表现。

单纯临床诊断肺癌病例不宜做放疗、化疗,也不提倡进行试验性放疗、化疗。

(三)确诊

以下任何一种情况均可确定诊断:经细胞学或组织病理学检查证实为小细胞肺癌。肺部病变可疑为小细胞肺癌,经过痰细胞学检查,支气管镜检查,淋巴结活检术、胸腔积液细胞学检查,胸腔镜、纵隔镜活检或开胸活检明确诊断。对痰细胞学检查阳性者建议排除鼻腔、口腔、鼻咽、喉、食管等处的恶性肿瘤。肺部病变可疑为小细胞肺癌,肺外病变经活检或细胞学检查明确为转移性小细胞肺癌。

四、鉴别诊断

(一)非小细胞肺癌(大细胞癌或基底细胞样鳞状细胞癌)

小细胞肺癌与大细胞癌或基底细胞样鳞状细胞癌有很多相似之处,它们之间的区别之处为组织病理学特征不同。小细胞肺癌癌细胞小而呈短梭形或淋巴细胞样,胞浆少,形似裸核。癌细胞密集成群排列,由结缔组织加以分隔,有时癌细胞围绕小血管排列成团。大细胞肺癌细胞较大,呈多角形,胞质嗜酸,核为多形,核仁较明显,核分裂象多见,常见大面积坏死。免疫组化染色,神经内分泌标记为阳性,电镜下可见神经内分泌颗粒。基底细胞样鳞状细胞癌瘤组织主要由基底样细胞组成,瘤细胞小,胞质少,核大深染,核仁清楚,核分裂易见;基底样细胞组成不规则实性巢,小叶状呈分层结构,其周边细胞呈栅栏状排列,癌巢可见灶性坏死。

(二)恶性淋巴瘤

主要病变在纵隔的恶性淋巴瘤,易与中心型肺癌或小细胞未分化癌肺门纵隔淋巴结转移相混淆,有时鉴别较困难。恶性淋巴瘤常为双侧性,可有发热等症状,支气管刺激症状不明显,反复查痰均为阴性。恶性淋巴瘤 CT 表现多为双上纵隔增宽,边缘呈"波浪状"或分叶状,一般无钙化。对放射治疗敏感。

(三)肺炎

大约有 1/4 的肺癌早期以肺炎的形式出现。发生在肺段或肺叶支气管腔内的肿瘤,常引起肺段或肺叶的支气管的狭窄,导致阻塞性的肺炎发生。对起病缓慢、症状轻微、抗炎治疗效果不佳或反复发生在同一部位的肺炎应高度警惕,特别是对那些有长期吸烟史的高危人群,更应百倍警惕。在抗炎治疗的同时,要反复进行痰液细胞学检查,同时可以检测肿瘤标记物(如 CEA、CA125)、做支气管镜检查进行鉴别。

(四)肺结核

1.肺结核球

肺结核球多见于年轻患者,病灶多见于结核好发部位,如肺上叶尖后段和下叶北段。一般无症状,病灶边界清楚,密度大,可有包膜。有时含钙化点,周围有纤维结节状病灶,多年不变。

2.肺门淋巴结结核

其易与中央型小细胞肺癌相混淆,多见于儿童、青年,多有发热,盗汗等结核中毒症状。结核菌素实验常为阳性,抗结核治疗有效。肺癌多见于中年以上成人,病灶发展快,呼吸道症状比较明显,抗结核治疗无效。

(五)肺部其他肿瘤

1.肺部良性肿瘤

有时需鉴别肺部良性肿瘤(如错构瘤、纤维瘤、软骨瘤)与周围型肺癌。一般肺部良性肿瘤病程较长,生长缓慢,临床大多没有症状。X射线片上呈现为类圆形块影,密度均匀,可有钙化点。轮廓整齐,多无分叶。

2.支气管腺瘤

支气管腺瘤是一种低度恶性的肿瘤。发病年龄比肺癌轻,多见于女性。临床表现与肺癌相似,有刺激性咳嗽、反复咯血,X射线片表现可有阻塞性肺炎或有段或叶的局限性肺不张,断层片可见管腔内软组织影,纤维支气管镜可发现表面光滑的肿瘤。

(六)肺脓肿

原发性肺脓肿一般起病急,中毒症状明显,常有突发的寒战、高热,反复咳嗽,咳大量有明显恶臭味的脓性痰液。留置的痰液呈明显的三层分布。在普通X射线胸片上表现为薄壁空洞,内常见液平,肿块周围有炎性病变。而癌性空洞一般为不规则的厚壁空洞,肿块呈分叶状,边界清楚。

(七)神经内分泌肿瘤(类癌和大细胞神经内分泌癌)

(1)类癌特征性的组织学特点为形态一致的瘤细胞呈器官样生长,有中等嗜酸性,有细颗粒状胞浆,核染色质为细颗粒状。类癌的组织学模式包括梭形细胞、小梁状、栅栏状、菊形团样、乳头样、硬化乳头样、腺样和滤泡样。也可出现不常见的细胞学特征,如嗜酸细胞样、腺泡细胞样、印戒细胞、丰富黏液或黑色素细胞样特征。

(2)大细胞神经内分泌癌是一种高级别非小细胞神经内分泌癌,符合以下标准:①神经内分泌形态:器官样,栅栏状、小梁状或菊形团样生长模式。②非小细胞的细胞学特征:体积大,为多角形,核浆比低,有粗糙或泡状核染色质,常有核仁。③有高核分裂率(≥11/2 mm^2),平均60/2 mm^2。④常见坏死。⑤免疫组化神经内分泌标记至少一个阳性,或电镜观察有神经内分泌颗粒。类癌属于组织学上低级别的肿瘤,表现为核分裂率和增殖率低,小细胞肺癌与和大细胞神经内分泌癌的核分裂率高,坏死广泛。

(八)肺原发性恶性黑色素瘤

肺原发性恶性黑色素瘤(primary malignant melanoma of the lung,PMML)较罕见,多见于老年人,患者大多有吸烟史。临床上 PMML 多由于咳嗽、胸痛或体检时被发现。肿块呈侵袭性生长,发展快,预后差,而且身体其他部位发生的恶性黑色素瘤也易发生肺转移。临床上对肺部肿块穿刺活检显微镜下易误诊为小细胞肺癌,但临床治疗效果较小细胞肺癌差,病情进展迅速。肺原发性恶性黑色素瘤的镜下特点为肿瘤细胞可呈弥漫状或片状分布于大片坏死组织中,形态不一,以多边形为主,呈巢状结构。细胞异型性明显,细胞质丰富,略呈嗜酸性,细胞核大,部分细胞核位于一侧,形似印戒细胞,胞核呈多形性,以椭圆形为主,病理性核分裂象易见。核仁大,亦呈嗜酸性。细胞间及细胞质内可见大量的黑色素颗粒,残存肺泡上皮增生活跃。一定要鉴别组织黑色素沉着与肺色素沉着。在诊断困难时,进行免疫组化辅助检查 S-100 蛋白、HMB-45、melan A 及酪氨酸酶等有助于确定诊断。

(九)乳腺或前列腺转移癌

肺内原发肿瘤跟转移瘤的鉴别要点是肺内原发病灶摄取[18]F-FDG 水平明显升高,SUV 明显大于 2.5。CT 可见肺癌的相应改变。而转移瘤摄取[18]F-FDG 可不增多,且为多发。CT 可见转移瘤的相应改变。更为重要的是：全身扫描可以观察到其他部位有无原发性肿瘤。转移瘤往往体积较小，呈圆形，与周围组织界限清楚；往往是多发，有多个小病灶；常分布于所转移器官的表面；组织学与原发瘤是完全一致的。

（十）肺非霍奇金淋巴瘤（non-hodgkins Iymphoma，NHL）

小细胞肺癌具有神经内分泌器官样巢状结构，NHL 的瘤细胞更弥漫、均一，不具有特异性结构；小细胞肺癌瘤细胞排列更为密集，形态更为多样，NHL 的瘤细胞形态较均一；小细胞肺癌呈大片状广泛坏死，血管壁嗜碱性，NHL 没有此改变；临床上小细胞肺癌发展迅速，很快发生远处转移，NHL 发展较慢，多无远处转移；小细胞肺癌以角蛋白和神经内分泌抗体呈阳性；NHL 淋巴细胞标记抗体呈阳性。

五、小细胞肺癌的影像学检查及表现

小细胞肺癌的明确诊断依靠病理学检查，但是影像学检查贯穿于病变的诊断及治疗的全过程，为病变的形态学诊断、临床分期、疗效判定以及治疗方法的选择提供可靠的依据。目前常规 X 射线检查及 CT 检查仍然是对该病首选的检查方法。但是随着计算机技术、微电子技术及数字技术的迅速发展，大量的新兴成像技术及图像处理技术进入了医学领域，比如超声、MRI、PET-CT。这些现代影像检查技术极大地丰富了形态学诊断信息的领域和层次，实现了诊断信息的数字化，也极大提高了该病的诊断水平，并在其诊断与治疗中发挥越来越大的作用。

（一）检查方法

1.常规 X 射线检查

（1）胸部透视：胸部透视是最基本的胸部影像学检查方法。它是利用 X 射线的穿透作用照射人体胸部，同时利用荧光作用使其在荧光屏上显示图像，已达到诊断胸部疾病的目的。胸部透视的优点是方法简单、费用低廉、在检查中可以通过多个转动体位多角度观察病变、短时期内就可得出诊断，并可以动态观察膈肌运动情况、肺部病灶形态的变化及心脏搏动情况。缺点是病变在荧光屏上的空间分辨率和密度分辨率不如平片，并且不能留下病变的永久记录，也不便于动态记录和会诊，另外透视时患者接受的 X 射线辐射剂量较大。目前在大多数医院胸部透视作为平片的补充检查手段。

（2）胸部摄影：胸部摄影是胸部疾病影像学检查应用最广泛的检查技术，也是最基本的检查方法。原理是利用 X 射线的穿透作用，照射人体胸部，并利用感光效应将通过人体后的衰减 X 射线潜像投射到感光胶片、成像板或 X 射线探测器上，再经过冲洗胶片或读取成像板及 X 射线探测器数据信息，从而得到胸部图像。这种直接用 X 射线照射人体照出的照片也称为 X 射线平片。它的优点是操作简便，成像清晰，空间分辨率高，能清晰地显示肺部细微病变，并且可以留下记录便于对比复查及会诊。缺点是密度分辨率低，得到的是前后重叠的二维影像，对于心影后及被横膈遮挡的病灶常需要做互相垂直的两个方位摄影，比如胸部正位、侧位。

胸部摄影技术的发展经历了传统 X 射线摄影及数字化 X 射线摄影 2 个阶段。传统 X 射线摄影一直以来停留在普通胶片成像水平上，以胶片作为成像介质，胶片感光后必须经过暗室做定影处理，操作烦琐、复杂，且胶片只能一次曝光，如果投照电压及电流选择不当极易造成图像失真，增加废片率及重照率。另外胶片量越来越多，存在保存难、占空间、资料查询速度慢等缺点，已经不能适应社会变革及医学科技发展。工业信息技术尤其是计算机技术与医学影像学技术结合，开创了一个以计算机数字化成像为特征的现代医学影像技术时代。数字化 X 射线摄影包括计算机 X 射线摄影(computed radiography,CR)和数字 X 射线摄影(digital radiography,DR)。

CR 是 X 射线摄取的影像信息记录在影像板上,取代传统的屏胶系统,经读取装置读取,由计算机计算出一个数字化图像,再经数字/模拟转换器转换,于荧屏上显示出灰阶图像。CR 系统没有改变 X 射线摄影原有设备、工作流程和诊断模式,只是提供一种先进的影像处理技术,从而提高影像质量。CR 系统摄影明显优于传统 X 射线摄影,其良好的成像质量和照片所含信息量、曝光量少和宽容度较大的照射条件等因素,可以将所得到的信息按诊断要求进行视觉上在处理,并为影像的保存和高效的检索提供可能性。

数字 X 射线摄影(DR)的发明依赖于 20 世纪 90 年代中期半导体技术、大规模集成电路、计算机技术、光电技术的突破性进展,特别是数字平板探测器的应用,解决了 X 射线的转换、数字化、空间分辨率、时间响应、信噪比等问题,实现了 X 射线的直接数字化成像。DR 与 CR 的相同点是将模拟 X 射线信息,转化成数字信息,其图像显示、储存方式、后处理方式相同。不同点在于 X 射线的采集、影像的转换方式。CR 采用含荧光物质的影像板,接收 X 射线信息,在激光激励下将模拟信息转换为紫外光,并被光电倍增管转换为电信号,再数字化后形成数字影像。DR 采用线式扫描技术,探测器与管球呈等速移动,管球以平面扇形 X 射线束,穿越介质到达线阵探测器,探测器接收到信息后直接转换成数字信号,经计算机处理后形成数字影像。DR 系统空间分辨率及密度分辨率均高于 CR,其胸部图像的空间分辨率可达到 2 560×3 072,可满足大部分诊断需要。另外图像的动态范围可达到 14dB 以上,线性度在 1% 范围内,大大优于传统 X 射线胶片。

2.CT 检查

(1)成像原理:CT 是 Hounsfield 于 1969 年设计成功,1971 年问世并应用于临床的。CT 不同于 X 射线平片,它利用 X 射线束对人体某一部位一定厚度的层面进行扫描,由探测器接收透过该层面的 X 射线,转变为可见光后,由光电转换器变为电信号,再经模拟/数字转换器(analog/digital converter)转为数字,输入计算机。图像形成的处理有如将选定层面分成若干个体积相同的长方体,称为体素(voxel)。X 射线穿过每个体素时都会有不同程度的吸收,可以通过数学方法计算出不同的吸收系数或衰减系数,把这些吸收系数再排列成数字矩阵(digital matrix),经过数字/模型转换器把数字矩阵中的每个数字转为由黑到白不等灰度的小方块,即像素(pixel),并按矩阵排列,即构成 CT 图像。CT 图像代表的是人体某一横断层面的二维图像,不存在前后组织重叠投影的限制,其密度分辨率也较普通 X 射线平片有较大提高,从普通 X 射线的 5% 的密度分辨率提高到 0.25%。目前它是胸部影像学检查最重要的检查方法。

(2)CT 设备的发展进程:自 1971 年 CT 扫描仪问世以来,从普通 CT 发展到现代多排螺旋 CT,经历了 5 代机型,分代的主要依据是采集几何学方式或扫描运动方式,两者的意义相同。主要涉及 X 射线管和探测器的运动方式、探测器的数目和排列方式以及由此产生投影几何学特征等。第一、二代 CT 机均为平移旋转式,探测器数目少,扫描时间长,图像质量差,现已淘汰。第三代 CT 机为旋转-旋转式,探测器达数百至上千,扫描时与 X 射线管同步旋转。第四代机为旋转固定式,探测器一般在 1 000 以上甚至数千固定排列于扫描孔一周,扫描时仅 X 射线管旋转。三、四代机均为 20 世纪 70 年代中、后期产品,扫描时间有所缩短,成像质量有所提高,能进行除心脏检查以外的全身检查。第五代机为 20 世纪 80 年代初发展起来的电子束扫描机,由电子枪和钨靶环取代了机械性旋转的 X 射线管,扫描时间达 0.05 s,又称超速 CT,可行心脏检查,但价格昂贵,难以普及。

20世纪80年代末至90年代初产生了滑环CT机,在滑环技术基础上又出现了螺旋CT,X射线管与探测器的关系为旋转固定式,但可以同时进行容积扫描。CT扫描时,扫描机架旋转360度,检查床匀速单向移动,同时X射线曝光联系采集数据。螺旋CT是一种通过连续扫描方式采集螺旋状容积数据的新技术,是CT成像技术的一次革命性飞跃。螺旋CT根据探测器的数量分为单排螺旋CT及多排螺旋CT,目前探测器最多的机型为日本东芝320,它由320个0.5 mm等宽探测器排列成探测器阵列,管球旋转一周可得到320层0.5 mm图像,扫描覆盖范围到16 cm。现代CT在扫描速度上也有了急速提升,美国GE16排螺旋CT扫描仪进行全身CT检查约25 s时间,而东芝320在10 s内即可完成检查。另外现代CT与传统CT最大的区别是现代CT可以对图像进行任意的重建和重组。当CT通过扫描得到原始数据,该数据一般被用来重建横断面图像,这一过程称为重建。另外CT的图像还可以用其他形式显示,如多平面重组、三维容积重建、最大密度投影。这些图像的形式采用可CT横断面的图像信息,被称为图像重组。重建和重组的区别是前者采用了原始扫描数据,而后者则是采用了横断面的图像数据。

(3)胸部CT的检查方法如下。

常规CT扫描:常规CT扫描又称平扫,它的含义是按照定位片所定义的扫描范围逐层扫描,直至完成一个或数个器官、部位的扫描。常规扫描可以采用序列扫描(逐层扫描)或是容积扫描(螺旋扫描)。胸部扫描应注意以下几个方面:①定位准确:扫描范围应包括肺尖至双侧肾上腺水平。②采用屏气扫描:呼吸运动对图像影响较大,屏气扫描可以有效地避免呼吸运动伪影。可以采用吸气后扫描或呼气后扫描,屏气时间大约15 s,扫描前进行呼吸训练多数人都能做到。③一般采取仰卧位,头先进,双臂上举,以减少双臂产生伪影。扫描方式采用容积扫描,以利于图像的重组与重建。

对比增强扫描:对比剂增强检查是经静脉注入水溶性有机碘剂,然后再行CT扫描的方法。血管内注入碘剂后,器官与病变内碘的浓度可产生差别,形成密度差,可能使病变显影更为清楚。临床应用的主要目的在于:①发现平扫不能发现的病灶或更好地显示病变,以利于定位和定量诊断。②显示病变的强化特征以利于定性或鉴别诊断。③显示血管病变。增强CT的主要方法有静脉滴注法、团注法、团注动态增强扫描、经动脉血管造影等。

高分辨CT扫描:高分辨CT扫描的定义是采用较薄的扫描层厚和采用高分辨率图像重建算法所进行的一种扫描方式。这种扫描技术可以提高图像的空间分辨率,是常规扫描的一种补充。高分辨力CT要求CT扫描仪固有空间分辨率小于0.5 mm,选择1~1.5 mm层厚,矩阵用512×512。高分辨率CT由于分辨率高,受部分容积效应影响小,可以清晰地显示微小组织结构,对结节内部结构和边缘结构显示更加清晰。在肺部主要应用于弥漫性病变、间质性病变和肺结节性疾病的诊断。

CT血管成像(CT angiography,CTA):CTA是容积CT采集技术与计算机三维重建图像处理技术结合的产物,成像原理是利用CT容积扫描技术,采集流经血管内腔的对比剂信息作为原始图像,并利用计算机对原始图像进行三维重建,最终得到血管图像。包括两个步骤,即采集对比剂高峰值时相的血管影像容积数据和利用计算机三维图像处理软件对这些源影像进行图像后处理。

CTA技术方便、安全、无创伤,可以同时显示扫描区域的动脉、静脉、软组织及病灶的变化。血管显示真实性好,图像质量稳定,可以三维显示血管结构,并可以显示管壁钙化斑块,可以应用于全身的血管检查,具有极高的临床应用价值及诊断价值。在胸部主要应用于大动脉炎症、血管变异的显示、各种动脉瘤及动脉栓塞及狭窄性疾病。在小细胞肺癌患者中主要应用于肺门及纵隔肿块对纵隔血管侵犯情况的显示及对动脉内是否存在瘤栓进行评估。

CT 仿真内镜：CT 仿真内镜(CT virtual endoscopy，CTVE)是螺旋 CT 应用方面的一个重要进展。它是通过一系列螺旋 CT 扫描的容积数据与计算机图像重建的虚拟现实结合，如管腔导航技术或漫游技术即可以模拟支气管内镜的检查全过程。

CT 仿真内镜与纤维支气管镜检查相比是一种无创性的检查方法，在检查过程中没有任何痛苦，几秒钟即可完成检查。可以显示段及亚段支气管。对于一些由于支气管腔闭塞和狭窄而导致纤维支气管镜无法通过的患者，仿真内镜可以从病灶远端来观察病变。除了可以观察管腔内病灶外，它可以多方位显示管腔外的解剖结构，且对壁外肿瘤精确定位、确定范围。但是仿真内镜不能进行病灶活检，对于黏膜炎症疾病显示欠佳，无法观察黏膜下病变。

CT 仿真内镜主要应用在：①显示小儿或成人的先天性和后天性支气管病变。②发现气道狭窄并追寻原因。③为气管、支气管狭窄置放内支架做术前定位、术后复查。④可位气道受阻、气管镜检查失败者或气管镜检查禁忌患者检查。⑤代替纤维支气管镜对肿瘤患者术后放疗、化疗及介入治疗后随访。

(4)CT 检查在肺癌诊断中的应用：随着 CT 技术的发展，对早期发现肺癌及术前明确诊断机会越来越大，影像学的肿瘤分期越来越接近病理改变。目前 CT 是影像学无创性肺癌诊断最有效、最特异的方法，CT 对肺癌的诊断价值主要在四个方面：①病变存在的诊断。②病变定位诊断。③病变定性诊断。④肿瘤分期诊断。其对肺癌的诊断有以下作用：①CT 可查出痰细胞学检查阳性而 X 射线胸片及纤维支气管镜检查阴性者的肺部原发癌。②了解肺门、纵隔淋巴结肿大情况以及肺癌累及的范围。③CT 可查出常规胸片难以发现的肿瘤，如心脏阴影后、脊柱旁的肿瘤。④可在 CT 引导下行经皮穿刺肺肿块做组织病理学诊断。⑤可发现心脏的累及和极少量的恶性胸腔积液。⑥做出术前的病期评定及手术切除的估价。

3.MRI 检查

MRI 是利用原子核在强磁场内发生共振所产生的信号经计算机重建而获得图像的检查技术。在胸部疾病诊断中 MRI 应用较少，常作为 CT 的补充检查。近年来随着 MRI 设备及检查技术的提高，MRI 已逐渐用于胸部疾病，特别是纵隔及心血管疾病的诊断。

(1)MRI 的图像特点。

多参数、多序列成像：不同器官组织包括正常组织与病变组织具有不同的 T_1 弛豫时间、T_2 弛豫时间和 Pd 质子密度，在 MRI 图像上则表现为不同灰度的黑白影。也由此形成了多种成像序列，包括 T_1 图像、T_2 图像、质子密度图像、抑脂图像和抑水图像等。这样，一个层面就有 3～5 种图像。因此，MRI 检查是多参数、多序列成像。不同组织在不同序列图像上灰度不同，比如经典 SE 序列上，水在 T_1 图像为低信号，在 T_2 图像为高信号；脂肪均匀呈高信号，在脂肪抑制序列均呈低信号影；淋巴与肌肉呈等信号；纵隔血管因流空效应呈低信号影。

多方位成像：MRI 可以获得人体横断面、矢状面、冠状面及任意方向断面图像，是真正的三维定位。

流动效应：流动的血液、脑脊液内的质子在 SE 序列 90°射频脉冲的作用下，均受到脉冲的激发。终止脉冲后，接受该层面信号时，血管内血液被激发的质子离开受检层面，接收不到信号，这一现象称为流空现象。流空现象使血管腔不使用对比剂就可以显影，成为均匀黑影，这也是 MRA 检查的成像基础。纵隔内大血管丰富，流空现象使其不用对比剂就可清晰地显示，从而发现纵隔或血管内病变,这也是MRI应用于胸部检查最大的优势。

质子弛豫效应与对比剂增强:一些顺磁性物质使局部产生磁场,可缩短周围质子弛豫时间,此现象为质子弛豫效应。这一效应使MRI可以进行增强检查。图像增强代表血管丰富或血脑屏障遭受破坏。

MRI检查的缺点:MRI检查有许多优势但也存在缺点,成像时间长;多参数成像对于图像判读比较复杂;对钙化显示不如CT,显示骨变化不够清晰;容易受到运动伪影、金属伪影干扰;禁忌证较多,带有心脏起搏器、眼球金属异物或体内有铁磁性金属植入物的患者禁止检查。

(2)MRI检查在肺癌诊断中的价值。

对于肺癌的诊断MRI检查是CT诊断的重要补充,能够提供重要的诊断价值。因为MRI有良好的软组织对比度、流空效应,所以在下列情况下可以考虑选择MRI检查:①怀疑肺癌累及心脏大血管。②需要了解肺尖部的肿瘤有无手术指征及周围组织受累情况。③需要了解纵隔型肺癌与心脏大血管的关系。④MRI可明确区分肺肿瘤块或结节与肺不张和阻塞性肺炎。肺癌并发肺不张和阻塞性肺炎时,其 T_1WI 信号相似,不易区别,但由于阻塞性肺炎、肺不张含水量明显高于肺肿瘤块或结节, T_2WI 信号呈高信号,显示长 T_2 改变,可明确肿块范围。⑤对于碘过敏或因其他原因不能行CT增强检查者,MRI无须对比剂帮助,能充分显示肺门、纵隔内解剖结构,提示周围结构是否受侵犯肺门或纵隔是否有淋巴结转移。由于MRI任意平面扫描和对水信号的敏感,是CT所无法比拟的,可对临床诊断提供许多信息,为临床治疗提供准确依据。

(二)影像表现

肺癌的影像表现与其生长部位及生长方式密切相关,不同的发生部位及生长方式都会使肿块本身及其周围组织结构产生不同的影像表现。按照肺癌的发生部位可以分为三型:①中心型,指发生在段以上支气管的肺癌。②周围型,指发生在肺段支气管以下的肺癌。③细支气管肺癌,指发生在细支气管或肺泡上皮的肺癌。

中央型肺癌可以有以下几种生长方式。①腔内型:肿瘤向管腔内生长,形成息肉样或菜花样肿块,并可沿支气管腔铸型,逐渐引起远侧肺组织的阻塞性改变。②管壁型:肿瘤沿支气管壁浸润生长,使支气管壁不均匀增厚,管腔狭窄变形,并造成支气管阻塞。③腔外型:肿瘤穿透支气管壁向外生长,在肺内形成肿块。周围型肺癌由于发生在段以上支气管,可以很容易穿透管壁侵入肺内,形成不规则肿块。细支气管肺泡癌初期可以沿肺泡壁生长,形成结节状肿块,后期可以经支气管及淋巴管播散形成斑片状或粟粒状结节影。

小细胞肺癌组织学类型属于神经内分泌肿瘤,恶性程度极高,多数患者发现时已经存在肺门、纵隔淋巴结转移或远处脏器转移。国内外医学数据表明,在小细胞肺内,中央型肺癌占70%～85%,周围型占15%～30%,以肺内结节就诊者仅占2%～4%。肿物多在黏膜下沿支气管树生长,相应管壁增厚,管腔呈鼠尾状狭窄。病变可以沿支气管树呈多方向生长,而并不局限于一处引起阻塞性改变。增大融合的肺门及纵隔淋巴结可以包绕压迫邻近支气管,引起阻塞性炎症、不张或压迫邻近脏器产生相应症状。

1.中心型小细胞肺癌的影像表现

(1)X射线表现:早期局限病变局限于支气管黏膜内,X射线平片可以无异常表现。随着疾病进展,主要表现为:①肺门及纵隔肿块。肿块多较大,多累及多个肺叶,而很少仅局限于一个肺叶形成肿块。主要是由于小细胞肺癌病变多在黏膜下沿支气管树生长,相应管壁增厚,并沿支气管周围形成不规则肿块,管腔截断或呈鼠尾状狭窄。多数病变发现时就有肺门及纵隔淋巴结转移,与肺门肿块融合形成较大的肿块。另一部分患者仅表现为支气管壁增厚、管腔狭窄,肺门肿块主要由肺门和纵隔肿大的淋巴结融合而成。X射线表现为肺门增大、纵隔增宽、肺门角变形或消失。肿块呈类圆形或不规则形致密影,边缘可见分叶及放射状毛刺影,邻近胸膜向肿块凹陷。肿块密度常均匀,很少出现空洞及坏死,这也是与纵隔型非小细胞肺癌的重要区别。②病变侧肺组织阻塞性改变,包括阻塞性过度充气与肺气肿、阻塞性炎症及肺不张。阻塞性过度充气是由于管腔狭窄而未完全阻塞,吸气时气体可以进入阻塞远端的肺组织,而呼气时气体不能完全排出,导致肺泡的过度膨胀,严重的可以导致肺泡壁的破裂。X射线表现为肺组织透光度增强,肺纹理稀疏、分散。肺泡壁的破裂可以表现为肺气肿和肺大疱。气道严重狭窄时,吸气时进入远侧肺组织的气体逐渐减少,而且肺内产生的分泌物排出受阻,继发感染,导致肺内出现阻塞性炎症。X射线表现为肺组织实变,即沿叶段分布的斑片状高密度影边界常不清晰,局部肺叶可以萎缩。实变肺组织可以夹杂含气肺组织,并可出现含气支气管征象。气道完全闭塞,远侧肺组织完全实变不张。不张肺组织表现为沿叶、段分布或累及一侧肺组织的均匀、致密的高密度影,边界常清晰、锐利。不张肺组织与肺门膨出肿物融合,形成反"s"征。③病变侧胸廓塌陷,肋间隙变窄,纵隔、气管、胸膜及膈肌移位。肿块累及一侧肺或多个肺叶时常导致一侧肺组织或多个肺叶实变不张,从而导致患侧肺组织胸廓塌陷,肋间隙变窄,纵隔气管常向患侧移位。水平裂及斜裂多向患侧移位,双下肺不张可以导致膈肌上移。④健侧肺组织代偿性过度充气。由于纵隔及气管移位,健侧胸腔体积增大,肺组织出现代偿性过度充气。X射线表现为肺透光度增强,纹理稀疏,并可出现肺气肿及肺大疱。

(2)CT表现:胸部病变的CT表现是病变病理改变在轴位CT影像的直接反映。

CT对于中心型肺癌的诊断较X射线具有较多优势。主要表现在:①可以发现仅累及支气管壁的早期病变。②能发现隐蔽部位的肿块。③CT具有较高的密度分辨率,可以发现肿块内的液化、坏死、钙化等。④能清晰地显示病灶边缘形态及临近组织的侵犯情况。⑤可以通过增强检查观察病变强化程度及区分与纵隔血管的关系。

中心型小细胞肺癌的CT主要表现为:①支气管壁增厚,管腔狭窄。正常支气管壁厚度均匀,走形规则,1~3 mm。肿瘤浸润时可以清晰地显示管壁不均匀增厚,管腔狭窄变形,多呈鼠尾状,增强检查增厚的管壁常不均匀强化。病灶常累及多个叶、段支气管,这与小细胞肺癌病变多在黏膜下沿支气管树生长的特点有关。②肺门肿块。肺门肿块表现为分叶状或不规则状,包绕邻近支气管,支气管开口截断或呈杯口状、鼠尾状狭窄。肿块多呈软组织密度与胸壁肌肉密度相近,增强检查肿块多呈中、高度强化,强化不均匀。③肺内阻塞性改变。主要表现为阻塞性炎症及肺不张。阻塞性炎症表现为肺内斑片状高密度影,边界不清,发生肺不张时则表现为均匀致密度影,边缘较光整。增强检查不张肺组织常均匀强化,强化程度超过肺门肿块。④肺门及纵隔淋巴结转移。CT可以准确地显示肺门及纵隔肿大淋巴结,纵隔及肺门淋巴结短颈超过1.5 cm常提示转移的可能,淋巴结常融合成团,大小不等,强化不均匀,较大淋巴结融合后压迫、侵犯邻近组织。⑤侵犯纵隔结构。小细胞肺癌穿破支气管壁常直接侵犯纵隔结构,表现为瘤体与纵隔结构间的脂肪间隙消失,瘤体直接与纵隔结构相连,浸润纵隔结构。侵犯血管时表现为血管壁增厚,腔内可见瘤栓形成,瘤栓在血管腔内形成低密度充盈缺损,增强检查不均匀强化。

(3)MRI表现:MRI检查对于中心型小细胞肺癌的诊断具有一定优势,主要得益于MRI检查具有良好的软组织对比度、纵隔大血管的流空效应和气管、支气管内气体的无信号表现。①支气管壁侵犯及肺内阻塞性改变,正常支气管管腔在MRI图像上呈均匀的条形或圆形无信号改变,由近侧向远侧逐渐变细。管壁表现为等信号影,管壁光整,粗细均匀。肺癌侵犯支气管壁或腔内肿块时,MRI表现为支气管壁增厚,粗细不均匀,管腔有一定程度的狭窄或完全截断。T_1图像上表现为类似肌肉的中等信号,而T_2图像呈略高信号,信号不均匀。弥散成像呈略高信号。T_1增强检查病变管壁及肿物不均匀强化。对于肺内的阻塞性炎症或不张的肺组织,T_1信号常略低于肿瘤组织,而T_2信号则高于肿瘤组织,实变的肺组织信号常较肿瘤组织信号均匀。②在MRI图像上肺门肿块在T_1图像上表现为中等信号,而在T_2图像上呈略高信号。肿块内部信号多不均匀,如果伴有坏死,则坏死组织在T_1图像上信号低于肿瘤组织,在T_2图像上高于肿瘤组织。如果伴有出血,则在T_1图像上信号高于肿瘤组织,在T_2图像上略高于肿瘤组织或因为含铁血红素沉着而表现为低信号影。肿块边缘多不光整,呈分叶状或不规则形,可见多个尖角。肿块与周围组织界限多不清晰,尤其是对肺门的大血管及纵隔胸膜,常常侵犯、包绕。肺门及纵隔的大血管在MRI图像上由于血液的流空效应呈低信号影,血管壁光整,呈等信号影,粗细均匀,血管周围及胸膜下常有高信号脂肪影。当血管或纵隔胸膜受侵犯时,高信号带消失,肿块与血管或胸膜接触面不光滑,可以表现为血管壁或胸膜增厚,管腔狭窄变形。当血管内出现癌栓时,血管腔内出现中等信号的软组织影。③纵隔淋巴结转移,MRI对肺门及纵隔淋巴结的显示优于CT。T_1像表现为大小不等的结节状中等信号影,T_2像及弥散像呈高信号。病灶常融合而形成较大肿块,包绕纵隔血管及其他组织。增强检查病灶明显强化。

2.周围型小细胞肺癌的影像表现

周围型小细胞肺癌在小细胞肺癌中比例较小,影像表现呈多样性,无特异性影像表现。根据大小及影像特点大致可以分成肺内结节型、肺内肿块型及肺叶实变型。周围型肺癌的大小可以为5~10 cm。一般以3 cm作为区分肺内结节或肿块的指标。大多数研究者认为结节型小细胞肺癌是肺癌的早期阶段,在X射线平片及CT上表现为结节状高密度影,边缘模糊,无特征性改变,很难做出诊断,一般依靠手术或密切随访得出结论。MRI检查肺内结节在T_1图像呈中等信号,T_2图像呈略高信号影,边缘较光整,信号较均匀。肺内肿块型在周围型小细胞肺癌中最常见,形态多呈分叶状或类圆形,边缘多数较光整,很少见到毛刺影及胸膜凹陷表现,这一点是与肺小细胞肺癌的主要区别点。组织学显示小细胞肺癌的肿瘤细胞由大量小细胞组成,组织松散,在肺泡的外围呈簇状或巢状聚集生长,病灶内部缺乏纤维组织,可能是这一影像特点的主要原因。肿块内密度较均匀,空洞及钙化少见。医科院肿瘤医院文献报道,该院300多例患者无一例空洞病例,但该医院2010—2014年陆续发现3例周围型肺癌出现空洞。小细胞肺癌细胞能够沿通过血管支气管束、间质间隙和胸膜扩散至淋巴系统,并且具有高度的血管侵袭性,所以在肿块周围常见斑片状模糊影,这也是很早就出现肺门及纵隔淋巴结转移的原因。MRI肺内肿块在T_1图像呈中等信号,T_2图像呈略高信号影,弥散成像呈略高信号影。肺叶实变型较少见,主要表现肺叶内大片状边缘模糊的实变影,可以累及一个或多个肺叶,其内可见残存的肺组织及囊状透光区,多数可见支气管气像。充气的支气管走行相对自然,管腔基本完整,并与相应的叶段支气管相通。肺叶实变型SCLC的肺内病变常需与包括SCLC及NSCLC在内的中央型肺癌、肺炎、细支气管肺泡癌区别。其鉴别要点是中央型肺癌可见段及段以上支气管狭窄或截断改变,相关肺叶或肺段可见肺不张或阻塞性肺炎征象。而肺叶实变型SCLC支气管管腔较为通畅,亦无明显肺不张征象,增强扫描可见肺内病变整体的不均匀强化。病变进展可能致叶段支气管受侵或肺门纵隔淋巴结压迫出现肺不张改变。此时二者影像鉴别困难,肺部病变活检可能有助于鉴别。肺炎可有较明显的临床症状及白细胞增多,抗炎后可见病灶吸收好转。细支气管肺泡癌起源于细支气管上皮细胞或肺泡上皮细胞,纵隔血管较少受侵。

六、小细胞肺癌常用化疗药物介绍

(一)传统化疗药

环磷酰胺的英文是 cyclophosphamide,缩写为 CTX。长春新碱的英文是 vincristine,缩写为 VCR。20 世纪 70 年代开始,CTX、VCR、多柔比星等细胞毒药物联合方案是治疗小细胞肺癌的主要方案。20 世纪 80 年代后,依托泊苷(etoposide,VP-16)联合顺铂(cisplatin,DDP)或卡铂(carboplatin,CBP)被证实治疗各期小细胞肺癌均有显著疗效,目前仍是小细胞肺癌标准一线化疗方案。

1.环磷酰胺

环磷酰胺是 20 世纪 50 年代人工合成的一种烷化剂,是一种广谱抗肿瘤药物,为细胞周期非特性药物,化学结构上归属氮芥类。环磷酰胺是一种前体药物,在体外无活性,进入体内主要通过需要肝脏微粒体酶活化,变为活性型的磷酰胺氮芥而起作用。其作用机制与氮芥相似,与 DNA 发生交叉联结,抑制 DNA 的合成,也可干扰 RNA 的功能,对多种肿瘤有抑制作用。环磷酰胺口服易吸收,迅速分布全身,约 1 h 后达血浆峰浓度,在肝脏转化释出磷酰胺氮芥,其代谢产物约 50% 与蛋白质结合。静脉注射后血浆半衰期 3~11 h,48 h 内经肾脏排出 50%~70%,其中 68% 为代谢产物,32% 为原形。其代谢产物丙烯醛对尿路有刺激性,大剂量应用时应水化、利尿,同时给予尿路保护剂美司钠。

2.多柔比星

多柔比星(doxorubicin)又称阿霉素(adriamycin,ADM),是一种糖苷抗生素,其抗瘤谱广,对乏氧细胞也有效。主要作用机制是直接嵌入 DNA 碱基对之间,干扰转录过程,阻止 mRNA 的形成,起到抗肿瘤作用。它既抑制 DNA 的合成又抑制 RNA 的合成,所以对细胞周期各阶段均有作用,为一种细胞周期非特异性药物。此外,多柔比星还可导致自由基的生成,能与金属离子结合,与细胞膜结合。自由基的形成与心脏毒性有关。进入体内的多柔比星,很快从血浆中清除,沉积于组织。该药可引起心脏毒性,轻的表现为心电图室上性心动过速、室性期前收缩及 ST-T 改变,重者可出现心肌炎而发生心力衰竭,与所用总剂量相关,大多发生于为超过 450~550 mg/m^2。

3.长春新碱

长春新碱是一种生物碱,从夹竹桃科植物提取。在细胞有丝分裂期通过与微管蛋白结合而影响纺锤体微管的形成,使有丝分裂在中期停止。另外长春新碱也干扰蛋白质代谢及抑制 RNA 多聚酶的活力,抑制细胞膜类脂质的合成和氨基酸在细胞膜上的转运。大剂量时对 S 期细胞也有杀伤作用;长春新碱对移植性肿瘤的抑制作用大于长春碱,且抗瘤谱广。长春新碱在神经组织分布较其他组织多,因此神经系统毒性较突出,多在用药 3~6 周出现,有的患者可有运动障碍;骨髓抑制和胃肠道反应较轻,亦有局部刺激作用,如药液外漏可引起局部组织坏死。

4.依托泊苷

依托泊苷为细胞周期特异性抗肿瘤药物,作用于 DNA 拓扑异构酶Ⅱ,形成药物-酶-DNA稳定的可逆性复合物,使得拓扑异构酶Ⅱ的复合物在 DNA 链断裂之后稳定化,并且阻碍 DNA 连接酶的工作,导致 DNA 的破坏。肿瘤细胞的细胞分裂比正常细胞更频繁,因此更依赖这种酶,且对 DNA 的破坏更敏感。因此,导致了 DNA 复制发生错误并引起癌细胞的凋亡。其剂量限制性毒性是骨髓抑制,此外还有低血压、胃肠道反应等不良反应。依托泊苷用于治疗小细胞肺癌患者,根据给药方法或患者特点的不同,单药有效率为15%～82%,口服给药与静脉给药疗效稍有不同。至今为止,该药与其他药物联合大大提高了其有效率,该药与铂类联合仍然是治疗各期SCLC的标准一线方案。

5.铂类

铂类主要是顺铂及卡铂。顺铂即顺氯氨铂,属于无机金属-铂的络合物,属于细胞周期非特异性药物,具有细胞毒性。顺铂进入肿瘤细胞后,水解为双羟双氨铂,与DNA交叉联结,从而抑制癌细胞的DNA复制过程,并损伤癌细胞的细胞膜结构。主要不良反应是导致肾毒性及高频率听力障碍,大剂量或连续用药可致严重而持久的肾毒性。卡铂的抗瘤谱及抗瘤活性与顺铂相似,但水溶性较好,抗恶性肿瘤活性较强,能与DNA结合,形成交叉键,破坏了DNA的功能,使其不能复制,也是细胞周期非特异性药物;与顺铂相比,消化道毒性及肾毒性较低,但骨髓毒性较强。

6.异环磷酰胺

异环磷酰胺(ifosfamide,IFO)为氮芥类抗癌药,其活性代谢产物可通过与癌细胞DNA和RNA交叉连接,干扰二者功能而产生细胞毒作用,IFO还具有抑制蛋白质合成作用,属于细胞周期非特异性药物。异环磷酰胺是环磷酰胺的同分异构体,虽在化学结构上差异微小,但其药效学和药动学则有明显不同,环磷酰胺的抗癌作用是浓度依赖性的,而异环磷酰胺则主要是时间依赖性的,在一定浓度下维持的时间决定了它的抗癌效应。其抗癌作用具有累积性,而其毒副作用却因分次给药而降低。异环磷酰胺的血浆半衰期是15.2 h,大约是环磷酰胺血浆半衰期的2倍。据此,分次给药的方案已成功地应用于临床,提高了抗肿瘤疗效以及患者的耐受性。其主要毒性反应是骨髓抑制和出血性膀胱炎。异环磷酰胺的代谢产物丙烯醛导致的出血性膀胱炎有剂量限制性毒性,通常在用药后数小时或数天内发生,表现为镜下或肉眼血尿,伴有尿路刺激征。因此使用异环磷酰胺时必须给予美司钠保护膀胱及尿路。

(二)第三代化疗药

已被证实对SCLC有活性的第三代化疗药有紫杉类、吉西他滨、喜树碱等。这些细胞毒药物单药治疗小细胞肺癌的疗效在15%～76%,其中紫杉醇、伊立替康、拓扑替康和氨柔比星的有效率均大于30%。

1.紫杉类

紫杉类这类药来自太平洋紫杉的提取物,代表性的有2个药物:紫杉醇(taxol,TAX)和多西他赛(docetaxel,DOX)。它们的抗肿瘤作用机制是抗微管分裂。微管是细胞分裂中纺锤体组成部分,在细胞分裂中起了关键作用。它还具有其他功能,如维持细胞的形态、运动、细胞内物质的传递。紫杉类药除了有抗肿瘤作用外,在低浓度与放疗合用时,有放射增敏作用。其放射增敏作用与放射的时机有关,当紫杉类药导致细胞在G2/M期阻滞最明显时,放射增敏作用最强。

(1)紫杉醇:从太平洋西北岸的短叶紫杉树及红豆杉植物的树皮中提取的有效成分,能特异地结合到细胞微小管的β位,导致微管聚合成团块和束状,使其稳定,从而使细胞不能分裂。紫杉醇的主要不良反应是骨髓抑制、过敏、神经毒性、心脏毒性及关节肌肉酸痛等。紫杉醇用于SCLC的临床研究已开展,美国北中部肿瘤协作组用其治疗37例广泛期SCLC,有效率为41%。

(2)多西他赛:是由植物Taxusbaccata针叶中提取巴卡丁并经半合成改造而成,其基本结构和紫杉醇相似,但来源较容易,水溶性较好。多西他赛可与游离的微管蛋白结合,促进微管蛋白装配成稳定的微管,同时抑制其解聚,导致丧失了正常功能的微管束的产生和微管的固定,从而抑制细胞的有丝分裂。其与微管的结合不改变原丝的数目,这一点与目前临床应用的大多数纺锤体毒性药物不同。该药用于复治患者,单药客观有效率为28%。它的主要不良反应是白细胞减少、变态反应和体液潴留。

2.拓扑异构酶Ⅰ抑制剂

这些药物在美国国立癌症研究所(National Cancer Institute,NCI)天然药物筛选过程中被发现。拓扑异构酶与RNA的转录,DNA的复制、修复和基因的重组有关,因而这类药物干扰了细胞的分裂。主要的药物为伊立替康(irinotecan,CPT-11)和拓扑替康。

(1)伊立替康:是半合成水溶性喜树碱类衍生物,是DNA拓扑异构酶Ⅰ的特异性抑制剂。伊立替康及其活性代谢产物SN-38,可诱导单链DNA损伤,从而阻断DNA复制叉,同时也能抑制RNA合成,由此产生细胞毒作用,呈时间依赖性,并特异性作用于S期。伊立替康的药代动力学为二或三房室模型,中位半衰期为12 h,稳态时的分布容积为168 L/m²,总体清除率为15 L/(m²·h),大约有65%的伊立替康与血浆蛋白结合,伊立替康与其代谢产物SN-38的曲线下面积随剂量的增加而升高,SN-38的细胞毒性是伊立替康的100~1 000倍,95%的SN-38与血浆蛋白结合。伊立替康主要在肝脏代谢,经胆汁和尿液排泄。主要的剂量限制性毒性为延迟性腹泻和中性粒细胞减少。延迟性腹泻多发生在用药后五天,严重者可导致患者死亡。一旦发生,需要及时抗腹泻治疗。研究发现葡萄糖醛酸转移酶(UGT₁A1)参与伊立替康体内代谢,而UGT₁A1启动子区域的多态性能够预测伊立替康导致的腹泻,而UGT₁A1*28与中性粒细胞减少的发生有关,在UGT₁A1*28等位基因纯合子突变患者中,该酶活性下降,会导致毒性增加,导致中性粒细胞减少症的发生率升高。伊立替康治疗SCLC的临床研究主要在日本进行,用100 mg/m²,90 min内滴注,每周1次,方法治疗了16例既往化疗过的SCLC,有效率达到47%,中位有效时间2个月。

(2)拓扑替康:是半合成水溶性喜树碱类似物,为拓扑异构酶Ⅰ抑制剂,与DNA/拓扑异构酶Ⅰ复合物通过共价键稳定结合,使两条DNA链分开,导致细胞凋亡或者死亡。拓扑替康属于S期特异性药物,是广谱的抗肿瘤药物。血浆半衰期大约为3 h,具有高组织摄取、分布,低蛋白结合的特点。其化学结构依赖于一个内酯环,通过水解的作用,形成生物活性内酯,也能够通过血脑屏障。主要经肾脏排泄,肾功能异常时,需要调整剂量,而在肝功能异常的患者中其药代动力学没有改变。拓扑替康的主要不良反应是中性粒细胞和血小板减少,少见的有呕吐、皮疹、腹泻、脱发和贫血。欧洲肿瘤协作组进行的Ⅱ期临床试验,研究了拓扑替康单药对难治和敏感SCLC的二线治疗疗效,拓扑替康为每天1.5~2.0 mg/m²,连续5 d,每3周重复,难治组(n=47)有一人获得CR,2人PR,总的有效率为6.7%,中位生存时间4.7个月,而在化疗敏感组(n=45)中有6人CR,11人PR,总有效率为37.8%,中位生存时间6.7个月。拓扑替康单药与CAV方案治疗复发性SCLC,缓解率和中位疾病进展时间无显著性差异,中位生存期亦相似;对血液系统和非血液系统的毒性相似。但肿瘤相关症状的改善率,包括声嘶、呼吸困难、乏力、食欲缺乏、日常活动障碍,拓扑替康单药显著优于CAV方案。一项Ⅲ期临床研究比较了口服与静脉应用拓扑替康治疗一线治疗失败的小细胞肺癌的疗效,入组309人,在意向性治疗人群中,口服拓扑替康组(n=153)有效率为18.3%,静脉应用拓扑替康组(n=151)的有效率为21.9%,中位生存时间分布是33.0周和35.0周,1年分别为32.6%和12.4%,2年生存率分别为29.2%和7.1%。

(3)贝洛替康:一种新的水溶性喜树碱类似物,是一种拓扑异构酶Ⅰ抑制剂。其抑制拓扑异构酶Ⅰ的活性是拓扑替康和喜树碱的 3 倍左右。最大耐受剂量是 0.7 mg/(m²·d),连用 5 d,每 3 周一次,剂量限制毒性为中性粒细胞减少。临床前研究显示在体内及体外对 6 种人类肿瘤的抑瘤效率均强于伊立替康和拓扑替康。近期一项亚组Ⅱ期临床研究结果显示贝洛替康单药治疗广泛期 SCLC(包括 20% 的初治患者、80% 的复发耐药患者),有效率高达 63.6%。贝洛替康联合顺铂一线治疗广泛期小细胞肺癌的一项Ⅱ研究,在意向治疗人群的有效率为 73.8%,在可评价人群的有效率为 83.9%,中位无进展生存时间为 6.9 个月,中位总生存期为 11.2 个月。最常见的 3 级以上毒性为中性粒细胞减少(90.2%)、血小板减少(63.4%)、贫血(34.1%)。

3.吉西他滨

吉西他滨是一种脱氧核苷酸类似物抗代谢物抗癌药,在细胞内磷酸化为双氟胞嘧啶核苷三磷酸,终止 DNA 的延伸以及竞争性抑制 DNA 聚合酶和核苷酸还原酶的活性。吉西他滨及其代谢产物主要经肾脏排泄。主要剂量限制毒性为骨髓抑制。单药剂量 1 000 mg/m²,每周 1 次,连续 3 周,每 4 周重复,用于治疗耐药 SCLC,总体有效率为 13%(6%~27%),中位生存时间是 17 周。

4.氨柔比星

氨柔比星是第三代蒽环类药物、拓扑异构酶Ⅱ抑制剂。氨柔比星和其主要代谢产物氨柔比星醇,通过抑制 DNA 拓扑异构酶Ⅱ的活性而抑制肿瘤细胞增殖。与多柔比星相比,氨柔比星能够更广泛地诱导 DNA-蛋白质形成和双链 DNA 断裂。氨柔比星在体内主要通过肝脏的羧基还原酶、NADPH 依赖的 P540 还原酶和 NADPH 依赖的醌氧化还原酶代谢,通过胆汁、尿及粪便排泄。最大耐受剂量为 130 mg/m²,骨髓抑制是其剂量限制毒性,心脏毒性是蒽环类药物的另一剂量限制毒性,而在动物实验中氨柔比星几乎没有出现延迟性心脏毒性,而且也并不加重心肌损伤,与多柔比星相比心脏毒性轻微。应用氨柔比星后主要表现为 QT 间期和 ST-T 的改变。早在临床前的研究工作中,氨柔比星就表现了比传统蒽环霉素类药物有更佳的抗癌活性。对小细胞肺癌的有效率高达 75.8%(其中完全缓解率为 9.1%)。日本的一项治疗复发难治 SCLC 的Ⅱ期临床试验中,氨柔比星在原发耐药及化疗敏感患者中的客观有效率分别为 50% 和 52%,总生存期分别为 10.3 个月及 11.6 个月,一年生存率分别为 43% 和 46%。而与顺铂联合一线治疗 SCLC 的有效率达到 87.8%,其主要毒副作用为骨髓抑制。

5.吡铂

吡铂是一种针对铂类耐药设计的顺铂类似物。最大耐受剂量是 150 mg/m²,中性粒细胞减少和血小板减少是其剂量限制毒性,在体内呈线性药代动力学特征。在一个纳入 77 名受试者的铂类耐药 SCLC 患者的临床研究中,临床获益率达到 47%。一个全球性的Ⅲ期临床研究结果显示,吡铂联合最佳支持治疗(BSC)对于既往含铂方案化疗在 6 个月内进展的 400 例 SCLC 患者,与单纯 BSC 相比,中位生存期(median survival time,MST)分别为 21 周及 20 周,客观有效率仅为 4%。

6.洛铂

洛铂是第三代铂类药物,是两种非对映异构体以 1∶1 组成的混合物,与 DNA 通过共价键结合,抑制 DNA 的复制和转录,从而发挥抗肿瘤活性。静脉注射后,两种异构体药物浓度-时间曲线相同,血浆蛋白结合率为 25%,与第一代、第二代铂类相比水溶性强,更稳定,没有明显的耳毒性、肾毒性、神经毒性,其剂量限制性毒性为血小板减少,最低点发生在用药后大约两周,白细胞减少通常较血小板减少轻。

7.苯达莫司汀

苯达莫司汀是具有双功能基团的烷化剂,比传统的烷化剂能使 DNA 链断裂持续时间更长,且修复机制也和传统的烷基鸟嘌呤转移酶系统不同。两项德国的临床研究报道,苯达莫司汀单药治疗复发时间超过 60 d 的 SCLC 患者,有效率为 29%,无进展生存期达到 4 个月;而与卡铂联合治疗广泛期 SCLC 患者,有效率为 72.7%,无进展生存期 5.2 个月。

七、小细胞肺癌(SCLC)的一线化疗

化疗是 SCLC 主要的治疗手段,而且治疗敏感,近期疗效较高。对 SCLC 的治疗有效的化疗药物包括:顺铂、依托泊苷、环磷酰胺、多柔比星、长春新碱、伊立替康、拓扑替康等,其单药有效率可达 80%～90%。既往大规模的随机临床研究结果表明,单药化疗患者的生存期明显短于联合化疗患者的生存期,联合化疗使小细胞肺癌的治疗取得革命性的转变。

(一)局限期 SCLC 的一线化疗

在 20 世纪 80 年代前对局限期 SCLC 多采用以环磷酰胺为基础的联合化疗方案,尤其是与多柔比星、长春新碱联用的 CAV 方案是当时治疗小细胞肺癌最早、疗效较好的标准方案之一。Sundstrom 等开展了一项针对局限期小细胞肺癌患者(LD-SCLC)的Ⅲ期临床研究,比较了 CAV[环磷酰胺(CTX)+阿霉素(ADM)+长春新碱(VCR)]方案和 EP(VP-16+DDP)方案的疗效,其中 CAV 组中位生存期为 9.7 个月,而 EP 组的中位生存期为 14.5 个月,结果显示 EP 方案的有效率较高。而且应用 EP 方案化疗的 LD-SCLC 患者组显示出明显的生存优势。1985 年首次证实了 EP 方案是治疗 SCLC 有效的标准化疗方案。两项荟萃分析证实了 EP 方案为标准的一线治疗方案,其中一项荟萃分析表明含铂类药物的联合化疗方案较不含铂类药物的联合化疗方案具有明显的生存优势。欧洲肺癌工作组(ELCWP)另一项荟萃分析同样也证实了采用 EP 联合化疗方案的生存获益。20 世纪 90 年代开展的一项Ⅲ期随机临床研究表明,卡铂(carbolatin,CBP)联合依托泊苷(CE 方案)和 EP 方案在疾病缓解率及生存率之间并未显示出明显的差异,而且 CE 方案恶心、呕吐、神经毒性及超敏反应等发生率均明显低于 EP 方案。因此对于耐受性相对较差、一般状态欠佳的患者,可考虑 CBP 替代 DDP,从而在生存率和有效率无明显差异的前提下减少化疗药物毒副作用的发生。早在 2010 年,美国国家癌症综合网络(National Comprehensive Cancer Network,NCCN)的 SCLC 诊疗指南中推荐:4～6 周期的 EP 方案为 LD-SCLC 一线标准化疗方案。目前《NCCN 小细胞肺癌临床实践指南》及我国原卫生部《原发性肺癌诊疗规范》中 EP 方案仍然是治疗小细胞肺癌的公认标准的一线方案。

Lee 等在 2007 年报道了一项临床研究:共纳入了 76 例应用 IP[伊立替康(irinotecan)+顺铂(DDP)]方案治疗局限期 SCLC 的患者,应用 2 个周期 IP 方案化疗后,采用 2 周期的 EP 方案并同步放疗,其完全缓解率为 44.9%,总体有效率为 97.1%,MST 为 24.9 个月,一年生存率为 75.2%,两年生存率为 51.4%,而且无疾病进展生存期(progression free survival,无进展生存时间)为 11 个月。IP 和 EP 两种方案的主要毒副反应为骨髓造血功能抑制及腹泻,其中 IP 组患者骨髓造血功能抑制低于 EP 组,但腹泻发生率高于 EP 组。Jeong 等在 2010 年开展了一项 IP 方案治疗局限期 SCLC 的回顾性研究,该研究共 30 例患者入组,初始应用 IP 方案诱导化疗后,继续 IP 方案同步放疗,研究结果显示 MST 为 34.2 个月,其有效率达 100%,无进展生存时间为 11.6 个月,一年生存率为 89.1%,两年生存率为 60.9%。综上研究结果,初始 IP 方案化疗后,IP 方案同步放化疗,治疗局限期 SCLC 有效率较高,但需进一步开展前瞻性大规模的临床研究

证实。

（二）广泛期 SCLC 的一线化疗

大多数 SCLC 患者在初诊时失去了根治性治疗机会，但是联合化疗仍是广泛期 SCLC 的有效治疗方法，可以改善症状，延长生存期。广泛期 SCLC 一线化疗缓解率为 40%～70%，中位生存期为 7～11 个月，两年生存率小于 5%。尽管初始化疗缓解率高，但多数完全缓解的患者在 3 个月内病情进展，远期疗效差。

一项欧洲肺癌工作组（European lung cancer working party，ELCWP）的荟萃分析显示了应用 EP 方案化疗具有生存获益。该荟萃分析共纳入了 36 项临床研究（n=7 173），分析显示了不含依托泊苷方案生存期低于含依托泊苷方案，而含铂类但不含依托泊苷方案在生存上无明显改善。另一项荟萃分析结果显示：含铂方案与不含铂方案比较具有显著的生存获益。因此，EP 方案仍然是治疗广泛期 SCLC 标准的一线治疗方案。在临床应用中，为了减轻胃肠道反应、肾毒性和神经毒性，通常用 CBP 替代 DDP，但 CBP 的骨髓造血功能抑制风险较 DDP 大。因此，CBP 一般仅用于具有应用 DDP 禁忌证或不能耐受 DDP 的患者。有关研究者开展了在该方案的基础上的广泛期 SCLC 化疗的临床研究。Hermes 等在 2006 年开展了一项Ⅲ期临床研究用 EC 方案［依托泊苷（etoposide）＋卡铂（carboplatin）］与 IP 方案治疗广泛期 SCLC。此研究共入组了 210 例患者，其中 EP 组完全缓解例数为 17 例，IP 组完全缓解例数为 18 例。EP 组 MST 为 214 d，IP 组为 255 d，EP 组的一年生存率为 28%，IP 组为 35%，两组在血液学毒性方面的差异无统计学意义，其中 IP 组未出现不可耐受的腹泻。两组在生活质量改善方面无明显差异。国外研究者 Hanna 等在 2006 年开展了一项Ⅲ期临床研究，比较 EP 方案与伊立替康联合顺铂的 IP 方案在 SCLC 一线治疗中的疗效，结果表明两组的 MST 分别为 10.2 个月和 9.3 个月，一年生存率分别为 36% 和 35%，两组间差异均无统计学意义，在改善晚期 SCLC 生存方面，IP 方案与 EP 方案相近，但 IP 方案在Ⅲ～Ⅳ级血液学毒性反应方面明显减少，可作为一线治疗的选择。Sgos 等在 2007 年进行了一项治疗广泛期 SCLC 的Ⅱ期临床研究，采用依立替康联合依托泊苷及卡铂方案，共纳入了 46 例患者，其中总有效率为 52.2%，MST 为 16.3 个月，一年生存率为 43.47%，结果显示使用该联合方案可改善广泛期 SCLC 的 MST 及一年生存率，其主要毒副反应是不同程度的腹泻。随后德国研究者 Schmittel 等在 2008 年开展了一项Ⅲ期临床研究：EC 方案与 IC 方案［伊立替康（irinotecan）＋卡铂（carboplatin）］方案治疗初治的广泛期 SCLC，共纳入了 8 个中心 216 例患者，两组无进展生存时间为 6 个月，EC 组 MST 为 9 个月，IC 组为 10 个月。EC 组有效率为 63%，而 IC 组为 62%，结果显示 EC 方案和 IC 方案在一线治疗广泛期 SCLC 有效率无明显差别，IC 方案主要毒副反应为腹泻，EC 方案的 3 级及以上的血小板下降和中性粒细胞下降较 IC 方案明显，因此 2010 年《NCCN 小细胞肺癌临床实践指南》一线治疗方案中纳入了 IP 及 IC 方案。

Heigener 等开展了一项Ⅲ期临床研究，比较了 TP 方案［拓扑替康（topotecan）联合顺铂（DDP）］与 ED 方案一线治疗广泛期小细胞肺癌的差别。共纳入了 703 例 ECOG 评分为 1～2 分的患者。随机分为 TP 组（拓扑替康 1 mg/m^2，静脉滴注，第 1～5 d，DDP 75 mg/m^2，静脉滴注，第 5 d）和 ED 组（VP-16 100 mg/m^2，静脉滴注，第 1～5 d，DDP 75 mg/m^2，静脉滴注，第 1 d），每 21 d 为一周期，至少接受 6 周期化疗。TP 和 ED 组 3/4 级血液性毒性：粒细胞下降 35.7%、35.8%，贫血 11.6%、4.8%，粒细胞减少性发热 2.0%、2.7%，脓毒血症 1.7%、1.2%，毒性相关死亡 5.2%、2.7%，输注红细胞 420 例、153 例。非血液学毒性无明显差异。该研究结论：在总生存期(over all survival,OS),疾病进展时间(time to progress,TTP),客观缓解率(overall response rate,ORR)方面 TP 方案不劣于 ED 方案,因此拓扑替康联合顺铂方案是一线治疗广泛期 SCLC 的一种选择。

对于广泛期小细胞肺癌一线治疗,也进行了很多其他联合化疗方案的临床研究,但均未取代标准治疗方案。培美曲塞二钠已被批准用于肺腺癌的一线治疗,但一项评价培美曲塞二钠联合卡铂方案治疗小细胞肺癌有效性的Ⅲ期临床研究结果显示:培美曲塞二钠联合卡铂组客观缓解率低于标准的依托泊苷联合顺铂方案组,而且总生存期劣于 EP 组。Chee CE 等也开展了一项验证培美曲塞二钠联合卡铂治疗广泛 SCLC 患者的有效性的Ⅱ期临床研究,且同时评价了该方案的耐受性。结果显示,尽管培美曲塞二钠联合卡铂方案的耐受性良好,但培美曲塞二钠联合卡铂方案并未作为广泛期 SCLC 患者有效的标准治疗方案。

Lee 等设计了一项非劣性试验研究,目的是观察 GC 方案[吉西他滨(gemcitabine)联合卡铂(carboplatin)]与 EP 方案在生存期、药物毒副反应及生活质量方面是否相似。研究结果表明 GC 方案与 EP 方案有相似的无疾病进展生存期和总生存期,且毒副反应可耐受。两种方案毒性反应差别在于:GC 方案 3 和 4 级的血液学毒性发生率较 EP 组明显高,而 EP 组 2 级和 3 级恶心及脱发的发生率较 GC 组高,而且尤其是对小细胞和非小细胞混合型患者来说,GC 方案具有良好的有效性。二药联合方案一线治疗小细胞肺癌具有较高的近期缓解率,三药联合是否会增加疗效?Charpidou A 等开展了一项Ⅱ期临床研究,目的是探索三药联合方案在增加治疗的有效率、改善生存率方面是否具有优势。该研究应用依托泊苷、伊立替康及卡铂三药联合方案,纳入广泛期小细胞肺癌一线治疗的患者,依托泊苷 75 mg/m²,第 1～3 d 静脉滴注,伊立替康 150 mg/m²,第 2 d 静脉滴注,卡铂用量为按 AUC=5 计算(AUC 为 area under curve)第 1 d 静脉滴注,每 3 周重复,共应用6周期。该联合方案的完全缓解率为 18%,缓解率为 75%,中位总生存期为 12 个月(95%CI=10.3～13.9,CI 为 confidence interval,可信区间),中位疾病进展期为 8 个月(95%CI=6.6～68.9),其中出现 3～4 级中性粒细胞下降的占 16.7%,出现血小板下降的占 1.9%,与毒性相关的死亡率为 3.7%。结果认为,依托泊苷、伊立替康及卡铂三药联合方案有效性和耐受性良好,推荐用于预后差的广泛期 SCLC 患者。Hoosier 肿瘤协作组开展了一项对照临床研究:应用异环磷酰胺联合 EP 的 IEP 方案与标准 EP 治疗方案进行比较,IEP 方案:异环磷酰胺 1.2 g/m²+依托泊苷 75 mg/m²+顺铂 20 mg/m²,第 1～4 d 静脉滴注,每 3 周为 1 个周期,共完成 4 周期;EP 方案:依托泊苷 100 mg/m²+顺铂 mg/m²,第 1～4 d 静脉滴注,每 3 周为 1 周期,共 4 周期。IEP 组中位生存期 9 个月,而 EP 组中位生存期为 7.3 个月(P=0.045)。但该项研究结果尚未被重复性研究所确证,而且在有效性方面三药联合方案未显示出明显优势,并且增加了化疗药物所致的毒副作用。一项治疗 SCLC 的耐受性及有效性随机临床试验研究:紫杉醇联合 EP(TEP)三药联合方案与 EP 方案相比,TEP 三药联合组在生存方面未能显示出优势,而且三药联合方案的血液学和非血液学毒性明显增加,同时毒性相关的死亡率亦增加。

针对 SCLC 增殖快、倍增时间短特点而改变化疗药物的给药方式、化疗时间或剂量强度,能否改善患者的预后?一项 2002 年文献纳入了 1980—2001 年间 20 个 SCLC 随机临床研究,根据化疗药物的剂量强度或化疗时间、给药方式单个因素或联合分析其对治疗疗效的影响。结果表明,化疗周期数减至 3～6 周期,中位生存期缩短 2 个月,尤其对于初治后化疗缓解的患者更为明显。5 个高剂量给药的研究中,两个生存期有所改善;四个剂量密集组研究生存时间可延长 0.6～6.2 个月;减少化疗周期数同时增加剂量强度和/或增加剂量未改善患者生存。20 项临床研究中,强化组(增加周期数、高剂量和/或缩短周期间隔)的中位生存期为 11.5 个月,而标准治疗组的中位生存期为 8.7 个月,两年生存率分别为 31%、12%,强化组的生存率较标准组提高。但是基于患者治疗耐受性及毒副反应问题,该研究结果未被应用于临床,且未进一步进行大规模随机、对照研究。

(三)老年 SCLC 患者一线化疗

Quoix 等进行一项老年 SCLC 患者应用依托泊苷联合卡铂化疗的有效性及耐受性的临床研究。初治的Ⅲb～Ⅳ期 70 岁以上的 SCLC 患者,应用 VP-16 100 mg/m²,第 1～3 d 静脉滴注＋CBP(根据 Calvert 公式计算剂量)第 1 d 静脉滴注。研究结果显示:中位生存期为 237 d,一年生存率为 26%。最常见的毒副作用是 3～4 级中性粒细胞下降,出现于 57% 的评估周期中。但是未观察到肝脏、肾脏毒性以及黏膜炎。曾有应用单药依托泊苷口服的方案代替 EP 方案的临床研究,目的是提高老年患者化疗的耐受性。但针对这一特殊人群的两项随机研究的结果显示,在存活期方面应用联合化疗的患者较单药组更长,而且在毒副反应方面联合化疗并未较单药组增加。因此,依托泊苷联合铂类仍然为老年 SCLC 患者的标准化疗方案,但对于无法耐受顺铂所致的毒副作用的患者,可考虑应用卡铂所替代。

(四)小细胞肺癌一线化疗进展

1.化疗药物治疗进展

除了传统的化疗药物以外,新药的出现也给 SCLC 的内科治疗带来了新的希望和选择。氨柔比星是其代表药之一,氨柔比星是第三代合成蒽环类类似物,是一种有效的拓扑异构酶Ⅱ抑制剂。在 2002 年日本批准了氨柔比星用于 SCLC 的治疗,西方人群临床研究结果也认为其在一线及二线治疗中未劣于目前标准的治疗方案。在日本开展了一项比较 IP 方案和 AP 方案[氨柔比星(amrubicin)联合顺铂(cisplatin)]一线治疗广泛期 SCLC 的疗效及不良的临床研究(JCOG0509 研究),但结果并未证明 AP 方案不劣于 IP 方案,因此 IP 方案仍然是广泛期小细胞肺癌的标准的一线化疗方案。在 2012 年的 ASCO 会议上,公布了一项Ⅲ期临床研究的结果,此研究比较了 AP 与 EP 方案一线治疗 ED-SCLC 的疗效。共纳入了 299 例患者,被按 1∶1 的比例随机分为两组,149 例为 AP 组,150 例为 EP 组,其研究的主要终点是总生存期,次要终点为无进展生存时间、总体反应率、一般的安全性。该研究的两组之间的基线特征相近。AP 组的中位总生存期为 11.79 个月,EP 组的中位总生存期为 10.28 个月;AP 组中位无进展生存时间为 7.13 个月,而 EP 组为 6.37 个月,AP 组 ORR 为69.8%,EP 组 ORR 为 57.3%。最常见的不良反应为≥3 级骨髓造血功能抑制(AP 组为 23.5%,EP 组为 21.3%)、中性粒细胞下降(AP 组为 54.4%,EP 组为 44%)、白细胞数下降(AP 组为34.9%,EP 组为 19.3%)。研究结果认为对于 ED-SCLC 初治的患者,在总生存率、疾病控制率、毒性反应方面 AP 组并不亚于 EP 组。我们可以看出氨柔比星虽然是近年来最具有前景的新的化疗药物,但与传统化疗药物相比并未具有明显优势,因此需要寻找的氨柔比星获益人群,将会是我们未来的探讨方向。

洛铂是烷化剂类的第三代铂类细胞毒药物,其抑瘤作用与顺铂的抑瘤作用相似或较强,研究显示与顺铂没有交叉耐药,对顺铂有耐药性的细胞株,仍有一定的细胞毒作用,肾毒性较低,其毒副作用与卡铂相似。一项Ⅱ期洛铂联合依托泊苷方案治疗初治的广泛期 SCLC 的临床研究结果显示客观缓解率达到 92%,与 EP 方案比较的临床研究结果显示在 1 年生存率和中位 TTP 方面无明显差异。国内已经开展的一项比较洛铂联合依托泊苷方案与顺铂联合依托泊苷方案一线治疗广泛期 SCLC 的非劣效性、多中心临床研究已经入组结束,我们希望会有更多的临床数据指导

ED-SCLC的一线治疗。

贝洛替康是近年来新研发的喜树碱类似物,Ⅱ期临床研究结果显示对治疗SCLC患者具有较好的活性。Lim等人最新发表的一项Ⅱ期临床研究:贝洛替康联合顺铂方案一线治疗广泛期SCLC,共纳入了42例患者,其中意向人群的ORR为73.8%,可评价人群的ORR为83.9%。中位无进展生存时间为6.9个月(95%CI 6.6～7.2个月),中位总生存期为11.2个月(95%CI 9.9～12.5个月),中位随访时间为9.9个月。其中3级以上血液学毒性包括中性粒细胞下降(90.2%),血小板下降(63.4%)和贫血(34.1%)。其中16例(39.0%)患者出现粒细胞减少性发热。4例患者出现难治性肺炎,出现感染性休克死亡。该研究结果提示贝洛替康联合顺铂治疗广泛期SCLC有效,但是血液学毒性的发生率较高,我们在临床应用中应高度重视。因此应用贝洛替康联合顺铂治疗时我们需选择适合的患者,并注意不良反应的观察及处理。目前正在开展的贝洛替康联合顺铂方案对比EP方案的Ⅲ期临床研究(COMBAT研究)结果可能会给我们带来更多有应用价值的启示,为SCLC患者治疗提供更多的选择。

沙戈匹隆(ZK219477,sagopilone)是目前新出现的第三代埃博霉素衍生物,已有研究证实沙戈匹隆对多种肿瘤具有较好的耐受性和疗效,而且具有可以通过血脑屏障优势。德国研究者开展了一项Ⅰ期临床研究:应用沙戈匹隆联合顺铂治疗初治的广泛期SCLC患者,而且进入Ⅱ期研究剂量的7例患者中有6例患者获得客观缓解,研究结果认为沙戈匹隆联合顺铂方案一线治疗广泛期SCLC安全性好,但需开展Ⅱ期研究进一步评价其有效性。大部分抗肿瘤药物不能透过血脑屏障,而且SCLC脑转移也是导致SCLC患者死亡的常见原因之一。因此对于脑转移的患者选择化疗药物是我们一大难题,而沙戈匹隆具有通过血脑屏障的特点,其在未来临床研究中若能得到进一步证实,将会给脑转移的SCLC患者带来较好的更多的选择。

2.化疗联合分子靶向治疗

回望SCLC治疗的30年历程,我们可以看到其进展比较缓慢,其总生存期几乎没有什么改善。因此这就迫切需要我们寻找新的治疗方法。化疗联合靶向治疗是近年来肿瘤治疗研究的热点,使用抗血管生成药物(如贝伐单抗、西地尼布、沙利度胺、恩度),但均未提高疗效,改善患者无进展生存时间及总生存期。

3.化疗联合免疫靶向治疗

免疫靶向治疗是近期研究的热点,免疫系统控制肿瘤形成的能力及免疫疗法为癌症患者提供临床受益的可能性目前已经十分明确。p53修饰腺病毒介导的树突细胞疫苗(INGN-225)可诱导SCLC产生明显的免疫应答,伊匹木单抗可调动特异性抗肿瘤免疫反应。CC-4047是一种口服剂型的免疫调节剂,对促血管新生因子、VEGF和碱性成纤维细胞生长因子(bFGF)起到一定的抑制作用。因此免疫靶向治疗可能为SCLC未来治疗的方向。

结语:回望全球研究现状及数据,除了以上针对靶点的转化性医学研究药物外,铂类药物、烷化类药物和抗代谢类药物(如培美曲塞二钠)的临床研究也在进行中。已经进行的Ⅱ、Ⅲ期SCLC转化性靶向、免疫靶向药物的临床研究将会给我们带来更多的有价值的结果。虽然针对SCLC的转化性研究的结果不尽如人意,但我们可以看到:①在抗肿瘤血管生成理论和基础研究的指引下,相关临床研究会越来越多,贝伐单抗与化疗/放疗联合已取得了初步的进展。会研发出更多的多靶点、小分子的血管生成抑制剂。重组人血管内皮抑素(恩度)是我国研发的抗肿瘤血管生成的新药,甚至沙利度胺也有老药新用结论。②mTOR抑制剂、MMP抑制剂、Bcl-2抑制剂和Kit抑制剂,尽管在临床前结果具有较好的指导意义,但在临床应用中的疗效仍不满意,需进一步研究证实。③新型拓扑异构酶Ⅱ抑制剂——氨柔比星和新型的喜树碱类似物——贝洛替康在亚洲已具有较好的临床应用前景,尤其是与铂类药物联合应用。④目前 SCLC 免疫靶向治疗研究处于初始阶段,ipilimumab 将会是最具有临床应用前景的免疫靶向药物,随着肿瘤免疫治疗研究的不断开展,肿瘤抗原、免疫佐剂和递呈系统的研究将越来越明确,免疫治疗也必将成为 SCLC 的治疗的方法之一。对于 SCLC 来说,今后仍需加强多学科综合治疗的应用;加强确认 SCLC 关键靶点或者驱动靶点;增加 SCLC 的研究团队培养。同时鉴于 SCLC 具有复杂的异质性及可能存在种族差异,今后仍需不断地寻找更多突破点。

八、小细胞肺癌二线化疗

小细胞肺癌是一个放化疗敏感的肿瘤,尽管一线化疗有很高的缓解率,但 80% 的局限期患者和几乎全部的广泛期患者在 1 年内复发或进展。20 余年来,小细胞肺癌的二线治疗并未取得明显的突破性进展,与这一现状相呼应的是,绝大多数小细胞肺癌二线化疗的临床研究为小样本、单臂临床试验,高级别的循证医学证据(如多中心、随机、对照的Ⅱ/Ⅲ期临床试验)很少见。

在早期,由于缺乏随机对照临床试验的研究结果,对于小细胞肺癌患者尤其是难治复发患者接受二线化疗是否优于最佳支持治疗,曾经有争议。2005 年,一项回顾性研究分析二线化疗与最佳支持治疗对小细胞肺癌患者总生存期的影响,共有 286 例患者纳入分析,其中 166 例患者接受二线化疗(EP 与 CEV 交替方案),120 例患者接受最佳支持治疗,在临床基线特征方面,最佳支持治疗组包含更多的 PS 评分低以及难治性复发患者。研究结果显示二线化疗患者总生存要显著优于最佳支持治疗,中位总生存时间分别为 5.5 个月和 2.2 个月,但在多因素分析中,只有复发时 PS 评分是独立的预后因素。到了 2006 年,O'Brien 等公布了口服拓扑替康与最佳支持治疗头对头比较的Ⅲ期临床试验结果,这是历史上第一次以安慰剂作对照比较化疗与最佳支持治疗在小细胞肺癌二线治疗的Ⅲ期随机临床试验,研究结果证实了化疗在小细胞肺癌二线治疗中能够改善患者的总生存期,这一研究结果奠定了化疗在小细胞肺癌二线治疗地位。

以往大量的临床数据表明:患者对一线化疗的治疗反应以及缓解时间的长短是影响二线化疗有效率的要素之一。因此,根据上述两个因素,复发可分为以下两种类型:①敏感复发:一线化疗有效,化疗结束后 2~3 个月病情出现进展。②难治复发:一线化疗无缓解或一线化疗有效但在化疗结束后 2~3 个月出现病情进展(目前在大部分临床试验中,将上述时间界定为 3 个月)。不同复发类型的患者二线化疗的总有效率及其预后明显不同,难治性复发患者接受二线化疗的总有效率往往不超过 15%,而敏感复发患者二线化疗的有效率可在 20%~30%。因此,在解读循证医学证据的时候,我们必须充分考虑到这个因素的影响。

本文在检索 Pubmed 数据库以及 ASCO、ESMO 会议数据的基础上,对目前小细胞肺癌二线化疗的现状及进展进行阐述。

(一)再次给予原治疗方案

早期一些小样本回顾性研究发现:对敏感复发的患者再次给予原治疗方案,仍可取得很好的近期疗效,而且在一线化疗结束后进展时间>6 个月患者亚组中,优势更为明显,有效率高达 50%~60%。Garassino 等回顾性分析 161 例二线治疗的 SCLC 患者,其中 121 例患者为敏感复发,根据二线治疗方案的区别,将敏感复发患者分为原方案治疗组与更改方案治疗组,原方案治疗组与更改方案治疗组相比 ORR、总生存期有延长趋势,ORR 分别为 34.5% 和 17.5%,$P=0.06$;mOS 分别为 9.2 个月和 5.8 个月,$P=0.08$。但近期另外一项回顾性研究对这个治疗模式提出质疑,该研究共纳入 65 例敏感复发患者,其中 19 例患者二线给予初始化疗方案,与其他患者相比,两者总生存未见显著性差异,mOS 分别为 14.4 个月和 13.1 个月,而在一线化疗结束后进展时间>6 个月患者亚组中,更改化疗方案患者 mOS 达到 26.9 个月,高于初始方案治疗患者15.7 个月,但差异无显著性。目前仍无法明确继续原治疗方案是否能够作为敏感复发患者的标准治疗,迄今为止没有一个随机对照临床试验对这一治疗模式进行评估。NCCN 指南推荐在一线化疗结束后进展时间超过 6 个月的患者中,可以考虑给予原一线化疗方案,同样,在临床试验中,对这一部分患者应该采用何种对照治疗模式,值得进一步探讨。

(二)单药在 SCLC 二线化疗的疗效

1.拓扑替康

拓扑替康是一种半合成的喜树碱类药物,主要通过抑制拓扑异构酶Ⅰ产生抗瘤效应。以往多项的Ⅱ期临床试验结果显示拓扑替康单药在小细胞肺癌二线治疗中具有一定的抗瘤活性。拓扑替康作为小细胞肺癌二线化疗标准方案的选择,主要是基于三项Ⅲ期临床试验的结果。第一项Ⅲ期临床试验的结果发表于 1999 年,比较单药拓扑替康静脉给药和 CAV 在小细胞肺癌二线治疗的疗效及安全性,入选标准之一是敏感复发患者(疾病进展在一线化疗结束后 60 d 以上),其中疾病进展在一线化疗结束后 6 个月以上的患者接近 50%,两组在主要研究终点——ORR、总疗效持续时间以及次要研究终点——无进展生存时间(progress-free survival,PFS)、总生存期均未见显著性差异,但拓扑替康对患者症状改善方面(呼吸困难、厌食、声音嘶哑、疲乏等)优于CAV 方案。这一研究结果并不能奠定拓扑替康作为二线标准化疗方案的地位,也无法证实拓扑替康能给患者带来生存获益。2006 年,O'Brien 等公布了口服拓扑替康与最佳支持治疗头对头比较的Ⅲ期临床试验结果,这是历史上第一次以安慰剂为对照比较化疗与最佳支持治疗在小细胞肺癌二线治疗的Ⅲ期随机临床试验,研究结果证实了化疗在小细胞肺癌二线治疗中能够提高患者的总生存。入组患者包括敏感复发和耐药复发,两组难治性复发患者比例基本均衡(比例分别是 58% 和 50%),拓扑替康组的总生存显著优于安慰剂组,mOS 分别为 6.0 个月和 3.2 个月,$P=0.010\ 4$,这种生存优势在不同年龄、ECOG 评分、复发类型、分期等各个亚组中均得到体现,而且拓扑替康组患者可以获得更好的生活质量;2007 年公布了第三个Ⅲ期临床试验结果,比较拓扑替康口服给药与静脉给药的疗效及安全性,研究结果提示两者的疗效相当,在毒副反应方面,口服给药腹泻发生率略高于静脉给药,血液学毒性基本一致,口服更为方便、简单。

拓扑替康治疗的毒副反应也不容忽视,主要毒副反应包括血液学毒性、腹泻(特别是口服制剂)以及疲乏感等,其中 3/4 度中性粒细胞减少的发生率为 61%~88.5%,白细胞减少 65.4%~86.5%,贫血 22.6%~32.3%,血小板减少 38%~57.6%。目前单药拓扑替康推荐的标准剂量为1.5 mg/m²,第 1~5 d,21 d 重复,一些Ⅱ期临床试验研究表明提高拓扑替康的剂量强度并不能增强疗效,适当减轻剂量强度似乎也并不降低疗效,因此,在以老年患者为发病主体的小细胞肺癌二线治疗中,要充分考虑到拓扑替康的毒副反应,衡量利弊,必要时可以考虑适当降低剂量。

另外,从拓扑替康的Ⅱ/Ⅲ期临床试验结果中,我们可以看出在耐药复发患者中,拓扑替康的疗效并不令人满意,美国食品药品监督管理局也仅批准拓扑替康用于敏感复发患者的治疗用药。

2.氨柔比星

氨柔比星作为一种蒽环霉素类药物,但它与多柔比星有所区别。氨柔比星的作用机制和多柔比星略有不同,它是一种拓扑异构酶Ⅱ抑制剂,主要通过抑制拓扑异构酶Ⅱ的活性,最终导致DNA 的断裂而抑制肿瘤细胞增殖。另外,氨柔比星的急性毒性与多柔比星相似,但氨柔比星却几乎没有延迟性心脏毒副反应。

在临床前研究工作中，氨柔比星就表现了比传统蒽环霉素类药物有更佳的抗癌活性。2006年前后，一些小样本的单臂Ⅱ期临床试验开始评估氨柔比星在小细胞肺癌二线治疗中的疗效及安全性，研究结果显示氨柔比星表现出良好的抗肿瘤活性，尤其在难治性复发患者中，有效率超过了20%，中位无进展生存时间为6.0～10.0个月。以往的研究多为日本研究者发起，入组患者主要为亚裔人群，Ettinger等对欧美患者二线接受氨柔比星治疗的疗效及安全性进行评价，入组患者均为耐药复发，75例患者中，ORR为21.3%，mPFS为3.2个月，mOS为6.0个月，进一步证实了氨柔比星在二线治疗中的疗效。

在看到良好的抗癌活性的同时，氨柔比星的毒副反应也不可忽视，其常见的不良反应为血液学毒性和消化道反应。在早期的Ⅰ期临床试验研究中，氨柔比星的最大耐受剂量和推荐剂量分别为 40 mg/m^2、35 mg/m^2 剂量强度，Lgawa等研究表明氨柔比星二线、三线治疗小细胞肺癌的推荐剂量分别为 40 mg/m^2、35 mg/m^2 剂量强度。大多数小细胞肺癌患者为老年患者，但在临床试验中，往往将大于75岁的患者排除在外，因此，氨柔比星对这一部分患者的疗效及安全性仍缺乏足够的数据。一项回顾性研究分析氨柔比星单药二/三线治疗耐药复发的小细胞肺癌患者，其中年龄大于70岁的患者18例（中位年龄75岁，ECOG为0～1分），氨柔比星的剂量强度 25 mg/m^2 第1～3 d(2例)、30 mg/m^2 第1～3 d(8例)、35 mg/m^2 第1～3 d(8例)，近期疗效显示：ORR为6/18，疾病控制率（disease control rate，DCR）为12/18（年龄大于70岁亚组）、mPFS为2.9个月，mOS为5.1个月，一年生存率为76.1%，两年生存率为28.3%（总体）。在安全性方面，大于70岁的老年患者的毒副反应发生率与小于70岁的患者无显著性差别，主要毒性反应为血液学毒性，3/4度中性粒细胞减少30%，白细胞减少20%，贫血减少10%，血小板减少10%，无治疗相关性死亡。这提示在一般情况较好的老龄患者，适当降低氨柔比星的剂量，可以获得良好的疗效，同时毒副反应可以耐受。

3.氨柔比星与拓扑替康

Ⅱ期临床试验结果显示氨柔比星是一个很有临床应用前景的药物，不可避免的，比较氨柔比星与拓扑替康在小细胞肺癌二线治疗疗效及安全性的随机对照的前瞻性临床试验就应运而生。在上述研究的基础上，两项Ⅱ期临床试验进行了氨柔比星与拓扑替康在小细胞肺癌二线治疗的头对头比较，研究结果表明在敏感复发、难治性复发患者中氨柔比星的有效率均明显高于拓扑替康（研究主要终点为ORR）。2011年ASCO会议上报道了氨柔比星与拓扑替康头对头比较的Ⅲ期随机对照临床试验结果，共入组637例患者，以2:1随机分为氨柔比星（40 mg/m^2 第1～3 d，21 d重复），拓扑替康组（1.5 mg/m^2 第1～5 d，21 d重复），主要研究终点为总生存期。研究结果显示，两组患者的基本临床特征均衡可比，耐药复发患者的比例分别为47%与45%，氨柔比星组的ORR、mPFS均显著高于拓扑替康，ORR分别为31%与17%，P=0.002，mPFS分别为4.1个月和3.6个月，P=0.041。氨柔比星组的总生存期有延长，但差异没有统计学意义，mOS分别为7.5个月和7.8个月，风险比0.88（95%CI:0.73～1.06），P=0.17。进一步在多因素分析中，纳入分期、ECOG评分、年龄以及复发类型等，氨柔比星组的总生存期要显著优于拓扑替康组，风险比0.82，95% CI:0.68～0.99，P=0.036。另外，在症状控制以及血液学毒性反应方面，氨柔比星组也显著优于拓扑替康组，3/4度中性粒细胞减少（比例分别为41%和53%），血小板减少（比例分别为21%和54%），贫血（比例分别为16%和10%），但氨柔比星组中性粒细胞缺乏性发热、感染发生率略高于拓扑替康组，粒缺性发热（比例分别为10%和4%）、感染（比例分别为16%

和 4%）。在亚组分析中,无论是耐药复发还是敏感复发患者,氨柔比星组 ORR 均显著优于拓扑替康组,在耐药复发的亚组分析中,氨柔比星组的总生存期显著优于拓扑替康组,mOS 分别为 6.2 个月和 5.7 个月,风险比(hazard ratio,HR)为 0.77(95%CI:0.59～1.0),$P=0.047$。因此,虽然这一Ⅲ期临床试验未达到其主要研究终点,但氨柔比星 ORR、无进展生存时间、毒副反应、生活质量控制等方面均显著优于拓扑替康,值得作为二线标准治疗方案的推荐。

4.其他单药在 SCLC 二线化疗的疗效

以往一些小样本、单臂Ⅱ期临床试验研究结果显示:紫杉醇、多西紫杉醇、异环磷酰胺、吉西他滨、伊立替康等在 SCLC 二线治疗中具有一定的抗瘤活性,而尼莫司汀(ACNU)、依托泊苷、培美曲塞等的抗瘤活性较差。同一种药物的治疗疗效在不同临床试验中的离散程度较大,这可能与样本量小、难治性复发患者所占比例不同有关。近年来,一些新型化疗药物被尝试应用于 SCLC 二线治疗。

吡铂是一种铂类似物,体外实验研究显示吡铂可克服铂类耐药,另外,与其他铂类相比,其肾毒性、神经毒性发生率低,以往小样本Ⅱ期临床试验显示吡铂在 SCLC 二线治疗中具有一定的抗瘤活性。随后一项多中心、随机、安慰剂对照的Ⅲ期临床试验比较吡铂＋最佳支持治疗和最佳支持治疗在 SCLC 二线治疗疗效,主要研究终点为总生存期,值得强调和借鉴的是该研究的入选标准为一线化疗后 6 个月内进展,因为对 6 个月以上进展患者给予原治疗方案可能是一种适宜的选择。该研究共有 401 例患者按 2:1 比例随机入组,其中 70% 左右为难治性复发,两组 RR 分别为 4.2% 和 0,mPFS 分别为 9 周和 7 周,mOS 分别为 21 周和 20 周,虽然吡铂在 ORR、无进展生存时间略优于安慰剂组,但主要研究终点总生存期并未见显著性差异,$P=0.09$。虽然研究者认为总生存期受到后续治疗的影响,吡铂组与最佳支持治疗组分别有 28%、41% 的患者接受后续治疗,而且在无后续治疗的患者以及难治性复发患者亚组中,吡铂组的总生存期均略优于最佳支持治疗组,但即使这样,吡铂在这一临床试验中体现的疗效实际上比较有限,这一临床试验结果并没有在Ⅱ期临床试验的基础上进一步明确吡铂二线治疗地位。

一项单臂Ⅱ期临床试验评估替莫唑胺在 SCLC 二线治疗疗效,结果显示:替莫唑胺在 48 例敏感复发、16 例难治性复发患者中,ORR 分别为 23%、13%,mPFS 分别为 1.6 个月、1.0 个月,mOS 分别为 6.0 个月、5.6 个月。在所有的有效治疗单药中,这种疗效并不是那么突出,但这一临床试验有另外的看点。在该研究中,研究者还对 6-氧-甲基嘌呤-DNA 甲基转移酶(O6-methylguanine-DNA methyltransferase,MGMT)作为替莫唑胺的疗效预测标志物进行了初步研究。MGMT 是一种 DNA 修复蛋白,通过移除 DNA 上鸟嘌呤 O6 位点的烷基化加合物,从而使损伤的鸟嘌呤恢复,保护细胞对抗烷化基团的损害,是肿瘤耐受烷化剂药物的主要原因之一。MGMT 基因启动子 GpG 岛的甲基化可沉默其基因表达,提高肿瘤对烷化剂的敏感性,以往研究表明 MGMT 启动子甲基化的脑胶质瘤患者可从替莫唑胺治疗中获益。研究结果发现在 MGMT 启动子甲基化患者中替莫唑胺有效率要高于 MGMT 启动子非甲基化患者,ORR 分别为 38% 和 7%,$P=0.08$,提示 MGMT 预测替莫唑胺二线治疗疗效具有潜在应用前景。

苯达莫司汀是一个氮芥衍生物,结构上携带一个嘌呤样苯并咪唑环,兼具烷化剂和嘌呤类似物的双重作用机制,该药与卡铂联合在广泛期 SCLC 一线治疗中显示了良好的疗效。两项小样本、多中心、单臂Ⅱ期临床试验评估苯达莫司汀在 SCLC 二线治疗疗效及安全性,一项入组 21 例敏感复发患者(敏感复发定义为进展距末次化疗的时间≥2 个月),ORR 为 29%,DCR 为 58%,mPFS 为 4.0 个月(95%CI:0～8.3),mOS 为 7.0 个月(95%CI:5.8～8.2);另一项入组 48 例患者包括敏感复发、难治性复发，还有一部分为三线治疗，主要终点指标为到疾病进展时间（time to progression，TTP），在 33 例可评价患者中，ORR 为 30.3%，mTTP 为 3.37 个月（95%CI：2.3～4.47），mOS 为 4.77 个月（95%CI：3.67～6.07），耐受性良好，该药物值得进一步评估。

拓扑异构酶抑制剂：伊立替康与顺铂的联合方案已经被确立为广泛期小细胞肺癌的标准一线化疗方案，在二线化疗方案的临床试验研究中，一项单中心 Ⅱ 期临床试验评估单药伊立替康在复发或难治性小细胞肺癌的抗瘤活性，在 15 例可评价的患者中，有效率高达 47%。但在一项比较伊立替康联合吉西他滨与伊立替康单药二线治疗小细胞肺癌的随机对照临床研究中，上述治疗疗效并没有得到进一步证实，31 例接受单药伊立替康治疗的患者无一例观察到客观缓解。voreloxin 是一类拓扑异构酶 Ⅱ 抑制剂，在小细胞肺癌二线治疗的总体疗效并不令人满意，一项 Ⅱ 期临床试验结果显示：voreloxin 在 27 例敏感复发患者中 ORR 为 11.0%，但在 28 例难治性复发患者中没有观察到有效病例。贝洛替康（belotecan）是一个拓扑异构酶 Ⅰ 抑制剂，一项 25 例小样本的 Ⅱ 期临床试验结果显示：贝洛替康 ORR 为 11.0%，mPFS 为 2.2 个月，mOS 为 9.9 个月。

小结：虽然上述一些单药在 Ⅱ 期临床试验中显示出一定的抗瘤活性，但由于缺乏 Ⅲ 期临床试验的研究结果，无法确定为二线标准治疗方案。另外，从单药治疗的临床试验数据结果来看，耐药复发患者的治疗疗效仍不理想。

（三）联合化疗

在小细胞肺癌二线治疗中，部分单药虽然显示出一定的抗瘤活性，但对难治性复发患者的疗效并不理想，大多数药物的有效率不超过 15%。因此，许多临床试验开始评估有效单药的联合治疗是否能进一步提高小细胞肺癌的二线治疗疗效。

1.含氨柔比星或拓扑替康的联合化疗方案

随着氨柔比星与拓扑替康二线治疗地位的明确，一些小样本临床试验开始评价氨柔比星与其他有效单药的联合方案在 SCLC 二线治疗的疗效，如氨柔比星联合卡铂、氨柔比星联合拓扑替康。其中，氨柔比星与卡铂联合方案二线治疗 30 例难治性复发患者，ORR 达到 34%，mPFS 为 3.5 个月，mOS 为 7.3 个月，但 3～4 度粒细胞减少发生率为 79%，3～4 度血小板减少发生率为 24%，无化疗相关性死亡。Masaaki 等对氨柔比星与伊立替康联合治疗模式进行 Ⅰ 期临床试验研究，伊立替康 50 mg/m² 第 1、8 d，21 d 重复，氨柔比星以 80 mg/m²、90 mg/m²、100 mg/m² 第 1 d 进行剂量爬升，共 18 个患者入组（其中 17 个患者两次化疗间隔时间＞2 个月），研究结果显示主要的剂量限制性毒性为血液学毒性，氨柔比星最大耐受剂量为 100 mg/m²，8 例可评价疗效的患者中，4 例获得部分缓解，值得进一步研究。

而以拓扑替康为基础的联合化疗疗效均不太满意，其中拓扑替康联合多西紫杉醇临床试验因有效率低、不良反应大从而终止临床试验。在氨柔比星与拓扑替康联合的 Ⅱ 期临床试验中，其中有 11 例难治性复发患者，3 例获得 PR，mOS 达到 10.5 个月，值得进一步研究。

2.EP 方案

在 CAV 方案的时代，EP 方案在二线治疗中被广泛研究。

Evans 等进行一项 Ⅱ 期临床研究，34 例可评价患者中有效率高达 44%，进一步进行的临床试验中，共有 78 例患者入组，有效率高达 55%，其中包括 6 例患者获得完全缓解。同样，在其他研究中，也重复观察到 EP 方案在小细胞肺癌二线治疗中的有效率分别为 40%、50%。但上述这些临床试验存在一个问题：并没有区分敏感复发与难治性复发。在同时期，Batist 等的一项临床研究 EP 方案二线治疗小细胞肺癌的疗效，仅观察到 12% 的有效率，在该项研究中，二线化疗距离末次化疗的中位时间仅为 3 周(时间分布范围:1～24 周),说明大部分患者为耐药复发。随后,在两项随机对照研究中,EP 方案在耐药复发的患者中有效率分别为 19％、15％。因此,从以上临床试验的数据中,我们可以看出 EP 方案在敏感复发的小细胞肺癌二线治疗中具有较好的疗效,但在耐药复发的患者疗效也比较局限。

3.含伊立替康的联合化疗方案

在 EP 方案一线治疗地位明确后,一些临床试验开始评价新的有效药物联合方案,其中伊立替康是较为广泛评价的一个药物,联合方案包括伊立替康联合吉西他滨、铂类卡铂、顺铂、紫杉烷类、异环磷酰胺、依托泊苷、脂质体多柔比星等。联合化疗方案治疗敏感复发、难治性复发患者的有效率普遍较单药要高,但血液学毒性要大于单药。但以往含伊立替康的联合化疗二线治疗的临床试验大多数为单臂Ⅱ期临床试验,随机对照临床试验很少见。在上述临床试验研究中,其中有一项多中心随机对照Ⅱ期临床试验比较伊立替康联合吉西他滨与单药伊立替康在 SCLC 二线治疗疗效及安全性,主要研究终点为 ORR。共入组69 例患者,联合治疗组难治性复发比例要低于单药治疗组(比例分别为 47.4％和 64.3％),结果表明:联合治疗组 ORR、TTP 显著优于单药治疗组,ORR 分别为 23.7％和 0,$P=0.004$,mTTP 为 3.9 个月(95％CI 1.4～6.6)和1.7 个月(95％CI 1.2～2.3),$P=0.01$,但两组总生存未见显著性差异,mOS 为 6.8 个月(95％CI:3.6～9.9)和 4.6 个月(95％CI 2.3～6.9),$P=0.439$。另外,在对敏感复发、难治性复发亚组分析中,两组 TTP、总生存期均未见显著性差异。

其他两药联合方案还包括含紫杉烷类的联合化疗方案,如吉西他滨联合紫杉烷类以及紫杉醇联合卡铂。

4.三药联合化疗方案

在两药联合化疗的基础上,一些三药联合化疗方案也被尝试应用于小细胞肺癌二线治疗。其中,伊立替康、异环磷酰胺、顺铂三药联合二线治疗小细胞肺癌,共有 18 个患者入组,其中 10 例患者为敏感复发,8 例为耐药复发,5 例患者 ECOG 评分为 2 分(其余为 0～1 分),近期疗效结果显示:1 例患者 CR,16 例患者 PR,1 例患者稳定,mOS 达到 11.3 个月。主要毒性反应为血液学毒性和消化道反应,3/4 度中性粒细胞减少占 83％,白细胞减少占 61％,贫血占 44％,血小板减少占 50％,恶心占 28％,呕吐占 33％,超过 80％患者需要调整剂量,无治疗相关性死亡。这一研究结果中显示出该联合方案具有很好的抗瘤活性且不良反应可控,有进一步研究的价值。

值得注意的是,一项随机对照的期临床试验比较依托泊苷、顺铂、卡铂三药联合方案和依托泊苷、顺铂两药联合方案在小细胞肺癌二线治疗的疗效,主要研究终点为 ORR,该研究共有 65 例患者随机入组,其中 63％的患者为难治性复发,三药联合方案的 ORR 显著优于两药联合方案。从上述联合化疗在 SCLC 二线治疗的临床试验中,我们可以看出大多数联合化疗方案二线治疗 SCLC 具有较高的有效率,特别是某些三药联合化疗方案,在二线治疗中可能仍有一定的存在空间。但我们知道,小细胞肺癌一个显著生物学特征就是虽然对化疗高度敏感,但往往短期内出现进展,因此临床试验不应再以缓解率作为研究终点,有效率的提高是否能转化为无进展生存时间、总生存期延长,仍需要进一步证实。另外,联合化疗在二线治疗时血液学毒性普遍比单药高,选择一般情况良好的患者作为研究对象可能是一个关键。

（王　娟）

第三节　肺　转　移　瘤

　　肿瘤远处转移是恶性肿瘤的主要特征之一。肺脏有着丰富的毛细血管网,承接来自右心的全部血流,并且肺循环有低压、低流速的特点,使得肺成为恶性肿瘤常见的转移部位之一。此外肿瘤还可以通过淋巴道或直接侵犯等多种方式转移到肺,尸检发现20%～54%的死于恶性肿瘤患者发生了肺转移,但仅有部分患者在生前被发现(表10-1)。血供丰富的恶性肿瘤更容易发生肺部转移,如肾癌、骨肉瘤、绒毛膜癌、黑色素瘤、睾丸肿瘤、睾丸畸胎瘤、甲状腺癌。大多数肺部转移瘤来自常见的肿瘤,如乳腺癌、结直肠癌、前列腺癌、支气管癌、头颈部癌和肾癌。

表 10-1　原发恶性肿瘤肺内转移情况

原发肿瘤	临床发现(%)	尸检发现(%)
黑色素瘤	5	66～80
睾丸生殖细胞瘤	12	70～80
骨肉瘤	15	75
甲状腺瘤	7	65
肾癌	20	50～75
头颈部肿瘤	5	15～40
乳腺癌	4	60
支气管肺癌	30	40
结肠直肠癌	<5	25～40
前列腺癌	5	15～50
膀胱癌	7	25～30
子宫癌	<1	30～40
子宫颈癌	<5	20～30
胰腺癌	<1	25～40
食管癌	<1	20～35
胃癌	<	20～35
卵巢癌	5	10～25
肝细胞瘤	<1	20～60

一、转移途径

　　恶性肿瘤肺部转移的途径有 4 种:血行转移、淋巴道转移、直接侵犯和气道转移。血行转移是恶性肿瘤肺部转移的主要方式。肺部有着丰富的毛细血管网,并且位于整个循环系统的中心环节,来自原发病灶的肿瘤栓子,经过静脉系统、肺动脉,很易被肺脏捕获,在适宜的微环境下肿瘤细胞发生增殖,形成转移肿瘤。经血行转移的肿瘤多位于肺野外带以及下肺野等毛细血管丰富的部位,以多发转移病灶多见,少数情况下为孤立病灶。

　　经淋巴道转移在肺转移瘤中相对少见,肿瘤栓子首先通过血流转移到肺毛细血管,继而侵犯肺外周的淋巴组织,并沿淋巴管播散,临床上表现为肺淋巴管癌,常见于乳腺癌、肺癌、胃癌、胰腺癌或前列腺癌的转移。原发肿瘤也可以先转移到肺门或纵隔淋巴结,再沿淋巴道逆行播散到肺,这种转移方式少见。

发生在肺脏周围的肿瘤皆有可能通过直接侵犯的方式转移到肺,如起源于胸壁的软组织肉瘤、起源于纵隔的原发瘤、食管癌、乳腺癌、贲门癌、肝癌、后腹膜肉瘤。恶性肿瘤经气道转移罕见,理论上头颈部肿瘤、上消化道肿瘤以及气管肿瘤有可能通过这种方式转移,但临床上很难证实。

二、临床表现

90%的肺转移瘤患者有已知的原发肿瘤或原发肿瘤的症状,但80%~95%的肺部转移瘤本身没有症状。当肿瘤巨大、阻塞气道或出现胸腔积液时会出现呼吸困难。突然出现的呼吸困难与胸腔积液突然增加、气胸或肿瘤内出血有关。气道转移瘤在肺部转移肿瘤中非常罕见,临床上表现为喘鸣、咯血、呼吸困难等症状,常见于乳腺癌、黑色素瘤等。肿瘤侵犯胸壁可以出现胸痛。个别患者在发现肺部转移瘤时没有原发肿瘤的症状,应积极寻找原发肿瘤,特别是胰腺癌、胆管癌等容易漏诊的肿瘤。淋巴管癌病的患者主要表现为进行性加重的呼吸困难和干咳、发绀,一般无杵状指,肺部体征轻微,常有细湿啰音。

三、影像学检查

常规的胸部 X 射线摄影(chest X-ray,CXR)是发现肺部转移瘤的首选方法,胸部 CT 较CXR 的敏感性高,其分辨率是 3 mm,而 CXR 仅能发现 7 mm 以上的病变,尤其是肺尖、近胸壁和纵隔的病变更容易漏诊。但 CT 扫描费用较高,特异性较 CXR 没有增加。如果 CXR 发现肺部有多发的转移灶,没有必要再进行 CT 检查,但以下情况应进行 CT 检查:CXR 正常,没有发生其他部位转移的畸胎瘤、骨肉瘤;CXR 发现肺内孤立性转移灶或打算进行手术切除的肺部转移瘤。对于高度危险的肿瘤,如骨和软组织肉瘤、睾丸畸胎瘤、绒毛膜癌,应 3~6 个月复查胸部CT,连续随访 2 年。

肺部转移瘤通常表现为多发结节影,由于发生转移的时间不同,结节常大小不等,直径 3~15 mm,或者更大,同样大小的结节,提示是同一时间发生,结节位于肺野外带,尤其是下肺野。小于 2 cm 的结节常常是圆形的,边界清楚。较大的病灶尤其是转移性腺癌,边缘不规则,有时呈分叶状。4%的转移瘤有空洞,常见于鳞癌,上肺的空洞性病变比下肺多见,但多发性空洞性病变可能是良性病变,如韦格纳肉芽肿。出血性转移灶表现为肿瘤周围的晕征,常见于绒毛膜癌,有时也见于血管肿瘤,如血管肉瘤或肾细胞癌。

肺部转移瘤的单发结节影少见,占所有单发结节影的 2%~10%。容易形成单发结节的肿瘤包括结肠癌、骨肉瘤、肾癌、睾丸癌、乳腺癌、恶性黑色素瘤等。结肠癌尤其是来源直肠乙状结肠的结肠癌,占孤立性肺部转移瘤的 1/3。

肺淋巴管癌病主要表现为弥漫的网索状、颗粒状或结节状阴影,支气管壁增厚,动脉轮廓模糊,CXR 可见 Kerley B 线。20%~40%的患者有肺门及纵隔淋巴结肿大,30%~50%的患者有胸腔积液或心包积液。但 CXR 检查难以发现早期的肺淋巴管癌,在早期诊断肺淋巴管癌病方面高分辨 CT 有更大优势。

FDG-PET 用于鉴别肺部良恶性病变的特异性较 CT 和 CXR 高,PET 检查能够提供更多的信息。但 PET 的分辨率不高,直径小于 1 cm 的病变显像不佳,一些肉芽肿和炎症病变也可能出现假阳性结果。近年来 CT 与 PET 联合应用的 CT-PET 技术已在临床广泛应用,明显提高了恶性肿瘤诊断和鉴别诊断的敏感性和特异性,但目前此项检查的费用较高。

四、组织学检查

转移瘤主要位于胸膜下,因此经胸针吸活检是组织学检查最常用的方法。其诊断肺部恶性病变的敏感性为 86.1%,特异性为 98.8%,但对肺淋巴管癌病的诊断价值有限。气胸是最常见的并发症,发生率为 24.5%,但需要插管的仅 6.8%。其他并发症包括出血、空气栓塞、针道转移较少见。

气管镜检查可以采用多种手段获取组织标本,如经支气管镜肺活检、气管镜引导下针吸活检、刷检、肺泡灌洗。对于外周病变,支气管检查的阳性率不到 50%,但淋巴管癌病的诊断率较高。

电视胸腔镜可以取代开胸肺活检用于肺转移瘤的诊断,并可同时进行手术治疗,并发症少,诊断特异性高。

此外,经食管超声引导下的纵隔淋巴结针吸活检、纵隔镜下纵隔淋巴结活检对于诊断肺部转移瘤也有一定的参考价值。

五、治疗

手术是肺部转移瘤首选的治疗方法,和不能手术的患者相比,能够手术切除的肺部转移瘤患者的长期生存率明显改善,在满足手术条件的患者中(不论肿瘤类型),预计超过 1/3 的患者能获得长期生存(>5 年)。接受肺转移瘤切除术的患者应满足以下条件:没有肺外转移灶(如果有肺外转移灶,这些转移灶应能够接受手术或其他方法的治疗);患者的机体状态能够耐受手术;转移病灶能够完全切除,并能合理地保护残存的正常肺组织;原发肿瘤能被完全控制或切除。

手术方式主要包括胸骨正中切开术、胸廓切开术、横断胸骨双侧胸廓切开术和胸腔镜手术,各种手术方式的优劣,见表 10-2。手术以剔除术为主,病灶切除时使肺膨胀,尽可能保留肺组织,应避免肺叶或全肺切除术。

表 10-2 转移瘤切除术比较

手术方式	优点	缺点
胸骨正中切开术	行双侧胸腔探查,疼痛轻	不利于肺门后病灶、左肺下叶病灶的切除,胸骨放疗是胸骨正中切开术的绝对禁忌证
胸廓切开术	标准手术方式,暴露好	只能暴露一侧胸腔,疼痛明显;双侧胸腔探查多需分期手术
横断胸骨双侧胸廓切开术	可以行双侧胸腔探查,改进下叶暴露,便于探查纵隔病变及胸腔的情况	切断了乳内动脉,痛苦增加
胸腔镜手术	胸膜表面显示清楚,疼痛轻,住院时间短和恢复快,并发症很少	不能触诊肺脏,无法发现从肺表面不能看见的或 CT 未能查出的病变,可能增加住院费用

即使完全切除肺部转移瘤后仍有一半的患者会复发,中位复发时间是 10 个月,再手术患者

的预后明显好于未手术患者,五年生存率、十年生存率分别为 44%、29% 及 34%、25%。目前再发肺转移瘤的手术适应证仍无明确的定论,一般年龄较轻、一般状况较好的患者,如果再发肺转移较为局限,原发肿瘤的恶性程度较低,原发肿瘤已被控制且无其他部位的远处转移,心肺功能能耐受手术的情况下可以考虑再次手术治疗。

肺转移瘤患者手术本身的并发症较低,手术死亡率为 0~4%。能够手术的肺转移瘤患者总的五年生存率可以达到 24%~68%,但不同组织类型的肿瘤预后有很大的差异,手术后预后较好的肿瘤为畸胎瘤、绒毛膜癌、睾丸癌,其次是肾癌、大肠癌和子宫癌等,预后较差的是肝癌和恶性黑色素瘤。转移灶切除是否完全对预后也有影响,完全切除患者的五年生存率、十年生存率分别为 36% 和 26%,而不完全切除者则分别为 22% 和 16%。无瘤间期(disease-free interval,DFI)是指原发肿瘤切除至肺转移出现的时间,DFI 越长,预后越好。肿瘤倍增时间(tumor-doubling time,TDT)反映的是转移瘤的发展速率,TDT 也是患者预后的重要预测指标,TDT 越长,预后越好,如果 TDT≤60 d 则不应进行手术治疗。

除手术以外,对化疗敏感的肿瘤或不能手术的肺部转移瘤仍应进行全身化疗,如霍奇金和非霍奇金淋巴瘤、生殖细胞肿瘤对化疗非常敏感,乳腺癌、前列腺癌和卵巢癌对全身化疗也有较好的反应。软组织肉瘤对化疗不敏感,但联合转移瘤切除术仍能改善患者的预后。除全身化疗外,对于不能手术的患者可以考虑局部栓塞和化疗,由于肿瘤局部药物浓度较高,在减轻化疗引起的全身反应的同时,可以提高治疗局部肿瘤的疗效。

放疗对于肺转移瘤患者的长期生存没有益处,对于气道阻塞的患者,放疗可以作为姑息性治疗方法。

(苗军程)

第四节 肺部良性肿瘤

肺部良性肿瘤是指生长在气管、支气管和肺实质内的良性肿瘤,包括支气管腺瘤、支气管错构瘤、乳头状瘤、支气管平滑肌瘤、支气管软骨瘤、脂肪瘤、肺纤维瘤、肺黏液瘤、肺化学感受器瘤等所谓的真性肿瘤,也包括一组临床和影像学上酷似肿瘤的肿瘤样病变,如肺炎性假瘤、支气管炎性息肉、淀粉样变性、子宫内膜易位症。大多数肺部肿瘤为恶性,肺部良性肿瘤少见,美国报道的肺部良性肿瘤仅占所有肺部肿瘤的 2%~5%,国内一组 1 953 例肺部原发肿瘤中,经手术证实的良性肿瘤占 12.6%(246 例)。良性肿瘤生长缓慢,生长过程中不侵犯周围组织,也不发生远处转移,虽然良性肿瘤本身对健康的危害不大,但是肿瘤阻塞气道可以导致肺不张、咯血、肺炎等多种并发症。

肺部良性肿瘤的症状与肿瘤的生长部位有密切关系。肿瘤位于气管内,患者表现为刺激性干咳、胸闷、喘鸣,有时有咯血,部分患者因胸闷喘憋被长期误诊为哮喘;X 射线胸片和胸部 CT 发现气管内阴影,气管镜检查可以明确诊断。支气管良性肿瘤常出现支气管阻塞导致的症状,如反复发作的同一部位的肺炎、肺不张,胸片和胸部 CT 往往难以发现支气管肿瘤,支气管镜检查可以明确诊断。位于肺实质的良性肿瘤多无症状,仅偶然被发现,大多数的肿瘤表现为肺内孤立性结节影。胸部 X 射线检查有时难以鉴别肿瘤的良性与恶性,功能显像的 FDG-PET 检查对肺内结节病变的诊断有较高的特异性。

一、支气管腺瘤

支气管腺瘤是起源于支气管黏液腺体、腺管上皮或黏膜下 Kulchitsky 细胞的一组良性肿瘤,包括支气管类癌、腺样囊性癌和黏液表皮样癌。其占肺部良性肿瘤的 50%,肿瘤生长缓慢,但有恶性倾向,目前研究者认为在这一组肿瘤中多数实为低度恶性的肿瘤。

(一)临床特点

1.支气管类癌

支气管类癌来源于支气管黏膜上皮和黏膜下的神经内分泌细胞(Kulchitsky 细胞),占支气管腺瘤的 80%～90%,大体上类癌分为 3 种类型:中央型、周围型和微瘤型。中央型最常见,占支气管类癌的 60%～80%,肿瘤倾向在支气管内生长,多形成表面光滑、血管丰富的息肉样肿块。微瘤型极少见,其发生常与慢性肺病,特别是支气管扩张或纤维化有关,肿瘤直径不超过 4 mm,临床上常没有症状,仅在外科或尸检标本中被发现。

发病年龄较高,平均 56 岁。临床表现除了肿瘤阻塞气道导致的症状(如发热、咳嗽、咯血、喘鸣或呼吸困难)外,部分患者出现类癌综合征,表现为面部潮红、腹泻、哮喘样发作。迁延性病例,右心可发生瓣膜病,如肺动脉狭窄、三尖瓣狭窄或关闭不全。少数患者伴发库欣病、肢端肥大症等内分泌病。

2.腺样囊性癌

腺样囊性癌占支气管腺瘤的 10%～15%。仅发生在气管及左右主支气管,尤以气管多见,肿瘤常突入气道,呈息肉样生长,或沿管壁浸润生长,呈弥漫浸润性结节。该病多见于中年人,发病没有性别差异。其恶性程度是腺瘤中最高的,可局部浸润,常见局部淋巴结和肺转移,甚至可以转移到肝、肾。

3.黏液表皮样瘤

黏液表皮样瘤源于大支气管的黏液腺,临床罕见,约占支气管腺瘤的 2%～3%,多发生在大支气管内,一般为无蒂肿块。发病早,近半数患者发生在 30 岁以前,平均发病年龄 35 岁。根据肿瘤中黏液细胞、表皮样细胞及中间型细胞的比例不同和异型性差异,组织学上又分为低度恶性型和高度恶性型。低度恶性型生长局限,手术后预后良好,高度恶性型肿瘤罕见,呈浸润性生长,并可发生远处转移。儿童及年轻成人的黏液表皮样瘤几乎均为低度恶性。

(二)诊断

由于支气管腺瘤多发生在大气道,呼吸道症状出现较早,症状依肿瘤生长部位和支气管腔是否阻塞而异。肿瘤引起气道阻塞可以导致阻塞性肺气肿、肺不张、阻塞性肺炎、支气管扩张或肺脓疡。临床上容易误诊为哮喘、慢性支气管炎、支气管扩张。胸部 X 射线检查是发现支气管腺瘤的常用手段,除常规的胸部 X 射线摄影外,过去常借助体层摄影发现气道内病变,随着 CT 扫描及计算机重建技术的发展,传统的体层摄影技术已让位于胸部 CT 扫描。发生在气管支气管内的肿瘤较小时 X 射线检查常难以发现原发肿瘤,但肿瘤导致的阻塞性改变为进一步检查提供依据。肿瘤较大时,X 射线检查可以显示大气道内的肿块影,肺实质内的肿瘤则表现为周围型结节或肿块影。通过支气管镜获得肿瘤组织标本是确诊位于大气道的支气管腺瘤的主要方法,但表面覆盖有正常支气管黏膜的肿瘤,由于支气管镜活检深度的限制,有时难以取到真正的肿瘤组织。

（三）治疗

瓣手术切除是治疗支气管腺瘤的主要方法。切除范围取决于肿瘤的生长部位和受累及远端肺组织情况。对于恶性程度较低的类癌，在切除肿瘤时应尽可能保留正常肺组织，对于恶性程度较高的黏液表皮样癌可以行肺叶或全肺切除，并清扫可疑转移的区域淋巴结。术后可以辅助放疗。对于因禁忌证无法手术的中央型腺瘤，可以在气管镜介导下进行肿瘤切除，或植入支架缓解症状。

二、肺错构瘤

错构瘤是最常见的肺部良性肿瘤，生长在肺实质，国内报道约占肺内球形病灶的8%。过去肺错构瘤被认为是肺正常组织的不正常组合所构成的瘤样畸形，现在被认为是一种良性间叶性肿瘤。

（一）临床特点

肺错构瘤大多位于肺实质内，偶尔可以累及中央气道。位于肺实质的肿瘤多发生在胸膜下肺表浅部位，常为单发病灶，呈球形或椭圆形，边界清楚，有完整的包膜，直径1～7 cm，多小于4 cm。肿瘤由肺内组织成分异常组合而形成，含有多种间叶成分，如软骨、平滑肌、脂肪组织、结缔组织。肿瘤可发生钙化，多位于中心，分布较均匀，此种钙化结构常见爆米花式或核桃肉样。

此瘤多见于成年人，平均发病年龄为40岁，男性患者多于女性患者，男、女患者之比为2：1。肺错构瘤大多位于肺的外周，由于生长缓慢，一般没有症状，多为偶然发现。少数位于中央气道的肿瘤引起刺激性干咳，喘鸣，呼吸困难，发生阻塞性肺炎时出现发热。

典型的X射线表现为肺野外带的单个圆形或椭圆形结节或肿块，直径多小于4 cm，肿瘤边缘光滑，可有浅分叶，周围无浸润。肿瘤内可见钙化，多在中心而且分布均匀，典型者呈"爆米花"样，脂肪组织较多者，瘤体内见低密度区。

（二）诊断

肺错构瘤多为偶然经胸部X射线检查发现。典型的"爆米花"样钙化虽然不是肺错构瘤的特征性表现，但有助于鉴别肺错构瘤和恶性肿瘤。支气管镜对大气道内错构瘤的诊断有帮助，经胸针吸活检有助于良性与恶性病变的鉴别，多数病例需要手术活检确诊。

（三）治疗

手术切除病灶是唯一的治疗方法。肺错构瘤极少恶变，但有些病灶难与周围型肺癌区别，因而对于有肺癌高危因素，应对疑为肺错构瘤的中老年患者行剖胸手术探查，并切除病灶。大多数肺错构瘤病例可采用肿瘤摘除术，尽量保留正常的肺组织，减少术后并发症。

三、肺炎性假瘤

炎性假瘤是一种境界清楚的炎症增生性肿块，由炎症细胞和梭形间叶细胞以不同比例混合而成，并非真正的肿瘤，其发病机制不清楚。其发病率在肺部良性肿瘤中仅次于肺部错构瘤。

（一）临床特点

肺炎性假瘤的病理学特征是组织学的多形性，肿块内含有排列成条索的成纤维细胞、浆细胞、淋巴细胞、组织细胞、上皮细胞以及内含中性脂肪和胆固醇的泡沫细胞或假性黄瘤细胞，以往文献按假瘤中细胞成分将炎性假瘤分为假乳头状瘤型、纤维组织细胞瘤型、浆细胞瘤型、假淋巴瘤型等。目前新的分类中将假性淋巴瘤归为交界性淋巴增生性病变,其余部分分为纤维组织细胞型和浆细胞肉芽肿型两种类型。

该病可发生在任何年龄,多数患者在 40 岁以下。半数患者常没有任何症状,仅在胸部 X 射线检查时偶然发现。部分患者在此前有呼吸道感染病史,表现为咳嗽、咳痰及痰中带血等症状。

(二)诊断

胸部 X 射线检查是发现炎性假瘤的主要方法,表现为密度较低而均匀、边缘清楚、轮廓完整的球形阴影,没有特征性表现,可以发生于任何肺叶,但多位于肺的外周,可累及胸膜。10% 的病例缓慢增大。肺炎性假瘤没有特异性诊断方法,纤维支气管镜检查无助于诊断,确定诊断靠开胸肺活检。

(三)治疗

影像学上炎性假瘤很难与恶性肿瘤区别,并且部分炎性假瘤可缓慢增大,药物治疗无效,因此,一旦发现应积极采取手术治疗,手术应采用肺楔形切除或肺段切除,尽量保留正常肺组织,手术切除后预后良好。

四、支气管乳头状瘤

支气管乳头状瘤是一种少见良性肿瘤,组织学分为鳞状上皮乳头状瘤、柱状细胞乳头状瘤和混合型。临床上支气管乳头状瘤分单发性和多发性,前者多见,多发性者又称为乳头状瘤病,与人乳头状瘤病毒感染有关。孤立性肿瘤在支气管腔内呈乳头状生长,基底部较宽,多发性肿瘤多见于喉,部分波及气管、支气管,呈疣状或菜花状赘生物。

常见症状与气道刺激和阻塞有关,表现为咳嗽、咯血、胸闷。哮喘样症状,胸部 X 射线检查可能发现阻塞性肺炎、肺不张等气道阻塞的表现。支气管镜检查有助于诊断。

肿瘤位于大气道内可以通过气管镜摘除,无法经气管镜介入治疗时可以考虑手术。部分成人孤立性乳头状瘤可能恶性变,术后注意随访,以便及早发现复发或恶变。

五、肺部其他罕见良性肿瘤

间叶性肿瘤(如黏液瘤、纤维瘤、脂肪瘤、软骨瘤)以及其他良性肿瘤(如肺硬化性血管瘤、透明细胞瘤、神经鞘瘤、畸胎瘤、副节瘤)临床上罕见,仅有少量的病例报道,此类肿瘤的临床表现没有特异性,术前很难获得确定诊断。手术是诊断和治疗此类肿瘤的主要手段。

(苗军程)

第五节　气管及肺部其他原发恶性肿瘤

肺部恶性肿瘤以原发性支气管肺癌占绝大多数,约为肺部全部恶性肿瘤的 98%。其他肺部肿瘤的发病率占肺部恶性肿瘤的 0.34%~2%,其临床表现、影像学改变及生物学特性易与原发性肺癌相混淆,如无法手术则较难明确诊断。肺部其他恶性肿瘤以肺纤维肉瘤及平滑肌肉瘤占多数,其他类型恶性肿瘤(如血管肉瘤、脂肪肉瘤、横纹肌肉瘤、神经纤维肉瘤、恶性肺淋巴瘤)相对更少;肺部其他恶性肿瘤与原发性支气管肺癌有相似之处,但这些肿瘤在生物学特性、诊断、治疗和预后方面有别于原发性支气管肺癌。治疗及预后方面与原发性支气管肺癌有相同之处又有区别,应根据各自肿瘤浸润情况、生物学特点选择适合的治疗方法。

一、原发性气管癌

原发性气管癌是一种少见病,约占气管-支气管肿瘤中的2%,据M.D.Anderson癌症研究中心报告1949—1988年原发性气管恶性肿瘤54例,其中鳞癌30例(55.6%),腺样囊性癌10例(18.5%)。Hajdu报告41例气管原发癌,鳞癌30例(73.2%),腺样囊性癌7例(17.1%)。至1994年综合国内报告气管癌有124例,其中鳞癌49例(39.5%),腺样囊性癌52例(41.9%),腺癌10例(8.1%),黏液表皮样癌6例(4.8%),小细胞癌3例,类癌2例,恶性淋巴瘤1例和恶性多形性腺瘤1例。上海市胸科医院总结1957—1999年,共诊断气管肿瘤480余例,占同期原发性支气管肺癌(10 898例)的4.4%,其中原发性气管癌444例,占气管原发肿瘤的92.5%。

(一)病理

原发性气管肿瘤大多来自上皮或腺体的肿瘤,主要是鳞状细胞癌和腺样囊性癌(即圆柱瘤型腺癌),类癌较少见。良性肿瘤发病较少,占原发肿瘤的25%～35%。恶性肿瘤较常见,占68%～77%,其中以腺癌和鳞癌较多,小细胞癌较少。良性肿瘤有纤维瘤、乳头状瘤、淋巴管瘤、平滑肌瘤、毛细血管内皮瘤、黏膜下血管瘤和息肉等。恶性肿瘤中以鳞癌和腺样囊性癌最为多见,后者生长速度缓慢,在黏膜下扩散,肉眼有时难于辨认其侵犯范围,某些患者虽然在气管腔内病灶较小,但肿瘤已穿出管外并浸润到纵隔内。小细胞癌、鳞腺混合癌、大细胞癌较为少见,罕见的类型包括平滑肌肉瘤、恶性淋巴瘤、纤维肉瘤、软骨肉瘤、横纹肌肉瘤、脂肪肉瘤、血管肉瘤、癌肉瘤、恶性黑色素瘤。气管低度恶性肿瘤中以腺样囊性癌为最多见,此外包括黏液表皮样癌、类癌、恶性纤维组织细胞瘤、神经纤维瘤等。

原发性气管恶性肿瘤中鳞癌发展较快,常呈溃疡性变,向外侵犯较早。食管前壁肌层亦常累及。气管肿瘤主要的转移途径是通过淋巴道,由下向上引流至锁骨上淋巴结,而很少向下转移至纵隔和隆突下淋巴结。血道转移发生率极低,直接向管壁外浸润常常是导致死亡的主要原因。

继发性气管肿瘤都是邻近器官肿瘤直接侵犯所致,如甲状腺癌、支气管肺癌、食管癌。

(二)临床表现

气管肿瘤的最常见症状是咳嗽,常呈刺激性、顽固性干咳,多种治疗无效。在早期气管腔未出现狭窄前,多有白色泡沫状痰,当肿瘤表面出现坏死,可有血丝痰或满口血痰,但多数患者出血量不多,可在数天内自然停止。随着肿瘤的增大,气管腔逐渐狭窄,出现进行性呼吸困难,特点为吸气性呼吸困难,吸气期延长,即所谓的喘鸣,严重者吸气时锁骨上窝、胸骨上窝和下部肋间隙都凹陷,即"三凹征"。此时肺部X射线检查无特殊表现,故常误诊为支气管哮喘。声音嘶哑是肿瘤晚期出现局部压迫、侵犯或淋巴结转移累及喉返神经所致。

肺部听诊可闻及双肺呼吸音粗糙,严重者可听到风箱气流样的声音和各种音调的哮鸣音,即使不用听诊器亦可在近身处闻及,提示上呼吸道的梗阻。

由于气管肿瘤早期症状不典型,胸片检查多无异常发现,而出现典型的上呼吸道梗阻症状时,多数已处疾病的晚期;晚期患者常有局部转移,导致颈部淋巴结肿大,颈交感神经压迫征和上腔静脉阻塞综合征等。有些在确诊前往往有数月或数年的病程,因此,对难于缓解的刺激性干咳、痰血,应尽早进行气管镜检查,以明确诊断及时治疗。

（三）诊断

对年龄在 40 岁以上，近期出现气喘性哮鸣，体位变化能诱发或减轻症状，哮喘药物治疗无效，伴有痰血或阵发性夜间呼吸困难，而无心脏病等，都是鉴别气道梗阻和支气管哮喘的要点，应做进一步检查排除气管肿瘤。气管肿瘤常容易被误诊或漏诊，多数直至呼吸困难、病情危重时才被认识，故临床诊断时对长期顽固性咳嗽伴有吸气性呼吸困难者，应引起警惕，及时做相应检查。

1.实验室检查

痰脱落细胞学检查：气管肿瘤尤其是恶性气管肿瘤痰细胞学阳性率较高，对判断肿瘤的良性与恶性有帮助。但对气管肿瘤部位、范围、侵犯程度则需要其他检查手段来明确。

2.X 射线检查

X 射线诊断以空气对比摄片和气管断层为佳。侧位片对颈段气管暴露较好，隆突部额面断层片能较好地显示胸段的气管全貌。如气管腔内有软组织阴影，管壁增厚，管腔狭窄可初步做出诊断。

3.CT 检查

CT 检查在诊断气管肿瘤的累及范围、浸润深度、蔓延方向及有无淋巴结转移等方面较胸片有优势。气管恶性肿瘤常表现在气管及支气管腔内、外生长，CT 表现为沿气管生长的不规则形突起的软组织块影，多呈菜花状，并可沿气管环状生长而导致环行狭窄。肿瘤与主动脉或食管间的脂肪间隙消失，是表明纵隔已受侵犯的 CT 征象。纵隔及肺门淋巴结增大，提示气管肿瘤存在转移的可能。

4.纤维支气管镜检查

纤支镜检查是诊断气管肿瘤最有效的手段，它既可在直视下获得细胞学及组织学诊断，又能对肿瘤的范围、部位做出定位。对气管肿瘤有较严重气管梗阻、有出血病史或在检查中发现肿瘤表面血管丰富者应慎作活检及刷检，以免出现意外。

（四）治疗

对局限于气管的早期恶性肿瘤的治疗以外科为主，手术可达到切除病变，解除气道梗阻，重建气道的作用。手术方式以气管环状切除端端吻合最为常用，某医院共实施气管手术近 500 例，其中气管恶性肿瘤 400 例，并创新设计了隆突主支气管切除，多段支气管隆突成形术及气管和隆突切除、分叉人工气管置换等 20 多种新术式。因此对患者一般情况较好，能够耐受手术，应首选手术治疗；对病变范围广泛，难于手术的患者采用以放疗为主的治疗，同时辅以化疗，可取得较好的疗效。内科姑息性治疗还包括经气管镜内电烧、激光等治疗；近年来，镍钛记忆合金气管内支架为部分晚期无法手术或有手术禁忌的患者提供了新的治疗方法，具有快速、方便的特点，能够为进一步治疗赢得时间。

（五）预后

气管鳞肿瘤瘤完整切除术后三年生存率为 24.4％，也有报告气管鳞癌伴局部淋巴结转移者生存率为 25％，气管切端阳性者的生存率为 20％，对切除端阳性患者术后加用放疗可达到延长生存时间的目的。单纯放疗的中位生存期为 10 个月左右。腺样囊性癌生长相对缓慢，如手术能够完全切除，切端和淋巴结阴性术后一年生存率可达 85％，治愈率为 75％，但术后有较多的复发和转移。淋巴结阳性者术后一年生存率稍低 84％，而单纯放疗的一年生存率仅为 25％，因此如有可能应采用手术治疗。气管腺癌较其他类型气管肿瘤更易出现局部转移侵犯纵隔，手术完全切除者一年生存率约为半数。而单纯放疗者预后较差。气管类癌好发于气管下端 1/3 段，以无气管软骨的膜部多见。切除不完全者,术后易复发。肿瘤能够完全切除者多能长期生存。黏液表皮样癌预后相对较好,完整切除者多能长期生存。

二、肺纤维肉瘤

肺部其他恶性肿瘤中肺纤维肉瘤是较为常见的一种。据 Cuecion 一组 58 例报告,其中男性40 例,女性 18 例;国内文献报告 7 例,男性 4 例,女性 3 例。发病年龄在 3～67 岁,以青壮年多见。

(一)病理

肉眼见肺纤维肉瘤质地较软,可有假包膜,切面呈灰白或鱼肉样,无明显纤维束,少数可见肿瘤内有大片坏死,瘤体以 4～12 cm 多见,镜下病理特征为长条形或长索形细胞构成,瘤细胞间常见有纤维细丝,银染后在瘤细胞间有较多的网状纤维呈纵横交错排列。分化较好的纤维肉瘤,瘤细胞形态多变,胞核颗粒粗,核膜核仁清晰,梭形核多见;分化差者胞浆少,核小,细胞可有较多的核分裂相。

(二)临床表现

肺纤维肉瘤多数生长在肺实质内,也可见于支气管腔内;肿瘤位于支气管腔内者可较早出现症状,肺实质内的多在瘤体较大时出现症状。

咳嗽为最常见的症状,痰量不多,可伴有血痰、胸痛等症状,肿瘤较大者可有咳嗽、痰血、胸闷、气急、发热、胸痛、消瘦、呼吸困难等症状。

(三)实验室检查

1.X 射线检查

肺周围椭圆形或体积较大的团块影,肿块一般在 4～12 cm,边缘光滑,质地均匀,无明显分叶或毛刺。生长部位可在肺的任何一叶。与原发性支气管肺癌所不同的是尽管肿瘤很大,但极少有纵隔淋巴结肿大。

2.CT 检查

肺纤维肉瘤 CT 检查可见肿瘤呈圆形肿块,边缘光滑,密度均匀一致,纵隔多无肿大淋巴结,CT 检查能够对肿瘤的定位及与肿瘤周边的关系提供帮助。

3.纤支镜检查

生长于支气管腔内的肺纤维肉瘤在纤支镜下可见支气管腔内息肉样的新生物阻塞管口;位于肺实质内的肺纤维肉瘤在纤支镜下可见管腔外受压变窄的改变。

(四)治疗及预后

肺纤维肉瘤以局部侵犯及转移为主,较少出现淋巴道转移,对放疗和化疗相对不敏感。故治疗原则以手术治疗为主,肺纤维肉瘤多数较大,肿瘤可达 10 cm 以上,如肿瘤原发于纵隔面肿瘤可向纵隔直接侵犯,侵及大血管及纵隔组织,手术时难于完全切除。此时在手术时应在未完全切除的肿瘤部位安放银夹标记,为术后放疗做准备。手术完全切除的患者预后相对较好,术后五年生存率为 40%～50%,最长术后生存 24 年;而手术切除不完全者,如术中见肿瘤广泛侵犯壁层则易复发,多数在术后 2 年内死于局部或远道转移。术后加用化疗和放疗能够部分控制复发并延长生存期。

三、肺平滑肌肉瘤

肺平滑肌肉瘤可来自气管和支气管平滑肌组织,也可来自肺组织内的血管壁以及肺动脉干的平滑肌组织,来自支气管平滑肌组织者占多数。

(一)病理

肿瘤多数起源于支气管和肺血管的平滑肌组织,左肺与右肺的发生率无明显差异,上叶与下叶的发生率无明显差异,肉眼下肿瘤多无包膜,质地中等,肿瘤细胞呈长条形,两端较钝,也有细胞呈小圆形或多形性,细胞大小、形态较一致,胞质较少,胞核为圆形;核仁和核膜不甚清楚,可见有核分裂相,分化较低的肿瘤细胞平滑肌细胞形态和排列难以辨认,需特殊染色才可判断组织来源。血管平滑肌肉瘤来自肺实质血管壁的平滑肌组织,肉眼见瘤体呈褐色,血管丰富,外形呈囊形或不规则形,镜下由大小不等的血管和变异的平滑肌细胞所组成,常可见大片坏死,血管走行不定,管腔不规则扩张,呈海绵状或不规则形状,管壁明显增厚,部分管壁平滑肌细胞与周围的梭形瘤细胞融合成片,难以辨别。肿瘤血管内可有瘤栓。

(二)临床表现

发病年龄据报告可自新生儿到92岁,国内25例报告年龄在19～58岁,早期肿瘤较小时无任何症状,部分患者(占12%～32%)体检发现肺部肿瘤。最常见的症状为胸痛、咳嗽、发热,国内报告25例中22例均有不同程度的咳嗽,干咳或有痰,痰中带血丝者约有半数,有一例咯血量每天达800 mL,其他症状有胸闷不适(占23%)、活动后气急(占27%)等,合并有肺不张或阻塞性肺炎患者可有高热、咳嗽、咯血、咳痰等症状。尽管咳嗽症状非常常见,但痰液检查很少能够检查到瘤细胞。

(三)实验室检查

1.X射线检查

X射线胸片上多呈圆形或椭圆形的阴影,多数肿瘤直径超过5 cm,边缘多较清楚,密度中等,质地均匀,少数可略呈大分叶状,分层片可见肿瘤压迫或推移支气管的征象。肿瘤阻塞支气管管腔时可引起肺叶不张或阻塞性肺炎。

2.CT表现

CT表现为胸腔内较大的实质性肿瘤阴影,密度中等、部分肿瘤内部可见有低密度的液化坏死表现。CT较少见纵隔淋巴结肿大。

3.纤支镜检查

对原发于肺周围实质内的肺平滑肌肿瘤,纤支镜检查仅可见到支气管管腔受压变形的间接表现。病灶起源于较大支气管的肺平滑肌肉瘤可侵犯到支气管腔内,纤支镜可见管腔内肿瘤新生物呈息肉状,支气管黏膜受侵犯表现。

(四)治疗和预后

肺平滑肌肉瘤对化疗及放疗不敏感,治疗以手术为主,手术切除指征可适当放宽,虽然肿瘤很大,但多数在手术时无纵隔淋巴结转移。手术切除不完全者,术后可给予辅助性化疗及放疗,对肺叶切除后的单个复发病灶,如肺功能允许,可再次手术。

四、肺原发性横纹肌肉瘤

肺原发性横纹肌肉瘤十分罕见。男性患者多于女性患者,中年患者居多。肺组织无横纹肌纤维,发生于肺的横纹肌肉瘤其组织来源:①原始间叶细胞的肌源性化生。②其他结缔组织的化生。③咽部或食管区横纹肌母细胞的异位游走所致。

（一）病理

肿瘤瘤体较大，可达 20 cm 以上，表面光滑，可有假包膜，瘤体切面呈鱼肉样，或为粉红色，易侵犯静脉和支气管。也有部分患者的肿瘤原发于支气管腔内。镜检肿瘤多为多形性及巨细胞组成。

（二）临床表现

早期常无症状，合并感染时可有咳嗽、痰血等症状，肿瘤较大时可产生肿瘤压迫症状，但无特征性。

（三）实验室检查

1.胸片

肿瘤多生长在肺周围，发展迅速，呈密度致密，边界清晰，无分叶和毛刺，亦无子灶，早期无症状，故诊断时肿瘤体积多较大。

2.CT 检查

CT 检查对肿瘤的定位及有无局部侵犯有帮助，多无纵隔淋巴结肿大。

（四）诊断

症状对诊断可有提示作用，对胸部 X 射线有较大的实质性占位病变。对于肿瘤增大迅速者，应考虑到此病的诊断，诊断须获得组织学标本。

（五）治疗

首选手术切除，预后与肿瘤大小及局部侵犯相关。术后加化疗和放疗对提高预后有帮助。

五、肺原发性癌肉瘤

癌肉瘤可见于子宫、鼻咽部、乳腺、支气管、膀胱及食管等部位，原发于肺部的癌肉瘤，在肺部其他恶性肿瘤中极为罕见。肺癌肉瘤于 1908 年由 Kika 首次报告，到目前国内文献共报告79 例。其发病年龄为 26～81 岁，以 50～69 岁为发病高峰，男性患者多于女性患者。

对于癌肉瘤组织发生有不同的看法。Jenkins 认为此瘤以癌为主，肉瘤是结缔组织的反应增生，Willis 则认为先发生癌变而后出现肉瘤变；另有研究者认为肺原发性癌肉瘤是来源于不同成分的癌成分和肉瘤成分。国内研究者的观点有三种：①癌和肉瘤同时存在学说。②合成学说：癌肉瘤组织诱导间质中的细胞上皮或间质分化而演变为癌和肉瘤。③复合学说：有多能干细胞向上皮或间质分化而演变为癌和肉瘤，使两种组织成分混合或融合为一体。

（一）病理

大体标本分为中央型和周围型。中央型（管内型）瘤体较小，可有蒂，呈息肉状，亦可沿支气管腔扩展。切面呈鱼肉样，质脆。周围型体积较大，可达 15 cm，肿物中等或较硬，质地均匀，呈灰白色或灰黄色。有出血时呈褐色。镜下为含有癌和肉瘤两种成分的混合性肿瘤。癌的成分以鳞癌多见，且常为非角化者，此外，亦可为腺癌、肺泡细胞癌和大细胞癌，或各种类型的混合癌。肉瘤成分以纤维肉瘤最多见，此外，也见于多形性横纹肌肉瘤、平滑肌肉瘤、骨肉瘤、软骨肉瘤和恶性纤维组织细胞瘤等。

（二）临床表现

周围型在早期多无症状，体检时可发现，因症就诊者的肿瘤体积多较大，主要症状为咳嗽、咳痰，可有血丝痰或血块痰、胸闷、气短、发热、乏力和消瘦。肿瘤较大或发生于较大支气管时可出现支气管阻塞所致的支气管肺炎、肺不张、支气管扩张、肺化脓症等。

（三）实验室检查

1.痰脱落细胞学

检查多数为阴性，仅个别病例可查见癌细胞。

2.影像学检查

X射线表现：周围型在肺野中见肿瘤阴影，质地均匀，密度较大，部分可有分叶，边界清晰，一般无空洞或钙化。与肺癌的影像学改变较难区别。CT检查可在纵隔窗内见部分有纵隔淋巴结肿大。

3.支气管镜检查

支气管镜检查对中心型癌肉瘤有诊断价值，可通过支气管镜活检取样获得病理诊断，对周围型可通过TBLB对诊断提供帮助，但所取标本较小，多数难于做出精确诊断。

（四）治疗

手术切除为首选治疗方法。早期病例手术治疗后预后较好，近年来为了提高生存率，在手术后多采用术后放疗或和化疗为主的综合治疗。对无手术机会的则采用放疗和化疗结合的综合治疗方法。文献报告：经积极的手术切除，术后放疗和化疗，肺癌肉瘤患者的一年生存率为67%，三年生存率为53%，五年生存率为43%。多采用ADM、VDS、DDP方案化疗，也可采用新的抗肿瘤药物治疗，但远期疗效仍有待观察。

六、肺原发性恶性淋巴瘤

原发于肺内的恶性淋巴瘤较为少见，国内文献报告有7例；欧美国家肺淋巴瘤的发病率高于国内。Koss 1983年曾分析研究161例原发性肺霍奇金淋巴瘤，并对肺原发性恶性淋巴瘤进行描述。

（一）病理

肺原发性恶性淋巴瘤起源于肺支气管黏膜下的淋巴结组织及动静脉周围的淋巴组织，瘤细胞可沿淋巴管道的走向浸润生长及蔓延。瘤体皆位于肺实质内，可以表现为单发韧性肿物，大小为3～19 cm，呈灰白色、淡黄色或淡粉色，无包膜，肿物边界多不清晰。瘤细胞有恶性表现（细胞不成熟、形态单一、以小淋巴细胞为主），病变多见于上叶，分化差者的细胞形态像淋巴母细胞，细胞大，胞质多，核为圆形，染色质细，可见核仁。分化好者的细胞如成熟的小淋巴细胞，呈小圆形，胞质少，核圆形，深染。核膜厚，染色质成块，无核仁，恶性淋巴瘤伴巨球蛋白血症者不少见，常为IgM型，少数为IgG和IgA。淋巴瘤病理分类较复杂，过去从病理形态上分为淋巴肉瘤和网状细胞肉瘤两大类，目前多以小淋巴细胞淋巴瘤、浆细胞样淋巴瘤、滤泡中心细胞淋巴瘤和B细胞淋巴瘤划分。

（二）临床表现

约半数患者无症状。常见症状有发热、咳嗽、咯血、体重减轻、胸痛、胸闷、皮肤瘙痒等非特异性症状。如病灶位于肺尖部、生长速度快出现上腔静脉压迫综合征、胸腔积液等表现。少数患者可出现声音嘶哑、膈肌麻痹等。

（三）实验室检查

1.痰液脱落细胞检查

痰液脱落细胞检查极少呈阳性，纤支镜检查可见有支气管管腔受压、变形等间接征象。

2.X 射线检查

肺内有孤立性圆形或椭圆形阴影,可呈巨大团块影,边缘多数模糊不清,密度均匀,肿瘤极少钙化。少数肺门淋巴结肿大。极少有远道转移。

3.CT

CT 表现为胸腔内巨大的圆形或椭圆形肿块,边界清楚,肿块密度均匀,少数可见有低密度的液性暗区。

(四)治疗及预后

以手术治疗为主,如能完整切除,术后辅以化疗,可有较好的预后。肿瘤出现恶性胸腔积液者预后不佳;无法手术者可采用以化疗联合放疗的综合治疗。五年生存率为 42%～46%。

七、肺原发性霍奇金病

肺原发性霍奇金病及为罕见,据综合文献报告共有 61 例。女性 36 例,男性 25 例,年龄范围 12～82 岁,发病以 20～30 岁及 60 岁以上较为集中。

(一)病理

结节硬化型、混合细胞型、霍奇金肉芽肿及未分型为主要病理类型。

(二)临床表现

典型临床表现为持续性干咳伴轻度胸痛,其他症状有发热、消瘦、呼吸困难、咯血、疲劳、喘鸣等;约 20% 的患者无任何症状,查体发现肺部病灶。多数患者无任何体征,部分患者见有肺实质体征、喘鸣、湿啰音;很少有浅表淋巴结肿大;少数患者可见有杵状指。

(三)实验室检查

1.痰液检查

痰液检查罕有阳性,对脱落细胞无法做出诊断。

2.X 射线检查

X 射线检查表现为单发或多发结节占多数,其次为肺部浸润阴影,密度不均的浸润影多见,少数患者可见有肺不张及胸腔积液。

3.纤支镜检查

多数纤支镜检查结果正常,部分患者镜下可见有非特异性的间接征象,如支气管管腔狭窄变形、管壁受压、黏膜下浸润。纤支镜检查病理阳性率极低。对周围型肺霍奇金病做 TBLB 检查,有助于诊断。

(四)治疗及预后

手术前难于做出诊断,治疗以手术治疗为主,术后加以化疗和放疗,预后相对较好。五年生存率可达 70%～90%;对无手术指征者,放疗及全身化疗可提高生存时间,双侧病变、纵隔淋巴结转移、病灶累积胸膜、伴有空洞者预后较差。近年来,新的化疗药物的临床应用,对部分晚期肺霍奇金病的内科治疗提供了更多的可选择手段。

八、肺原发性恶性纤维组织细胞瘤

肺原发性恶性纤维组织细胞瘤好发于四肢及躯干,多见于下肢及臀部。男性患者略多于女性患者,50 岁以上者多发。国外报告有 22 例,国内近十年报告肺恶性纤维组织细胞瘤 12 例,年龄范围 10～70 岁。肿瘤平均 8 cm。

(一)病理

肿瘤多较大,包膜多不完整。镜检发现成纤维细胞为主要成分,呈圆形、多边形。肿瘤由异形明显的组织细胞样细胞组成。核居中,染色质呈粗颗粒状,有一个或两个核仁,胞质淡,嗜伊红,偶见巨细胞、中间形细胞、核黄色瘤样细胞等。免疫组织化学染色对上皮标志物抗体呈阴性反应,但对非上皮标志物抗体呈阳性反应。

(二)临床表现

症状有咳嗽、痰血、胸痛、低热、体重减轻、气短等,但也可无任何症状。

(三)实验室检查

胸片可见圆形或椭圆形块影,密度相对均匀,边缘清晰,可有局部侵犯(如侵犯胸壁、脊柱或膈肌),有较大肿瘤者可见有空洞形成。CT 检查:除见有肿瘤影外,多数无纵隔淋巴结肿大。

(四)治疗

治疗以手术治疗为主,术后可辅以放疗和化疗。预后与肿瘤大小、有无局部及远道转移相关,但有部分患者在术后出现局部复发和远道转移,以血行转移多见。

九、肺网状细胞瘤

肺网状细胞瘤,我国各地的统计资料与国外有所不同,其发病率高于霍奇金病。发生于肺部的仍属少见。

(一)病理

网状细胞大量增生,形态、大小不一。细胞核结构不一致,体积较大,呈弥漫性分布。无分巢现象。核形不规则,染色质少而细,可见核仁。

(二)临床表现

该病的发病年龄高峰在 31～40 岁。男性患者较多。主要症状为咳嗽、痰血和胸痛。

(三)实验室检查

1.X 射线胸片

X 射线胸片多见周围型肿瘤,常呈巨大团块阴影,边缘清晰,可累及整个肺。较少引起支气管腔内阻塞现象。

2.扫描

扫描可对肿瘤的大小及局部侵犯做出定位。

(四)诊断

症状常无特异性,痰液及支气管镜检查对诊断帮助不大。根据 X 射线及 CT 可对诊断提供线索。确诊常须手术剖胸。

(五)治疗和预后

肿瘤体积较小,手术能完全切除者预后较好。部分患者可长期存活。对姑息性切除者,术后易给予化疗或放疗可减少局部复发及远道转移率。

十、肺母细胞瘤(肺胚层瘤)

(一)病理

镜检见肿瘤部分有纤毛柱状上皮及腺体分化以及基膜样结构的内胚层组织。也有人认为肿瘤可由成熟的肺间质中原始中胚层间质细胞形成。肿瘤细胞形态大小不一,呈梭形或椭圆形,有核浓缩、核分裂象。上皮细胞与肉瘤细胞间分界不清,可见移形结构。不规则腺管内有双层或多层柱状上皮细胞。

肺母细胞瘤为极少见的原发性肺部肿瘤。此病占肺原发性恶性肿瘤的 $0.25\%\sim0.5\%$。发病年龄从2个月到80岁,平均年龄40岁,男性患者多于女性患者(21:7)。

肺胚基来源为较为公认的组织起源,研究者认为肿瘤来源于原始多能性间质及肺母细胞。有人认为肺母细胞瘤是肺癌肉瘤的一种变异,但肺母细胞瘤多好发于肺周围部位,形态类似于胚胎早期的胚肺。瘤细胞向各种不同类型的上皮和间叶细胞分化。

肺母细胞瘤多含有上皮和间质两种恶性成分,故被研究者认为是癌肉瘤的一种亚型,因其发病似肾母细胞瘤而得名,还有一个名称为肺胚胎型癌肉瘤。肿瘤多较大,为 $2\sim26$ cm,有包膜或假包膜,也可无包膜,但边界清楚,多呈圆形或椭圆形,表面可呈结节状,切面呈灰白、粉红、棕色、似鱼肉状,部分肿瘤可见有囊性变表现。肺母细胞瘤以膨胀性生长为主,局部浸润性生长相对较少。其虽可侵犯肺胸膜和支气管外壁,但较少侵犯胸壁或侵入支气管腔内。镜检见肿瘤有纤毛柱状上皮及腺体分化和基膜样结构的内胚层组织,细胞形态大小不一,呈梭形或椭圆形,核浓染,伴有分裂象。肿瘤生长部位多为肺的周围,少见于肺的中心部位;病变多为单发,也可多发,且以双肺多发较多。

(二)临床表现

临床表现以呼吸道症状为主,主要为咳嗽、气急、咯血、胸痛等,亦有发热、乏力、食欲缺乏等症状,约占 90%。

(三)实验室检查

1.痰检

痰检无法做出细胞学诊断。

2.X 射线检查

胸片见椭圆形或圆形肿块,多呈分叶状,边界清楚,无毛刺。多数肿瘤超过 10 cm,肿瘤内无钙化。CT 常显示肿瘤位于肺周围部,多较巨大,但多无纵隔淋巴结肿瘤,部分肿瘤可有局部浸润。

3.支气管镜

支气管镜对该病的诊断帮助不大。可见肿瘤压迫所产生的支气管腔内的间接征象。

4.B 超或 CT 定位下经皮肿瘤穿刺

仅做细胞学检查很难做出诊断,采用较粗的活检枪活检,有可能获得诊断。

(四)诊断

多为手术探察或术后做出诊断。

(五)治疗

以手术切除为首选,多数患者术后须用放疗和辅助化疗。近年来新的化疗方案选用 IFO＋EPI＋VP-16 或 IFO(CTX)＋EPI＝DDP,部分患者可获得明显的疗效。

(六)预后

多数患者生存期在 2 年以内。手术切除的五年生存率为 6%。肿瘤直径大于 5 cm 或治疗后出现转移是预后不良的标记。转移可出现淋巴道或血行转移,一旦转移,半数患者在3～12个月死亡。

十一、血管源性肿瘤

肺原发性血管源性肿瘤可分为血管内皮细胞肿瘤及外皮细胞瘤,较多见于皮下、肌肉及内脏（肝、肺、脾）。肺部血管源性肿瘤较为罕见,发病年龄为 10～73 岁,平均年龄为 51.5 岁,男性患者多于女性患者,青少年发病较少。

（一）病理

肿瘤生长呈良性肿瘤的特征。大体标本切面可见丰富的血管,镜检见肿瘤组织由不典型的毛细血管构成,或由分化不良的内皮细胞或血管外皮细胞形成。镜下细胞呈圆形、椭圆形或梭形。肿瘤可坏死形成空腔或伴有液化。

（二）临床症状

主要临床症状为持续性咳嗽,咯血。肿瘤较大者可出现压迫支气管所产生的症状,如胸闷、气急、胸痛。

（三）实验室检查

X 射线胸片及 CT 显示肿瘤成圆形,边缘光滑,密度均匀,部分可见有低密度区,瘤体可达 5～15 cm,甚至可占据一侧胸腔。

（四）诊断

临床有咳嗽、咯血,胸腔内有巨大肿瘤,应考虑到此病的可能,确诊需剖胸探察。

（五）治疗

首选手术切除,部分肿瘤发现时多已侵及局部,如胸膜、肋骨、胸壁和纵隔,晚期可出现血道和/或淋巴道转移。无手术指征者可选用化疗或放疗,但一般疗效较差。

（苗军程）

第十一章

消化系统肿瘤的临床诊疗

第一节 食 管 癌

一、病因学

(一)烟和酒

长期吸烟和饮酒与食管癌的发病有关。有人研究,大量饮酒者食管癌的发病率是基本不饮酒者的发病率的 50 余倍,吸烟量多者的发病率比基本不吸烟者高,酗酒嗜烟者的发病率是既不饮酒又不吸烟者的 156 倍。一般认为饮烈性酒者患食管癌的危险性更大,根据日本一项研究,饮用威士忌和当地的 Shochu 土酒危险性最大,而啤酒最小。非洲特兰斯开地区,用烟斗吸自己种的烟叶的人食管癌的发病率比吸纸烟者高。

(二)食管的局部损伤

长期喜进烫的饮食也可能是致癌的因素之一。例如,新加坡华裔居民中讲福建方言的人群有喝烫饮料的习惯,其食管癌的发病率比无此习惯的讲广东方言人群高得多。哈萨克族人爱嚼刺激性很强含有烟叶的"那司",可能和食管癌高发有一定关系。在日本,喜吃烫粥、喝烫茶的人群的发病率亦较高。

各种原因引起的经久不愈的食管炎,可能是食管癌的前期病变,尤其伴有间变细胞形成者癌变危险性更大。有研究者报道,食管炎和食管癌关系十分密切,食管炎往往比食管癌早发 10 年左右。食管炎也好发于中胸段食管,在尸检中食管炎往往和癌同时存在。

(三)亚硝胺

亚硝胺类化合物是一种很强的致癌物,中科院肿瘤研究所在人体内、外环境的亚硝胺致癌作用研究中发现,食管癌高发区林县居民食用的酸菜中和居民的胃液、尿液中,除有二甲基亚硝胺(NDMA)、二乙基亚硝胺(NDEA)外,还存在能诱发动物食管癌的甲基苄基亚硝胺(NMBZA)、亚硝基吡咯烷(NPYR)、亚硝基胍啶(NPIP)等,并证明食用的酸菜量与食管癌发病率成正比。最近报道用 NMBZA 诱导入胎儿食管癌获得成功,为亚硝胺病因提供了证据。

（四）霉菌作用

河南医科大学从林州市的粮食和食品中分离出互隔交链孢霉 261 株,它能使大肠埃希菌产生多种致突变性代谢产物,其产生的毒素能致染色体畸变,主要作用于细胞的 S 和 G_2 期。湖北钟祥市的河南迁居者中食管癌死亡率为当地居民的 5 倍,迁居者的主食中霉菌污染的检出率明显高于当地居民,迁居者食用的酸菜中黄曲霉毒素的检出率最高。用黄曲霉毒素、交链孢属和镰刀菌等喂养 Wistar 大鼠,能使大鼠食管乳头状瘤变和癌变,这已得到实验证实。

（五）营养和微量元素

综观世界食管癌高发区,一般都在土地贫瘠、营养较差的贫困地区,膳食中缺乏维生素、蛋白质及必需脂肪酸。这些成分的缺乏,可以使食管黏膜增生、间变,进一步可引起癌变。有些地区以肉食为主,很少吃新鲜蔬菜,粮食吃得很少,营养供给极不平衡,维生素明显缺乏,尤其是维生素 C 及维生素 B_2 缺乏。瑞典在食管癌高发区粮食中补充了维生素 B_2 后,明显降低了发病率。微量元素(铁、钼、锌等)的缺少也和食管癌的发生有关。钼的缺少可使土壤中硝酸盐增多。调查发现河南林县水土中缺少钼,可能和食管癌的高发有关。文献报道,高发区人群中血清钼、发钼、尿钼及食管癌组织中的钼都低于正常水平。钼的抑癌作用已被美国等地研究者们所证实。

（六）遗传因素

人群的易感性与遗传和环境条件有关。食管癌具有比较显著的家族聚集现象,高发地区连续 3 代或 3 代以上出现食管癌患者的家族屡见不鲜。例如,伊朗北部高发区某一村庄中有 12 个家庭共 63 人,其中患食管癌者 14 人,而 13 人是一对夫妻的后裔。由食管癌高发区移居低发区的居民,也仍保持相对高发。

（七）其他因素

进食过快、进食粗硬食物可能引起食管黏膜损伤,反复损伤可以造成黏膜增生间变,最后导致癌变。某些食管先天性疾病(如食管憩室、裂孔疝),或经常接触石棉、铅、矽等可能和食管癌的发病有一定联系。放射治疗癌症数年后,在放射范围内又可诱发另一癌症的报道也不罕见。

二、诊断

（一）临床表现

1.早期症状

在食管癌的始发期和发展早期,局部病灶处于相对早期阶段,出现症状可能是由局部病灶刺激食管引起食管蠕动异常或痉挛,或由局部炎症、肿瘤浸润、食管黏膜糜烂、表浅溃疡所致。发生的症状一般比较轻微而且时间较为短暂,其间歇时间长短不一,常反复出现,时轻时重,间歇期间可无症状,可持续 1～2 年甚至更长时间。主要症状为胸骨后不适,有烧灼感或疼痛,食物通过时局部有异物感或摩擦感,有时吞咽食物在某一部位有停滞或轻度梗阻感。下段食管癌还可引起剑突下或上腹不适、呃逆、嗳气。上述症状均非特异性,也可发生在有食管炎症和其他食管疾病时,唯食管癌的症状常与吞咽食物有关,进食时症状加重,而食管炎患者吞咽食物时这些症状反而减轻或消失。

2.中晚期症状

(1)吞咽困难:是食管癌的典型症状。由于食管壁具有良好的弹性及扩张能力,一般出现明显吞咽困难时,肿瘤常已侵犯食管周径 2/3 以上,此时常已伴有食管周围组织的浸润和淋巴结转移。吞咽困难在开始时常是间歇性的,可以由于食物堵塞或局部炎症水肿而加重,也可以因肿瘤坏死脱落或炎症的水肿消退而减轻。但随着病情的发展,总的趋向是进行性加重且呈持续性,其发展一般比较迅速,多数患者如不治疗可在梗阻症状出现后 1 年内死亡。吞咽困难的程度与病理类型有关,缩窄型和髓质型病例较为严重,其他类型较轻。也有约 10%的患者就诊时并无明显吞咽困难。吞咽困难的严重程度与肿瘤大小、手术切除率和生存率等并无一定的关系。

(2)梗阻:严重者常伴有反流,持续吐黏液,这是由食管癌的浸润和炎症反射性地引起食管腺和唾液腺分泌增加所致。黏液积存于食管内可以反流,引起呛咳甚至吸入性肺炎。

(3)疼痛:胸骨后或背部肩胛间区持续性钝痛常提示食管癌已有外浸,引起食管周围炎、纵隔炎,疼痛也可以是肿瘤引起食管深层溃疡所致。下胸段或贲门部肿瘤引起的疼痛可以发生在上腹部。疼痛严重不能入睡或伴有发热,不但手术切除的可能性较小,而且有肿瘤穿孔的可能。

(4)出血:食管癌患者有时也会因呕血或黑便而来医院诊治。肿瘤可浸润大血管特别是胸主动脉而造成致死性出血。对于有穿透性溃疡的病例特别是 CT 检查显示肿瘤侵犯胸主动脉者,应注意出血的可能。

(5)声音嘶哑:常是肿瘤直接侵犯或转移至淋巴结压迫喉返神经所引起的,但有时也可以由吸入性炎症引起的喉炎所致,间接喉镜有助于鉴别。

(6)体重减轻和厌食:因梗阻进食减少,营养情况日趋低下,消瘦、脱水常相继出现,但患者一般仍有食欲。患者在短期内体重明显减轻或出现厌食症状常提示肿瘤有广泛转移。

3.终末期症状和并发症

(1)恶病质、脱水、衰竭:系食管梗阻致滴水难入和全身消耗所致,常同时伴有水、电解质紊乱。

(2)肿瘤浸润:穿透食管,侵犯纵隔、气管、支气管、肺门、心包、大血管等,引起纵隔炎、脓肿、肺炎、肺脓肿、气管食管瘘、致死性大出血等。

(3)全身广泛转移引起的相应症状,如黄疸、腹水、气管压迫,导致呼吸困难、声带麻痹、昏迷等。

(二)病理

1.早期食管癌的大体病理分型

经过 20 多年对早期食管癌的研究,尤其是对早期食管癌切除标本的形态学研究,可将早期食管癌分成 4 个类型。

(1)隐伏型:在新鲜标本上,病变略显粗糙,色泽变深,无隆起和凹陷。标本固定后,病灶变得不明显,镜下为原位癌。该型是食管癌最早期阶段。

(2)糜烂型:病变黏膜轻度糜烂或略凹陷,边缘不规则,呈地图样,与正常组织分界清楚,糜烂区内呈颗粒状,偶见残余正常黏膜小区。在外科切除的早期食管癌中较为常见。

(3)斑块型:病变黏膜局限性隆起,呈灰白色斑块状,边界清楚,斑块最大直径<2 cm。切面质地致密,厚度在 3 mm 以上,少数斑块表面可见有轻度糜烂,食管黏膜纵行皱襞中断。病理为早期浸润癌,肿瘤侵及黏膜肌层或黏膜下层。

(4)乳头型或隆起型:肿瘤呈外生结节状隆起,乳头状或息肉状突入管腔,基底有一个窄蒂或宽蒂,肿瘤直径 1~3 cm,与周围正常黏膜分界清楚,表面有糜烂并有炎性渗出,切面为灰白色均质状。这一类型在早期食管癌中较少见。

田德发等对林州市人民医院手术切除的 100 例早期食管癌标本做了大体病理分型研究。早期食管癌除上述 4 个类型外,可增加两个亚型:①表浅糜烂型为糜烂型的一个亚型,特点是糜烂面积小而表浅,一般不超过 2.5 cm。病变边缘无下陷,周围正常黏膜无隆起,表浅糜烂常多点出现,一个病灶内可见几个小片状糜烂近于融合。病理为原位癌或原位癌伴浸润或黏膜内癌。②表浅隆起型是从斑块型中分出的一个亚型,特点是病变黏膜轻微增厚或表浅隆起,病变范围较大,周界模糊,隆起的黏膜粗糙,皱襞紊乱、增粗,表面似卵石样或伴小片浅表糜烂。病理为原位癌,少数为微小浸润癌。

2.中晚期食管癌的大体病理分型

(1)髓质型:肿瘤多累及食管周径的大部或全部,大约有一半病例的肿瘤超过 5 cm。肿瘤累及的食管段明显增厚,向管腔及肌层深部浸润。肿瘤表面常有深浅不一的溃疡,瘤体切面为灰白色,均匀致密。

(2)蕈伞型:肿瘤呈蘑菇状或卵圆形,突入食管腔内,隆起或外翻,表面有浅溃疡。切面可见肿瘤已浸润食管壁深层。

(3)溃疡型:癌组织已浸润食管深肌层,有深溃疡形成。溃疡边缘稍有隆起,溃疡基部甚至穿透食管壁引起芽孔,溃疡表面有炎性渗出。

(4)缩窄型:病变浸润食管全周,呈环形狭窄或梗阻,肿瘤大小一般不超过 5 cm。缩窄上段食管明显扩张。肿瘤切面结构致密,富于增生结缔组织。癌组织多浸润食管肌层,有时穿透食管全层。

(5)腔内型:肿瘤呈圆形或卵圆形向腔内突出,常有较宽的基底与食管壁相连,肿瘤表面有糜烂或不规则小溃疡。腔内型食管癌的切除率较高,但远期疗效并不佳。

3.分期

1987 年国际抗癌联盟(UICC)对食管癌的 TNM 分期进行了修订。首先对食管的分段进行了修改。以往食管的分段为颈段食管从食管入口(下咽部)到胸骨切迹,上胸段从胸骨切迹到主动脉弓上缘(T_6 下缘),中胸段从主动脉弓上缘到肺下静脉下缘(T_8 下缘),下胸段从肺下静脉下缘到贲门入口(包括膈下、腹段食管)。这一分段方法的缺点是 X 线片上不能辨认肺下静脉,主动脉弓随年龄老化屈曲延长而上移,使胸段食管分割不均等。新的分段方法是颈段食管分段如旧,上胸段食管以气管分叉为下缘标志,即从胸骨切迹至气管分叉为上胸段,气管分叉以下至贲门入口再一分为二,分成中胸段和下胸段。如此分段分割均等,易于在 X 线片上确定标志点。临床上,上胸段食管手术以经右胸为好,而中、下段食管癌大多可经左胸手术,因此更有实际意义。

UICC 制定的 TNM 国际食管癌分期如表 11-1 所示。

表 11-1　TNM 国际食管癌分期

TNM 分期	具体分期		描述
	T_x		不能明确的原发癌,如拉网等细胞学检查发现瘤细胞,但未能发现瘤体
	T_0		无原发瘤证据
	T_{is}		高度不典型增生,指局限在上皮层内,未浸出基底膜的肿瘤
T 分期(原发肿瘤)	T_1	T_{1a}	肿瘤侵及黏膜固有层或黏膜肌层
		T_{1b}	肿瘤侵及黏膜下层
	T_2		肿瘤侵犯肌层,未达食管纤维膜
	T_3		肿瘤侵及食管纤维膜

TNM 分期	具体分期	描述
T_4	T_{4a}	肿瘤侵犯胸膜、心包、奇静脉、膈肌或腹膜（壁腹膜受累为第 8 版新增）
	T_{4b}	肿瘤侵犯主动脉、椎体或器官等其他重要脏器
N 分期（区域淋巴结）	N_x	不能评估区域淋巴结
	N_0	无区域淋巴结转移
	N_1	区域淋巴结组有 1～2 枚淋巴结转移
	N_2	区域淋巴结组有 3～6 枚淋巴结转移
	N_3	区域淋巴结组有 7 枚或更多淋巴结转移
M 分期（远地转移）	M_x	不能评估远处转移
	M_0	肿瘤无远处脏器和淋巴结转移
	M_1	肿瘤已转移至远处淋巴结和/或其他脏器

（三）实验室及其他检查

1.食管功能的检查

食管功能检查分为食管运动功能检查和胃食管反流情况的测定。此类检查在国外已开展 30 多年，近年来国内亦相继开展，简单介绍如下。

（1）食管运动功能试验：①食管压力测定适用于疑有食管运动失常的患者，即患者有吞咽困难或疼痛症状而 X 线钡餐检查未见器质性病变，如贲门失弛症、食管痉挛和硬皮病，还可对抗反流手术的效果做出评价或作为食管裂孔疝的辅助诊断。可用腔内微型压力传感器或用连于体外传感器的腔内灌注导管系统。测定时像放置鼻胃管那样将测压器先置于胃内，确定胃的压力曲线后，将导管往回撤，分别测定贲门部（高压带）、食管体部、食管上括约肌和咽部等处的压力曲线，分析这些压力曲线的改变即可了解食管压力的变化，对食管运动功能异常做出诊断。②酸清除试验适用于测定食管体部排除酸的蠕动效率。方法是让测试者吞服一定浓度酸 15 mL 后，正常情况下经 10～12 次吞咽动作后即能将酸全部排入胃内，如果需要更多的吞咽动作才能排除或根本没有将酸排除，则视为食管的蠕动无效，也就是说食管运动存在障碍。

（2）胃食管反流测定：胃食管反流的原因很多，如贲门的机械性缺陷、食管体部的推进动作不良、胃无张力、幽门功能失常、胃排空延滞以及食管癌手术。胃内容物（特别是胃酸）反流至食管，使食管黏膜长期与胃内容物接触，引起食管黏膜损伤，患者常有胃灼热、反呕、胸骨后疼痛等症状。下列试验有助于胃食管反流的测定。

食管的酸灌注试验：让测试者取坐位，以每分钟 6 mL 的速度交替将生理盐水和 0.1 mol/L 盐酸灌入食管中段，以测定食管对酸的敏感性。灌酸时患者出现胃灼热、胸痛、咳嗽、反呕等症状，而灌生理盐水后症状消失为试验阳性。灌酸 30 mL 不发生症状为试验阴性。

24 h 食管 pH 监测：将 pH 电极留置于下段食管高压带上方，连续监测 pH 24 h，以观察受试者日常情况下的反流情况。当 pH 降至 4 以下算是一次反流，pH 升至 7 以上为碱性反流。记录患者在不同体位进食时的情况，就能对患者有无反流、反流的频度和食管清除反流物的时间做出诊断。

食管下括约肌测压试验：食管下括约肌在消化道生理活动中起着保证食物单方向输送的作用，即抗胃食管反流作用。食管下括约肌的功能如何，不仅取决于它在静止时的基础压力，还取决于胸、腹压力的影响以及它对胃扩张、吞咽、体位改变等不同生理因素的反应。另一个决定食管下括约肌功能的因素是它在腹内的长度。可从鼻孔插入有换能器的导管至该部位进行测定。

2.影像学诊断

(1)X线钡餐检查:该方法是诊断食管及贲门部肿瘤的重要手段之一,由于其检查方法简便,患者的痛苦小,不但可用于大规模普查和食管癌的临床诊断,而且可追踪观察早期食管癌的发展演变过程,为研究早期食管癌提供可靠资料。做食管钡餐检查时应注意观察食管的蠕动状况、管壁的舒张度、食管黏膜改变、食管充盈缺损及梗阻程度。食管蠕动停顿或逆蠕动,食管壁局部僵硬不能充分扩张,食管黏膜紊乱、中断和破坏,食管管腔狭窄、不规则充盈缺损、溃疡或瘘管形成以及食管轴向异常均为食管癌重要的X线征象。对于早期食管癌和食管管腔明显梗阻狭窄,低张双重造影检查优于常规钡餐造影。X线检查结合细胞学和食管内镜检查,可以提高食管癌诊断的准确性。

早期食管癌X线改变可分为扁平型、隆起型和凹陷型。扁平型肿瘤扁平无蒂,沿食管壁浸润,食管壁局限性僵硬,食管黏膜呈小颗粒状改变或紊乱的网状结构。隆起型肿瘤向食管腔内生长,表现为斑块状或乳头状隆起,中央可有溃疡形成。凹陷型肿瘤区有糜烂、溃疡,呈现凹陷改变。侧位为锯齿状不规则状,正位为不规则的钡池,内有颗粒状结节,呈地图样改变,边缘清楚。

中晚期食管癌的X线表现。髓质型:在食管片上显示为不规则的充盈缺损,上缘、下缘与食管正常边界呈斜坡状,管腔狭窄。病变部位黏膜破坏,常见大小不等的龛影。蕈伞型:在食管片上显示明显充盈缺损,其上缘、下缘呈弧形,边缘锐利,与正常食管分界清楚。病变部位黏膜纹中断,钡剂通过有部分梗阻现象。溃疡型:在食管片上显示较大龛影,在切线位上见龛影深入食管壁内甚至突出于管腔轮廓之外。如溃疡边缘隆起,可见"半月征"。钡剂通过时梗阻不明显。缩窄型:食管病变较短,常在3 cm以下,边缘较光滑,局部黏膜纹消失。钡剂通过时梗阻较严重,病变上端食管明显扩张,呈现环型或漏斗状狭窄。腔内型:病变部位食管管腔增宽,常呈梭形扩张,内有不规则或息肉样充盈缺损,病变上、下界边缘较清楚、锐利,有时可见清晰的弧形边缘,钡剂通过尚可。中晚期食管癌分型以髓质型最为常见,蕈伞型次之,其余型较少见。

(2)食管癌CT表现:CT扫描可以清晰地显示食管与邻近纵隔器官的关系。正常食管与邻近器官分界清楚,食管壁厚度不超过5 mm,如食管壁厚度增加,与周围器官分界模糊,则表示有食管病变。CT扫描可以充分显示食管癌病灶的大小、肿瘤外侵的范围及程度,明显优于其他诊断方法。CT扫描还可帮助外科医师决定手术方式,指导放疗医师确定放射治疗靶区,设计满意的放射治疗计划。1981年,Moss提出食管癌的CT分期:Ⅰ期肿瘤局限于食管腔内,食管壁厚度≤5 mm;Ⅱ期肿瘤伴食管壁厚度>5 mm;Ⅲ期食管壁增厚,同时肿瘤向邻近组织器官(如气管、支气管、主动脉或心房)扩展;Ⅳ期为任何一期伴有远处转移者。CT扫描时,重点应观察食管壁厚度、肿瘤外侵的程度、范围及淋巴结有无转移。肿瘤外侵在CT扫描上表现为食管与邻近器官间的脂肪层消失,器官间分界不清。颈胸段食管癌CT扫描显示肿块向前挤压气管,形成气管压迹。轻者可见气管后壁隆起,突向气管腔内;重者肿瘤可将气管推向一侧,气管受压变形,血管移位。中胸段食管癌CT扫描显示食管壁增厚,软组织向前侵犯,使食管与主动脉弓下、气管隆嵴下的脂肪间隙变窄甚至消失,其分界不清。尤其在气管分叉水平,肿瘤组织的外侵挤压造成气管成角改变,有时可见气管向前移位,重者可见气管壁受压而变弯。肿瘤向右侵犯,CT扫描显示食管壁增厚,奇静脉窝变浅甚至消失。肿瘤向左后侵犯,CT扫描显示食管与降主动脉间的界线模糊不清。下胸段食管癌外侵扩展,CT扫描显示左心房后壁出现明显压迹。CT不能诊断淋巴结转移(正常大小),难以诊断食管周围淋巴结转移,一方面是 CT 难以区别原发灶浸润和淋巴结转移,另一方面是良性的炎症改变也可引起淋巴结肿大,特别是肿瘤坏死易引起淋巴结炎症反应,因此 CT 对食管癌淋巴结转移的诊断价值很有限。一般直径<1.0 cm 的淋巴结为正常大小,1.0~1.5 cm 的淋巴结为可疑淋巴结,淋巴结直径>1.5 cm 即为不正常。

CT 扫描诊断食管癌的依据是食管壁的厚度、肿瘤外侵的范围及程度,但食管黏膜不能在 CT 扫描中显示,因此 CT 扫描难以发现早期食管癌。将 CT 与 X 线检查相结合,有助于食管癌的诊断和分期水平的提高。

3.食管脱落细胞学检查

食管脱落细胞学检查方法简便、操作方便、安全,患者的痛苦小,其准确率在 90% 以上,为食管癌大规模普查的重要方法。食管脱落细胞学检查结合 X 线钡餐检查可作为食管癌的诊断依据,使大多数患者免受食管镜检查的痛苦。但食管狭窄有梗阻时,脱落细胞采集器不能通过,应行食管镜检查。

大多数患者均能耐受食管脱落细胞学检查,但对食管癌有出血及出血倾向者,或伴有食管静脉曲张者应禁止做食管拉网细胞学检查;对 X 线片上见食管有深溃疡或合并高血压、心脏病及晚期妊娠的食管癌患者,应慎行食管拉网脱落细胞检查;对全身状况差,过于衰弱的患者应先改善患者的一般状况再做细胞学检查;对合并上呼吸道及上消化道急性炎症者,应先控制感染再行细胞学检查。

4.食管镜检查

近年来,纤维食管镜被广泛应用于食管癌的诊断。纤维食管镜镜身柔软,可随意弯曲,光源在体外,插入比较容易,患者的痛苦少。做食管镜检查时可以在直视下观察肿瘤的大小、形态和部位,为临床医师提供治疗的依据,同时也可在病变部位做活检或镜刷检查。食管镜检查与脱落细胞学检查相结合,是食管癌理想诊断方法。

(1)适应证:①患者有症状,X 线钡餐检查为阳性,而细胞学诊断为阴性时,应先重复做细胞学检查,如仍为阴性,应该做食管镜检查及活检以明确诊断。如 X 线钡餐检查见食管明显狭窄,预计脱落细胞学检查有困难,应首先考虑食管镜检查。②患者有症状,细胞学诊断为阳性,而 X 线钡餐检查为阴性或 X 片上仅见食管有可疑病变,需做食管镜检查明确食管病变部位及范围。③患者有症状,细胞学诊断为阳性,X 线钡餐检查怀疑食管有双段病变时,为了帮助临床医师选择治疗方案,需通过食管镜检查明确食管病变的部位及范围。④食管癌普查中,细胞学检查为阳性,而患者没有自觉症状,X 线钡餐检查为阴性,为了慎重起见,必须做食管镜检查,以便最后确诊。

(2)禁忌证:①有严重心肺疾病、明显的胸主动脉瘤,高血压未恢复正常,有脑出血及无法耐受食管镜检查者。②有巨大食管憩室,明显食管静脉曲张或高位食管病变伴高度脊柱弯曲畸形者。③有口腔、咽喉、食管及呼吸道急性炎症者。④有严重出血倾向或严重贫血者。

(3)食管镜下表现:食管镜下早期食管癌的形态表现如下。①病变处黏膜充血肿胀,微隆起,略高于正常黏膜,颜色较正常黏膜深,与正常黏膜界线不清楚,镜管触及易出血,管壁舒张度良好。②病变处黏膜糜烂,颜色较正常黏膜深,失去正常黏膜光泽,有散在小溃疡,表面附有黄白色或灰白色坏死组织,镜管触及易出血,管壁舒张度良好。③病变处黏膜有类似白斑样改变,微隆起,白斑周围黏膜颜色较深,黏膜中断,食管壁较硬,触及不易出血。进展期食管癌病灶直径一般在 3 cm 以上,在食管镜下可分为肿块型、溃疡型、肿块浸润型、溃疡浸润型及四周狭窄型。

三、治疗

(一)手术治疗

1.手术方法

手术是治疗食管癌的主要方法。就外科切除而言,可分为根治性切除(切除全部或大部分食管、纵隔软组织及食管周围转移淋巴结)和姑息性切除(切除不彻底,以解决吞咽困难为主要目的)。不管是根治性还是姑息性切除,食管癌的手术有一定的并发症和死亡率。在手术前必须认真评估是否需要手术和是否能够耐受手术。

(1)手术禁忌证。①患者病期晚:为 T_4 期(除侵犯胸膜、心包或膈肌外)或有多处或多脏器转移。②患者不能耐受手术:判断是否能耐受手术,需对患者的情况进行综合分析,不能只凭一项指标轻率地做出判断。归纳起来,主要的手术禁忌证包括:患者伴有烟草、酒精中毒既往史,70 岁以上;伴有或不伴有无应变性体重下降 15% 以上;各项呼吸功能指标缩减 40% 以上;有肯定的肝细胞功能不足及伴有心血管疾病及糖尿病等。当上述指标存在于同一个患者时应禁止施行一切外科操作。如果 2 个或 3 个指标同时存在,不应该视为手术绝对禁忌证,综合分析,慎重地做出决定。

(2)手术适应证:①为 $T_1 \sim T_3$ 期,及 T_4 期,肿瘤可切除(除侵犯胸膜、心包或膈肌外),尤其是肿瘤位于胸下段。②放疗后复发者应该首选手术。

外科切除的原则,切除的正常食管的长度至少应距离肿瘤的上、下缘 5 cm。此外,局部切除的广度也十分重要,在后纵隔存在一些解理层和临时阻癌屏障(前为心包,后为胸主动脉外膜,两侧为纵隔胸膜),应将癌变的食管连同其周围的脂肪结缔组织和淋巴组织等整块切除,只有在切断食管时才可见到食管肌层。临床资料分析表明,这种整块组织的受侵比例很高,并且清扫者的预后远好于未清扫者。

食管癌的外科治疗术式:胸段食管癌手术的主要术式包括进胸手术(Sweet 手术、Ivor-Lewis 手术、Akiyama 手术)、非开胸手术(经膈肌裂孔食管切除术、食管拔脱术)及微创手术等。颈段食管癌的主要术式为咽-喉-全食管切除术。手术术式的选择主要依据原发肿瘤的大小、部位以及外科医师的习惯。对吻合口的最佳位置一直存在争议。颈部吻合的优点包括对食管有更大的切除范围,有可能不开胸,有较少的严重食管反流症状以及较少的吻合口瘘相关的严重并发症。胸内吻合的优点包括吻合口瘘和吻合口狭窄的发生率低。术式简介如下。

Sweet 手术:通过一个手术切口施术(单一胸部切口或胸-腹部联合切口)。该法多用于食管下 1/3 段食管癌,也可用于中 1/3 段食管癌。

Ivor-Lewis 手术:经右胸和腹部双切口施术,于胸腔顶部行食管-胃吻合。这种方法能彻底了解肿瘤的腹腔内扩散和转移情况。如果需要可进行系统的胃左动脉和腹腔干区的淋巴结清扫,同时能切除足够长的食管及广泛切除食管周围的淋巴和软组织,以行纵隔清扫,也往往适用于食管下 1/3 和中 1/3 段食管癌。

Akiyama 手术(三野清扫术):从颈、胸、腹 3 个切口施术,清扫颈部、胸部和腹部的淋巴结。该术式理论上的好处是能切除足够长的正常食管和彻底清扫淋巴结;而且该术式采用颈部吻合,降低了吻合口瘘发生的概率,即使发生也比胸腔内吻合容易处理。但是,该术式的手术范围大,操作困难,也很危险,并发症的发生率高。该术式可用于任何一段的食管癌。该术式由日本人发起,并在日本和中国部分地区得到认可。但欧洲和美国认为该术式并没有提高疗效,且并发症高。

经食管裂孔食管切除术：选用颈、腹 2 个切口，在颈部和贲门处将食管切断，采用钝性分离的方法，经颈部和食管膈肌裂孔上、下游离食管并"会师"，然后将游离的胃/结肠经食管床提至颈部与食管吻合。该术式的特点是没有对纵隔淋巴结进行清扫，创伤小，手术时间短，患者恢复得好，手术对患者的心肺功能影响小，经济负担轻。欧美国家多用该术式，他们的随机分组研究认为该术式与二野清扫取得相同的疗效。国内多数外科医师对这一术式有不同观点，主要将其用于早期无明显外侵和远处淋巴结转移者，或高龄、有严重心血管等内科疾病者。

食管拔脱术：目前较少应用，选用颈、腹 2 个切口，在颈部和贲门处将食管切断，用拔脱器将病变食管黏膜向上或向下牵拉，由切口拔出。游离的胃/结肠经扩张后的食管肌层管道提至颈部与食管吻合。该术式是下胸段食管癌或食管贲门癌的一种姑息治疗手段，患者耐受性好，与经食管裂孔食管切除术相比较，减少了纵隔出血、气管损伤及乳糜胸等并发症的发生。

咽-喉-全食管切除术：为了避免术后复发和上切缘阳性，对肿瘤的上缘距离食管起始部不足 5 cm 的颈段食管癌（尤其当肿瘤位于食管入口水平时），采用该术式。

微创手术：是 20 世纪 90 年代后发展起来的一种手术。食管癌微创手术分为胸腔镜下食管切除术、胸腔镜辅助下的食管切除术（大开胸食管切除术、小开胸食管切除术）、纵隔镜下食管切除术。无论是哪一种手术，通过镜像的利用，与开胸手术相比减轻了开胸手术所引起的胸壁损伤，在一定程度上提高了手术的安全性，同时也减轻了患者术后的疼痛，所以，胸腔镜、纵隔镜使用的适应证方面均有逐步扩大的趋势。但是，能否在胸腔镜下进行食管癌的根治性切除术还有很多争议。所以，能否在胸腔镜下安全地施行手术，并取得与开胸食管癌根治术同样效果，目前仍是一个需要研究的问题。关于胸腔镜食管癌外科尚无统一的指征，还有待于临床上进一步探索。

2.术后的治疗

R_1 切除（镜下残留）术后，应该给予患者放疗或联合 5-氟尿嘧啶（5-FU）/顺铂为主的化疗；R_2 切除（肉眼残留）术后，应该给予患者放疗及化疗，并且根据肿瘤的扩散范围给予补救治疗。对术后 R_0 切除（没有残留）患者，如果淋巴结呈阳性，后续的治疗取决于病灶的部位和组织类型。食管远端或胃食管交界处的腺癌患者应该接受术后的辅助化疗和放疗，然而近端或中段食管腺癌及任何部位的鳞癌可以密切随访。如果淋巴结呈阴性，R_0 切除术后有 3 个选择：①对 T_1 期患者随访。如果没有明确的复发证据，不推荐进一步治疗。②应对 T_2N_0 患者随访。部分有复发转移倾向的高危患者可以选择性做放疗及化疗。③T_3N_0 患者可选择接受放疗或放疗及化疗，也可接受随访观察。

（二）放疗

1.适应证

适应证为局部区域性食管癌，一般情况较好，无出血和穿孔倾向。

2.禁忌证

禁忌证为恶病质、食管穿孔、食管活动性出血或短期内曾有食管大出血，同时合并有无法控制的严重内科疾病。

3.放疗前的注意事项

放疗前应注意控制局部炎症，纠正患者的营养状况，治疗重要内科夹杂症。放疗中应保持患者的营养供给，防止食物梗阻，进食后应多喝水，防止食物在病灶处潴留，导致或加重局部炎症，影响放疗的敏感性。

4.照射范围和靶区的确定

(1)常规模拟定位:有条件者应在定位前用治疗计划系统(TPS)优化,根据肿瘤的实际侵犯范围设定照射野的角度和大小。对胸段食管癌多采用一前二后野的三野照射技术。根据CT和食管X线片所见肿瘤的具体情况,前野宽7～8 cm,二后斜野宽6～7 cm,病灶上、下端各放3～4 cm。缩野时野的宽度不变,上、下界缩短到病灶上、下各放2 cm。如果肿瘤较大,也可以考虑先前后对穿照射,缩野时改为右前左后照射。颈段食管癌一般仅仅设2个正负60°角的前野,每个野需采用30°的楔形滤片。

(2)三维适形放疗(3D-CRT):参照诊断CT和食管X线片,在定位CT上勾画肿瘤靶区(GTV)及危及器官(OAR),包括脊髓、两侧肺和心脏。GTV勾画的标准为食管壁厚度>0.5 cm,临床靶区(CTV)为GTV前、后、左、右均匀外扩0.5 cm,上、下外端外扩2.0 cm。PTV为CTV前、后、左、右均匀外扩0.5 cm,上、下外扩1.0 cm,纵隔转移淋巴结的CTV为其GTV均匀外扩0.5 cm,PTV为其CTV均匀外扩0.5 cm。正常组织的限制剂量如下。①肺(两肺为一个器官):V_{20}为25%～30%(V_{20}为受到20 Gy或20 Gy以上剂量照射的肺体积占双肺总体积的百分比。Dmean为双肺的平均照射剂量)。Dmean为16～20 Gy。②脊髓:最大剂量<45 Gy。

5.剂量和剂量分割

(1)单纯常规分割放疗:为每天照射1次,每次1.8～2.0 Gy,每周照射5～6次,总剂量6～8周60～70 Gy。

(2)后程加速超分割放疗:先大野常规分割放疗,每次1.8 Gy,每天1次,总剂量23次41.4 Gy;随后缩野照射,每次1.5 Gy,每天2次,间隔时间6 h或6 h以上,总剂量18次27 Gy。肿瘤的总剂量为44天41次68.4 Gy。

(3)同期放疗及化疗时的放疗:放疗为每次1.8 Gy,每天1次,总剂量为38天28次50.4 Gy(在放疗的第1 d开始进行同期化疗),此剂量在西方国家多用。

6.非手术治疗的疗效

对局部区域性食管癌行单纯的常规分割放疗,五年总生存率为10%左右,五年局控率为20%左右。后程加速超分割放疗的总生存率为24%～34%,局控率为55%左右。同期放疗及化疗的生存率为25%～27%,局控率为55%左右。当然,放疗或以放疗为主的综合治疗的生存率高低也与患者的早晚期有密切关系。早期患者的五年生存率可达到80%以上。

(三)化疗

化疗主要用于姑息治疗,或作为以手术和/或放疗为主的综合治疗的一种辅助方法。近来的研究表明,放疗同期联合化疗能显著提高放疗的疗效,而且随着新的药物(或新的联合方案)的发现,化疗在食管癌治疗中的地位越来越重要。

1.适应证及禁忌证

(1)适应证:对于早期患者,同手术或放疗联合应用;对于晚期患者,用于姑息治疗(最好同其他方法联合应用);对小细胞癌,应同手术或放疗联合应用。

(2)禁忌证:骨髓再生障碍、恶病质以及脑、心、肝、肾有严重病变且没有控制。

2.常规用药

(1)紫杉醇+DDP:紫杉醇175 mg/m²,静脉注射,第1 d;DDP 40 mg/m²,静脉注射,第2 d、第3 d。3周重复。

中国医学科学院肿瘤医院用该方案治疗了30例晚期食管癌患者,有效率为57%。Vander

Gaast 等治疗了 31 例晚期食管癌患者,有效率为 55%,耐受性好。

(2)TPE:紫杉醇 75 mg/m^2,静脉注射,第 1 d;DDP 20 mg/m^2,静脉注射,第 1～5 d;5-FU 1 000 mg/m^2,静脉注射,第 1～5 d。3 周重复。

Son 等治疗 61 例食管癌,有效率为 48%,中位缓解期为 5.7 个月,中位生存期为 10.8 个月,但毒副作用重,46% 的患者需减量化疗。

(3)奥沙利铂(L-OHP)+甲酰四氢叶酸(LV)+5-FU:L-OHP 85 mg/m^2,静脉注射,第 1 d;LV 500 mg/m^2 或 400 mg/m^2,静脉注射,第 1～2 d;5-FU 600 mg/m^2,静脉滴注(22 h 持续),第 1～2 d。

Mauer 等报道,此方案对 34 例食管癌的有效率为 40%,中位有效时间为 4.6 个月。中位生存时间为 7.1 个月,一年生存率为 31%。主要毒性为白细胞下降,4 级占 29%。1 例死于白细胞下降的脓毒血症。2～3 级周围神经损伤为 26%。

(4)CPT-11+5-FU+氟达拉滨(FA):CPT-11 180 mg/m^2,静脉注射,第 1 d;FA 500 mg/m^2,静脉注射,第 1 d;5-FU 2 000 mg/m^2,静脉滴注(22 h 持续),第 1 d。每周重复,共 6 周后休息 1 周。

Pozzo 等报道,该方案治疗了 59 例食管癌,有效率为 42.4%,中位生存时间为 10.7 个月。3/4 级中性粒细胞下降为 27%,3/4 级腹泻占 27%。

(5)多西紫杉醇+CPT-11:CPT-11 160 mg/m^2,静脉注射,第 1 d;多西紫杉醇 60 mg/m^2,静脉注射,第 1 d。3 周重复。

Govindan 等报道,该方案治疗初治晚期或复发的食管癌,有效率为 30%。毒副作用包括 71% 的患者出现 4 度骨髓抑制,43% 的患者出现中性粒细胞减少性发热。

(6)吉西他滨(GEM)+LV+5-FU:GEM 1 000 mg/m^2,静脉注射,第 1 d、第 8 d、第 15 d;LV 25 mg/m^2,静脉注射,第 1 d、第 8 d、第 15 d;5-FU 600 mg/m^2,静脉注射,第 1 d、第 8 d、第 15 d。每 4 周重复。

该方案治疗了 35 例转移性或局部晚期食管癌,有效率为 31.4%。中位生存时间 9.8 个月。一年生存率 37.1%。3～4 级的白细胞下降 58%。

3.单一药物治疗

单一药物治疗食管癌,有效率不高,一般在 20% 以内。较早的药物包括 5-FU、丝裂霉素(MMC)、DDP、博来霉素(BLM)、甲氨蝶呤(MTX)、米多恩醌、CPT-11、ADM 和长春地辛(VDS)。新的药物包括紫杉醇、多西他赛、长春瑞滨、吉西他滨、奥沙利铂和卡铂。5-FU 和 DDP 的联合方案被广泛认可,有效率为 20%～50%,是食管癌化疗的标准方案。紫杉醇联合 5-FU 和/或 DDP 被认为是一个对鳞癌和腺癌都有效的方案。另外,CPT-11 和 DDP 的联合方案也对部分食管鳞癌有效。

4.食管癌联合化疗方案

(1)DDP+5-FU:DDP 100 mg/m^2,静脉注射,第 1 d;5-FU 1 000 mg/m^2,静脉滴注(持续),第 1～5 d。3～4 周重复。

(2)ECF:表阿霉素 50 mg/m^2,静脉注射,第 1 d;DDP 60 mg/m^2,静脉注射,第 1 d;5-FU 200 mg/m^2,静脉滴注(持续),第 1～21 d。3 周重复。

(3)吉西他滨+5-FU:吉西他滨 1 000 mg/m^2,静脉注射,第 1 d、第 8 d、第 15 d;5-FU 500 mg/m^2,静脉注射,第 1 d、第 8 d、第 15 d。3 周重复。

（4）DDP＋长春地辛（VDS）＋CTX：CTX 200 mg/m²，静脉注射，第 2～4 d；VDS 1.4 mg/m²，静脉注射，第 1 d、第 2 d；DDP 90 mg/m²，静脉注射，第 3 d。3 周重复。

（5）DDP＋博来霉素（BLM）＋VDS：DDP 120 mg/m²，静脉注射，第 1 d；BLM 10 mg/m²，静脉注射，第3～6 d；VDS 3 mg/m²，静脉注射，第 1 d、第 8 d、第 15 d。每 4 周重复。

（6）DDP＋ADM＋5-FU：DDP 75 mg/m²，静脉注射，第 1 d；ADM 30 mg/m²，静脉注射，第 1 d；5-FU 600 mg/m²，静脉注射，第 1 d、第 8 d。3～4 周重复。

（7）BLM＋VP-16＋DDP：VP-16 100 mg/m²，静脉注射，第 1 d、第 3 d、第 5 d；DDP 80 mg/m²，静脉注射，第 1 d；BLM 10 mg/m²，静脉注射，第 3～5 d。4 周重复。

（8）DDP＋BLM：DDP 35 mg/m²，静脉注射，第 1～3 d；BLM 15 mg/m²，静脉滴注（18 h 持续），第 1～3 d。3～4 周重复。

（郭春雷）

第二节　转移性肝癌

肝脏恶性肿瘤可分为原发性肝癌和转移性肝癌。原发性肝癌包括常见的肝细胞肝癌、少见的胆管细胞癌、罕见的肝血管肉瘤等。身体其他部位的肿瘤转移到肝脏，并在肝内继续生长、发展，其组织学特征与原发性癌相同，这被称为肝转移癌或继发性肝癌。在西方国家，继发性肝癌的发生率远高于原发性肝癌，造成这种情况的原因是多方面的，而原发性肝癌的发病率低是其中的影响因素之一。我国原发性肝癌的发病率较高，继发性肝癌的发病率相对低于西方国家。在多数情况下，转移性肝癌的发生可被看成原发性肿瘤治疗失败的结果。目前，虽然转移性肝癌的综合治疗已成为共识，但外科治疗依然被看作治疗转移性肝癌最重要、最常见的手段，尤其是对结直肠癌肝转移而言，手术治疗已被认为是一种更积极、更有效的治疗措施，其五年生存率可达20%～40%。近年来，随着对转移性肝癌生物学特性认识的加深、肝脏外科手术技巧的改进以及围术期支持疗法的改善，转移性肝癌手术切除的安全性和成功率已大大提高，手术死亡率仅为1.8%，五年生存率达 33.6%。因此，早期发现、早期诊断、早期手术治疗是提高转移性肝癌远期疗效的重要途径，手术切除转移性肝癌灶可使患者获得痊愈或延长生命的机会，因此对转移性肝癌的外科治疗需持积极态度。

一、肝转移癌的发病机制及临床诊断

（一）肝转移癌的病理基础及来源

肝脏是全身最大的实质性器官，也是全身各种肿瘤转移的高发区域，这与肝脏本身的解剖结构、血液供应和组织学特点有关。

肝脏的显微结构表现为肝小叶，肝小叶是肝脏结构和功能的基本单位。小叶中央是中央静脉，围绕该静脉为放射状排列的单层细胞索（肝细胞板），肝板之间形成肝窦，肝窦的壁上附有库普弗细胞，它具有吞噬能力。肝窦实际上是肝脏的毛细血管网，它的一端与肝动脉和门静脉的小分支相通，另一端与中央静脉相连接。肝窦直径为 9～13 mm，其内血流缓慢，肝窦内皮细胞无基底膜，只有少量网状纤维，不形成连续结构，因此，在血液和肝细胞之间没有严密的屏障结构，有助于癌细胞的滞留、浸润。此外，肝窦的通透性高，许多物质可以自由通过肝窦内皮下间隙（Disse 间隙）。Disse 间隙有富含营养成分的液体，间隙大小不等，肝细胞膜上的微绒毛伸入该间隙，癌细胞进入 Disse 间隙后可逃避库普弗细胞的"捕杀"。这些结构特点有助于癌细胞的滞留、生长与增生。

在血液循环方面，肝脏同时接受肝动脉和门静脉双重的血液供应，血流极为丰富，机体多个脏器的血液经门静脉回流至此，为转移癌的快速生长提供了较为充足的营养。有关转移癌的血供研究表明：当瘤体<1 mm 时，营养主要来源于周围循环的扩散；瘤体直径达 1～3 mm 时，由肝动脉、门静脉、混合的毛细血管在肿瘤周围形成新生的血管网；当瘤体进一步增大，直径超过 1.5 cm，通过血管造影等观察，血液供应的 90% 来自肝动脉，瘤体边缘组织的部分血供可能来自门静脉，也有少部分转移性肝癌的血液供应主要来自门静脉。

这些因素都在肝转移性肿瘤的形成中起着决定作用，使肝脏成为肿瘤容易侵犯、转移、生长的高发区域。在全身恶性肿瘤中，除淋巴结转移外，肝转移的发病率最高。据 Pickren 报道。在 9 700 例尸体解剖中共发现 10 912 个恶性肿瘤，其中有肝转移者 4 444 例，占 40.7%，肝脏是除淋巴结转移（57%）外转移部位最多的器官。

转移性肝癌的发生与原发肿瘤类型、部位有关。消化道及盆腔部位（如胃、小肠、结肠、胆囊、胰腺、前列腺、子宫和卵巢）的肿瘤转移至肝脏者较为多见，临床统计转移性肝癌中腹腔内脏器肿瘤占 50%～70%，有 40%～65% 的结直肠癌、16%～51% 的胃癌、25%～75% 的胰腺癌、65%～90% 的胆囊癌产生肝转移。临床资料还表明结直肠癌与其转移性肝癌同时发现者为 16%～25%，大多数是在原发处切除后 3 年内出现肝转移；其次是造血系统肿瘤，占 30%；胸部肿瘤（包括肺、食管肿瘤）占 20%；还有少数来自女性生殖、乳腺、软组织、泌尿系的肿瘤等，如 52% 的卵巢癌、27% 的肾癌、25%～74% 的支气管癌、56%～65% 的乳腺癌、20% 的黑色素瘤、10% 的霍奇金病出现肝转移。肾上腺、甲状腺、眼和鼻咽部的肿瘤转移至肝脏者亦不少见。中国医学科学院肿瘤医院经病理检查发现，在 83 例转移性肝癌中，原发灶来源于结直肠癌的占 24%，来源于乳腺癌的占 16%，来源于胃癌的占 13%，来源于肺癌的占 8%，其他尚有食管癌、鼻咽癌、淋巴瘤、胸腺瘤、子宫内膜癌等。资料还显示，随着年龄增大，转移性肝癌的发生率降低。按系统划分，转移性肝癌的来源依次为消化系统、造血系统、呼吸系统及泌尿生殖系统等。

（二）转移途径

人体各部位肿瘤转移至肝脏的途径有通过门静脉、肝动脉、淋巴转移和直接浸润。

1.门静脉转移

凡血流汇入门静脉系统的脏器（如胃、小肠、结直肠、胰腺、胆囊及脾）的恶性肿瘤均可循门静脉转移至肝脏，这是原发癌播散至肝脏的重要途径。有人报道门静脉血流存在分流现象，即脾静脉和肠系膜下静脉的血流主要进入左肝，而肠系膜上静脉的血流主要汇入右肝，这些门静脉所属脏器的肿瘤会因不同的血流方向转移至相应部位的肝脏。但临床上这种肿瘤转移的分流情况并不明显，而以全肝散在性转移多见。子宫、卵巢、前列腺、膀胱和腹膜后组织等部位的肿瘤，亦可通过体静脉和门静脉的吻合支转移至肝；也可因这些部位的肿瘤增长侵犯门静脉系统的脏器，再转移至肝脏；或先由体静脉至肺，然后再由肺到全身循环而至肝脏。经此途径转移的肿瘤占转移性肝癌的 35%～50%。

2.肝动脉转移

任何血行播散的肿瘤均可循肝动脉转移到肝脏，肺、肾、乳腺、肾上腺、甲状腺、睾丸、卵巢、鼻咽、皮肤及眼等部位的恶性肿瘤均可经肝动脉而播散至肝脏。眼的黑色素瘤转移至肝脏者也较常见。

3.淋巴转移

盆腔或腹膜后的肿瘤可经淋巴管至主动脉旁和腹膜后淋巴结,然后倒流至肝脏。消化道肿瘤也可经肝门淋巴结循淋巴管逆行转移到肝脏。乳腺癌或肺癌也可通过纵隔淋巴结而逆行转移到肝脏,但此转移方式较少见。临床上更多见的是胆囊癌沿着胆囊窝的淋巴管转移到肝脏。

4.直接浸润

肝脏邻近器官的肿瘤(如胃癌、横结肠癌、胆囊癌和胰腺癌),均可因肿瘤与肝脏粘连使癌细胞直接浸润而蔓延至肝脏,右侧肾脏和肾上腺肿瘤也可以直接侵犯肝脏。

(三)病理学特点

转移癌的大小、数目和形态多变,少则 1～2 个微小病灶,多则呈多结节甚至弥漫性散在生长,也有形成巨块的,仅有约 5% 的肝转移灶是孤立性结节或局限于单叶。转移灶可发生坏死、囊性变、病灶内出血以及钙化等。转移性肝癌组织可位于肝脏表面,也可位于肝脏中央。癌结节外观多呈灰白色,质地硬,与周围肝组织常有明显分界,肝转移癌灶多有完整包膜,位于肝脏表面者可有凸起或凹陷,癌结节中央可有坏死和出血。多数肝转移癌为少血供肿瘤,少数肝转移癌血供可相当丰富,如肾癌肝转移。来自结直肠癌的肝转移癌可发生钙化,钙化也可见于卵巢、乳腺、肺、肾脏和甲状腺肿瘤的转移。来自卵巢癌与胰腺癌的转移灶可发生囊变。肉瘤的肝转移灶常表现为巨大肿块,并伴有坏死、出血等。转移性肝癌的病理组织学变化和原发病变相同,如来源于结直肠的腺癌在组织学方面可显示腺状结构,来自恶性黑色素瘤的转移性肝癌组织中含有黑色素。但部分病例由于原发性癌分化较好,使肝脏转移灶表现为间变而无法提示原发病灶。与原发性肝癌不同,转移性肝癌很少合并肝硬化,一般也无门静脉癌栓形成,而已产生肝硬化的肝脏则很少发生转移性肿瘤。Jorres 等报道 6 356 例癌症患者的尸体解剖中发现有 300 例转移性肝癌,仅有 2 例伴有肝硬化,认为其原因可能是硬化的肝脏血液循环受阻和结缔组织改变限制了肿瘤转移和生长。转移性肝癌切除术后肝内复发率为 5%～28%,低于原发性肝癌切除术后肝内复发率。

临床上根据发现转移性肝癌和原发肿瘤的先后分为同时转移、异时转移以及先驱性肝转移。同时转移是指初次诊断或者外科治疗原发性肿瘤时发现转移病灶,发生率为 10%～25%。资料显示,年龄、性别与肝转移无关,但大城市患者发生肝转移的病例少于小城市和农村地区,这与在大城市易得到早期检查、早期发现有关。同时转移性肝癌的发生率和临床病理分期明显相关,晚期患者中发病率较高,且多呈分散性多结节病灶。异时转移是指原发性肿瘤手术切除或局部控制后一段时间在随访中发现肝转移病灶,大多数在原发灶切除后 2～3 年发现,其发生率尚不清楚。同时转移和异时转移可占肝转移的 97%。先驱性肝转移是指肝转移病灶的发现早于原发肿瘤的发现,其发生率较低。

(四)转移性肝癌的分期

判明肿瘤分期对治疗方案的选择、预后判断、疗效考核、资料对比极为重要。近几十年来国内外对该病的分期提出了多种分类标准。

Fortner 对术后证实的肝转移进行了以下分级。①Ⅰ级:肿瘤局限在切除标本内,切缘无癌残留。②Ⅱ级:肿瘤已局部扩散,包括肿瘤破溃、直接蔓延至周围邻近器官、镜下切缘癌呈阳性、直接浸润至大的血管或胆管。③Ⅲ级:伴有肝外转移者,包括肝外淋巴结转移、腹腔内其他器官转移、腹腔外远处转移。

Petlavel 提出转移性肝癌的分期需要兼顾转移灶的大小、肝功能状态和肝大情况,依此将该病分为 4 期。资料表明 Ⅰ 期预后最好,中位生存期为 21.5 个月,Ⅱ、Ⅲ、Ⅳ 期的中位生存期分别为 10.4 个月、4.7 个月和 1.4 个月。

Genneri 认为该病的预后主要与肝实质受侵犯的程度有关。根据转移灶的数目和肝实质受侵犯的程度将该病分为 3 期:Ⅰ 期为单发性肝转移,侵犯肝实质的 25% 以下;Ⅱ 期为多发性肝转移,侵犯肝实质的 25% 以下或单发性肝转移累计侵犯肝实质的 25%～50%;Ⅲ 期为多发性肝转移,侵犯肝实质的 25%～50% 或超过 50%。他认为 Ⅰ 期最适合手术治疗,对 Ⅱ 期、Ⅲ 期则应侧重于综合治疗。

Petreli 进一步肯定了肝实质被侵犯的程度是影响预后最重要的因素。对肝实质受侵犯的程度可以通过测量肝脏被肿瘤侵犯的百分比、肝脏大小和肝功能试验(包括碱性磷酸酶和胆红素水平)来判断,其他影响预后的主要因素为转移性肝癌结节的数目以及分布(单叶或双叶)、大小、能否手术切除、出现时间(与原发灶同时或异时)、有无肝外转移、肝外侵犯的类型、患者的功能状况、有无症状或并发症等。

(五)转移性肝癌的临床表现

转移性肝癌常以肝外原发性肿瘤所引起的症状为主要表现,但因无肝硬化,病情发展常较后者缓慢,症状也较轻。主要临床表现包括原发性肿瘤的临床表现、肝癌的临床表现、全身状况的改变。

1.原发性肿瘤的临床表现

早期主要表现为原发肿瘤的症状,肝脏本身的症状并不明显,大多在对原发肿瘤术前检查、术中探查或者术后随访时发现,如结直肠癌患者的大便性状改变,有黑便、血便等;肺癌患者出现刺激性干咳和咯血。部分原发性肿瘤临床表现不明显或晚于转移性肝癌,是造成误诊、延诊的主要因素。继发性肝癌的临床表现常较轻,病程发展较缓慢。诊断的关键在于查清原发癌灶。

2.肝癌的临床表现

随着病情的发展,肿瘤增大,肝脏转移的病理及体外症状逐渐表现出来,出现了消瘦、乏力、发热、食欲缺乏、肝区疼痛、肝区结节性肿块、腹水、黄疸等中晚期肝癌的常见症状。也有少数患者出现继发性肝癌的症状以后,其原发癌灶仍不易被查出或隐匿不显,因此,有时难以鉴别继发性肝癌与原发性肝癌。消瘦与恶性肿瘤的代谢消耗、进食少、营养不良有关;发热多是肿瘤组织坏死、合并感染以及肿瘤代谢产物引起,多不伴寒战;肝区疼痛是由肿瘤迅速生长使肝包膜紧张所致;食欲缺乏是由肝功能损害,肿瘤压迫胃肠道所致;肝区疼痛部位和肿瘤部位有密切关系,如突然发生剧烈腹痛并伴腹膜刺激征和休克,多有转移性肝癌结节破裂的可能;腹部包块表现为左肝的剑突下肿块和/或右肝的肋缘下肿块,也可因转移性肝癌占位导致肝大;黄疸常由肿瘤侵犯肝内主要胆管或肝门外转移淋巴结压迫肝外胆管所引起,肿瘤广泛破坏肝脏可引起肝细胞性黄疸。

3.全身状况的改变

由于机体消耗增多和摄入减少,患者往往体重减轻,严重者出现恶病质。如发生全身多处转移,还可出现相应部位的症状,如肺转移可引起呼吸系统的临床表现。

（六）诊断方法

1.实验室检查

（1）肝功能检查：肝转移癌患者在肿瘤浸润初期肝功能检查多属于正常，HBV、HCV 感染指标往往呈阴性。随肿瘤的发展，患者血清胆红素、碱性磷酸酶、乳酸脱氢酶、γ-谷氨酰转肽酶、天门冬氨酸转氨酶等水平升高，但由于转移性肝癌多数不伴肝炎、肝硬化等，所以肝脏的代偿功能较强。在原发性肝癌中常出现的白球比倒置、凝血酶原时间延长等异常，在肝转移癌中则极少出现。在无黄疸和骨转移时，碱性磷酸酶活性升高对诊断肝转移癌具有参考价值。

（2）AFP：转移性肝癌中 AFP 的阳性反应较少，AFP 阳性反应主要见于胃癌伴肝转移。大约 15% 的胃癌患者 AFP 为阳性，其中绝大多数患者的 AFP 水平在 100 μg/L 以下，仅 1%～2% 的患者的 AFP 水平超过 200 μg/L。切除原发病灶后即使保留转移癌，AFP 水平也可以降至正常。

（3）CEA：消化道肿瘤（特别是结直肠肿瘤）患者的 CEA 检查，对于转移性肝癌的诊断十分重要。目前多数研究者认为 CEA 检查可作为转移性肝癌的辅助诊断指标，尤其是对无肿瘤病史、肝内出现单个肿瘤病灶、无明确肝炎病史、AFP 阴性的患者，必须复查 CEA 等指标，以警惕转移性肝癌的发生。一般CEA 水平迅速升高或 CEA 水平超过 20 μg/L 是肝转移的指征，但其变化与肿瘤大小并无正相关。若 CEA 为阳性，需复查 B 超、CT、结肠镜等，寻找原发病灶以明确诊断或随访。转移性肝癌术后动态监测 CEA 对于判断手术切除是否彻底、术后辅助化疗疗效、肿瘤复发具有重要意义。在清除所有癌灶后，CEA 水平可降至正常。原发性结直肠癌术后 2 年应定期监测，可 3 个月 1 次，如果 CEA 水平升高，应高度怀疑肿瘤复发，同时有碱性磷酸酶、乳酸脱氢酶水平明显升高，提示肝转移。CEA 水平升高时，有时影像学检查并无转移迹象，此时常需通过核素扫描或剖腹探查才能发现。此外，国外文献报道胆汁中的 CEA 敏感性远较血清 CEA 高。Norton 等研究发现，结直肠癌肝转移患者的胆汁 CEA 水平是血清 CEA 水平的 29 倍，这对原发病灶在术后肝转移以及隐匿性癌灶的发现尤为重要。

（4）其他肿瘤标志物测定：其他部位的肿瘤患者如出现 5'-核苷磷酸二酯酶同工酶 V（5'-NPDV）阳性常提示存在肝内转移的可能，它也可以作为肝转移癌术后疗效和复发监测的指标，但不能区分原发性和转移性肝肿瘤。其他临床常用的肿瘤标志物还有酸性铁蛋白、CA 19-9、CA50、CA242 等，它们的水平在多种肿瘤特别是消化系统肿瘤中均可升高，但组织特异性低，它们可作为肝转移癌检测的综合判断指标。

2.影像学检查

影像学检查方法与原发性肝癌相同。转移性肝癌在影像学上可有某些特征性表现：①病灶常为多发且大小相仿；②由于病灶中央常有液化坏死，在 B 超和 MRI 上可出现"靶征"或"牛眼征"；③CT 扫描图像上病灶密度较低，有时接近水的密度，对肝内微小转移灶（<1 cm）普通的影像学检查常难以发现而漏诊，可采用 CT 加动脉门静脉造影，其准确率可达 96%；对这些微小转移灶的定性诊断，目前以正电子发射断层扫描特异性最强，后者以 ^{18}F-FDG 作为示踪剂，通过评价细胞的葡萄糖代谢状况确定其良恶性。

（七）诊断

肝转移癌的诊断关键在于确定原发病灶，其特点是：①多数患者有原发性肿瘤病史，以结直肠癌、胃癌、胰腺癌常见。②患者常无慢性肝病病史。HBV、HCV 标记物多为阴性。③由于肝转移癌很少合并肝硬化，所以体检时癌结节病灶多较硬而肝脏质地较软。④影像学显示肝内多个散在、大小相仿的占位性病变,B超可见"牛眼"征,且多无肝硬化影像,肝动脉造影肿瘤血管较少见。

临床上诊断的主要依据:①有原发癌病史或依据;②有肝脏肿瘤的临床表现;③实验室肝脏酶学改变,CEA水平升高而AFP可呈阴性;④影像学发现肝内占位性病变,多为散在、多发;⑤肝脏穿刺活检证实。

对于某些组织学上证实为转移性肝癌,但不能明确或证实原发性肿瘤起源的情况,临床上并不少见,如Kansaa大学医院所记载的21 000例癌症患者中,有686例(3.3%)未明确原发癌的部位。对于此类病例需要通过更仔细的病史询问、更细致的体格检查以及相关的影像学和实验室检查来判断。例如原发肿瘤不明时,乳腺、甲状腺及肺可能是原发灶;粪便潜血阳性提示胃肠道癌,胃镜、结肠镜、钡餐及钡灌肠检查对诊断有帮助;疑有胰体癌时,应行胰腺扫描及血管造影。

(八)鉴别诊断

1.原发性肝癌

患者多来自肝癌高发区,有肝癌家族史或肝病病史,多合并肝硬化。肝功能多异常,肝癌的并发症较常见,病情重且发展迅速。AFP等肿瘤标志呈阳性,影像学呈"失结构"占位性病变,孤立性结节型也较多见。转移性肝癌多有原发肿瘤病史和症状,很少合并肝硬化,肝功能多正常,病情发展相对缓慢。AFP多正常,CEA水平多升高。影像学发现肝脏多个散在占位结节,可呈"牛眼征"。但AFP阴性的原发性肝癌和原发灶不明确的转移性肝癌之间的鉴别诊断仍有一定困难,有时需依靠肝活检,当组织学检查发现有核居中央的多角形细胞,核内有胞质包涵体,恶性细胞被窦状隙毛细血管分隔,胆汁存留,肿瘤细胞群周围环绕着内皮细胞等表现时,提示为原发性肝癌而非继发性肝癌。

2.肝血管瘤

一般容易鉴别肝血管瘤。其多见于女性,病程长,发展慢。临床症状多轻微,实验室酶学检查常正常。B超见有包膜完整的与正常肝脏有明显分界的影像,其诊断符合率达85%。CT表现为均匀一致的低密度区,在快速增强扫描中可见特征性增强,其对血管瘤的诊断阳性率近95%。血管造影整个毛细血管期和静脉期持续染色,可见"早出晚归"征象。

3.肝囊肿

病史较长,一般情况好,囊肿常多发,可伴多囊肾。B超提示肝内液性暗区,可见分隔。血清标志物AFP、CEA呈阴性。

4.肝脓肿

肝脓肿患者多有肝外感染病史,临床可有或曾有发热、肝痛、白细胞计数升高等炎症表现,抗感染治疗有效。超声检查可见液平,穿刺为脓液,细胞培养呈阳性。

5.肝脏肉瘤

此病极少见,患者无肝脏外原发癌病史。多经病理证实。

二、治疗

(一)手术切除

与原发性肝癌一样,转移性肝癌的治疗也以手术切除为首选,这是唯一能使患者获得长期生存的治疗手段。大肠癌肝转移切除术后五年生存率可达25%～58%,而未切除者的两年生存率仅为3%,四年生存率为0。

转移性肝癌的手术适应证近年来有逐渐放宽的趋势。最早对转移性肝癌的手术价值还存在怀疑,直到 1980 年 Adson 和 Van Heerdon 报道手术切除大肠癌肝脏孤立性转移灶取得良好效果,研究者才确定手术切除是孤立性肝转移癌的首选治疗方法。之后有许多研究发现,多发性与孤立性肝转移癌切除术后在生存率上并无明显差异,因而近年来手术切除对象不只是限于孤立病灶,位于肝脏一侧或双侧的多发转移灶也包括在手术适应证内。至于可切除多发转移灶数目的上限,以往通常定为 3～4 个,有研究者认为以转移灶的数目作为手术适应证的依据没有足够理由,只要保证有足够的残肝量和手术切缘,任何数目的肝转移灶均为手术切除的适应证。有肝外转移以往被认为是手术禁忌证,近年来的研究发现,只要肝外转移灶能得到根治性切除,可获得与无肝外转移者一样好的疗效,故有肝外转移也为手术治疗的适应证。目前临床上转移性肝癌的手术指征为:①原发灶已切除并无复发,或可切除,或已得到有效控制(如鼻咽癌行放疗后);②单发或多发肝转移灶,估计切除后有足够的残肝量并可保证足够的切缘;③无肝外转移或肝外转移灶可切除;④无其他手术禁忌证。

关于转移性肝癌的手术时机,原则上一经发现应尽早切除。但对原发灶切除后近期内刚发现的较小转移灶(如小于 2 cm)是否需要立即手术,有研究者认为不必急于手术,否则很可能在手术后不久就出现新的转移灶,对这样的病例可密切观察一段时间(如 3 个月)或在局部治疗下观察,若无新的转移灶,再做手术切除。同时转移癌的手术时机也是一个存在争议的问题,关于是同期手术还是分期手术尚有意见分歧,有研究者认为只要肝转移灶可切除,估计患者能够耐受,可获得良好的切口显露,应尽可能同期行肝癌切除。

转移性肝癌的手术方式与原发性肝癌相似,但有如下几个特点:①由于转移性肝癌常为多发,术中B超检查就显得尤为重要,可以发现术前难以发现的隐匿于肝实质内的小病灶,并因此改变手术方案;②因很少伴有肝硬化,故肝切除范围可适当放宽以确保阴性切缘,一般要求切缘超过 1 cm,因为阴性切缘是决定手术远期疗效的关键因素;③由于转移性肝癌很少侵犯门静脉而形成癌栓,可不必行规则性肝叶切除,确保阴性切缘的非规则性肝切除已为医师所接受,尤其是多发转移灶的切除更为适用;④伴肝门淋巴结转移较常见,手术时应做肝门淋巴结清扫。

转移性肝癌术后复发也是一个突出的问题,例如,大肠癌肝转移切除术后 60％～70％复发,其中 50％为肝内复发,在临床上难以区别是原转移灶切除后的复发还是新的转移灶。与原发性肝癌术后复发一样,转移性肝癌术后复发的首选治疗也是再切除,其手术指征基本与第一次手术相同。文献报道的再切除率差别较大,为 13％～53％。除其他因素外,这与第一次手术肝切除的范围有关,第一次如为局部切除,则复发后再切除的机会较大,而第一次为半肝或半肝以上的切除,则再切除的机会明显减小。

(二)肝动脉灌注化疗

虽然手术切除是转移性肝癌的首选治疗方法,但是可切除病例仅占 10％～25％,大多数患者则因病灶广泛而失去手术机会,此时肝动脉灌注化疗(hepatic artery infusion chemotherapy,HAIC)便成为这类患者的主要治疗方法。转移性肝癌的血供来源基本上与原发性肝癌相同,即主要由肝动脉供血,肿瘤周边部分有门静脉参与供血。与全身化疗相比,HAIC 可提高肿瘤局部的化疗药物浓度,同时降低全身循环中的药物浓度,因而与全身化疗相比,可提高疗效而降低药物毒性作用,已有多组前瞻性对照研究证明,HAIC 对转移性肝癌的有效率显著高于全身化疗。HAIC 一般经全置入性药物运载系统实施,后者可于术中置入;也可采用放射介入的方法置入,化疗药物多选择 5-FU 或氟尿嘧啶脱氧核苷(FudR),后者的肝脏清除率高于前者。文献报道

HAIC 治疗转移性肝癌的有效率为 40%～60%,部分病例可因肿瘤缩小而获得二期切除,对肿瘤血供较为丰富者加用碘油栓塞可使有效率进一步提高。但转移性肝癌多为相对低血供,这与原发性肝癌有所不同,为了增加化疗药物进入肿瘤的选择性,临床上有在 HAIC 给药前给予血管收缩药(如血管紧张素Ⅱ)或可降解性淀粉微球,暂时使肝内血流重新分布,以达到相对增加肿瘤血流量、提高化疗药物分布的目的,从而进一步提高 HAIC 的有效率。

前瞻性对照研究表明,与全身化疗相比,HAI 虽然显著提高了治疗的有效率,但未能显著提高患者的生存率,主要是由于 HAI 未能有效控制肝外转移的发生,使得原来可能死于肝内转移的患者死于肝外转移。因此,对转移性肝癌行 HAI 应联合全身化疗(5-FU＋四氢叶酸),或加大化疗药物的肝动脉灌注剂量,以使部分化疗药物因超过肝脏的清除率而"溢出"肝脏,进入全身循环,联合使用肝脏清除率低的化疗药物,如丝裂霉素,亦可达到相同的效果。

(三)其他

治疗转移性肝癌的方法还有许多,如使用射频、微波、氩氦刀,局部放疗,肝动脉化疗栓塞,瘤体无水乙醇注射。

(郭春雷)

第三节　原发性肝癌

一、流行病学

原发性肝癌是世界上流行率高的 10 种恶性肿瘤之一,主要发生于温暖、潮湿、居民饮用闭锁水系的地区。其病程短,死亡率高。该病在我国广泛流行,占恶性肿瘤的第 1 位,其发病率为欧美的 5～10 倍,约占全世界肝癌病例的 42.5%。40～49 岁为发病年龄高峰。男性较女性的发病率显著高,高发地区男、女患者之比为 3.4∶1。

我国原发性肝癌的地理分布显示:沿海地区的发病率高于内陆地区的发病率,东南和东北的发病率高于西北、华北和西南的发病率,沿海江河口或岛屿的发病率高于沿海其他地区的发病率。而且即使在同一高发区,肝癌的分布亦不均匀。启东市是肝癌高发区,近十几年以来肝癌发病率一直在 50/10 万左右,而通兴乡肝癌发病率(47.44/10 万)则比相隔一条马路的西宁乡(15.44/10 万)和天汾乡(17.81/10 万)高,这种发病率的显著差异,为肝癌病因的研究提供了线索。

东南地区中肝癌死亡率高于 30/10 万的地区有广西扶绥、江苏启东、浙江嵊泗、岱山、福建同安。广西扶绥统计年死亡率基本稳定在 40/10 万左右,江苏启东肝癌在恶性肿瘤发病及死亡病例中一直居首位,年平均发病率为 55.63/10 万,死亡率为 47.93/10 万。

此外,据调查湖南、四川的肝癌亦居当地恶性肿瘤死因的首位。山东、湖北、辽宁、新疆、甘肃、内蒙古等地的肝癌则占恶性肿瘤死因的第三位。

二、病因学

和其他恶性肿瘤一样,原发性肝癌的病因仍不十分清楚。实验证明,很多致癌物质均可诱发动物的肝癌,但人类肝癌的病因尚未完全得到证实。根据临床观察,流行病资料和一些实验研究结果表明,肝癌可能主要与肝炎病毒、黄曲霉毒素、饮水污染有关。

(一)病毒性肝炎

1.乙型肝炎病毒(hepatitis B virus,HBV)

HBV 与肝细胞癌(hepatocellular carcinoma,HCC)的关系已被研究多年,HBV 与原发性肝癌有一定的特异性的因果关系,归纳为:①二者全球地理分布接近,乙型肝炎高发区肝癌的发病率也高,我国肝癌 3 个高发区(启东、海门、扶绥)研究结果表明 HBsAg 阳性者发生肝癌的机会较 HBsAg 阴性者高。②原发性肝癌患者的血清学与病理结果证实其 HBsAg 阳性率高达89.5%,抗-HBc 达 96.5%,明显高于对照人群(5%以下);免疫组化亦提示 HCC 患者有明显的HBV 感染背景;在肝癌流行区及非流行区,男性 HBsAg 慢性携带者发生原发性肝癌的危险性相对恒定,且前瞻性研究表明,HBsAg 阳性肝硬化者发生原发性肝癌的概率比 HBsAg 阴性肝硬化者高,且标志物项越多(除抗-HBs),患肝癌危险性越高,流行病学调查证明病毒感染发生在肝癌之前。③证实 HCC 患者中有 HBV-DNA 整合,我国 HCC 患者中有 HBV-DNA 整合者占68.2%。分子生物学研究提示 HBV-DNA 整合可激活一些癌基因(如N-ras、K-ras),并使一些抑癌基因突变,已发现 HBsAg 的表达与$p53$ 突变有关。④动物模型(如土拨鼠、地松鼠、鸭)提示动物肝炎与肝癌有关。

我国约 10%的人口为 HBsAg 携带者,每年约有 300 万人可能从急性肝炎转为慢性肝炎,每年约 30 万人死于肝病,其中 11 万人死于肝癌。肝炎的垂直传播是肝癌高发的重要因素,表面抗原阳性的孕妇可使 40%~60%的婴儿感染乙肝型炎,这些婴儿一旦感染乙型肝炎,约有 1/4 可能发展到慢性肝炎,还有一部分发展到肝硬化和肝癌。国外有研究者认为,肝癌高发区婴儿接种乙型肝炎疫苗,可减少 80%的肝癌患者。世界各地 HBsAg 与 HCC 关系几乎完全一致,肝癌危险度:我国江苏启东为 8.8~12.5;日本为 10.4,英国为12.0,美国纽约为 9.7。HBV 可能是人类肝细胞癌发病因素中的主要启动因素。

2.丙型肝炎病毒(hepatitis C virus,HCV)

HCV 主要经血传播,亦可由性接触传播,HCV 与 HCC 关系的研究近年来受到重视。日本报道提示 HCC 患者中合并 HCV 感染者远多于 HBV 感染者。1990 年,鹈浦雅志等报道 113 例肝细胞癌中 HBsAg 阳性有 30 例(27%),抗-HCV 阳性 65 例(58%),有输血史 32 例(28%),有饮酒史者 46 例(41%),在与 HCV 有关的肝硬化病例中 30%可检出抗-HCV。在西班牙、希腊,HCC 的抗-HCV 阳性率分别达到 63%和 55%,HBsAg 阳性率为 39%左右,而印度抗-HCV 阳性率为 15.1%,香港 7.3%,上海为 5%~8%,表明该型肝炎病毒与肝癌的关系有地理分布关系。

流行病学的证据说明 HBV 是肝癌发生的重要危险因素,但不是唯一的因素。HCV 与肝癌的关系在部分地区(如日本、西班牙、希腊)可能是重要的,在中国的作用有待进一步研究。流行病学研究提示了病毒参与了肝癌的发病过程,随着分子生物学的发展,进一步从分子水平提示了病毒的作用机制。HBV 在人肝癌中以整合型 HBV DNA 和游离型 HBV DNA 形式存在。病毒在整合前,首先要通过游离病毒的复制,因此在早期以游离型 HBV DNA 存在于肝癌中,由于整合型 HBV DNA 中,相当部分X 基因存在断裂,部分或全部缺少,游离型 HBV DNA 可能是X 基因表达的反式激活因子。不少作者观察到肝癌中存在 HBV X 基因表达,但X 基因的生物学功能,是否存在促进原癌基因C-myc 的表达以及与ras 基因的协同促肝癌作用,有待进一步研究。

3.黄曲霉毒素(aflatoxin,AF)

动物实验证明黄曲霉毒素有肯定的致癌作用。黄曲霉毒素 B_1(AFB_1)是强烈的化学致癌物,能诱发所有实验动物发生肝癌;在人体肝脏中发现有纯代谢黄曲霉毒素及黄曲霉毒素 B_1 的酶。霉变食物是肝癌高发区的主要流行因素之一,肝癌高发区粮食的黄曲霉毒素污染程度高于其他地区。这可能与肝癌高发区多处于温潮湿地带,霉菌易于生长有关。非洲和东南亚曾进行黄曲霉毒素与肝癌生态学研究,发现男性摄入的黄曲霉毒素高的地方,肝癌的发病率亦高;摄入黄曲霉毒素的剂量与肝癌发病率呈线性函数关系,Y(肝癌的发病率)$= 0.42 \times AFB_1 + 6.06$($AFB_1$ 含量的单位是 ng/kg,$P < 0.01$)。分子流行病学的研究也进一步证实 AFB_1 与肝癌的发生密切相关,近年来上海肿瘤研究所研究 AFB_1 加成物(AFB_1-N_7-Gua)及 AFB_1 清蛋白加成物的检测方法,从肝癌高危人群或肝癌患者的血、尿中检测 AFB_1 加成物,证明了崇明肝癌高发区人群中 AFB_1-清蛋白加成物阳性率高达 68.3%,启东地区的阳性率为 65%,进一步研究提示过氧化物酶基因 113 位的突变很有可能和 AFB_1 暴露引起 AFB_1 清蛋白生成物的量有关,提示了 AFB_1 与肝癌的发生具有密切相关性。

(二)饮水污染

饮水与肝癌的关系已有不少流行病学与实验室证据。早在 20 世纪 70 年代苏德隆教授就提出饮水与肝癌有关,即饮用沟塘水的居民肝癌的发病率比一般居民高,而饮用井水的居民肝癌的发病率比一般居民低 1/3,改饮深水后居民肝癌的发病率有下降趋势。

(三)其他

微量元素、遗传因素等在原发性肝癌发病中有一定作用。有人认为硒是原发性肝癌发生发展过程中的条件因子,有资料表明血硒水平与原发性癌的发病率呈负相关。硒的适量补充可降低原发性肝癌发病率的 1/3~2/3。国内外均有原发性肝癌高发家系的报道,我国启东对原发性肝癌和健康对照组家庭中肝癌的发生情况进行调查,结果表明原发性肝癌高于对照组,统计学检验有显著差异。通常情况下遗传的是易患肿瘤的体质而非肿瘤本身。此外研究者对饮酒、吸烟、寄生虫、某些化学致癌物、激素、营养等与人类肝癌的关系尚有不同的看法。研究者认为,原发性肝癌是多因素协同作用的结果,在不同的阶段,不同的地区,其主要因素可能会有所不同。HBV、HCV、黄曲霉毒素、亚硝胺、饮水污染是原发性肝癌的主要病因。因此管水、管粮、防治肝炎是预防肝癌的主要措施。

三、病理

(一)大体分型

肝癌大体分型可分为以下 4 型。

1.巨块型

除单个巨大块型肝癌外,该型可由多个癌结节密集融合而成的巨大结节。其直径多在 10 cm 以上。

2.结节型

肝内发生多个癌结节,散布在肝右叶或左叶,结节与四周分界不甚明确。

3.弥漫型

该型少见,癌结节一般甚小,弥漫分布于全肝,与增生的肝假小叶有时难以区别,但癌结节一般质地较硬,为灰白色。

4.小肝癌

单个癌结节直径<3 cm,癌结节数不超过 2 个,最大直径总和<3 cm。

(二)组织学分型

1.肝细胞癌

该型最常见。其癌细胞分类与正常肝细胞相似,但细胞大小不一,为多角,胞浆丰富,呈颗粒状,胞核深染,可见多数核分裂,细胞一般排列成索状,在癌细胞索之间有丰富的血窦,无其他间质。

2.胆管细胞癌

该型为腺癌。癌细胞较小,胞浆较清晰,形成大小不一的腺腔,间质较多,血管较小。在癌细胞内无胆汁。

3.混合型肝癌

肝细胞癌与胆管细胞癌混合存在。

4.少见类型

(1)纤维板层型:癌细胞被平行的板层排列的胶原纤维隔开,因而称为纤维板层肝癌(fibrolamellar carcinoma,FCL)。以多边嗜酸肿瘤细胞聚成团块,其周围排列着层状排列的致密纤维束为特征。肉眼观察特征:绝大多数发生在左叶,常为单个,通常无肝硬化,切面呈结节状或分叶状,中央有时可见星状纤维瘢痕,这些有助于区别普通型HCC。电镜下FCL的胞浆内以充满大量线粒体为特征,这与光镜检查下癌细胞呈深嗜酸性颗粒相对应。有人观察到FCL有神经分泌性颗粒,提示此类癌有神经内分泌源性。

(2)透明细胞癌:肉眼所见透明细胞癌无明显特征。在光镜检查下,除胞浆透明外,其他均与普通HCC相似,胞浆内主要成分是糖原或脂质。电镜下透明癌细胞内细胞器较普通HCC少。透明细胞癌无特殊临床表现,预后较普通HCC略好。

(三)原发性肝癌分期

1.我国肝癌的临床分期:根据全国肝癌会议拟定的分期标准

Ⅰ期:无明确肝癌症状和体征,又称亚临床期。

Ⅱ期:出现临床症状或体征,无Ⅲ期表现。

Ⅲ期:有明显恶病质、黄疸、腹水或远处转移之一。

2.国际抗癌联协的TNM分期

TNM国际肝癌分期见表11-2。

3.分期标准

分期标准见表11-3。

四、临床表现

早期小肝癌因缺乏临床症状和体征被称为"亚临床肝癌"或"Ⅰ期肝癌",常能在普查、慢性肝病患者随访或健康检查时出现甲胎蛋白水平异常升高和/或超声异常而被发现。一旦出现临床症状和体征已属于中晚期。

(一)临床症状

肝区痛、消瘦、乏力、食欲缺乏、腹胀是肝癌常见症状。

1.肝区痛

肝区痛最常见,多由肿瘤增大致使肝包膜绷紧所致,少数可由肝癌包膜下结节破裂,肝癌结节破裂内出血所致。可表现为持续钝痛、呼吸时加重的肝区痛或急腹症。肿瘤侵犯膈肌疼痛可放散至右肩和右背,向后生长的肿瘤可引起腰痛。

表 11-2 TNM 国际肝癌分期

TNM 分期	具体分期		描述
T 分期(原发肿瘤)	T_x		无法评估原发肿瘤
	T_0		无原发肿瘤的证据
	T_1	T_{1a}	孤立的肿瘤最大径≤2 cm
		T_{1b}	孤立的肿瘤最大径>2 cm,无血管侵犯
	T_2		孤立的肿瘤最大径>2 cm,有血管侵犯;或者多发的肿瘤,无一最大径>5 cm
	T_3		多发的肿瘤,至少有一个最大径>5 cm
	T_4		任意大小的单发或多发肿瘤,累及门静脉的主要分支或者肝静脉;肿瘤直接侵及除胆囊外的邻近器官;或穿透腹膜
N 分期(区域淋巴结)	N_x		不能评价区域淋巴结
	N_0		无区域淋巴结转移
	N_1		区域淋巴结转移
M 分期(远处转移)	M_0		无远处转移
	M_1		有远处转移

表 11-3 分期标准

分期	T	N	M
Ⅰ A	T_{1a}	N_0	M_0
Ⅰ B	T_{1b}	N_0	M_0
Ⅱ	T_2	N_0	M_0
Ⅲ A	T_3	N_0	M_0
Ⅲ B	T_4	N_0	M_0
Ⅳ A	Any T	N_1	M_0
Ⅳ B	Any T	Any N	M_1

2.消化道症状

消化道症状因无特征往往易被忽视,常见症状有食欲缺乏、消化不良、恶心呕吐、腹泻等。

3.消耗体征

患者乏力、消瘦、全身衰竭,晚期患者可呈恶病质状。

4.黄疸

黄疸可由肿瘤压迫肝门、胆管癌栓、肝细胞损害等引起,多为晚期症状。

5.发热

30%～50%的患者有发热,一般为低热,偶可达 39 ℃以上,呈持续或午后低热,偶呈弛张型高热。发热可由肿瘤坏死产物吸收、合并感染、肿瘤代谢产物所致。如不伴感染,为癌热,多不伴寒战。

6.转移灶症状

肿瘤转移之处有相应症状,有时成为该病的初始症状。肺转移可引起咯血、咳嗽、气急等。骨转移可引起局部痛或病理性骨折。椎骨转移可引起腰背痛、截瘫。脑转移多有头痛、呕吐、抽搐、偏瘫等。

7.伴癌综合征

伴癌综合征即肿瘤本身代谢异常或癌组织对机体的影响引起内分泌或代谢方面的综合征,可先于肝的症状出现。

(1)自发性低血糖症:发生率为10%~30%,肝细胞能异位分泌胰岛素或胰岛素样物质;肿瘤抑制胰岛素酶或分泌一种胰岛β细胞刺激因子或糖原储存过多;肝组织糖原贮存减少,肝功能障碍影响肝糖原的制备。以上因素造成血糖水平降低,形成低血糖症,严重者出现昏迷、休克而死亡。

(2)红细胞增多症:2%~10%的患者可发生,肝癌切除后常可恢复正常。其可能与肝细胞产生促红细胞生成素有关。肝硬化伴红细胞增多症者宜警惕肝癌的发生。

(3)其他:罕见的尚有高钙血症、高脂血症、皮肤卟啉癌、类癌综合征、异常纤维蛋白原血症等。

(二)体征

1.肝、脾大

进行性肝大是其特征性体征之一,肝质地硬,表面及边缘不规则,部分患者肝表面可触及结节状包块。合并肝硬化和门静脉高压者,门静脉或脾静脉内癌栓或肝癌压迫门静脉或脾静脉可出现脾大。

2.腹水

腹水由合并肝硬化和门静脉高压或门静脉、肝静脉癌栓所致,为淡黄色或血性腹水。

3.黄疸

肿瘤压迫或侵入肝门内主要胆管或肝门处转移性肿大淋巴结压迫胆管常导致梗阻性黄疸;肿瘤广泛破坏肝脏引起肝细胞坏死,形成肝细胞性黄疸。无论出现梗阻性黄疸还是肝细胞性黄疸,亦无论肿瘤大小,一旦出现黄疸肝癌多属于晚期。

4.转移灶的体征

肝外转移至肺、淋巴结、骨和脑常见。转移灶发展到一定大小时可出现相应的体征,而较小的转移瘤往往无体征。

五、影像学表现

电脑技术与超声波、X线、放射性核素、磁共振等的结合,大大提高了肝癌早期诊断的水平。目前常用的影像学诊断方法有超声显像、CT、MRI、放射性核素显像、选择性血管造影、选择腹腔动脉、肝动脉造影等。

(一)超声显像(ultrasonography,US)

US是肝癌定位诊断中最常用的分辨力高的定位诊断方法,单用二维B型超声对肝癌的确诊率为76%~82.2%,可检出2 cm以内的小肝癌。图像的主要特征为肝区内实性回声光团,均质或不均质,或有分叶,与周围组织界限欠清楚,部分有"晕环"。US可显示肿瘤的位置、大小,并了解局部扩散程度(如门静脉、肝静脉、下腔静脉、胆管内癌栓、周围淋巴结有无转移等)。近年来术中 B 型超声的应用,提高了手术切除率,随着超声波技术的进展,彩色多普勒血流成像可分析测量进出肿瘤的血液,以鉴别占位病灶的血供情况,推断肿瘤的性质。另外用动脉 CO_2 微泡增强作用对比剂的超声血管造影有助于检出 1 cm 直径以下的多血管肝细胞癌,并有助于测得常规血管造影不易测出的少血管癌结节。

(二)CT

CT 具有较高的分辨率,是一种安全、无创伤的检查方法,诊断符合率达 90%。肝癌通常是低密度结节或与等密度、高密度结节混合的肿物。边界清楚或模糊。大肝癌常有中央液化。增强扫描发现早期病灶密度高于癌周肝组织,10～30 s 密度下降至低于癌周肝组织,使占位更为清晰,并持续数分钟。近年来出现一些新的 CT 检查技术,如动床式动态团注增强 CT(dynamic inrrmental bolus CT,DLB-CT),延迟后 CT(delayed CT,D-CT)。螺旋 CT(spriral-CT)、电子束 CT(electric beem-CT)和多层 CT(multi-sliceCT)的应用,极大地提高了扫描速度和增强了图像后处理功能,能非常方便、快捷地完成肝脏的分期扫描、动态扫描及癌灶和血管的三维重建。近年来碘油-CT(lipiodol-CT)颇受重视,此乃 CT 与动脉造影结合的一种形式,包括在肝动脉、肠系膜上动脉内插管,直接注射对比剂,增强扫描,先经肝动脉注入碘油,约 1 周后做 CT 检查,常有助于检出 0.5 cm 的小肝癌,但亦有假阳性者。

(三)MRI

MRI 可显示肿瘤包膜的存在,脂肪变性,肿瘤内出血、坏死,肿瘤纤维间隔形成,肿瘤周围水肿,子结节及门静脉和肝静脉受侵犯等现象。肝癌图像为 T_1 加权像,肿瘤表现为较周围肝组织低信号强度或等信号强度,T_2 加权像上均显示高信号强度。肝癌的肿瘤包膜及血管侵犯是具有特征性的征象,能很好地显示 HCC 伴脂肪变的 MRI 图像,在 T_1 加权图上产生等信号或高信号强度;而 HCC 伴纤维化者 T_1 弛豫时间长,则产生低信号强度。MRI 证实 47% 的肝癌病例有脂肪变性,此征象具有较高的特异性,而 T_2 加权图上 HCC 表现为不均匀的高信号强度,病灶边缘不清楚;肿瘤包膜在 T_1 加权图显示最佳,表现为肿瘤周围有一个低信号强度环,0.5～3 mm 厚,而 MRI 不用注射对比剂即可显示门静脉和肝静脉分支,显示血管的受压推移,癌栓形成时 T_1 加权图为中等信号强度,T_2 加权图呈高信号强度。

(四)血管造影

肝血管造影不但是诊断肝癌的重要手段,而且对估计手术的可能性及选择合适的手术方式有较高的价值。尤其是应用电子计算机数字减影血管造影(digital subtraction angiograghy,DSA)行高选择性肝动脉造影,不仅能诊断肝癌,更为肝癌动脉灌注化疗、肝动脉栓塞提供了方便的途径。但近年来由于非侵入性定位诊断方法的问世,肝动脉造影趋于少用。目前作为诊断,动脉造影的指征为:①临床疑有肝癌而其他显像为阴性,如不伴有肝病活动证据的高浓度 AFP;②各种显像结果不同,占位病变性质不能肯定;③需做 CTA;④需同时做肝动脉栓塞。

肝癌的肝动脉造影的主要表现:①早期动脉像出现肿瘤血管;②肝实质相时出现肿瘤染色;③较大肿瘤可见动脉移位、扭曲、拉直等;④如动脉受肿瘤侵犯可呈锯齿状、串珠状或僵硬状;⑤有动静脉瘘;⑥有"湖状"或"池状"对比剂充盈区。

(五)放射性核素显像

其包含 γ 照相、SPECT、PET。采用特异性高、亲和力强的放射性药物 [99m]TC——吡多醛五甲基色氨酸([99m]TC-PMT),提高了肝癌、肝腺瘤的检出率,适用于小肝癌的定位及定性、AFP 阴性肝癌的定性诊断、原发性或继发性肝癌及肝脏外转移灶的诊断。图像表现为肝脏肿大,失去正常形态,占位区为放射性稀疏或缺损区。近年来以放射性核素标记 AFP 单抗、抗人肝癌单抗、铁蛋白抗体等做放射性免疫显像,是肝癌阳性显像的另一个途径。目前检出低限为 2 cm。

六、实验室检查

肝癌的主要实验室检查项目包括肝癌标记物、肝功能、肝炎病毒(尤其是乙型与丙型)有关指标、免疫指标、其他细胞因子等的检测。

细胞在癌变过程中常产生或分泌释放出某种物质,存在于肿瘤细胞内或宿主的体液中,以抗原、酶、激素、代谢产物等方式存在,具有生化或免疫特性,可识别或诊断肿瘤者称为肿瘤标记物。理想的肿瘤标记物应具有高特异性,可用于人群普查,有鉴别诊断的价值,有助于区分良性与恶性病变,监视肿瘤的发展、复发、转移,有助于确定肿瘤预后和治疗方案。

血清肝癌标记物文献报道达几十种,主要有以下几种。

（一）AFP

自 20 世纪 60 年代末用于临床以来,AFP 已成为肝癌最好的标记物,目前已被广泛用于肝细胞癌的早期普查和诊断、治疗效果的判断、预防复发。全国肝癌防治研究会议确定运用 AFP 诊断肝癌的标准:①AFP 水平>400 $\mu g/L$,持续4周,并排除妊娠、活动性肝病及生殖胚胎源性肿瘤。②AFP 水平为 200~400 $\mu g/L$,持续8周。③AFP 由低浓度逐渐升高。

有 10%~30% 的肝细胞癌患者血清 AFP 呈阴性,其原因可能是:肝细胞癌有不同细胞株,有的能合成 AFP,另一些仅能合成清蛋白,后者比例大,AFP 水平不升高;癌体直径≤3 cm 的小肝癌患者中,AFP 水平可正常或轻度升高(20~200 $\mu g/L$);肿瘤不是肝细胞癌,而是纤维板层癌或胆管细胞癌。

肝癌常发生在慢性肝病基础上,19.9%~44.6% 的慢性肝炎、肝炎后肝硬化患者的 AFP 水平呈低浓度(50~200 $\mu g/L$)升高,因此肝癌的主要鉴别对象是良性活动性肝病。良性活动性肝病常先有丙氨酸转氨酶(alanine aminotransferase,ALT)水平升高,AFP 水平相随或同步升高,随着病情好转 ALT 水平下降,AFP 水平亦下降。对于一些 AFP 水平呈反复波动,持续低浓度者应密切随访。启东地区对 3 177 例 AFP 低浓度持续阳性患者进行随访。1 年内肝癌发生率为 10.4%,为当地自然人群的 315.2 倍,故 AFP 持续低浓度升高的人群可能是一组高发人群,其中一部分已有亚临床肝癌。

原发性肝癌、继发性肝癌、胚胎细胞癌和良性活动性肝病均可合成 AFP,但糖链结构不同。肝细胞癌患者血清中的岩藻糖苷酶活性明显升高,使 AFP 糖链经历岩藻糖基化过程,在与植物凝集素(扁豆凝集素 LCA、刀豆凝集素 ConA)反映呈现不同亲和性,从而分出不同异质群。扁豆凝集素更能反映肝组织处于再生癌变时 AFP 分子糖基化的差异。应用亲和层析电泳技术将患者血清 AFP 分成 LCA(或 ConA)结合型(AFP-R-L)和非结合型(AFP-N-L),其意义:①鉴别良性与恶性肝病,肺癌患者 AFP 结合型明显多于良性肝病。以 LCA 非结合型 AFP 少于 75% 为界诊断肝癌,诊断率为 87.2%,假阳性率仅 2.5%。②有早期诊断价值。Ⅰ期肝癌及 5 cm 以下的小肝癌的阳性率分别为 74.1% 和 71.4%,故 AFP 异质体对肝癌诊断不受 AFP 浓度、深度肿瘤大小和病期早晚的影响。

AFP 单克隆抗体:通过 AFP 异种血清难以区别不同来源 AFP,影响低浓度肝癌的诊断。AFP 单克隆抗体能识别不同糖链结构的 AFP,可选用针对 LCA 结合型 AFP 的单克隆抗体,建立特异性强、敏感度高的方法,有助于鉴别肝癌和其他肝病,同时有助于早期肝癌的诊断和肝癌高危人群的鉴别。

（二）γ-谷氨酰转肽酶同工酶Ⅱ（γ-glutamyl transpeptidase-Ⅱ，γ-GT-Ⅱ）

应用聚丙烯酰胺凝胶（polyacrylamide gel，PAG）梯度电泳，可将该类酶分成 9～13 条区带，阳性率为 27%～63%，经改良用 PAG 梯度垂直平板电泳可提高阳性率至 90%，特异性达 97.1%，非癌肝病和肝外疾病阳性小于 5%。该类酶与 AFP 浓度无关，在 AFP 低浓度和假阴性肝癌中阳性率亦较高，是除 AFP 以外最好的肝癌标志。

（三）γ 羧基凝血酶原（des-γ-carboxy-prothrombin，DCP）

肝癌患者凝血酶原羧化异常，而产生异常凝血酶原即 DCP。原发性肝癌细胞自身具有合成和释放 DCP 的功能，肝癌时血清 DCP 水平往往超过 300 μg/L，阳性率为 67%，良性肝病也可存在 DCP，但 DCP 水平一般低于300 μg/L，正常人血清 DCP 一般不能测出。AFP 阳性肝癌病例的 DCP 水平也会升高，同时测定两者具有互补价值。

（四）α-L-岩藻糖苷酶（alpha-L-fucosidase，AFU）

AFU 属于溶酶体酸性水解酶类，主要功能是参与含岩藻糖基的糖蛋白、糖脂等生物活性大分子的分解代谢。有肝细胞癌时血清 AFU 水平升高的阳性率为 75%，特异性为 91%，在 AFP 阴性肝癌和小肝癌病例中，AFU 阳性率分别为 76.% 和 70.8%，显示其与 AFP 无相关性，且有早期诊断价值。

（五）碱性磷酸酶（alkaline phosphatase，ALP）及其同工酶Ⅰ

无黄疸和无骨病患者的血清 ALP 水平超过正常上界，应疑为肝内占位性病变，尤其是存在肝癌。但早期小的肝癌病例的 ALP 水平升高不明显。应用聚丙烯酰胺凝胶电泳分离出的 ALP 同工酶Ⅰ（ALP-Ⅰ）对肝细胞癌具有高度特异性，但阳性率仅 25%，且不具有早期诊断意义，但其与其他标志物具有互补诊断价值。

（六）醛缩酶（aldolase，ALD）同工酶

ALD 有 A、B、C 三种同工酶，ALD-A 主要见于原发性和继发性肝癌及急性重症肝炎。该同工酶对底物 1,6-二磷酸果糖和 1-磷酸果糖的分解能力不同，因而这两种底物的活力比对肝癌诊断有一定价值。原发性肝癌患者的阳性率为 71.5%。

（七）5'-核苷酸磷酸二酯酶（5'-nucleotide phosphodiesterase，5'NPD）同工酶Ⅴ

5'NPD 同工酶Ⅴ常见于肝癌患者，将Ⅴ带迁移系数≥0.58 作为阳性标准。5'NPD 同工酶Ⅴ与 AFP 联用的互补诊断率达94.0%～95.4%，术后此酶转阴，但在转移性肝癌中阳性率为 72%～88%，肝炎肝硬化阳性率为 10%，提示肝癌特异性差，而对良性与恶性肝病有一定鉴别意义。

（八）α₁-抗胰蛋白酶（alpha 1-antitrypsin，AAT）

人肝癌细胞具有合成、分泌 AAT 的功能，AAT 是一种急性时相反应物，当肿瘤合并细胞坏死和炎症时 AAT 水平可升高，对肝癌诊断特异性为 93.6%，敏感性为 74.7%，AFP 阴性肝癌的 AAT 阳性率为 22.7%。而在良性肝病中 AAT 阳性率则为 3%～12.9%。

（九）α₁-抗糜蛋白酶（alpha 1-antichymotripsin，AAC）

产生机制与 AAT 相同。AAC 诊断肝癌的特异性为 92.2%，敏感性为 68.0%。

（十）M₂ 型丙酮酸同工酶（M₂-pyruvate isozyme，M₂-PrK）

PrK 有 R、L、ML、M₂（K）型同工酶。脂肪肝及肝癌组织中主要是 M₂（K）型，可视为一种癌胚蛋白。肝癌患者的 M₂-PrK 阳性率达 93%，良性肝病患者的 M₂-PrK 阳性率则在正常范围内

[ELISA 夹心法正常值为(575.8±259.5)ng/L]。

（十一）铁蛋白和同功铁蛋白

肝脏含有很丰富的铁蛋白，同时肝脏又是清除血液循环中铁蛋白的主要场所。当肝脏受损时铁蛋白由肝组织逸出，而且受损的肝组织清除循环中铁蛋白的能力降低，致使血清铁蛋白水平升高。肝癌患者的铁蛋白水平较良性肝病患者的铁蛋白水平升高更明显，诊断特异性为 50.5%，在发生肝癌时由于肝癌细胞合成增多，同功铁蛋白释放速度加快，故对肝癌诊断意义较大。正常人的同功铁蛋白水平为 16～210 $\mu g/L$，300 $\mu g/L$ 为诊断界值，肝癌诊断率为72.1%，假阳性率为10.3%，AFP 阴性或低 AFP 浓度肝癌同功铁蛋白阳性率 66.6%，小于 5 cm 的小肝癌同功铁蛋白阳性率 62.5%。

为提高肝细胞性肝癌的诊断率，对上述标记物可做以下选择。①对于临床拟诊或疑似肝癌者，比较成熟的可与 AFP 互补的有 CAST-Ⅱ、DCP、AFU、M_2PrK、同功铁蛋白等。②AFP 低浓度持续阳性，疑为 AFP 假阳性者，可加做 AFP 分子异质体检测。③AFP 阴性，可选择联合酶谱检查，如 GGT-Ⅱ＋AAT 或/加 ALP-1，AFU＋GGT-Ⅱ＋AAT。

七、诊断

（一）病理诊断

（1）肝组织学检查证实为原发性肝癌。

（2）肝外组织的组织学检查证实为肝细胞癌。

（二）临床诊断

（1）如无其他肝癌证据，AFP 对流法阳性或放射免疫法测定 AFP 水平≥400 $\mu g/L$，持续 4 周以上，并能排除妊娠、活动性肝病、生殖胚胎源性肿瘤及转移性肝癌。

（2）影像学检查发现明确肝内实质性占位病变，能排除肝血管瘤和转移性肝癌，并具有下列条件之一。①AFP 水平≥200 $\mu g/L$。②有典型的原发性肝癌影像学表现。③无黄疸而 ALP 水平或谷氨酰转移酶水平明显升高。④远处有明确的转移性病灶或有血性腹水，或在腹水中找到癌细胞。⑤有明确的乙型肝炎标记阳性的肝硬化。

八、鉴别诊断

为了便于临床运用，对原发性肝癌的鉴别诊断可分为 AFP 阳性与 AFP 阴性肝癌。

（一）AFP 阳性肝癌的鉴别诊断

AFP 存在于胚胎期末的胚肝、卵黄囊，少量来自胚胎胃肠道，因此有时出现 AFP 假阳性。

（1）分娩后 AFP 水平仍持续上升，应警惕同时存在肝癌。

（2）通过仔细的生殖器与妇科检查鉴别生殖腺胚胎性肿瘤。

（3）胃癌、胰腺癌（尤其伴肝转移者）常不易区别，其 AFP 水平异常升高的发生率为 1%。但 AFP 浓度多较低，常无肝病背景。B 型超声可鉴别胰腺癌，继发性肝癌呈"牛眼征"，胃肠钡餐、胃镜有助于鉴别胃癌。而且胃癌、胰腺癌转移致肝多见，而肝癌转移胃、胰极少见。

（4）肝炎、肝硬化伴 AFP 水平升高是 AFP 阳性肝癌的最主要鉴别对象，尤其是不伴明显肝功能异常的低中浓度 AFP 升高者。以下几点有助于鉴别：①有明确的肝功障碍而无明确肝内占位；②AFP 与 ALT 绝对值、动态变化呈相随关系；③进行 AFP 单抗、AFP 异质体、异常凝血酶原等的测定，B 型超声检查。

(二)AFP 阴性肝癌的鉴别诊断

AFP 阴性而肝内有占位性病变者,常见的鉴别对象如下。

1.肝血管瘤

以下几点有助于鉴别:①多见于女性,病程长,发展慢,一般情况好;②无肝病背景;③肝炎病毒标记常为阴性;④超声显示边清而无声晕,彩色多普勒常见血管进入占位区;⑤增强 CT 显示填充,并常由周边开始;⑥肿块虽大,但常不伴肝功能异常。

2.继发性肝癌

常有原发癌史,多为结直肠癌、胰腺癌、胃癌,无肝病背景;肝炎病毒标记常为阴性;癌胚抗原水平升高,超声显示"牛眼征",动脉造影显示血管较少,^{99m}TC-PMT 为阴性。

3.肝脓肿

以下几点有助于鉴别:①有痢疾或化脓性病史;②无肝炎、肝硬化背景;③肝炎病毒标记多为阴性;④有或曾有炎症表现,如发热伴畏寒;⑤影像学检查对未液化或脓稠者颇难鉴别,但边缘多模糊且无声晕等包膜现象;要鉴别已液化者与肝癌伴中央坏死,增强 CT 或造影显示无血管。

4.肝囊肿、肝包虫

病程长,无肝病史,包虫病患者常有疫区居住史;一般情况较好;肿块大而肝功能障碍不明显;超声波显示液性占位,囊壁薄,常伴多囊肾;包虫皮试可帮助诊断包虫。

5.肝腺瘤

肝腺瘤较少见,女性患者多于男性患者。患者常有多年口服避孕药历史,常无肝病史,^{99m}TC-PMT 扫描呈强阳性,此点鉴别价值高。因腺瘤分化程度较肝癌好,故摄取 PMT 却无排出通道而潴留。

九、治疗

原发性肝癌的病情发展迅速,预后不佳,因此应视肿瘤的状况、肝功能和全身情况而选择治疗方法。

影响肝癌治疗与预后的主要因素有肿瘤大于或小于 5 cm,局限于一叶抑或累及全肝,是否侵犯门静脉主干,是否有远处转移。肝功能处于代偿或失代偿。血清胆红素水平高于正常值上限,白球比倒置,凝血酶原时间为正常值的 50% 以下均属于失代偿。γ-谷氨酰转肽酶值数倍于正常值者或提示肝功能差,或提示肿瘤巨大,或提示有广泛门静脉、肝静脉癌栓。全身情况则包括心、肺、肾等重要脏器功能以及年龄等。

(一)肝癌的治疗原则

早期治疗、综合治疗、积极治疗是肝癌治疗的 3 个重要原则。

1.早期治疗

一般小肝癌切除五年生存率可达 60%～70%,而大肝癌切除后五年生存率仅 20% 左右;切除的预后明显优于非切除者。因此早期和有效的治疗(切除)是达到根治和延长生存期的重要途径。对亚临床肝癌,应争取在肿瘤长大至 3 cm 前加以切除。对临床肝癌,应争取在发生门静脉主干癌栓前进行治疗。

2.综合治疗

对肝癌尚无特效疗法,各种疗法包括切除治疗均无法达到 100% 根治。因此采用综合治疗,实验与临床均已反复证明,各种疗法配合得当,"三联"治疗优于"二联"治疗,"二联"治疗优于"单联"治疗。除不同治疗方法同时应用,尚可序贯应用。

3.积极治疗

积极治疗突出个"再"字,如切除术后亚临床期复发行再切除,其五年生存率可在原先基础上再增加约 20%,此乃化疗、放疗、免疫治疗等任何办法难以达到的。瘤内无水乙醇注射等需多次进行,不少患者可达到长期稳定。

(二)肝癌治疗的选择

1.非手术肝血管栓塞治疗与化疗

由于肝细胞癌结节的 90% 的血供来自肝动脉,10% 血供来自门静脉,经皮股动脉穿刺肝动脉栓塞术(transcatheter afterial embolization,TAE)或合并化疗,已成为对不适合手术治疗肝癌患者的首选疗法。其原理是将供应肿瘤的肝动脉分支加以栓塞,导致肿瘤结节大部分坏死,配以化疗药物杀伤更多癌细胞。使用的指征为不能手术切除的肝癌,但门静脉主干有癌栓,肝硬化严重,肝功能失代偿,有黄疸、腹水,肾功能不佳者不宜应用。目前 TAE 已发展至肝段 TAE(segmental TAE),提高了疗效,两年生存率达 71.6%。但癌结节的周边由门静脉供血,故单独 TAE 难以达到根治。与在超声引导下经皮穿刺做肝内门静脉支栓塞治疗合用,可获得较完全的肿瘤结节坏死。主要栓塞剂为碘油与吸收性明胶海绵,化疗药物则常用顺铂、阿霉素或表柔比星、丝裂霉素、5-FU。三年生存率为 17.6%。为了提高 TAE 疗效,Goldberg 等用血管紧张肽 Ⅱ(angiotensin Ⅱ)与化疗微球同时使用,可使肿瘤中药物浓度提高。TAE 的关键乃反复多次,多次 TAE 能有效延长生存期,TAE 后肿瘤缩小可行二期切除。

2.经皮穿刺瘤内无水乙醇注射

无水乙醇可导致肿瘤凝固坏死,为此治疗的要点为:①力求无水乙醇能覆盖整个癌结节。②重复进行:适于 3 cm 以下肝癌以及 5 cm 以下而手术风险较大的肝癌。三年生存率为 60%～80%,因无水乙醇难以覆盖 100% 的癌结节,故远期疗效逊于手术切除。

3.放射治疗

由于控制肝癌所需的放射剂量与正常肝脏所能耐受的剂量差别不大,而且我国肝癌患者大都伴随肝硬化,肝脏对放射线耐受量更差,对不能手术切除者全肝放射很难避免放射性肝炎。过去对肝癌一般不主张放疗,近年来世界上放疗技术的改进,特别适形和适形调强技术的应用,使肝癌的放疗取得很好效果。特别是对不能手术的,先行肝动脉化疗栓塞使肿瘤缩小,再行适形放疗,使部分正常肝脏不受损伤,有利于再生,保持正常功能,明显地减少了放射性肝炎。

(1)适应证:①肝内肿瘤较局限,直径<10 cm,而不能行手术切除;②肝门区肝癌或门静脉癌栓难以手术切除,或未能手术切除;③肿瘤或淋巴结转移导致梗阻性黄疸,骨转移导致疼痛,椎管内转移导致截瘫;④作为综合治疗中的手段之一,联合应用手术切除、肝动脉灌注化疗、肝动脉栓塞化疗、局部无水乙醇注射等。

(2)禁忌证:①有严重的肝硬化,肝功能失代偿,有黄疸、腹水,清蛋白水平低于 30 g/L;②有活动性肝病,丙氨酸转氨酶水平和天冬氨酸转氨酶水平升高,超过正常的 2 倍;③有弥漫性肝病。

(3)放射治疗的方法:放射源采用直线加速器产生的高能 X 线或 ^{60}Co 产生的 γ 射线、深部 X 线等。放射野应只包括整个肿瘤区,不包括淋巴引流区。常规放疗 1.5～2 Gy,每天 1 次,每周 5 d。4.5～6.5 周 40～60 Gy。

4.药物治疗

药物治疗包含使用化疗药物及中药两个主要方面。肝癌的化疗始于 20 世纪 50 年代末,至今虽然不少新药出现,但实际疗效进展不大,尤其是全身化疗的疗效更差。对于晚期肝癌,肝功能失代偿者、合并肝癌结节破裂或消化道出血、全身情况差、骨髓明显受抑、重要器官功能障碍应视为禁忌。可供选择的药物有顺氯铵铂、5-FU 或 FUDR 或替加氟、表柔比星或阿霉素、丝裂霉素、甲氨蝶呤等。对肝硬化较严重者前两种较为适宜。给药的途径可以是动脉化疗灌注、腔内或瘤内注射。例如,对于有癌性胸腔积液者,抽液后注入丝裂霉素可短期控制胸腔积液。由于 33% 的肝癌病例可查出雌激素受体,使用抗雌激素的三苯氧胺治疗肝癌已有报道。Farinati 对 32 例不能切除的肝癌病例做前瞻性随机分组临床试验,对治疗组用三苯氧胺,30 mg/d,对照组无治疗,结果治疗组一年生存率为 38%,40% 的病例 AFP 水平下降,对照组一年生存率为 0。Farinati 认为此药可作为肝癌的姑息治疗。

5.生物、分子靶向治疗

应用生物治疗的指征和禁忌证:①在肝癌切除术 2 周后,肝功能恢复正常,免疫抑制已恢复,可以应用生物治疗,用来预防肝癌切除后的复发。②对体积较大的肝癌,应在各种减瘤性治疗的基础上,应用生物治疗。③肝功能失代偿时,慎用生物反应调节剂治疗。

目前常用的生物调节剂有胸腺素、α 干扰素、γ 干扰素、IL-2、肿瘤坏死因子等。肝癌的基因治疗方法尚在实验研究阶段。分子靶向治疗在肝癌的治疗中受到重视,目前常用的有贝伐单抗、厄洛替尼、索拉非尼等。

6.小肝癌的治疗

肝癌的防治包括一级、二级和三级。一级预防即病因预防,为最根本的预防,但因肝癌的病因尚未完全清楚,且不同病因引起肝癌的潜伏期不一样,故一级预防效果的显现常需数年,甚至几十年。三级预防即临床治疗,目前虽然进展较大,但大幅度提高疗效有待努力,因此二级预防(即早期发现)、早期诊断与早期治疗应是重点,在短期内见效。

肝癌的二级预防实质上是小肝癌的研究。小肝癌的早期发现、早期诊断、早期治疗是肝癌患者长期生存及提高五年生存率的重要途径,小肝癌的发现应从高危人群着手,进行普查。目前较实用者为 AFP 加超声显像。由于小肝癌缺乏临床症状及体征,其诊断与大肝癌有诸多不同。诊断中应注意:①分析 AFP 与 ALT 的关系;②AFP 持续阳性虽不伴肝功能异常,最终几乎均证实为肝癌;③敢于在 AFP 较低浓度时做出诊断,因通常小肝癌阶段肿瘤大小与 AFP 水平相关;④对可疑患者严格随访。小肝癌早期治疗要点为手术切除仍为最好的治疗,因此对肝功能代偿者宜力争切除;对术中未能切除者可做肝动脉结扎、插管、冷冻、无水乙醇瘤内注射或综合应用;术后密切随访,一旦发现复发或肺部单个转移应再切除。肝功能失代偿,可试用超声引导下瘤内无水乙醇注射,或微波局部高热治疗,合并用中药保护肝脏。

7.复发与转移的治疗

近年来随着诊断技术的进步,已可能早期发现并能发现亚临床期复发与转移,对该部分患者可行再切除。其要求为:①应把根治性切除患者视为极高危人群,每 2～3 个月用 AFP 与超声显像随访监测,连续 5～10 年,以早期发现亚临床复发,并每半年做胸部 X 线检查以检出肺转移;②对肝内 3 个以内复发灶及肺部 2 个以内转移灶,应力求再切除,通常为局部切除。肺部单个转移灶的切除的远期疗效甚至优于肝内复发再切除者。

十、疗效与预后

原发性肝癌已由"不治"变为"部分可治"。随着诊断技术及治疗方法改进,五年生存率由20世纪50年代末的3%提高至90年代的40.2%,这一变化与小肝癌比例升高(2.0%～30.5%)、再切除率的增多和二期切除的增多相关。

不同治疗方法的五年生存率依次为:根治性切除53.0%,肝动脉结扎＋肝动脉插管＋导向内放射40.2%,肝动脉结扎＋肝动脉插管＋局部外放射22.2%,肝动脉结扎＋肝动脉插管18.1%,姑息性切除12.5%,冷冻治疗11.6%,肝动脉结扎或肝动脉插管单一治疗仅7.7%,药物治疗0。

关于五年生存率:普查优于临床发现,小肝癌优于大肝癌,单个肿瘤优于多个肿瘤,包膜完整者优于无包膜者,切后AFP水平降至正常胜于未降至正常值。

（郭春雷）

第四节 胃 癌

胃癌是指发生于胃上皮组织的恶性肿瘤,是消化道恶性肿瘤中最多见的肿瘤。胃癌的发病率在不同国家、不同地区差异很大。日本、智利、芬兰等为高发国家,而美国、新西兰、澳大利亚等的发病率较低。我国也属于胃癌高发区,西北地区发病率最高,东北及内蒙古次之,中南及西南地区低。胃癌是我国常见的恶性肿瘤之一,在我国其发病率居各类肿瘤的首位。胃癌的发生部位:以胃窦部最多见,约占半数,其次为贲门区,胃体较少,广泛分布者更少。根据对上海、北京等城市1 686例胃癌的统计,胃癌的好发部位依次为胃窦(58%)、贲门(20%)、胃体(15%)、全胃或大部分胃(7%)。

临床早期70%以上的患者毫无症状,中晚期出现上腹部疼痛、消化道出血、穿孔、幽门梗阻、消瘦、乏力、代谢障碍以及肿瘤扩散转移而引起的相应症状。胃癌可发生于任何年龄,但以40～60岁居多,男女发病率之比为(3.2～3.6)∶1。其发病原因不明,可能与多种因素(如生活习惯、饮食种类、环境因素、遗传素质、精神因素)有关,也与慢性胃炎、胃息肉、胃黏膜异形增生和肠上皮化生、手术后残胃,以及长期幽门螺杆菌(helicobacter pyloris,Hp)感染等有一定的关系。由于胃癌在我国极为常见,危害性大,所以了解有关胃癌的基本知识对防治胃癌具有十分重要的意义。

胃癌是一种严重威胁人民生命健康的疾病,据统计每年约有17万人死于胃癌,接近全部恶性肿瘤死亡人数的1/4,每年还有2万以上新的胃癌患者,胃癌的死亡率居恶性肿瘤之首位。胃癌具有起病隐匿的特点,早期多无症状或仅有轻微症状而漏诊。有些患者服用止痛药、抗溃疡药或饮食调节后疼痛减轻或缓解,因而往往忽视而未做进一步检查。随着病情的进展,胃部的症状渐渐明显,出现上腹部疼痛、食欲不振、消瘦、体重减轻和贫血等。后期常有肿瘤转移、出现腹部肿块、左锁骨上淋巴结肿大、黑便、腹水及严重营养不良等。早期胃癌诊治的五年生存率、十年生存率分别可达到95%和90%。因此,要十分警惕胃癌的早期症状,正确选择合理的检查方法,以提高早期胃癌检出率,避免延误诊治。

一、病因

胃癌的发生可能是因为环境中有某些致癌因素和抑癌因素的复杂作用,细胞受到致癌物的攻击,并受到人体营养状况、免疫状态以及精神因素等作用的影响,经过较长时间的发展过程而逐渐发展成癌。从有关研究胃癌的发病因素来看,胃癌的发病因素是复杂的,难以用单一的或简单的因素来解释,很可能是多种因素综合作用的结果。至今,对胃癌的病因仍在探索,许多问题尚待进一步研究探讨。但通过大量的流行病学调查和实验研究,已积累了大量资料。根据这些资料证实,胃癌可能与多种因素有关,也与慢性胃炎等有一定的关系,是以下因素相互作用的结果。

(一)饮食因素

胃是重要的消化器官,又是首先与食物长期接触的脏器。因此,在研究胃癌的发病因素时首先注意到饮食因素。近30年来,发达国家胃癌的发病率呈明显下降趋势,多数国家胃癌的死亡率下降达40%以上。这些国家胃癌的发病率下降与饮食因素有关。其共同的特点是食物的贮藏、保存方法有明显的变化,减少了以往的烟熏等食物贮存方式,改变为冷冻保鲜贮存方法,食物的保鲜度有很大提高;盐的摄入量稳定而持久地下降,牛奶、奶制品、新鲜蔬菜、水果、肉类及鱼类的进食量有较显著的增加。减少了致癌性的多环烃类化合物进入人体。高浓度盐饮食能破坏胃黏膜保护层,有利于致癌物与胃黏膜直接接触。而牛奶及乳制品对胃黏膜有保护作用,水果新鲜蔬菜中的大量维生素C又能阻断胃内致癌亚硝胺的合成,由于饮食组成中减少了引起胃癌的危险因素,增加了保护因素,从而导致胃癌的发病率下降。食用大蒜可使胃的泌酸功能增加,胃内亚硝酸盐的含量及霉菌或细菌的检出率均有明显下降。

(二)地理环境因素

世界各国对胃癌流行病学方面的调查表明,不同地区和种族的胃癌发病率存在明显差异。这些差异可能与遗传和环境因素有关。有些资料说明胃癌多发于高纬度地区,距离赤道越远的国家,胃癌的发病率越高。也有资料认为其发病与沿海因素有关,也应考虑地球化学因素以及环境中存在致癌物质的可能。

全国胃癌综合考察流行病学组曾调查国内胃癌高发地区(如黄河上游、长江下游、闽江口),发现除太行山南段为变质岩外,其余地区为火山岩、高泥炭,局部或其一侧有深大断层,水中 Ca^{2+} 与 SO_4^{2-} 含量的比值小,而镍、硒和钴含量高。考察组还调查胃癌低发地区(如长江上游和珠江水系),发现这类地区为石灰岩地带,无深大断层,水中 Ca^{2+} 与 SO_4^{2-} 含量的比值大,镍、硒和钴含量低。已知火山岩中含有 3,4-苯并芘,有的竟高达 5.4～6.1 $\mu g/kg$,泥炭中亚硝胺前体含量较高,易使胃黏膜发生损伤。此外,硒和钴可引起胃损害,镍可促进 3,4-苯并芘的致癌作用。以上地理环境因素是否为形成国内这些胃癌高发地区的原因,值得进一步探索。

(三)社会经济因素

根据调查研究,发现胃癌的发生与社会经济状况有关,经济收入低的阶层死亡率高。我国胃癌综合考察结果表明,该病与进食被霉菌污染的粮食呈正相关。

(四)胃部疾病因素

胃部疾病及全身健康状况大量调查表明,胃癌的发生与慢性萎缩性胃炎,尤其是伴有胃黏膜异型增生以及肠上皮化生密切相关,并且与胃溃疡(特别是经久不愈的溃疡)有关,另外,与胃息肉、胃部手术后、胃部细菌感染等有关。据报道,萎缩性胃炎的癌变率为 6%～10%,胃溃疡的癌变率为 1.96%,胃息肉的癌变率约为 5%。还有报道称,恶性贫血的患者患胃癌的概率高。

根据纤维胃镜检查所见的黏膜形态,慢性胃炎可以分为浅表性、萎缩性和肥厚性三种。现已公认萎缩性胃炎是胃癌的一种前期病变。浅表性胃炎可以治愈,但也有可能逐渐转变为萎缩性胃炎。肥厚性胃炎与胃癌发病的关系不大。萎缩性胃炎颇难治愈,其组织有再生趋向,有时形成息肉,有时发生癌变。长期随访追踪可发现萎缩性胃炎发生癌变者达 10%左右。

关于胃溃疡能否癌变的问题,一直存在着不同意见。不少人认为多数癌的发生与溃疡无关。但从临床或病理学的研究中可以看到,胃溃疡与胃癌的发生有一定关系。国内报道胃溃疡的癌变率为 5%～10%,尤其是胃溃疡病史较长和中年以上的患者并发癌变的机会较大,溃疡边缘部的黏膜上皮或腺体受胃液侵蚀而发生糜烂,在反复破坏和再生的慢性刺激下转化成癌。胃大部切除术后残胃癌的发病率远较一般人群高,已受到临床工作者的重视。

任何胃的良性肿瘤都有恶变的可能。而上皮性的腺瘤或息肉的恶变机会更多。在直径大于 2 cm 的息肉中,癌的发生率增大。有报道称经 X 线检查诊断为胃息肉的患者中,20%伴有某种恶性变;在胃息肉切除标本中,见 14%的多发性息肉有恶变,9%的单发息肉有恶变,这说明对一切经 X 线检查诊断为胃息肉的病例均要重视。

胃黏膜的肠上皮化生是指胃的固有黏膜上皮转变为小肠上皮细胞的现象,轻的仅在幽门部有少数肠上皮细胞,重的受侵范围广泛,黏膜全层变厚,甚至胃体部也形成肠假绒毛。肠腺化生的病变可能代表有害物质刺激胃黏膜后所引起的不典型增生(又称间变)。如刺激持续存在,则化生状态也可继续存在;若能经过适当治疗,化生状态可以恢复正常或完全消失,因此轻度的胃黏膜肠腺化生不能被视为一种癌前期病变。有时化生的肠腺上皮的增生变化超过正常限度,这种异形上皮的不典型增生发展严重时(如Ⅲ级间变),可以被视为癌前期病变。

(五)精神神经因素

大量研究证明,受过重大创伤和生闷气者胃癌的发病率相对较高,迟缓、呆板、淡漠或急躁不安者的危险性相对略低,而开朗、乐观、活泼者的危险性最低。

(六)遗传因素

胃癌的发生与遗传有关,有着明显的家庭聚集现象。临床工作者可能遇到一个家族中两个以上的成员患有胃癌的情况,这种好发胃癌的倾向虽然非常少见,但至少提示了有遗传因素的可能性。有报道称胃癌患者的亲属中胃癌的发病率要比对照组高。在遗传因素中,不少研究者注意到血型的关系。有人统计,血型的 A 型者的胃癌发病率要比其他血型的人高 20%。但也有一些研究者认为不同血型者的胃癌发生率并无差异。近年来有人研究胃癌的发病与 HLA 的关系,尚待进一步得出结论。

(七)化学因素

与胃癌病因有关的因素中,化学因素占有重要地位,可能的主要化学致癌物是 N-亚硝基化合物,还有多环芳香烃类化合物等。某些微量元素可影响机体某些代谢环节,影响机体生理机能,而对肿瘤起着促进或抑制作用。关于真菌与真菌毒素的致癌作用以及其与人体肿瘤病因的关系,近年来也有很多研究报道。在胃癌的形成过程中,既有黄曲霉毒素等真菌毒素的致癌作用,又有染色曲霉等真菌在形成致癌物前体以及在 N-亚硝基化合物合成中所起的促进作用。

1.N-亚硝基化合物

国内外大多数研究者认为 N-亚硝基化合物可能是引起胃癌的主要化学致癌物。N-亚硝基化合物是亚硝酸盐与仲胺或仲酰胺反应形成的化合物。亚硝酸盐与仲胺反应形成的化合物为

N-亚硝基胺(简称N-亚硝胺或亚硝胺),亚硝酸盐与仲酰胺反应形成的化合物为 N-亚硝基酰胺(简称 N-亚硝酸胺或亚硝酸胺),二者总称 N-亚硝基化合物,也称亚硝胺类化合物。其中-R 可为各种烷基、芳香基或其他官能团。因-R 的结构不同,N-亚硝基化合物可以有多种。目前已做过动物实验的 N-亚硝基化合物有 300 多种,其中确实有致癌性的占 75%,所以该类化合物是当今公认环境中重要的致癌物之一,对胃癌的病因可能有重要作用。

N-亚硝基胺经活化致癌,N-亚硝基酰胺直接致癌,N-亚硝基胺不具活性,在机体中可经代谢活化。它只能在代谢活跃的组织中致癌。N-亚硝基酰胺不需活化即可致癌。它在生理 pH 的条件下不稳定,分解后产生的中间体与 N-亚硝基胺经活化产生的中间体相同而具有致癌性。N-亚硝基酰胺可以任意分布在所有组织中,并以相等程度分布,因此能在许多不同的器官中引起肿瘤。其致癌剂量远远小于芳香胺及偶氮染料。如每天给大鼠 N-二乙基亚硝基胺少于 0.1 mg/kg,即可出现食管癌及鼻腔癌。不少 N-亚硝基化合物只要大剂量一次攻击即可致癌。而且无论是口服、静脉注射、肌内注射、皮下注射还是局部涂抹,都可引起器官或组织癌变。已发现 N-亚硝基化合物都有致癌性,致癌的组织和器官很多,包括胃、肝、肺、肾、食管、喉头、膀胱、鼻腔、舌、卵巢、睾丸、气管、神经系统、皮肤等。

许多 N-亚硝基化合物既能溶于水又能溶于脂肪,因此它们在机体内活动范围广,致癌范围也广,并且能与其他致癌物产生协同作用。

N-亚硝基化合物及其前体在空气、土壤、水、植物及多种饮食中广泛存在,并且还可以在机体内合成。

2.多环芳香烃(polycyclic aromatic hydrocarbons,PAH)

PAH 为分子中含有两个或两个以上苯环结构的化合物,是最早被认识的化学致癌物。早在 1775 年,英国外科医师 Pott 就提出打扫烟囱的童工成年后多发阴囊癌,其原因就是燃煤烟尘颗粒穿过衣服擦入阴囊皮肤,实际上就是煤炱中的 PAH 所致。多环芳香烃也是最早在动物实验中证实的化学致癌。在 20 世纪 50 年代以前多环芳香烃被认为是最主要的致癌因素,20 世纪 50 年代后被认为是不同类型的致癌物之一。但总的来说,它在致癌物中仍然有很重要的地位,因为至今它仍然是数量最多的一类致癌物,而且分布极广。空气、土壤、水体及植物中都有其存在,甚至在深达地层下 50 米的石灰石中也分离出了 3,4-苯并芘。在自然界,它主要存在于煤、石油、焦油和沥青中,也可以由含碳、氢元素的化合物不完全燃烧产生。飞机及各种机动车辆所排出的废气中和香烟的烟雾中均含有多种致癌性 PAH。露天焚烧(失火、烧荒)可以产生多种 PAH 致癌物。烟熏、烘烤及焙焦的食品均可受到 PAH 的污染。目前已发现的致癌性 PAH 及其致癌性的衍生物已达 400 多种。

3.霉菌毒素

通过流行病学调查,发现我国胃癌高发区粮食及食品的真菌污染相当严重。胃癌高发区慢性胃病患者空腹胃液真菌的检出率也明显高于胃癌低发区。在胃内检出的优势真菌中杂色曲霉占第一位,并与胃内亚硝酸盐含量及慢性胃炎病变的严重程度呈正相关。

4.微量元素

人或其他生物体内存在着几十种化学元素,有些是生命活动必需的。它们在生物体内分布不是均一的。在各个器官、组织或体液中的含量虽因个体情况而有差异,但平均正常值基本处于同一水平。正常情况下,生物体一般是量出为入,缺则取之,多则排之,只有在病态时,某些元素在生物体内的含量或分布可能出现不同程度的变化。这种变化可能是致癌的原因,也可能是病理变化的结果。近年来临床及动物实验证明,肿瘤的发生和发展过程中伴有体内某些元素的代谢异常。例如,某些恶性肿瘤患者血液中铜含量升高,锌含量降低,体内硒缺乏。一些恶性肿瘤患者体内某些元素代谢的异常可能是致癌的因素。也可能是继发的结果。国际癌症研究机构的一个工作小组通过对实验性和流行病学资料的研究,建议将所有致癌化学物质分为三类:第一类包括23种物质和7种产品,它们对人体的致癌性已肯定,其中有微量元素砷、铬及其化合物;第二类包括对人体可能具有致癌危险的物质,如微量元素镍、铍、镉;关于铝致癌结论不一,其被列为第三类。另外,在动物致癌或致突变试验中,发现其他微量元素(如钴、铁、锰、铅、钛和锌)的化合物也有致癌或促癌或致突变的作用。

二、扩散转移

(一)直接播散

直接播散是胃癌扩散的主要方式之一。浸润型胃癌可沿黏膜或浆膜直接向胃壁内、食管或十二指肠扩展。肿瘤一旦侵及浆膜,即容易向周围邻近器官或组织(如肝、胰、脾、横结肠、空肠、膈肌、大网膜及腹壁)浸润。癌细胞脱落时也可种植于腹腔、盆腔、卵巢与直肠膀胱陷窝等处。

(二)淋巴结转移

淋巴结转移占胃癌转移的70%,胃下部肿瘤常转移至幽门下、胃下及腹腔动脉旁等的淋巴结,而上部肿瘤常转移至胰旁、贲门旁、胃上等的淋巴结。晚期癌可能转移至主动脉周围及膈上淋巴结。因腹腔淋巴结与胸导管直接交通,故可转移至左锁骨上淋巴结。

(三)血行转移

部分患者的外周血中可发现癌细胞,可通过门静脉转移至肝脏,并可达肺、骨、肾、脑、脑膜、脾、皮肤等处。

(四)种植转移

胃癌侵至浆膜外后,癌细胞可自浆膜面脱落,种植于腹膜及其他脏器的浆膜面,形成多数转移性结节,此种情况多见于黏液癌。具有诊断意义的是直肠前陷凹的腹膜种植转移,可经直肠指检摸到肿块。

(五)卵巢转移

胃癌有易向卵巢转移的特点,目前原因不明。临床上因卵巢肿瘤做手术切除,病理检查发现为胃癌转移者,比较多见,此种转移瘤又名Krukenberg瘤。其转移途径除种植外,也可能经血行或淋巴逆流。

三、临床表现

(一)症状

1.早期胃癌

70%以上无明显症状,随着病情的发展,可逐渐出现非特异性的、类似于胃炎或胃溃疡的症状,包括上腹部饱胀不适或隐痛、泛酸、嗳气、恶心,偶有呕吐、食欲减退、消化不良、黑便等。日本有一组检查检出的早期胃癌中,60%左右的病例并无任何主诉。国内93例早期胃癌分析中85%的患者有一种或一种以上的主诉,如有胃病史、上腹痛、反酸、嗳气、黑便。

2.进展期胃癌

症状有胃区疼痛,常为咬啮性,与进食无明显关系,也有类似消化性溃疡疼痛,进食后可以缓解。有上腹部饱胀感、沉重感,还出现厌食、腹痛、恶心、呕吐、腹泻、消瘦、贫血、水肿、发热等。贲门癌主要表现为剑突下不适,疼痛或胸骨后疼痛,伴进食梗阻感或吞咽困难;胃底及贲门下区癌常无明显症状,直至肿瘤巨大而发生坏死、破溃,引起上消化道出血时才引起注意,或因肿瘤浸润延伸到贲门口,引起吞咽困难后引起重视;胃体部癌以膨胀型较多见,疼痛不适出现得较晚;胃窦小弯侧以溃疡型癌最多见,故上腹部疼痛的症状出现得较早,当肿瘤延及幽门口时,则可引起恶心、呕吐等幽门梗阻症状。肿瘤扩散转移可引起腹水、肝大、黄疸及肺、脑、心、前列腺、卵巢、骨髓等的转移而出现相应症状。

（二）体征

绝大多数胃癌患者无明显体征,部分患者有上腹部轻度压痛。位于幽门窦或胃体的进展期胃癌有时可扪及肿块,肿块常呈结节状,质硬。当肿瘤向邻近脏器或组织浸润时,肿块常固定而不能推动,提示手术切除之可能性较小。在女性患者中,于中下腹扪及可推动的肿块时,常提示可能为 Krukenberg 瘤。当胃癌发生肝转移时,有时能在肿大的肝脏中触及结节块状物。当肝十二指肠韧带、胰十二指肠后淋巴结转移或原发灶直接浸润压迫胆总管时,可以发生梗阻性黄疸。有幽门梗阻者上腹部可见扩张的胃型,并可闻及震水声。胃癌通过圆韧带转移至脐部时在脐孔处可扪及质硬的结节;通过胸导管转移可出现左锁骨上淋巴结肿大。晚期胃癌有盆腔种植时,直肠指检于直肠膀胱陷凹内可扪及结节。有腹膜转移时可出现腹水。小肠或系膜转移使肠腔缩窄,可导致部分或完全性肠梗阻。肿瘤穿孔导致弥漫性腹膜炎时出现腹壁板样僵硬、腹部压痛等腹膜刺激症状,亦可浸润邻近腔道脏器而形成内瘘。有胃结肠瘘者食后即排出不消化食物。这些症状和体征,大多提示肿瘤已届晚期,往往已丧失了治愈机会。

（三）常见并发症临床表现

当并发消化道出血时,可出现头晕、心悸,排柏油样大便,呕吐咖啡色物;胃癌腹腔转移使胆总管受压时,可出现黄疸,大便为陶土色;合并幽门梗阻,可出现呕吐,上腹部见扩张的胃型,闻及震水声;肿瘤穿孔致弥漫性腹膜炎,可出现腹肌板样僵硬、腹部压痛等腹膜刺激征;形成胃肠瘘管,排出不消化食物。

四、检查与诊断

对于胃癌的检查和诊断,化验仅仅是一种辅助手段。虽然各种生化指标有着各自的临床意义,但还必须结合胃癌的其他特殊检查,如 X 线钡餐检查、内镜检查、组织活检,综合分析才能得出正确的诊断结果。千万不要在没有细胞病理学诊断依据时,只见到某项指标轻度改变,就判断为胃癌,造成患者不必要的心理负担。

胃癌的检查方法比较多,一般首选内镜检查,其次是 X 线气钡双重对比造影检查。而 B 超和 CT 只用于胃癌转移病灶的检查。内镜和 X 线检查各有所长,可以互为补充,提高胃癌诊断的准确率。内镜检查准确率高,能够发现许多早期胃癌,可以澄清 X 线检查的可疑发现,但对于浸润型进展期胃癌,由于病变主要在胃壁内浸润扩展,胃黏膜的改变不明显,不如 X 线钡餐检查准确。

（一）化验检查

胃癌的主要化验检查如下。

1.粪便潜血试验

粪便潜血试验是指在消化道出血量很少时,肉眼不能见到粪便中带血,而通过实验室方法能检测出粪便中是否有血的一种化验。正常参考值为阴性。粪便潜血试验对消化道出血的诊断有重要价值,现常作为消化道恶性肿瘤早期诊断的一个筛选指标。在患胃癌时,往往粪便潜血试验持续呈阳性,而消化道溃疡性出血时,间断呈阳性。因此,此试验可作为对良性、恶性疾病的一种鉴别诊断方法。但值得注意的是,潜血阳性还见于钩虫病、肠结核、溃疡性结肠炎、结肠息肉等疾病。另外,摄入大量维生素 C 以及可引起胃肠出血的药物,如阿司匹林、皮质类固醇、非类固醇抗炎药,也可造成化学法潜血试验假阳性。

2.血清肿瘤标志物的检查

(1)CEA:CEA 最初发现于结肠癌及正常胎儿消化道内皮细胞中。血清 CEA 水平升高,常见于消化道癌症,也可见于其他系统疾病;此外,吸烟对血清中 CEA 的水平也有影响。因此,其单独应用于诊断的特异性和准确性不高,常与其他肿瘤标志物的检测联合应用。正常参考值血清 CEA 水平低于 5 ng/mL。血清 CEA 水平升高可见于胃癌患者,阳性率约为 35%。因其特异性不高,常与癌抗原CA19-9联检,用于鉴别胃的良性、恶性肿瘤。可用于对病情的监测。一般情况下,病情好转时血清 CEA 水平下降,病情恶化时升高。术前测定血中 CEA 水平,可帮助判断胃癌患者的预后。胃癌患者术前血清 CEA 水平高于 5 ng/mL,与 CEA 水平低于 5 ng/mL 患者相比,其术后生存率要差。对于术前 CEA 水平高的患者,术后 CEA 水平监测还可作为早期预测肿瘤复发和化疗反应的指标。

(2)癌抗原:CA19-9 是一种与胰腺癌、胆囊癌、结肠癌和胃癌等相关的肿瘤标志物,又称胃肠道相关癌抗原。血清 CA19-9 的正常参考值低于 37 U/mL。CA19-9 常与 CEA 一起用于鉴别胃的良性、恶性肿瘤。部分胃癌患者血清 CA19-9 水平会升高,其阳性率约为 55%,可用于判断疗效。术后血清 CA19-9 水平降至正常范围,说明手术疗效好;行姑息手术者及有癌组织残留者术后测定值亦下降,但未达正常。术后复发者血清 CA19-9 水平一般会再次升高。因此测定血清CA19-9 水平对胃癌病情的监测有积极意义,可作为判断胃癌疗效和复发的参考指标。

3.血沉

血沉的全称为"红细胞沉降率",是指红细胞在一定条件下的沉降速度,它可帮助判断某些疾病发展和预后。一般来说,凡体内有感染或组织坏死,抑或疾病向不良性进展,血沉会加快。所以,血沉快并不特指某个疾病。男性的正常参考值(魏氏法)为 0~15 mm/h,女性的正常参考值(魏氏法)为 0~20 mm/h。约有 2/3 的胃癌患者血沉会加快。因此,血沉可作为胃癌诊断中的辅助指标。

(二)内镜检查

纤维胃镜和电子胃镜的发明和应用,是胃部疾病诊断方法的一个划时代的进步,与 X 线检查共同成为胃癌早期诊断的有效方法。胃镜除了能明确诊断疾病外,还可为某些病症提供良好的治疗方法。内镜检查是利用光纤的特性,使光线在光纤内前进而不会流失,且光纤可随意弯曲,将光线送到消化道内,再将反射出的影像送出,供医师诊断。胃癌依其侵犯范围与程度在内视镜下有许多不同的变化。有经验的医师根据病灶的外观、形状变化做出诊断,区别是良性还是恶性的病灶,必要时可立即采用活检工具直接取得,做病理化验。

根据临床经验,可把处于高发病年龄段(30 岁以上)并有下列情况者列入检查对象或定期复查胃镜:近期有上腹隐痛不适,食欲不振,特别是直系亲属中有明确胃癌病史者;有明确的消化性溃疡,但腹痛规律消失或溃疡治疗效果不明显者;有萎缩性胃炎,特别是有中度以上腺上皮化生或不典型增生者;有胃息肉病史者,或曾做胃大部切除术,术后达 5 年以上者;有原因不明的消瘦、食欲不振、贫血等,特别是呕血、大便潜血试验持续阳性超过 2 周者。

但许多人害怕做胃镜检查,一般在检查前要向咽部喷射 2～3 次局麻药物(利多卡因),以减轻检查时咽部的反应。在检查时为了将胃腔充盈,使黏膜显示清楚,往往要向胃内注气,患者有可能会有轻度腹胀,但很快就会消失。检查结束后有的人可能会有咽部不适感或轻微疼痛,几小时后就会消失。极少数可能引起下列并发症:①吸入性肺炎,由咽部麻醉后口内分泌物或返流的胃内液体流入气管所致。②穿孔,可能因食管和胃原有畸形或病变、狭窄、憩室等,在检查前未被发现。③出血,原有病变在行活检后有可能引起出血,大的胃息肉摘除后其残端可能出血。④麻醉药物过敏,大多选用利多卡因麻醉。⑤心脏病患者可出现短暂的心律失常、ST-T 改变等。有的患者由于紧张血压升高,心率加快。必要时可让患者服镇静剂,一般检查都可顺利进行。

胃镜检查有以下禁忌证:①严重休克。②有重度心脏病。③有严重呼吸功能障碍。④有严重的食管、贲门梗阻,脊柱或纵隔严重畸形。⑤可疑胃穿孔。⑥患者精神不正常,不能配合检查。

胃镜检查方法有其独特的优越性,可以发现其他检查方法不能确诊的早期胃癌,确定胃癌的肉眼类型,还可追踪观察胃癌前期状态和病变,又能鉴别良性与恶性溃疡。胃镜还可以进行自动化的胃内摄影和录像等动态观察,并可保存记录。其突出的优点如下:①直接观察胃内情况,一目了然为最大特点,也能发现比较小的胃癌,还能在放大情况下观察。②胃镜除了直接观察判断肿瘤的大小和形状外,还能取小块胃黏膜组织做病理检查,确定是否是肿瘤以及肿瘤的类型。并可通过胃镜取胃液行胃黏膜脱落细胞学检查,以发现胃癌细胞。③胃镜采用数千束光导纤维,镜体细而柔软,采用冷光源,灯光无任何热作用,对胃黏膜无损伤。④胃镜弯曲度极大,视野广阔而且清楚,几乎无盲区,能够仔细观察胃内每一处的情况,因此,胃镜是目前各种检查手段中确诊率最高的一种。⑤检查的同时可行治疗,胃镜检查时可喷止血药物来止血,还能在胃镜下用微波、激光、电凝等方法切除胃息肉及微小胃癌,避免开腹手术之苦。

（三）X 线钡餐检查

X 线钡餐检查是诊断胃癌的主要方法,阳性率可达 90% 以上,可以观察胃的形态和黏膜的变化、蠕动障碍、排空时间等。肿块型癌主要表现为突向胃腔的不规则充盈缺损。溃疡型胃癌主要表现为位于胃轮廓内的龛影,溃疡直径通常大于 2.5 cm,外围见新月形暗影,边缘不齐,附近黏膜皱襞粗乱、中断或消失。浸润型癌主要表现为胃壁僵硬,黏膜皱襞蠕动消失,胃腔缩窄而不光滑,钡剂排出快。如整个胃受累则呈革袋状胃。近年来 X 线检查方法改进,使用双重摄影法等,可以观察到黏膜皱襞间隙的微细病变,因而能够发现多数的早期胃癌。早期胃癌的 X 线表现有以下几种类型。

1.隆起型

隆起型可见到小的穿凿性影和息肉样充盈缺损像,有时还能看到带蒂肿瘤的蒂。凡隆起的直径在2 cm 以上,充盈缺损的外形不整齐,黏膜面呈不规则的颗粒状,或在突起的黏膜表面中央有类似溃疡的凹陷区,均应考虑为癌。

2.平坦型

黏膜表面不规则和粗糙,边缘不规则,凹凸不平,呈结节状,出现大小、形状、轮廓与分布皆不规则的斑点。此型甚易被漏诊,要注意区别此型与正常的胃小区及增殖的胃黏膜。

3.凹陷型

常需区别凹陷型与良性溃疡。癌溃疡的龛影形状不规则,凹陷的边缘有很浅的黏膜破坏区,此黏膜破坏区可能很宽,也可能较窄,包围于溃疡的周围。

(四)超声检查

由于超声检查可清楚地显示胃壁的层次和结构,近年来被用于胃部病变的检测和分期已逐渐增多。特别是内镜超声发展,其在鉴别早期胃癌和进展期胃癌及判断胃周淋巴结累及情况等方面具有优点,使胃癌超声检查更受到重视。

1.经腹 B 超检查

胃 B 超检查通常采用常规空腹检查和充液检查。在空腹时行常规检查以了解胃内情况和腹内其他脏器的情况。胃内充液超声检查方法可检测胃内息肉、胃壁浸润和黏膜下病变,特别适合于胃硬癌的检查。

(1)贲门癌声像图特征:在肝超声窗后方,可见贲门壁增厚,呈低回声或等回声,挤压内腔;横切面可见一侧壁增厚,致使中心腔强回声偏移;饮水后可见贲门壁呈块状、结节蕈伞状、条带状增厚,并向腔内隆起,黏膜层不平整或增粗。肿瘤侵及管壁全周,则可见前、后壁增厚,内腔狭窄,横断切面呈靶环征。超声对贲门癌的显示率可达90.4％。

(2)胃癌声像图特征:在 X 线和内镜的提示下,除平坦型早期黏膜癌以外,超声一般可显示出胃癌病灶。其特征为胃壁不同程度增厚,自黏膜层向腔内隆起;肿瘤病灶的形态不规整,局限型与周围正常胃壁分界清晰,浸润型病变较广泛,晚期胃癌呈"假肾征"",胃充盈后呈"面包圈征";肿瘤呈低回声或等回声,较大的肿瘤回声可增强不均;肿瘤局部黏膜模糊、不平整,胃壁层次结构不规则、不清晰或消失;胃壁蠕动减缓或消失,为局部僵硬的表现;合并溃疡则可见肿瘤表面回声增粗、增强,呈火山口样凹陷。

肝和淋巴结转移的诊断:胃癌肝转移的典型声像图为"牛眼征"或"同心圆"结构,为多发圆形或类圆形,边界较清晰,周围有一条较宽的晕带,这类声像图约占半数;余半数为类圆形强回声或低回声多灶结节。超声对上腹部淋巴结的显示率与部位、大小有关。在良好的显示条件下,超声能显示贲门旁、小弯侧、幽门上、肝动脉、腹腔动脉、脾门、脾动脉、肝十二指韧带、胰后、腹主动脉周围淋巴结。大小达0.7 cm以上一般能得以显示。胃癌转移至淋巴结多呈低回声,边界较清晰,呈单发或多发融合状。较大的淋巴结可呈不规则形,内部见强而不均匀的回声多为转移至淋巴结内变性、坏死的表现。

2.超声波内镜检查

超声内镜可清晰地显示胃壁的五层结构,根据肿瘤在各层中的位置和回声类型,可估计胃癌的浸润深度,另外对诊断器官周围区域性淋巴结转移有重要意义。近年来国外广泛开展的早期胃癌非手术治疗(如腹腔镜治疗、内镜治疗),都较重视超声波内镜检查的结果。

早期胃癌的声像图因不同类型而异。平坦型癌黏膜增厚,呈低回声区。凹陷型癌黏膜层有部分缺损,可侵及黏膜下层。进展期胃癌的声像图有如下表现:大面积局限性增厚伴中央区凹陷,第一、二、三层回声带消失,见于溃疡型癌;胃壁增厚及肌层不规则低回声带,见于硬性癌;黏膜下层为低回声带的肿瘤所隔断,见于侵及深层的进展型癌;清楚的腔外圆形强回声团块可能为转移的淋巴结,或在胃壁周围发现光滑的圆形成卵圆形结构,且内部回声较周围组织低,则是转移性淋巴结;第四、五层和回声带辨认不清,常为腔外组织受侵。超声内镜对判断临床分期有一定帮助,但不能区别肿瘤周围的炎症浸润及肿瘤浸润,更不能判断是否有远处转移。

(五)CT 检查

因为早期胃癌局限于胃黏膜层和黏膜下层,通常较小,而且其密度与胃壁密度差别不大,所以,CT 对早期胃癌的诊断受到一定的限制,不作为胃癌诊断的首选方法。CT 常能发现中晚期胃癌的肿块,并能确定浸润范围,弥补了胃镜和钡餐检查的不足。其特点是对胃癌的浸润深度和范围能明确了解;确定是否侵及邻近器官和有无附近大的淋巴结转移;确定有无肝、肺、脑等处转移;显示胃外肿物压迫胃的情况;CT 检查结果可为临床分期提供依据,结合胃镜或钡餐检查对确定手术方案有参考价值。

五、治疗

胃癌是我国最常见的恶性肿瘤,主要治疗方法有手术治疗、放疗、化疗和中医药治疗。虽然胃癌的治疗仍以手术为主,但由于诊断水平的限制,我国早期胃癌病例中手术治疗的仅占 10% 左右,对早期胃癌单纯手术的治愈率只有 20%～40%,术后两年内有 50%～60% 发生转移;3/4 的病例就诊时已属进展期胃癌,一部分患者失去手术治疗机会,一部分患者即使能够接受手术做根治性切除,其术后五年生存率仅 30%～40%。因此,对失去手术切除机会、术后复发或转移患者应选择以下内科治疗。

(一)化疗

1.术后化疗

胃癌根治术后患者的五年生存率不高,为提高生存率,理论上术后应对患者进行辅助治疗。但长期以来,临床研究并未证实辅助治疗能够延长胃癌患者的生存期(OS)。综观以往试验,入组的患者数相对较少、使用的化疗方案不强、试验组和对照组患者的选择有偏倚等因素,可能影响了研究的准确性。而西方国家最近完成的研究中,绝大多数研究的结论仍然是辅助化疗不能显著延长患者的生存期。在美国 INT 0116 的Ⅲ期临床研究中,556 例胃癌或胃食道腺癌患者被随机分为根治性手术后接受 5-FU 联合亚叶酸钙加放疗的辅助治疗组和仅接受根治性手术的对照组,结果显示,术后辅助放疗及化疗组的中位生存期为 36 个月,明显长于对照组(27 个月,$P=0.005$);术后辅助放疗及化疗组的无病生存期为 30 个月,也明显长于对照组(19 个月,$P<0.001$)。因此,美国把辅助放疗及化疗推荐为胃癌根治术后的标准治疗方案。但是,国内外不少研究者对此研究的结论持有异议,认为胃癌术后的局部复发与手术的方式、切除的范围以及手术的技巧关系密切。此研究的设计要求所有患者行 D2 手术,但试验中仅 10% 的患者接受了 D2 手术,术后放疗及化疗中的放疗后对仅接受 D0 或 D1 手术的患者获益更大,而接受 D2 手术者的获益可能较小。所以,研究者们认为,INT 0116 研究仅能证明术后放疗及化疗对接受 D0 或 D1 手术的患者有益。在英国的 MAGIC 试验中,有 68% 的患者接受了 D2 手术,结果显示,接受围手术期放疗及化疗患者的五年生存率为 36%,仍然明显高于单纯手术组患者的 23%($P<0.001$)。目前,无论是东方还是西方国家的研究者普遍认同单纯手术并非是可切除胃癌的标准治疗,但术后是否行辅助治疗,仍建议按照美国国家癌症综合网(NCCN)的指导原则,依据患者的一般状况、术前和术后分期以及手术的方式来做决定。

与西方国家的研究相比,亚洲国家的研究结果更趋于认同胃癌的辅助治疗。这可能与东西方患者中近端和远端胃癌所占的比例不同、患者的早期诊断率不同、术前分期不同以及手术淋巴结的清扫程度不同有关。最近,日本的一项入组 1 059 例患者的随机Ⅲ期临床试验(ACTS-GC),把 D2 术后Ⅱ期和Ⅲ期胃癌患者分为 S1 辅助化疗组与不做化疗的对照组,比较他们的生存情况,结果显示,S1组患者的三年生存率为80.5%,明显高于对照组(70.1%,$P=0.0024$),而且辅助化疗组患者的死亡风险降低了32%。

2.术前化疗

在消化道肿瘤中,局部晚期胃癌的术前新辅助化疗较早引起人们的关注。从理论上说,术前化疗能降低腹膜转移的风险,降低分期,增加R0切除率。一些Ⅱ期临床试验表明,术前化疗的有效率为31%~70%,化疗后的R0切除率为40%~100%,从而延长了患者的生存期。但是,以上结论还有待于Ⅲ期临床研究的证实。

对于手术不能切除的局部晚期胃癌,如果患者年轻,一般状况较好,建议应选择较为强烈的化疗方案。一旦治疗有效,肿瘤就变成可手术切除。为了创造这种可切除的机会,选择强烈化疗,承担一定的化疗毒性风险是值得的。由于胃癌根治术后上消化道的生理功能改变,患者在很长一段时间内体质难以恢复,辅助化疗不能如期实施。因此,应把握好术前化疗的机会,严密监控化疗的过程和效果,一旦有效,应适当增加化疗的周期数,以尽量杀灭全身微小病灶,以期延长术后的DFS甚至生存期。当然,术前化疗有效后,也不能因过分追求最佳的化疗疗效,过度化疗,延误最佳的手术时机。新辅助化疗的周期数要因人而异,因疗效而异,虽然尚无循证医学的证据,但一般不要超过4个周期,而对于认为能达到R0切除者,术前化疗更应适可而止。

3.晚期胃癌的解救治疗

对于不能手术的晚期胃癌,应以全身化疗为主。与最佳支持治疗比较,化疗能够改善部分患者的生活质量,延长生存期,但效果仍然有限。胃癌治疗可选择的化疗药物有5-FU、ADM、PDD、VP-16、MMC等,但单药应用的有效率不高。联合方案中FAMTX(5-FU+ADM+MTX)、ELF(VP-16+5-FU+LV)、CF(PDD+5-FU)和ECF(EPI+PDD+5-FU)是以往治疗晚期胃癌常用的方案,但并不是公认的标准方案。ECF方案的有效率较高,肿瘤中位进展时间(time to progression,TTP)和OS较长,与FAMTX方案比较,其毒性较小,因此,欧洲研究者常将ECF方案作为晚期胃癌治疗的参考方案。临床上常用的CF方案的有效率也在40%左右,中位生存期达8~10个月。因此,多数研究者都将CF和ECF方案作为晚期胃癌治疗的参考方案。

紫杉醇(PTX)、多西紫杉醇(DTX)、草酸铂、伊立替康(CPT-11)等细胞毒药物已经用于晚期胃癌的治疗。相关临床研究显示,PTX一线治疗的有效率为20%,PCF(PTX+PDD+5-FU)方案治疗的有效率为50%,生存期为8~11个月;DTX治疗的有效率为17%~24%,DCF(DTX+PDD+5-FU)方案治疗的有效率为56%,生存期为9~10个月。另外,V325研究的终期结果表明,DCF方案优于CF方案,DCF方案的有效率(37%)高于CF方案的有效率(25%,$P=0.01$),TTP(5.6个月)和生存期(9.2个月)也长于CF方案(TTF 3.7个月,$P=0.000\,4$,生存期为8.6个月,$P=0.03$),因此认为,DCF方案可以作为晚期胃癌的一线治疗方案。但是DTX的血液和非血液学毒性是制约其临床应用的主要因素。探索适合我国胃癌患者的最适剂量,是临床医师要解决的问题。草酸铂作为第3代铂类药,与PDD不完全交叉耐药,与5-FU也有协同作用。FOLFOX6方案(5-FU+LV+草酸铂)治疗胃癌治疗的有效率达50%。CPT-11与PDD或与5-FU+CF联合应用的有效率分别为34%和26%,患者的中位OS分别为10.7和6.9个月。目前,口服5-FU衍生物以其方便、有效和低毒的优点而令人关注,其中,卡培他滨或S1单药的有效率为24%~30%;与PDD联合的有效率>50%,中位TTP>6个月,中位OS>10个月。

分子靶向药物联合化疗多为小样本的Ⅱ期临床试验。靶向EGFR的西妥昔单抗与化疗联合一线治疗晚期胃癌的有效率为 44％～65％,但其并不能明显延长患者的 OS。另外,有关靶向 *Her-2/neu* 的曲妥珠单抗的个别报道,也显示了曲妥珠单抗较好的疗效。正在进行的 Ⅲ 期 ToGA 试验比较了曲妥珠单抗联合化疗与单纯化疗的效果,但尚未得出结论。靶向血管内皮生长因子的贝伐单抗与化疗联合一线治疗晚期胃癌的有效率约为 65％,患者的中位生存期为 12.3 个月。国际多中心的临床研究也正在评价贝伐单抗联合化疗与单纯化疗的效果。从目前的结果看,虽然分子靶向药物治疗胃癌的毒性不大,但费用较高,疗效尚不确定,对临床效果尚需要更多的数据来评价。

一些新的化疗药物的作用机制与以往的药物作用机制不同,无交叉耐药,毒性无明显的重叠,因此有可能取代老一代的药物,或与老药联合。即便如此,目前晚期胃癌一线化疗的有效率仅为 30％～50％。化疗获益后,即使继续原化疗方案,中位 TTP 也仅为 4～6 个月。因此,化疗获益后的继续化疗,只能起到巩固和维持疗效的作用。在加拿大进行的一项对 212 名肿瘤内科医师关于晚期胃癌化疗效果看法的调查结果显示,仅 41％ 的医师认为化疗能延长患者的生存期,仅 59％ 的医师认为化疗能改善患者的生活质量。据文献报道,传统方案化疗对患者生存期的延长比最佳支持治疗仅多 4 个月,而以新化疗药物(如 CPT-11、PTX 和 DTX 为主的方案),对生存期的延长比最佳支持治疗仅多 6 个月。一般说来,三药联合的化疗方案(如 ECF、DCF、PCF 和 FAMTX)属于较为强烈的化疗方案,而单药或两药联合的化疗(如 PTX＋5-FU 的 PF 方案、CPT-11＋5-FU 和卡培他滨)属于非强烈的方案。Meta 分析表明,三药联合的生存优势明显,如以蒽环类药物联合 PDD 和 5-FU 的三药方案与 PDD 和 5-FU 联合的两药方案比较,患者的生存期增加了 2 个月。但是含 PDD、EPI 或 DTX 的化疗方案的毒性相对较大。目前,晚期胃癌的临床治疗重点为以下两个方面:①控制肿瘤生长,提高患者的生活质量,使患者与肿瘤共存。因此,在治疗方案的选择上,既要考虑个体患者的身体状况、经济状况,又要考虑所选方案的有效率、毒性的种类和程度,权衡疗效和毒性的利弊。②探索新的治疗方案,以达到增效减毒的作用。例如,REAL-2 的 Ⅲ 期临床研究就是以标准的 ECF 方案作为对照,通过 2×2 的设计,综合权衡疗效和毒性后,得出以草酸铂替代顺铂、卡培他滨替代 5-FU 后组成 EOX 方案的效果最佳的结论。

胃癌治疗的理想模式是个体化治疗,包括个体化选择药物的种类、剂量以及治疗期限等。最近,英国皇家马斯登医院对一组可以手术切除的食管癌、食管和胃连接处癌患者,进行了术前基因表达图谱与术前化疗及手术后预后的分析研究。35 例患者术前接受通过内镜取肿瘤组织做基因图谱分析,通过术前化疗,其中有 25 例接受了手术治疗。初步的结果显示,根据基因图谱预测预后好和预后差的两组患者的生存期差异有统计学意义(P＜0.001),表明药物基因组学或蛋白质组学的研究是实现真正意义上胃癌个体化治疗的重要手段。

(二)放疗

胃癌对放疗不甚敏感,尤其是印戒细胞癌和黏液腺癌,不过,未分化、低分化、管状腺癌和乳头状腺癌还是对放疗有一定的敏感性的。放疗包括术前、术中、术后放疗,主要采用钴或直线加速器产生 γ 射线进行外照射,多提倡术前及术中放疗。由于胃部的位置非常靠近其他重要的器官,在进行胃癌的放疗时,很难不会对其他的器官造成不良反应。在这种情况下,胃癌的放疗有严格的适应证与禁忌证,同时应在胃癌的放疗过程中服用中药来保护周围脏器。

适应证:未分化癌、低分化癌、管状腺癌、乳头状腺癌;癌灶小而浅在,直径在 6 cm 以下,最大的不超过 10 cm;肿瘤侵犯未超过浆膜面,淋巴结转移在第二组以内,无周围脏器、组织受累。

禁忌证:因放疗对黏液腺癌和印戒细胞癌无效,故二者应视为禁忌证。其他禁忌证包括癌灶直径大于 10 cm,溃疡深且广泛;肿瘤侵犯至浆膜面以外,有周围脏器转移。

从以上分析我们可以看出,放疗适用于胃癌早期,不适用于已有转移的中晚期。

1.术前、术中放疗

某些进展期胃癌,临床上可摸到肿块,为提高切除率而进行术前局部照射。Smalley 等总结了胃的解剖特点和术后复发的类型,并提供了详细的放疗推荐方案。北京报道了一项 Ⅲ 期临床试验,360 例患者随机接受术前放疗再手术或单纯手术。两组患者的切除率分别为 89.5% 和 79.4%($P<0.01$)。两组术后病理 T_2 分期范围为 12.9% 和 4.5%($P<0.01$),T4 分期范围为 40.3% 和 51.3%($P<0.05$),淋巴结转移率分别为 64.3% 和 84.9%($P<0.001$)。两组患者五年生存率及十年生存率分别为 30%、20%、20%、13%($P=0.009$)。这些数据提示术前放疗可以提高局部控制率和生存率。Skoropad 等报道,78 例可手术切除的胃癌患者随机接受单纯手术,或术前放疗(20 Gy/5 次)后再手术及术中放疗(20 Gy)。研究发现,有淋巴结侵犯及肿瘤侵出胃壁的患者,接受术前及术中放疗组的生存期显著优于单纯手术组。两组间在死亡率上无显著差异,提示术前放疗安全可行。关于术前放疗的大型临床研究资料有限,有待进一步的研究。

2.术后放疗及化疗

多数研究者认为术后单纯放疗无效。有文献显示,术后单纯放疗未能提高生存率。术后放疗及化疗的设想合理,放疗可控制术后易发生的局部复发,化疗可以进行全身治疗,同时化疗能够起到放疗增敏的作用。5-FU 是一种最常用于与放疗联合的化疗药物,与单纯放疗相比,前者能够提高胃肠道肿瘤患者的生存期。

为了彻底了解放疗及化疗在胃癌术后辅助治疗中的疗效,INT0116 试验于 1991 年被启动。共入组 603 例患者。其中 85% 有淋巴结转移,68% 为 T_3 或 T_4 期病变。患者随机分为术后同步放疗及化疗组和单纯手术组(n=281 和 275)。单纯手术组接受胃癌根治性切除术,同步放疗及化疗组在根治性切除术后接受如下治疗:第 1 周期化疗,每天给予 5-FU 425 mg/m^2 和 CF 20 mg/m^2,连续用 5 d;4 周后再进行同步放疗及化疗,放疗总剂量为 45 Gy,分 25 次给予,每周 5 次,共 5 周。放疗范围包括瘤床、区域淋巴结和切缘上、下各 2 cm。在放疗最初 4 d 及最后 3 d 连续给予上述化疗,放疗完全结束后 1 个月再给予以上化疗方案 2 周期。结果显示联合化疗、放疗组的无病复发时间明显延长(30 个月,原为 19 个月,$P<0.001$),中位生存期明显延长(35 个月,原为 26 个月,$P=0.006$),三年生存率(48%,原为 31%)和总生存率(50%,原为 41%,$P=0.005$)均有提高。最常见 3~4 级的毒性反应为骨髓抑制(54%)、胃肠道反应(33%)、流感样症状(9%)、感染(6%)和神经毒性(4%)。

无疑,INT0116 试验正式确立了放疗及化疗在胃癌术后辅助治疗中的地位。但是,关于该试验仍存在不少争议,焦点集中在以下几个方面。

第一,关于淋巴结的清扫范围。INT0116 中每例患者都要进行胃癌 D2 淋巴结清扫术,但实际上仅 10% 的手术达到该标准,36% 为胃癌 D1 手术,54% 为胃癌 D0 手术(即未将 N1 淋巴结完全清扫)。因而很多研究者认为,术后放疗及化疗后生存率提高可能是因为弥补了手术的不完全性,并由此提出胃癌 D2 淋巴结清扫后是否有必要接受辅助放疗及化疗的疑问。Hundahl 等在回顾性研究中收集了 INT0116 试验的完整手术资料,分层分析结果显示,术后放疗及化疗对提高胃癌 D0 或 D1 手术患者的生存率有益,而对胃癌 D2 手术后的患者并无帮助。然而,INT0116 试验中接受胃癌 D2 手术的患者极少,较小的样本量使分析结果缺乏说服力。Lim 等给予291 例 D2 手术的胃癌患者 INT0116 治疗方案,结果显示五年生存率和局部控制率比美国 INT0116 的研究结果更好。Oblak 等分析 123 例接受 INT0116 治疗方案的患者,其中 107 例行根治性(R0)切除,其两年局部控制率、无病生存率、总体生存率分别达 86%、65% 和 73%。但上述两项研究缺乏对照组。生存率和局部控制率的提高是由于手术(D2 或 R0)、放疗及化疗或二者共同作用还不能肯定。韩国的一项多中心的观察性研究比较了 544 例 D2 术后接受放疗及化疗的胃癌患者与同期 446 例仅接受 D2 术胃癌患者的复发率和生存率。结果表明放疗及化疗组的中位总生存时间、无复发生存时间明显优于单纯手术组,分别为 95.3 个月、62.6 个月($P=0.020$),75.6 个月、52.7 个月($P=0.016$)。二者的五年总体生存率、无复发生存率分别为 57.1%、51.0%($P=0.0198$),54.5%、47.9%($P=0.0161$),而且放疗及化疗组的死亡风险降低了 20%。研究者认为胃癌 D2 术后辅以放疗及化疗能提高生存率,减少复发。

第二,INT0116 试验方案的安全性,即术后放疗及化疗的毒性反应也受到关注。试验进行中近 75% 的患者出现了大于 3 级的毒性反应,另有 17% 的患者因毒性反应未能完成全部疗程。术后放疗及化疗是否安全? 是什么因素使患者的耐受性下降? Tormo 和 Hughes 的两个临床研究认为 INT0116 试验的放疗及化疗方案是安全的,毒性反应可以接受。在 INT0116 试验中,放疗方法多为传统的前后野照射,射野计划很少基于 CT 定位。而现在采用的放疗方法常为多野照射,且使用 CT 进行放疗计划,这些措施必将减轻正常组织的毒性反应。

此外一个争议为,INT0116 试验使用的化疗药物为静脉推注的 5-FU,之后的分析发现,5-FU 的使用并没有减少腹腔外的复发(放疗及化疗组及单纯手术组的腹腔外的复发率分别为 14% 和 12%)。这就提示放疗及化疗带来的生存益处是由于放疗提高了局控率。

在某种程度上,5-FU 充当了放疗增敏的角色而并未起到全身化疗的效果。当然,INT0116 试验设计于 20 世纪 80 年代,在当时静脉推注 5-FU 还是一项标准治疗。然而,单药 5-FU 治疗胃癌的有效率太低,目前出现了很多有效率更高的化疗方案,可以用于全身治疗。

Leong 等在放疗时同步输注 5-FU,治疗的前后使用 ECF 方案(用于胃癌的辅助治疗),并采用多野放疗。3 或 4 级毒性反应发生率分别为 38%、15%,主要毒性表现为骨髓抑制(3～4 级发生率为 23%)、胃肠道反应(3 级发生率为 19%)。Fuehs 等在一个含 ECF 方案的同步放疗及化疗研究中也观察到相似的毒性反应,3～4 级的粒细胞减少及胃肠道反应分别为 29%、29%。目前,一个大型的Ⅲ期临床研究(Trial 80101)正在进行。该研究将根治性胃癌切除术的患者随机分为两组,术后的辅助治疗分别 FU/LV＋放疗(45 Gy)/输注的5-FU＋FU/LV方案及 ECF＋放疗(45 Gy)/输注的 5-FU＋ECF。其结果值得期待。

(三)生物治疗

随着分子生物学、细胞生物学和免疫学等研究的进展,胃癌的治疗已形成了除以手术治疗为主,辅以放疗、化疗外,还包括生物治疗在内的综合治疗。

胃癌生物治疗主要基于以下几个方面:①给予免疫调节剂、细胞因子或效应细胞,调动或重建受损免疫系统。增强机体的抗癌能力并提高机体对放疗、化疗的耐受。②通过各种手段促进癌细胞特异抗原表达、递呈或对免疫杀伤的敏感性,增强机体抗癌的攻击靶向力与杀伤效率。③对癌细胞生物学行为进行调节,抑制其增殖、浸润和转移,促进其分化或死亡。

代表性的治疗方法有单细胞因子和多细胞因子疗法,IL-2/LAK 疗法、TIL/IL-2 疗法、单细胞抗体导向抗胃癌疗法、胃癌疫苗的接种、主动性特异性免疫疗法及基因治疗。

1.免疫调节剂治疗

其对免疫功能抑制程度较轻,一般状态较好者有一定疗效。具有代表性的免疫调节剂有卡介苗、K-432、短小棒状杆菌菌苗、左旋咪唑以及多糖类中的云芝多糖、香菇多糖等。其能够非特异性提高胃癌患者单核-巨噬细胞活性与细胞因子产生,调动机体免疫系统,促进残存癌细胞的清除,减少复发与转移,支持进一步的放疗、化疗。

2.单克隆抗体及其交联物导向治疗

该疗法将单克隆抗体与化疗药物、毒素或放射性核素相偶联,利用抗体对癌细胞的特殊亲和力定向杀伤癌细胞,适用于清除亚临床病灶或术后微小残存病灶,减少胃癌复发和转移。用于胃癌治疗研究的抗体主要针对癌相关抗原或与细胞生物学行为相关的抗原,如癌胚抗原、细胞膜转铁蛋白受体、细胞膜表面 Fas 蛋白、与细胞恶性转化相关的表皮生长因子受体以及与癌组织血管形成密切相关的血管内皮生长因子及其受体。但胃癌专一特异性抗体尚未发现。

目前,该疗法的临床应用并不令人满意,原因可能有鼠源性抗体选择性不高及异源蛋白拮抗,胃癌抗原免疫性弱。异质性强致使单抗导向力降低;抗体半衰期短,与药物交联的稳定性及其生物活性间存在相互影响;存在抗体转运生理屏障与循环抗原封闭等。近年来应用基因工程开发的人-鼠嵌合抗体、人源性单克隆抗体、单链抗体和双特异抗体等可显著提高对癌细胞的导向与亲和力。其临床效果尚有待观察。

3.细胞因子治疗

该方法适用于免疫功能损害较严重,外源性免疫调节剂已很难刺激机体产生免疫应答的患者。用于胃癌治疗的主要基因重组细胞因子有白细胞介素-2、干扰素-α。肿瘤坏死因子-a、粒细胞集落刺激因子、粒-巨噬细胞集落刺激因子。临床上多将细胞因子与放疗、化疗及其他生物疗法联用;也可在瘤内或区域内给药,以减轻毒副作用。细胞因子治疗研究目前多集中在改进现有临床方案;改良细胞因子结构(分子修饰,提高生物活性,降低毒性);通过分子生物学技术,构造出癌特异性抗体-细胞因子融合蛋白或细胞因子基因转移等。

4.肿瘤疫苗

免疫治疗是生物治疗的主要组成部分之一。肿瘤疫苗是肿瘤特异性的主动免疫治疗,其诱导的机体特异性主动免疫应答增强机体抗肿瘤能力的作用在动物试验中取得了肯定。许多肿瘤疫苗已进入临床实验研究,显示出良好的前景。对于胃癌的免疫研究,将有助于胃癌综合治疗的实施、消灭残癌、预防复发与转移、提高患者的生活质量和生存率。胃癌的肿瘤疫苗主要有以下几种。

(1)肿瘤抗原肽疫苗:近年来,应用肿瘤相关抗原(tumor-associated antigen,TAA)或肿瘤特异性抗原进行主动免疫治疗的研究发展较快。免疫效应细胞识别的是由抗原呈递细胞吞噬、并经 MHC 分子呈递的肽段,因此免疫活性肽的发现为肿瘤主动免疫治疗提供了新的思路,出现了以不同抗原肽为靶点的肿瘤疫苗。

(2)胚胎抗原疫苗:CEA 是最早发现的 TAA,属于胚胎性癌蛋白,也是与胃癌相关的被研究得最多的 TAA。Zaremba 等对 CEA 肽联 CAP1 的部分氨基酸残基进行替换,得到 CAP1-6D,其不仅能在体外致敏 CEA 特异的细胞毒性 T 淋巴细胞(CTL),在体内也能诱导 CEA 特异的 CTL。目前部分 CEA 疫苗已进入Ⅰ期临床试验。曾有研究表明:在胃癌组织中可分别在胞核、胞质中识别到特异性对抗黑色素瘤抗原基因(MAGE 基因)蛋白的单克隆抗体 77B 和 57B,而且 MAGE 可在大多胃癌患者中发现,故其可作为特异性免疫治疗胃癌的靶基因。但亦有报道认为 MAGE 基因多发生于进展期胃癌的晚期,应再考虑它在肿瘤免疫治疗中的价值。国内也有报道,胚胎抗原疫苗多为混合性多价疫苗。邵莹等研究发现,应用 MAGE-3-HLA-A2 肿瘤肽疫苗可诱导产生 MAGE-3 胃癌细胞特异性 CTL,这种 CTL 对胃癌细胞杀伤力很强,具有临床应用价值。

（3）其他肿瘤抗原肽疫苗：应用肿瘤细胞裂解产物经生物化学方法可以提取出肿瘤细胞的特异性抗原肽，目前这方面的研究较多。Nabeta 等从胃癌提纯了一种肿瘤抗原，称之为 F4.2，经体内、体外试验证实：应用 F4.2 肿瘤肽疫苗可以诱导产生抗胃癌的特异性 CTL，F4.2 有望作为一种 HLA-A31 结合性肽疫苗用于胃癌治疗。

（4）独特型抗体疫苗：抗独特型抗体具有模拟抗原及免疫调节的双重作用，同时能克服机体免疫抑制，打破免疫耐受，故能代替肿瘤抗原诱发特异性主动免疫。研究者已成功构建了拟用于胃癌治疗的抗独特型抗体。何凤田等应用噬菌体抗体库技术成功地将胃癌单克隆抗体 MG7 改造成抗独特型抗体的单链可变区片段（SeFv），因为抗独特型抗体的 SeFv 组成及功能域的排序理想，足以模拟初始抗原来激发机体的抗肿瘤免疫反应，所以其研究为应用抗独特型抗体 SeFv 治疗胃癌创造了条件。抗独特型抗体在实际应用中也存在一些问题，肿瘤抗原决定簇出现变化时会影响抗独特型抗体疫苗的效果，大量有效抗独特型抗体的制备过程还存在一定困难，若使用人单抗则可出现人体杂交瘤细胞不稳定、产量低等现象。这些均需通过进一步的研究解决。

（5）病毒修饰的肿瘤细胞疫苗：德国癌症中心研究开发了新城鸡瘟病毒修饰的自体肿瘤疫苗，是目前研究较多的一种病毒修饰肿瘤细胞疫苗。主要方法是将新城鸡瘟病毒转染肿瘤细胞，待其增生后灭活作为疫苗，皮下注射。现该治疗方法在全世界范围内多中心多种癌症的临床治疗研究中取得了良好的效果，在胃癌也有应用，疗效亦较满意。

（6）树突状细胞肿瘤疫苗：树突状细胞（dendritic cells，DC）即是体内最有效的专业抗原呈递细胞，也是抗原特异性免疫应答的始动者，具有摄取、加工、呈递抗原至 T 淋巴细胞的能力，表达高水平的 MHC Ⅰ、MHC Ⅱ 和 CD80、CD86 等共刺激分子，在免疫应答中起关键作用。以 DC 为基础的各种疫苗在胃癌免疫治疗中取得了很大的成就。

临床采用外周血单个核细胞及自体肿瘤抗原在体外制备 DC 疫苗，采用临床随机对照研究，将 50 例胃癌术后患者随机分为两组，给对照组常规化疗；对疫苗治疗组常规化疗 2 周后皮下注射 DC 肿瘤疫苗，每周 1 次，共 4 次。在治疗前、后相应各时相点采取患者外周血，检测 IL-12、IL-4、γ-IFN 的水平。结果疫苗治疗组患者注射 DC 肿瘤疫苗前及注射后 2 周、4 周和 8 周的外周血 IL-12 的水平分别为（37±4）pg/mL、（68±6）pg/mL、（96±12）pg/mL 和（59±9）pg/mL，γ-IFN 的水平分别为（61±12）pg/mL、（134±19）pg/mL、（145±20）pg/mL 和（111±15）pg/mL，IL-4 的水平分别为（55±7）pg/mL、（49±6）pg/mL、（46±5）pg/mL 和（50±8）pg/mL。而常规治疗组患者外周血 IL-12、γ-IFN 及 IL-4 的水平分别为（39±7）pg/mL、（45±9）pg/mL、（44±10）pg/mL、（44±6）pg/mL，（63±10）pg/mL、（61±13）pg/mL、（62±11）pg/mL、（61±7）pg/mL，（52±11）pg/mL、（55±9）pg/mL、（53±10）pg/mL、（55±8）pg/mL。疫苗治疗组患者外周血 IL-12 及 γ-IFN 水平在疫苗治疗后明显提高，与同期正常对照组相比差异有显著意义（$P<0.05$）。结论 DC 肿瘤疫苗可提高胃癌患者术后外周血 IL-12 的水平，并促进 T 细胞向 Th$_1$ 方向发展，临床应用无明显不良应。

Sadanaga 等用负载 *MAGE-3* 的自身 DC 治疗 12 例胃肠道肿瘤（胃癌 6 例），患者临床表现均有改观。其中 7 例患者的肿瘤标记物表达下降，3 例患者肿瘤有消退现象，未发现毒副作用，表明用 DC 负载肿瘤 *MAGE-3* 治疗胃肠道肿瘤安全有效。目前，DC 作为体内最强的抗原呈递细胞，是肿瘤治疗的研究热点，以 DC 为中心的肿瘤疫苗是否能给胃癌生物治疗开辟新途径尚需深入研究，尤其是更深入的临床应用研究，相信 DC 肿瘤疫苗将给胃癌的治疗带来新的希望。

(7)DNA疫苗：一项国家自然科学基金资助项目——构建以胃癌MG7-Ag模拟表位为基础的DNA疫苗，在第四军医大学西京医院全军消化病研究所完成。这项研究成果为胃癌的免疫治疗提供了一条新途径。胃癌MG7-Ag是西京医院全军消化病研究所发现的一种特异性较好的胃癌标记物，并已被初步证实可以诱导抗肿瘤免疫。研究者希望能利用这类DNA疫苗制备容易、诱导免疫持久、广谱的特点，研制出一种新型的胃癌疫苗，将其应用于胃癌的免疫治疗。

（四）营养治疗

恶性肿瘤患者大多营养不良。营养不良既是癌症的并发症，又是使其恶化造成患者死亡的主要原因之一，因此癌症患者需要营养支持以改善其生活质量。其基本方法有胃肠内营养及胃肠外营养。全胃及近端切除术后经肠内营养支持治疗方便、有效、安全、可靠。能改善术后患者的营养状态，在临床上有很好的应用价值。

肠内营养制剂有管饲混合奶及要素饮食。由于管饲混合奶的渗透压及黏度高，需要肠道消化液消化，不适合术后早期肠内营养支持。要素饮食具有营养全面、易于吸收、无须消化、残渣少、黏度低及pH适中等特点。临床应用要素饮食过程中，未出现营养制剂所导致的水、电解质失衡及肠痉挛等。说明术后应用要素饮食进行肠内营养治疗是一种安全、可靠的方法。因而术后早期肠内营养的制剂以要素饮食为首选。

关于肠内营养的开始时间及滴速的选择，Nachlas等认为胃肠道术后短期功能障碍主要局限于胃、结肠麻痹，其中胃麻痹1～2 d，结肠麻痹3～5 d，而小肠功能在术后多保持正常。近年来，有不少研究者提倡术后早期（24 h后）即开始肠内营养治疗。临床采用术后48 h后滴入生理盐水200 mL，如无不良反应，即于术后72 h开始逐渐增加滴入总量、速度及浓度直至达到需要量。由于术后患者处于应激状态，患者在大手术后的急性期内分解代谢旺盛，机体自身的保护性反应使机体动员体内的蛋白质、脂肪贮存来满足急性期代谢需要。因而，此时机体的代谢状况较混乱，不宜过早给予肠内营养支持。术后72 h开始为佳，这与山中英治的观点一致。

以30 mL/h的滴速开始，逐渐增加至100～125 mL/h，此后维持这一速度。根据患者的耐受情况，逐步增加灌注量。全组患者在营养治疗过程中虽早期出现轻度腹胀，在继续滴注过程中腹胀均逐渐减轻，且未出现较严重的腹泻。因此，我们认为术后短期进行肠内营养治疗时，滴入速度及浓度应遵循循序渐进的原则，只要使用得当，多可取得较满意的效果。

（五）中西医结合治疗

采用化疗与中药扶正抗癌冲剂治疗Ⅲ～Ⅳ期胃癌患者，术后五年生存率达73.8%，中位生存期为(54.8±3.18)个月，明显优于单纯化疗。通过中西医结合达到治疗胃癌的最佳疗效。

（陈　凤）

第五节　胰　腺　癌

胰腺癌是指发生在胰腺腺泡或导管腺上皮的恶性肿瘤，是消化系统恶性程度很高的一种肿瘤。

一、致病因素

虽然胰腺癌和壶腹部癌的具体发病原因至今尚不清楚;但是有些因素,尤其是与胰腺癌的发病有密切关系。

（一）吸烟

大样本调查研究结果表明,吸烟者胰腺癌的发病率比不吸烟者高。随着吸烟量的增加,发病率也随之升高;若每天吸烟量多出 1 包,女性的发病率为原来的 2 倍,男性的发病率为原来的 4 倍。Robert M.Beazley 也认为虽然胰腺癌的高危人群尚不能清楚地确定,但是吸烟者的发病率比不吸烟者的发病率高。吸烟者的发病年龄也比不吸烟者提早 10～15 年。

（二）饮食

调查结果显示胰腺癌的发病与长期摄入高热量饮食有关。多摄入富含脂肪和蛋白质的食物、油炸食物和低膳食纤维食物,均可增加胰腺细胞的更新和胰腺细胞对致癌物质的敏感性,促进胰腺癌的发生。多摄入新鲜水果和蔬菜可减低致癌危险。

（三）糖尿病

据统计,80%的胰腺癌患者患有糖尿病,而糖尿病患者中胰腺癌的发病率比健康成人高,尤其是女性患者的发病率可更高,说明糖尿病可能与胰腺癌的发病因素有关。

（四）慢性胰腺炎

慢性炎症过程的反复刺激,可导致胰腺导管狭窄、梗阻,胰液潴留,小胰管上皮增生以致癌变。若有胰管结石、组织钙化,发生胰腺癌的可能性就更大。

（五）胃切除手术或恶性贫血

胃酸可抵抗致癌物质,缺乏胃酸者的发病率可增加。

（六）饮酒和咖啡

饮酒和咖啡曾一度被少数研究认为与胰腺癌发病有关,但多数研究未能证实其有关系。

（七）遗传与基因突变

大多数胰腺癌的发病是散在性的,但是近代分子遗传学研究发现 20%～50%的胰腺癌病例有继承性遗传缺陷。在人类所有肿瘤中非常常见的是抑癌基因 $p53$ 和 $p16$ 的突变。90%的胰腺癌患者有 $p16$ 基因突变,50%～75%有 $p53$ 基因突变,50%有 $DPC4$ 基因突变。

二、病理变化

（一）部位

胰腺癌发生于胰头颈部的占 66%～70%,胰腺癌发生于胰体尾部的占 20%～25%,胰腺癌局限在胰体尾部者占 5%～10%,胰腺癌发生于全胰的仅占 6%～8%。

（二）组织分类

大体肉眼检查这种肿瘤质硬,切面呈淡褐色。根据其组织来源分以下 3 类。

（1）胰管上皮细胞发生的胰腺导管癌:约占 90%,主要是高、中、低分化腺癌,其次有鳞腺癌、巨细胞癌和黏液癌。

（2）由腺泡细胞发生的腺泡细胞癌:占 4%。

（3）由胰岛细胞发生的胰岛细胞癌:罕见。

(三)胰腺癌的转移和扩散

1.淋巴转移

胰腺内有丰富的毛细淋巴管网,由许多淋巴管网形成许多淋巴丛,由许多淋巴管丛发出许多集合淋巴管,到达胰腺表面,然后伴着血管走行,沿不同方向进入各个局部淋巴结,最后汇入腹腔淋巴结主干。淋巴转移是胰腺癌早期最主要的转移途径。虽然小肿瘤直径仅为 2 cm,可能 50% 的病例已有淋巴结转移。因其在早期即可发生转移,故是影响手术治疗效果的重要因素。

按胰腺淋巴引流和淋巴结的分布,胰腺癌的转移途径如下。

(1)胰头癌的淋巴转移如下。①"第一站"淋巴结:幽门下淋巴结→胰头前上淋巴结→胰头前下淋巴结→胰头后上淋巴结→胰头后下淋巴结→沿肠系膜上动脉根部周围淋巴结→肝总动脉周围淋巴结。②"第二站"淋巴结:腹腔干周围淋巴结→脾动脉根部淋巴结→肝动脉淋巴结→胆管淋巴结。③"第三站"淋巴结:腹主动脉周围淋巴结→胰下淋巴结。

(2)胰体尾癌的淋巴转移如下。①"第一站"淋巴结:肝总动脉和肝固有动脉周围淋巴结→腹腔干周围淋巴结→脾动脉周围淋巴结→脾门淋巴结→胰下动脉周围淋巴结。②"第二站"淋巴结:肠系膜根部淋巴结→结肠中动脉周围淋巴结→腹主动脉周围淋巴结。

2.直接浸润

虽然是早期胰腺癌,但癌细胞可早期穿出胰管向周围浸润,例如,胰头癌就可向胆总管末段浸润,引起梗阻性黄疸;而胰体尾癌常可浸润到十二指肠空肠曲,对肠系膜上血管、腹腔干和脾门等处直接浸润或形成后腹膜结缔组织块,致使手术切除困难。

3.沿神经束扩散

沿神经束扩散是胰腺癌特有的转移方式。最早癌细胞可直接侵及神经束膜,进入束膜间隙,沿着神经鞘蔓延,并向周围浸润扩散,随着肠系膜上动脉并行的神经丛和腹主动脉周围神经丛,向腹膜后浸润,可出现腰、背疼痛。

4.血行转移

胰腺癌晚期常通过胰腺丰富的血流,经门静脉扩散到肝脏,还可转移到肺、脑。

5.腹膜种植

胰腺癌常可在前上腹膜和双侧腹膜呈多发性、弥漫性、粟粒状或结节状种植。

三、临床表现

由于胰腺癌早期无特异性症状,常被误诊为胃病、肝病、胆道病等,使正确诊断延迟 2～3 个月,影响了疾病的预后,应引起警惕。以下是常见的症状和体征。

(一)临床症状

1.上腹疼痛

早期胰腺癌无特异症状,上腹不适或疼痛占 70%～90%,胰腺疼痛常位于上腹部,表现为模糊不清而无特殊性,可能在餐后发生。1/4 的患者可能发生背部放射痛,若固定于背部疼痛则要考虑胰腺体尾部肿瘤,疼痛的程度可反映肿瘤的大小和后腹膜组织被浸润情况。严重疼痛提示肿瘤浸润内脏神经,病变已属于中晚期。

2.体重减轻

胰腺癌患者常有体重减轻占 70%～100%。可能由多因素所致,如休息性能量消耗增加,食量减少,热量降低和脂肪吸收障碍。脂肪吸收障碍乃由胰管阻塞致使胰腺外分泌功能不全所致。

3.黄疸

如肿瘤发生在胰头部,肿瘤可直接压迫胆总管末段,则可早期出现梗阻性黄疸,占80%～90%,无痛性进行性黄疸是胰头癌和壶腹部癌的特征,患有壶腹部癌,可更早出现黄疸。胰腺体尾部肿瘤亦可发生黄疸,往往提示已有广泛肝转移。

4.胰腺炎

临床上可见到少数胰腺癌患者出现急性或亚急性胰腺炎症状,此乃胰腺管被堵塞所致。无暴饮暴食者和非胆源性胰腺炎患者更应提高警惕,应做进一步检查。

5.浅表性血栓性静脉炎

不到5%的胰腺癌患者有反复发作的迁徙性血栓性浅静脉炎(陶瑟征)的病史。这可能是由于肿瘤组织细胞阻塞胰管,导致胰蛋白酶进入血液循环,使凝血酶原转变为凝血酶,促进了血栓形成。

6.精神抑郁症

50%的胰腺癌患者,在做出癌症诊断之前有精神抑郁症。其发生率比其他腹部恶性肿瘤高。原因不清,可能与胰腺癌的神经内分泌物质有关。这些物质影响着中枢神经系统。

7.其他

胰腺癌起始的模糊而无特异性症状还包括乏力、食欲缺乏、食量降低。大约10%的病例伴有不同程度的不规则性发热,可能为癌组织坏死和其代谢产物被吸收所致。一般均为低热,但亦可出现38℃～39℃中、高热。后者若伴有畏寒或疼痛时,在有黄疸患者应排除是否有胆道感染。患者反映尿色不断加深、大便色淡发白,亦应引起注意是否胆管有阻塞。

(二)体征

除了临床上出现黄疸外,典型的体征如下。

1.胆囊肿大

如临床上有无痛性进行性黄疸,再加上右上腹扪到肿大的胆囊(库瓦西耶征),乃是典型的肝胰壶腹周围癌的体征,这种肿瘤的病例少于1/3。

2.脾大

有30%～50%的患者可扪及肝大。中、晚期胰体尾部肿瘤可压迫脾静脉或形成脾静脉血栓,引起脾大。

3.腹部肿块

只有5%～10%的胰头癌患者可能扪到右上腹部肿块,而胰腺体尾部肿瘤的患者中有20%可在上腹或左上腹扪到肿块。

四、诊断

胰腺癌隐蔽于腹膜后,早期又无特异性症状和体征,诊断较为困难。但对40岁以上的胰腺癌高危人群,若出现以下情况,应高度怀疑胰腺癌的可能,应尽早进行深入详细的检查,争取早期做出正确诊断:①有梗阻性黄疸;②有近期发生不能解释的体重减轻,体重减轻超过原体重的10%;③有不能解释的上腹部饱胀、不适和腰背疼痛;④有不能解释的消化不良,X线胃肠检查呈阴性;⑤无家族史、无肥胖者而在近期发生糖尿病;⑥突然发生不能解释的腹泻;⑦特发性胰腺炎反复发作;⑧患者为重度吸烟者。

（一）实验室检查

1.常规化验

除了梗阻性黄疸外,常规化验结果一般均在正常范围。有高胆红素血症和碱性磷酸酶水平升高,或有氨基转移酶水平升高,或其他肝功能异常,均不能作为鉴别手段。血清淀粉酶和血清脂肪酶水平升高,亦只能鉴别胰腺炎。

2.肿瘤标志物

20年来有许多肿瘤标志物用于胰腺癌的诊断和术后随访。目前发现的与胰腺癌相关肿瘤标志物有十多种,但尚未找出一种敏感性和特异性均令人满意的胰腺癌标志物。现在常用的胰腺癌标志物有CA19-9、CA50、CA242、CA72-4、CA125、CA153、CA494、POA、CEA、DUPAN-2、TPA、Span-1、CAM17-1、IAPP、PCAA等。

（1）CA19-9:为临床上最常用、最有价值的一种肿瘤相关抗原,是由单克隆抗体116NS19-9识别的涎酸化Lewis-a血型抗原,是目前公认的在各类标志物的血清学检测中阳性率最高的标志物。它的发展起始于1979年Koprowski等的研究,它来自人类的结直肠癌细胞。虽然它来自结直肠癌细胞,然而不同于CEA抗体,对检测胰腺癌最为敏感。一般研究者认为CA19-9超过200 kU/L即有诊断价值。其敏感性可达90%（69%～90%）,准确性达80%,特异性也在90%左右。它可以用于随访监测预后和治疗效果,反映肿瘤是否复发,是判断预后的一种良好指标。因为正常胆管和胰管上皮中也存在着微量的CA19-9抗原,在发生慢性胰腺炎和胆管炎时,由于炎症刺激管壁增生、化生,使产生CA19-9的细胞数量增加,特别是有黄疸时CA19-9水平也可明显升高,但随着炎症消退、黄疸解除而下降。

（2）CA50:1983年首先由Lindholm等报道,也是来自人类结直肠癌细胞的一种涎酸化糖类抗原,因此与CA19-9有交叉免疫性。有部分人群（大约为10%）不产生CA19-9,只产生CA50。故若CA19-9呈阴性时可监测CA50,其阳性率略低于CA19-9,敏感性为70%～80%,特异性为70%。CAS0阳性也可见于大肠癌。

（3）CA242:是一种肿瘤相关性糖链抗原,主要为胰腺癌所产生。其敏感性、特异性和准确性均略低于CA19-9,其敏感性为70%,特异性为90%,准确性为80%。

（4）CA72-4:是一种肿瘤相关糖蛋白抗原,若为阳性多见于低分化胰腺癌。其敏感性仅为38%～45%。对胰腺囊腺性肿瘤中的液体做CA72-4测定,可鉴别其良性、恶性。

（5）CA125:是1980年由Bast报道的卵巢癌产生的一种肿瘤相关糖蛋白抗原,也可见于胰腺癌。在卵巢癌的诊断中,其特异性的阳性率为97%。该抗原在胰腺癌Ⅰ、Ⅱ期较低（48%）,Ⅲ、Ⅳ期较高（75%）,与肿瘤分期有关,对早期诊断无意义。

（6）CA494:是诊断胰腺癌特异性最高的一种肿瘤相关抗原,可达94%。其敏感性为90%,与CA19-9相仿。糖尿病患者的CA494水平并不升高,对胰腺癌和胰腺炎的鉴别很有帮助。

（7）胰胚抗原（pancreatic oncofetal antigen,POA）:1974年由Banwo等报道,主要存在于胎儿胰腺和胰腺癌组织中,其阳性率在56%～76%。在高分化胰腺癌中阳性率高,低分化胰腺癌的阳性率低。正常值低于9.0 kU/L。

（8）CEA:主要存在于大肠癌组织中,但也存在于胎儿消化道上皮组织中,故称为癌胚抗原。早在1965年就由Gold等作为结直肠癌细胞的标志物。其正常值（放射免疫分析法）为低于2.5 μg/L,胰腺癌患者的水平也可升高至20 μg/L以上,其阳性率可达70%,但欠缺特异性和低敏感性,限制了其在临床上的使用。测定血清CEA水平的结果与肿瘤的大小、转移和扩散呈正相关。在肿瘤复发时患者的 CEA 水平也可升高,所以 CEA 也可用作随访观察。

(9)Dupan-2:为 1982 年 Metzar 在杜克大学用胰腺癌患者腹水中的癌细胞作为免疫原制出的单克隆抗原。正常值在 150 kU/L 以下。临床上以 400 kU/L 以上为阳性,其敏感性为 47.7%,特异性为 85.3%,准确性为 74.1%。其可用作随访检测。

(10)组织多肽抗原(tissue polypeptide antigen,TPA):为癌胎儿蛋白,于 1957 年由瑞典 Bjorklund 所发现,存在于癌组织细胞膜和细胞质内,其阳性率可达 81%。血清正常值为 (81±23) U/L,胰腺癌患者的 TPA 水平可高达(277±219)U/L。

(11)CAM17-1:是一种 IgM 抗体,在胰腺组织中呈过度表达,对胰液中的黏蛋白有很高的特异性,达到 90%,其敏感性为 86%。

(12)胰岛淀粉样肽(IAPP):胰腺癌细胞分泌出的一种可溶性 IAPP 释放因子,刺激胰岛细胞分泌 IAPP,可早期诊断胰腺癌。

(13)胰腺癌相关抗原(PACC):主要存在于胰腺导管上皮细胞内,但在正常人的其他多种组织内也有。其正常值为 0.1～22.5 μg/mL,胰腺癌的阳性率为 67%。

(二)影像检查

1.X 线检查

(1)钡餐检查:主要通过钡餐显示胃十二指肠形态改变的间接征象,如胃十二指肠壁有外来性压痕;十二指肠框(降部、水平部)呈 C 形扩大,其内侧壁僵硬,框内有反"3"字征象。用十二指肠低张造影,可突显其表现,更有诊断价值。但是对早期胰头癌和早期胰体尾部癌则无明显改变。

(2)经皮肝穿刺胆管造影(percutaneous transhepatic cholangiography,PTC):对梗阻性黄疸患者,其梗阻近端的胆管均有一定程度扩张。PTC 可显示梗阻的部位和梗阻端的形态,对判断病变的位置和性质很有价值。若为胰头癌则可见肝内、外胆管呈现明显扩张和胆囊肿大,梗阻末端形态呈偏心性的被压、不规则狭窄和充盈缺损、管壁僵硬等表现。由于有梗阻性黄疸,胆管内压力很高,若单做 PTC 会发生胆漏和胆汁性腹膜炎,应置入导管做胆管内减压引流(PTCD),这用于术前减黄。

(3)内镜逆行胰胆管造影(endoscopic retrograde cholangiopan-creatography,ERCP):通过内镜可观察十二指肠乳头的情况,再经造影可显示胆管和主胰管的情况。若为胰头癌除可见肝内外胆管扩张外,还可显示主胰管阻塞,若为胰体部癌则显示主胰管不规则狭窄和狭窄后扩张。ERCP 对胰腺癌的早期诊断很有帮助,其敏感性和准确性均可达到 95%。通过 ERCP 还可收集胰液做细胞学检查和做 CEA、POA、CA19-9 的测定。对重度梗阻性黄疸患者,还可经内镜放置鼻胆管来引流或逆行置管来引流。ERCP 后有一定的并发症,如胆管炎和胰腺炎,虽然其发生率仅 3%～4%,但应严密注意,给予抗生素等。

2.超声检查

(1)腹部 B 超:超声检查具有简便、易行、无创、廉价等优点,腹部 B 超是目前临床上对拟诊腹部疾病首选的检查方法。其缺点是易受胃肠胀气的影响。为获得最佳效果,提高准确性,尤其是对疑诊深位的胰腺疾病,应做好查前准备。通常是在早晨空腹时或禁食 8 h 后做检查。必要时让患者在检查前日服用轻泻剂,晨起排便后做检查。统计表明对直径超过 2 cm 的胰腺肿瘤,其敏感性和准确性可达 80% 以上。也可发现直径<2 cm 肿瘤的报道。还能见到胰头癌患者肝内外胆管扩张、胆囊肿大、胆总管末端梗阻以及主胰管扩张等间接征象。

（2）内镜下超声：将超声探头经内镜送入胃、十二指肠，在胃后壁和十二指肠内侧壁上探查胰腺，不受肥胖的腹壁和胃肠胀气的影响，其高频超声探头分辨率高。对胰头、胰体、胰尾肿瘤均能探到，其准确性可达到90%。并可了解胰周是否有淋巴结转移，对胰腺癌分期也有帮助。

（3）胰管内超声：在内镜下，将高频超声微探头伸入胰管内进行探查，受外界影响最小。可准确地探查出胰腺实质内的小胰腺癌。对胰管良性或恶性狭窄的鉴别也有帮助。

（4）术中B超：这种检查可直接在胰腺表面探查，不受胃肠胀气的影响；可发现胰腺内小肿瘤的存在，并可指导细针穿刺做细胞学检查（涂片或活检）；也可探查肝脏有无转移病灶以及门静脉和肠系膜上静脉是否被浸润，对选择术式有重要参考价值。

3.CT

CT是目前对胰腺疾病最常用和最主要的检查方法，可精确显示胰腺的轮廓和形态及其与周围脏器的关系，了解有无淋巴结和肝脏转移，对胰腺癌诊断的准确性可达95%。螺旋CT的分辨率更高，更可提高胰腺癌的诊断率。三维CT血管造影可清晰地显示肠系膜上动脉的形态，了解血管是否被浸润，为选择术式提供参考。

4.MRI和磁共振胰胆管成像（mafnetic resonance cholangiopancreatography，MRCP）

MRI更具有良好的软组织对比度，能清晰地显示全胰腺的轮廓形态以及腺体内的异常影像。胰腺癌时T_1和T_2时间延迟，其T_1加权影像呈低信号，T_2加权影像呈稍高信号。在被强化的胰腺组织中可清晰地显示出癌性病灶。MRI对胰周血管和淋巴结是否浸润和转移的判断能力更好。

MRCP是近年来发展起来的一种无创伤性胰胆管显像技术，可显示胆管和胰管全貌，反映出病变的位置、程度和原因，其准确性几乎达100%。

5.胰管镜

胰管镜即母子镜技术，先将十二指肠镜（即母镜）送到十二指肠降部找到乳头开口，再将一根1～2 mm的子镜从其活检操作空间伸入直至胰管，由此即可观察胰管内情况，并通过套管做抽吸、活检等检查，发现早期胰腺癌和鉴别诊断。

6.血管造影

采用Seldinger法，经右侧股动脉穿刺插管至腹腔干和肠系膜上动脉进行选择性血管造影。还可将造影导管伸入肝动脉、胃十二指肠动脉、胰十二指肠下动脉或胰背动脉来造影。分动脉期、毛细血管期、静脉期三种时相，以观察胰腺和胰周的情况。胰腺癌是一种少血供的肿瘤，只能见到少血管区或缺血区的表现，而其周围动脉和静脉呈现受压、移位、僵直、狭窄、中断以及有侧支循环等表现。因为血管造影是有创而操作比较复杂的检查方法，目前已较少使用；在许多情况下，无创或微创影像技术，如（B超、CT、MRA、ERCP）已能满足临床诊断的要求。血管造影的主要目的是观察癌灶与周围血管的关系，确定血管是否被侵犯，帮助术前评估和制定手术方案。

7.PET

这种显像技术是将极其微量的正电子核素示踪剂注射到人体内，由体外测量装置探测这些正电子核素在体内分布情况，再通过计算机断层显像方法，显示出人体主要脏器的生理代谢功能和结构。这些正电子核素都是构成人体的基本元素的超短半衰期核素或性质极其相似的核素，如碳（C）、氮（N）、氧（O）、氟（F）。运载这些正电子核素的示踪剂是生命的基本物质，如葡萄糖、水、氨基酸；或是治疗疾病的常用药物，如抗癌药5-FU。因此，PET具有多种功能，临床应用非常广泛。因为PET显像采用与生命代谢密切相关的示踪剂，所以每项PET显像结果实质上反映了某种特定的代谢物(或药物)在人体内的动态变化。因此,PET检查是一项代谢功能显像,是在分子水平上反映人体是否存在病理变化。对于胰腺癌来说PET利用其癌组织细胞内的糖代谢比正常组织和良性病变组织明显增加,采用葡萄糖的类似物——FDG,使其进入癌组织细胞内聚集,释放正电子,而被扫描,显示出高密度断层图像。其敏感性和特异性可达100%,对转移性淋巴结和肝转移灶也能很好地显示,并可鉴别慢性胰腺炎。对糖尿病患者可能出现假阳性。

8.PET/CT显像

PET/CT是目前医学影像学最新的设备,将CT显像和PET显像两种不同成像原理的装置整合在一个系统工程中,通过一次的检查可完成两次的影像扫描,再由重建融合技术使其形成一幅叠加的PET/CT图像。可全身扫描或局部扫描,多层螺旋CT显示清晰的解剖结构和高分辨率的图像,弥补了PET的空间分辨率不足的缺点,PET的功能成像、灌注成像及时间—代谢四维成像的优势,显著地提高了螺旋CT的诊断价值,尤其是对肿瘤(如胰腺癌、转移癌)的早期诊断起到重要作用。

(三)细胞学检查

细胞学标本主要是由细针穿刺活检获得的。对于胰腺癌来说,一般不主张在术前经皮操作,以免发生穿刺道种植或播散。术中或在B超引导下进行穿刺活检,对确定肿瘤有一定帮助。细胞学标本的另一来源是通过ERCP收集胰液,其阳性率为70%～80%。

(四)基因诊断

在肿瘤学的研究工作中,随着细胞分子生物学技术的发展,我们现在可以检测细胞的基因缺陷。细胞癌基因的前身是未被激活的基因,称为原癌基因,若被激活即成为癌基因。在正常细胞中有一种抑制肿瘤表型表达的基因,称为抑癌基因。近年来已证实癌的发生与癌基因和抑癌基因有密切关系,即原癌基因被激活和抑癌基因失活所致。目前已知胰腺癌有很高的K-ras癌基因表达,而在正常胰腺组织和胰腺炎组织中无表达,因此可将K-ras基因突变作为胰腺癌的肿瘤标志物,从胰液、胆汁、血液、粪便、细针穿刺的肿瘤组织中测定,用作早期诊断和鉴别诊断手段,也可作为肿瘤复发的检测和预后的随访。

五、分期

(一)TNM国际胰腺癌癌分期

TNM国际胰腺癌癌分期见表11-4。

(二)分期标准

分期标准见表11-5。

术前CT检查对准确分期很有成效,MRI和内镜下超声波探查可进一步观察到肿瘤的大小范围、淋巴结的受累情况和原发肿瘤的来源(如肝胰壶腹癌或胰头癌)。更加准确的术前分期,对选择采用手术或非手术的姑息性治疗很重要。对不少患者在剖腹探查时才发现有小的肝脏转移和腹膜的种植而做切除手术,因此有些研究者认为腹腔镜检查应作为术前分期的一部分。若见有远处转移,则应考虑非手术的姑息性治疗。但是否要常规使用腹腔镜检查仍有争论。

Hermreek的胰腺癌肉眼分期法简单、明了、实用,对手术的术式选择和预后的判定很有帮助,也被广泛使用。Ⅰ期:病变局限在胰腺;Ⅱ期:病变已累及周围组织或脏器,如十二指肠、门静脉、胰周组织;Ⅲ期:已有区域淋巴结转移;Ⅳ期:已有远处转移。

表 11-4 TNM 国际胰腺癌分期

TNM 分期	具体分期		描述
T 分期（原发肿瘤）	T_x		无法评估原发肿瘤
	T_0		无原发肿瘤的证据
	T_{is}		有原位癌（包括高级别导管上皮内瘤变、导管内乳头状黏液性肿瘤伴重度异型增生、导管内管状乳头状肿瘤伴重度异型增生黏液性囊性肿瘤）
	T_1	T_{1a}	肿瘤最大径≤0.5 cm
		T_{1b}	0.5 cm＜肿瘤最大径＜1 cm
		T_{1c}	肿瘤最大径为 1～2 cm
	T_2		2 cm＜肿瘤最大径≤4 cm
	T_3		肿瘤最大径＞4 cm
	T_4		肿瘤侵及腹腔动脉、肠系膜上动脉和/或肝总动脉，无论肿瘤大小
N 分期（区域淋巴结）	N_x		不能评价区域淋巴结
	N_0		无区域淋巴结转移
	N_1		1～3 个区域淋巴结转移
	N_2		4 个以上区域淋巴结转移
M 分期（远处转移）	M_0		无远处转移
	M_1		有远处转移

表 11-5 分期标准

分期	T	N	M
0 期	T_{is}	N_0	M_0
I A 期	T_1	N_0	M_0
I B 期	T_2	N_0	M_0
II A 期	T_3	N_0	M_0
II B 期	T_1	N_1	M_0
II B 期	T_2	N_1	M_0
II B 期	T_3	N_1	M_0
III 期	T_1	N_2	M_0
III 期	T_2	N_2	M_0
III 期	T_3	N_2	M_0
III 期	T_4	Any N	M_0
IV 期	Any T	Any N	M_1

六、治疗

对患者全身情况差，不能耐受手术者或处于晚期无法施行手术切除者，应给予非手术治疗。

（一）内科治疗

单一用药：胰腺癌对化疗药的反应较低，不少药物的近期有效率低于 10%，较有效的药物有 5-FU、丝裂霉素等，见表 11-6。

表 11-6　治疗晚期胰腺癌有效率超过在 10% 的单一药物

作者	药物	例数	有效率（%）
Moertel(1980)	5-FU	251	26±3
Crooke(1984)	MMC	53	21±6
Carter(1981)	STT	27	11±6
Carter(1981)	CCNU	19	16±8
Wils(1984)	E-ADM	50	22±6
CTEP-IS(1985)	阿克拉霸素	9	22±14
Bernard(1984)	IFO	83	26±5
Smith(1985)	MeL	15	13
Venwei(1994)	Taxotere	23	21
Casper(1991)	Gemcitabine	39	13
Abbruzze(1989)	Iproplatin	30	
Schein(1978)	ADM	15	13

近年来，有报道使用 IL-2、干扰素等生物反应调节剂和新药 taxotere，gemcitabine 治疗胰腺癌病例，见到个别肿瘤缩小的。也有报道采用介入性治疗方法来治疗胰腺癌，提高了局部药物浓度，减轻了全身不良反应，获得一定疗效。

内分泌药物（如性激素）作为支持治疗的药物，用于胰腺癌的治疗，发现雌激素有改善病情的作用，似乎对男性比女性更好一些。后来，发现胰腺癌组织的雌激素受体可呈阳性反应，有些报道用三苯氧胺 30～40 mg/d 分次口服，用于晚期胰腺癌的治疗，其中位生存期约 7 个月，对老年人似乎更有利。octreotide 可与其他内分泌药共用，如用 octreotide 加三苯氧胺，有 12 例患者之中位生存期为 12 个月，比历史对照 3 个月更佳。

有研究者研究用生物反应调节剂（如干扰素）治疗胰腺癌的效果。Derderian 等报道用 5-FU 加 α-INF 治疗胰腺癌的 Ⅱ 期临床试验，46 例可评病例中，只有 1 例 CR 并维持 12 周。德克萨斯大学安德森癌症中心也有类似结果，所以研究者认为 α-INF 加 5-FU 方案治疗胰腺癌无效。

最近，用单克隆抗体（MoAbs）治疗胰腺癌，例如，Tempero 等用 γ-INF＋Mo-Ab17-1A 方案的 Ⅱ 期临床试验，25 例中 1 例 CR，维持 4 个月，总的疗效也不理想。

治疗胰腺癌的新药，如 taxanes，试用于 35 例中，仅有些稳定，另一药为 do-cetaxel，试用于 28 例中有 5 例达 PR（18%），疗效均不佳。

抗代谢药吉西他滨与 Ara-C 类似，在 Ⅱ 期临床试验中，35 例中 PR 者占 11%，3 例获得最小缓解，中位生存期 13 个月。Rothenberg 等将该药试用于 63 例治疗过的胰腺癌，有 17 例（27%）有效。Moore 等随机对比使用吉西他滨与 5-FU 的 126 位胰腺癌患者，前者的有效率为 23.8%，后者的有效率为 4.8%，前者的中位生存期为 5.65 月，后者的为 4.4 月，吉西他滨不仅抗肿瘤，还能改善生活质量，如减轻疼痛，改善营养状况。

联合化疗：用联合化疗治疗胰腺癌，其近期疗效比单一化疗药物治疗的疗效好，但对生存期的延长不理想。比较有效的方案如 SMF（STT、MMC、5-FU）、FAM（5-FU、ADM、MMC）。Wiggans等用 SMF 方案治疗胰腺癌,其具体用法为 STT 1.0 mg/m²,第 1、8、29、36 d,MMC 10 mg/m²,第 1 d,5-FU 600 mg/m²,第 1、8、29、36 d,每 8 周为一疗程,取得 43% 的近期有效率。该方案一时成为治疗晚期胰腺癌的特效方案,但以后重复试用的有效率略低,为 30%～35%。Karlin 等用 FAMMe 方案(5-FU 300～750 mg/m² 静脉注射,第 1、8、29、36 d,ADM 15～37.5 mg/m²,静脉注射,第 1、29 d,MMC 5～10 mg/m²,静脉注射,第 1 d,Me-CCNU 50～125 mg/m²,口服,第 1 d,每 8 周重复。治疗 23 例,PR5 例,有效率 22%。Bukowski 等用 FAM-S 方案(5-FU 600 mg/m²,静脉注射,第 1、8、29、36 d,STT 400 mg/m²,静脉注射,第 1、8、29、36 d,ADM 30 mg/m²,静脉注射,第 1、29 d,MMC 10 mg/m²,静脉注射,第 1 d,每 8 周重复,治疗 25 例,取得 CR4 例,PR 8 例,有效率 48%,中位缓解期 4.5 个月,中位生存期 6.75 个月,其中 7 例生存 12 个月以上。

DDP 为一种广谱抗肿瘤药,但用于胰腺癌的患者,疗效不高。Moertel 等报道对一组29 例胰腺癌患者用 FAP(5-FU、ADM、DDP)方案,有效率仅 21%,中位生存期 4 个月;其后Cullinan 等,给晚期胰腺癌患者用 FAP 方案治疗,有效率仅 15%,中位生存期 15 周。

Sloan Kettering 纪念医院癌中心于临床 Ⅱ 期试用 DDP、Ara-C、咖啡因(CAC)方案,28 例胰腺癌患者入组,18 例有可测量的肿瘤病灶,结果,有效率为 39%(7/18 例),中位生存期为26 周;其后Ⅲ期临床试验中,对比 CAC 方案与 SMF 方案,结果有效率分别为 7% 与 10%,中位生存期分别为 3.5 与 5.3 月(Kelsen 等报道)。

总之,包括 DDP 在内的联合化疗方案,结果多不优于其他方案,有待继续探索。其他如 IFO＋mesna 与 5-FU 联合应用,30 例中有效的占仅 7%(Loehrer 等报道)。另外 5-FU、ADM、HD-MTX-CF 解救方案治疗胃癌的之效果颇好,但试用于治疗晚期胰腺癌,25 例中有效率仅16%(Scheithauer 等报道)。

(二)综合治疗

尽管胰腺癌的早期诊断有困难,切除率低,对放疗、化疗不敏感,但适时使用手术、放疗、化疗、生物反应调节剂、激素等综合治疗,包括术前、术中、术后放疗和/或化疗,对不能切除的局限晚期患者的放疗和/或化疗及其他药物治疗等,所取得的效果比单一治疗手段更好,且有可能延长生存期。

一些化疗药物增加放射线的敏感性,其中,5-FU 及其衍生物 FT207、UFT 等较为常用,对不能切除的局限性晚期胰腺癌及已切除的病例,用 5-FU 加放疗,可取得一定效果。

胃肠肿瘤研究组从 1974 年起,对胰腺癌切除术后及病变局限但不能切除的病例分别进行对比治疗。在术后辅助治疗组,在根治术后用放疗(40Gy)加 5-FU 辅助治疗,与术后不加放疗、化疗的对比,43 例可评病例中,治疗组的中位生存期为 20 个月,对照组的中位生存期为 11 个月,P＝0.03,有差异,该研究表明术后辅助放疗、化疗优于单一切除,对延长生存期有帮助。其后,又观察 32 例,历时 28 个月,切除术后加辅助治疗的中位生存期为 18 个月,进一步表明以上结果可重复。

Whittington 等报道 17 例切除术后,用放疗,并用 5-FU 连续静脉滴注,获得两年生存率59%、三年生存率 47% 的好结果,但例数偏少。

Mayo 临床资料,29 例胰腺癌根治术后,用放疗(54 Gy)加 5-FU,其中位生存期为 22.8 月。

综上所述,胰腺癌切除术后,加放疗、化疗辅助治疗,有助于延长生存期。

胃肠肿瘤研究组随机比较用不同剂量的放疗,加与不加 5-FU 化疗,治疗局限但不能切除的胰腺癌的结果,中位生存期的 P 值有差异,见表 11-7。

表 11-7 随机治疗局限但不能切除的胰腺癌

	40 Gy+5-FU	60 Gy	60 Gy+5 FU
第一阶段	42.2(28 例)	22.9(25 例)	40.3(31 例)
	$P<0.01$	$P<0.01$	
第二阶段	36.5(83 例)	—	49.4(86 例)
		$P>0.01$	

东部肿瘤协作组 1985 年资料显示,病变局限但不能切除的胰腺癌患者 91 例,随机分为单用 5-FU 治疗组及放疗(40Gy)加 5-FU 方案治疗组,其中位生存期分别为 8.2 月和 8.3 月,无差异,认为放疗的作用不明显。其后胃肠肿瘤研究组发表研究论文,对局限晚期的胰腺癌用放疗加 SMF 化疗,或单用 SMF 化疗,两组随机对比,43 例入组,结果见表 11-8,放疗加化疗组的长期生存率优于单一化疗组,P 值<0.02。

表 11-8 对局限晚期胰腺癌用放疗加 SMF 化疗与单用 SMF 方案化疗的随机对比

项目	SMF 组	放疗＋SMF 组
例数	21	22
严重毒性(%)	25	50
存活 1 年(%)	19	41
存活 18 个月(%)	0	18
中位生存期(周)	32	42

从以上临床研究结果可见,对局限晚期的胰腺癌患者用放疗加化疗综合治疗,对生存期的延长多有帮助。

(三)常用化疗方案

1.FAM 方案

5-FU 300 mg/m^2,静脉滴注,每周 2 次,第 3、5、10、12 d。

ADM 30～40 mg/m^2,静脉滴注,第 1 d。

MMC 4～6 mg/m^2,静脉滴注,第 1、8 d。

每 21 d 为一个周期,3 周期为一个疗程。

2.GP 方案

健择 800～1 000 mg/m^2,静脉滴注 30 min,第 1、8、15 d。

DDP 30 mg/m^2,静脉滴注、水化,第 4～6 d。

每 28 d 为一个周期。

胞苷类衍生物新药(健择 gemcitabine)及紫杉醇类新药(紫杉特尔 taxotere)对胰腺癌显示出较好疗效,目前,国外正在进行深入的临床研究。

3.非手术综合治疗

放疗,4～6 周,40～60 Gy。

5-FU 300 mg/m²(或每次 500 mg,成人)静脉滴注,每周 2 次,共 6 周,或用 FT207 200～300 mg,每天口服 3 次,共 6 周,或用 UFT 2～4 片,每天口服 3 次,共 6 周;代替 5-FU。

(陈　凤)

第六节　胆　囊　癌

胆囊癌在胆囊的恶性肿瘤中占首位,占所有实体肿瘤的 1‰～2‰,发病率低,但恶性度高。由于早期缺乏临床症状,往往发病即为晚期,预后很差。胆囊癌的发病有明显的地区差别,在智利、厄瓜多尔和印度、韩国等地胆囊癌的发病率高,而美国的发病率仅为 1/10 万。女性的发病率是男性的 2～6 倍。该病多见于 50～70 岁人群,50 岁以上者占 90%。

一、危险因素

胆囊癌常与胆囊良性疾病同时存在,最常见是与胆囊结石共存,多数人认为胆囊结石的慢性刺激是重要的致病因素。其他危险因素包括胆囊息肉、硬化性胆管炎、沙门菌属感染、先天性胆道囊肿。

二、临床表现

(一)临床症状

胆囊癌早期无特异性临床表现或只有慢性胆囊炎的症状,早期诊断很有困难,晚期常常出现上腹部持续性疼痛、包块和黄疸等症状。

(1)右上腹疼痛:疼痛的性质与结石性胆囊炎相似,为右上腹不适,继而出现持续性隐痛或钝痛,有时伴阵发性剧痛,并向右肩放射。

(2)消化道症状:绝大多数患者出现消化不良的表现,包括厌油腻、嗳气、进食减少、消瘦等。

(3)黄疸:往往出现在病程晚期,皮肤、黏膜黄染,皮肤瘙痒,尿色加深,大便发白。

(4)发热:部分患者发热。

(二)体征

(1)黄疸:表现为黏膜、皮肤黄染。

(2)右上腹包块:右上腹可触及较为光滑、肿大的胆囊,与周围组织无粘连时,移动性大;与周围组织有粘连时肿块固定。

(三)转移

胆囊癌可直接浸润周围脏器,亦可经淋巴、血液循环、神经、胆管等转移及在腹腔内种植。胆囊法主要通过淋巴转移,手术时发现已有淋巴转移者占 25%～75%;其半数以上可直接播散到邻近器官,包括肝、胆管、胰、胃十二指肠、网膜、结肠和腹壁;血行播散者少。晚期患者也可出现远处转移。

三、诊断依据

（一）实验室检查

梗阻性黄疸、肝功能异常，以碱性磷酸酶和谷氨酰转肽酶水平升高为主，肿瘤标志物癌胚抗原和 CA19-9 等肿瘤糖链抗原水平升高，但特异性不强，可作为肿瘤的动态监测指标。

（二）影像学检查

1.超声检查

B 超检查简便、无损伤，可反复使用，是首选检查方法。部分患者是体检做 B 超时发现胆囊癌的。可表现为胆囊壁增厚、钙化，胆囊壁隆起性病变，胆囊腔内有固定的肿物。胆囊息肉如果直径超过 1 cm，其恶变的机会明显增加。

2.超声内镜

超声内镜用高频率探头仅隔胃壁或十二指肠壁对胆囊进行扫描，提高了胆囊癌的检出率，并且能进一步判定胆囊壁各层结构受肿瘤浸润的程度。

3.CT 和 MRI 检查

CT 检查对胆囊癌的敏感性不高，很难鉴别胆囊的良性与恶性病变。增强 CT/MRI 可以发现远处转移和周围淋巴结转移。MRCP 是一项无创伤检查，可帮助区分良性与恶性病变，了解肿瘤浸润的程度、门脉受侵和淋巴结转移情况。

4.胰胆管造影

胰胆管造影包括 ERCP 和 PTC，大多数胆囊癌不显影，因此胰胆管造影对胆囊癌的诊断作用不大。但可以显示肝内胆管和胆总管是否受侵犯，对下一步的手术有一定的帮助。还可以对通过 ERCP 和 PTC 获得的胆汁进行细胞学检查，其阳性率虽然不高，但结合影像学检查方法仍可对部分胆囊癌患者做出诊断。同时可进行局部支架植入或引流术以缓解梗阻性黄疸。

四、病理

胆囊癌多发生在胆囊底部，发生于胆囊体部的较少。组织学上腺癌占 80%，未分化癌占 6%，鳞癌占 3%，混合癌占 1%。接近一半的胆囊癌是在常规腹腔镜下胆囊切除术后病理检查中被发现的。

五、分期

（一）胆囊癌的肿瘤分期

胆囊癌的肿瘤分期见表 11-9。

（二）胆囊癌的肿瘤分期标准

胆囊癌的肿瘤分期标准见表 11-10。

六、治疗原则

（一）化疗

1.辅助化疗

术后辅助化疗缺乏大规模的临床研究数据，2011 年美国国立综合癌症网络指南推荐肿瘤超过 $T_{1b}N_0$ 的患者进行术后辅助化疗。采用 5-FU 或者吉西他滨为主的化疗方案。

表 11-9　胆囊癌的肿瘤分期

TNM 分期	具体分期		描述
T 分期	T_x		原发肿瘤无法评估
	T_0		无原发肿瘤的证据
	T_{is}		原位癌
	T_1	T_{1a}	肿瘤侵及固有层
		T_{1b}	肿瘤侵及肌层
	T_2	T_{2a}	侵及腹膜面的肌周结缔组织,但未穿透浆膜
		T_{2b}	侵及肝脏面的肌周结缔组织,但未进入肝脏
	T_3		穿透浆膜和/或直接侵入肝脏和/或一个邻近器官或结构,如胃、十二指肠、结肠、胰腺、网膜或肝外胆管
	T_4		侵及门静脉或肝动脉,或两个或更多肝外器官或结构
N 分期	N_x		无区域淋巴结,不能转移
	N_0		无区域淋巴结转移
	N_1		1～3 个区域淋巴结转移
	N_2		4 个以上区域淋巴结转移
M 分期	M_0		无远处转移
	M_1		有远处转移

表 11-10　胆囊癌的肿瘤分期标准

分期	T	N	M
0	T_{is}	N_0	M_0
Ⅰ期	T_1	N_0	M_0
ⅡA期	T_{2a}	N_0	M_0
ⅡB期	T_{2b}	N_0	M_0
ⅢA期	T_3	N_0	M_0
ⅢB期	$T_{1\sim3}$	N_1	M_0
ⅣA期	T_4	$N_{0\sim1}$	M_0
ⅣB期	Any T	N_2	M_0
ⅣB期	Any T	Any N	M_1

2.晚期胆囊癌的化疗

治疗以全身化疗为主,对一般情况较好的患者推荐联合化疗。吉西他滨联合顺铂的方案优于单用吉西他滨。其他备选方案包括吉西他滨联合奥沙利铂、吉西他滨联合 5-FU/卡培他滨。对于一般状况差的患者,可选择单药 5-FU 或者吉西他滨化疗。

(二)放疗

术后放疗有一定减少胆囊癌术后复发的作用,可采用 5-FU,进行同步化疗与放疗。2011 年美国国立综合癌症网络指南推荐除了 $T_{1b}N_0$ 期以外,应对胆囊癌患者进行术后放疗。对于复发或者局部晚期胆囊癌可以进行局部姑息放疗及 5-FU 同步化疗与放疗。

七、随访和监测

胆囊癌患者术后每 3 个月随访 1 次，每 6 个月进行癌胚抗原、CA19-9 检测和影像学检查。连续 2 年后，改为 6 个月随访 1 次，每 12 个月检查 1 次。

八、预后

胆囊癌的预后与分期密切相关，国外研究报道，Ⅰ～Ⅳ期患者的五年生存率分别为 39%、15%、5% 和 1%。中位生存期超过 1 年，晚期患者生存期在 6 个月左右。

（李振玲）

第七节　大　肠　癌

一、大肠解剖学

大肠是消化管的末段，全长约 1.5 m，以盲肠起始于右髂窝，末端终止于肛门，围在空肠、回肠周围。大肠可分为盲肠、结肠和直肠 3 部分。大肠的主要功能是吸收水分，将不消化的残渣以粪便的形式排出体外。

（一）盲肠和阑尾

盲肠为大肠的起始部，长 6～8 cm，通常位于右髂窝内，约在右腹股沟韧带外侧半的上方，左接回肠，上续升结肠。但其位置并不固定，在胚胎发育过程中，盲肠可停留在肝下面或下降过低而位于盆腔内。小儿盲肠的位置较高，随着年龄增长而逐渐下降。盲肠为腹膜内位器官，活动性较大，但有的人盲肠后壁无腹膜，它与阑尾共同直接贴附于腹膜后结缔组织内，失去其活动性，造成手术中寻找阑尾的困难。回肠末端向盲肠的开口称回盲口。此处肠壁内的环行肌增厚，并覆以黏膜而形成上、下两片半月形的皱襞，称回盲瓣，它可阻止小肠内容物过快地流入大肠，以便食物在小肠内被充分消化吸收，并可防止盲肠内容物逆流回小肠。临床上常将回肠末段、盲肠、升结肠起始部和阑尾统称为回盲部。在回盲口下方约 2 cm 处，有阑尾的开口。阑尾是附属于盲肠的一段肠管，是一条细长的盲管，其长度因人而异，一般长 7～9 cm，阑尾的外径为 0.5～1.0 cm，管腔狭小。阑尾通常与盲肠一起位于右髂窝内，但变化甚大，因人而异。阑尾上端开口于盲肠的后内侧端，下端游离，活动范围较大。阑尾根部位于盲肠的后内方，其位置较恒定。阑尾本身可有多种位置变化，可在盲肠后、盲肠下、回肠前、回肠后以及向内下伸至骨盆腔入口处等。根据我国体质调查资料，阑尾在回肠后位和盲肠后位较多见。盲肠后位阑尾，有的位于盲肠后壁与腹后壁壁腹膜之间，有的位于腹膜后间隙。因为阑尾位置差异较大，毗邻关系各异，所以以阑尾发炎时可能出现不同的症状和体征，这给阑尾炎的诊断和治疗增加了复杂性，但因 3 条结肠带均在阑尾根部集中，故沿结肠带向下追踪，可寻找阑尾。阑尾根部的体表投影是右髂前上棘至脐连线的外、中 1/3 交界处，此处称麦氏点，有阑尾炎时该点有压痛。阑尾系膜呈三角形，较阑尾短，内含血管、淋巴管和神经，致使阑尾缩曲成襻状或半圆弧形。

（二）结肠

结肠起于盲肠，终于直肠，整体呈"M"形，包绕于空肠、回肠周围。结肠分为升结肠、横结肠、降结肠和乙状结肠。结肠的直径自起端的 6 cm，逐渐递减为乙状结肠末端的 2.5 cm，这是结肠腔最狭窄的部位。结肠具有 3 种特征性结构，即结肠带、结肠袋和肠脂垂。结肠带有 3 条，由肠壁的纵行肌增厚形成，沿大肠的纵轴平行排列，3 条结肠带均汇集于阑尾根部。结肠袋是由横沟隔开向外膨出的囊状突起，是因结肠带短于肠管的长度使肠管皱缩形成的。肠脂垂是沿结肠带两侧分布的许多小突起，由浆膜和其所包含的脂肪组织形成。

升结肠为腹膜间位器官，长约 15 cm，在右髂窝处，起自盲肠上端，沿腰方肌和右肾前面上升至肝右叶下方，转折向左前下方，移行于横结肠，转折处的弯曲称结肠右曲或肝曲。升结肠无系膜，其后面以疏松结缔组织与腹后壁相连，其外侧为右结肠旁沟，内侧和前方为系膜小肠，位置较为固定。

横结肠横列于腹腔中部，为腹膜内位器官，长约 50 cm。它起自结肠右曲，先行向左前下方，后略转向左后上方，形成略向下垂的弓形弯曲，至左季肋区，在脾的脏面下方处，折转成结肠左曲（或称脾曲），向下续于降结肠。横结肠后方借横结肠系膜附着于腹后壁上。系膜右侧有中结肠动脉，在胃肠吻合手术中切开横结肠系膜时，应注意防止损伤此动脉。横结肠上方有胃结肠韧带，其与胃大弯相连，下方与大网膜相连。横结肠的两端固定，中间部分下垂，有时可达盆腔。

降结肠为腹膜间位器官，长约 20 cm，起自结肠左曲，沿左肾外侧缘和腰方肌前面下降，至左髂嵴处续于乙状结肠。降结肠亦无系膜，其后面借结缔组织与腹后壁相连，其前方和内侧为小肠，外侧为左结肠旁沟。

乙状结肠为腹膜内位器官，长约 45 cm，在左髂嵴处起自降结肠，沿左髂窝转入盆腔内，呈"乙"字形弯曲，至第三骶椎平面续于直肠。乙状结肠有较长的系膜，活动性较大，可向下至骨盆腔，也可移动至右下腹，在阑尾手术时应注意区别乙状结肠与盲肠。如乙状结肠系膜过长，则易引起乙状结肠扭转。

结肠血管的分布特点：结肠的血液供应来自回结肠动脉，左、右结肠动脉，中结肠动脉和乙状结肠动脉。这些动脉的分布特点是在接近肠壁前均相互吻合成弓形的结肠缘动脉，然后从结肠缘动脉发出终末动脉至肠壁，升结肠和降结肠的动脉均位于肠管内侧。因此，升结肠的手术应从肠管外侧切开。由结肠缘动脉发出的终末支又分长支和短支，以与肠管垂直的方向进入肠壁，相互吻合较差。在结肠手术中分离肠脂垂时，不能牵连过紧，以免把浆膜下终末动脉分支切断。又因中结肠动脉左支与左结肠动脉的升支在结肠脾曲处吻合较差，有时缺如，故在手术时应防止中结肠动脉左支损伤，以免横结肠左侧部坏死。结肠的静脉与动脉伴行，常经肠系膜上、下静脉进入肝门静脉。有关血流动力学的研究证明，肠系膜上静脉的血液沿肝门静脉右侧多流入右半肝，脾静脉和肠系膜下静脉的血液沿肝门静脉左侧多流入左半肝。

结肠的淋巴结可分为四组：①结肠上淋巴结，位于肠壁脂肪垂内；②结肠旁淋巴结，位于边缘动脉和肠壁之间；③右、回结肠淋巴结，位于右、回结肠动脉周围；④腰淋巴结，位于结肠动脉的根部及肠系膜上、下动脉的根部。肠壁的淋巴汇集于肠系膜淋巴结。肠系膜上、下淋巴结与腹腔淋巴结的输出管共同组成肠干，但有一部分结肠淋巴管注入腰淋巴结而入腰干。

（三）直肠

直肠位于盆腔后部、骶骨前方，全长 10～14 cm。起始部在相当于第三骶椎上缘高度接续乙状结肠，沿骶骨、尾骨前面下行，向下穿盆膈延续为肛管。它不再具有结肠带、脂肪垂和系膜。直肠并不直,在矢状面上形成两个弯曲:骶曲和会阴曲。骶曲与骶骨弯曲相一致,凸向后,距离肛门7～9 cm;会阴曲绕尾骨尖转向后下,凸向前,距离肛门 3～5 cm。在冠状面上,直肠还有 3 个不甚恒定的侧方弯曲,一般中间的一个弯曲较大,凸向左侧,上、下两个弯曲凸向右侧。在进行直肠镜或乙状结肠镜检查时,应注意这些弯曲,以免损伤肠壁。直肠上端与乙状结肠交接处管径较细,直肠腔下部明显膨大,称直肠壶腹,一般直肠腔内有 3 个半月形的横向黏膜皱襞,称直肠横襞。其中位于右侧中间的直肠横襞最大,也最恒定。

直肠的血管:分布于直肠的主要动脉有直肠上动脉和直肠下动脉。直肠上动脉为肠系膜下动脉的分支,在直肠上端分为左、右两支,分布于直肠壁内。直肠下动脉为髂内动脉的分支,主要分布于直肠的前下部。直肠的静脉与同名动脉伴行,在直肠壁内形成丰富的直肠静脉丛。静脉丛的血液,一部分通过直肠上静脉回流入肠系膜下静脉,再至肝门静脉,另一部分通过直肠下静脉和肛静脉,经会阴部内静脉和髂内静脉汇入下腔静脉。

直肠的淋巴回流:直肠的大部分淋巴管沿直肠上血管向上注入直肠上淋巴结,小部分淋巴管向两侧沿直肠下血管走行,入髂内淋巴结。直肠的淋巴管与乙状结肠、肛管以及邻近器官的淋巴管之间有广泛交通,故直肠癌可沿这些路径进行转移。

二、临床表现

目前,我国大肠癌每年新发病例高达 13 万～16 万人,大肠癌已成为发病率仅次于胃癌的消化道肿瘤。许多大肠癌流行病学的研究表明,大肠癌的发病与社会经济的发展、生活方式的改变,尤其是膳食结构的改变(摄入高脂肪、低纤维素饮食)密切相关,与环境、乙醇的摄入、吸烟、肥胖、遗传等因素也存在相关性。

大肠癌并非不可防治,实际上大肠癌是容易自我筛查的疾病之一;如能早期发现,其生存率及预后较其他消化道肿瘤好。但是在我国实际上很多患者确诊时已发展到中晚期,早期诊断率仅 10%～15%。这与大肠癌特有的临床属性有关。大肠癌的早期症状并不明显,部分患者可以出现一些排便习惯的轻微改变,但经常被人忽视,有时偶然出现的直肠出血也被误认为是痔疮而延误就医。往往随着肿瘤体积增大和产生继发病变才出现消化系统的临床症状。疾病晚期肿瘤转移、浸润可引起受累器官的局部改变,并伴有贫血、厌食、发热和消瘦等全身症状。

大肠癌的发生、发展是一个相对漫长的过程,从癌前病变到晚期浸润性癌,可能需要经过10～15 年,因此如何尽早发现可疑的预警症状,从而早期发现大肠癌已成为提高大肠癌患者生存率的关键。

(一)大肠癌的局部表现

大肠癌可以发生在结肠或直肠的任何部位,但以直肠、乙状结肠多见,其余部位为盲肠、升结肠、降结肠及横结肠。基于胚胎发育、血液供应、解剖和功能等的差异,可将大肠分为右半结肠(盲肠、升结肠和横结肠右半部)、左半结肠(横结肠左半部、降结肠和乙状结肠)和直肠。大肠癌的发生部位不同,临床症状及体征也各异,应当注意鉴别。我们将分别阐述右半结肠癌、左半结肠癌和直肠癌。

1.右半结肠癌

右半结肠癌多为髓样癌,肿瘤多为溃疡型或突向肠腔的菜花状癌,很少有环状狭窄。肿瘤一般体积较大,但因为右半结肠肠腔管径较大,而且粪便多为液体状,所以较少引起梗阻,常常在肿瘤生长到较大体积时才出现相关症状。右半结肠癌的症状往往较左侧出现得更晚,这也是右半结肠癌确诊时,分期较晚的主要原因之一。但是由于肿瘤常破溃出血,继发感染,伴有毒素吸收,所造成的全身症状反而比左侧更明显。

(1)腹痛不适:约75%的患者有腹部不适或隐痛,初期为间歇性,疼痛部位并不固定,有时为痉挛样疼痛,后期转为持续性,常位于右下腹部,临床症状与慢性阑尾炎发作较为相似。如肿瘤位于肝曲处而粪便又较干结,也可出现绞痛,此时应注意鉴别该病与慢性胆囊炎。

(2)大便改变:病变早期粪便稀薄,有脓血,排便次数增多,这可能与肿瘤溃疡形成有关。随着肿瘤的体积逐渐增大,影响粪便通过,可交替出现腹泻与便秘。髓样癌质地松软,易溃烂出血,但出血量小的时候,血液随着结肠的蠕动与粪便充分混合,肉眼观察大便颜色正常,但粪便隐血试验常为阳性。出血量较大的时候,也可以表现为血与粪便混合,呈暗红色或赤褐色便。

(3)腹块:就诊时半数以上患者可发现腹块。腹部肿块往往位于右下腹,体检所扪及的这种肿块可能是肿瘤本身,也可能是肠外浸润和粘连所形成的团块。前者形态较规则,轮廓清楚;后者由于腹腔内转移粘连,因此肿块形态不甚规则。腹部肿块一般质地较硬,一旦继发感染,移动受限,且有压痛。时隐时现的腹部肿块常常提示存在肠道不完全梗阻。

(4)贫血:约30%的患者因肿瘤破溃持续出血而出现贫血。较长时间的慢性失血可引起贫血,产生小细胞低色素性贫血。既往报道提出升结肠癌以贫血为首发症状者可占15%。故对贫血原因不明的人要警惕结肠癌的可能。

(5)其他症状:部分患者还可伴有食欲缺乏、饱胀嗳气、恶心、呕吐,由于缺铁性贫血可表现为疲劳、乏力、气短等症状。随着病情逐渐发展,出现进行性消瘦、发热等全身恶病质现象。

2.左半结肠癌

左半结肠癌多数为浸润型,常引起环状狭窄。左侧结肠肠腔管径较细,不如右侧宽大,较窄且有弯曲,而且在该处粪便已基本形成固体状态,水分也被吸收,从而粪便变得干、硬,所以更容易引起完全或不完全性肠梗阻。肠梗阻常发生于乙状结肠和直肠-乙状结肠交接部位,临床上可以导致大便习惯改变,出现便秘、腹泻、腹痛、腹部痉挛、腹胀等。带有新鲜出血的大便更容易引起患者警觉,因此病期的确诊常早于右半结肠癌。此外左半结肠癌的体积往往较小,又少有毒素吸收,故不易扪及肿块,也罕见贫血、消瘦、恶病质等现象。

(1)腹痛腹胀:左侧结肠癌较突出的临床表现为急性、慢性肠梗阻,主要表现为腹痛、腹胀、肠鸣和便秘,而呕吐较轻或缺如。腹胀是慢性肠梗阻的突出症状,随着梗阻进展,腹胀逐渐加剧。不完全性肠梗阻有时持续数月才转变成完全性肠梗阻。

腹痛多为持续隐痛,伴阵发性绞痛,多出现在饭后,且常伴有排便习惯的改变。一旦发生完全性肠梗阻,则腹痛加剧,并可出现恶心、呕吐。患者以急性肠梗阻为首发症状就诊的情况并不少见,结肠发生完全性梗阻时,如果回盲瓣仍能防止结肠内容物的逆流,形成闭襻式肠梗阻,梗阻近侧结肠可出现高度膨胀,甚至可以出现穿孔。一旦出现肠壁坏死和穿孔则可并发弥漫性腹膜炎,出现腹膜刺激征。

(2)排便困难:半数患者有此症状,早期可出现便秘与排便次数增多相互交替,此时常易误诊为单纯性便秘或肠功能紊乱。随着病程的进展,排便习惯改变更为明显,逐渐出现进展性便秘和顽固性便秘,亦可伴有排气受阻,这与肿瘤的体积增大导致的肠道梗阻密切相关。如肿瘤位置较低,还可有排便不畅和里急后重的感觉。

粪便带血或黏液:肿瘤破溃可引起产生出血和黏液,由于左半结肠中的粪便渐趋成形,血液和黏液不与粪便相混合,约 25％患者的粪便中可见鲜血和黏液,有时患者甚至便鲜血。据上海肿瘤医院统计,左半结肠癌患者中有黏液便者占 40.5％,而右半结肠癌患者中有黏便者仅 8.6％。

3.直肠癌

直肠癌往往呈环状生长,易导致肠腔缩窄,因此早期表现为粪柱变形、变细,晚期则表现为不全性梗阻。直肠癌的肿瘤部位较低,而在此处的粪块较硬,肿瘤较易受粪块摩擦而出血,也经常被误诊为痔。病灶刺激和肿块溃疡的继发性感染,可以不断引起排便反射,也易被误诊为肠炎或菌痢,临床上需要提高警惕,进行鉴别诊断。

(1)便血:大便带血往往是直肠癌最早出现的唯一症状,多为鲜红色或暗红色,血不与成形粪便混合或附着于粪便表面。随着瘤体增大、糜烂,出血量增多,粪便变成黏液脓血便,但少有大量出血者。

(2)排便习惯改变:主要表现为大便变细、变扁或有沟槽。排便次数增多,尤其是早晨。随着疾病进展,排便不尽感明显,可伴有肛门坠胀、里急后重等。

(3)疼痛:早期并无疼痛,随着病变浸润周围,可以出现不适,产生钝痛,晚期肿瘤侵及骶前神经丛时可出现骶部持续性剧痛并可放射到腰部和股部。低位直肠癌累及肛门括约肌亦可引起排便时剧痛。

(4)其他症状:直肠癌若累及膀胱、阴道、前列腺,则可出现尿痛、尿急、尿频、血尿及排尿不畅。如病灶穿透膀胱,患者排尿时可有气体逸出,尿液中带有粪汁。肿瘤穿通阴道壁而形成直肠-阴道瘘时,阴道内可排出血性分泌物及粪渣。

(二)大肠癌的全身表现

既往共识往往认为肿瘤是一种局部病变,但是最新研究成果不断提示,肿瘤的发生除肿瘤细胞自身存在众多的基因表达改变外,更是全身性疾病的一个局部反应,是机体作为一个生物系统整体平衡失调的结果。所有的肿瘤都应当被认为是全身性的疾病,所以我们将肿瘤的临床表现相应分为局部表现和全身性表现两个方面。本节将从整体观的角度出发,来探讨大肠肿瘤的全身表现。

1.血液系统

血液系统的症状最常见。由于大肠肿瘤所产生的血液丢失在临床上表现不一,左半结肠往往出现便血,而右半结肠经常表现为无症状的贫血,有时只能从粪便隐血试验中发现端倪。大肠肿瘤造成的贫血往往是缺铁性的,即可出现典型的小细胞低色素性贫血。大肠肿瘤所致贫血的临床表现和普通缺铁性贫血一样,一般有疲乏、烦躁、心悸、气短、眩晕、全身不适,也可以造成一些已有的疾病,比如缺血性心脏病的恶化。严重贫血时除了可以出现面色苍白、结膜苍白等贫血貌外,还可以有皮肤干燥、皱缩,毛发干枯易脱落,甚至呈匙状甲。因此临床上遇见缺铁性贫血时,不能单纯认为是铁摄入不足,必须警惕有无肠道丢失铁的情况。值得注意的是,即使已经在上消化道发现了可以解释贫血的病变,也应当进行下消化道检查,因为上、下消化道均出现病变的情况并不少见。

2.结缔组织系统

临床上大肠癌患者常以消化道症状就诊,少数患者却以肠外罕见征象为首发症状。肿瘤与结缔组织病的关系已引起国内外许多研究者的关注。国内曾报道大肠癌患者分别以类风湿关节炎、皮肌炎等结缔组织疾病就诊,后经粪便隐血试验、钡剂灌肠检查确诊为大肠癌。医师还观察到上述肠外症状与大肠癌的消长呈正相关,当肿瘤切除,结缔组织症状可控制,肿瘤失控或转移,则症状加剧。既往文献报道在77例肿瘤伴结缔组织性疾病的病例中,18例为类风湿关节炎,其中结肠癌占2例,而另据国外报道,皮肌炎易合并内脏肿瘤,发生率为7%~30%,随着年龄增大,皮肌炎合并癌症的发生率增大,可能与机体免疫反应有关。

3.除肠道之外的消化系统

大肠癌患者也有以顽固性呃逆为首要症状就诊的特例。呃逆由横膈的痉挛性收缩引起。横膈具有丰富的感受器,凡刺激迷走神经或骨盆神经所支配区域的任何部位,均可导致反射性呃逆。升结肠受迷走神经支配,位于升结肠的肿瘤可以由于局部炎症、缺血坏死或近端不完全性肠梗阻等刺激了迷走神经,引起持久而顽固的呃逆。

大肠肿瘤同样可以引起恶心、呕吐、饱胀等类似消化不良的症状,而在出现并发症的时候,此类症状会更为明显。比如慢性肿瘤浸润产生胃-结肠瘘时,甚至可以出现粪样呕吐。

4.泌尿生殖系统

泌尿生殖系统的主要症状出现在疾病的晚期。由于解剖部位相邻,泌尿生殖系统的症状更容易出现在直肠癌患者身上。肿瘤在累及泌尿系统时,可以造成反复的尿路感染和尿路刺激症状,临床上可以出现气尿症或粪尿症,肿瘤或转移的淋巴结压迫还可以造成肾积水。肿瘤对生殖系统最常见的侵犯表现就是造成直肠-阴道瘘,此时阴道内可排出血性分泌物及粪渣。

三、诊断和检查方法

(一)内镜诊断

近年来,由于饮食结构和生活习惯改变,我国大肠癌的发病率和死亡率明显增加。对早期大肠癌及时进行治疗可有效提高患者的生存率与生活质量,而实现这一目标的关键在于早期发现和早期诊断。结肠镜检查是发现早期大肠癌的重要方法,但目前国内对早期大肠癌的检出率仍远不尽如人意,文献报道的早期大肠癌的平均检出率不到10%。近年来随着内镜成像技术的不断发展,已有不少成熟的技术应用于早期大肠癌及腺瘤的诊断及治疗,包括放大内镜技术、内镜下黏膜染色技术与窄带显像技术等,均有助于提高早期大肠肿瘤(尤其是扁平腺瘤)的检出率和诊断准确度。本章节将对近年来出现的大肠肿瘤的内镜诊治新技术做介绍。

1.放大内镜

放大内镜除了具有普通内镜观察及取活检的功能外,在镜身前端置有一个放大装置,可将病灶放大100~150倍,从而能细致地观察大肠黏膜腺管开口,即隐窝的形态。放大内镜在诊断大肠肿瘤时具有以下优点:首先,通过它能近距离地从正面、侧面或者中等距离甚至远距离观察病灶,以了解其形态、发育样式、有无凹陷、局部性状和范围;其次,可观察病灶的硬化程度和周围皱襞的集中情况,可利用空气量的变化使病灶形状发生改变,并以此判断病灶的黏膜下侵犯程度;再次,它能接近病灶,有助于观察其微小构造并进行隐窝的具体分型,这一方法使判断肿瘤侵犯程度的准确率显著提高。放大内镜可在不做黏膜活检的条件下判断是否有肿瘤,并了解病灶的组织学类型。在做大肠肿瘤的切除治疗时,亦可通过对切除后病灶周围的放大观察确定是否已完整切除病灶,这对大肠肿瘤的治疗非常重要。

目前,放大内镜多与染色内镜或与窄带显像内镜相结合,用于诊断大肠黏膜病变。

2.染色内镜

大肠黏膜色泽单一,病变颜色与正常黏膜色泽的差异亦不大,因此,常规内镜下观察大肠黏膜无法呈现良好的对比,对微小病变及病变边缘、表面微细结构的显示均不理想。利用与黏膜颜色有良好对比的染色剂如(0.4%的靛胭脂溶液或0.5%的亚甲蓝溶液)进行黏膜染色,可更清晰地观察病变。靛胭脂溶液不能被黏膜上皮吸收,色素贮留在黏膜凹陷部,使病灶凹凸明显,显示隆起、平坦、凹陷的微小病灶的边界,从而可以观察到原来普通内镜不能观察到的病变;亚甲蓝溶液可被黏膜上皮吸收使黏膜上皮着色,而腺管开口不染色,这样可清楚地显示腺管开口的形态,其形态变化可以帮助鉴别病灶的性质。染色方法结合放大内镜观察,可明显提高微小病变的识别率及观察肿瘤表面的腺管开口类型。日本研究者Kudo等将大肠黏膜隐窝形态分为五型。Ⅰ型为圆形隐窝,排列比较整齐,无异型性,一般有正常腺管开口而非病变。Ⅱ型呈星芒状或乳头状,排列尚整齐,无异型性,腺管开口大小均匀,多为炎性或增生性病变而非腺瘤性。Ⅲ型分两个亚型:ⅢL称为大腺管型,隐窝比正常的大,排列规则,无结构异型性,为隆起性腺瘤的基本形态,其中约86.7%为腺瘤,其余为黏膜癌;ⅢS称为小腺管型,是由比正常小的隐窝集聚而成的,隐窝没有分支,为凹陷型肿瘤的基本形态,此型多见于高级别上皮内瘤变的腺瘤,也可见于黏膜癌(28.3%)。Ⅳ型为分支及脑回样,此型隐窝多为隆起性病变,类似珊瑚样改变,黏膜内癌可占37.2%。Ⅴ型包括ⅤA(不规则型)或ⅤN(无结构型),此型隐窝形态紊乱或结构消失,见于癌,黏膜下癌可占62.5%。

　　Tamura等研究发现,按隐窝形态分类标准对大肠黏膜病变进行诊断,染色放大内镜诊断与组织病理学诊断的一致性可达90%。另一项研究也发现,染色放大内镜鉴别肿瘤性与非肿瘤性病变的敏感性为98%,特异性为92%。故染色放大内镜可与组织病理学相媲美。

　　染色内镜操作的注意事项及误区如下:①染色前必须将病变部位冲洗干净,一般应用温饮用水冲洗;②如病变部位已被冲洗干净,可通过内镜活检孔道直接将染色剂喷洒至病变周围,喷洒时应尽量减少冲洗压力,因压力过大时,染色剂可能会在病变附近溅开,使病变附近形成很多小水泡或小水珠,影响观察,而且对于肿瘤性病变,喷洒压力过大时,染色剂也会引起病变部位出血;③对于一些疑似平坦或凹陷型病变,不应为了省时省事、而未进行黏膜染色,对于此类可疑病变,操作者应有时刻进行黏膜染色的观念。

　　3.窄带显像技术(narrow band imaging,NBI)

　　这是一种利用窄带光波的成像技术,其原理是使用窄带光(415 nm的蓝光、540 nm的绿光)成像,只有窄带波段的蓝光和绿光可通过NBI滤片,生成NBI影像。消化道黏膜中血管内的血红蛋白对415 nm蓝光及540 nm绿光有很强的吸收,因而能清晰地显示血管,黏膜表面血管显示为褐色,黏膜下层的血管显示为青色。另外,415 nm蓝光可在黏膜表面产生强反射,使黏膜表面的形态结构清晰、鲜明,从而可显示黏膜的微细结构及病变的边界。NBI成像特点可概括为更好地显示黏膜血管及黏膜表面微细结构,有助于微小病变的发现及对肿瘤性质的判断。

　　目前常用的NBI分型有Sano分型和Showa分型。Sano分型简单、实用,分为三型。Ⅰ型:黏膜表面结构呈规整的蜂巢样,血管网不可见;Ⅱ型:黏膜表面结构呈蜂巢样圆形,周围可见规整的血管网,血管管径均匀;Ⅲ型:围绕腺管开口周围的血管呈不规整分支状中断,血管粗细不均。多项研究显示,NBI放大内镜与染色放大内镜区分大肠肿瘤性和非肿瘤性病变的准确率相似。Su等分别使用NBI放大内镜和色素放大内镜对78例患者进行检查,结果显示NBI内镜和染色内镜区分肿瘤性和非肿瘤性大肠息肉的敏感性、特异性和准确性相同。Hirata等用NBI放大内镜和色素放大内镜做了对比研究,发现两者对腺管开口分型的诊断一致率为:Ⅱ型88%、ⅢS型100%、ⅢL型98%、Ⅳ型88%、ⅤA型78%和ⅤN型100%。但与染色内镜相比,NBI内镜检查仅需在两种光源间进行转换,无须喷洒色素,更方便、省时,并避免了色素对人体潜在的危害。

4.内镜智能分光比色技术

内镜智能分光比色技术(Fuji intelligent chromo endoscopy,FICE)通过模拟色素内镜,可以再现黏膜表层细微结构及毛细血管走向。其通过电子分光技术将采集到的不同元素进行分解、纯化,根据内镜主机预设置的参数,从白光显像的全部光谱信息中抽提出相应信息后进行图像再合成,不仅能形成组合光谱,更可提供400～600 nm任意波长组合的图像处理模式,根据想要的波长进行图像重建,能清晰地显示组织表层结构和毛细血管走向,以及黏膜的细微凹凸变化。与既往普通的色素内镜相比,FICE无须染色便可清晰地观察黏膜腺管的形态,因此被称为电子染色。利用FICE技术可以更清晰地显示肠道黏膜腺管开口的形态与黏膜血管的形态。此外,FICE还有放大模式,即FICE放大内镜。FICE放大模式下可更清晰地显示腺管开口形态及毛细血管结构,有助于提高病变诊断的准确率。FICE放大内镜对腺管开口分型的诊断优于常规放大内镜,与染色内镜相似。由于血红蛋白的吸收波长在415 nm左右,FICE放大内镜更易观察到浅表毛细血管形态。FICE模式下肿瘤性血管较非肿瘤性血管颜色更深,直径粗大,伴有血管扭曲变形、结构紊乱,部分血管网破坏。但该项技术在大肠癌临床诊断方面的应用还有待进一步深入研究。

5.共聚焦激光显微内镜

共聚焦激光显微内镜是一种新型的内镜检查方法,是由实验室光学显微镜衍生来的。将激光扫描显微镜结合于内镜上,在内镜检查时可获得病变的组织学诊断。这种技术不仅可将镜下的图像放大1 000倍,还可对黏膜进行一定深度的断层扫描成像,实时显示组织细胞的显微结构,从而有助于内镜下做出组织学诊断并指导靶向活检。在使用共聚焦激光显微内镜时,为了得到高对比性的图像,需要使用荧光对比剂。常使用的是荧光素钠和盐酸吖啶黄素。二者联合应用可以更清晰地显示细胞和微血管结构,用于分析结肠隐窝的结构和杯状细胞的分布,对大多数患者的组织学诊断进行正确的预测。Sakashita等在2003年首次提出了大肠高级别上皮内瘤变和癌症的共聚焦诊断标准,肿瘤性病变的特征是细胞核任何结构异常和清晰可见,其预测大肠肿瘤性病变的敏感性为60%。随后Kiesslich等研究发现,与病理诊断相比,共聚焦激光显微内镜诊断大肠肿瘤的敏感度为97.4%,特异度为99.4%,准确度为99.2%。但目前该技术还未大规模应用,国内外仅有少数医院将其应用于临床,其对早期大肠肿瘤的诊断的有效性有待进一步验证。

6.超声内镜

超声内镜具有普通内镜及超声显像的功能,目前应用于临床的超声内镜可分为两类:一类是在内镜前端安装超声探头,对于肠道隆起较高的病变或肠腔外病变的诊断较适用,但在进行超声检查的同时无法进行内镜观察;另一类是通过内镜的活检孔插入细直径的超声小探头,主要适用于肠道表浅性病变的探查,其优点是插入容易,可以在内镜观察的同时实施超声检查,并可进行活检。超声内镜的优势是既可直接观察黏膜的形态,进行组织活检,又可超声扫描,观察肠壁全层及邻近脏器的超声影像,对于癌变的浸润深度、邻近脏器的侵犯以及淋巴结转移进行准确的诊断并行TNM分期,这对大肠癌的术前诊断、分期、选择治疗方案、术后监测、判断预后均有重大意义。Harewood等前瞻性评估了80例直肠癌患者,手术前应用超声内镜检查,提示超声内镜对T分期和N分期的准确性分别为91%和82%。

7.结肠胶囊内镜

因常规结肠镜检查会引起疼痛,经常需要麻醉,故其广泛应用仍受到限制。近年来发展的结肠胶囊内镜技术,由于其有良好的安全性和耐受性,可用于不能耐受结肠镜检查者,尤其适用于合并有严重心、脑、肾等的疾病,难以承受有创性检查的老年患者。其可以用于结肠疾病的诊断和筛查。

目前国外多中心的临床研究表明,结肠胶囊内镜的检查过程中患者无明显痛苦,病变的诊断率较高,具有很好的可行性与实用性。关于大肠病变的检出率,一项系统性综述表明,结肠胶囊内镜发现各类息肉的敏感性为 73%,特异性为 89%。对有意义的息肉(大于 6 mm 的息肉或多于 3 个息肉且不论大小)其敏感性是 69%,特异性是 86%。然而现阶段的结肠胶囊内镜还局限于病变的诊断和检测,不能进行组织活检和治疗;并且,结肠胶囊内镜在肠道内的运动完全依靠消化道自身动力和重力作用,不能进行人为控制,限制了它对特定部位进行检查。近期一种具有爬行功能的微型机器人结肠镜正在研究中,其被从肛门塞入后能自行利用"双臂"爬向回盲部,还能利用其"手臂"对病变部位进行活检,钳取病理组织。其他如基于磁力的胶囊内镜等或许能在未来提高结肠胶囊内镜的应用价值。

8.早期大肠癌的内镜下肉眼形态分类

早期大肠癌的内镜下肉眼形态分为两类基本型,即隆起型和平坦型。隆起型(Ⅰ型):病变明显隆起于肠腔,基底部直径明显小于病变的最大直径(有蒂或亚蒂型);或病变呈半球形,其基底部直径明显大于病变头部直径。根据病变基底及蒂部情况将此型分为以下 3 种亚型。①有蒂型(Ip):病变基底有明显的蒂与肠壁相连。②亚蒂型(Isp):病变基底有亚蒂与肠壁相连。③广基型(Is):病变明显隆起于黏膜面,但病变基底无明显蒂部结构,基底部直径小于或大于病变头端的最大直径。对于平坦型大肠肿瘤的定义与分型见下文。

(二)提高内镜医师诊断早期大肠癌能力的策略

新型的内镜诊断技术(如染色放大内镜、NBI 放大内镜)的开展为内镜医师识别微小病变和平坦型病变提供了新视角,尤其能加强对早期大肠癌和癌前病变的识别能力。所以对内镜医师进行专门的培训显得尤为重要,其对策如下。

(1)通过行业学会或组织进行学术活动及讲座,加深内镜医师对早期大肠癌病变,尤其是平坦型病变的认识,提高对这些病变的内镜下直接征象和间接征象的识别能力。

(2)在全国范围内推广应用染色内镜和放大内镜,并进行普及。在大医院建立内镜培训中心,系统培训肠镜医师,并通过读片制度提高内镜医师对大肠平坦型病变的识别能力。

(3)建议相关专业杂志多刊登规范化诊断治疗平坦型病变的个案报告。这类报告实质上比高例数回顾研究报告对医师更有益,其可直接指导和规范平坦型病变的诊治工作,引导内镜医师提高对这类病变的重视程度。

四、分型

根据肿瘤累及深度可将大肠癌分为早期癌与进展期癌。

(一)肉眼大体类型

1.早期癌

(1)息肉隆起型:肿瘤呈息肉状,向腔内突出,可分为有蒂型、无蒂型或广基型。

(2)扁平隆起型:呈斑块状隆起,似钱币状。

(3)平坦型:肿瘤与周围黏膜持平,无隆起,也无凹陷。

(4)凹陷型:肿瘤局部呈浅的凹陷。

(5)扁平隆起伴凹陷型:呈盘状,边缘隆起,中央凹陷。

2.进展期癌

(1)隆起型:肿瘤主体向肠腔内突出,呈结节状、息肉状或菜花状隆起,境界清楚,有蒂或广基。肿瘤与周围肠壁组织境界清楚,浸润通常较表浅、局限。若肿瘤表面坏死,形成浅表溃疡,形如盘状,称盘状型亚型。

(2)溃疡型:肿瘤面有深在溃疡,深度达到或超过肌层。根据肿瘤生长方式及溃疡外形又可分为两个亚型。

局限溃疡型:肿瘤外观似火山口状,中央坏死,形成不规则深溃疡。溃疡边缘肿瘤组织呈围堤状,明显隆起于黏膜面。肿瘤底部向肠壁深层浸润,边界一般尚清楚。

浸润溃疡型:肿瘤主要向肠壁深层呈浸润性生长,与周围组织分界不清。肿瘤中央坏死,形成深溃疡。溃疡边缘围绕肠黏膜,略呈斜坡状抬起,无明显围堤状结构。溃疡型在大肠癌中最为常见,占51.2%。

(3)浸润型:肿瘤在肠壁内呈弥漫性浸润,局部肠壁增厚,但无明显溃疡或向腔内隆起的肿块。肿瘤常累及肠管全周,并伴有明显纤维组织增生,肠管周径明显缩小,形成环状狭窄,其浆膜面常可见因纤维组织收缩而形成的缩窄环。此型约占10%。组织学上多数为低分化腺癌。

(二)播散和转移

1.局部扩散

肿瘤沿着肠壁局部扩散,或呈环形浸润,累及肠管全周,形成环状狭窄,或向纵轴蔓延,沿黏膜下浸润。切除距离肛缘4～6 cm的直肠下段高分化癌可采用保留肛门括约肌手术。肿瘤向管壁外直接浸润,可累及邻近组织或器官。盲肠癌可累及右侧腹股沟及腹壁;横结肠癌可累及胃、胰、胆囊及脾;升结肠及降结肠癌可累及腹膜后组织;乙状结肠及直肠癌可累及盆腔脏器、膀胱、前列腺及阴道等。

2.淋巴道转移

大肠癌淋巴道转移率为40%～50%,其中早期癌转移率约为10%。淋巴道转移率还与肿瘤的肉眼类型、分化程度及生长方式密切相关。隆起型及局限溃疡型、高分化及呈推进性生长方式者的转移率明显低于浸润型及浸润溃疡型、低分化及浸润性生长者。淋巴道转移通常顺着淋巴流向累及相应区域淋巴结,而直肠旁淋巴结可不受累。跳跃式转移的发生率大约为10%。逆向转移是指癌转移至肿瘤下方肠管所引流的淋巴结内,通常是由上面淋巴管被癌阻塞所致。在直肠癌中的发生率为3.5%～5%。

3.血道转移

肝为大肠癌血道转移最常见的部位,其次为肺、肾上腺、卵巢、脑、肾及皮肤等。直肠下段癌通过两个静脉丛直接转移至骶骨及脊柱。此外,也有少数关于大肠癌关于转移至睾丸、颌骨、鼻咽部、盆腔以及指(趾)骨等处的报道。

4.种植性转移

盲肠癌、横结肠癌及乙状结肠癌容易穿透浆膜种植于腹膜面。种植转移可在直肠子宫陷凹或直肠膀胱陷凹,并形成直肠指诊时可触及的肿块。种植转移也可累及卵巢,形成库肯勃瘤。

(三)与预后有关的因素

与大肠癌预后有关的因素很多,其中病理因素包括肿瘤固有特点、宿主对癌反应的形态学表现以及肿瘤扩散程度的病理学标准等几个方面。在大多数研究中,大肠癌治疗性切除后五年生存率为 40%～60%,手术失败的病例局部复发和/或局部淋巴结转移的发生率超过 90%,其中半数病例仅局限于这些部位。所有复发病例中,2 年内明显复发者占 71%,5 年内明显复发者占 91%。

(四)临床病理分期

早期大肠癌的预后与癌组织浸润的深度密切相关。将浸润深度分为 6 个级别。

M1:癌组织位于黏膜固有层一半以内。

M2:癌组织位于黏膜固有层一半以上。

M3:癌组织深达黏膜肌层。

SM1:癌组织深达黏膜下层的浅部。

SM2:癌组织深达黏膜下层的中部。

SM3:癌组织深达黏膜下层的深部,接近固有肌层。

(五)病理类型

大肠腺癌主要由柱状细胞、黏液分泌细胞以及未分化细胞构成,肿瘤可含有少量神经内分泌细胞及潘氏细胞。根据肿瘤细胞的组成及其组织结构特点,大肠腺癌可分为以下类型。

1.乳头状腺癌

癌组织呈粗细不等的乳头状分支状结构,乳头中心索为少量纤维血管间质,表面癌细胞呈柱状,具有不同程度的异型性。深部肿瘤组织常呈小的乳头状囊腺癌结构,乳头一般较短。

2.管状腺癌

癌组织内出现管状排列结构。根据大肠腺癌的分化程度,可将其分为 3 级。

(1)高分化腺癌:癌细胞均排列成腺管状结构,腺管由单层癌细胞构成,胞核位于基底侧,异型性较轻。腺腔侧可见明显胞质带。

(2)中分化腺癌:癌细胞大多排列成腺管结构,部分癌细胞呈实性条索状或团块状结构。腺管内衬的细胞分化较差,细胞排列参差不齐,呈假复层,胞质较少,腺腔侧胞质带消失。

(3)低分化腺癌:癌细胞大多呈实性条索状或巢状结构,仅少数呈腺管状。癌细胞分化差,异型性明显,胞质很少。

3.黏液腺癌

该型以出现大量细胞外黏液为其特点,黏液可局限于囊状扩张的腺腔内,囊壁常衬以分化较好的黏液分泌上皮;黏液也可进入间质,形成黏液湖,其中可见漂浮的癌细胞片段。所含黏液占肿瘤组织的 1/2 以上。

4.印戒细胞癌

肿瘤由弥漫成片的印戒细胞构成,无特殊排列结构。印戒细胞胞质可呈红染颗粒状,或呈细小空泡状,或呈大的黏液空泡;胞核一般呈不规则形,深染,偏于胞质一侧。

5.未分化癌

癌细胞弥漫呈片或呈团块状、条索状排列,无腺管形成。癌细胞核大而明显,胞质少,无黏液分泌。

6.鳞状细胞癌

大肠鳞状细胞癌罕见。诊断鳞状细胞癌需排除其他部位恶性肿瘤(如肺鳞癌)的大肠转移,排除鳞状细胞上皮瘘管所引起的鳞状细胞癌,排除肛门鳞状细胞癌的蔓延。

7.腺鳞癌

大肠腺鳞癌罕见,占大肠癌的 0.025%～0.05%。腺鳞癌的分布部位与普通型腺癌相同,约半数发生于直肠或乙状结肠,20%发生在盲肠,大体类型及临床表现与腺癌没有区别。组织学类型上,肿瘤由腺癌及鳞癌两种成分构成。鳞癌一般分化较差,侵袭性强;而腺癌与普通腺癌相同,分化一般较好。

8.小细胞癌

小细胞癌又称恶性类癌、燕麦细胞癌以及神经内分泌癌。发生于大肠的小细胞癌甚为罕见,约占大肠恶性肿瘤的 0.2%,多见于直肠和右半结肠,其次为盲肠、升结肠、横结肠、乙状结肠、脾曲。临床上,小细胞癌为一种高度恶性的肿瘤,早期出现血道转移,70%～75%有肝转移,64%的患者在 5 个月内死亡。

(1)肉眼观察:多数呈溃疡型,少数呈隆起型或浸润型。

(2)镜下观察:癌细胞常排列成片,没有特殊结构;癌细胞有两种形态,一种呈卵圆形或多边形,胞质量少,呈嗜双色性,胞核为圆形或卵圆形,染色质分布较均匀,核仁不明显;另一种似肺燕麦细胞癌,胞质不明显,核呈纺锤形,深染,也无明显核仁。大约 21%的小细胞癌伴有鳞状上皮化生,45%伴有腺瘤。

(3)免疫组化:角蛋白单克隆抗体 AE1/AE3、抗肌内膜抗体呈阳性,神经元特异性烯醇化酶(neuron specific enolase,NSE)和神经细丝蛋白(neurofilaments,NF)呈阳性。

9.类癌

肠道类癌最常见于阑尾,其次为回肠,较少见于结肠。直肠镜检查中直肠类癌的发现率大约为每 2 500 例有 1 例。临床表现多无症状,多数为其他肠道病变做检查时被发现。年龄高峰为 41 岁,平均年龄 52 岁,男、女患者之比为 1.7：1。

(1)肉眼观察:有扁平或略凹陷的斑块,或呈息肉样病变。类癌的特征之一是经过甲醛溶液(福尔马林)固定后呈黄色。

(2)镜下观察:小而一致的细胞于间质中浸润,呈彩带状分布,可伴有隐窝细胞微小增生灶。也存在少量产生黏蛋白的管状或腺泡细胞,亲银和嗜银反应常呈阴性。

(3)免疫表型:神经元特异性烯醇化酶、嗜铬素、突触素、CEA 阳性,常表达生长抑素、胰高血糖素、P 物质和 YY 肽、人绒毛膜促性腺激素以及前列腺酸性磷酸酶,少数表达胃泌素、降钙蛋白、胰多肽和促胃动素。

(4)处理方法:对于小于 2 cm 且局限于黏膜或黏膜下层的直肠类癌最好局部切除。体积较大或表现为肌层浸润的类癌,需要根治性手术治疗。

10.类癌、腺癌混合

这种情况多见于阑尾,也可发生于胃、小肠及大肠。肉眼观察其和一般类癌相似。

镜下观察:癌细胞排列呈巢状、条索状、腺泡状或管状,由 3 种类型的细胞构成:第一种细胞的胞质呈空泡状,核位于基底部,类似于印戒细胞或杯状细胞,胞质内含有黏液;第二种细胞较大,胞质略呈嗜酸性,核居中,常可见亲银或嗜银颗粒,有时胞质内也并存黏液;第三种为潘氏细胞,存在于部分腺类癌中,所有上述细胞的细胞核小而一致,染色质呈细颗粒状,核分裂罕见。

五、化学治疗

化疗是大肠癌多学科综合治疗中的一个重要组成部分。对Ⅱ、Ⅲ期患者,它可以配合手术及放疗,通过杀灭微小的远处转移灶及局部术野的脱落癌细胞,减少术后复发和转移,提高生存率。对Ⅳ期患者或术后复发转移的患者,化疗更是主要的治疗手段。研究表明,对一般状况良好的Ⅳ期患者,接受全身化疗组的中位生存期比单纯支持治疗组延长 8～10 个月,联合靶向药物治疗的中位生存期可以延长 14 个月,而且有客观疗效的患者往往伴有症状的改善和生活质量的提高。同步放疗、化疗时,化疗药物还可以起到放射增敏剂的作用。因此,化疗无论是联合手术和放疗,还是单独使用,都有其独特的作用。

治疗大肠癌的常用化疗药物有三类:氟尿嘧啶类药物、奥沙利铂和伊立替康,它们是从数十种化疗药物中筛选出来的对大肠癌有确切疗效的药物。大肠癌的常用化疗方案多为这三类药物排列组合而成。需要注意的是一些广谱的化疗药物(如紫杉醇、吉西他滨、培美曲塞、阿霉素、甲蝶氨呤、长春瑞滨)对大肠癌均无明确疗效,不推荐常规使用。

(一)常用药物

1.氟尿嘧啶类

氟尿嘧啶类药物是大肠癌化疗的基石。其中 5-FU 自1957 年应用于临床以来,一直是治疗大肠癌的主要药物,在转移性疾病和术后辅助治疗方面的地位举足轻重。5-FU 的衍生物有替加氟、尿嘧啶替加氟(优福定)、去氧氟尿苷、卡莫氟、卡培他滨、替吉奥等。目前在全世界范围内临床应用最广泛的 5-FU 衍生物是卡培他滨。替吉奥对亚洲人大肠癌的疗效不亚于卡培他滨,尽管 NCCN 指南等并未将其列入,但值得我们进一步研究。替加氟、尿嘧啶替加氟、去氧氟尿苷、卡莫氟等由于可被更好的药物替代,目前已经很少使用。

2.5-FU

5-FU 是抗代谢药物,在体内转变为氟尿嘧啶脱氧核苷酸(5-FUdUMP),与胸苷酸合成酶(thymidylate synthase,TS)的活性中心形成共价结合,抑制该酶的活性,使脱氧胸苷酸生成减少,导致肿瘤细胞的 DNA 生物合成受阻。在这个过程中如果加入甲酰四氢叶酸(leucovorin,LV),则5-FUdUMP、TS、LV 可以形成牢固、稳定的三元复合物,对 TS 的抑制作用大大增加,从而提高5-FU 的疗效。因此在临床工作中,5-FU 和 LV 往往是联合使用的。

(1)5-FU 也可代谢为氟尿嘧啶核苷,以伪代谢物形式掺入 RNA 中,干扰肿瘤细胞 RNA 的生理功能,影响蛋白质的生物合成。5-FU 对增殖细胞各期都有抑制作用,对 S 期细胞最敏感。

(2)5-FU 的用法有静脉推注、静脉输注、持续静脉输注、肝动脉灌注化疗以及腹腔内灌注化疗等。

(3)5-FU 常见的不良反应有腹泻、口腔炎、轻度至中度白细胞减少等。比较多见的不良反应有食欲减退、轻度恶心、呕吐、皮肤色素沉着、轻度脱发等。5-FU 的不良反应随药物剂量、用法改变而不同,例如,持续静脉输注5-FU时手足综合征增多,而血液系统和胃肠道系统毒性反应明显减少。

(4)5-FU 经代谢后主要分解成二氢氟尿嘧啶而失活,其中起关键作用的限速酶是二氢嘧啶脱氢酶。

(二)常用化疗方案

氟尿嘧啶类药物(5-FU/LV、卡培他滨、替吉奥)、奥沙利铂、伊立替康经过排列组合,可以组成若干种化疗方案,但最重要的有三种方案:5-FU/LV、FOLFOX、FOLFIRI。

5-FU/LV 是所有方案的基石。根据 5-FU 和 LV 不同的用法和剂量,5-FU/LV 的使用方案有 Mayo 方案、Roswell Park 方案、de Gramont 方案、AIO 方案等。de Gramont 方案又称为"双周疗法(LV5-FU2)",后被改为"简化的双周疗法(sLV5-FU2)",相对上述其他方案,其疗效和不良反应均更易被接受,因此目前应用最为广泛,本文中如无特殊说明,5-FU/LV方案均按"简化的双周疗法"用药。

5-FU/LV联合奥沙利铂是FOLFOX方案,5-FU/LV联合伊立替康是FOLFIRI方案,5-FU/LV、奥沙利铂、伊立替康三药联合是FOLFOXIRI方案。将5-FU/LV更换为卡培他滨,联合奥沙利铂是CapeOX方案(也称XELOX方案),联合伊立替康是CapeIRI方案(也称XELIRI方案)。将5-FU/LV更换为替吉奥(S1),联合奥沙利铂是SOX方案,联合伊立替康是IRIS方案。

1.氟尿嘧啶类单药方案

(1)5-FU/LV方案(sLV5-FU2):14 d为1个周期。

(2)卡培他滨方案:21 d为1个周期。

(3)替吉奥方案:21 d为1个周期。

2.奥沙利铂、氟尿嘧啶类两药联合方案

(1)FOLFOX:14 d为1个周期。

(2)CapeOX:21 d为1个周期。

(3)SOX:21 d为1个周期。

3.伊立替康、氟尿嘧啶类两药联合方案

(1)FOLFIRI:14 d为1个周期。

(2)CapeIRI(不推荐使用):21 d为1个周期。

(3)IRIS:21 d为1个周期。

4.奥沙利铂、伊立替康两药联合方案

IROX 21 d为1个周期。

5.奥沙利铂、伊立替康、氟尿嘧啶类三药联合方案

FOLFOXIRI 14 d为1个周期。

6.伊立替康单药方案

21 d为1个周期。

(李振玲)

第八节　小肠恶性肿瘤

一、原发性小肠淋巴瘤

因小肠各段的黏膜和黏膜下层都有丰富的淋巴组织,可以发生恶性淋巴肿瘤。病变可以为局灶性,也可以为弥漫性。通常将小肠淋巴瘤分为原发性和继发性,起源于小肠或最早以肠道症状为主要表现的淋巴瘤称为原发性小肠淋巴瘤,局灶性或多发性小肠病变为部分症状的称为继发性小肠淋巴瘤,临床上以后者多见。

淋巴瘤一般分为霍奇金淋巴瘤和非霍奇金淋巴瘤。原发性小肠淋巴瘤根据组织来源又分为

Western 型和 α 链病。前者多见于 50～60 岁年龄组和 10 岁以下儿童,后者多见于 10～30 岁人群。两者在病理学和临床上有差异,治疗和预后也不尽相同。

(一)Western 型原发性小肠淋巴瘤

Western 型原发性小肠淋巴瘤可以是单发的淋巴瘤,也可以是位于正常肠黏膜中间的多发性淋巴瘤。

1.病因和发病机制

病因和发病机制不十分清楚,可能与下列因素有关:①发生肠道慢性炎症,抗原刺激肠道淋巴系统,使淋巴组织增生。②某种病毒或其他因素在淋巴细胞增生的基础上可能有致瘤作用。③与某些腹腔疾病(如克罗恩病、波伊茨-耶格综合征、家族性息肉病综合征)有关。④环境因素与发病也有关系。

2.病变

病变可见于小肠任何一段,多数累及回肠,可以局限于一个小段,也可以为多灶性。形成霉菌样团块,其周边突起,中心形成溃疡或类似黏膜结节的增厚斑。有时为肠壁溃疡或弥漫性肠壁增厚,可以导致肠腔狭窄,甚至诱发克罗恩病。上述表现可以交替出现,也可以同时存在,尤其在病变的进展期。此外,某段弥漫性增厚可以伴有大量淋巴瘤细胞浸及其他部位的肠系膜及其淋巴结。

显微镜检查,可以见到非霍奇金淋巴瘤的各型。但某一种大体标本以某一种组织类型更常见,如呈霉菌团块状的淋巴瘤常为单一的组织类型,它含有大个的淋巴细胞或免疫母细胞,这符合中度恶性淋巴瘤(弥漫性大细胞型)和高度恶性淋巴瘤(大细胞免疫母细胞型)。在儿童和青少年中,肿瘤常由不分裂的小细胞组成,或为 Burkitt 恶性淋巴瘤。在成年人中,肿瘤由分裂的小细胞或大个的淋巴细胞组成,而以二者的混合型更常见。弥漫型远较滤泡型更常见。

3.临床表现

主要临床表现为肠梗阻,是肠套叠和肠穿孔引起的表现。多数患者以外科急腹症为首发症状,腹部疼痛最常见,常为痉挛性,因不全肠梗阻常伴有恶心、呕吐。全身症状有不适、乏力和体重减轻。可以有肠道隐性出血,大量出血少见。如发热常表示有并发症或广泛转移。

查体时腹部可以触及肿块和压痛,有广泛转移者可以有肝、脾大,甚至腹水,有时有杵状指。

4.实验室检查和特殊检查

(1)实验室检查:可有中度贫血(多为缺铁性和营养不良性),周围血和骨髓中很少见异常细胞,可有血沉加快,生化方面检查无特殊价值,免疫学检查多为正常。

(2)X 线钡餐检查:小肠钡餐造影有助于小肠淋巴瘤的定位、累及范围和形态诊断。钡餐造影可见肠壁浸润、黏膜皱襞变形、节段狭窄和动脉瘤样扩张,肿瘤也可以为息肉状。肠系膜或广泛肠道外转移时,可见外部压迫缺损。

(3)纤维内镜检查:内镜及其活组织检查对十二指肠和回肠末端病变可以确诊。

(4)影像学检查:CT 和 MRI 可见肠壁增厚,肠壁和淋巴结受累及,为诊断提供依据。

5.诊断和鉴别诊断

临床表现和实验室检查均缺乏特异性,小肠钡餐造影和腹腔 CT、MRI 对诊断有帮助,内镜检查及活组织检查有确诊价值,但检查部位受限制。多数患者为手术后确诊。临床上需鉴别该型与小肠其他肿瘤,包括良性肿瘤(平滑肌瘤、腺瘤、脂肪瘤)和恶性肿瘤(癌、肉瘤和类癌)以及肠道感染性疾病(如克罗恩病)、肠道结核、霉菌感染等。确诊有赖于剖腹探查及病理组织学检查。

6.治疗

采取手术切除肿瘤、化疗和/或放疗及支持疗法的综合措施。

(1)外科手术：目前对 Western 型小肠淋巴瘤，手术切除是首选的治疗方法，并尽可能多地切除肿瘤组织。在剖腹探查中，从肝脏、肠系膜和主动脉旁淋巴结取活检，以便了解病变累及的范围，术后辅以放疗和/或化疗。对有广泛转移者可以先行化疗，再行放疗或局部病灶切除。

(2)支持及对并发症的治疗：对于营养不良、腹泻、出血等应给予支持治疗，如输入氨基酸、电解质、维生素及输血输蛋白等。对有高度有丝分裂的淋巴瘤（如 Burkitt 淋巴瘤）化疗时，大量细胞裂解可以引起代谢紊乱（如低钙血症、高尿酸血症和高乳酸血症），当血清钙水平低于 8 mg/dL 时，常出现手足搐搦，此时应即刻静脉 10 mL 注射 10% 的葡萄糖酸钙，每天酌情注射 1~3 次，直至血清钙水平恢复正常，必要时辅以镇静剂，如注射苯巴比妥或苯妥英钠。高尿酸血症可能引起肾功能损害，患者应多饮水，每天尿量在 2 000 mL 上，以利于尿酸排出，同时避免进高嘌呤食物，如动物内脏、骨髓、海产品，经上述方法血尿酸水平仍为 7~8 mg/dL，应用抑制尿酸合成的药物别嘌呤醇来治疗，剂量为每次 100 mg，每天 3 次，可增至每次 200 mg，每天 3 次，必要时合用排尿酸药（如丙磺舒），初用每次 250 mg，每天 2 次，2 周后增至为每次 500 mg，每天 3 次，最大剂量每天不超过 2 000 mg，也可用苯溴马龙 25~100 mg，每天 1 次。在应用排尿酸药治疗过程中，须口服碳酸氢钠，每天 3~6 g。用药期间有痛风发作，可加用秋水仙碱，每天 0.5~1.0 mg。对于高乳酸血症引起的代谢性酸中毒，Kassier 等主张给小剂量碳酸氢钠，使 HCO_3^- 浓度上升 4~6 mmol/L 而维持在 14~16 mmol/L，对有严重的酸中毒患者纠正得不宜太快。除上述方法外，必要时采用腹膜透析或血液透析。

肾上腺皮质激素在淋巴瘤化疗方案中是不可缺少的。在放疗中引起全身性或局部性损伤时，可以应用激素，能迅速减轻症状，使化疗能继续进行，对于肿瘤并发症（如原因不明的发热、白细胞减少、恶病质）也可应用皮质激素。激素用得多，时间持续长会产生一系列毒性或不良反应，同时进行放疗、化疗以及淋巴瘤本身引起免疫功能低下时，患者容易患肠道细菌或真菌感染，尤以念珠菌感染最多见，以食管，主要症状有吞咽困难、胸骨后疼痛，甚至出血。对念珠菌感染引起的食管黏膜病损可应用碳酸氢钠饱和液涂敷，每 1~2 h 1 次，也可用 2% 的龙胆紫涂敷，制霉菌素 0.5~1.0 g（对儿童酌情减量），每天 4 次，口服或将其放入水中捣细、摇匀，边漱口边缓慢咽下，1~2 周为 1 个疗程，直至病损痊愈，培养为阴性。对疗效不佳者可改用 5-FU 250~500 mg，每天口服 4 次，克霉唑 1.0 g，每天 3 次 [50~60 mg/(kg·d)] 也有效。对 Israelii 放线菌引起的病损，以青霉素治疗为首选，剂量为每天 $(0.8~2.4) \times 10^6$ U，疗程为 3~4 周，四环素、链霉素、磺胺类等也有一定疗效。对荚膜组织胞质菌感染，以两性霉素 B 最有效，治疗应从小剂量（1~5 mg）开始，将其加入 500 mL 5% 的葡萄糖注射液中，每天滴注 1 次，最大剂量每天可达 50~75 mg，疗程一般为 3 个月，总量为 2.0 g 左右。在应用上述抗霉菌病药物过程中需注意药物的毒性及不良反应，如肝、肾损害及白细胞减少。

7.预后

取决于淋巴瘤的组织类型，小肠受累的范围及有否肠外转移，其中滤泡性淋巴瘤预后最好。当有肠外组织受累时，五年存活率低于 10%。多数死亡者死于诊断后 1 年内。存活 10 年以上者被认为治愈。

（二）α 链病（地中海淋巴瘤）

α 链病是一种 B 淋巴细胞增生性疾病，主要涉及分泌性 IgA 系统。该病中的浆细胞产生单克隆免疫球蛋白分子;或在某些疾病(如骨髓瘤或 γ-重链病)中,其细胞浸润产生多克隆的球蛋白分子,这些异常的球蛋白分子中的 α 链缺乏轻链。该病分为两型,一种为肠道型,最多见,另一种为呼吸道型,罕见。该病主要见于卫生和经济条件差的国家。

该病患者开始有小肠良性淋巴细胞增生,多数患者血清中和空肠液中可以检测出 α 链病蛋白。因这种淋巴瘤的生长过程包括由良性浆细胞增生到恶性淋巴瘤的过程,故称之为 IP-SID 淋巴瘤更合适。

1.病因和发病机制

病因和发病机制仍不清楚,可能与下列因素有关:①环境因素;②肠道慢性感染,如慢性肠道细菌感染、寄生虫感染等;③营养不良;④有遗传因素;⑤有致瘤病毒的作用。

2.病理

部分或全部小肠黏膜和黏膜下层有弥漫性淋巴细胞浸润。通常累及空肠,并向十二指肠和回肠扩展,肠系膜淋巴结可以受累。

尽管大多数患者受累的小肠弥漫性增厚、变硬,但有时变化很轻微,甚至在剖腹探查时肠壁和肠系膜淋巴结可以正常。组织学检查小肠固有层有大量渗出,黏膜下层可见多形或单形细胞,渗出可引起腺管和绒毛数量减少,部分绒毛变短、变宽,有时完全萎缩,表面上皮可有改变和溃疡形成。以多形细胞最多见,包括大淋巴细胞、小淋巴细胞、免疫母细胞、浆细胞、嗜酸细胞、中性粒细胞以及多核巨细胞。多数淋巴细胞有浆细胞的特征:核偏移而固定和有两染性胞质。多形细胞渗出的范围和各种淋巴细胞的数目随疾病进展而变化。患病早期单一形态细胞占优势,主要由成熟的几乎正常的浆细胞构成,只有少数非典型浆细胞和大个的淋巴细胞。

在晚期,淋巴瘤细胞渗出至黏膜下层,破坏肌层固有膜,甚至累及肠系膜脂肪。局部淋巴结和肠系膜淋巴结在发病早期即可受累,但不破坏淋巴结的结构,而在晚期,淋巴结的轮廓可能消失。

免疫荧光和免疫过氧化物研究表明 α 链病中成熟的浆细胞含有 α 链但缺乏轻链,而大的淋巴细胞则不然。

3.临床表现

主要临床表现为严重的肠道吸收障碍。可以有腹疼、腹泻、呕吐和体重减轻。发病可以是隐袭的,也可以是突发的,自然病程常进行性加重,但有时为自发性好转。查体常见杵状指,常有腹肌紧张和腹胀,晚期可有腹水及全身水肿。初诊时多无肝、脾和淋巴结肿大,晚期可有腹部包块、肠梗阻或肠穿孔。

4.实验室及特殊检查

(1)常规和生化检查:常有轻度或中度贫血、低蛋白血症、低钙血症、低钾血症、严重的脱水和电解质紊乱、低脂血症、低胆固醇血症,血清中碱性磷酸酶同工酶增加。1/3 的患者有肠道寄生虫,特别是蓝氏贾第鞭毛虫。

(2)肠吸收试验:D-木糖吸收试验和希林试验常不正常。

(3)免疫学检查:α 链蛋白在血清中浓度较高时,电泳法在 α_2 和 β_2 宽带区可以测出 α 链蛋白,但大多数电泳正常。免疫电泳法用 IgA 抗血清有明确诊断意义。即在 α_1 至 β_2 后区可测出异常沉淀线,表明 α 链蛋白比正常 IgA 电泳移动度要快,但也有移动度正常者。血清中 IgG 和 IgM 常减少。因 α 链蛋白分子量小,弥散快和免疫方法有一定问题,故不能定量检查。浓缩的尿液和空肠液中也可以测出 α 链蛋白。由于该异常球蛋白有聚合现象和有时不弥散,检测时可以为阴性。

（4）影像学检查：小肠钡餐造影常可见十二指肠、空肠黏膜增厚，可有假性息肉、肠腔狭窄和充盈缺损。CT 和 MRI 可见肠壁增厚，局部和肠系膜淋巴结肿大。

（5）内镜及其活组织检查：利用内镜或其他方法行小肠多处活组织检查即可确诊。

5.诊断和鉴别诊断

α 链病的早期诊断比较困难，病程晚期根据临床表现、化验结果、小肠钡餐造影及影像学检查可做出初步诊断，免疫电泳检测 α 链蛋白有重要意义，小肠多部位活检有确诊价值。临床上可伴有低血钾性肾病，不容忽视。需鉴别该病与各种肠道吸收障碍性疾病、乳糜泻、惠普尔病及淀粉样变性等。鉴别各种肠道黏膜性疾病的最好方法是小肠不同部位多处活检。

6.治疗

对于采取何种治疗方法和治疗的时机尚有争议。一般研究者认为，对 α 链病的用药取决于病变波及范围和病变发展过程。

（1）一般治疗：由于 α 链病初期患者和可疑患者寥寥无几，治疗原则是仅给予一般临时措施，如对症处理、定期检查。对所有该病患者给予支持治疗，如输入蛋白质、氨基酸及维持电解质平衡。

（2）抗生素：对病变限于肠道、肠系膜和腹膜后淋巴结者，先以口服抗生素治疗几个月，关于具体药物尚无明确规定，为避免药物的毒性和不良反应，可选用几种抗生素交替使用，对有寄生虫感染者应根治，例如，对贾第虫感染可用甲硝唑（灭滴灵）$200\sim400$ mg，每天 3 次，儿童的剂量为 $20\sim25$ mg/（kg·d），疗程为1周，或用米帕林100 mg，每天 3 次，儿童剂量为 8 mg/（kg·d），分3 次服，$5\sim7$ d 为 1 个疗程，也可用呋喃唑酮 100 mg，每天 3 次，儿童剂量为 $5\sim10$ mg/（kg·d），分3 次服，1 周为 1 个疗程。上述 3 种药物均有消化道不良反应，应注意。

（3）化疗：如果抗感染治疗 3 个月无好转，或在一定的时间内未缓解（一般不超过 6 个月），或是在12 个月内才缓解，应采用化疗，如用苯丁酸氮芥、环磷酰胺单独化疗，也可试用 CHOP 方案，即羟基柔红霉素50 mg/m²，CTX 750 mg/m²，VCR 1.4 mg/m²，均第 1 d 静脉注射，泼尼松 25 mg/m²，每天口服，连用5 d。

（4）手术：非晚期肿瘤如无手术禁忌证，应行剖腹探查，有些患者需二次手术探查。对有弥漫性淋巴瘤病变者，应尽可能手术切除其肿瘤，继而化疗。对是否先行腹部放疗再化疗尚有争议。

7.预后

该病自然病程可以为连续表现出症状，也可以为间断出现症状，单纯抗感染治疗可以缓解该病，少数病例经化疗可以完全缓解。

二、非淋巴性小肠肿瘤

小肠肿瘤在小肠各部位及各层组织结构中均可发生，但与胃和结肠肿瘤比较并不多见，占胃肠道肿瘤的 1%～5%。小肠良性肿瘤较恶性肿瘤多见，恶性肿瘤多为转移瘤。

小肠任何一种细胞均可发生肿瘤，起源于小肠腺的腺瘤和腺癌及起源于平滑肌的平滑肌瘤和平滑肌肉瘤占原发性小肠肿瘤的大多数。在恶性肿瘤中 50% 是腺癌，其中多数位于小肠近端，而肉瘤相对来说分布于小肠各段。

（一）病因和发病机制

小肠的致瘤因素尚属于推测性的，各种小肠肿瘤的病因可能不同。腺癌在胃和结肠好发，而小肠腺癌相对较少,这可能因为小肠面积大,也与下列因素有关。

1.致癌物质浓度低

小肠内液体较多且小肠蠕动快,致癌物质与肠襞的接触机会减少,但动物试验给小鼠喂亚硝基脲化合物或欧洲蕨可以引起小肠肿瘤。

2.解毒酶浓度高

小肠中对致癌物质解毒酶的浓度可能比胃和结肠中高,例如,苯并芘是致癌物质,多种食物中含有少量苯并芘,人类小肠含有苯葬芘羟化酶可将其转化为活性低的代谢产物。现已证明鼠类小肠中苯并芘羟化酶的浓度比胃或结肠中的浓度高。

3.菌丛

结肠中的菌丛远较小肠中的菌丛多,且结肠中含有大量的厌氧菌群,而小肠中却较少,厌氧菌能将胆汁酸转化为致癌物质。

4.免疫功能

小肠免疫系统功能特别强大,包括体液免疫和细胞免疫,产生活性 IgA。小肠免疫系统可以抵御致瘤病毒,T 细胞免疫可以识别和杀灭瘤细胞。

5.小肠黏膜细胞

小肠黏膜细胞的更新速度快也可能防御瘤细胞的生长,而肿瘤细胞增生较正常肠黏膜细胞增生要慢,将两种细胞系混合,使其竞争性生长时,增殖快速的细胞明显占优势。Lipkin 和 Quastler 认为小肠滞留的增殖细胞比胃或结肠中要少,这些细胞可能包括原始的瘤转化细胞。利用氚标记胸苷和微型自动放射显影技术发现在小肠腺体表面滞留的增殖细胞较少,这样可以解释小肠肿瘤的发病率低。

(二)各种小肠肿瘤

1.原发性小肠肿瘤

(1)腺瘤和肠癌:小肠单管状腺瘤以十二指肠最多见并可能有低度恶性。绒毛状腺瘤也常发生在十二指肠,其中约 1/3 有腺癌病灶,所以腺瘤一般被认为是癌前病变。绒毛状腺瘤较单管状腺瘤大,腺瘤常为单发,组织柔软、易变形,但因瘤体较大(最大腺瘤直径＞5.0 cm),可以引起肠梗阻,也可以引起肠出血。十二指肠绒毛状腺瘤引起梗阻性黄疸时表明有恶性浸润。上消化道造影检查可见绒毛状腺瘤有典型的 X 线表现,所谓"冰淇淋"或"肥皂沫"样表现,这是肿瘤组织呈多瓣状菜花样,钡剂嵌入绒毛分叶间隙所致,内镜活检可以确诊。

小肠腺癌也好发于十二指肠,也可发生于空肠,发生于回肠者较少见。肿瘤来源于小肠黏膜上皮细胞,一般呈息肉样突入肠腔或同时在襞内生长形成环状狭窄,局部淋巴结转移常见,晚期有广泛转移。临床上早期缺乏表现,继之可能有肠梗阻、肠出血等。小肠腺癌与多种疾病有关。

(2)平滑肌瘤与平滑肌肉瘤:起源于小肠肌层,可向腔内生长,也可向腔外生长,肿瘤界限清楚,在没有转移时组织学上难以判断是良性还是恶性。光学显微镜下观察有丝分裂活性可以估计其恶性程度。临床上最常见的是消化道出血,肿瘤在肠腔内生长,可以引起肠套叠、肠梗阻,向肠腔外生长,可触及包块。有 15％～20％的平滑肌瘤可以发生恶变。

(3)脂肪瘤:多来自黏膜下层,以位于回肠末端的居多。通常瘤体较小,多不超过 4.0 cm。脂肪瘤可单发也可多发。因肿瘤有纤维结缔组织包膜呈分叶状突入肠腔,易导致肠套叠,偶尔也可引起溃疡和出血。多为手术或尸检时发现,CT 对脂肪瘤的分辨率高,对诊断有帮助。

(4)血管瘤:常为多发,可见于各段,直径可以从小如针尖至几厘米不等,常呈球状或息肉状。

临床上血管瘤可以引起消化道出血,血管造影检查可做出术前诊断。Kaijser将胃肠道血管瘤分类如下:①多发性血管扩张可能与遗传有关,常发生在空肠;②多腔性血管瘤累及结肠比累及小肠多;③单腔性血管瘤常形成息肉;④有胃肠道多发性血管瘤综合征。

恶性血管瘤除了转移外无特殊表现,临床上应注意卡波西肉瘤,其恶性度低,主要见于男性,病变亦可累及四肢和皮肤,表现为大的蕈状出血肿瘤。病理上肿瘤含很多血管裂隙,衬以棱状细胞。

2.转移性小肠肿瘤

其比较常见,可能由于小肠面积相对较大,比胃和结肠更易种植。

(1)黑色素瘤:是引起小肠癌的最常见肿瘤。约1/3的患者找不到黑色素瘤的原发病灶,而皮肤或视网膜的黑色素瘤被切除多年后也可突然扩散至胃肠道、肝、肺等。胃肠道转移常为多发,可以引起肠套叠、肠梗阻或肠出血。X线钡餐造影常显示息肉样肿块,有时中心形成溃疡表现为靶环征。

(2)乳腺癌:是引起小肠转移癌的另一种常见肿瘤。用皮质激素治疗的乳腺癌转移至胃肠的机会似乎大些。子宫颈癌、卵巢癌、结肠癌和肾癌可以直接浸及小肠,也可以通过腹膜后淋巴结直接浸及十二指肠。

(三)与腺癌有关的疾病

1.克罗恩病

并发腺癌多见于慢性克罗恩病患者,主要临床表现是肠道梗阻。有人认为克罗恩病并发小肠腺癌的发生率是无克罗恩病的小肠腺癌的发生率的100倍,前者比后者的诊断年龄要早10年,这可能与慢性感染有关。

2.乳糜泻

乳糜泻最可能诱发淋巴瘤,但也可诱发腺癌,这可能与免疫抑制有关。临床上对乳糜泻患者严格提供无麸胶质饮食,出现全身不适、食欲下降、恶心和腹泻提示有小肠恶性肿瘤,有贫血和隐性消化道出血,进一步提示腺癌。

3.波伊茨-耶格综合征

该病以大肠、小肠错构瘤样息肉,口腔黏膜、口唇和指(趾)色素斑为其特征。该病为常染色体显性遗传,其息肉为错构瘤而不是腺瘤,可单发或多发,多见于空肠、回肠,肠套叠为常见并发症。Reid认为2.4%的波伊茨-耶格综合征出现小肠腺癌。

4.家族性息肉病综合征

该病可以伴发小肠肿瘤但机会很少。加德纳综合征可以伴发小肠腺瘤,多见于十二指肠,特别是在壶腹周围更易恶变。

(四)临床表现

临床表现一般取决于肿瘤的类型、大小、在小肠内的位置、血液供应情况以及可能出现的坏死和溃疡等,肿瘤累及的范围也影响症状。例如,生长在小肠浅层黏膜,呈息肉样突入肠腔,如果肿瘤很大,可阻塞肠腔,引起肠梗阻或远端肠套叠后导致肠梗阻。腺瘤也可以形成溃疡,引起消化道出血,出血可以很急,量可以很大,但多为隐性出血。

多数小肠腺癌呈环形生长,使肠腔逐渐狭窄,出现肠梗阻症状,表现为痉挛性腹痛、恶心、呕吐和腹胀,进食后症状加重,可伴有厌食、体重下降和消化道出血,肠穿孔少见,十二指肠腺癌因常侵及壶腹部,故可以引起梗阻性黄疸。平滑肌瘤可以生长得很大,产生梗阻症状,平滑肌肉瘤可出现中心溃疡,因有丰富的血液供应,消化道大出血可为首发症状。

总之,小肠恶性肿瘤比良性肿瘤易出现症状,良性肿瘤多在手术或尸检时偶然被发现,但良性肿瘤比恶性肿瘤易引起肠套叠。

(五)诊断与鉴别诊断

小肠各种肿瘤缺乏特异性表现。痉挛性腹痛、腹胀、恶心、呕吐和急慢性肠道出血为常见症状,但也见于其他梗阻性和溃疡性肠道疾病,如克罗恩病并发肿瘤,很难区别小肠肿瘤与克罗恩病引起的症状。伴肠道大出血常提示溃疡性平滑肌瘤或平滑肌肉瘤。查体对诊断有帮助,但多不能确诊。黏膜色素斑是典型的波伊茨-伊格综合征的表现,腹部扪及包块提示肉瘤的可能性大。还可以伴肝大等。

大多数腺癌在小肠钡餐造影中表现为典型的环状"苹果核"或"餐巾环"样畸变。平滑肌肉瘤可以形成巨大肿块,有时中央有溃疡。平滑肌瘤最常见于梅克尔憩室。良性肿瘤(如腺瘤)易形成息肉样充盈缺损,比恶性肿瘤易致肠套叠。十二指肠腺癌与晚期胰腺癌难以区别。

管抽吸试验、棉线试验和选择性内脏动脉造影对肿瘤的定位诊断有帮助。采用标记的红细胞或放射性核素扫描对小肠出血也可以定位诊断。利用上消化道内镜可以诊断十二指肠肿瘤并可以活检。小肠纤维镜对诊断更有帮助。对回肠末端肿瘤可以借助纤维结肠镜进行诊断。

球后消化性溃疡比十二指肠溃疡更易引起梗阻症状,需鉴别其与十二指肠肿瘤,十二指肠镜检、活检和细胞学检查一般可以区分。十二指肠布伦纳腺可形成肿瘤并呈息肉样生长,因慢性高胃酸使十二指肠球部布伦纳腺增生,常为多发性息肉,内镜及其活检可以鉴别。克罗恩病的慢性瘘道经久不愈或其分泌物发生变化,可能并发早期癌变。

(六)治疗和预后

有症状的良性肿瘤一般应手术切除,手术中应尽量保留小肠,预后好。对十二指肠和回肠息肉特别是有蒂的息肉可经内镜行圈套烧灼术切除。

对于做其他手术时偶然发现的无症状性良性肿瘤一般也应切除,以便定性诊断和预防肠套叠和肠出血等并发症。对因其他原因做钡餐检查而偶然发现的小肠良性肿瘤,一般的处理方法是:对小而光滑的息肉(<2.0 cm),或黏膜下肿瘤定期做钡餐造影以防恶变。如有可能经内镜烧灼切除,或定期复查内镜进行活检和细胞学检查。对无症状的良性肿瘤如采取手术治疗,要考虑患者的年龄和一般情况。对临床上无禁忌证而内镜又未确诊,可行手术切除以便确诊和预防并发症。十二指肠绒毛状腺瘤基底较宽,多无蒂,一般不能经内镜切除,而且因有恶变的危险,故应积极手术切除。

对于弥漫性多发性息肉综合征(如波伊茨-伊格综合征)可以经内镜切除十二指肠息肉,而行外科手术仅适用于治疗其并发症。对有症状的患者应尽可能将其息肉切除,但因为可能需要反复外科手术,有发生短肠综合征的危险,所以应尽量保留小肠。

外科手术是治疗小肠癌的根本方法,对于腺癌手术是治疗的唯一方法,因腺癌早期即有淋巴结转移,原则上应做广泛切除术,但淋巴结转移多位于肠系膜根部,很易累及肠系膜上动脉。十二指肠腺癌易于通过后腹膜直接扩散,需要做胰十二指肠切除术。对有原位癌的绒毛状腺瘤可做单纯大范围切除,而对有十二指肠浸润癌的应做惠普尔手术。远端回肠腺癌手术切除,包括右半结肠切除是最理想的治疗方法。

小肠腺癌行根治术的可能性为50%,不能行根治术者姑息切除原位癌也能缓解或预防并发症。放疗和化疗对小肠腺癌的效果很差。5-FU对约15%已有肿瘤转移的患者有短暂性疗效。

对平滑肌肉瘤也应采取广泛切除。其与腺癌相比病程缓慢,淋巴结转移较少见,最常见的转移是腹腔直接播散或经血液转移至肺和肝脏。术后五年存活率约为 50%,对有转移者,放疗和化疗一般无效。

对小肠良性肿瘤大多预后较好。其而恶性肿瘤从症状出现到确诊需 6~8 个月,五年存活率约为 20%,预后较差。

(李振玲)

第九节　小肠良性肿瘤

成人小肠全长为 5~7 m,小肠长度约占全胃肠道的 75%,其黏膜表面积占整个胃肠道表面积的 90% 以上,但小肠肿瘤的发病率较其他胃肠道部位低,仅占消化道肿瘤发病率的 5% 左右。其中大部分为良性肿瘤,约占 4/5,恶性肿瘤约占 1/5。

小肠良性肿瘤好发于回肠(49%),其次是空肠(30%),十二指肠最少见(21%)。小肠良性肿瘤多来源于小肠黏膜上皮或间质组织。按照组织起源,上皮性来源的良性肿瘤主要是腺瘤(包括错构瘤),它是所有小肠良性肿瘤中最常见的。非上皮性来源的良性肿瘤按其发病率从大到小依次为平滑肌瘤、脂肪瘤、血管瘤、神经纤维瘤、纤维瘤和淋巴管瘤。神经纤维瘤、纤维瘤和淋巴管瘤在临床上极其罕见。小肠良性肿瘤多无临床症状,是在尸检或者外科手术剖腹探查时发现的,部分患者的小肠良性肿瘤因为腹部包块、消化道出血、穿孔及肠梗阻等临床症状就诊被发现。小肠良性肿瘤的诊断比较困难,容易延误治疗,小肠镜和胶囊内镜是确诊的有效手段。

一、流行病学

小肠肿瘤是一种少见肿瘤,占全胃肠道肿瘤的 1%~5%,而小肠良性肿瘤则更罕见,占小肠肿瘤的 80%。小肠良性肿瘤的发病年龄为 40~60 岁,男性、女性的发病率基本无差异。小肠肿瘤发病率低的原因尚不清楚,可能与以下因素有关:①小肠内容物稀薄,黏膜不易受损;②肠内容物流动较快,潜在的致癌物质不能长期滞留;③小肠内偏碱性 pH 可使潜在的致癌物质失活;④小肠本身具有的强大免疫功能,其黏膜内聚集大量浆细胞和淋巴细胞。

二、病因学

小肠良性肿瘤的确切病因不明,可能与感染、遗传、自身免疫及环境等因素有关。其中,比较明确的是一种导致小肠多发腺瘤样息肉的遗传学疾病,称为波伊茨-耶格综合征。该病是由皮肤黏膜黑斑合并消化道息肉,是一种少见的常染色体显性遗传病,主要致病基因是 *STK* 11/*LKB* 1,有很高的外显率,男、女均可携带因子,有 30%~50% 的患者有明显的家族史。息肉分布的广泛性与遗传并不一定有直接的关系,但黑斑的发生部位常较一致。大部分息肉的性质为腺瘤或错构瘤。

三、病理学

(一)腺瘤

小肠腺瘤起源于小肠上皮细胞,其发病率占小肠良性肿瘤的 14%,多见于十二指肠和回肠,腺瘤瘤体上的腺泡和腺细胞分化程度不一。腺瘤可以是单个发生,也可以是多个大小不等,累及整个肠段。小肠腺瘤按病理分型可分为管状腺瘤、绒毛状腺瘤、管状绒毛状腺瘤,其中绒毛状腺瘤易发生癌变。

(二)错构瘤

最常见的是伊波茨-耶格综合征,有家族史。显微镜下可见小肠病变,呈错构瘤样改变,包含正常腺体和各类型细胞结构,但无显著性增殖表现。

(三)平滑肌瘤

小肠平滑肌瘤起源于小肠固有肌层,与周围组织分界明显,多发于空肠、回肠,在十二指肠则少见。根据生长方式可分为腔内型、腔外型、壁间型,多为单发,直径大小不一。平滑肌瘤的病理形态为瘤细胞稀疏,呈长梭形,富含酸性原纤维,平滑肌肌动蛋白、结蛋白免疫组织化学染色呈强阳性,CD34 及 CD117 染色呈阴性。

(四)脂肪瘤

脂肪瘤起源于黏膜下层,为脂肪组织异常沉着生长所致。发病率次于平滑肌瘤,在空肠、回肠均可发生,多见于回肠末端。肿瘤可单发或多发,有明显的界限,为脂肪组织肿块,可以从黏膜下膨胀性生长而压迫肠腔,也可向浆膜层生长而突出肠壁外。肠套叠的发生率达 50%,临床表现以肠梗阻多见。

(五)血管瘤

小肠血管瘤占小肠良性肿瘤的 7%~8%,起源自黏膜下层血管丛,可累及黏膜层、肌层、浆膜层,其病理本质属于血管畸形,组织学上分为毛细血管瘤、海绵状血管瘤、混合血管瘤以及血管扩张症,其中海绵状血管瘤最常见。有一种罕见的蓝色橡皮疱痣综合征,即以小肠多发的隆起样静脉瘤为主要表现,病理为海绵状血管瘤。在形态上,多为隆起的结节样,在小肠各段均可发生,多见于空肠,可单发或者多发。小肠血管瘤的主要临床表现是消化道出血,通常表现为不明原因的慢性失血,少数可出现消化道大出血。此外,还可以引起肠梗阻、肠套叠、肠穿孔等。

(六)纤维瘤/神经纤维瘤

纤维瘤是较少见的一种边界清楚的小肠肿瘤,由致密的胶原囊及数量不等的成纤维细胞组成,可累及黏膜下层、肌层或浆膜层。纤维瘤有纤维肌瘤、神经纤维瘤、肌纤维瘤等类型,主要临床表现是肠套叠。

四、临床表现

小肠良性肿瘤的临床表现取决于肿瘤的类型(如外生型、壁间型、腔内型)、瘤体的大小、生长部位、生长方向与生长速度。小肠良性肿瘤生长缓慢,多数无临床症状。消化道出血、腹痛、腹块和肠梗阻为主要临床表现。

(一)消化道出血

平滑肌瘤和血管瘤出血常见,出血量往往较大,且呈间歇性。出血主要与瘤体表面丰富的毛细血管受到侵蚀有关,少数瘤体甚至可见小动脉喷血。血管瘤出血常呈间歇性,以黑便为主要表现,也有少量的腺瘤、脂肪瘤合并出血。

（二）腹痛

腹痛常由肠梗阻或肠套叠、肿瘤恶变及肿瘤囊性变并发感染引起,多呈间歇性、痉挛性。小肠多发息肉（腺瘤）引起的腹痛常见。

（三）肠梗阻与肠套叠

肠梗阻与肿瘤生长的部位及病理类型有关,常见于直径 3 cm 以上的巨大腺瘤或息肉,息肉牵拉引起肠套叠,如不及时处理可引起绞窄。

五、辅助检查

（一）X 线钡餐造影检查

小肠的钡餐尤其是气钡双对比造影是常用的检查方法,包括小肠灌肠和口服钡剂追踪。小肠良性肿瘤钡剂造影的表现各不相同,腺瘤表现为类圆形的充盈缺损,带蒂者可见滑动,平滑肌瘤腔内生长时可发现偏肠腔一侧的圆形充盈缺损,可伴有中央实影。

（二）CT 检查

CT 扫描能较清楚地显示小肠肿瘤的大小、形态、向腔内外侵犯的范围。多层螺旋 CT 能提高 CT 图像的质量,在此基础上的小肠三维 CT 重建技术可清晰地显示冠状位小肠模拟影像,可有效评估小肠良性肿瘤（尤其是直径 1 cm 以上息肉）的部位和大小,以及引起套叠的征象。小肠腺瘤在 CT 上显示高密度的团块,可伴有增强后血管强化（提示血供丰富）。平滑肌瘤在 CT 中能显示为突向肠腔内外的分界清楚的实性软组织肿块,瘤体内偶尔可见钙化,也能显示肿瘤表面低凹的溃疡面,增强 CT 可表现为肿瘤均匀增强。脂肪瘤在 CT 上表现为特征性的脂肪组织密度影中夹杂不等量的纤维条索影,增强后不强化。

（三）血管造影检查

选择性肠系膜上动脉造影对血管瘤、血管丰富的平滑肌瘤的诊断意义较大,当小肠肿瘤合并活动性出血且出血量＞0.5 mL/min 时,可根据选择性肠系膜动脉造影的对比剂外逸征象做出定位判断。

（四）胶囊内镜检查

目前应用于小肠疾病检查的主要内镜方法有气囊辅助式小肠镜和胶囊内镜。胶囊内镜也是一种可供选择的有效诊断小肠良性肿瘤的手段,优点是体积小、无痛苦,便于携带,可一次完成全小肠的检查,并对图像资料进行分析,但存在定位不准确、不能取活检等局限性。对于小肠出血患者,剖腹探查结合胶囊内镜检查,能够明确出血部位及出血原因,达到诊断治疗的目的。国内报道胶囊内镜对不明原因出血患者小肠病变的检出率可达到 62%～86%。

（五）小肠镜检查

气囊辅助式小肠镜包括双气囊小肠镜和单气囊小肠镜,二者均可完成全小肠的直视检查,而且可在病变部位进行活检、黏膜染色、息肉摘除等操作,必要时结合内镜下超声等辅助手段,可进一步明确小肠肿瘤的性质。这是一种安全、直观、可靠的检查手段,是诊断小肠黏膜和黏膜下层肿瘤的最理想方法。小肠镜可以直接诊断小肠息肉、静脉瘤、平滑肌瘤等病变。

（六）超声内镜检查

小肠镜目前尚未实现自带超声的功能,多以超声内镜探头代替,可以观察病变的深度、层次结构、有无浸润、周围脏器和淋巴结的情况,可引导黏膜活检,但是对发现病变无优势,对判定小肠肿瘤的性质有一定价值。

六、诊断与鉴别诊断

小肠良性肿瘤缺乏特异性临床表现，往往诊断困难，易被延误诊断。有肠梗阻临床症状时要考虑小肠肿瘤，血管瘤和平滑肌瘤常以出血做为首发临床症状，出现不明原因的营养不良、贫血、体重下降，也要考虑小肠肿瘤的可能。诊断小肠肿瘤的主要检查方法有 X 线钡餐造影、CT、血管造影、小肠镜、胶囊内镜检查。需要注意的是，部分黏膜下病变（如平滑肌瘤、脂肪瘤和神经纤维瘤）的表面黏膜正常，活检没有意义，而血管瘤或静脉瘤禁忌活检。除此之外，病变的组织活检对于鉴别病变的良性与恶性有较高价值。最终确诊需要依赖完整病变的内镜下或手术切除，获得最终病理结果。

七、治疗

已有证据表明，选择性 COX-2 抑制剂对于胃和结肠息肉的生长具有显著抑制作用，而波伊茨-耶格综合征的息肉大部分为错构瘤，80%以上的波伊茨-耶格综合征息肉存在 COX-2 的异常高表达。因此，理论上 COX-2 抑制剂应该能够显著延长患者的息肉生长周期，从而降低对外科手术和小肠镜治疗的需求，但目前国内外尚无相关研究报道。此外，沙利度胺对于抑制血管生长有显著作用，是否可以抑制小肠静脉瘤/血管瘤的生长需要进一步观察。

八、预后

小肠良性肿瘤中，平滑肌瘤的恶变率为 10%～20%。腺瘤被认为是癌前病变之一，其癌变率为33.6%，易引起出血、梗阻等并发症。因此一旦发现平滑肌瘤、腺瘤，均应及时经内镜或手术切除。文献报道腺瘤及平滑肌瘤局部切除后五年复发率为 17%。

临床医师除需重视切除范围外，还要重视术后长期随访、定期复查，这些对进一步改善预后至关重要。

（李振玲）

第十二章

泌尿系统肿瘤的临床诊疗

第一节　肾盂和输尿管肿瘤

一、发病率

肾盂和输尿管肿瘤少见，仅占整个泌尿道上皮肿瘤的4％，平均发病年龄为55岁，大多数患者在40～70岁发病。男、女患者之比为2∶1。

二、病因

吸烟和接触某些工业染料或溶剂均增加了上尿路移行细胞癌的危险性。长期过度服用止痛药、有Balkan肾病或做逆行肾盂造影时接触对比剂也有增加癌变的危险性。

三、病理

绝大多数肾盂和输尿管肿瘤是移行细胞肿瘤，发病率分别为90％和97％，分级和膀胱肿瘤的分级相似。乳头状瘤占15％～20％，50％以上的患者的肿瘤是孤立性肿瘤，其他为多发性肿瘤。在输尿管肿瘤患者中，中心性肿瘤多达50％。常见的转移部位是附近相邻的淋巴结、骨和肺等。

鳞癌占肾盂肿瘤的10％，常由感染或结石引起慢性感染所致。腺癌亦少见，一经确诊往往已属于晚期。输尿管肿瘤则罕见，大部分肿瘤在诊断时已有播散和浸润。

肾盂和输尿管肿瘤的分期和膀胱癌相似，肿瘤的分期和分级决定了治疗方案和预后。肾盂输尿管低分级肿瘤患者的存活率为60％～90％，而高分级或穿透肾盂、输尿管壁肿瘤可能有远处转移，患者的存活率低，为0～30％（表12-1）。

四、临床诊断

(一)症状和体征

主要表现为间断性无痛性肉眼血尿，有时仅有镜下血尿，容易被忽视。当血块或肿瘤碎片阻塞输尿管或肿瘤本身阻塞输尿管、肾盂时可能出现肾绞痛症状。部分患者可出现全身症状,如发热、体重减轻和嗜睡,这可能与肿瘤转移有关。一般无明显阳性体征,当有肾盂积水或巨大肿瘤时可扪及腹部包块,有时腹部触诊有压痛。少数转移性肿瘤患者有锁骨上、腹股沟淋巴结肿大或肝大。

表 12-1　肾盂输尿管肿瘤的分期

肿瘤的情况	肿瘤的分期	
	Batata[1]	TNM[2]
局限在黏膜	O	T_{is}
侵及基底膜	A	T_1
侵及肌层	B	T_2
通过肌层播散到脂肪或肾实质	C	T_3
侵及临近脏器	D	T_4
有淋巴转移	D	N^+
伴有远处转移	D	M^+

注:①由 Batata 等于 1975 年描述;②由美国癌症联合会于 1988 年制定。

(二)实验室检查

大部分患者尿常规检查有血尿,多为间歇性。少数肝转移患者肝功能检查结果异常。梗阻和尿滞留引起泌尿道感染,可以出现脓尿、菌尿。

可以通过检查尿脱落细胞发现肿瘤细胞,阳性率取决于肿瘤的分级和取得标本的数量。

(三)影像学

上尿路肿瘤患者的静脉尿路造影异常,最常见的改变为腔内充盈缺损,一侧肾输尿管不显影和肾积水。对静脉尿路造影显影不良者配合逆行造影、肾穿刺造影、B 超、CT、MRI 等进一步检查。

逆行肾盂造影可以更准确地观察,同时可以收集细胞学标本。输尿管肿瘤的特征是肿瘤所在部位以上扩张,如同高脚杯状,对诊断有重要价值。有时在逆行造影时输尿管肿瘤还可能出现Bergman 征,即输尿管插入导管被肿瘤阻挡后盘曲在输尿管肿瘤远端。

超声检查、CT、MRI 常可发现肾盂的软组织异常及肾积水,但是,对输尿管病变应用超声和CT 检查有一定的困难,MRI 可帮助检查输尿管病变。上述检查均能将血块、肿瘤和不透光结石区别开来,CT 和 MRI 可以同时检查出腹部和腹膜后组织的局部或远处转移病灶。

(四)膀胱镜、输尿管肾盂镜检

膀胱镜检查可发现输尿管开口喷血,并可了解有无膀胱内转移。使用输尿管肾盂镜可以直接观察到上尿路异常。通过此项检查可以估计上尿路的充盈缺损和细胞学检查的阳性结果。此外,还可以对肾盂输尿管肿瘤保守手术的患者进行监视及对肿瘤进行观察和活检。偶尔可行肿瘤切除术和电灼术。用输尿管肾盂镜进行监测比传统方法更优越。

五、治疗

标准治疗方案是进行肾、全长输尿管及输尿管开口部位的膀胱壁部分切除术。若输尿管近端无肿瘤侵犯,仅有远端肿瘤,则应行远端输尿管切除及输尿管植入膀胱术。

放疗对上尿路肿瘤的作用甚小。伴有转移的上尿路移行上皮肿瘤的患者和转移性膀胱肿瘤患者可用顺铂化疗。

（崔蓬莱）

第二节　肾　　癌

肾癌也称肾细胞癌、肾腺癌等,占原发性肾恶性肿瘤的85%左右。

一、流行病学

肾癌的发病率有地区差异,瑞士及冰岛的发病率较高,英国和东欧、非洲、亚洲较的发病率低。近年来发病率有上升趋势。据1994年美国资料统计,美国每年有27 000以上该病的新病例,其中11 000例死于该病。我国尚无全国性的统计资料,北京市(1985—1987年)资料显示:男性的发病率为3.66/10万,女性的发病率为1.56/10万;上海市(1995年)男性的发病率为3.2/10万,女性的发病率为2.0/10万。1990—1992年22个省市抽样地区居民死亡率及死因构成统计显示,肾肿瘤的粗死亡率为0.32/10万人。在泌尿外科恶性肿瘤中,肾癌仅次于膀胱肿瘤,占第2位。在北京城区统计中,肾癌占全部恶性肿瘤的2%,居第10位。同一国家不同性别、种族间肾癌的发病率也有很大差异。

二、病因

肾癌的病因目前尚不清楚,种族和地理环境改变并不是引起肾脏肿瘤的重要条件。化学因素、物理因素或生物因子或其代谢物,可能作为诱变因子引起DNA分子结构的变化。20余年来研究者对吸烟与肾癌的关系进行了研究,吸烟者肾癌的相对危险性为1.1～2.3,与吸烟的量和开始吸烟的年龄密切相关,而且戒烟者比从不吸烟者患肾癌的危险性高,重度吸烟者的发病率较轻度吸烟者的发病率更高;肾癌与工业致癌物的关系尚未肯定,但吸烟并暴露于镉工业环境的男性发生肾癌的概率高于常人;亦有报道咖啡可能增加女性发生肾癌的危险性,但与咖啡的用量无相关性;肾癌有家族发病倾向,有兄弟2人或一个家庭中3人甚至5人发生肾癌的报道;此外,激素的影响(如雌激素)、过剩的高脂肪食物、饮酒及辐射可能与肾癌的发生有一定的关系;约0.7%的肾癌伴有视网膜血管瘤,系显性常染色体疾病,肿瘤常为双侧,可为多病灶癌或囊内癌。有报道称钙、多种维生素(尤其是维生素C)有可能减少肾癌的发生。钙可能降低肾癌的危险性;利尿药可能是促进肾癌发生的因素,滥用止痛药(尤其是含非那西丁的药)易致肾盂癌。高血压患者容易发生肾癌,但经过调查发现服利尿药的高血压患者患肾癌的危险性增加。居住在夏威夷的美籍日本人有8 006人,20年发生肾癌的危险性和高血压没有关系,但与利尿药相关。输血是否为患肾癌的危险因素尚未肯定。有报道称糖尿病患者比无糖尿病患者更容易发生肾癌,肾癌患者中14%为糖尿病患者,为正常人群有糖尿病患者数的5倍。肾功能不全的患者长期透析容易发生肾肿瘤。

三、组织病理学

绝大多数肾癌发生于一侧肾脏,双侧先后或同时发病者仅占 2% 左右。肾癌常为单个肿瘤,边界清楚,多病灶发病者占 5% 左右。

肾癌容易向静脉内扩散,形成癌栓,癌栓可以在肾静脉、下腔静脉内,甚至进入右心房内。肾癌可以局部扩散至相邻组织、脏器、肾上腺、淋巴结,其预后不如静脉内有癌栓者。肾癌远处转移的位置中最多见的为肺,其次为肝、骨、脑、皮肤、甲状腺等,也可转移至对侧肾。镜下肾癌可分为以下几种类型。

(一)肾透明细胞癌

显微镜下透明细胞癌细胞为圆形或多角形,胞浆丰富,内含大量糖原、磷脂和中性脂肪,这些物质在切片制作过程中被溶质溶解,呈透明状。单纯透明细胞癌不多见,多数有或多或少的颗粒细胞(暗细胞)。随着肿瘤细胞恶性倾向加重,肾透明细胞癌的胆固醇含量减少,分化好的肿瘤核位于中央,核固缩,染色质增多,浓染。分化不良的核有多样性,有明显的核仁。

(二)嗜色细胞癌

逆行分化细胞核增大,核仁明显。嗜色细胞癌表现为乳头状或小管乳头状生长,在未分化肿瘤中变为实性。其乳头的蒂常为充满了脂类的巨噬细胞和局灶性沙样瘤小体;乳头状腺癌预后比非乳头状好。经细胞遗传学检查,乳头状腺癌无论大小都表现为特有的 Y 染色体丢失,同时有7 号和 17 号染色体三体性。

(三)嫌色细胞癌

显微镜下嫌色细胞的一个特点是细胞呈多角形,胞浆透明但有细的网状结构,有明显的细胞膜,很像植物细胞。另一个特点是常规染色细胞质不染,可以用 Hale 铁染胞浆。其恶性趋势表现为胞浆嗜酸性或颗粒状,因线粒体增多,和嗜酸细胞类似。分化良好的细胞核固缩,染色质增多,有的有双核,核仁变为非典型增生,恶性度增大。

(四)肾集合管癌

显微镜下呈中等大小细胞,有嗜碱性。胞浆淡,有 β 糖原颗粒沉积,PAS 染色呈强阳性,常见细胞核退行性发育,有时可见嗜酸(颗粒)细胞变异,呈梭形,有多型性。肉瘤样肾癌主要是梭形细胞癌,侵袭性强、预后不良。梭形细胞像多形的间质细胞,难与纤维肉瘤区别。

(五)神经内分泌型肾癌

显微镜下有分化不良的小细胞癌(燕麦细胞癌),极罕见,恶性程度高。

四、临床表现与诊断

(一)临床表现

血尿、疼痛和肿物称为肾癌的"三联征",大多数患者就诊时已有 1~2 个症状,"三联征"俱全者仅仅占 10% 左右。肾癌可能在有明确临床症状时已有远处转移,以肺和骨骼转移为常见,有的先发现转移病灶,追溯原发肿瘤时始才诊断为肾癌。

1.血尿

肾癌引起的血尿常为间歇性、无痛、全程肉眼血尿。间歇中可以没有肉眼血尿,但仍有镜下血尿。血尿间歇时间随病程而缩短,严重血尿可伴有肾绞痛。血尿的程度与肾癌的体积无关,部分病例仅表现为持续镜下血尿。

2.腰痛

腰痛是肾癌的常见症状,多数为钝痛,因肿瘤生长牵扯肾包膜而引起;肿瘤侵犯周围脏器和腰肌时疼痛较重且为持续性,瘤内出血或血块通过输尿管可引起剧烈的腰痛和腹痛。

3.肿物

腰、腹部肿物也是肾癌的常见症状,有1/3～1/4的肾癌患者就诊时可发现肿大的肾脏。肾脏的位置隐蔽,肿瘤必须达到一定体积时方可被发现。肿瘤表面光滑,质硬,无压痛,随呼吸活动,如肿物固定,可能已侵犯邻近器官。

4.发热

1/3以上的患者伴有全身性症状,发热较常见,曾有研究者主张将发热、血尿、疼痛和肿物称为肾癌的"四联征"。发热多数为低热,持续和间隙出现,亦有因高热就医者发现肾癌。

5.高血压

肾癌患者中发生高血压者占20%～40%,原因是肿瘤压迫血管、肿瘤内动静脉瘘、肿瘤组织产生的肾素水平升高,需要与原发性高血压区别。

6.红细胞改变

肾癌患者的肾皮质缺氧,释放促红素,调节红细胞生成和分化,因此,有3%～10%的肾癌患者血中促红素水平升高。但肾癌患者贫血更为多见,主要原因是正常红细胞、正色素性红细胞少,小红细胞血清铁或全铁结合能力下降,与慢性病的贫血相似,铁剂治疗并无效果,切除肾癌可以使红细胞恢复正常。

7.免疫系统改变

发生肾癌时可伴有神经病变、肌肉病变、淀粉样变和血管炎。肾癌和其他肿瘤一样可能发生神经肌肉病变,有报道称肾癌并发双侧膈肌麻痹。近期报道有肾癌伴血管炎的病例,被认为是癌旁综合征或副癌综合征之一。

8.肾癌转移伴有临床症状

如脊椎转移,出现腰背痛、脊髓压迫,引起下肢活动障碍、大小便失禁等。

此外,肾癌伴肾外症状,如肾素水平升高、高血钙、前列腺素A水平升高、人绒毛膜促性腺激素水平升高、尿多胺水平升高、血癌胚抗原水平升高、精索静脉曲张。

Chisholm统计肾癌的全身病状如下:红细胞沉降率快362/651(55.6%),高血压89/237(37.6%),贫血473/1 300(36.4%),恶病质、消瘦338/979(34.5%),发热164/954(17.2%),肝功能异常65/450(14.4%),碱性磷酸酶升高44/434(10.1%),高血钙44/886(5.0%),红细胞增多症43/1 212(3.5%),神经肌肉病变13/400(3.3%),淀粉样变12/573(2.1%)。

(二)放射影像检查

1.X线平片

泌尿系平片可能见到肾外形改变,较大的肿瘤可遮盖腰大肌阴影,肿瘤内有时可见到钙化、局限或弥漫絮状影,有时在肿瘤周围形成钙化线、壳状。

2.CT检查

CT检查是目前诊断肾癌最重要的方法,可以发现肾内0.5 cm以上的病变。肾癌未引起肾盂肾盏变形时,CT检查对诊断有决定意义。该检查可以准确地测定肾癌的大小,测定肿瘤的CT值,注射对比剂以后是否使CT值增强,可以说明肿物内血管供应情况。有统计CT对以下情况诊断的准确性如下:肾静脉受累91%,下腔静脉内癌栓97%,肾周围扩散78%,淋巴结转移

87%,邻近脏器受累 96%。所以 CT 检查对于肾癌的分期极为重要。CT 容易显示肾癌对其周围组织和器官侵犯,肿瘤和相邻器官间的界限消失,并有邻近器官的形态和密度改变。CT 单纯表现为肿瘤和相邻器官间脂肪线消失,不能作为肿瘤侵犯相邻器官的诊断。大的肿瘤与相邻器官可以无间隙,CT 可以发现肾癌血行转移至肝,表现为多血管性,增强后可以和正常肝实质密度一致,因此,必需先行平扫,方可发现转移灶。对侧肾亦可能发生血行转移病灶。对肾上腺可以是局部侵犯,如肾上腺肾癌可直接侵犯肾上腺,肾上腺转移灶为血行扩散引起。

3.MRI

以 MRI 磁共振影像检查肾脏也是比较理想的方法。肾门和肾周围间隙脂肪产生高信号强度,肾外层皮质为高信号强度,其中部髓质为低信号强度,可能由于肾组织内渗透压不同,两部分对比度差 50%,这种差别可随恢复时间延长和水化而缩小。肾动脉和肾静脉无腔内信号,所以为低强度。集合系统有尿为低强度。肾癌的 MRI 变异较大,是由肿瘤的血管、大小、有无坏死决定的。MRI 不能很好地发现钙化灶,因其质子低密度。MRI 对肾癌侵犯范围,周围组织包膜、肝、肠系膜、腰肌的改变容易查明,尤其是当出现肾静脉、下腔静脉内癌栓和淋巴结转移时。

4.排泄性尿路造影

排泄性尿路造影曾经是诊断肾癌最主要的影像学诊断方法,随着 CT 及 MRI 问世以后,排泄性尿路造影居次要位置,因造影不能发现肾实质内较小的未引起肾盂肾盏变形的肿瘤,肾癌较大时,尿路造影可以见到肾盂肾盏变形、拉长、扭曲。排泄性尿路造影也可了解双肾功能,尤其是健侧肾的功能。肿瘤大使肾实质破坏,可导致病肾无功能。尿路造影可以发现肾内有占位性病变,但不能鉴别囊肿、肾血管平滑肌脂肪瘤和肾癌,必须配合超声、CT 或 MRI 检查。

5.血管造影

由于 CT 广泛应用于诊断肾癌,进行血管造影者日趋减少,近年来多用选择性肾动脉数字减影的方法。血管造影可以显示新生血管、动静脉瘘以及肾静脉和腔静脉病变,对比剂池样聚集、肾包膜血管增多是肾癌的标志。10% 左右的肾癌血管并不增多,使血管造影实际应用受到限制。出现肿瘤坏死、囊性变、动脉栓塞时血管造影可不显影。肾癌有动静脉短路时,动脉造影可以发现肾静脉早期显影。肾动脉造影在必要时可以注入肾上腺素,使正常血管收缩而肿瘤血管不受影响,有助于肿瘤的诊断。肾动脉造影目前常用于较大的或手术困难的肾癌,术前进行造影和动脉栓塞,可以减少手术出血量;对难以切除的晚期肾癌,动脉栓塞加入化疗药物可以作为姑息疗法;对孤立肾肾癌,为保留肾组织,在术前进行肾动脉造影可了解血管的分布情况;临床上怀疑有肾静脉、下腔静脉癌栓时,可行肾静脉或下腔静脉造影以明确癌栓的大小、部位、和静脉管壁的关系,有助于手术摘除癌栓并切除其粘连的静脉壁。血管造影是有创的、昂贵的检查方法,可能出现出血、穿刺动脉处形成假性动脉瘤、动脉栓塞等并发症。对比剂有肾毒性,不适用于肾功能不全患者。

(三)核素影像检查

放射性核素检查极少应用于肾癌,但可用于检查肾癌骨转移病灶,骨扫描发现病变缺乏特异性,必须配合 X 线影像发现溶骨性病灶。由于肾癌骨转移者预后极差,可以说是手术的禁忌证,必要时进行全身骨扫描。临床放射性核素检查的方法有 SPECT 或 PET 或 PET-CT。

(四)超声影像检查

肾癌的超声影像特征有:①肾实质内出现占位性病灶,呈圆形或椭圆形,有球体感,可向表面突出;②肿瘤小者边界清楚,大者边界欠清,常呈分叶状;③病灶部的肾结构不清,内部回声变化较大,2～3 cm 直径的小肿瘤有时呈高回声;4～5 cm 的中等肿瘤多呈低回声;巨大肿瘤因内部出血、液化、坏死、钙化,呈不均匀回声区;④肾窦可受压、变形甚至显示不清;⑤彩色多普勒血流显像中,小肿瘤内部血流较丰富,可见多数点状彩色血流,中等大小者肿瘤周边可见丰富的血流信号,亦可不丰富,内部散在点状或条状彩流信号,巨大肿瘤由于内部坏死等原因,很少有血流信号;⑥肾静脉或下腔静脉内可有癌栓;⑦肾门可见肿大的淋巴结。

(五)实验室检查

实验室检查对肾癌无特异性参考指标,肾癌患者的红细胞沉降率、尿乳酸脱氢酶水平和尿 β-葡萄糖醛酸苷酶水平可有升高。用于肾癌检测的肿瘤标志物有细胞黏附分子 E-Cadherin、CD44v6、端粒酶等,检测 E-Cadherin、CD44v6、端粒酶活性有利于肾癌的早期诊断,同时外周血中 Pax-2 mRNA 的检测可以较敏感地检测到血液中肾癌细胞,有助于早期诊断肾细胞癌及其微转移。

(六)病理学检查

获取肾癌诊断标本的方法有尿脱落细胞学检查、肾穿刺组织学检查等,要视临床具体情况选择应用。

五、TNM 分期与临床分期

肾癌的分期对制定治疗方案和判断预后有一定的临床意义。常用的分期方法有 Robson 分期和 TNM 分期。

(一)Robson 分期

肾癌的 Robson 分期见表 12-2。

表 12-2　肾癌的 Robson 分期

分期		
Ⅰ		肿瘤位于肾包膜内
Ⅱ		肿瘤侵入肾周围脂肪,但仍局限于肾周围筋膜内
Ⅲ	ⅢA	肿瘤侵犯肾静脉或下腔静脉
	ⅢB	区域性淋巴结受累
	ⅢC	同时累及肾静脉、下腔静脉、淋巴结
Ⅳ	ⅣA	肿瘤侵犯除肾上腺外的其他组织、器官
	ⅣB	肿瘤远处转移

(二)TNM 分期法(按国际抗癌联盟所提出)

根据肿瘤的大小、淋巴结受累数目和有无转移并结合手术及病理检查,来确定 TNM 分期。

1.T——原发肿瘤

T_0:无原发性肿瘤的证据。

T_1:肿瘤小,患肾的形态不变,肿瘤局限于肾包膜内。

T_2:肿瘤大,患肾变形,肿瘤仍在包膜内。

T_{3a}:肿瘤侵及肾周脂肪。

T_{3b}:肿瘤侵及静脉。

T_4：肿瘤已侵入邻近器官。

2.N——区域淋巴结转移

N_x：淋巴结有无转移不肯定。

N_0：淋巴结无转移。

N_1：同侧单个淋巴结受侵。

N_2：多个区域淋巴结受侵。

N_3：术中明确淋巴结已固定。

N_4：邻近区域性淋巴结受累。

3.M——远处转移

M_x：转移范围不肯定。

M_0：无远处转移的证据。

M_1：有远处转移。

M_{1a}：隐匿性转移。

M_{1b}：某一器官单个转移。

M_{1c}：某一器官多个转移。

M_{1d}：多个器官转移。

六、治疗

目前肾癌的治疗包括手术治疗、放疗、化疗及免疫治疗等。

(一)放射治疗

肾癌对放疗不甚敏感。肾癌放疗的适应证如下：①对恶性程度较高或Ⅱ、Ⅲ期肿瘤，可用术后放疗作为辅助治疗；②对原发肿瘤巨大和/或周围浸润固定或肿瘤血供丰富、静脉怒张者，术前放疗可使肿瘤缩小，血管萎缩以增加切除率；③转移性肾癌引起疼痛时，放疗可缓解症状；④对不能手术的晚期患者，放疗可缓解血尿、疼痛等症状并延长生命。

(二)化学治疗

化疗药物治疗肾癌疗效不理想，常用化疗药物有 VLB、MMC、BLM、ADM、CTX、DDP、5-FU、GEM 等。联合用药优于单药。常用的联合化疗方案有 GF 方案。

GF 方案：GEM 1 000 mg/m^2，静脉滴注，第 1 d、第 8 d、第 15 d；5-FU 500 mg/m^2，静脉滴注，第 1～5 d。每4 周重复。

(三)生物治疗

生物治疗的方法很多，用于肾癌治疗的主要方法如下。

1.细胞因子

IL-2 较常用。IL-6、LAK 细胞的使用也有临床报道，可获得一定的疗效。干扰素既可用于治疗原发肾肿瘤，也可用于治疗转移肾癌。

2.分子靶向药物

目前国内外研究较多的是酪氨酸激酶抑制剂，如 SU011248。SU011248 是一种多靶点酪氨酸激酶抑制剂，通过抑制 PDGFR、VEGFR、KIT、FLT_3 等产生抗肿瘤和抗肿瘤血管生成的作用，达到治疗肿瘤的目的。2004 年美国临床肿瘤学会年会上，Motzer 等报道了一项 SU011248 二线治疗转移性肾细胞癌Ⅱ期临床研究的结果，SU011248 50 mg，口服，每天 1 次，连续给药

4 周,每 6 周重复 1 次,中位随访 6 个月,63 例患者中,PR 15 例(24%),SD 29 例(46%),PD 19 例(30%)。提示 SU011248 治疗转移性肾细胞癌有一定的效果。另一种靶向药物是 BAY 43-9006,此药为一种新的信号转导抑制剂,通过抑制 Raf 激酶,阻断 Raf/MEK/ERK 信号转导通路,抑制肿瘤细胞增殖;同时还有抑制 VEGFR-2 和 PDGFR-β 的功能,具有抗肿瘤血管生成的作用。Ratain 等报道一项 BAY 43-9006 治疗晚期实体瘤的 Ⅱ 期临床研究结果,63 例晚期肾细胞癌患者中,25 例有效(PR + CR),18 例稳定(SD),15 例进展(PD),5 例患者出组,提示 BAY 43-9006 方案在治疗晚期肾细胞癌方面有一定的疗效。目前,正在进行 BAY 43-9006 对晚期肾细胞癌的 TTP 和生存期的影响研究。

(崔蓬莱)

第三节　膀　胱　癌

膀胱癌是泌尿系统中最常见的肿瘤,多数为移行上皮细胞癌。膀胱癌多发生于膀胱侧壁及后壁,其次为三角区和顶部,其发生可为多中心。膀胱癌可先后或同时伴有肾盂、输尿管、尿道肿瘤。在国外,膀胱癌的发病率在男性泌尿生殖器肿瘤中仅次于前列腺癌,居第 2 位;在国内则占首位。男性发病率为女性的 3～4 倍,50～70 岁人群发病率最高。该病组织类型中上皮性肿瘤占 95%,其中超过 90% 系移行上皮细胞癌。

一、流行病学

(一)发病率和死亡率

世界范围内,膀胱癌的发病率居恶性肿瘤的第 9 位,在男性恶性肿瘤中排名第 6 位,在女性恶性肿瘤中排在第 10 位。在美国,膀胱癌的发病率居男性恶性肿瘤的第 4 位,位列前列腺癌、肺癌和结肠癌之后,在女性恶性肿瘤中居第 9 位。2002 年,世界膀胱癌年龄标准化发病率:男性为 10.1/10 万,女性为 2.5/10 万,年龄标准化死亡率:男性为 4/10 万,女性为 1.1/10 万。美国男性膀胱癌的发病率为 24.1/10 万,女性该病的发病率为 6.4/10 万。美国癌症协会预测 2006 年美国膀胱癌新发病例数为 61 420 例(男 44 690 例,女 16 730 例),死亡病例数为 13 060 例(男 8 990 例,女 4 070 例)。

在我国,男性膀胱癌的发病率位居全身肿瘤的第 8 位,发病率远低于西方国家。2002 年,我国膀胱癌年龄标准化发病率:男性为 3.8/10 万,女性为 1.4/10 万。近年来,我国部分城市肿瘤发病率报告显示膀胱癌的发病率有增大趋势。男性膀胱癌的发病率为女性的 3～4 倍。而对分级相同的膀胱癌,女性的预后比男性差。男性膀胱癌的发病率高于女性不能完全解释为吸烟习惯和职业因素,性激素亦可能是导致这一结果的重要原因之一。

膀胱癌可发生于任何年龄,但是主要发病年龄为中年以后,并且其发病率随年龄增长而增加。美国 39 岁以下男性膀胱癌的发病率为 0.02%,39 岁以下女性膀胱癌的发病率为 0.01%;40～59 岁男性膀胱癌的发病率为 0.4%,女性膀胱癌的发病率为 0.12%;60～69 岁男性膀胱癌的发病率为 0.93%,60～69 岁女性膀胱癌的发病率为 0.25%;而 70 岁以上老年男性膀胱癌的发病率发病率为 3.35%,70 岁以上女性膀胱癌的发病率为 0.96%。

种族对膀胱癌发病的影响迄今还没有确定。美国黑人膀胱癌的发病危险率为美国白人的一半,但是其总体生存率却更差,而美国白人的发病率高于美国黑人,仅局限于非肌层浸润性肿瘤,而肌层浸润性膀胱癌的发病危险率却相似。

由于对低级别肿瘤认识不同,不同国家报道的膀胱癌的发病率存在差异,这使不同地域间发病率的比较非常困难。不同人群的膀胱癌组织类型不同,在大多数国家中,以移行细胞癌为主,其占膀胱癌的 90% 以上,而埃及则以鳞状细胞癌为主,其约占膀胱癌的 75%。

(二)自然病程

大部分膀胱癌患者确诊时处于分化良好或中等分化的非肌层浸润性膀胱癌,其中约 10% 的患者最终发展为肌层浸润性膀胱癌或转移性膀胱癌。膀胱癌的大小、数目、分期与分级与其进展密切相关,尤其是分期与分级,低分期低分级肿瘤发生疾病进展的风险低于高分期高分级肿瘤。总体上说,T_1 期膀胱癌发生肌层浸润的风险(18%)是 T_a 期膀胱癌(9%)的 2 倍。但膀胱癌的病理分级可能是更为重要的预测因子。研究发现:G_1 级膀胱癌出现进展的风险(6%)仅为 G_3 级膀胱癌(30%)的 1/5。一组长达 20 年的随访资料发现,G_3 级膀胱癌出现疾病进展风险更高,T_aG_1 膀胱癌为 14%,而 T_1G_3 则高达 45%,但是其复发的风险却相同,约为 50%。

Lamm 将原位癌分为 3 型。Ⅰ型没有侵袭性,为单一病灶,为疾病的早期阶段。Ⅱ型为多病灶,可引起膀胱刺激症状。Ⅲ型合并一个或多个其他膀胱癌,会增加肿瘤复发、进展及死亡的风险。经尿道切除的Ⅱ型原位癌发生疾病进展的风险约 54%,膀胱灌注化疗可降低其进展风险至 30%～52%,而卡介苗膀胱灌注可以将上述风险降至 30% 以下。

二、病因

膀胱癌的发生是复杂、多因素、多步骤的病理变化过程,既有内在的遗传因素,又有外在的环境因素。较为明确的两大致病危险因素是吸烟和长期接触化学工业产品。吸烟是目前最为肯定的膀胱癌致病危险因素,有 30%～50% 的膀胱癌由吸烟引起,吸烟可使膀胱癌危险率增加,其危险率与吸烟强度和时间成正比。另一重要的致病危险因素为长期接触化学工业产品,职业因素是最早获知的膀胱癌致病危险因素,约 20% 的膀胱癌是由职业因素引起的,包括从事纺织、染料制造、橡胶化学、药物制剂和杀虫剂、油漆、皮革、铝、铁和钢的生产。柴油废气累积也能增加膀胱癌发生的概率。其他可能的致病因素还包括慢性感染(细菌、血吸虫及 HPV 感染等)、应用化疗药物环磷酰胺(潜伏期 6～13 年)、滥用含有非那西汀的止痛药(10 年以上)、盆腔放疗、长期饮用砷含量高的水和使用含氯消毒水、摄入人造甜味剂及使用染发剂等。另外,膀胱癌还可能与遗传有关,有家族史者发生膀胱癌的危险性明显增加,遗传性视网膜母细胞瘤患者的膀胱癌发生率也明显升高。慢性尿路感染、残余尿及长期异物刺激(留置导尿管、结石)与肌层浸润性膀胱癌关系密切,其主要见于鳞状细胞癌和腺癌。

正常膀胱细胞恶变开始于细胞 DNA 的改变。流行病学证据表明化学致癌物是膀胱癌的致病因素,尤其是芳香胺类化合物,如 2-萘胺、4-氨基联苯,其广泛存在于烟草和各种化学工业中。烟草代谢产物经尿液排出体外,尿液中的致癌成分诱导膀胱上皮细胞恶变。目前大多数膀胱癌病因学研究集中在基因改变。癌基因是原癌基因的突变形式,原癌基因编码正常细胞生长所必需的生长因子和受体蛋白。原癌基因突变后变为癌基因,可使细胞无节制地分裂,导致膀胱癌复发和进展。与膀胱癌相关的癌基因包括 *HER-2*、*H-Ras*、*BcL-2*、*FGFR3*、*C-myc*、*c-erbB-2*、*MDM2*、*CDC91L1* 等。膀胱癌发生的另一个重要分子机制是编码调节细胞生长、DNA 修复或凋亡的蛋白抑癌基因失活,使 DNA 受损的细胞不发生凋亡,导致细胞生长失控。研究发现,含有 *p53*、*Rb*、*p21* 等抑癌基因的 17、13、9 号染色体的缺失或杂合性丢失与膀胱癌的发生发展密切相关,而且,*p53*、*Rb* 的突变或失活也与膀胱癌的侵袭力及预后密切相关。此外,膀胱癌的发生还包括编码生长因子或其受体的正常基因的扩增或过表达,例如,EGFR 过表达可增加膀胱癌的侵袭力及转移。

三、组织病理学

膀胱癌包括尿路上皮细胞癌、鳞状细胞癌和腺细胞癌,还有较少见的转移性癌、小细胞癌和癌肉瘤等。其中,膀胱尿路上皮癌最为常见,占膀胱癌的 90% 以上。膀胱鳞状细胞癌比较少见,占膀胱癌的 3%~7%。膀胱腺癌更为少见,占膀胱癌的比例小于 2%,膀胱腺癌是膀胱外翻患者最常见的癌。

四、临床表现与诊断

(一)临床表现

1.血尿

大多数膀胱肿瘤以无痛性肉眼血尿或显微镜下血尿为首发症状,患者表现为间歇性、全程血尿,有时可伴有血块。因此,在临床上间歇性无痛肉眼血尿被认为是膀胱肿瘤的典型症状。出血量与血尿持续时间长短,与肿瘤的恶性程度、大小、范围和数目有一定关系,但并不一定成正比。有时发生肉眼血尿时,肿瘤已经很大或已属于晚期;有时肿瘤很小,却会出现大量血尿。由于血尿呈间歇性表现,当血尿停止时容易被患者忽视,误认为疾病消失而不及时地做进一步检查。当患者只表现为镜下血尿时,因为不伴有其他症状而不被发现,往往直至出现肉眼血尿时才会引起注意。

2.膀胱刺激症状

早期膀胱肿瘤较少出现尿路刺激症状。若膀胱肿瘤同时伴有感染,或肿瘤发生在膀胱三角区,则尿路刺激症状可以较早出现。此外还必须警惕尿频、尿急等膀胱刺激症状,其可能提示膀胱原位癌的可能性。因此,凡是缺乏感染依据的膀胱刺激症状患者,应采用积极、全面的检查措施,以确保早期做出诊断。

3.排尿困难

少数患者因肿瘤体积较大,或肿瘤发生在膀胱颈部,或血块形成,可造成尿流阻塞、排尿困难甚至出现尿潴留。

4.上尿路梗阻症状

肿瘤浸润输尿管口时,引起肾盂及输尿管扩张积水,甚至感染,引起不同程度的腰酸、腰痛、发热等症状。如双侧输尿管口受侵,可发生急性肾功能不全。

5.全身症状

全身症状包括恶心、食欲缺乏、发热、消瘦、贫血、恶病质、类白血病反应等。

6.转移灶症状

晚期膀胱癌可发生盆底周围浸润或远处转移。常见的远处转移部位为肝、肺、骨等。当肿瘤浸润到后尿道、前列腺及直肠时,会出现相应的症状。当肿瘤位于一侧输尿管口,引起输尿管口浸润,可造成一侧输尿管扩张、肾积水。当肿瘤伴有膀胱结石时,会出现尿痛和血尿等膀胱结石的症状。

(二)放射影像检查

1.膀胱造影

现应用不多,但有时可补充膀胱镜检查之不足。膀胱容量较小或出血较重或肿瘤太大,膀胱镜难窥全貌时,往往不能用膀胱镜检查诊断,可用气钡造影及分部膀胱造影方法。其中以分部膀胱造影方法为佳。其方法是,首先测定膀胱容量,准备相应量的膀胱对比剂,先取其 3/4 量并摄片。若肿瘤表浅,则前、后摄片图像显示膀胱匀称性充盈缺损,对确定肿瘤是否浸润特别有价值。

2.静脉肾盂造影

静脉肾盂造影不能清晰地显示膀胱病变,因此对膀胱肿瘤的早期诊断意义不大。但是,对于膀胱肿瘤确诊前必须做静脉肾盂造影,它能排除肾盂和输尿管的肿瘤,显示因输尿管口或膀胱底部浸润性病变所造成的输尿管梗阻,了解双侧肾脏功能。

3.CT 检查

CT 检查能够了解膀胱与周围脏器的关系、肿瘤的外侵和程度、远隔器官是否有转移,有助于 TNM 分期,对制订治疗计划很有帮助。在揭示膀胱肿瘤及增大的转移淋巴结方面,CT 诊断的准确率在 80% 左右。此外,输尿管壁间段或膀胱憩室可能隐藏移行细胞瘤,这些肿瘤不易被其他检查方法发现,而 CT 扫描可能有所帮助。

(三)超声影像检查

经腹部 B 型超声波检查诊断膀胱肿瘤的准确性,与肿瘤的大小有关,还与检查者的经验和判断能力有关。肿瘤直径>1 cm,诊断准确率高,反之则低。由于这种检查没有痛苦,可作为筛选手段。经直肠探头超声扫描能显示肿瘤基底部周围膀胱底的畸形和膀胱腔的肿瘤回声,可以确定膀胱肿瘤的范围。诊断中最大的困难是小容量膀胱。经尿道内超声的探头做膀胱内扫描,对膀胱肿瘤的分期有一定帮助。

(四)实验室检查

1.尿常规检查和尿浓缩找病理细胞

尿常规检查和尿浓缩找病理细胞应作为首选检查方法。由于检查无痛苦、无损伤,患者易接受。特别是对于接触致癌物质的人群,在膀胱镜检查发现肿瘤前数月,通过尿液细胞检查可发现可疑细胞。收集尿液要求容器清洁,最好是晨起第 2 次尿液,肿瘤细胞阳性率为 70%~80%。对细胞学阴性者,可用膀胱冲洗液提高阳性率。用导尿管将 50 mL 生理盐水注入膀胱,反复来回冲洗,然后取样,检查肿瘤细胞。此法明显优于排尿检查。这是因为膀胱灌洗液较尿液产生更多的脱落细胞,对低级别乳头状移行细胞癌和乳头状瘤仅根据细胞标准难以鉴别,若有组织碎片,可为诊断提供有用的标本。细胞学检查还可用于监测肿瘤复发,也可作为普查筛选。

2.肿瘤标志物测定

其包括测定宿主的免疫反应性、加深对细胞的了解并估计预后;寻找特异而敏感的免疫检测指标——肿瘤标志物。但至今大多数免疫检测是非特异性的。

(1)膀胱癌抗原(bladder tumor antigen,BTA):BTA 检测膀胱肿瘤的膜抗原的一种方法,对移行细胞膜上皮表面癌具有较高的敏感性和特异性,方法简单实用,诊断膀胱癌的阳性率约为 70%。

(2)ABO(H)血型抗原:它不是肿瘤的抗原,而是一种组织抗原。据检测膀胱黏膜上皮表面ABO(H)抗原部分或全部丢失,表示该肿瘤的恶性程度高并易复发预后差;保留有 ABO(H)抗原,则肿瘤不易出现肌层浸润。因此对膀胱路肿瘤的诊断、疗效观察和预后具有较现实的意义。

（3）CEA：CEA 是一种肿瘤相关抗原。正常尿道上皮不存在 CEA，但在膀胱癌患者血浆和尿中 CEA 水平明显上升，被认为是有用的肿瘤标志物。但在相当一部分膀胱肿瘤患者中，血浆和尿中 CEA 仅有少量增加甚至不增加；同时 CEA 增加的量与肿瘤的大小、分化程度或浸润范围无关；而且尿路感染可影响 CEA，出现假阳性。

（4）乳酸脱氢酶（lactate dehydrogenase，LDH）同工酶：在恶性肿瘤中乳酸脱氢酶水平会上升。正常膀胱上皮仅有 LDH1 和 LDH2，在肿瘤浸润深的晚期膀胱癌中 LDH5 和 LDH4 占突出地位。

（5）其他标志物：在膀胱肿瘤患者的尿和血清中，还发现许多其他物质或其数量明显增加，如葡萄糖醛酸苷酶、尿纤维蛋白降解产物、类风湿因子、尿-N-乙-D-氨基葡萄糖苷酶、唾液酸、多胺等，其特异性及临床应用有待进一步研究。

（五）膀胱镜检查

对膀胱肿瘤仍以膀胱镜检查为首要手段，它可在直视下观察到肿瘤的数目、位置、大小、形态和与输尿管口的关系等，同时可做活检以明确诊断，是制订治疗计划必不可少的重要依据。凡临床可疑膀胱肿瘤的病例，均应常规进行膀胱镜检查，可以初步鉴别肿瘤是良性还是恶性的，良性的乳头状瘤容易辨认，它有一个清楚的蒂，从蒂上发出许多指头状或绒毛状分支在水中飘荡，蒂组织周围的膀胱黏膜正常。若肿瘤无蒂，基底宽，周围膀胱黏膜不光洁、不平、增厚或水肿充血，肿瘤表现是短小不整齐的小突起，或像一个拳头，表面有溃疡出血并有灰白色脓苔样沉淀，膀胱容量小，冲出的水液混浊带血，这均提示恶性肿瘤的存在。有些肿瘤位于顶部或前壁，一般膀胱镜不易发现，也易被检查者所忽略，应用可屈曲膀胱镜检查可以弥补此缺点。

通过膀胱镜检查，可以对肿瘤进行活检以了解其恶性度及深度。也可在肿瘤附近及远离之处取材，以了解有无上皮变异或原位癌，对决定治疗方案及预后是很重要的一步。取活检时须注意必须从肿瘤顶部取材，因为顶部组织的恶性度一般比根部的高。

（六）流式细胞光度术

流式细胞光度术（flow cytomety，FCM）是测量细胞 DNA 含量异常的另一种检查膀胱肿瘤的细胞学方法。正常尿内应有非整体干细胞系；超二倍体细胞应少于 10%；非整倍体细胞超过 15% 则可诊断为癌。非整倍体细胞增多与肿瘤的恶性程度成正比。有报道称乳头状瘤阳性率为 31%，无浸润乳头癌的阳性率为 86%，浸润性癌的阳性率为 92%，原位癌的阳性率为 97%。

五、TNM 分期与临床分期

膀胱癌的分期指肿瘤浸润深度及转移情况，是判断膀胱肿瘤预后的最有价值的参数。目前主要有两种分期方法，一种是美国的 Jewett-Strong-Marshall 分期法，另一种为国际抗癌联盟的 TNM 分期法。目前普遍采用国际抗癌联盟的 2002 年第 6 版 TNM 分期法。

膀胱癌可分为非肌层浸润性膀胱癌（T_{is}、T_a、T_1）和肌层浸润性膀胱癌（T_2 以上）。局限于黏膜（$T_a \sim T_{is}$）和黏膜下（T_1）的非肌层浸润性膀胱癌（以往称为表浅性膀胱癌）占 75%～85%，肌层浸润性膀胱癌占 15%～25%。而非肌层浸润性膀胱癌中，大约 70% 为 T_a 期病变，20% 为 T_1 期病变，10% 为膀胱原位癌。原位癌虽然也属于非肌层浸润性膀胱癌，但一般分化差，属于高度恶性的肿瘤，向肌层浸润性进展的概率要高得多。因此，应将原位癌与 T_a、T_1 期膀胱癌加以区别。

（一）T——原发肿瘤

T_x：无法评估原发肿瘤。

T_0：无原发肿瘤证据。

T_a：非浸润性乳头状癌。

T_{is}：原位癌（"扁平癌"）。

T_1：肿瘤侵入上皮下结缔组织。

T_2：肿瘤侵犯肌层。

T_{2a}：肿瘤侵犯浅肌层（内侧半）。

T_{2b}：肿瘤侵犯深肌层（外侧半）。

T_3：肿瘤侵犯膀胱周围组织。

T_{3a}：显微镜下发现肿瘤侵犯膀胱周围组织。

T_{3b}：肉眼可见肿瘤侵犯膀胱周围组织（膀胱外肿块）任一器官或组织中。

T_4：肿瘤侵犯前列腺、子宫、阴道、盆壁和腹壁。

T_{4a}：肿瘤侵犯前列腺、子宫或阴道。

T_{4b}：肿瘤侵犯盆壁或腹壁。

（二）N——区域淋巴结转移

N_x：无法评估区域淋巴结。

N_0：无区域淋巴结转移。

N_1：单个淋巴结转移，最大径不超过 2 cm。

N_2：单个淋巴结转移，最大径大于 2 cm 但小于 5 cm，或多个淋巴结转移，最大径＜5 cm。

N_3：淋巴结转移，最大径不小于 5 cm。

（三）M——远处转移

M_x：无法评估远处转移。

M_0：无远处转移。

M_1：远处转移治疗。

六、治疗

（一）放疗

放疗的效果不如根治性全膀胱切除，大多仅用于不宜手术的患者。但在英国对浸润性膀胱癌仍以放疗为主要治疗方法，称为根治性放疗。一般用钴外照射或用直线加速器。

放疗的一个主要并发症为放射性膀胱炎。少数患者放射后因膀胱严重出血而被迫做膀胱切除，但病理检查膀胱内已无肿瘤，经放射后膀胱肿瘤有降期现象。

（二）化疗

化疗适于非浸润性病变（0、Ⅰ期）经尿道膀胱肿瘤切除术（transurethral resection of bladder tumor，TUR-BT）后的膀胱灌注化疗。浸润性病变（Ⅱ、Ⅲ期）有高危复发因素，如 T_3 病变或 T_2 病变伴分化差、浸透膀胱壁。对转移性病变（Ⅳ期）以化疗为主。

1.表浅膀胱癌的膀胱灌注化疗

表浅膀胱癌经尿道切除后有三种情况：①原发、小、单个、分化良好至中分化 T_a 肿瘤一般术后极少复发，也可不进行辅助治疗；②大多数表浅膀胱癌手术后复发但不增加恶性程度即进展，辅助治疗(如膀胱灌注)可以减少或延长复发或进展;③少数患者恶性度高的表浅癌,即使经足量膀胱灌注也难免发生浸润。

原发的原位癌 T_{is} 不可能经尿道切除,也不可能通过放疗解决,有时从原位癌发展到浸润癌可以经过77个月以上。除膀胱全切除术以外,膀胱灌注是唯一有效的治疗。

(1)膀胱灌注及预防的原则:膀胱灌注是为了表浅膀胱癌术后预防或延长肿瘤复发以及肿瘤进展,消除残余肿瘤或原位癌,其原理至今仍不清楚,在膀胱灌注后染色体不稳定。由于多数化疗药对细胞周期有特异性,重复灌注优于单次。对于尿路上皮肿瘤细胞同期选择灌注时间是很难的,每周、每月灌注是实用的,但从细胞周期、分子生物学看是不理想的。

灌注前患者尽量少饮水,以减少尿对灌注药物的稀释。药物的 pH 可能影响其稳定性及疗效,丝裂霉素(MMC)在 pH 5.6～6.0 最好。在有创伤或感染时,灌注延迟1周,因创伤和炎症可能全身性吸收。灌注药物后拔除导尿管,经1～2 h,毒性反应与药物浓度和留置时间相关,长时间留置可增加毒性。持续的小剂量灌注比间断灌注效果好。膀胱灌注的特点是全身吸收少,反应小,但其缺点是因需要插导尿管而致膀胱内局部刺激强。一般每周1次,共7～10次。也有每月或每3个月灌注1次,共1～2年。

(2)膀胱灌注常用的药物及用法:①噻替哌:30～60 mg(1 mg/mLH$_2$O),每周1次,每疗程为6次,然后每月灌注1次,灌注时插导尿管排空膀胱尿,灌注液入膀胱后取平卧位、俯卧位、左卧位、右侧卧位,每15 min 轮换体位1次,共2 h;②丝裂霉素 C:40 mg(1 mg/mLH$_2$O)每周1次,8次为1个疗程,然后每月1次,方法同上;③多柔比星:40 mg(1～2 mg/mLH$_2$O),每周1次,4周后改为每月1次。

(3)膀胱内灌注免疫治疗药物:膀胱癌存在免疫缺陷,可以应用免疫治疗,既往用过许多免疫协调药物,其中最成功的是膀胱灌注卡介苗(BCG)治疗膀胱表浅肿瘤,也是人类癌症免疫治疗最成功的范例。

BCG:120 mg 悬浮在 50 mL 生理盐水中,每周1次,连用6周。1990年,美国食品药品监督管理局批准 BCG 为治疗膀胱原位癌和 T_1 病变的标准治疗方法。

干扰素 a-2b:起始量 50×10^6 U,然后递增到 100×10^6 U、200×10^6 U、300×10^6 U、400×10^6 U、500×10^6 U、600×10^6 U、$1\,000 \times 10^6$ U,8周为1个疗程。干扰素 a-2b 经膀胱吸收很少,毒性很小,个别患者出现轻微膀胱刺激症状。但最适剂量有待进一步确认。近年有应用白介素-2＋BCG 膀胱灌注治疗,效果良好,可减少 BCG 的量。

关于口服化疗药物治疗表浅肿瘤的作用,有报道称服甲氨蝶呤 50 mg,每周1次,可使复发率下降50％。甲氨蝶呤口服后40％在24 h 内由尿中排泄。

2.浸润性膀胱癌的化学治疗

对于已有转移的浸润性膀胱癌以化疗为主。现阶段研究者认为比较有效的药物为 DDP、ADM、MTX、VLB、5-FU、GEM 等。

(1)M-VAC 方案:MTX 30 mg/m^2,静脉滴注,第1 d、第15 d、第22 d;VLB 6 mg/m^2,静脉滴注,第2 d、第15 d、第22 d;ADM 30 mg/m^2,静脉注射,第2 d;DDP 70 mg/m^2,静脉滴注,第2 d。每4周重复,共2～4周期。如白细胞少于 2.5×10^9/L,血小板少于 100×10^9/L,或有黏膜炎,第22 d 药不用;如患者曾行盆腔照射超过 25 Gy,ADM 剂量减少 15 mg/m^2。

(2)CMV 方案:MTX 30 mg/m^2,静脉滴注,第1 d、第8 d;VLB 6 mg/m^2,静脉滴注,第1 d、第8 d;DDP 100 mg/m^2,静脉滴注,第2 d(MTX 用完后12 h 给药)。每3周重复,共3周期。

对有心脏问题者可代替 M-VAP 方案。

（3）CAP 方案：CTX 400 mg/m²，静脉注射，第 1 d；ADM 40 mg/m²，静脉注射，第 1 d；DDP 75 mg/m²，静脉注射，第 1 d。21～28 d 为 1 周期，共 3 周期。先用 ADM，再用 DDP。

（4）GC 方案：GEM 800 mg/m²，静脉滴注，第 1 d、第 8 d、第 15 d；DDP 70～100 mg/m²，静脉滴注，第 2 d。每 4 周重复，共 3 周期。此方案治疗是转移性移行细胞癌的标准方案。

（5）TC 方案：PTX 150 mg/m²，静脉滴注，第 1 d；CBP 300 mg/m² 或 AUC5，静脉滴注，第 1 d。每 3 周重复，共 3 周期。

（6）ITP 方案：PTX 200 mg/m²，静脉滴注，第 1 d；IFO 1.5 g/m²，静脉滴注，第 1～3 d；DDP 70 mg/m²，静脉滴注，第 1 d。

每 3 周重复。推荐应用粒细胞集落刺激因子支持治疗，也可调整至 28 d 1 个周期。

（三）激光疗法

局部消除表浅膀胱肿瘤的方法除 TUR-BT 外，尚有用激光治疗或激光血卟啉衍生物（hematophyrin derivative，HPD）光照疗法，有一定疗效。

激光血卟啉衍生物光照疗法有如下特点：血卟啉衍生物易被恶性细胞吸收并储存时间较长久，经激光照射后可毁灭瘤细胞，但需用的激光能量少得多。用法为经静脉注射 HPD 5 mg/kg 体重，24～72 h 经膀胱镜放入激光光导纤维对肿瘤进行照射，所用激光为冠离子染料激光，为红色激光，最大功率为 910 mW。该方法的缺点是患者在治疗后需避光 1 月，否则发生光敏性皮炎，面部色素沉着长期不退。

应用 YAG 激光或血卟啉衍生物激光照射疗法是一个新的尝试，是一种不出血的切除方法，避免手术播散瘤细胞而增加复发的机会。但激光设备复杂，费用也较高，目前未能推广。

（四）儿童膀胱葡萄状肉瘤的治疗

儿童膀胱葡萄状肉瘤的治疗近年来有明显的改进。手术和化疗需综合应用，而化疗显得更为重要。目前有采用趋向切除肿瘤膀胱的手术方法，即在术前 4～6 周应用长春新碱至膀胱肿瘤缩小或不再缩小（多数肿瘤能缩小 50%），做肿瘤剜除及清除术，保留膀胱，术后继续用长春新碱共 2 年，术后每月顺序轮用放线菌素 D、环磷酰胺及多柔比星，亦均为期 2 年，可称为 VACA 治疗方案。

（崔蓬莱）

第十三章

女性生殖系统肿瘤的临床诊疗

第一节 子宫颈癌

子宫颈癌是我国最常见的女性生殖道恶性肿瘤,其发病率有明显的地区差异。在世界范围内,子宫颈癌发病率最高的地区是哥伦比亚,最低的是以色列。我国属于高发区,但不同的地区发病率也相差悬殊,其地区分布特点是高发区连接成片,从山西、内蒙古、陕西,经湖北、湖南到江西,形成一个子宫颈癌的高发地带。农村的发病率高于城市的发病率,山区的发病率高于平原的发病率。随着近 50 年来国内外长期大面积普查普治及妇女保健工作的开展,子宫颈癌的发病率和死亡率均已明显下降,且晚期肿瘤的发生率明显下降,早期及癌前病变的发生率在上升。发病年龄以 40～55 岁为最多见,20 岁以前少见。子宫颈癌以鳞状细胞癌为最多见,其次是腺癌及鳞腺癌。少见病理类型有神经内分泌癌、未分化癌、混合型上皮/间叶肿瘤、黑色素瘤和淋巴瘤等。

一、子宫颈鳞状细胞癌

子宫颈恶性肿瘤中 70％～90％为鳞状细胞癌。其多发生于子宫颈鳞状上皮细胞和柱状上皮细胞交界的移行区。子宫颈鳞状细胞癌又有疣状鳞癌及乳头状鳞癌等亚型。

(一)病因

子宫颈癌与人乳头瘤病毒(human papilloma virus,HPV)感染有关。HPV 在自然界广泛存在,主要侵犯人的皮肤和黏膜,导致不同程度的增生性病变。目前鉴定出的 HPV 有 130 余种亚型,大约有 40 种与肛门生殖道感染有关。根据其在子宫颈癌发生中的危险性不同,可将 HPV分为两类:第一类是高危型 HPV,包括 16、18、31、33、35、39、45、51、52、56、58、59、68、73、82,此种类型通常与子宫颈高度病变和子宫颈癌的发生相关,例如,HPV16、18 型常常在子宫颈癌中检测到。而我国还包括 33、31、58 及 52 型。第二类是低危型 HPV,包括 6、11、40、42、43、44、54、61、70、72、81、88、CP6108 型等,常常在良性或子宫颈低度病变中检测到,而很少存在于癌灶中,如 HPV6、11 型与外生殖器和肛周区域的外生型湿疣关系密切。目前还有 3 型疑似高危型:26、53 和 66 型。

已有大量研究证实 HPV 阴性者几乎不会发生子宫颈癌(子宫颈微偏腺癌、透明细胞癌除外)。因此,检测 HPV 感染是子宫颈癌的一种重要的辅助筛查手段。

但以往资料也显示,子宫颈癌的发生可能也与下列因素有关:①早婚、早育、多产;②性生活紊乱,性卫生不良;③子宫颈裂伤、外翻、糜烂及慢性炎症长期刺激;④其他病毒:疱疹病毒Ⅱ型、HSV-Ⅱ及人巨细胞病毒等感染;⑤有高危的性伴侣:性伴侣有多种性病,性伴侣又有多个性伴,性伴侣患有阴茎癌,性伴侣的前任妻子患有子宫颈癌等;⑥吸烟;⑦患者的社会经济地位低下,患者从事重体力劳动。

(二)病理特点

1.组织发生

子宫颈鳞状细胞癌的好发部位为子宫颈阴道部鳞状上皮与子宫颈管柱状上皮交界部,即移行带。在子宫颈移行带形成过程中,其表面被覆的柱状上皮可通过鳞状上皮化生或鳞状上皮化被鳞状上皮所代替。此时,如有某些外来致癌物质刺激或 HPV 高危亚型的持续感染等,使移行带区近柱状上皮活跃的未成熟储备细胞或化生的鳞状上皮细胞向细胞的不典型方向发展,形成子宫颈上皮内瘤变,并继续发展为镜下早期浸润癌和浸润癌。这一过程绝大多数是逐渐的、缓慢的,但也可能有少数患者不经过原位癌而于短期内直接发展为浸润癌。

2.病理表现

(1)根据癌细胞的分化程度分为 3 种类型。①高分化鳞癌(角化性大细胞型,Ⅰ级):癌细胞大,有高度多形性。有明显的角化珠形成,可见细胞间桥,癌细胞异型性较轻,核分裂较少,或无核分裂;②中分化鳞癌(非角化性大细胞型,Ⅱ级):癌细胞大,有多形性,细胞异型性明显,核深染,不规则,核浆比失常,核分裂较多见,细胞间桥不明显,无或有少量角化珠,可有单个的角化不良细胞;③低分化鳞癌(小细胞型,Ⅲ级):含有小的原始细胞,核深染,含粗颗粒。癌细胞大小均匀,核浆比更高。无角化珠形成,亦无细胞间桥存在,偶可找到散在的角化不良的细胞。细胞异型性明显,核分裂象多见。对此型常需利用免疫组化及电镜来鉴别。

(2)根据肿瘤生长的方式及形态,子宫颈鳞癌大体标本可分为以下 4 种。

外生型:最常见,累及阴道。①糜烂型:子宫颈外形清晰,肉眼未见肿瘤,子宫颈表面可见不规则糜烂,程度不一,多呈粗糙颗粒性,质地较硬,容易接触性出血,此种类型多见于早期子宫颈癌;②结节型:肿瘤从子宫颈外口向子宫颈表面生长,多个结节融合形成团块状,有明显的突起,常有深浅不一的溃疡形成,肿瘤质地较硬、脆,触诊时出血明显;③菜花型:为典型外生型肿瘤,肿瘤生长类似菜花样,自子宫颈向阴道内生长,此型瘤体较大,质地较脆,血液循环丰富,接触性出血明显,常伴有感染和坏死灶,因向外生长,故较少侵犯宫旁组织,预后相对好。

内生型:癌灶向子宫颈邻近组织浸润,子宫颈表面光滑或仅有柱状上皮异位,子宫颈肥大、质硬、呈桶状,常累及宫旁组织。

溃疡型:为内生型和乳头型,肿瘤向子宫颈管侵蚀性生长,形成溃疡或空洞,状如火山口。有时整个子宫颈穹窿组织及阴道溃烂而完全消失,边缘不整齐。组织坏死,分泌物有恶臭,排液,肿瘤组织硬、脆。此型多见于体形消瘦、体质虚弱、一般情况差的患者。

颈管型:癌灶发生于子宫颈管内,常侵及子宫颈管及子宫峡部供血层及转移至盆腔淋巴结。

一般内生型子宫颈癌血管、淋巴结转移及宫旁和宫体受侵较多见,外生型侵犯宫体较少。

3.根据癌灶浸润的深浅分类

(1)原位癌:见子宫颈上皮内瘤变。

(2)微小浸润癌:在原位癌的基础上,镜下发现癌细胞小团似泪滴状甚至锯齿状,出芽穿破基底膜,或进而出现膨胀性间质浸润,但深度不超过 5 mm,宽不超过 7 mm,且无癌灶互相融合现象,浸润间质。

(3)浸润癌:癌组织浸润间质的深度超过 5 mm,宽度超过 7 mm 或在淋巴管、血管中发现癌栓。

(三)转移途径

1.直接蔓延

癌组织直接蔓延最常见,向下侵犯阴道,向上可累及子宫峡部及宫体,向两侧扩散到子宫颈旁组织、主韧带、骶韧带,压迫输尿管并侵犯阴道旁组织,晚期向前、后可侵犯膀胱和直肠,形成膀胱阴道瘘或直肠阴道瘘。

2.淋巴转移

这是子宫颈癌转移的主要途径,转移率与临床期别有关。最初受累的淋巴结有宫旁、子宫颈旁、闭孔、髂内、髂外、髂总、骶前淋巴结,称一级组淋巴转移。继而受累的淋巴结有腹主动脉旁淋巴结和腹股沟深浅淋巴结,称为二级组淋巴结转移。晚期还可出现左锁骨上淋巴结转移。

3.血行转移

血行转移较少见,多发生在癌症晚期。主要转移部位有肺、肝、骨骼等处。

(四)临床分期

子宫颈癌临床分期目前采用的是国际妇产科联盟的临床分期标准。

1.子宫颈癌临床分期

Ⅰ期:癌已侵犯间质,但局限于子宫颈。①ⅠA 期:镜下早期浸润,即肉眼未见病变,用显微镜检查方能做出诊断。间质的浸润<5 mm,宽度≤7 mm,无脉管的浸润。ⅠA1 期,为显微镜下可测量的微灶间质浸润癌。其间质浸润深度≤3 mm,水平扩散≤7 mm。ⅠA2 期,为显微镜下可测量的微小癌,3 mm<其浸润间质的深度≤5 mm,水平扩散≤7 mm。②ⅠB 期,临床病变局限在子宫颈,或病灶超过ⅠA 期。ⅠB1 期,临床病变局限在子宫颈,癌灶≤4 cm。ⅠB2 期,临床病变局限在子宫颈,癌灶>4 cm。

Ⅱ期:癌灶超过子宫颈,但阴道浸润未达下 1/3,宫旁浸润未达骨盆壁。①ⅡA 期:癌累及阴道为主,但未达下 1/3;无明显宫旁浸润。ⅡA1,临床可见癌灶,≤4 cm;ⅡA2,临床可见癌灶,>4 cm。②ⅡB 期:癌浸润宫旁为主,未达盆壁。

Ⅲ期:癌侵犯阴道下 1/3 或延及盆壁。有肾盂积水或肾无功能者,均列入Ⅲ期,但非癌所致的肾盂积水或肾无功能者除外。①ⅢA 期:宫旁浸润未达盆壁,但侵犯阴道下 1/3;②ⅢB 期:宫旁浸润已达盆壁,肿瘤与盆壁间无空隙,或引起肾盂积水或肾无功能。

Ⅳ期:癌扩展超出真骨盆或临床侵犯膀胱和/或直肠黏膜。①ⅣA 期:肿瘤侵犯膀胱和/或直肠黏膜等邻近器官;②ⅣB 期:肿瘤浸润超出真骨盆,有远处器官转移。

2.分期注意事项

(1)ⅠA 期应包括最小的间质浸润及可测量的微小癌;ⅠA1 及ⅠA2 均为显微镜下的诊断,非肉眼可见。

(2)静脉和淋巴管等脉管区域受累,宫体扩散和淋巴结受累均不参与分期。

(3)检查宫旁组织增厚并非一定是癌性浸润所致,可由于炎性增厚;只有宫旁组织结节性增厚、弹性差、硬韧未达盆壁者才能诊断为ⅡB 期,达盆壁者诊断为ⅢB 期。

(4)癌性输尿管狭窄而产生的肾盂积水或肾无功能时,无论其他检查是否仅Ⅰ或Ⅱ期,均应定为Ⅲ期。

（5）仅有膀胱泡样水肿者不能列为Ⅳ期而为Ⅲ期。必须膀胱冲洗液有恶性细胞时,需病理证实有膀胱黏膜下浸润,方可诊断为Ⅳ期。

（五）诊断

子宫颈癌在出现典型症状和体征后,一般已为浸润癌,诊断多无困难,活组织病理检查可确诊。但早期子宫颈癌及癌前病变往往无症状,体征也不明显,目前国内外均主张使用三阶梯检查法来进行子宫颈病变和子宫颈癌的筛查/检查,从而尽早发现癌前病变和早期癌,同时减少漏诊的发生。

1.症状

（1）无症状:微小浸润癌一般无症状,多在普查中发现。

（2）阴道出血:ⅠB期后,肿瘤侵及间质内血管,开始出现阴道出血,最初表现为少量血性白带或性交后、双合诊检查后少量出血,称接触性出血。也可能有月经间期或绝经后少量不规则出血。晚期癌灶较大时则表现为多量出血,甚至较大血管被侵蚀而引起致命大出血。

（3）排液、有腐臭味:阴道排液,最初量不多,呈白色或淡黄色,无臭味。随着癌组织破溃和继发感染,阴道可排出大量米汤样、脓性或脓血性液体,常伴有蛋白质腐败样的恶臭味。

（4）疼痛:晚期癌子宫颈旁组织有浸润,常累及闭孔神经、腰骶神经等,可出现严重持续的腰骶部或下肢疼痛。肿瘤压迫髂血管或髂淋巴,可引起回流受阻,出现下肢肿胀疼痛。肿瘤压迫输尿管,引起输尿管及肾盂积水,则伴有腰部胀痛不适。

（5）水肿:癌症晚期肿瘤压迫髂淋巴或髂内动脉、髂内静脉、髂外动脉、髂外静脉,引起血流障碍,发生下肢水肿、外阴水肿、腹壁水肿等。有末期营养障碍也可能发生全身水肿。

（6）邻近器官转移。①膀胱:晚期癌侵犯膀胱,可引起尿频、尿痛或血尿。双侧输尿管受压,可出现无尿、排尿异常及尿毒症。癌浸润穿透膀胱壁,可发生膀胱阴道瘘。②直肠:肿瘤压迫或侵犯直肠,常有里急后重、便血或排便困难,严重者可发生肠梗阻及直肠阴道瘘。

（7）远处器官转移:晚期子宫颈癌可通过血行转移发生远处器官转移。最常见肺脏、骨骼及肝脏等器官的转移。①肺转移:患者出现咳嗽、血痰、胸痛、背痛、胸腔积液等;②骨骼转移:常见于腰椎、胸椎、耻骨等,发生腰背痛及肢体痛,病灶侵犯或压迫脊髓,可引起肢体感觉及运动障碍;③肝脏转移:早期可不表现,晚期则出现黄疸、腹水及肝区痛等表现。

2.体征

早期子宫颈癌患者的子宫颈的外观和质地可无异常,或仅见不同程度的糜烂。子宫颈浸润癌外观上可见糜烂、菜花样、结节及溃疡,有时子宫颈肿大、变硬,呈桶状。妇科检查除注意子宫颈情况外,还应注意穹隆及阴道是否被侵犯,子宫是否受累。要注意子宫的大小、质地、活动度、宫旁有无肿物及压痛。

3.辅助检查

（1）做子宫颈细胞学检查。传统涂片巴氏染色,结果分为5级:Ⅰ级为正常的阴道上皮细胞涂片,不需特殊处理。Ⅱ级为炎症。现多将Ⅱ级再分为Ⅱa和Ⅱb级。Ⅱa级细胞为炎症变化,Ⅱb级细胞有核异质的不典型改变。对Ⅱ级特别是Ⅱb级应先给予抗感染治疗,4～6周行涂片检查追访。如持续异常,应行阴道镜检查或阴道镜下定位活组织检查。Ⅲ、Ⅳ、Ⅴ级分别为可疑癌、高度可疑癌及癌。对Ⅲ级以上的涂片,应立即重复涂片,并做进一步检查,如阴道镜检查、碘试验、活组织检查等。目前即使是传统涂片,也主张采用TBS描述性诊断法进行报告。TBS描述性诊断法包括:①良性细胞改变。感染:滴虫性阴道炎;真菌形态符合念珠菌属;球杆菌占优势,形态符合阴道变异菌群(阴道嗜血杆菌);杆菌形态符合放线菌属;细胞改变与单纯疱疹病毒有关;其他;反应性改变:与炎症(包括不典型修复)、萎缩性阴道炎、放疗、宫内避孕器、其他因素有关。②上皮细胞改变。鳞状上皮细胞:无明确诊断意义的非典型鳞状细胞改变;低度鳞状上皮内病变:HPV 感染,CIN Ⅰ;高度鳞状上皮内病变:原位癌,CIN Ⅱ,CIN Ⅲ,鳞状上皮细胞癌;腺上皮细胞:子宫颈腺癌、宫内膜腺癌、宫外腺癌、腺癌,有其他恶性新生物。

(2)碘试验:称席勒试验或卢戈试验。将 2% 的溶液涂在子宫颈和阴道壁上,观察其染色。正常子宫颈鳞状上皮含糖原,与碘结合后呈深赤褐色或深棕色。子宫颈炎或子宫颈癌的鳞状上皮及不成熟的化生上皮不含或缺乏糖原而不着色。碘试验主要用于子宫颈细胞学检查可疑癌又无阴道镜的条件下时识别子宫颈病变的危险区,确定活检的部位,了解阴道有无癌浸润。

(3)阴道镜检查:是一种简便、有效的了解子宫颈及阴道有无病变的方法。当子宫颈防癌涂片可疑或呈阳性,而肉眼不能见到子宫颈上皮及毛细血管异常,通过阴道镜的放大作用则可明确其形态变化,可根据形态异常部位活检,以提高活检的准确率。阴道镜检查常作为子宫颈细胞学检查异常时、组织病理学检查时确定活检部位的检查方法,并可定期追踪观察治疗宫颈上皮内瘤变后的变化。但阴道镜无法观察子宫颈管内疾病。

(4)HPV 检测:鉴于 HPV 感染与子宫颈癌的直接关系,近年来常用检测子宫颈细胞内HPV-DNA,对子宫颈癌进行辅助诊断。子宫颈涂片检查呈阴性或可疑者,如 HPV-DNA 阳性,复查涂片或再次取材可降低子宫颈涂片的假阴性率。因为细胞学对残留病变的敏感性为 70%,对 HPV 的敏感性为 90%。但 HPV 阴性者意义更大。HPV 的分型检测对于临床上追踪 HPV的持续感染、宫颈上皮内瘤变及子宫颈癌的治疗后追踪评价、了解注射疫苗前是否感染均有意义。

(5)子宫颈和颈管活组织检查及子宫颈管内膜刮取术:是确诊宫颈上皮内瘤变和子宫颈癌最可靠和不可缺少的方法。一般无阴道镜时应在子宫颈鳞状上皮和柱状上皮交界部的 3、6、9、12点取活检;有阴道镜时可在碘试验不着色区、醋酸白试验明显异常区、上皮及血管异常区或肉眼观察的可疑癌变部位取多处组织,将各块组织分瓶标清楚,送病理检查。除做子宫颈活检外,怀疑腺癌时还应用刮匙做子宫颈管搔刮术,特别是子宫颈刮片细胞学检查为Ⅲ级或Ⅲ级以上而子宫颈活检为阴性时,确定子宫颈管内有无肿瘤或子宫颈癌是否已侵犯颈管尤为重要。

(6)子宫颈锥形切除术:在广泛应用阴道镜以前,对绝大部分阴道涂片检查呈异常的患者,都将行子宫颈锥切术作为辅助诊断的方法,以排除子宫颈浸润癌。目前阴道镜下多点活检结合颈管诊刮术已代替了许多锥切术。但在下列情况下应用锥切术:①子宫颈细胞学检查多次为阳性,而子宫颈活检及颈管内膜刮取结果为阴性;②细胞学检查与阴道镜检查或颈管内膜刮取术的结果不符;③活检诊断为子宫颈原位癌或微灶型浸润癌,但不能完全排除浸润癌;④级别高的宫颈上皮内瘤变超出阴道镜检查的范围,延伸到颈管内;⑤临床怀疑早期腺癌,细胞学检查为阴性,阴道镜检查未发现明显异常。做子宫颈锥切时应注意:手术前要避免做过多的阴道和子宫颈准备,以免破坏子宫颈上皮;尽量用冷刀,不用电刀,锥切高度在癌灶外 0.5 cm,锥高延伸至颈管 2～2.5 cm,应包括阴道镜下确定的异常部位、颈管的异常上皮。怀疑鳞癌时,重点为子宫颈外口的鳞状上皮细胞和柱状上皮细胞交界处及阴道镜检查的异常范围;怀疑为腺癌时,子宫颈管应切达子宫颈管内口处。

(7)子宫颈环形电切术及移形带大的环状切除术:为新的较为成熟的宫颈上皮内瘤变及早期

浸润癌的诊断及治疗方法。其常用于:①不满意的阴道镜检查;②颈管内膜切除术阳性;③细胞学和颈管活检不一致;④子宫颈的高等级病变(CINⅡ～Ⅲ)。此种方法具有一定的热损伤作用,应切除范围在病灶外0.5～1.0 cm,方不影响早期浸润癌的诊断。

(8)其他:当子宫颈癌诊断确定后,根据具体情况,可进行肺摄片、B型超声、膀胱镜、直肠镜及静脉肾盂造影等检查,以确定子宫颈癌的临床分期。视情况可行 MRI、CT、PET-CT、骨扫描等检查。

(六)鉴别诊断

1.子宫颈良性病变

其包括子宫颈糜烂和子宫颈息肉、子宫颈子宫内膜异位症。可出现接触性出血和白带增多,外观有时与子宫颈癌难以区别,应做子宫颈涂片或取活体组织进行病理检查。

2.子宫颈良性肿瘤

其包括子宫黏膜下肌瘤、子宫颈管肌瘤、子宫颈乳头瘤等。表面如有感染坏死,有时可误诊为子宫颈癌。但肌瘤多为球形,来自子宫颈管或子宫腔,常有蒂,质硬,且可见正常的子宫颈包绕肌瘤或肌瘤的蒂部。

3.子宫颈恶性肿瘤

其包括原发性恶性黑色素瘤、肉瘤及淋巴瘤、转移性癌。

(七)治疗

子宫颈癌的主要治疗方法是放疗及手术治疗或两者联合应用。近年来随着抗癌药物的发展,化疗已成为常用的辅助治疗方法,尤其是对晚期癌及转移癌患者的治疗。其他治疗方法有免疫治疗、中医中药治疗等。

对患者选择放疗还是手术,应根据子宫颈癌的临床分期、病理类型、患者的年龄、全身健康状况、患者的意愿以及治疗单位的设备条件和技术水平等而定。一般对早期鳞癌(如Ⅰ～ⅡA期),多采用手术治疗,对Ⅱb期以上多用放疗。对早期病例放疗与手术治疗的效果几乎相同。手术治疗的优点是对早期病例一次手术就能完全清除病灶,治疗期短,对年轻患者既可保留正常卵巢功能又可保留正常性交能力。其缺点是手术范围大,创伤多,手术时、术后可能发生严重并发症。放疗的优点是适合于各期患者,缺点是病灶旁可造成正常组织的永久性损伤以及发生继发性肿瘤。

1.放疗

放疗是治疗子宫颈癌的主要方法,适用于各期。对早期病例以腔内照射为主,体外照射为辅;对晚期病例以体外照射为主,腔内照射为辅。腔内照射的目的是控制局部病灶。体外照射则用于治疗盆腔淋巴结及子宫颈旁组织等的转移灶。腔内照射的主要放射源有^{60}钴、^{137}铯、^{192}铱。现已采用后装技术,既保证放射位置准确,又可减轻直肠、膀胱的反应,提高治疗效果,同时也解决了医务人员的防护问题。体外照射已用直线加速器、高 LET 射线、快中子、质子、负 π 介子等射线。低剂量率照射时在 A 点(相当于输尿管和子宫动脉在子宫颈内口水平交叉处)给 70～80 Gy/10 d。采用高剂量率,5 周内在早期患者 A 点给 50 Gy(宫腔 25 Gy,穹隆25 Gy)。4 周内对晚期患者 A 点给 40 Gy(宫腔 17.5 Gy,穹隆 22.5 Gy)。体外照射,对早期患者给予两侧骨盆中部剂量为 40～45 Gy,晚期患者全盆腔照射 30 Gy 左右,以后小野照射至骨盆中部剂量达 50～55 Gy。

(1)选择放疗应考虑的因素:①既往有剖腹手术史、腹膜炎、附件炎史,可能有肠管粘连、肠管与腹膜的粘连及肠管与附件的粘连,进行大剂量的放疗时易损伤膀胱及肠管;②阴道狭窄者行腔内治疗时,直肠及膀胱的受量增大;③内脏下垂者下垂的内脏有被照射的危险;④放射耐受不良的患者,能手术时尽量手术治疗;⑤残端癌患者的子宫颈变短,膀胱和直肠与子宫颈部接近,有与膀胱、直肠粘连的可能,使邻近器官受量大,既往的手术改变了子宫颈部的血流分布,使放射敏感性降低。

(2)放疗的时机。①术前照射:在手术前进行的放疗为术前照射。术前照射的目的为使手术困难的肿瘤缩小,以利于手术;减少肿瘤细胞的活性,防止手术中挤压造成游离的肿瘤细胞发生转移;手术野残存的微小病灶放疗后灭活,可防止术后复发。术前照射一般取放射剂量的半量,术前照射一般不良反应较大,常造成术中困难、术后创伤组织复原困难。②术中照射:即在开腹手术中,术中对准病灶部位进行照射。这是近些年来出现的一种新的、较为理想的治疗方式。③术后照射:对术后疑有癌残存及淋巴清扫不彻底者应进行术后补充治疗。术后照射的适应证:盆腔淋巴结阳性者,宫旁有浸润、切缘有病灶者,子宫颈原发病灶大或有脉管癌栓者,阴道切除不足者。术后照射的原则为体外照射。应根据术者术中的情况进行全盆腔或中央挡铅进行盆腔四野照射,总的剂量可达 45～50 Gy。

(3)放疗后并发症。①丧失内分泌功能:完全采用放疗,使卵巢功能丧失,造成性功能减退、性欲下降。若手术后保留卵巢,则应游离悬吊双卵巢,并放置标志物,使体外照射治疗时可保留双卵巢功能。②放射性炎症使器官功能受损,包括阴道狭窄及闭锁。放疗后阴道上端及阴道旁组织的弹性发生变化,黏膜变薄、充血、干燥、易裂伤,甚至上段粘连,发生闭锁;治疗期间可发生较严重的急性膀胱炎,出现尿频、尿急、尿痛、血尿等表现,远期可出现慢性膀胱炎的表现;放射性肠炎,可表现为腹痛、顽固性腹泻、营养不良等;放疗可造成骨髓抑制、白细胞减少、贫血及出血倾向。③放疗可引发远期癌症,如卵巢癌、结肠癌、膀胱癌及白血病。

2.化疗

手术及放疗对于早期子宫颈癌的疗效均佳,但是对中晚期、低分化病例的疗效均不理想。近30 年来随着抗癌药物的不断问世,使晚期病例的生存期在多药联合治疗、不同途径给药等综合治疗下有所延长。作为肿瘤综合治疗的一种手段,化疗本身具有一定疗效;同时对于放疗有一定的增敏作用。子宫颈癌的化疗主要用于下述三个方面:①对复发、转移癌的姑息治疗;②对局部巨大肿瘤患者术前或放疗前的辅助治疗;③对早期但有不良预后因素患者的术后或放疗中的辅助治疗。

化疗与手术或放疗并用,综合治疗的意义在于杀灭术野或照射野以外的癌灶;杀灭术野内的残存病灶或照射野内的放射线抵抗性癌灶;使不能手术的大癌灶缩小,提高手术切除率;增加放射敏感性。

(1)常用单一化疗药:顺铂(DDP)、博莱霉素(BLM)、异环磷酰胺(IFO)、5-氟尿嘧啶(5-FU)、环磷酰胺(CTX)、阿霉素(ADM)、甲氨蝶呤(MTX)等效果较好。例如,顺铂 20～50 mg/m²,静脉滴注,每 3 周为一周期;其单药反应率为 6%～25%。

(2)联合静脉全身化疗常用的方案有:①博莱霉素 10 mg/m²,肌内注射,每周 1 次,每 3 周重复。②长春新碱 1.5 mg/m²,静脉滴注,第 1 d,每 10 d 重复。顺铂 50～60 mg/m²,静脉滴注,第 1 d,4 周内完成 3 次。③异环磷酰胺 5 g/m² 静脉滴注。卡铂 300 mg/m²(AUC=4.5)静脉滴注,每 4 周重复。④顺铂 60 mg/m²,静脉滴注,第 1 d。长春瑞滨 25 mg/m² 静脉滴注,第 1 d,每 3 周重复。博莱霉素 15 mg,静脉滴注,第 1 d,第 8 d,第 15 d。

（3）动脉插管化疗：采用区域性动脉插管灌注化疗药物，可以提高肿瘤内部的药物浓度，使肿瘤缩小，增加手术机会；在控制盆腔肿瘤的同时又可减少对免疫系统的影响，因而可以提高疗效。所使用的药物与全身化疗所使用的药物相同，但可根据所具有的条件采用不同的途径给药，如髂内动脉插管、腹壁下动脉插管、子宫动脉插管，在插管化疗的同时还可加用暂时性动脉栓塞来延长药物的作用时间。常采用的化疗方案为：①顺铂 70 mg/m²，博莱霉素 15 mg，长春瑞滨 25 mg/m²。3～4 周重复。动脉注射，1 次推注；②顺铂70 mg/m²，吡柔比星 40 mg/m²，长春瑞滨 25 mg/m²。3～4 周重复。动脉注射，1 次推注；③顺铂70 mg/m²，阿霉素 25～50 mg/m²，环磷酰胺 600 mg/m²。3～4 周重复，动脉注射，1 次推注。静脉注射，分 2 次入小壶。

（八）预后

子宫颈癌的预后与临床期别、有无淋巴结转移、肿瘤分级等的关系密切。临床期别高、组织细胞分化差、淋巴结阳性为危险因素。国际妇产科联盟的资料显示，子宫颈癌的五年存活率：Ⅰ期为 85%，Ⅱ期为 60%，Ⅲ期为 30%，Ⅳ期为 10%。国内中国医科院肿瘤医院放疗的五年生存率：Ⅰ期95.6%，Ⅱ期82.7%，Ⅲ期26.6%；手术治疗的五年生存率：Ⅰ期 95.6%，Ⅱ期 68.7%。子宫颈癌的主要死亡原因是肿瘤压迫双侧输尿管造成的尿毒症，肿瘤侵蚀血管引起的大出血以及感染、恶病质等。

二、子宫颈腺癌

子宫颈腺癌较子宫颈鳞癌少见，约占子宫颈浸润癌的 5%～15%。近年来发病率有上升趋势。发病平均年龄为 54 岁，略高于子宫颈鳞状细胞癌。但 20 岁以下妇女的子宫颈癌以腺癌居多。子宫颈腺癌的发病原因仍不清楚，但一般研究者认为其与子宫颈鳞癌的病因不同。腺癌的发生与性生活及分娩无关，而可能与性激素失衡，服用外源性雌激素及 HPV18 型感染及其他病毒的感染有关。

（一）病理特点

1.子宫颈腺癌大体形态

在发生早期微浸润癌时，子宫颈表面可光滑或呈糜烂、息肉、乳头状。当子宫颈浸润到颈管壁、病灶大到一定程度时，颈管扩大，使整个子宫颈呈现为桶状，子宫颈表面光滑或轻度糜烂，但整个子宫颈质硬。外生型者可呈息肉状、结节状、乳头状、菜花状等。

2.子宫颈腺癌组织学类型

目前尚无统一的病理学分类标准。但以子宫颈管内膜腺癌最常见。其组织形态多种多样，常见者为腺性，其次为黏液性。高度分化的腺癌有时与腺瘤样增生很难区别，而分化不良的腺癌有时则极似分化很差的鳞状细胞癌。腺癌中含有鳞状化生的良性上皮称为腺棘皮癌。如鳞状上皮有重度间变，称为腺鳞癌。黏液性腺癌的特征是产生黏液，根据细胞的分化程度分为高、中、低分化。子宫颈腺癌中还有几种特殊组织起源的腺癌，如子宫颈透明细胞癌（起源于残留的副中肾管上皮）、子宫颈中肾癌（起源于残留的中肾管）、浆液乳头状腺癌、未分化腺癌、微偏腺癌（黏液性腺癌中的一种）。

（二）转移途径及临床分期

转移途径及临床分期与子宫颈鳞癌相同。

（三）诊断及鉴别诊断

症状与子宫颈鳞癌的症状大致相同，可有异常阴道流血，包括接触性出血、白带内带血、不规则阴道流血或绝经后阴道出血。但子宫颈腺癌患者的白带有其特点，一般为水样或黏液样，白色，量大、无臭味。患者常主诉大量黏液性白带，少数呈黄水样脓液，往往一天要换数次内裤或卫生垫。查体可见子宫颈局部光滑或呈糜烂、息肉状生长。部分子宫颈内生性生长，呈有特色的质硬的桶状子宫颈。根据症状及体征还需做以下检查，阴道细胞学涂片检查的假阴性率高，阳性率较低，易漏诊。因此，阴道细胞学涂片检查只能用于初筛，如症状与涂片结果不符，需进一步检查。如细胞学检查腺癌细胞为阳性，还应行分段诊刮术，以明确腺癌是来自子宫内膜还是来自子宫颈管。子宫颈腺癌的确诊必须依靠病理检查。活检对Ⅰa期的诊断比较困难，因为活检所取的组织仅为小块组织，难以肯定浸润的深度，要诊断腺癌是否属于Ⅰa期，有人建议行子宫颈锥形切除术。

(四)治疗

子宫颈腺癌对放疗不甚敏感。其治疗原则是只要早中期患者能耐受手术，估计病灶尚能切除，应尽量争取手术治疗。晚期病例手术困难或估计难以切干净，在术前或术后加用动脉插管化疗、全身化疗或放疗可能有助于提高疗效。

1.Ⅰ期

行广泛性全子宫切除、双附件切除术及双侧盆腔淋巴结清扫术。

2.Ⅱ期

对能手术者行广泛性全子宫切除、双附件切除术及双侧盆腔淋巴结清扫术，根据情况决定术前或术后加用放疗、化疗。病灶大，可于术前放疗，待病灶缩小后再手术。如病灶较小，估计手术能切除，可先手术，根据病理结果再决定是否加用放疗。

3.Ⅲ期及Ⅳ期

宜用放疗为主的综合治疗。若病变仅侵犯膀胱黏膜或直肠黏膜，腹主动脉旁淋巴结病理检查为阴性，可考虑行全盆腔清除术、前盆腔清除术或后盆腔清除术。

三、子宫颈复发癌

子宫颈复发癌是指子宫颈癌经根治性手术治疗后一年，放疗后超过半年又出现癌灶。据报道，子宫颈晚期浸润癌治疗后，约有35%将来会复发，其中50%的复发癌发生于治疗后第一年内，70%以上发生于治疗后3年内。10年后复发的机会较少。如治疗10年后复发，则称为子宫颈晚期复发癌。复发可分为手术后复发及放疗后复发。复发部位以盆腔为主，约占60%～70%。远处复发相对较少，占30%～40%，其中以锁骨上淋巴结、肺、骨、肝多见。

(一)诊断

1.症状

随复发部位不同而异。早期或部分患者可无症状。

(1)中心性复发：即子宫颈、阴道或子宫体的复发，常见于放疗后复发。最常见的症状有白带增多(水样或有恶臭)和阴道出血。

(2)宫旁复发：即盆壁组织的复发。下腹痛、腰痛及骶髂部疼痛、下肢痛伴水肿、排尿和排便困难为宫旁复发的常见症状。

(3)远处复发及转移：咳嗽、咯血、胸背疼痛或其他局部疼痛为肺转移或其他部位转移的症状。

(4)晚期恶病质患者可出现食欲减退、消瘦、贫血等全身消耗表现。

2.体征

阴道和/或子宫颈复发,窥视阴道可见易出血的癌灶。盆腔内复发可发现低位盆腔内有肿块或片状增厚。但需注意,子宫颈局部结节感、溃疡坏死及盆腔内片状增厚,疑有复发时,应与放射线引起的组织反应区别。全身检查应注意有无可疑病灶及浅表淋巴结肿大,尤其是左锁骨上淋巴结有无转移。

3.辅助检查

(1)细胞学和阴道镜检查:对中心性复发的早期诊断有帮助。但放疗后局部变化,尤其阴道上端闭锁常影响检查的可靠性,需有经验者进行检查以提高准确率。

(2)病理检查:诊断复发必须依靠病理。对可疑部位行多点活检、颈管诊刮术或分段诊刮,取子宫内膜,必要时行穿刺活检等。

(3)其他辅助检查:胸部或其他部位的 X 线检查,盆腹腔彩色 B 超、CT、MRI、PET-CT等,同位素肾图及静脉肾盂造影等检查对诊断盆腔内复发和盆腔外器官转移提供一定的参考价值和依据。

(二)治疗

对子宫颈复发癌,主要依据首次治疗的方法、复发部位以及肿瘤情况等因素而分别采取以下治疗。

1.放疗

对手术后阴道残端复发者,可采用阴道腔内后装放疗。如阴道残端癌灶较大,累及盆壁,应加盆腔野的体外放疗。

2.手术治疗

放疗后阴道、子宫颈部位复发,可给予手术治疗,但在放疗区域内手术难度大,并发症多,需严格选择患者。

3.综合治疗

对较大的盆腔复发灶,可先行盆腔动脉内灌注抗癌化疗药物,待肿块缩小后再行放疗。放疗后产生盆腔内复发灶,对能手术切除者应先切除,术后给予盆腔动脉插管化疗;对不能手术者,可行动脉插管化疗和/或应用高能放射源中子束进行放疗。有肺、肝的单发癌灶,对能切除者考虑先行切除,术后加全身或局部化疗。对不能手术者、锁骨上淋巴结转移或多灶性者,可配合应用化疗与放疗。化疗对复发癌也有一定疗效。化疗方案见子宫颈鳞状细胞癌的化疗。

四、子宫颈残端癌

子宫次全切除术后,残留的子宫颈又发生癌称为子宫颈残端癌,可分为真性残端癌和隐性残端癌。前者为次全子宫切除术后发生的,后者为行次全子宫切除时已存在,而临床上漏诊,未能发现。随着次全子宫切除术的减少,子宫颈残端癌的发生已非常少见,国内报道其仅占子宫颈癌的 1% 以下。

(一)治疗

与一般子宫颈癌的治疗一样,应根据不同期别决定治疗方案。但由于次全子宫切除术后残留的子宫颈管较短,腔内放疗受很大限制,宫旁及盆腔组织的照射剂量较一般腔内放疗量减少,需通过外照射做部分补充。对Ⅰ期及ⅡA期子宫颈残端癌仍可行手术治疗,但是由于前次手术后盆腔结构有变化,手术有一定难度,极易出现输尿管及肠管的损伤。可对不能手术者行放疗。

（二）预防

因妇科疾病需行子宫切除术前，应了解子宫颈的情况，常规做子宫颈刮片细胞学检查，必要时做阴道镜检查及子宫颈活检，以排除癌变。除年轻患者外，尽量行全子宫切除术而不做次全子宫切除术。即使保留子宫颈，也应去除颈管内膜及子宫颈的移行带区。

（唐　鑫）

第二节　子宫内膜癌

子宫内膜癌是女性生殖道常见的恶性肿瘤之一，由于发病在宫体部，也称子宫体癌。其发病率仅次于子宫颈癌，约占女性生殖道恶性肿瘤的 20％～30％，占女性全身恶性肿瘤的 7％，死亡率为 1.6/10 万。在我国子宫内膜癌的发病率也呈现上升状态。值得注意的是在《2008 年中国卫生统计提要》中，对 2004－2005 年中国恶性肿瘤死亡抽样回顾调查显示，子宫恶性肿瘤的死亡率为 4.32/10 万，已超过子宫颈癌位。居女性恶性肿瘤死亡率的第七位，子宫颈癌的死亡率为 2.84/10 万，位于第九位。

子宫内膜癌的好发年龄为 50～60 岁，平均 60 岁左右，较子宫颈癌晚。该病多见于围绝经期或绝经后老年，60％以上发生在绝经后妇女，约 30％发生在绝经前。子宫内膜癌的年龄分布：绝经后 50～59 岁妇女最多；高发年龄 58 岁，中间年龄为 61 岁；40 岁以下患者仅占 2％～5％；25 岁以下患者极少。近年来，该病有年轻化趋势，在发达国家，40 岁以下患者由 2/10 万增长为 40～50/10 万。

一、发病机制

发病机制尚不完全明了，一般研究者认为该病与雌激素有关，主要是体内高雌激素状态长期刺激子宫内膜，可引起子宫内膜癌。高雌激素状态有内源性和外源性两种。内源性雌激素引起的子宫内膜癌患者表现为多有闭经、多囊卵巢及不排卵，不孕、少孕和晚绝经，常合并肥胖、高血压、糖尿病。外源性雌激素引起的子宫内膜癌患者有雌激素替代史，该病疾病还与乳癌患者服用他莫昔芬史有关。为子宫内膜腺癌一般分期较早、肿瘤分化好，预后较好。

Armitage 等对子宫内膜癌发病机制的研究表明，无孕激素拮抗的高雌激素长期作用，可增加患子宫内膜癌的风险。1960－1975 年，美国 50～54 岁的妇女子宫内膜癌增加了 91％。应用外源性雌激素者患子宫内膜癌的危险将增加。激素替代所致的子宫内膜癌预后较好，这些患者分期早、侵犯浅、分化好，常合并内膜增生，五年生存率为 94％。

子宫内膜癌发生的相关因素如下。

（一）未孕、未产、不孕与子宫内膜癌的关系

子宫内膜癌与未能被孕激素拮抗的雌激素长期刺激有关。受孕少者、未产妇患该病的概率比生育超过 5 个孩子的妇女患该病的概率高。年轻子宫内膜癌患者中 66.45％为未产妇。子宫内膜癌的发病时间多在末次妊娠后 5～43 年（平均 23 年），提示与原发或继发不孕有关。不孕、无排卵及更年期排卵紊乱者，子宫内膜癌的发病率明显高于有正常排卵性月经者。

（二）肥胖

子宫内膜癌患者中肥胖者居多,将近 20％的患者的体重超过标准体重的 10％;体重超标准 10％～20％者的子宫内膜癌发病率较体重正常者高,而超出标准体重 22.7％,则子宫内膜癌高发。肥胖与雌激素代谢有关:雌激素蓄积在多量脂肪内,排泄较慢。绝经后妇女雌激素的主要来源为肾上腺分泌的雄烯二酮,在脂肪中的芳香化转换为雌酮,体内雌酮增加可导致子宫内膜癌的发生。脂肪越多,转化能力越强,血浆中雌酮的含量越高。

（三）糖尿病

临床发现 10％的子宫内膜癌患者合并糖尿病。糖尿病患者子宫内膜癌的发病率较无糖尿病者高。

（四）高血压

50％以上的子宫内膜癌患者合并高血压。高血压妇女的子宫内膜癌发病率较正常者高。

（五）遗传因素

20％的患者有家族史。近亲三代内患者中,子宫颈癌患者占 15.6％,子宫内膜癌患者占 30％。母亲为子宫内膜癌者占 10.7％,故子宫内膜癌和遗传因素有关。遗传性非息肉病性结直肠癌,也称 Lynch Ⅱ综合征,与子宫内膜癌的关系密切,受到重视。

（六）癌基因与抑癌基因

分子生物学研究显示癌基因与抑癌基因等与子宫内膜癌的发生、发展、转移有关,其中主要抑癌基因有 *PTEN* 和 *p53*。*PTEN* 是一种具有激素调节作用的肿瘤抑制蛋白,在子宫内膜样腺癌中,雌激素受体（ER）及孕激素受体（PR）多为阳性,30％～50％的病例出现 *PTEN* 基因的突变,极少病例出现 *p53* 突变。而在子宫浆液性腺癌中 ER、PR 多为阴性,*p53* 呈强阳性表达。

二、子宫内膜癌的分型

子宫内膜癌分为雌激素依赖型（Ⅰ型）或相关型以及雌激素非依赖型（Ⅱ型）或非相关型,这两类子宫内膜癌的发病及作用机制尚不甚明确,其生物学行为及预后不同。Bokhman 于 1983 年首次提出将子宫内膜癌分为两型。他发现 60％～70％的病例与高雌激素状态相关,大多数病例发生于子宫内膜过度增生后,且多为绝经晚（＞50 岁）、肥胖,合并高血糖、高脂血症等内分泌代谢疾病,并提出将其称为Ⅰ型子宫内膜癌;称其余 30％～40％的病例为Ⅱ型子宫内膜癌,这些病例多发生于绝经后,其发病与高雌激素状态无关,无内分泌代谢紊乱,病灶多继发于萎缩性子宫内膜之上。其后更多的研究发现两种类型子宫内膜癌的病理表现及临床表现不同,Ⅰ型子宫内膜癌的组织类型为子宫内膜腺癌,多为浅肌层浸润,细胞呈高、中分化,很少累及脉管;对孕激素治疗反应好,预后好。Ⅱ型子宫内膜癌多为深肌层浸润,细胞分化差,对孕激素无反应,预后差。

由于Ⅱ型子宫内膜癌主要是浆液性乳头状腺癌,少部分是透明细胞癌,易复发和转移,预后差,近年来越来越多地引起了人们的关注。实际早在 1947 年 Novak 就报道了具有乳头状结构的子宫内膜癌,但直到 1982 年才由 Hendrickson 等将其正式命名为子宫乳头状浆液性腺癌（uterine papillaryserous carcinoma,UPSC）,并制定了细胞病理学诊断标准。1995 年,King 等报道在 73％子宫内膜癌患者中检测到 *p53* 基因的过度表达,而且 *p53* 过度表达者的生存率明显低于无 *p53* 过度表达的患者。Kovalev 等也报道 UPSC 中有 78％呈 *p53* 基因的过度表达,而且其中有 53％可检测到 *p53* 基因的突变,而在高分化子宫内膜腺癌中其表达仅为 10％～20％。

Sherman 等提出子宫内膜癌起源的两种假说,认为在雌激素长期作用下子宫内膜腺癌通过慢性通道发生,而在 p53 作用下则可能为快速通路,导致 UPSC 的发生。p53 基因被认为与 UPSC 的发生和发展有很大的关系。

对两种类型子宫内膜癌诊断比较困难,主要依靠组织病理学的诊断。Ambros 等在 1995 年提出内膜上皮内癌(endometrial intraepithelial carcinoma,EIC)的概念,认为 EIC 多发生在内膜息肉内,特征为子宫表面上皮和/或腺体被类似于浆液性癌的恶性细胞所替代,间质无侵袭。EIC 在细胞学和免疫组织化学上与 UPSC 具有同样的形态学和免疫组织化学特征,表现为细胞分化差和 p53 强阳性,被认为是 UPSC 的原位癌。这一概念的提出有利于对 UPSC 进行早期诊断和早期治疗。

三、病理特点

(一)大体表现

子宫内膜癌可发生在子宫内膜各部位,侵及肌层时子宫体积增大,浸润肌层癌组织境界清楚,呈坚实灰白色结节状肿块。子宫内膜癌的生长呈两种方式。

1.弥散型

肿瘤累及整个子宫腔内膜,可呈息肉菜花状,表面有坏死、溃疡,可有肌层浸润,组织呈灰白色、豆渣样、质脆。

2.局限型

肿瘤局限于子宫腔某处,多见子宫腔底部或盆底部。累及内膜面不大,组织呈息肉样或表面粗糙呈颗粒状,易浸润肌层。

(二)镜下表现

腺体增生,排列紊乱,腺体侵犯间质,出现腺体共壁。分化好的肿瘤腺体结构明显;分化差的肿瘤腺体结构减少,细胞呈巢状、管状或索状排列。腺上皮细胞大小不等,排列紊乱,极性消失,核呈异型性,核大、深染。

(三)病理组织类型

在国际妇科病理协会 1987 年提出子宫内膜癌的分类基础上,现采用国际妇产科联盟修订的临床病理分期。最常见的是子宫内膜样腺癌,占 80%～90%,其中包括子宫内膜腺癌伴有鳞状上皮分化的亚型:浆液性癌、透明细胞腺癌、黏液性癌、小细胞癌、未分化癌等。其中浆液性腺癌是常见的恶性度高的肿瘤。

子宫内膜腺癌伴有鳞状上皮分化的亚型,分为腺棘癌和鳞腺癌,鳞腺癌的恶性度比腺棘癌的恶性度更高。但研究发现:子宫内膜癌的预后主要与肿瘤中腺体成分的分化程度有关,而与是否伴有鳞状上皮分化及鳞状分化的好坏关系不大,因此该区分已没有意义。现已不再分为腺棘癌和鳞腺癌,而将两者均包括在子宫内膜腺癌伴有鳞状上皮分化亚型内。

浆液性乳头状腺癌、透明细胞癌的恶性度高,鳞癌、未分化癌罕见,但恶性度高。

四、转移途径

约 75% 的子宫内膜癌患者为 I 期,余下的 25% 为其他各期。特殊组织类型及低分化癌(G3)易出现转移,转移途径为直接蔓延、淋巴转移,晚期可有血行转移。

（一）直接蔓延

病灶沿子宫内膜蔓延。

（1）子宫上部及宫底部癌→宫角部→输卵管、卵巢→盆腹腔。

（2）子宫下部癌→子宫颈、阴道→盆腔。

（3）癌侵犯肌层→子宫浆膜层→输卵管、卵巢→盆腹腔。

（二）淋巴转移

淋巴转移是子宫内膜癌的主要转移途径。

（1）子宫内膜癌的生长部位与转移途径：①子宫底部癌→阔韧带上部→骨盆漏斗韧带→腹主动脉旁淋巴结；②子宫角部或前壁上部癌灶→圆韧带→腹股沟淋巴结；③子宫下段累及子宫颈癌灶→宫旁→闭孔→髂内、外→髂总淋巴结；④子宫后壁癌灶→宫骶韧带→直肠淋巴结。

（2）子宫内膜癌的淋巴结转移不像子宫颈癌那样有一定的规律性，而与腹腔冲洗液癌细胞检查是否为阳性、癌灶在宫腔内的位置及病变范围的大小、肌层浸润的深度、是否侵犯子宫颈、附件有无转移、癌细胞组织病理学分级有关。①临床 I 期、G1、G2、侵及肌层 <1/2 或 G3、癌灶仅限于内膜时，盆腹腔淋巴结转移率 0～2%；②临床 I 期、G2、G3 或 G1、侵及肌层 >1/2 时，盆腔淋巴结转移率 20%，腹主动脉旁淋巴结转移率为 16%；③临床 I 期、II 期盆腔淋巴结转移率 9%～35%，腹主动脉旁淋巴结转移率为 6%～14%；④在盆腔淋巴结中，最易受累为髂外淋巴结，有 61%～78% 转移，其次为髂内、髂总、闭孔和骶前淋巴结。转移中 37% 的淋巴结直径 <2 mm，需经镜下检查确诊。

（三）子宫内膜癌的卵巢转移

转移到卵巢可能有两种途径：经输卵管直接蔓延到卵巢，经淋巴转移到卵巢实质。前者腹腔细胞学检查 100% 为阳性，可无淋巴转移。后者腹腔细胞学检查 19% 为阳性，36% 为淋巴转移。但两者复发率相近，分别为 50% 和 52%。

五、临床表现

（1）子宫内膜癌常与雌激素水平相关疾病并存，无排卵性功血、多囊卵巢综合征、功能性卵巢肿瘤。

（2）子宫内膜癌易发生于不孕、肥胖、高血压、糖尿病、未婚、不孕、少产、绝经延迟的妇女，这些子宫内膜癌的危险因素称为子宫体癌综合征。

（3）该病患者有近亲家族肿瘤史。

（4）症状与体征：75% 为早期患者。极早期可无症状，病程进展后有以下表现：①阴道流血：为最常见症状。未绝经者经量增多，月经期延长，或月经间期出血。绝经后者阴道持续性出血或间歇性出血，个别也有闭经后出血。②阴道排液：在阴道流血前有此症状。少数患者主诉白带增多，晚期合并感染可有脓血性白带伴臭味。③疼痛：宫腔积液、宫腔积脓可引起下腹痛。腹腔转移时可有腹部胀痛。晚期癌浸润周围组织时可引起相应部位疼痛。④全身症状：腹腔转移时可有腹部包块、腹胀、腹水，晚期可引起贫血、消瘦、恶病质及全身衰竭。⑤子宫增大、变软：早期患者无明显体征；病情进展后触及子宫稍大、稍软；晚期子宫固定，并可在盆腔内触及不规则肿块。

六、诊断及鉴别诊断

(一)诊断

1.病史

高育龄妇女出现不规则阴道出血,尤其是绝经后阴道出血,结合上述临床特点,应考虑有患子宫内膜癌的可能。

2.辅助检查

(1)细胞学检查:仅从子宫颈口吸取分泌物涂片,做细胞学检查,阳性率不高,用宫腔吸管或宫腔刷吸取分泌物涂片,可提高阳性率。

(2)诊断性刮宫:是诊断子宫内膜癌最常用的方法,确诊率高。①先用小刮匙环刮子宫颈管。②再用探针探子宫腔,然后进子宫腔搔刮内膜,操作要小心,以免子宫穿孔。刮出物已足够送病理学检查,即应停止操作。肉眼仔细检查刮出物是否新鲜,如见糟脆组织,应高度可疑癌。③应分别把子宫颈管及子宫腔刮出物送病理学检查。

(3)影像学检查。①B超检查:超声下子宫内膜增厚,失去线形结构,可见不规则回声增强光团,内膜与肌层边界模糊,伴有出血或溃疡,内部回声不均。彩色多普勒显示内膜血流低阻。通过 B 超检查,可了解病灶大小,是否侵犯子宫颈,是否侵犯肌层,是否合并子宫肌瘤,有助于术前诊断,使之更接近手术病理分期。②CT 检查可正确诊断肌层浸润的深度以及腹腔脏器及淋巴结转移,腹腔脏器及淋巴结转移。MRI 检查能准确地显示病变范围、肌层受侵深度和盆腔淋巴结转移情况。Ⅰ期准确率为 88.9%,Ⅱ期准确率为 75%,Ⅰ/Ⅱ期准确率为 84.6%。③PET:均出现 ^{18}F-FDG 聚集病灶,有利于发现病灶,但对子宫内膜癌术前分期的诊断欠佳。

(4)宫腔镜检查:可在直视下观察病灶的大小、生长部位、形态,并取活组织检查。

适应证:有异常出血,而诊断性刮宫呈阴性;了解有无子宫颈管受累;疑为早期子宫内膜癌,可在直视下活组织检查。

在应用宫腔镜对子宫内膜癌进行检查时,使用膨宫剂是否会引起内膜癌向腹腔扩散,一直是争论的焦点。不少研究者认为使用膨宫剂不增加子宫内膜癌的转移。Kudela 等进行的一项多中心的临床研究对术前两组子宫内膜癌病例分别进行宫腔镜活检与诊断性刮宫操作,于术中观察两组腹腔冲洗液的细胞学变化,结果两组术中腹腔冲洗液癌细胞阳性无统计学差异,结论是宫腔镜诊断不增加子宫内膜癌细胞向腹膜腔播散的风险。对术前曾接受宫腔镜检查的子宫内膜癌病例进行随访,认为宫腔镜对子宫内膜癌的预后未产生负面影响。尽管如此,仍应强调宫腔镜适于早期子宫内膜癌的检查,且在使用宫腔镜检查子宫内膜癌时,应注意膨宫压力,最好在 10.7 kPa(80 mmHg)以内。

(5)血清标记物检查:CA125、CA19-9、CEA、CP2 等检测有一定参考价值。在 95% 的特异度下 CA125 的敏感性较低,Ⅰ期内膜癌敏感性只有 20.8%,Ⅱ~Ⅳ期敏感性为 32.9%,多种肿瘤标记物联合检测可以提高阳性率。近年来研究者发现人附睾分泌蛋白 4(human epididymis secretory protein 4,HE4)可作为肿瘤标记物,在卵巢癌和子宫内膜癌的诊断中优于 CA125。在早期和晚期内膜癌中 HE4 优于其他的肿瘤标志物,其敏感性比 CA125 的敏感性高。如果 HE4 与 CA125 联合使用优于单独使用 CA125,可以提高诊断率。

(二)鉴别诊断

1.功能失调性子宫出血

病史及妇科检查难以鉴别该病与子宫内膜癌,诊断性刮宫,做病理学检查可以鉴别。

2.子宫内膜炎合并宫腔积脓

宫腔积脓时患者的阴道排出脓液或浆液,出现腹胀,有时发热,检查子宫增大,扩宫可有脓液流出,病理检查无癌细胞。但要警惕其与子宫内膜癌并存的可能。

3.子宫黏膜下肌瘤或内膜息肉

诊断性刮宫、B超、宫腔镜检查等可鉴别诊断。

4.子宫颈癌(内生型)

通过妇科检查、巴氏涂片检查、阴道镜下活检、分段刮宫及病理学检查可以鉴别。子宫颈腺癌与子宫内膜癌的鉴别较难,前者有时呈桶状子宫颈,宫体相对较小。

5.子宫肉瘤

子宫肉瘤与子宫内膜癌均表现为阴道出血和子宫增大,分段刮宫有助于诊断。

6.卵巢癌

不易鉴别卵巢内膜样癌与晚期子宫内膜癌。

七、治疗

(一)化疗

由于子宫内膜癌对化疗药物有耐药性,目前主要对晚期、复发者进行化疗,多采用以下方案。

(1)CAP 方案:DDP、ADM、CTX 联合化疗,DDP 50 mg/m²,ADM 500 mg/m²,CTX 500 mg/m²,静脉注射,4 周一次。

(2)CA 方案:CTX 500 mg/m²,ADM 500 mg/m²,静脉注射,4 周一次。

(3)CAF 方案:CTX 500 mg/m²,ADM 500 mg/m²,5-FU 500 mg/m²,静脉注射,4 周一次。

(4)采用紫杉醇、卡铂联合化疗方案。

(二)抗雌激素治疗

1.孕激素治疗

孕激素治疗可直接作用于癌细胞,延缓 DNA、RNA 的修复,从而抑制瘤细胞生长。孕激素治疗使癌细胞发生逆转改变,分化趋向成熟。目前主要对晚期复发子宫内膜癌进行激素治疗。常用孕激素有以下几种:①醋酸甲羟孕酮,剂量为 250~500 mg/d,口服。②醋酸甲地孕酮,剂量为 80~160 mg/d,口服。③己酸孕酮为长效孕激素,剂量为 250~500 mg,每周 2 次,肌内注射。

2.抗雌激素治疗

他莫昔芬为非甾体抗雌激素药物,并有微弱的雌激素作用,可与 E_2 竞争雌激素受体占据受体面积,起到抗雌激素作用,可使孕激素受体水平升高。用法:口服 20 mg/d,3~6 个月。对受体阴性者,可与孕激素每周交替使用。

八、预后

子宫内膜癌因生长缓慢,转移晚,症状显著,多早期发现,约 75% 的患者为早期患者,预后较好。五年生存率为 60%~70%。预后与以下因素有关:组织学类型、临床分期、肿瘤分级、肌层浸润深度、盆腔及腹主动脉旁淋巴结有无转移、子宫外转移等。

(唐　鑫)

<h1 style="text-align:center">第三节　卵　巢　肿　瘤</h1>

卵巢肿瘤是女性生殖器官的常见肿瘤之一,其中卵巢恶性肿瘤约占 10％,是妇科三大恶性肿瘤之一,其发病率及病死率均列前几位。据国外报道,在女性生殖器官恶性肿瘤中,卵巢恶性肿瘤的发病率占第 3 位,仅低于子宫颈癌及子宫内膜癌;国内资料显示卵巢恶性肿瘤的发病率亦居第 3 位,但有的医院统计其仅低于子宫颈癌,而居第 2 位。由于卵巢位于盆腔深部,不易触及,一旦发生肿瘤,临床表现隐匿,不易被发现,有症状出现往往已是晚期,所以预后极差。目前虽历经数十年不懈努力,卵巢恶性肿瘤总的五年生存率仍然徘徊在 30％左右。

一、病因

(一)遗传因素和家族史

20％～25％的卵巢恶性肿瘤患者有家族史。所谓家族聚集性卵巢癌是指一家数代均发病,主要是上皮性卵巢癌。越来越多的研究证明,卵巢癌患者有癌的高发倾向,推测是由遗传学因素引起的家族性免疫缺陷所致。

(二)月经史

月经初潮年龄在卵巢癌发病危险因素中的作用虽已被广泛研究,但并无一致结果,多数研究者认为初潮早者卵巢癌的危险度增加。绝经延迟使发生卵巢癌的危险性增加已有相当多的一致性报道。

(三)生殖因素

卵巢癌患者平均妊娠数低,未孕妇女的发病率高,说明妊娠可能保护妇女不患此病,因为妊娠期停止排卵,减少了卵巢上皮的损伤。哺乳被证实也有保护作用。口服避孕药对上皮性癌的保护作用已经确立。

(四)饮食因素

工业发达国家卵巢癌的发病率高,可能与脂肪消耗量有关。一般研究者认为,动物脂肪、蛋白质、总热量的摄入与卵巢癌的发病率呈正相关,在子宫内膜癌和乳腺癌中同样如此,但研究结果并不完全一致。此外,目前虽经过大量的流行病研究,但病毒感染(如腮腺炎病毒及风疹病毒)、化学制剂(如滑石粉)及离子辐射和卵巢癌的关系尚不肯定。

二、病理

卵巢恶性肿瘤的病理类型复杂,卵巢发生肿瘤的类型是全身各脏器中最多的。

(一)体腔上皮来源的肿瘤

体腔上皮来源的肿瘤占原发性卵巢肿瘤的 50％～70％,发病年龄多在 30～60 岁,有良性、恶性、交界性之分,其恶性肿瘤占卵巢恶性肿瘤的 85％～90％。

(1)浆液性肿瘤。①浆液性囊腺瘤:约占卵巢良性肿瘤的 25％,肿瘤多为一侧,可大可小,表面光滑。B超检查常为囊性肿物,单房或多房,内可有乳头。②交界性浆液性囊腺瘤:是指肿瘤上皮细胞有增生活跃及核异型,它是一种低度潜在恶性肿瘤,生长慢,转移率低,复发迟。多数为中等大小,双侧。治疗预后好,五年生存率达90%以上。③浆液性囊腺癌:为卵巢恶性肿瘤最常见者,占40%～50%,多为双侧,体积较大,半实质性,表面光滑。治疗预后较差,五年生存率仅20%～30%。

(2)黏液性肿瘤。①黏液性囊腺瘤:占卵巢良性肿瘤的20%,多为单侧,表面光滑,体积较大或巨大;②交界性黏液性囊腺瘤:一般较大,单侧或双侧,表面光滑;③黏液性囊腺癌:约占卵巢恶性肿瘤的10%,单侧多见,瘤体较大。治疗预后较好,五年生存率为40%～50%。

(3)卵巢子宫内膜样肿瘤:囊壁酷似正常的子宫内膜腺上皮,肿瘤表面光滑,有良性、交界性和恶性之分。前两者较少见,恶性者为卵巢内膜样癌,占卵巢恶性肿瘤的10%～24%,肿瘤单侧多见,中等大小,囊性或实性。五年生存率为40%～50%。

(4)透明细胞瘤:即中肾样瘤。

(5)勃勒纳瘤:肿瘤体积常较大,多数直径超过10 cm,切面呈半囊半实性,囊内有乳头状或息肉样赘生物,质脆,易出血、坏死,实性瘤结节坚韧而有光泽者,偶为残存的良性瘤结节,囊内充盈透明或黏液样液体。应多处取材,因偶尔良性、恶性病变并存,以免遗漏。

(二)性索间质肿瘤

性索间质肿瘤来源于原始性腺中的性索及间质组织,占卵巢恶性肿瘤的5%～8%。一旦原始性索及间质组织发生肿瘤,仍保留其原来的分化特性。各种细胞均可构成一种肿瘤。

1.颗粒细胞-间质细胞肿瘤

(1)颗粒细胞:为低度恶性肿瘤,发病于任何年龄,发病年龄高峰为45～55岁。肿瘤分泌雌激素,故有女性化作用,青春期前患者可有假性性早熟,生育期患者可出现月经紊乱,绝经期患者则有不规则阴道出血。肿瘤多为单侧,可大可小,呈圆形或卵圆形,表面光滑。此肿瘤治疗预后好,五年生存率约80%。

(2)卵泡膜细胞瘤-纤维瘤:①卵泡膜细胞瘤能分泌雌激素,有女性化作用,常与颗粒细胞瘤合并存在。大多为良性肿瘤,单侧多,大小不一,呈圆形或卵圆形。②纤维瘤:良性,多见于中年妇女,单侧居多,中等大小,表面光滑或为结节状。

2.支持细胞-间质细胞肿瘤(睾丸母细胞瘤)

其罕见,多发于40岁以下妇女,多为良性,具有男性化作用,少数为恶性。五年生存率为70%～90%。

(三)生殖细胞肿瘤

生殖细胞肿瘤的发病率仅次于上皮性肿瘤,好发于儿童及青少年,发生于青春期的肿瘤占60%～90%。

1.无性细胞瘤

无性细胞瘤为中等恶性的实性肿瘤,好发于青春期和生育期妇女,单侧多见,中等大小,表面光滑或为分叶状。无性细胞瘤对放疗特别敏感,五年生存率约90%。

2.内胚窦瘤

内胚窦瘤较少见,恶性程度高,多见于儿童及青少年。其多为单侧,呈圆形或卵圆形。肿瘤产生AFP,血液中AFP水平升高可协助诊断。此肿瘤生长快,转移早,治疗效果差。

3.胚胎癌

胚胎癌源于原始生殖细胞的未分化癌,恶性度高,预后不良。

4.多胚瘤

多胚瘤是生殖细胞肿瘤中罕见的肿瘤。恶性度高,很早就发生盆腔或腹腔内转移,治疗原则包括手术和化疗。

5.绒毛膜上皮癌

绒毛膜上皮癌为高度恶性,可侵犯邻近器官组织,向腹腔广泛播散,并经淋巴及血道转移。治疗原则为手术辅以联合化疗。

6.畸胎瘤

(1)未成熟畸胎瘤:为恶性肿瘤,好发于青少年。肿瘤多为实性,复发率及转移率较高,五年生存率为 20％左右。

(2)成熟畸胎瘤:属于良性肿瘤,是最常见的卵巢肿瘤,占卵巢肿瘤的 10％～20％,占畸胎瘤的 95％以上。20～40 岁发病最多,单侧多见,中等大小,呈圆形,表面光滑,腔内充满油脂和毛发,有时有牙齿和骨质。成熟畸胎瘤的恶变率为 2％～4％,恶变者多为绝经后妇女。

(3)单胚性和高度特异性型:包括卵巢甲状腺囊肿、类癌。

7.混合型

混合型包括性腺母细胞瘤、非卵巢特异性软组织肿瘤(肉瘤、纤维肉瘤、淋巴肉瘤)。

(四)未分类肿瘤

该组肿瘤内上皮成分缺乏足够特征,难以分类。例如,浆液及子宫内膜样肿瘤之中间型肿瘤,难以归入上述肿瘤之任何一种,腺纤维衬附上皮形态难以确定。在实际工作中,偶然遇到类似情况时,则可归入未分类肿瘤。

(五)转移性肿瘤

体内任何部位的恶性肿瘤均可转移到卵巢,转移性肿瘤占卵巢肿瘤的 5％～10％。

三、临床表现

(一)卵巢良性肿瘤

早期肿瘤较小,多无症状,常在查体时偶然发现。肿瘤生长缓慢,当肿瘤中等大小时,可有腹胀或腹部摸到肿物,边界清楚。如肿瘤生长到一定程度,可出现压迫症状,如尿频、便秘、气急、心悸,下腹部隆起,肿物活动差。

(二)卵巢恶性肿瘤

早期无症状,常在查体时经妇科检查或 B 超检查被发现。一旦出现症状,常表现为腹胀、腹部肿物或腹水,肿瘤向周围扩散或压迫神经,引起腹痛、腰痛或下肢疼痛,压迫盆腔静脉,引起下肢水肿。如为功能性肿瘤,会引起相应的女性化或男性化表现,晚期消瘦、贫血等。

(三)并发症

1.蒂扭转

蒂扭转是常见妇科急症之一,其典型症状是突发一侧下腹剧痛,伴恶心、呕吐甚至休克。妇科检查触及肿物张力较大,有压痛,以瘤蒂部位最明显。扭转有时可自行复位,疼痛缓解。蒂扭转一经确诊,应立即手术。

2.破裂

破裂可自发或由外伤引起,外伤指腹部重击、分娩、性交、妇科检查等。自发破裂常与肿瘤生长迅速有关,多数为肿瘤浸润穿破囊壁。患者可出现剧烈腹痛、恶心、呕吐,若有内出血可引起休克。如怀疑有肿瘤破裂,应立即手术。

3.感染

感染较少见,表现为发热、腹痛、有腹部肿块和压痛、腹肌紧张及血液白细胞水平升高。应先用抗生素治疗,然后手术切除肿瘤。

4.恶变

若发现肿瘤生长迅速,为双侧性,应考虑肿瘤恶变,应尽早手术。

四、诊断

根据病史、症状、年龄及妇科检查触及下腹肿物可做出初步诊断,再做以下检查,进一步确定肿瘤的性质,最后确诊有待于术后病理学检查或术前穿刺活检。

(一)B超检查或CT检查

确定肿瘤的部位、大小、形状及性质,是囊性还是实性,推断肿瘤是良性还是恶性,是否有腹水,区别肿瘤性腹水和结核性包裹性积液。确定周围器官受侵情况。CT还能清楚地显示肝、肺结节及腹膜后淋巴结转移情况,诊断符合率很高,是最常用的辅助检查。

(二)细针穿刺活检

细针穿刺活检主要用于鉴别良性、恶性肿瘤。

(三)腹腔镜检查

腹腔镜检查可直接看到肿瘤,在可疑部位进行多点活检,并可抽取腹腔液,进行细胞学检查,用于确定诊断。

(四)X线检查

X线片上,卵巢畸胎瘤可显示牙齿和骨质。

(五)肿瘤标志物检查

血清CA125、CEA、CA19-9、TAA、OVX1等肿瘤标志物可有不同程度的升高。

卵巢肿瘤的区别见表13-1。

表13-1　卵巢良、恶性肿瘤的区别

鉴别内容	良性肿瘤	恶性肿瘤
病史	病史长,逐渐长大	病史短,生长迅速
体征	单侧多,活动,有囊性,表面光滑,一般无腹水	双侧多,多固定,实性或囊实相间,表面结节状不平,常伴腹水
一般情况	良好	逐渐出现恶病质
B超检查	为液性暗区,边界清楚	液性暗区内有杂乱光团、光点,边界不清

五、鉴别诊断

(一)子宫内膜异位症

很难鉴别子宫内膜异位症形成的粘连性肿块及直肠子宫陷凹结节与卵巢恶性肿瘤。前者的症状有进行性痛经、月经过多、经前不规则阴道出血等。试用孕激素治疗可辅助鉴别,B超检查、腹腔镜检查是有效的辅助诊断方法,有时需剖腹探查才能确诊。

(二)盆腔结缔组织炎

患者有流产或产褥感染病史,表现为发热、下腹疼,妇科检查发现附件区组织增厚、有压痛、片状、块状物达盆壁。用抗生素治疗症状缓解,块状物缩小。若治疗后症状、体征无改善,块状物反而增大,应考虑卵巢恶性肿瘤。B超检查有助于鉴别。

(三)结核性腹膜炎

结核性腹膜炎常合并腹水,盆腔、腹腔内粘连性块状物形成,多发生于年轻、不孕妇女。患者多有肺结核史,全身症状有消瘦、乏力、低热、盗汗、食欲缺乏、月经稀少或闭经。妇科检查发现肿块位置较高,形状不规则,界限不清,固定不动。叩诊时鼓音和浊音分界不清。B超、X线胃肠检查可协助诊断,必要时行剖腹探查以确诊。

(四)生殖道以外的肿瘤

需鉴别生殖道以外的肿瘤与腹膜后肿瘤、直肠癌、乙状结肠癌等。

(五)转移性卵巢肿瘤

转移性卵巢肿瘤与卵巢恶性肿瘤不易鉴别。若在附件区扪及双侧性、中等大、肾形、活动的实性肿块,应疑为转移性卵巢肿瘤。若患者有消化道症状,有消化道癌、乳腺癌病史,诊断基本可成立。但多数病例无原发性肿瘤病史。

卵巢恶性肿瘤的转移特点:外表完整的肿瘤在腹膜、大网膜、腹膜后淋巴结、横膈等部位已有转移灶,其转移主要通过直接蔓延及腹腔种植。瘤细胞可直接侵犯包膜,浸润邻近器官,并广泛种植于腹膜及大网膜表面。淋巴道也是重要的转移途径。

六、临床分期(国际妇产科联盟分期)

(一)Ⅰ期

肿瘤局限于卵巢。

(1)Ⅰa:肿瘤限于一侧卵巢,表面无肿瘤,包膜完整,无腹水。

(2)Ⅰb:肿瘤限于两侧卵巢,表面无肿瘤,包膜完整,无腹水。

(3)Ⅰc:Ⅰa或Ⅰb肿瘤,但一侧或双侧卵巢表面有肿瘤;或包膜破裂;或腹水含恶性细胞;或腹水冲洗液呈阳性。

(二)Ⅱ期

一侧或双侧卵巢肿瘤,伴盆腔内扩散。

(1)Ⅱa:蔓延和/或转移到子宫和/或输卵管。

(2)Ⅱb:蔓延到其他盆腔组织。

(3)Ⅱc:Ⅱa或Ⅱb肿瘤,但一侧或双侧卵巢表面有肿瘤;或包膜破裂;或腹水含恶性细胞;或腹水冲洗液呈阳性。

(三)Ⅲ期

一侧或双侧卵巢肿瘤,盆腔外有腹膜种植和/或后腹膜或腹股沟淋巴结呈阳性,肝表面转移定为Ⅲ期。

(1)Ⅲa:肉眼见肿瘤限于真骨盆,淋巴结阴性,但组织学证实腹膜表面有显微镜下种植。

(2)Ⅲb:一侧或双侧卵巢肿瘤,有组织学腹膜表面种植,其直径<2 cm,淋巴结阴性。

(3)Ⅲc:腹腔表面种植直径>2 cm,和/或后腹膜或腹股沟淋巴结阳性。

（四）Ⅳ期

一侧或双侧卵巢肿瘤有远处转移,腹水有癌细胞,肝实质转移。

七、治疗

卵巢恶性肿瘤的早期治疗非常重要,应提高警惕,定期普查,以求早期发现、早期治疗。如发现卵巢增大,应考虑卵巢肿瘤。对盆腔肿块诊断不明或治疗无效者,应及早手术探查。

（一）良性肿瘤

一经确诊,即应手术切除。根据患者的年龄、有无生育要求及肿瘤是否为双侧确定手术范围。对年轻、单侧良性肿瘤患者应行患侧卵巢切除术,对绝经期前后妇女应行全子宫加双侧附件切除术。

（二）交界性肿瘤

根据肿瘤分期,采用不同的治疗方法。

1.早期（包括Ⅰ期和Ⅱ期）

早期行全子宫及双附件切除术。对年轻、希望保留卵巢功能及生育功能的Ⅰ期患者可考虑行患侧附件切除或卵巢肿瘤剥除术,术后不必加用化疗或放疗。

2.晚期（包括Ⅲ期和Ⅳ期）

治疗方法与晚期卵巢癌的治疗方法相同。

（三）恶性肿瘤

治疗原则是以手术为主,辅以放疗、化疗等综合治疗。

1.化疗

化疗主要辅助治疗,卵巢肿瘤对化疗较敏感,即使广泛转移也可取得一定的疗效。化疗药物的种类较多,有氮芥、环磷酰胺、5-FU、顺铂、多柔比星等,可联合应用2～3种药物。可静脉全身给药,同时行腹腔灌注给药。

（1）卵巢癌的一线治疗:目前国内仍以顺铂＋环磷酰胺（PC）和顺铂＋多柔比星＋环磷酰胺（PAC）为主要的一线方案。但在国外,则以紫杉醇＋顺铂、紫杉醇＋卡铂或紫杉醇每周疗法为主要的一线方案。在制定二线化疗方案时,常把耐药性、顽固性和难治性卵巢癌分为一组,而对铂类药物敏感的复发癌常分开考虑。

（2）用于卵巢癌二线化疗的药物有托泊替康、异环磷酰胺、紫杉醇、多西紫杉醇、依托泊苷、六甲蜜胺、吉西他滨和多柔比星脂质体等。理论上说,腹腔化疗是卵巢癌最为理想的化疗途径,大多数方案都是以顺铂、多柔比星、阿糖胞苷和5-FU为基础的联合用药,有效率为40%～70%。

2.放疗

（1）卵巢上皮性癌:放疗主要用于术前、术后的辅助治疗及晚期、复发患者的姑息治疗。

放疗的部位有盆腔、全腹、腹主动脉旁、局限性复发和转移灶。

盆腔照射:在过去几十年中,盆腔照射是卵巢癌术后治疗的主要方法。目前多与腹部照射和/或化疗综合应用。盆腔照射范围包括下腹和盆腔,上界为第四至五腰椎,下界为盆底,前后对称垂直照射,肿瘤剂量为40～50 Gy,6～8周完成。

对于卵巢癌无论病期早晚,术后都主张采用全腹加盆腔照射。全腹照射上至膈上1 cm,下至盆腔闭孔下缘。曾一度应用腹部移动条形野技术,后经临床随机分组研究比较,全腹开放大野照射较移动条形野照射有较低的并发症,而且肿瘤的控制率相同,因此目前全腹部照射已被开放大野代替。照射剂量:一般全腹照射的剂量为 6～8 周 22～28 Gy,前后垂直照射。为减少肾损伤,从后方挡肾,剂量限于 15～18 Gy。盆腔野照射剂量增至 45～50 Gy。

其他方法:腹腔内灌注放射性核素胶体金-198(^{198}Au)或胶体磷-32(^{32}P);高剂量单次分割照射治疗晚期卵巢癌,盆腔照射 10 Gy,1 d 完成,每月 1 次,一般 1～2 次;膈及腹主动脉旁是卵巢癌常见转移部位,应增加腹主动脉旁和膈下区照射野;高分割全腹照射技术,采用全腹大野前后垂直照射,每天上午、下午各照射 1 次,每次剂量为 0.8 Gy,3 周总量 30 Gy,并加盆腔照射,其近期及远期的放疗反应较小,优于一般全腹照射方法。

(2)卵巢无性细胞瘤和颗粒细胞瘤:两者对放射线较敏感,在术后辅以放疗,可取得满意疗效。放疗主要是用 ^{60}Co 或直线加速器,行盆腔及全腹照射,同时对肝、肾区进行保护。近年来,大量的临床研究表明单纯的无性细胞瘤对顺铂为基础的联合化疗高度敏感,在晚期及复发性患者中,亦取得了高的治愈率。但放疗是一种局部治疗,对病变广泛的晚期及复发患者疗效不佳。而且全盆放疗使患者永久性丧失生育功能并有 5%～10% 的肠道并发症。因此,目前无性细胞瘤术后首选化疗。但对化疗耐药者,可通过手术和放疗治愈。

(唐　鑫)

第四节　妊娠滋养细胞肿瘤

一、临床概述

妊娠滋养细胞肿瘤(gestational trophoblastic neoplasia,GTN)是指一组来源于胎盘滋养细胞的恶性肿瘤,包括侵蚀性葡萄胎、绒毛膜癌、胎盘部位滋养细胞肿瘤和上皮样滋养细胞肿瘤。其中侵蚀性葡萄胎均由良性的妊娠滋养细胞疾病葡萄胎(包括完全性和部分性葡萄胎)转变而来。葡萄胎的发病率在不同的地区及不同种族之间有差异。在亚洲地区及黄色和棕色人种中的发病率较高,文献报道在东南亚地区每 1 000 次妊娠有 3.8～13 次葡萄胎,在欧美地区及白色人种中的发病率相对较低,欧洲的发病率为 1∶1 000,美洲的发病率为 1∶1 500,在非洲及黑色人种中发病率极低。完全性葡萄胎患者中有 9%～20% 进展为侵蚀性葡萄胎。绒毛膜癌和胎盘部位滋养细胞肿瘤可发生于任何性质的妊娠之后,其发生率不明确。绒毛膜癌继发于葡萄胎、足月妊娠及异位妊娠的分别约为 60%、30% 及 10%。在欧美国家,绒毛膜癌的发生率为每 100 000 次妊娠中有 2～5 例,但是在东南亚国家,发生率为每 10 000 次妊娠中有 4～20 例。继发于完全性葡萄胎的绒毛膜癌发生率为 2%～3%,继发于部分性葡萄胎的发生率 <0.5%。在最近公布的英国妊娠滋养细胞疾病中,胎盘部位滋养细胞肿瘤约占 0.2%。上皮样滋养细胞肿瘤则更为罕见。

2014 年,WHO 发布了新的女性生殖系统肿瘤分类,将侵蚀性葡萄胎归类为葡萄胎妊娠,而非滋养细胞肿瘤,但是研究者认为侵蚀性葡萄胎仍然需要化疗,且对化疗的反应敏感,预后良好。

(一)病因与发病机制

妊娠滋养细胞肿瘤的病因不明确。根据研究,该肿瘤发生的主要高危因素为妊娠时年龄过大(＞40岁)或过小(＜16岁)、有既往葡萄胎妊娠病史、亚洲人。可能的相关因素包括营养不良和社会经济地位低下。超重、口服避孕药、多产、吸烟、病毒感染、父亲的年龄和血型并非重要的危险因素。绒毛膜癌中肿瘤细胞的基因失衡的发生率高,较常见的为 7q 染色体的重复和 8p 染色体的缺失。绒毛膜癌中的细胞核型大多是为 46,XX。胎盘部位滋养细胞肿瘤较少发生染色体的异常。最近的研究表明,上皮样滋养细胞肿瘤细胞中大多数存在 Y 染色体的缺失。

(二)病理分类与分期

1.病理分类

既往妊娠滋养细胞肿瘤包括侵蚀性葡萄胎、绒毛膜癌、胎盘部位滋养细胞肿瘤和上皮样滋养细胞肿瘤。

2.分期

妊娠滋养细胞肿瘤的分期依据 2000 年修订的临床分期。

(三)诊断与鉴别诊断

1.诊断

(1)葡萄胎后妊娠滋养细胞肿瘤的诊断是以 HCG 水平的升高为依据的,若有组织学或影像学证据也可帮助诊断。目前统一的诊断标准为:①至少 4 次测定 HCG 为高水平,处于平台期(差异±10%,第 1、7、14、21 d);②HCG 水平持续升高(上升＞10%,第 1、7、14 d)连续 2 周或以上;③胸部 X 线检查诊断为肺部转移;④组织学诊断。诊断中需排除宫内妊娠物残留或再次妊娠。

(2)非葡萄胎妊娠后滋养细胞肿瘤的诊断标准:非葡萄胎妊娠后超过 4 周 HCG 持续处于高水平,或下降后又升高,排除妊娠物残留或再次妊娠。

(3)组织学诊断:在子宫肌层内或子宫外转移灶组织中若见到绒毛或退化的绒毛阴影,则诊断为侵蚀性葡萄胎;若仅见到滋养细胞浸润或坏死出血,未见绒毛结构,则诊断为绒毛膜癌。若原发灶和转移灶组织学诊断不一致,只要在任一组织切片中见到绒毛结,构均诊断为侵蚀性葡萄胎。

侵蚀性葡萄胎和绒毛膜癌的诊断可不依赖于组织学证据。但是,胎盘部位滋养细胞肿瘤和上皮样滋养细胞肿瘤的诊断必须依赖病理组织学诊断。

2.鉴别诊断

绒毛膜癌与胎盘部位滋养细胞肿瘤和上皮样滋养细胞肿瘤容易混淆。2014 年女性生殖系统肿瘤分类中详细描述了它们的主要诊断特征和鉴别。

(四)临床表现

妊娠滋养细胞肿瘤的临床表现包括原发部位及转移部位的表现。原发部位的症状通常包括不规则阴道流血、卵巢黄素化囊肿、子宫异常增大、持续性的 HCG 水平升高。如果病灶穿透子宫肌层,可造成腹痛、腹腔内大出血;如继发感染,还可能造成盆腔脓肿。转移灶不同,转移部位的临床表现不同。肺转移可能造成咳嗽、咯血或痰中带血、呼吸困难、胸痛,神经系统转移可能造成头痛、头晕甚至晕厥,阴道壁转移结节可能造成阴道内大量出血,肝脏、泌尿系及胃肠道转移也可形成相应器官受损的临床表现。

二、治疗原则和策略

(一)治疗原则

妊娠滋养细胞肿瘤是对化疗高度敏感的肿瘤,即使在疾病的晚期,也可治愈。需要在完善所有检查,全面评估病情后,结合患者的年龄、生育状况、分期及预后评分等制定方案,实现以化疗为主的个体化分层治疗。对于病情的评估包括详细询问病史、临床体格检查及妇科检查,尤其注意有无阴道壁转移病灶,每周连续测定 HCG 水平,做血常规检查(包括全血计数、血小板测定、出血时间与凝血时间的测定),查肾功能,拍胸片,做头颅 MRI 或全腹 CT 或 MRI 检查,排除肺脏、颅脑、肝脏或其他脏器的转移。

(二)治疗策略

(1)对于要求保留生育功能的患者,结合患者的临床分期及预后评分,治疗策略为以化学治疗为主,手术和放疗为辅的综合治疗。对低危患者(预后评分<7)首选单药化疗,对高危患者(预后评分≥7分)首选多药联合化疗。

(2)对于无生育要求的临床Ⅰ期低危患者,可选择行子宫切除术结合单药化疗,手术能减少化疗的疗程数,可保留双侧卵巢。对高危患者需结合手术或放疗及多药联合化疗。

(3)对于耐药、难治性及复发患者,需结合手术、放疗、化疗等综合治疗。

(4)胎盘部位滋养细胞肿瘤及上皮样滋养细胞肿瘤的治疗中,手术为首选的治疗方案,手术以后根据病理结果决定是否需要后继治疗。胎盘部位滋养细胞肿瘤的化疗指征为肿瘤细胞有较多的核分裂象(>5 个/10 个 HPF);距前次妊娠的时间>2 年,有子宫外转移,化疗方案首选 EP/EMA 方案。上皮样滋养细胞肿瘤对化疗的敏感性尚不确定,有待进一步研究。

(5)化疗药物的选择:妊娠滋养细胞肿瘤的倍增时间短,大约为 48 h,意味其 DNA 合成活跃,因此其对抗代谢类的化疗药物敏感性高。根据国内外的普遍经验,一线单药化疗主要用抗代谢药,如甲氨蝶呤(MTX)、放线菌素 D(ACTD)、国产放线菌素 D(KSM)或 5-氟尿嘧啶(5-FU),在一线的联合方案中,也以抗代谢药为主。单一药物对于低危患者的初始治疗完全缓解率可达到 60%～80%。若单药耐药,更换另一个单药方案或改为联合方案后也可达到完全缓解。其他常用于妊娠滋养细胞肿瘤联合化疗的药物有依托泊苷、顺铂、长春新碱、环磷酰胺、紫杉醇、博来霉素等。近年来,有研究者提出了采用 MTX 单疗程治疗后根据 HCG 水平下降情况决定下一个疗程的方案治疗低危妊娠滋养细胞肿瘤患者,以降低治疗相关毒性和费用、缩短治疗周期。Garrett 等采用 MTX 治疗低危妊娠滋养细胞肿瘤,其单疗程的成功率达 56%,而 Chen 等报道单疗程的成功率为 44.8%。

(6)部分情况下妊娠滋养细胞肿瘤尚需手术治疗。

子宫切除术:主要目的是减少肿瘤负荷,减少化疗的疗程数。年轻女性可保留双侧卵巢。手术时机一般选择在几个疗程化疗,病情基本控制(子宫病变缩小,HCG 水平转为正常或接近正常)后。该手术适用于以下几类患者:无生育要求,病灶局限于子宫的Ⅰ期患者;发生病灶破裂,腹腔内大出血的患者;需急诊手术者;耐药,其他部位病灶明显吸收的患者。

子宫病灶切除术:适用于年轻、有生育要求的女性。适合子宫病灶切除术的条件有:子宫内有单个耐药病灶,病灶已经局限,无子宫外转移或子宫外转移病灶已经控制,血 HCG 水平不高,子宫肌壁见病灶与宫腔不相通,病灶的包膜已经形成。

肺部病灶切除术:肺部是妊娠滋养细胞肿瘤最为常见的转移部位,通常化疗效果较好。但是如果病变局限于肺的一叶,化疗效果欠佳,HCG 水平较低,其他部位的转移灶已经吸收,原发灶控制,而且患者能够耐受手术,可以选择行肺叶切除术。

开颅手术:主要适用于多发脑转移或巨大脑转移瘤,引起脑出血、颅内压增高致昏迷及呼吸障碍需急诊开颅减压或行肿瘤切除术者。

三、药物的安全性应用

（一）对于低危患者的常用化疗方案及疗效评价

（1）MTX 单药化疗方案：0.4 mg/（kg·d），肌内注射，连续使用 5 d，疗程间隔 2 周。非子宫外转移患者的首次治疗的失败率为 11%～15%，转移患者的该数据为 27%～33%。

（2）MTX＋四氢叶酸（CF）方案：MTX 1 mg/（kg·d），肌内注射，第 1、3、5、7 d；CF 0.1 mg/（kg·d），肌内注射，第 2、4、6、8 d，在 MTX 注射后 24 h 应用，疗程间隔 2 周。该方案在英国和美国应用广泛，但首次治疗的失败率为 20%～25%。

（3）每周 MTX 50 mg/m²，肌内注射，首次治疗失败率为 30% 左右。如果失败，还可以用 MTX 0.4 mg/（kg·d），肌内注射，连续 5 d 或者换药为 ACTD 12 μg/（kg·d），静脉滴注，连续 5 d。

（4）MTX 250 mg，12 h 静脉灌注治疗。初次治疗的失败率为 30%。

（5）ACTD 1.25 mg/m²，静脉滴注，单次，疗程间隔 2 周。该方案有 20% 的初次治疗失败率。可以作为 MTX 每周冲击治疗的替代方案。

（6）ACTD 12 μg/（kg·d），连续使用 5 d；或 0.5 mg/d，静脉滴注，持续 5 d，疗程间隔 2 周。它是 MTX 5 d 方案的替代，可以用于肝功能异常的患者。初次治疗的失败率为 8%。

（7）国内还用 5-FU 方案，28～30 mg/（kg·d），静脉滴注，连续使用 8 d，上一个疗程结束到下一个疗程开始隔 2 周。

（二）对于高危患者的常用化疗方案及疗效评价

高危患者的初次治疗失败率及复发率均高，采用多药联合的化疗方案。自从 1986 年 Newlands 报道 EMA-CO 方案，目前该方案使用最为广泛，也是国际妇产科联盟推荐的一线方案。

1.EMA-CO 方案

初始化疗的缓解率为 54%～91%，具体方案如下。

（1）第 1 d：VP16 100 mg/m²，静脉滴注；ACTD 400 μg，静脉滴注；MTX 100 mg/m²，静脉滴注。

（2）第 2 d：VP16 100 mg/m²，静脉滴注；ACTD 400 μg，静脉滴注；CF 15 mg，肌内注射，每 12 h 1 次，共 4 次，MTX 滴注后 24 h 开始。

（3）第 8 d：VCR 1 mg/m²，静脉滴注；CTX 600 mg/m²，静脉滴注；疗程间隔 2 周。

2.MAC 化疗方案

在 1970—1980 年，MAC（MTX＋ACTD＋CTX）方案是一线化疗方案，治愈率达到 63%～71%，后临床应用逐渐减少。又因 VP16 有可能诱发第二种肿瘤，国外某些机构开始重新使用这一方案。具体方案如下。

（1）第 1、3、5 dMTX 1.0 mg/kg，肌内注射；ACTD 12 μg/kg，静脉滴注；CTX 3 mg/kg，静脉滴注。

（2）第 2、4 dCF4 0.1 mg/kg，肌内注射；ACTD 12 μg/kg，静脉滴注；CTX 3 mg/kg，静脉滴注；第 6 dCF 0.1 mg/kg，肌内注射；第 7 dMTX 1.0 mg/kg，肌内注射。

（3）第 8 dCF 0.1 mg/kg，肌内注射，疗程间隔 2 周。

3.其他常用的方案

（1）5-FU＋KSM。

(2)5-FU 24～26 mg/(kg·d),静脉滴注,第 1～8 d。

(3)KSM 4～6 μg/(kg·d),静脉滴注,第 1～8 d,间隔 21 d(特指上一个疗程化疗结束到下一个疗程化疗开始的时间)。

(三)对耐药、复发难治性的妊娠滋养细胞肿瘤推荐的化疗方案

1.耐药的诊断标准

一般研究者认为,经过连续 2 个疗程的化疗,HCG 水平下降未到呈平台或上升程度,或者影像学检查原有病灶未缩小甚至增大或出现新的病灶,则为耐药。

2.复发的诊断标准

在治疗后 HCG 连续 3 次阴性后 3 个月以上,出现血 HCG 水平升高(除妊娠外),或影像学检查发现新的病灶则提示复发。3 个月内出现上述情况时,有研究者认为是复发,也有研究者认为是持续性妊娠滋养细胞肿瘤。

3.推荐化疗方案

低危患者对单药出现耐药,可选择另一单药方案。

如果患者对两个方案均耐药,则可选择多药联合方案。低危患者如复发,可直接选用 EMAC 方案。高危患者如出现耐药或复发,较为常用的方法是更换为 EPEMA 方案,文献报道有效率可达到 66.6%～84.9%。其他报道的有效方案有 TP/TE(紫杉醇＋顺铂/紫杉醇＋VP16)、BEP(博来霉素＋VP16＋顺铂)、ICE(异环磷酰胺＋VP16＋顺铂)、FAEV(5-FU＋ACTD＋VP16＋VCR)等,但相关文献的病例数均较少。

(1)EP-EMA 方案:①第 1 d(EP)DDP 80 mg/m² ,静脉滴注;VP16 100 mg/m² ,静脉滴注;②第 8 d(EMA)ACTD 500 μg,静脉滴注,VP16 100 mg/m² ,静脉滴注;MTX 100 mg/m² ,1 h 内静脉滴注;MTX 200 mg/m² ,持续 12 h 静脉滴注;疗程间隔 2 周。

(2)TP/TE 方案:Wang 等报道了 24 例耐药或复发的妊娠滋养细胞肿瘤患者,在未接受过铂类化疗的患者中,TP/TE 方案治疗的总体生存率达到 70%～75%。具体方案如下。①第 1 d 紫杉醇 135 mg/m² ,静脉滴注,DDP 60 mg/m² ,静脉滴注;②第 15 d DDP 135 mg/m² ,静脉滴注;③VP16 150 mg/m² ,静脉滴注,疗程间隔 2 周。

(3)BEP 方案:VP16 100 mg/m² ,静脉滴注,第 1～4 d DDP 100 mg/m² ,静脉滴注,第 1 d 博来霉素 10 mg/m² ,静脉滴注,第 2～4 d 疗程间隔 3 周。

(四)妊娠滋养细胞肿瘤的化疗停药指征

目前国内外普遍采用国际妇产科联盟妇科肿瘤委员会推荐的停药指征。①低危患者:HCG 阴性后至少给予 1 个疗程的化疗,对于化疗过程中 HCG 水平下降缓慢和病变广泛者可给予 2～3 个疗程;②高危患者:HCG 转为阴性后继续化疗 3～5 个疗程,第 1 个疗程必须为联合化疗。在停药指征中不考虑影像学因素。

(五)不良反应及治疗原则

1.骨髓抑制

骨髓抑制为化疗最为常见的毒性反应。中性粒细胞减少通常发生在化疗后 7～10 d,这一阶段为继发感染的高危时间。通常并不需要预防性地使用粒细胞集落刺激因子(granulocyte colony-stimulating factor,G-CSF)。但是如果中性粒细胞减少而使化疗延误,可以考虑减少剂量或预防性使用 G-CSF。关于使用促红细胞生成素治疗化疗所致的贫血有争议。促红细胞生成素可以用于化疗所致的骨髓抑制性贫血,血红蛋白低于 10 g/dL 者。血小板的减少及恢

复过程迟于粒细胞减少。当血小板降低至 50 000 以下,发生出血性疾病并发症的危险性增加,当血小板下降至 10 000 以下,患者发生自发性出血的危险性非常高,可以考虑输注新鲜血小板暂时缓解症状。血小板减少是化疗中降低剂量或延迟治疗的重要原因。在 EMA-CO 方案中,通常要求白细胞计数$>3.0\times10^9$/L,粒细胞计数$>1.5\times10^9$/L,血小板计数$>100\times10^9$/L。

2.消化道反应

化疗诱导的恶心、呕吐等消化道反应的发生率和严重程度受很多因素的影响,包括特殊的化疗药物、剂量、时间和注射途径等。在超过 50 岁,既往有妊娠呕吐,以往化疗或麻醉时有呕吐反应、焦虑等患者中发生率和严重程度更高。化疗诱导的消化道反应包括急性反应和迟发型。急性反应发生在药物注射后的几分钟至几小时,通常在停药后 24 h 内缓解。迟发型的反应发生于药物注射后 24 h,并通常在 48~72 h 达到高峰期,最多可持续至 7 d。妊娠滋养细胞肿瘤的化疗中,多药联合方案所致的消化道反应最为强烈。单药相对较为缓和。抗呕吐药应该在注射化疗药前使用。药物的选择需根据患者的高危因素、既往抗吐治疗的经验及所使用药物的致吐性而定。对于强致吐方案,可选择三药联合方案,包括神经激肽-1 拮抗剂、5-HT 受体阻断剂和地塞米松。对中等程度的致吐方案,可选择 5-HT 受体阻断剂(如帕洛诺司琼)和类固醇皮质激素。对于低致吐化疗方案,可以在化疗前使用 8 mg 地塞米松,而很少有致吐反应的化疗药,不需要常规预防性使用抗吐治疗。有些患者会有先行呕吐反应,发生率为 18%~57%,此时需要行为治疗。恶心的发生率比呕吐高,穴位穿刺或电穿刺会有一定效果。尚需排除导致呕吐的因素,如肠梗阻、消化不良、脑转移、电解质失衡和尿毒症。

3.性功能障碍及生殖能力的影响

化疗诱导的长久性的卵巢功能障碍和不孕依赖于患者的年龄、药物的剂量和化疗药的特异性。30 岁以后风险增加,40 岁以后风险更为显著。30 岁以下患者接受顺铂为基础的化疗通常会有暂时性的闭经,但是卵巢功能能够恢复。化疗结束后患者需要有效避孕至少 1 年。未完成生育及有不孕高风险的患者需和治疗团队讨论治疗前生殖细胞的保存问题。

4.其他毒副作用

MTX 可引起肝功能损害,部分患者可达到 4 级损害,需给予护肝治疗,并更换药物。DDP 可引起不可逆性的肾小管坏死,在使用 DDP 时,需注意水化。其他化疗药如 MTX、异环磷酰胺、环磷酰胺,均可能引起肾功能损伤,在化疗过程中需要监测肾功能并注意水化。博来霉素可引起间质性肺炎、发热,在 BEP 方案中,需加用日夜百服咛,减少药物性发热。5-FU 可引起假膜性肠炎。

（矫爱红）

第十四章

两腺肿瘤的临床诊疗

第一节　甲状腺良性肿瘤

一、结节性甲状腺肿

结节性甲状腺肿为甲状腺活检发现的最常见的一种疾病,按发病特点可分为地方性和散发性两种。地方性甲状腺肿发生于缺碘地区,在我国流行广泛。结节性甲状腺肿无明显临床症状,多数是在临床体检时被发现的。严重病例可表现颈前肿块,甲状腺不对称性肿大,局部有压迫感。少数病例可见甲状腺明显变形,压迫气管引起憋气。

结节性甲状腺肿多表现双侧不对称性肿大,肿瘤重 60~1 000 g,也有报道重达 2 000 g 者。该病多为多个结节,也可为单个结节,我国河北隆化 1 000 例手术切除的甲状腺肿标本统计资料显示,单结节者占27.39%,多结节者占 60.27%,结节数目可达数十个,直径一般在 1.5 cm 左右,大的可达 10 cm 以上,部分结节可发生出血囊性变。

结节性甲状腺肿与甲状腺癌的关系还不清楚,一般认为结节性甲状腺肿可发生癌变,各地癌变率不一。河北隆化及陕西的甲状腺切除标本中分别有 1.2% 及 1.8% 的结节性甲状腺肿伴发甲状腺癌。

二、甲状腺腺瘤

甲状腺腺瘤是甲状腺良性肿瘤中发病率最高的一种,占甲状腺上皮性肿瘤的 60% 以上。腺瘤与结节性甲状腺肿的腺瘤样增生结节在形态上难以区别,其诊断标准不一,因此甲状腺腺瘤的确切发病率还不清楚。甲状腺腺瘤多见于女性,好发于 20~40 岁,40 岁以后发病率逐渐下降。甲状腺腺瘤一般无自觉症状,绝大部分患者为偶尔发现或在体检中发现。肿瘤常为单发,为圆形或椭圆形,直径 2~3 cm,界限清楚,表面光滑,质地坚韧,与皮肤无粘连。甲状腺腺瘤可长时间保持原状,偶尔可因出血而迅速增大,有局部疼痛,但数天后可逐渐好转,肿瘤可完全消失或囊性变。少数病例可伴有甲状腺功能亢进。如肿瘤直径大于 5 cm,可引起气管压迫和移位并可导致声音嘶哑、呼吸困难等症状。

(郭春雷)

第二节 甲 状 腺 癌

一、临床表现

(一)甲状腺肿大或结节

甲状腺肿大或结节为常见症状,早期发现甲状腺内有坚硬的结节,可随吞咽上下。

(二)压迫症状

当肿瘤增大至一定程度时,常压迫气管,使气管移位,并有不同程度的呼吸障碍症状,当肿瘤侵犯气管时,可引起吞咽障碍,当肿瘤侵犯喉返神经时,可出现声音嘶哑。

(三)颈淋巴结肿大

当肿瘤发生淋巴结转移时,颈上、中、下淋巴结可触及肿大。

甲状腺癌由于其病理类型不同,临床表现也有不同。

甲状腺髓样癌(medullary thyroid carcinoma,MTC)多见于 30～40 岁,男、女发病无明显差别;大多数患者以甲状腺肿块而就诊,病程较长,可 10 d 至 20 年不等。肿块质地较硬,可有轻度压痛。家族性 MTC 多累及双侧,而散发性 MTC 常仅累及一叶甲状腺。

MTC 的恶性程度高,常发生颈淋巴结转移,也可血行转移至肺、肝和骨骼。

MTC 来源于滤泡旁细胞,能产生降钙素、前列腺素、5 羟色胺(5-HT)、肠血管活性肽等,故患者可有顽固性腹泻,每天数次,便前可伴有腹痛和急迫感,多于饭后和夜晚加重,癌灶切除后,腹泻消失,复发或转移时腹泻又出现,可伴有面部潮红和多汗等颇似类癌综合征或其他内分泌失调的表现。

(四)未分化癌

未分化癌又称间变癌,是一种高度恶性的肿瘤,约占甲状腺癌的 8%。未分化癌由一系列分化不良的癌细胞所组成,包括梭形细胞癌、巨细胞癌、小细胞癌、鳞状细胞癌、巨细胞癌。发病者以老年人居多,一般在 60 岁以上。未分化癌可由良性肿瘤及分化好的乳头状腺癌、滤泡状腺癌间变而来,患者常有多年甲状腺瘤或甲状腺肿大的病史,近期突然增大,病情进展迅速为其最重要的临床特征。肿块很快累及邻近器官而出现声嘶、咳嗽、吞咽困难及颈部疼痛等症状。检查时可见双侧甲状腺及颈部弥漫性巨大实性肿块,质硬、固定、边界不清,广泛侵犯邻近组织。

颈部淋巴结的转移率高,通常淋巴结可被甲状腺原发癌所累及包绕,故临床上多不易触及。未分化癌易发生血行转移,具有转移快、病死率高的特点。

Larry 将未分化癌的临床特征概括为老年起病,生长迅速,巨大肿块致颈部严重畸形,咽喉、气管、食管受侵易堵塞,对任何治疗方式反应均差。

二、辅助检查

(一)实验室检查

一般应测定血清总甲状腺素、游离甲状腺素、甲状腺原氨酸、游离的三碘甲状腺原氨酸、促甲状腺素。必要时还应检测抗甲状腺球蛋白抗体和甲状腺过氧化物酶抗体或甲状腺刺激抗体等。

甲状腺癌患者的甲状腺功能一般正常,少数可因肿瘤细胞能合成和分泌 T_3、T_4 而出现甲亢症状,较轻者可仅有促甲状腺素(thyroid stimulating hormone,TSH)水平下降和游离的三碘甲状腺原氨酸、游离的甲状腺素水平的升高。肿瘤出血、坏死时,有时也可出现一过性甲亢。血清甲状腺球蛋白(thyroglobulin,TG)测定主要用于分化良好的甲状腺癌的复发判断,其浓度主要由 3 个因素决定:①甲状腺容量,体积越大,分泌的 TG 越多;②TSH 受体的活化程度:TSH 受体被刺激时分泌的 TG 多;③滤泡细胞或肿瘤细胞有合成和分泌 TG 的能力,一般分化良好的甲状腺癌可保存 TG 的合成和分泌功能。

(二)甲状腺超声

甲状腺 B 超是确诊甲状腺结节的必要检查,可以确定结节的体积,有无囊样变和癌性征象。癌性征象包括有实性低回声结节,结节内血供丰富,结节形态或边缘不规则,晕圈缺如,微小钙化,颈部淋巴结超声影像异常。

(三)甲状腺核素扫描

其使用的核素是 ^{131}I、^{123}I、$^{99m}TcO4$。根据甲状腺结节摄取核素的多寡,将结节划分为"热结节""温结节""凉结节""冷结节"。因为大多数良性结节和甲状腺癌一样吸收核素较少,成为所谓的"凉结节"和"冷结节",所以诊断价值不大,该检查仅对甲状腺自主高功能腺瘤("热结节")有诊断价值。

(四)甲状腺 CT/MRI

可对拟行手术治疗的甲状腺结节行颈部 CT 检查,显示结节与周围解剖结构的毗邻关系,寻找可疑淋巴结。如 CT 显示的病变欠满意,宜用 MRI 检查。CT 或 MRI 检查有助于甲状腺结节的手术治疗,但在评估甲状腺结节的良性与恶性方面,价值不及超声。

三、TNM 分期

根据国际抗癌联盟第 7 次修订(2009),国际 TNM 分类及分期如下。

本分类只使用于癌,并经显微镜确定其组织学类型。TNM 临床分类如下。

T——原发肿瘤。

T_X:无法对原发肿瘤做出估计。

T_0:无原发肿瘤证据。

T_1:肿瘤最大直径等于或小于 2 cm,限于甲状腺内。

T_{1a}:肿瘤最大直径等于或小于 1 cm,限于甲状腺内。

T_{1b}:肿瘤最大直径大于 1 cm 但小于 2 cm,限于甲状腺内。

T_2:肿瘤最大直径大于 2 cm 但小于 4 cm,限于甲状腺内。

T_3:肿瘤最大直径大于 4 cm,限于甲状腺内或肿瘤有少量外侵(如侵犯到胸骨甲状肌或甲状腺周围软组织)。

T_{4a}:肿瘤扩展到甲状腺包膜外并侵袭到皮下软组织、喉、气管食管和喉返神经中的任一结构。

T_{4b}:肿瘤侵犯到椎前筋膜、纵隔血管,或包绕颈动脉。(仅限于间变癌)肿瘤(任何大小)扩展到甲状腺包膜外。

全部间变癌均被视为 T_4 肿瘤。

N——区域淋巴结转移。

N_X：无法估计区域淋巴结有否转移。

N_0：无区域淋巴结转移。

N_1：区域淋巴结转移。

N_{1a}：转移到Ⅵ区(气管前、气管旁和喉前/Delphian 淋巴结)。

N_{1b}：转移到其余同侧、双侧或对侧颈部(Ⅰ、Ⅱ、Ⅲ、Ⅳ或Ⅴ区)或咽后或上纵隔淋巴结。

M——远处转移。

M_0：无远处转移。

M_1：有远处转移。

四、治疗

(一)乳头状癌的治疗

(1)原发癌的外科治疗：癌限于一侧腺体时国外有人主张行全或近全甲状腺切除术，但多数人主张行患侧叶并峡叶切除。两术式的远期疗效并无统计学差异，但患侧叶并峡叶切除不会发生甲状旁腺功能低下，余下的腺叶日后出现癌的可能性很小，因此被广泛采用。对侧腺体受累时可考虑全甲状腺切除，除非两侧腺体完全受累外，力争保留一侧腺体后方、下极，旨在保留甲状旁腺。病变累及峡叶，应行峡叶及两侧叶近气管部 1/3～1/2 切除。病变累及甲状腺外组织，常见累及气管或食管，早期侵犯多为纤维粘连，易锐性切离，严重侵犯时常需要切除部分器官组织，如部分受累的气管环或食管壁。

(2)颈淋巴结转移癌的外科治疗：临床出现颈淋巴结转移，而原发癌又能切除时，一般均主张行甲状腺并颈淋巴结联合切除术，关于颈淋巴结阴性是否行颈淋巴清除术意见不统一。少数人主张行颈淋巴清除术。另有人则主张行甲状腺切除，颈部观察，待出现可疑转移时再手术。近年来越来越多的人主张根据原发癌的侵犯情况决定是否施行手术。原发癌未侵出包膜(包膜内型)，做颈部观察。原发癌侵至腺体或腺体外(腺内、腺外型)应行颈淋巴清除术。

(3)放疗：甲状乳腺头状癌对放射线不敏感，一般不宜采用放疗，将其作为术后辅助治疗更不适宜。但对于难以彻底切除的残存瘤体或局限的骨转移可选用放疗，有一定姑息作用。

(4)碘-131 治疗：主要用于治疗分化型甲状腺癌的远处转移，治疗前先行全甲状腺切除，以增强转移癌的碘浓集。滤泡癌吸碘较多，疗效越好。

(5)内分泌治疗：甲状腺素可抑制脑垂体前叶促甲状腺素的分泌，从而对增生的甲状腺组织和癌组织起到抑制作用，少数报道称内分泌治疗对晚期癌有一定姑息效果。内分泌治疗主要用于分化型甲状腺癌。常用甲状腺片的剂量为每天 3 次，每次 30～60 mg。

(二)滤泡癌的治疗

原发癌的治疗原则与乳头状癌的治疗原则相同。颈部淋巴结出现可疑转移时应行颈淋巴清除术。否则不做选择性颈淋巴清除术。出现血行转移时可用碘-131 治疗，疗效优于对乳头状癌的疗效，也可考虑应用内分泌辅助治疗。

(三)髓样癌的治疗

(1)原发癌的外科治疗：临床检查原发癌位于一侧叶，可行一侧腺叶并峡叶切除，同时探查对侧叶，如肿瘤累及，应行对侧叶大部切除，注意保留甲状腺后被膜及上极或下极少许腺体，以期保留甲状旁腺。

(2)颈淋巴结的外科治疗：与乳头状癌的外科治疗相同。术前检查如证实存在嗜铬细胞瘤，应先切除,然后再做甲状腺手术。

(四)未分化癌的治疗

患者来诊时多属于晚期,难以彻底切除。对伴呼吸困难者,力争行气管造口术,此手术并非易行且风险大,需做好充分准备,然后施行放疗与化疗综合治疗。对极少数病变小,尚无明显浸润的病例可行广泛切除,辅助放疗和化疗,有时可获得姑息疗效。

（郭春雷）

第三节　乳腺平滑肌瘤

乳腺平滑肌瘤是一种少见的乳腺良性肿瘤。细胞来自乳头、乳晕区的平滑肌及乳腺本身的血管平滑肌。发生于乳头的称乳头平滑肌瘤,发生在乳头以外乳腺其他部位的称乳腺平滑肌瘤。根据其生长部位、细胞来源和结构的不同又可分为 3 个类型:来源于乳晕区皮肤平滑肌的浅表平滑肌瘤、来源于乳腺本身血管平滑肌的血管平滑肌瘤、来源于乳腺本身血管平滑肌和腺上皮的腺样平滑肌瘤。

一、病理

肿瘤呈圆形或卵圆形,边界清楚,可有包膜,直径为 0.5～3 cm,有实性,中等硬,切面为灰白色或淡粉色,稍隆起,呈编织状,偶见血管样腔隙或有黏液样物。镜下观察肿瘤由分化成熟的平滑肌细胞构成。肿瘤细胞呈梭形,胞质丰富、粉染,边界清楚,可见肌原纤维。胞核呈杆状,两端钝圆,位于细胞中央,不见核分裂。瘤细胞排列呈束状、编织状或栅栏状,间质为少量的纤维组织。血管平滑肌瘤由平滑肌和厚壁血管构成,血管腔大小不等,内含红细胞。腺样平滑肌瘤在平滑肌细胞之间夹杂着数量不等的由柱状或立方腺上皮构成的乳腺小管。

二、诊断

乳腺平滑肌瘤在临床中很容易被误诊为乳腺纤维腺瘤。乳腺 X 线摄片可以显示一个质地均匀、中等密度、边界清楚的圆形块影,无内部结构紊乱,无局部皮肤增厚,无钙化的良性病灶。

三、治疗

采用乳腺部分切除术。完整切除肿块和其周围 1 cm 的正常乳腺组织。偶有复发的报道,复发乳腺平滑肌瘤的治疗方法仍为手术切除。

（丰锦春）

第四节 乳腺纤维腺瘤

乳腺纤维腺瘤常见于青年妇女。早在 19 世纪中叶,国外研究者即对该病进行了阐述及命名。在对该病的认识过程中,该病曾被称为乳腺纤维腺瘤、腺纤维瘤、腺瘤等。实际上这仅仅是由构成肿瘤的纤维成分和腺上皮增生程度的不同所致,当肿瘤构成以腺管上皮增生为主,而纤维成分较少时则称为纤维腺瘤;如果纤维组织在肿瘤中占多数,腺管成分较少,则称为腺纤维瘤;肿瘤组织由大量腺管成分组成时,则称为腺瘤。但上述 3 种情况只是具有病理形态学方面的差异,而 3 种肿瘤的临床表现、治疗及预后并无差别,所以准确分类并无必要。

一、发病率

乳腺纤维腺瘤的发病率在乳腺良性肿瘤中居首位。好发年龄为 18~25 岁,其在月经初潮前及绝经后女性中少见。Demetrekopopulos 报道,该病在妇女中的发病率为 9.3%。

乳腺纤维腺瘤是良性肿瘤,但文献报道少数可以恶变。肿瘤的上皮成分恶变可形成小叶癌或导管癌,多数为原位癌,亦可为浸润性癌,其癌变率为 0.038%~0.12%。肿瘤间质成分也可以发生恶性变,即恶变为叶状囊肉瘤,此种恶变形式较为常见,为叶状囊肉瘤的发生途径之一。如果肿瘤的上皮成分及间质成分均发生恶变即形成癌肉瘤,此种癌变形式少见。纤维腺瘤恶变多见于 40 岁以上患者,尤以绝经期和绝经后妇女恶变危险性较高,临床上应注意。

二、病因

乳腺纤维腺瘤的发病机制不详,可能与以下因素有关。

(1)性激素水平失衡:如雌激素水平相对或绝对升高,雌激素的过度刺激可导致乳腺导管上皮和间质成分异常增生,形成肿瘤。

(2)乳腺局部组织对雌激素过度敏感。

(3)饮食因素:如高脂、高糖饮食。

(4)遗传倾向。

三、临床表现

乳腺纤维腺瘤可发生于任何年龄的妇女,多见于 20 岁左右的妇女。该病多在无意中发现,往往是在洗澡时自己触及乳房内有痛性肿块。乳腺纤维腺瘤可为多发性肿块,或在双侧乳腺内同时或先后生长,但以单发者多见。肿瘤一般生长缓慢,在怀孕期及哺乳期生长较快。

查体:该病好发于乳腺外上象限,一般乳腺上方较下方多见,外侧较内侧多见。肿瘤多为单侧乳房单发性肿物,但单乳或双乳多发肿物并不少见,有时,乳腺内布满大小不等的肿瘤,临床上称为乳腺纤维腺瘤病。肿瘤直径一般为 1~3 cm,亦可超过 10 cm,其或占据全乳,临床上称为巨纤维腺瘤,多见于青春期女性。肿瘤外形多为圆形或椭圆形,质地韧实,边界清楚,表面光滑,活动,触诊有滑动感,无触压痛。肿瘤表面皮肤无改变,腋窝淋巴结不大。对该肿瘤的详细触诊,是对该病诊断的重要手段,仔细触诊,肿瘤虽光滑,但部分肿瘤有角状突起或分叶状。有研究者将该病分为三型。

(一)普通型

普通型最常见,肿瘤直径在 3 cm 以内,生长缓慢。

(二)青春型

青春型少见,月经初潮前发生,肿瘤生长速度较快,瘤体较大,可致皮肤紧张变薄,皮肤静脉怒张。

(三)巨纤维腺瘤

巨纤维腺瘤亦称分叶型纤维腺瘤,多发生于 15~18 岁女孩及 40 岁以上绝经前妇女,瘤体常超过 5 cm,甚至可达 20 cm。扪查肿瘤呈分叶状改变。以上临床分型对该病的治疗及预后无指导意义。

四、病理

(一)大体形态

肿瘤一般呈圆球形或椭圆形,直径多在 3 cm 以内,表面光滑,呈结节状,质韧,有弹性,边界清楚,可有完整包膜。肿瘤表面可有微突的分叶。切面质地均匀,呈灰白色或淡粉色,瘤实体略外翻。若上皮成分较多则呈浅棕色。管内型及分叶型纤维腺瘤的切面可见黏液样光泽,并有大小不等的裂隙。管周型纤维腺瘤的切面不甚光滑,呈颗粒状。囊性增生型纤维腺瘤的切面常见小囊肿。病程长的纤维腺瘤间质常呈编织状且致密,有时还可见钙化区或骨化区。

(二)镜下观察

根据肿瘤中纤维组织和腺管结构的相互关系可分为 5 型。

1.管内型纤维腺瘤

管内型纤维腺瘤主要为腺管上皮下结缔组织增生形成的肿瘤,上皮下平滑肌组织也参与肿瘤形成,但无弹力纤维成分。病变可累及一个或数个乳管系统,呈弥漫性增生,上皮下结缔组织呈灶性增生,细胞呈星形或梭形,有程度不等的黏液变性。增生的纤维组织从管壁单点或多点突向腔面,继而逐渐充填挤压管腔,形成不规则的裂隙状,衬附腺管和被覆突入纤维组织的腺上皮因受挤压而呈两排密贴。纤维组织可变致密,并发生透明变性,偶可见片状钙化。上皮及纤维细胞无异型性。

2.管周型纤维腺瘤

管周型纤维腺瘤病变主要为腺管周围弹力纤维层外的管周结缔组织增生,弹力纤维也参与肿瘤形成,但无平滑肌,也不呈黏液变性。乳腺小叶结构部分或全部消失,腺管弥漫散布。增生的纤维组织围绕并挤压腺管,使之呈腺管状。纤维组织致密,常呈胶原变性或玻璃变,甚至钙化、软骨样变或骨化。腺上皮细胞正常或轻度增生,有时呈乳头状增生。上皮及纤维细胞均无异型性。

3.混合型纤维腺瘤

混合型纤维腺瘤一个肿瘤中以上两种病变同时存在。

4.囊性增生型纤维腺瘤

囊性增生型纤维腺瘤为乳腺内单发肿块,与周围乳腺组织分界清楚,可有包膜。肿瘤由腺管上皮和上皮下或弹力纤维外结缔组织增生而成。上皮病变包括囊肿、导管上皮不同程度的增生、乳头状瘤病、腺管型腺病及大汗腺样化生等。上皮细胞和纤维细胞无异型性。该病与囊性增生病的区别在于后者病变范围广泛，与周围组织界限不清，且常累及双侧乳腺，镜下仍可见小叶结构。

5.分叶型纤维腺瘤(巨纤维腺瘤)

该类型多见于青春期和40岁以上女性，瘤体较大。因上皮下结缔组织从多点突入高度扩张的管腔，又未完全充满后者，故在肉眼观察标本和显微镜检查时皆呈明显分叶状。一般纤维细胞和腺上皮细胞增生较活跃，但无异型性。瘤体大，有明显分叶。该型与叶状囊肉瘤的区别在于，后者常无完整包膜，间质细胞有异型性，可见核分裂。以上几种分型与临床无明显关系。

五、诊断

乳腺纤维腺瘤的诊断一般较为容易，根据年轻女性、肿瘤生长缓慢及触诊特点，如肿瘤表面光滑、质韧实、边界清楚、活动，常可明确诊断。对于诊断较困难的病例，可借助乳腺的特殊检查仪器、针吸细胞学检查甚至切除活检等手段，以明确诊断。

(一)乳腺钼靶片

乳腺纤维腺瘤表现为圆形、椭圆形、分叶状，密度略高于周围乳腺组织且均匀的块影。肿瘤边界光滑、整齐，有时在肿瘤周围可见薄层透亮晕，病程长者可有片状或弧形钙化，但无沙粒样钙化。瘤体大小与临床触诊大小相似。乳腺钼靶拍片不宜用于年轻女性，因为此阶段乳腺组织致密，影响病变的分辨，且腺体组织对放射线敏感，接受过量放射线会造成癌变。

(二)B超

B超是适合年轻女性的无创性检查，且可以重复操作。肿瘤为圆形或卵圆形，有实质性，边界清楚，内部为均质的弱光点，后壁线完整，有侧方声影，后方回声增强。B超可以发现乳腺内多发肿瘤。

(三)液晶热图

液晶热图显示肿瘤为低温图像或正常热图像，皮肤血管无异常。

(四)红外线透照

红外线透照显示肿瘤的透光度与周围正常乳腺组织的透光度基本一致，瘤体较大者边界清晰，周围没有血管改变的暗影。

(五)针吸细胞学检查

乳腺纤维腺瘤针吸细胞学检查的特点是可以发现裸核细胞或有黏液，诊断符合率可达90%以上。

(六)切除活检

切除活检既是一种诊断手段，又是一种治疗手段。但对于有以下情况者不宜盲目行切除活检，宜收入病房，并在快速冰冻病理监测下行肿瘤切除活检。①患者年龄较大，或同侧腋下有肿大淋巴结；②乳腺特殊检查疑有恶性可能；③有乳腺癌家族史；④针吸细胞学检查发现有异形细胞或有可疑癌细胞。

六、治疗

乳腺纤维腺瘤的治疗原则是手术切除。

(一)关于手术时机

(1)对于诊断明确且小于5岁的患者，可行延期手术治疗。因为该病一般生长缓慢，极少癌变。

（2）对于已婚，但尚未受孕者，宜在计划怀孕前手术切除。对妊娠后发现肿瘤者，宜在妊娠3～6个月行手术切除，因妊娠和哺乳可使肿瘤生长加速，甚至发生恶变。

（3）对于超过35岁者，均应及时手术治疗。

（4）如肿瘤短期内突然生长加快，应立即行手术治疗。

（二）手术注意事项

因该病患者多为年轻女性，手术应注意美观性。放射状切口对乳腺管损伤较小，对以后需哺乳者较为适宜；环状切口瘢痕较小，更美观。对乳晕附近的肿瘤可采取沿乳晕边缘的弧形切口；对乳腺下部近边缘的肿瘤，可沿乳房下缘做弧形切口，瘢痕更隐蔽。临床触摸不到的纤维腺瘤可以B超定位下手术治疗。

近年来，出于美观的要求，开展了麦默通微创手术治疗乳腺纤维腺瘤。麦默通微创旋切装置需在B超或钼靶X线引导下进行，切口一般选择在乳腺边缘，0.3～0.5 cm，术后基本不留瘢痕，通过一个切口可以对多个肿瘤进行切除。肿瘤最大直径应为2.5～3 cm，术后加压包扎。该方法较为昂贵。一定要把手术切除的肿瘤标本送至病理科做病理组织学检查，以明确诊断。

七、预后

手术时，应将肿瘤及周围部分正常乳腺组织一并切除，因为单纯摘除肿物，会增加术后复发的机会。乳腺纤维腺瘤如能完整切除，则很少复发。同侧或对侧乳腺内发生异时性乳腺纤维腺瘤，仍应手术切除。

（丰锦春）

第五节　乳腺分叶状瘤

乳腺分叶状瘤是罕见的乳腺良性肿瘤，占所有乳腺良恶性肿瘤的0.3%～1%，大多发生在50～70岁的女性。发病原因至今仍不清楚，也找不出发病的相关因素。它和乳房纤维腺瘤一样，来源于小叶内间质，不同的是乳腺分叶状瘤具有巨大的生长潜能，可以比纤维腺瘤大很多，甚至占据整个乳房后仍然向外膨胀性生长。

它的特点是瘤体生长很快。它是一个大的分叶状的肿块，形状怪异，质地较硬，肿块和正常组织间有明显的分界，它的周边正常组织（如腺组织和胸肌组织）往往受到推挤而未受到浸润。有些很大的乳腺分叶状瘤内可见有囊性分隔。

显微镜下，它是纤维上皮瘤，分支状的增生的导管被过度生长的乳腺间质所包围。它的主要成分是纤维，但细胞数目比纤维腺瘤更多，细胞可能会有异型性。

一、临床诊断

（一）临床表现

乳腺分叶状瘤是以局部膨胀性生长为特点的乳腺良性肿瘤，常发生于单个乳房，肿块常在几个月内成倍地长大，两三年后甚至可以大到长30～40 cm，表面成块状，凹凸不平，质硬，但与皮肤无粘连,其基底部也可以活动。当肿块巨大时,患侧乳房常常严重变形,皮色光亮或微紫,乳房皮下静脉迂曲扩张,有的触诊时有囊样感。早期常无疼痛,但当肿块大到一定程度后,开始出现疼痛,步行时或受到挤压、碰击时会痛,巨大的肿块会有触痛,常不伴腋下淋巴结肿大。

乳腺分叶状瘤无明显家族史及遗传倾向。在其体积较小的时候,如1～5 cm大小时,很难与纤维腺瘤区别。在这种时候,观察它的生长速度便是一个重要的方面。

（二）相关检查

1.乳腺X线摄影

早期的乳腺分叶状瘤呈现圆形、卵圆形、分叶形的类似纤维腺瘤的X线摄影图像,当它长大以后呈不规则形的大块影,一般边界较清楚,密度增大,其内密度均匀或不均匀,可伴较大的钙化灶。一般即使肿块大,但边缘光滑、呈弧形,而不像乳腺癌常有角状凸起或毛刺等征象。

2.B超

B超可以显示实质性的低回声的肿块,为圆形或卵圆形,常有分叶,大肿块可以呈不规则形,边缘清楚,光滑圆整,结构致密,其内回声可不甚均匀。有的巨大肿块内还可以探及有低回声的呈分隔状的囊性变。

3.CT扫描

它也可以见到一个与周边组织分界清楚的乳房肿块,多呈分叶形,在使用对比增强的方式后,可以看到肿块常无明显的增强。

值得注意的是,凭病史、临床表现和相关检查,对于有上述特征的大的生长迅速的肿块,不难想到它是乳腺分叶状瘤。但是很难鉴别它与另外一种发病率更少的恶性疾病——乳腺分叶状囊肉瘤,病理切片几乎是唯一的鉴别方式。

由于这类肿瘤生长迅速,一旦发现都以手术切除获得病理结果。穿刺细胞活检很难区别是乳腺分叶状瘤还是乳腺分叶状囊肉瘤,或是处于它们中间的良性、恶性交界状态,所以不主张选用针吸活检,而应当直接手术活检。

二、治疗

对乳腺分叶状瘤在术中冰冻活检明确诊断之后,一般应当施行单乳全切术,对一些发现早的病例可以考虑行扩大范围的肿块切除术,即把肿块周边1～2 cm范围内的组织也一并切除,术后应复查追踪。另外,由于它和乳腺分叶状囊肉瘤在临床中难以区别,应实行限期手术,以获得可靠的病理诊断。

对乳腺分叶状瘤应先手术治疗,待手术得到准确的病理结果后,可以开始中医调理及预防局部复发。它的治法与纤维腺瘤很接近,仍然以理气、化痰、散结为主法,适当增加少许扶正的中药。基本处方还是以逍遥散合二陈汤加减。

炙黄芪30 g,当归6 g,白芍10 g,陈皮12 g,莪术6 g,生牡蛎10 g,茯苓15 g,甘草6 g,白术12 g,郁金10 g,枸杞子15 g,柴胡10 g,枳壳10 g,泡参15 g,浙贝12 g。

每天一剂,服用1～2个月即可。治疗中可以根据舌脉和症状随证加减。

耳压治疗选用胸、肝、脾等穴,两耳交替进行,每周三次,可使用1～2个月。

三、预后

乳腺分叶状瘤是良性疾病,一般手术完整切除后预后很好,但有个别患者术后局部复发,特别是那些仅行肿块切除术或扩大范围的肿块切除术的患者。对复发病灶的处理,就是手术再次切除病灶,如果上次手术保留了患侧乳房,复发时应当考虑做单乳切除术,连复发病灶带残留的乳腺组织一并切除。另外,在随后的追踪访问中,要多留心其对侧乳房的情况,该病有双乳发生的可能。

(丰锦春)

第六节 乳 腺 癌

乳腺癌是危害妇女健康的主要恶性肿瘤,全世界每年约有 120 万妇女发生乳腺癌,有 50 万妇女死于乳腺癌。北美、北欧是乳腺癌的高发地区,其发病率约为亚洲、非洲、南美洲的 4 倍。我国虽是乳腺癌的低发地区,但其发病率正逐年上升,尤其沪、京、津及沿海地区是我国乳腺癌的高发地区。上海的乳腺癌发病率为 20.1/10 万。

一、病因

(一)月经初潮年龄和绝经年龄

月经初潮年龄和绝经年龄与乳腺癌的发病有关。初潮年龄早于 13 岁者发病的危险性为初潮年龄晚于 17 岁者的 2.2 倍,绝经年龄>55 岁者发病的危险性是绝经年龄<45 岁者的危险性的 2 倍,绝经年龄<35 岁的妇女患乳腺癌的危险性仅为绝经年龄>50 岁的妇女的 1/3,行经 40 年以上的妇女发病的危险性是行经 30 年以下的妇女的 2 倍。

(二)生育因素

生育因素中与乳腺癌发病危险性最相关的是初次足月产的年龄,20 岁以前有第一胎足月生产者乳腺癌的发病率仅为第一胎足月生产在 30 岁以后者的 1/3,危险性随着初产年龄的推迟而逐渐升高。初产年龄在 35 岁以后者的危险性高于无生育史者。

哺乳可降低乳腺癌发病的危险性。第一次生产后哺乳期长者乳腺癌的危险性降低。哺乳总时间与乳腺癌的危险性呈负相关。可能因哺乳推迟了产后排卵及月经的重建,并使乳腺组织发育完善。

(三)遗传

妇女有第一级直系家族的乳腺癌史,其乳腺癌的危险性是正常妇女的 2~3 倍。其危险性又与家属的乳腺癌发生年龄及单侧或双侧有关。

(四)乳腺良性疾病

对于乳腺良性疾病与乳腺癌的关系尚有争论。一般研究者认为乳腺良性疾病可增加乳腺癌的危险性。Warren 等认为病理证实的乳腺小叶增生或纤维腺瘤患者发生乳腺癌的危险性为正常人群的 2 倍,多数研究者认为乳腺小叶有上皮高度增生或不典型增生可能与乳腺癌的发病有关。有些良性疾病可增加致癌或促癌物质的易感性有些良性、恶性疾病可能具有某种共同的危险性。

(五)激素

长期应用雌激素治疗或用避孕药与乳腺癌的关系尚待研究。在更年期长期服用雌激素可能增加乳腺癌的危险性。未切除卵巢的妇女如应用雌激素的总量达 1 500 mg 以上,其发生乳腺癌的危险性是未用者的 2.5 倍。口服避孕药并不增加乳腺癌的危险性。

可见乳腺癌的发病与体内激素的情况有关。乳腺受体受多种内分泌激素的作用,如雌激素、孕激素、催乳素、生长激素、皮质激素、甲状腺素及胰岛素等,以维持乳腺的生长、发育及乳汁分泌的功能。激素在乳腺癌的发生过程中有十分重要的作用。雌激素中的雌酮及雌二醇对乳腺癌的发病有直接的关系,雌三醇与孕酮被认为有保护作用,而催乳素则在乳腺癌发展过程中有促进作用。但各种因素间的联系尚未完全明了。

(六)饮食

近年的研究指出,饮食习惯的改变,尤其是选择高脂肪饮食,可以改变内分泌环境,加强或延长雌激素对乳腺上皮细胞的刺激及增加乳腺癌的危险性。一般研究者认为人类恶性肿瘤中有 1/3 与饮食有关。动物实验中,应用高脂肪饮食喂饲小鼠,可使乳腺癌的发病率增加,而脂肪中不饱和脂肪酸的作用大于饱和脂肪酸。高脂肪饮食可使二甲基苯蒽诱发小鼠乳腺癌的时间缩短,说明脂肪在乳腺肿瘤形成过程中的促癌阶段起作用。脂肪加速儿童期生长发育,提早性成熟,使乳腺上皮细胞较早暴露于雌激素及催乳素中,从而增加癌变机会。此外脂肪能增加雄烯二酮转化为雌激素,也可能有增加垂体释放催乳素作用。

(七)电离辐射

放射电离辐射与乳腺癌的发病有关,其危险性随照射剂量的增加而增大。在长崎及广岛原子弹爆炸时的幸存者中,乳腺癌发病率有升高趋势,接受放射线治疗的产后急性乳腺炎患者以及胸腺增大的儿童乳腺癌的发病率亦增加。

由于乳腺癌的发病与电离辐射有关,Bailer 提出在乳腺癌筛查时反复应用乳腺摄片是否可能增加乳腺癌的危险性。从目前资料看,摄片筛查能早期发现乳腺癌,可能降低乳腺癌的死亡率,因而利大于弊。但摄片时应尽量减少乳腺所受的射线剂量。

(八)其他

多种治疗高血压的药物(包括利血平、吩噻唑、甲基多巴和三环类镇痛药)有增加催乳素分泌的作用。Kelsty 认为利血平与乳腺癌的发病率之间的关系并不明确,但之后 Willams 等认为长期应用可能有正相关,而短期应用则呈负相关。利血平与乳腺癌发病率的关系尚难定论。吸烟、饮酒及染发剂的应用等与乳腺癌发病的关系也不肯定。

二、诊断

(一)临床表现

乳腺位于身体表面,一旦发生病变容易被发现。当患者就诊时,临床医师必须仔细分析病史,认真进行检查,必要时配合 X 线乳腺摄影、超声显像、热图检查或 CT 等。在决定治疗前,除了解肿瘤的良性与恶性外,还应估计肿瘤的生物学行为、浸润范围、淋巴结转移情况及是否有远处转移等,根据所有资料来制订治疗计划。

1.无痛性肿块

乳房的无痛性肿块常是促使患者就诊的主要症状。为确定肿块的性质,应对肿块发生的时间、生长速度、生长部位、肿块大小、质地、活动度、单发或多发、与周围组织的关系以及是否同时伴有区域性淋巴结肿大等情况做全面的检查,结合患者的年龄、全身情况及有关病史才能做出比较正确的诊断及鉴别诊断。应鉴别乳腺癌与炎性肿块、乳腺增生病及良性肿瘤。乳腺癌的肿块呈浸润性生长,即使肿块很小,如累及乳腺悬韧带,可引起皮肤粘连。肿块较大,可有皮肤水肿、橘皮样变、乳头回缩或凹陷、淋巴结肿大等症状,后期可出现皮肤卫星结节甚至溃疡。但在早期阶段,有时很难与良性疾病区别。

2.乳头溢液

乳头溢液可以是生理性或病理性的,非妊娠哺乳期的乳头溢液发生率为3‰~8‰。乳腺导管尤其是大导管上皮增生、出血、坏死等病变都可能发生乳头溢液。溢液可以是无色、乳白色、淡黄色、棕色、血性等;可以呈水样、血样、浆液性或脓性;溢液量可多可少,间隔时间也不一致,常因溢液污染内衣而为患者发现。应鉴别癌性溢液与生理性和非肿瘤性乳腺疾病、全身性疾病引起的乳头溢液。乳腺癌原发于大导管或为管内癌者,合并乳头溢液较多,但以乳头溢液为唯一症状的乳腺癌患者少见,多数伴有乳腺肿块。管内乳头状瘤恶变、乳头湿疹样癌等亦可有乳头溢液。

3.乳头和乳晕异常

当病灶侵犯到乳头或乳晕下区时,乳腺的纤维组织和导管系统可因肿瘤侵犯而缩短,牵拉乳头,使乳头偏向肿瘤一侧,病变进一步发展可使乳头扁平、回缩、凹陷,直至完全缩入乳晕下,看不见乳头。有时乳房内纤维组织挛缩,使整个乳房抬高,临床可见两侧乳头不在同一水平面上。乳头糜烂也是佩吉特病的典型症状。

少数病例以腋淋巴结肿大作为首发症状而就诊,其乳腺内原发病灶很小,临床难以扪及,称为隐性乳腺癌。

发生炎性乳腺癌时局部皮肤呈炎症样表现,颜色由淡红到深红,开始比较局限,不久即扩大到大部分乳腺皮肤,同时伴有皮肤水肿。触诊时感到皮肤增厚、粗糙,表面温度升高。

当肿瘤发生远处转移时出现相应症状。

(二)病理

1.组织学分类

乳腺癌的组织形态较为复杂,类型众多,往往在同一块癌组织中,甚至在同一张切片中,可有两种以上的类型同时存在,因此,乳腺癌的组织学分类较为混乱。目前,国内将乳腺癌分为非浸润性癌、早期浸润性癌和浸润性癌。

(1)非浸润性癌:又称原位癌。指癌细胞局限在导管基膜内的肿瘤,需取较多组织块,并经连续切片及网状纤维染色证实。按其组织来源,又可分为小叶原位癌和导管内癌。

小叶原位癌:来自乳腺小叶内导管或小叶内末梢导管,约占乳腺癌的1.5%。发病年龄较其他类型乳腺癌早8~10年,累及双侧乳腺的机会较多。小叶原位癌常为多中心性,累及多数小叶。临床往往无明确的肿块触及。肉眼检查病变常不明显,或可见粉红色或半透明、稍硬的颗粒状区,其往往和小叶增生并存。在切除的乳腺标本内有42%~70%为多灶性病变。显微镜下可见小叶结构,小叶增大,小叶内末梢导管和小叶内导管增粗,可因癌细胞充塞而成实质性;细胞的大小、形状不一,极性丧失;看不到正常导管的双层结构;核大而圆,较一致,染色质细,可见核分裂,但分裂象不多。小叶原位癌可和其他类型的癌并存,有时在浸润性癌的肿块旁发现小的原位癌病灶。小叶原位癌发展缓慢,预后良好。

导管内癌:是来自乳腺中小导管的肿瘤,癌细胞局限于导管内。临床可扪及肿块,部分病例伴有乳头佩吉特病。肉眼见癌组织切面呈颗粒状,质脆,有时管腔内充满灰黄色或灰白色半固体物,可挤出牙膏样的条索状物。显微镜下根据导管内癌细胞的组织结构特征分为实质型、筛状型和乳头状型。该病倾向于多中心性生长,双侧乳腺同时或先后发病的概率也较高,彻底切除后预后良好。

（2）早期浸润性癌：乳腺癌从非浸润性的原位癌到浸润性癌，是一个逐渐发展的过程，其间需经过早期浸润阶段，即癌组织突破基膜，刚向间质浸润的时期，既不同于原位癌，又不同于一般的浸润癌。根据形态不同分为早期浸润性小叶癌和早期浸润性导管癌。

（3）浸润性癌：癌组织向间质内广泛浸润，形成各种结构的癌组织和间质相混杂的图像。国内将具有特殊组织结构的浸润性癌归为特殊型癌，其余为非特殊型癌和罕见型癌。特殊型癌的预后较非特殊型好。非特殊型癌包括浸润性小叶癌、浸润性导管癌、单纯癌、髓样癌、硬癌和腺癌。

浸润性小叶癌：小叶内癌的癌细胞突破基膜及小叶范围，向间质内浸润，癌细胞常围绕导管，呈同心圆结构而形成靶样图像，这是浸润性小叶癌的形态特征。

浸润性导管癌：导管内癌的癌细胞突破基膜，向间质内浸润，部分区域内尚可见到导管内癌成分。

单纯癌：是最常见的乳腺癌类型，占 80% 以上。体积往往较小。形态特点是癌组织中主质和间质的比例相当，其形态复杂、多样，癌细胞常排列成巢、索、腺样或呈片块状。

髓样癌：较单纯癌少见，肿块体积常较大，位于乳腺组织的深部，质地较软，边缘整齐，与周围组织分界清楚。肿瘤切面呈灰白色，常见出血、坏死。镜下特点是主质多、间质少，癌细胞体积大，形态不一，胞浆丰富，核大，呈空泡状，核仁清楚，分裂象多见。淋巴结转移率较低。有淋巴细胞浸润的髓样癌预后较好。

硬癌：常与其他类型的乳腺癌并存。该病侵袭性强，易转移，恶性程度高。肉眼检查肿块体积较小，边界不清，与周围组织呈放射状交界，质地较硬。显微镜下见癌细胞形成小巢状或条索状，细胞异型性显著，核分裂易见，间质多于主质，致密的纤维组织可发生胶原变性、钙化或骨化。

黏液腺癌：该病发病年龄较大，生长缓慢，转移发生迟，预后较好。巨检肿瘤体积较大，边界清楚，呈不规则形，切面半透明，呈胶冻状。显微镜下可见间质内有丰富的黏液，癌细胞分隔成岛状或小巢状，胞浆内有小空泡，核小而圆，染色深，偏于一侧，分裂象少。因本类乳腺癌含有大量细胞外黏液，癌细胞数量少，故在用生化法测定雌激素受体时往往出现假阴性结果，用免疫组化法检查时可见细胞内有阳性颗粒。

佩吉特病：又名湿疹样癌。乳头及乳晕皮肤有湿疹样改变，显微镜下见乳头及乳晕表皮内有体积大的佩吉特细胞，胞浆丰富，核大而圆，核仁清楚，分裂象多，有时胞浆内可见色素颗粒。单纯的湿疹样癌发展慢，预后好。但单纯的湿疹样癌极少，往往和导管癌或其他浸润癌伴发，其预后取决于乳腺实质中伴发的癌的类型和淋巴结转移情况。

乳头状癌：较少见，多发生在乳腺大导管内，部分患者有乳头溢液，多为血性。该病可单发或多发，多数生长缓慢，转移较晚，预后好。肉眼见肿瘤呈棕红色结节，质脆。显微镜下见癌细胞排列成乳头状，细胞大小、形态不一，核深染，分裂象常见。

腺管样癌：较少见，发展慢，恶性程度低。肿瘤常为双侧性和多中心性，体积较小，镜下为高度分化的浸润性癌，癌细胞无明显异形，排列成腺管状。

其他罕见的癌有大汗腺癌、鳞形细胞癌、黏液表皮样癌、类癌、未分化癌及分泌型癌等。

2.分期

长久以来对乳腺癌的分期有很多方法，例如，Steinthal 根据有无远处转移、局部病变及病变速度等将乳腺癌分为 3 期，Paterson 等根据临床症状分期，Haagensen 及 Stout 又根据原发肿瘤范围、区域淋巴结及有无远处转移将乳腺癌分为 4 期。为了有一个统一的标准,国际抗癌联盟提出的 TNM 分期法已被广泛应用于各种肿瘤的分期。

(1)TNM 国际分期法。

第一,原发肿瘤(T)分期。

T_x:原发肿瘤情况不详(已被切除)。

T_0:原发肿瘤未扪及。

T_{is}:有原位癌(包括小叶原位癌及导管内癌),佩吉特病局限于乳头,乳房内未扪及块物。

T_1:肿瘤最大径<2 cm。

T_{1a}:肿瘤最大径在 0.5 cm 以下。

T_{1b}:肿瘤最大径 0.5~1 cm。

T_{1c}:肿瘤最大径 1~2 cm。

T_2:肿瘤最大径 2~5 cm。

T_3:肿瘤最大径超过 5 cm。

T_4:肿瘤为任何大小,直接侵犯胸壁和皮肤。

T_{4a}:肿瘤直接侵犯胸壁。

T_{4b}:乳房表面皮肤水肿(包括橘皮样水肿),皮肤溃疡或肿瘤周围皮肤有卫星结节,但不超过同侧乳房。

T_{4c}:包括 T_{4a} 及 T_{4b}。

T_{4d}:有炎性乳腺癌。

注:①皮肤粘连、乳头回缩或其他皮肤改变除了出现于 T_{4b} 期外,可以出现在 T_1、T_2、T_3 期中,不影响分期;②发生佩吉特病时如乳房内有肿块,则按照肿瘤的大小区分;③胸壁指肋骨、肋间肌及前锯肌,不包括胸肌。

第二,区域淋巴结(N)分期。

N_0:区域淋巴结未扪及。

N_x:区域淋巴结情况不详(以往已切除)。

N_1:同侧腋淋巴结有肿大,可以活动。

N_2:同侧腋淋巴结肿大,互相融合,或与其他组织粘连。

N_3:同侧内乳淋巴结有转移。

第三,远处转移(M)分期。

M_x:有无远处转移不详。

M_0:无远处转移。

M_1:远处转移(包括同侧锁骨上淋巴结转移)。

第四,临床分期。

根据以上不同的 TNM 可以组成不同临床分期。

0 期:$T_{is}N_0M_0$。

Ⅰ 期:$T_1:N_0M_0$。

Ⅱ$_a$ 期:$T_0N_1M_0$。

$T_1:N_1M_0$(N_1 的预后与 N_0 相同)。

$T_2:N_0M_0$。

Ⅱ$_b$ 期：$T_2N_1M_0$。

T_3：N_0M_0。

Ⅲ$_a$ 期：$T_0N_2M_0$。

T_1：N_2M_0。

T_2：N_2M_0。

T_3：$N_{1,2}M_0$。

Ⅲ$_b$ 期：T_4，任何 N、M_0。

Ⅳ 期：任何 T，任何 N、M_1。

(2)病理分期：临床检查与病理检查有一定的假阴性或假阳性率。因而从预后来讲，术后病理分期较临床分期更为正确。在病理分期中，把 N_1 的肿瘤又分为微小转移灶(即淋巴结内的转移病灶＜0.2 cm)、大转移灶(即转移灶＞0.2 cm)或有包膜侵犯。淋巴结内有微小转移灶者预后较好。Huvos 等报道纽约纪念医院 62 例腋淋巴结无转移病例八年生存率为 82%(51/62)，下群淋巴结内有微小转移灶者的八年生存率为 94%(17/18)，而有明确的大转移灶者的八年生存率为 62%(28/45)。把 TNM 分期根据病理检查做分类，称 PTNM，具体如下。

PT：有原发病灶，与 TNM 分期相同。

PN：有区域淋巴结。

N_0：同侧腋淋巴结无转移。

N_1：同侧腋淋巴结转移，但不融合。

N_{1a}：淋巴结内仅切片上可见转移灶。

N_{1b}：肉眼可见转移灶。

微小转移灶＜0.2 cm，1～3 个淋巴结转移(＞0.2 cm)，4～6 个淋巴结转移，转移灶超过淋巴结包膜，转移淋巴结超过 2 cm。

$N_{2\sim3}$ 与 TNM 分期相同。

(3)哥伦比亚(Columbia)分期：为另一种常用的临床分期。

A 期：无皮肤水肿、溃疡，肿瘤不与胸壁固定，临床腋淋巴结不大。

B 期：无皮肤水肿、溃疡，肿瘤不与胸壁固定，腋淋巴结肿＜2.5 cm，与皮肤及腋窝深部组织无粘连。

C 期：有以下 5 个症状中的任何一个为 C 期。①皮肤水肿，不超过乳房表面的 1/3；②皮肤溃疡；③胸壁固定；④腋淋巴结肿大超过 2.5 cm；⑤腋淋巴结与皮肤及深部结构固定。

D 期：包括以下情况。①有 C 期 5 个症状中的 2 个；②皮肤广泛水肿，超过乳房表面的 1/3；③皮肤有卫星结节；④有炎症样癌；⑤临床有锁骨上淋巴结侵犯；⑥有胸骨旁结节(临床为乳内淋巴结转移)；⑦同侧上肢水肿；⑧远处转移。

3.播散转移

(1)局部扩散：绝大多数乳腺癌起源于乳腺导管上皮，癌细胞沿导管蔓延(有研究者认为是导管上皮继续癌变)，或沿筋膜间隙伸展，继而侵及皮肤，先累及乳腺悬韧带，使之缩短，皮肤表面出现牵扯状凹陷。如皮下淋巴管被癌细胞堵塞，引起淋巴回流障碍，可出现真皮水肿，皮肤表面呈橘皮样改变。继而皮肤增厚、变硬、变色，可陆续出现多数硬斑块，皮肤表现为铠甲状。淋巴管内癌细胞继续生长，可发展成为分散的皮肤结节，即卫星结节。癌细胞侵及皮肤及深部小血管，使局部血流不畅，导致充血，在临床上出现毛细管扩张样癌、丹毒样癌或炎性癌。肿瘤可同时向深部发展,侵及胸肌筋膜或胸肌,后期可侵及肋间肌、肋骨及胸壁。随着肿瘤的生长,局部血供不足,肿瘤内发生坏死,形成溃疡。

(2)淋巴道转移:癌细胞沿小叶周围的细小淋巴管网引流到乳头部位,进入乳晕下淋巴管丛,再由外侧干或内侧干两条较大的输出淋巴管向腋窝淋巴结引流,进而从腋窝淋巴结转移到锁骨下淋巴结。锁骨下淋巴结有较大的输出淋巴管,向上与来自颈部及纵隔的其他淋巴干汇合,形成总淋巴干,右侧于锁骨下静脉或颈静脉汇合处进入血道,左侧进入胸导管,或在颈内静脉与锁骨下静脉汇合处进入血道,发生血道转移;或进入颈下深淋巴结,引起锁骨上淋巴结转移。也可直接进入纵隔淋巴结。

乳腺癌患者腋下淋巴结转移率很高,文献报道患者在就诊时有50%~70%已有腋淋巴结转移。腋淋巴结转移情况与原发肿瘤的大小有关,肿瘤体积越大,病期越晚,腋淋巴结转移率越高,转移数越多。沈镇宙报道2 189例乳腺癌腋淋巴结转移情况,临床Ⅰ期病例的腋淋巴结转移率为20.3%,Ⅲ期病例的转移率为76.6%。

即使临床未扪及腋下有肿大淋巴结,术后也常发现有淋巴结转移,临床与病理间误差为22%~46%,这与检查是否仔细及医师的经验有关。对常规病理检查阴性的淋巴结再做连续切片检查,可发现18%~33%的阴性淋巴结实际为阳性。

乳腺的任何部分,特别是内侧和中央的肿瘤,可随乳内血管的肋间穿枝引流到内乳淋巴结链,内乳淋巴结向上终于颈深淋巴结组最低位的淋巴结,左侧最终进入胸导管,右侧进入右淋巴导管,或直接进入颈内静脉与锁骨下静脉汇合处。内乳淋巴结和腋淋巴结同样是乳腺癌转移的第1站淋巴结。内乳淋巴结的转移率与病灶部位及病期有关。沈镇宙等报道内乳淋巴结的转移率:外侧病灶的为12.9%,病灶位于中央的为22.0%,病灶位于内侧的为21.9%;临床Ⅰ期病例为4.7%,临床Ⅱ期病例为14.2%。有腋淋巴结转移的病例内乳淋巴结转移率增大,临床检查腋淋巴结无肿大的病例,病理证实内乳淋巴结转移率为9.1%,有腋淋巴结肿大的病例的内乳淋巴结转移率为21%;病理检查腋淋巴结无转移的病例,内乳淋巴结转移率为6.0%,有转移的病例的内乳淋巴结转移率为28.6%。

锁骨上淋巴结是乳房淋巴引流的第2站,其转移主要是经腋淋巴结或内乳淋巴结,多数是同侧的,也可转移到对侧锁骨上淋巴结,淋巴结位于锁骨内侧段的后上方,胸锁乳突肌深面。出现锁骨上淋巴结肿大常表示病期较晚,不宜做根治性手术。

肿瘤细胞也可通过逆行途径转移到对侧腋窝或腹股沟淋巴结。当乳内淋巴干受阻时,癌细胞可逆流,沿皮肤深筋膜淋巴管经腹直肌筋膜通向膈下淋巴结,引起肝脏和腹腔内转移,原发肿瘤位于乳房内下方时较易发生。

当肿瘤侵犯胸壁时,癌细胞可通过肋间的收集淋巴管,沿肋间血管流向肋间后淋巴结,再进入胸导管和锁骨上淋巴结,癌栓可反流引起胸膜或脊柱转移。

(3)血道转移:乳腺癌细胞也可直接侵入血管引起远处转移。肋间旁支可通过胸廓内静脉进入同侧无名静脉后进入肺循环。乳腺深部组织、胸肌和胸壁的静脉汇入腋静脉,进入锁骨下静脉和无名静脉,是肺转移的重要途径。肋间静脉流向奇静脉、半奇静脉,最后经上腔静脉入肺,奇静脉系统可通过椎间静脉、椎外静脉丛后组与椎内静脉相连,椎静脉系与腔静脉的血流在腹内压改变时可互相流动,因此,有些患者在未出现腔静脉系转移前,先出现颅骨、脊柱、盆骨等转移。

远处转移发生率与原发肿瘤的大小、淋巴结转移数目和病理分级有关,受体情况、肿瘤倍增时间、细胞增殖周期中的S期细胞比例、肿瘤细胞内DNA含量等也影响远处转移发生率。

最常见的远处转移为肺,其次为骨、肝、软组织、脑、肾上腺等。临床确诊时 5%～15% 的乳腺癌患者已有远处转移。对有腋下淋巴结转移的患者术前做全身骨扫描,发现约 20% 有异常改变,但患者常无临床症状。Cote 用单克隆抗体法检测,发现可手术的乳腺癌病例中有 35% 的病例骨髓中可见癌细胞,淋巴结阴性和阳性病例中,分别有 27% 和 41% 的病例骨髓内可找到癌细胞。为死于乳腺癌的病例做尸检,60%～80% 有肺转移,50%～60% 有肝转移,50% 有骨转移。

肺转移:癌细胞在肺毛细管内停留、生长,继之侵出血管,形成转移瘤。肿瘤侵及肺组织的淋巴管和肺静脉,引起肺淋巴组织的转移或全身转移。肺转移多数表现为肺内大小不等的结节,偶为单个结节。少数病例表现为癌性淋巴管炎,临床上有明显的咳嗽、气急、发绀,早期 X 片无异常或仅见肺纹增多,容易误诊。

骨转移:以胸、腰椎和盆骨最多,其次为肋骨、股骨转移;多数为溶骨性改变,少数为成骨性;长骨转移时可发生病理性骨折,脊柱转移时脊髓受压,可引起截瘫。临床上有进行性加剧疼痛,早期 X 片可能无阳性发现,骨扫描较 X 片敏感,平均可提前 3 个月发现骨转移,因此,乳腺癌患者出现持续性疼痛时,应做骨扫描检查。放疗对骨转移的疼痛有明显姑息作用,经放疗 90% 的病例疼痛缓解,放疗可延迟或防止脊髓压迫所引起的截瘫。

肝转移:早期症状不明显,患者乏力、食欲减退等,容易忽略。超声显像及 CT 检查有助于早期发现肝转移。肝转移患者预后差,化疗及激素治疗效果不理想。

胸膜转移:常继发于肺转移,偶尔有单纯胸膜转移者,主要表现为胸腔积液,可为血性,有时胸腔积液内可找到癌细胞。治疗可用全身化疗加胸腔内化疗。

脑转移:在女性脑转移瘤中,乳腺癌是常见的原发灶,CT 检查对诊断有帮助。全头颅放疗可取得暂时性症状缓解,但治疗效果不理想。

(三)实验室及其他检查

1.X 线检查

乳腺照相是乳腺癌诊断的常用方法,分为干板照相及低剂量 X 线照相。干板照相又称静电摄影,其优点是对微小钙化点的分辨率较高,检查时能紧贴胸壁,检查部位包括乳房后间隙,这正是 X 线照相易遗漏的部位。但干板照相每次接受的 X 线量较大,干板的装置还有些机械方面的问题。

钼靶 X 线照相又称软 X 线照相,适用于软组织及乳腺照相。目前采用低剂量片一屏组合系统、高分辨增感屏和单向感光乳剂细颗粒胶片,每次剂量为 0.2～0.3 rad。每次检查应用 2 个位置,中线所接受的剂量为 0.3～0.8 rad,这种剂量所致的放射致癌危险性已接近自然发病率。Dodd 的研究指出,假定以 35～39 岁的人群乳房照相作为基线,对 100 万妇女在 40 岁以后每年乳房照相,那么在这些人群的一生中最少有 150 人,最多有 1 000 人可能因放射线而患乳腺癌,但可对这 100 万人在早期做出诊断,治疗后生存率很高。乳腺照相有时可看到微小钙化灶而检出导管原位癌。但在片子上乳腺癌与其他增生性疾病或管内乳头状瘤不易区别。乳腺疾病在 X 线片上的表现可分为肿块或结节病变、钙化影及皮肤增厚征群、导管影改变等。85% 的乳腺癌的 X 线表现为边界不规则的肿块或结节阴影,肿块的密度较高,边缘有毛刺征象时对诊断有帮助。毛刺较长,超过病灶直径时称为星形病变。X 线片中显示肿块常比临床触诊小,此亦为恶性征象之一。应注意片中的钙化点的形状、大小、密度,同时考虑钙化点的数量和分布。30%～50% 的乳腺癌在片中可见钙化点,颗粒甚小,密度很不一致,呈点状、小分支状或呈泥沙样,当钙化点群集时,尤其是集中在 1 cm 范围内,则乳腺癌的可能性很大。钙化点超过 10 个时,恶性的可能性很大。有时有 3～4 个钙化点,但有发病高危因素时亦应考虑做活检。其他的一些 X 线征象(如导管影增生、导管扭曲、皮肤增厚改变)常是间接的征象。

X 线片可以查出导管原位癌,主要表现是导管影增厚及微小钙化点。如果摄片发现有可疑时应在定位摄片下做病灶切除。方法是将亚甲蓝注入或用金属针插入后摄定位片。应做标本的 X 线检查以观察病灶是否已被切除。如标本摄片中未发现病灶,则应再做活检或在活检所造成的肿胀、组织反应消退后再做摄片检查。

年轻妇女的乳腺组织容易受放射线的损伤,其乳腺组织较致密,一般不易做出诊断及鉴别,因而对 35 岁以下的妇女常不主张做乳腺照相检查。乳腺照相临床上常用于鉴别乳腺的良性、恶性病变,用于普查可以发现临床上未能触及的肿块。临床应用:①乳腺癌的术前检查,有时可以发现一些隐性或多发性的病灶,术前常规检查也可能发现同时存在的双侧乳腺癌,即对侧的隐性病灶;②进行乳腺病变的鉴别诊断;③用于临床有乳头排液、溃疡、酒窝征,或乳头回缩、皮肤增厚时的辅助诊断;④用于对高危险因素患者的随访及普查:可用于一侧乳腺癌治疗后随访对侧乳腺,如果患者有母系乳腺癌家属史,月经初潮早或绝经迟,第一胎足月生产在 35 岁以后,有乳腺良性疾病史,乳腺增大或缩小而临床不易检查,腋下、锁骨上或其他部位有转移性腺癌,乳腺摄影可作为寻找原发灶的方法之一。

2.超声显像检查

超声显像检查无损伤性,可以反复应用。对乳腺组织较致密者应用超声显像检查较有价值,但超声显像的主要用途是鉴别肿块是囊性还是实质性。对囊性肿块可在超声显像引导下针吸,如果吸出液体可以不必手术。超声显像对乳腺癌诊断的正确率为 80%～85%,对肿块为 1 cm 以下者诊断正确率不高,目前正在改进。如应用高分辨率的探头,改进检查方法可以用水浴式多头探测等。超声显像明确肿块大小常较正确,因而可以用来比较非手术治疗方法(如化疗、放疗、内分泌治疗)的疗效。

3.其他影像学检查

(1)热图像检查:常用的有液晶及远红外热图像检查。热图像是利用肿瘤细胞代谢快,无糖酵解产生的热量较周围组织高,因而在肿块部位显示热区。但热图像对较小肿瘤的检出率低,假阳性及假阴性较多,经广泛评价后,目前大多已不将热图作为诊断乳腺癌的主要依据。热图有时可能预报乳腺癌的危险性,有明显异常温度记录者预后较差。

(2)近红外线扫描:近红外线的波长为 600～900 μm,易穿透软组织。利用红外线透过乳房不同密度组织显示出各种不同灰度影,从而显示乳房肿块。红外线对血红蛋白的敏感度强,乳房血管影显示清晰。乳腺癌常有局部血运增加,附近血管变粗,红外线对此有较好的图像显示,有助于诊断。

(3)CT 检查:CT 检查可作为乳腺摄影的补充,而不是作为常规方法。CT 可用于不能扪及的乳腺病变活检前定位,确诊乳腺癌的术前分期,检查乳腺后区、腋部及内乳淋巴结有无肿大,有助于制订治疗计划。

(4)磁共振检查:浸润性导管癌的磁共振表现为边界不清、不规则毛刺的低信号强度肿块,但磁共振不能显示微细钙化点。对一组 120 例妇女用照相及磁共振比较,前者阳性率高于后者。

4.实验室检查

理想的生物学标记物应具备以下条件:①特异性强,可作用于特定的肿瘤;②敏感性高,对微小肿瘤即可显示标记物的量变;③方法简便。目前能用于乳腺癌诊断的生物学及生化标记物有多种,但其特异性均不甚理想。较有参考价值的有以下几种(表14-1)。

表14-1　乳腺癌诊断的生物学及生化标记物

类别	可能应用的标记物
肿瘤胎儿抗原	CEA、γ-胎儿蛋白
胎盘标记物	人绒毛膜促性腺激素、胎盘催乳素
乳腺或乳汁有关抗原	酪蛋白、大囊性病液体蛋白
其他异位激素	降钙素
酶	碱性磷酸酶、唾液酸转移酶、丙种谷酰胺转肽酶
正常机体组成物	铁蛋白、血型物质、羟脯氨酸、N_2-二甲鸟苷、1-甲肌苷、酸性糖蛋白
组织病理学标记物	免疫球蛋白
蛋白	前清蛋白、糖蛋白
单克隆抗体	
其他	

(1)CEA:近年来由于放射免疫测定的进展,证实 CEA 不仅存在于胃肠道肿瘤及胎儿组织内,在其他肿瘤及非肿瘤性疾病(如溃疡性结肠炎,肝炎,肝硬化)中也存在。乳腺癌术前检查,20%～30%的患者血中 CEA 含量升高,而晚期及转移性癌中则有 50%～70%的患者出现 CEA 高值。Haagensen 等报道 CEA 含量与治疗反应呈正相关,CEA 值增大提示病变在进展,其降低时好转。因而目前对 CEA 的研究集中于将其作为预后及随访指标。Wang 等于乳腺癌手术后 10 d 测定 CEA 含量,阳性者复发率达 65%,阴性者复发率仅为 20%。

(2)降钙素:以往被认为是甲状腺髓样癌所特有,但目前发现其在其他肿瘤中也有。乳腺癌患者中 38%～100%有血浆降钙素水平的上升,但在早期病例中仅 25%有上升,因而早期诊断的参考价值不大。

(3)铁蛋白:血清铁蛋白反映体内铁的储存状态,在很多恶性肿瘤(如霍奇金病、白血病、胰腺癌、胃肠道肿瘤、乳腺癌)中有铁蛋白水平的升高。从肿瘤中测出的铁蛋白称癌胚铁蛋白,但肿瘤内铁蛋白浓度升高是由于基质反应,而非肿瘤合成。Tappin 报道 50 例乳腺癌术前有 42%的病例铁蛋白含量升高,且与病期有关。治疗后有复发者铁蛋白含量亦升高。

(4)单克隆抗体:用于乳腺癌诊断的单克隆抗体 CA15-3 对乳腺癌诊断的符合率为 33.3%～57%。对早期诊断尚有困难,主要是没有找到特异性抗原。

单一应用生物学标记物尚无足够的敏感性及特异性。应用多种标记物作为联合指标,可以提高诊断价值,但亦只限于较晚期的病例,对早期病例亦无足够的敏感性。

5.细胞学及组织学检查

(1)脱落细胞学检查:对有乳头溢液的病例,可将液体涂片,做细胞学检查,对早期管内癌有乳头排液者阳性率为 50%,有时尚未有肿瘤可扪及,已可被检查出。乳头糜烂怀疑佩吉特病时可做糜烂部位的刮片或印片,进行细胞学检查,阳性率为 70%～80%。

(2)细针吸取细胞学检查:是简单易行的方法,已被广泛采用。细针吸取是利用癌细胞黏着力低的特点,将肿瘤细胞吸出、涂片,其准确率较高。Scanlon 报道一组 6 000 例病例有怀疑的病灶,应用细针吸取,其中 12%是阳性的。据报道应用细针吸取法与切除活检法,患者的生存率无差别,但操作时应注意避免造成肿瘤的播散。对较小或临床有怀疑的病灶即使细胞学检查为阴性,亦应做活检,以免延误诊断。

(3)活检:明确诊断必须做活检。除非肿瘤很大,一般均以做切除活检为佳。宿曜等报道一组 142 例乳腺癌,随访 15 年,其中切除活检 75 例,切取活检 67 例,切除活检组的五年生存率、十年生存率、十五年生存率明显高于切取活检组($P < 0.05$)。切除活检时应将肿瘤连同周围少许正常乳腺组织一并切除,最好能做冰冻切片检查。如果是恶性的,则做根治性手术,应同时对标本做激素受体测定。如无冰冻切片条件,可在病理证实后再手术,于 2~4 周手术。

三、治疗

(一)手术治疗

对能手术治疗的乳腺癌,手术的目的是最大限度地控制局部及区域淋巴结,减少局部复发,同时得到必要的资料以判断预后及选择术后的辅助治疗。在满足以上要求后,再考虑外形及功能越接近正常越好。

1.手术适应证

乳腺癌的手术适应证为符合国际临床分期的 0、Ⅰ、Ⅱ 期及部分 Ⅲ 期而无手术禁忌证的患者。

2.手术禁忌证

(1)全身性禁忌证:①肿瘤已有远处转移;②一般情况差,恶病质;③全身主要脏器有严重疾病,不能耐受手术;④年老、体弱,不能耐受手术。

(2)局部病灶的禁忌证:三期病例有以下情况之一。①皮肤橘皮水肿,超过乳房面积的一半;②皮肤有卫星结节;③肿瘤直接侵犯胸壁;④胸骨旁淋巴结肿大,病理证实为转移;⑤锁骨上淋巴结证实为转移;⑥患侧上肢水肿;⑦有急性炎性乳腺癌。

有以下 5 种情况中任何 2 项以上:①肿瘤破溃;②皮肤橘皮水肿,占全乳面积的 1/3 以上;③肿瘤与胸大肌固定;④腋淋巴结最大直径超过 2.5 cm;⑤淋巴结彼此粘连或与皮肤或深部组织粘连。

根治术前必须有组织学的证实,不能单根据临床诊断。细针细胞学检查有一定的假阳性或假阴性,因而一般不作为确定诊断的最后依据。明确诊断最好采用冰冻切片,在做好根治术的准备下将肿瘤切除送检,如证实为恶性,即选择适当的根治性手术。如果无冰冻切片的条件,应将肿块完整地切除,手术时彻底止血,在病理检查为恶性时及时手术。活检与根治术的间隔时间越短越好,Copeland 等提出最好在活检后 72 h 内进行手术,Baker 等认为对乳腺肿块进行门诊活检,应具备的条件是外科医师可以熟练地手术、快速做石蜡切片或冰冻切片及确诊后能及时手术治疗。大多数研究者同意此观点,认为从活检到手术间隔时间的安全范围为 2~4 周。切除肿瘤后把标本送去做有关检测,如激素受体的测定,为以后进一步治疗提供客观指标。

3.手术方式

目前对乳腺癌手术切除范围的分歧很大。原发灶的切除有肿瘤切除、1/4 乳房切除、全乳房切除及同时胸肌的切除,术后再合并放疗。对腋淋巴结可做腋淋巴结全部清除、部分清除、单做活检或暂时不处理,有肿大淋巴结出现后再手术。内乳淋巴结的处理有做手术清除、活检或暂不处理、放疗等。常用的手术方式有乳腺癌根治术、乳腺癌改良根治术、乳腺癌扩大根治术、全乳房切除以及部分乳房切除等方式。手术方式很多,但没有一个统一的手术方式能适合于乳腺癌的不同情况,手术方式的选择还是要根据病变部位、病期、手术医师的习惯以及各种辅助治疗的条件而定。

一般腋淋巴结有 7～72 个,差别之大除了个体原因外,与病理科医师检查详细与否有关。但预后主要与淋巴结的阳性数有关,淋巴结转移数越多,其预后越差。淋巴结的转移数亦与病理检查情况有关。对区域淋巴结的治疗亦有很大分歧,有些研究者认为区域淋巴结有一定的免疫功能,清除了淋巴结会损伤局部的免疫功能,亦有研究者认为腋下群淋巴结无转移时很少有上、中群淋巴结的转移,为了分期,仅需要取淋巴结做活检即可。但是免疫功能应是全身性的,美国乳腺与肠道外科辅助治疗研究组对 1 665 例比较了全乳切除、全乳切除加放疗、根治术的疗效,经6 年随访,采用根治术及腋部放疗者腋淋巴结的复发率明显减少,证实腋淋巴结的处理并不影响免疫机制。进行淋巴结清除,还可了解淋巴结的转移数及分群,将有助于术后辅助治疗的选择。部分患者腋淋巴结清除后局部复发减少,提高了生存率。因而腋淋巴结的清除是局部治疗的重要组成部分。

(1)乳腺癌根治术:Halsted 及 Meyer 分别发表了乳腺癌根治术操作方法的手术原则,具体如下。①应对原发灶及区域淋巴结做整块切除;②切除全部乳腺及胸大肌、胸小肌;③对腋淋巴结做整块彻底的切除。Haagensen 改进了乳腺癌根治手术,并强调除了严格选择病例外,手术操作应特别彻底,主要有①细致剥离皮瓣;②皮瓣完全分离后,从胸壁上将胸大肌、胸小肌切断,向外翻起;③解剖腋窝,应保留胸长神经,如腋窝无明显肿大淋巴结,则可以保留胸背神经;④有胸壁缺损,一律予以植皮。此手术方式是乳腺癌手术的常用方式。

乳腺癌根治术未清除内乳淋巴结,因而很多研究者提出术后应予以内乳区放疗,尤其是病灶位于内侧及中央者。

常见的术后并发症有上肢水肿、胸部畸形及皮瓣坏死影响伤口愈合等。

Haagensen 报道Ⅰ期根治的十年生存率为 72.5%,Ⅱ期根治术的十年生存率为 42.3%(哥伦比亚分期);Ⅰ期的局部复发率为 3.7%,Ⅱ期的局部生存率为 12.0%。上海医科大学肿瘤医院报道Ⅰ期、Ⅱ期、Ⅲ期根治术的十年生存率分别为 74.0%、50.6% 及 25.3%。

(2)乳腺癌扩大根治术:即行根治术时同时清除内乳区淋巴结。Turher-Warwick 把放射性核素注入患者的乳房,证实 75% 的淋巴流向腋淋巴结,25% 流向内乳淋巴结。Handler 及很多研究者指出内乳淋巴结的转移率为 17%～22%(表 14-2)。

表 14-2 内乳淋巴结的转移率

研究者	例数	内乳淋巴结转移率(%)			
		外侧	中央	内侧	合计
Handley	1 000				22
Dahl-Iversen		12		30	
Andreassen	100				17
Caceres	600	13	21	28	
沈镇宙	1091	12.7	21	22	17.7

注:清除内乳淋巴结自 1～4 肋间淋巴结,手术时需切除第二、第三、第四肋软骨。手术方式有胸膜内法(Urban 法)及胸膜外法(Margottini 法)。

Margottini 报道 900 例扩大根治术的远期疗效较根治术好,Urban 亦有同样的报道。沈镇宙等比较了扩大根治术与根治术的远期疗效,在Ⅰ期病例中两种术式无差别,但对Ⅱ、Ⅲ期病例应用扩大根治术较根治术好。但这些报道均是回顾性的。Lacour 等把 1 453 例乳腺癌随机分成根治术组(750 例),扩大根治术组(703 例)、两组的十年生存率分别为 53%和 56%,病灶位于内侧或中央同时有腋淋巴结转移的患者的十年生存率分别为 52%和 71%。

扩大根治术目前的应用较以往少,大多数研究者认为内乳淋巴结有转移者的预后较差,也可以应用放疗或其他方法来代替手术。但应用放疗等方法疗效不如手术(表 14-3)。由于内乳淋巴结有一定的转移率,术前尚无有效的方法能估计内乳淋巴结有无转移,内乳淋巴结亦是预后的重要指标,因而对某些病例,尤其是病灶在中央及内侧者,应用扩大根治术有其实用意义。

表 14-3 内乳淋巴结转移者不同的处理方法与预后

研究者	例数	处理方法	五年生存率(%)	十年生存率(%)
Donegan	113	根治术,内乳活检(+),观察	24.0	4.0
Handler	400	根治术,内乳活检(+),放疗	36.0	16.0
沈镇宙等	221	扩大根治术	46.1	27.5

扩大根治术的并发症与根治术相同,但肺部的并发症增加了。应用胸膜外扩大根治术,术后应注意引流管的通畅,鼓励咳嗽等可以防止及减少胸腔并发症。上海医科大学肿瘤医院施行扩大根治术 1 700 例,无手术死亡及严重并发症,Ⅰ、Ⅱ、Ⅲ 期患者的十年生存率分别为 88.2%、69.3%和 41.3%。

(3)乳腺癌改良根治术:Patey 和 Dyson 认为胸肌筋膜相对无淋巴管,因而肿瘤很少经此转移,手术时可以将胸肌筋膜切除而保留胸肌。Auchincloss 认为腋淋巴结无广泛转移时,腋上群淋巴结很少有转移,因而术时只需清除腋中、腋下淋巴结。由此产生了乳腺癌的改良根治术手术,其有两种手术方式:①保留胸大肌,切除胸小肌的改良根治术一式(Patey 手术);②保留胸大肌、胸小肌的改良根治术二式(Auchincloss 手术)。前者的腋淋巴结清除范围与根治术相仿,后者则清除了腋窝中、腋下淋巴结。

改良根治术已成为常用的手术方式,其保存了胸肌,使术后外形较为美观,同时亦便于以后整形。手术时常采用横切口,同时必须保留胸前神经及胸肩峰动脉,以免造成胸肌萎缩。

Lesnick 等曾报道对Ⅰ、Ⅱ期乳腺癌应用根治术与改良根治术的疗效相似。Maddox 等把 311 例乳腺癌随机分为根治术与改良根治术组,前者的五年生存率为 84%,后者的五年生存率为 76%($P=0.14$),但前者的三年复发率为 3%,后者的三年复发率为 10%。改良根治术(尤其是改良根治术二式)在清除腋淋巴结时常受到一定的限制,因而该手术方式适用于临床Ⅰ、Ⅱ期的病例,尤其是肿瘤位于乳房外侧而腋淋巴结无转移的病例,对腋淋巴结已有明确转移者还是应用根治术好。

(4)全乳房切除术:Mcwhirter 首先提出对乳腺癌可做单纯乳房切除术,术后应用放射线照射腋部,其对Ⅰ、Ⅱ期病例的治疗效果与根治术相仿。Crile 等提出,对临床早期病例(如无肿大淋巴结者),可暂不处理腋淋巴结,待有明显转移时再做手术切除。但很多资料表明腋淋巴结的临床检查与病理检查间常有一定的误差,腋淋巴结有隐性转移时手术清除的效果与无转移者相似。全乳切除的手术必须将整个乳腺切除,包括腋尾部及胸大肌筋膜。此手术方式适合原位癌患者、微小癌患者、年老体弱不适合做根治术者以及局部病灶已趋晚期者,作为综合治疗的一部分。

(5)小于全乳房切除的保守手术:应用局部切除治疗乳腺癌已有较长的历史。Mustakallio

首先报道肿瘤切除后放射治疗,保留乳房的方法对淋巴结未能扪及的病例取得较好的效果。近年来,由于放射治疗设备的进步,发现的病灶较以往为早以及患者对术后生存质量的要求提高,因而报道有很多小于全乳房切除的保守手术方式。手术的方式自局部切除直到 1/4 乳房切除,术后有些应用放射治疗。

保留乳房的手术并非适合于所有乳腺癌病例,亦不能代替所有的根治术,而是一种乳腺癌治疗的改良方式,应注意避免局部复发。其适应证大致如下:①肿瘤较小,适用于临床 T_1 及部分 T_2(肿瘤<4 cm)以下病灶;②周围型肿瘤位于乳晕下者常不适宜;③单发性病灶;④肿瘤边界清楚,如肉眼或显微镜下看不到清楚边界,常不适宜;⑤腋淋巴结无明确转移。治疗的效果与以下因素有关:肿瘤切缘必须有正常的边界,如果切缘有足够的正常组织,预后较好;与原发肿瘤的大小及组织学分级有关;术后如不做放疗,局部复发率较高。

(二)放疗

放射线应用在乳腺癌的治疗中已有近 100 年的历史,但在早年,其仅作为术后补充治疗或晚期、复发病例的姑息治疗。Mcwhirter 首先用单纯乳房切除加放疗来代替根治术,使放疗在乳腺癌的治疗中跨进了一步。其后 Baclasse 提出用单纯放射来根治乳腺癌。近年来,随着放射设备和技术的改进以及放射生物学研究的进展,放射可使局部肿瘤获得较高剂量,而周围正常组织的损伤较少,放疗的效果明显提高。Mustakallio 首先采用肿块摘除加放疗来治疗早期乳腺癌,受到同行的重视。采用肿块摘除、局部广泛切除或 1/4 乳腺切除后给较高剂量放射(即所谓小手术、大放疗)对临床Ⅰ、Ⅱ期病例治疗后,其生存率、局部复发率及转移率与根治术无明显差别。放疗后如有局部复发,再做根治手术,仍可获得较好疗效。对没有手术指征的局部晚期乳腺癌,放疗也能获得比其他方法好的局部控制率及提高生存率。Sheldon 等报道对Ⅲ期乳腺癌放疗后五年生存率为 41%。陈志贤报道Ⅲ$_a$期乳腺癌放疗后五年生存率为 41%,Ⅲ$_b$期五年生存率为 14%。上海医科大学肿瘤医院Ⅱ期乳腺癌放疗后五年生存率为 83.3%,Ⅲ期放疗后五年生存率为 36.3%。放疗成为乳腺癌局部治疗的手段之一。

1.放射治疗的方法

(1)射线种类选择:乳腺癌起源于上皮细胞,需要较高的放射剂量,才能杀灭肿瘤细胞,故应采用能量较高的射线,如 ^{60}Co 的 γ 线或高能 X 线。乳腺癌往往有皮肤及皮下组织浸润,因此,使用加速器不加填充物照射时,宜应用 4～6 MV 的 X 线,不宜选用高于 6 MV 的 X 线,以免使贴近皮肤的浅层组织照射剂量不足。外放射结束后,对残余肿瘤或肿瘤床做间质内治疗,或选用适当能量的电子束加量放射,以减少正常组织的损伤。

(2)射野设置:我国妇女的体格及乳房体积一般较小,经常用四野进行照射。各射野的设置如下:①原发灶:采用双侧切线野,以减少胸内脏器的曝射量。设野时患者平卧,患侧上肢外展 90°,把手置于头下,内侧切线野超过中线 2 cm,外侧切线野位于腋中线,照射野上缘与锁骨野下缘相接,下界达乳房皱襞或皱襞下 1～2 cm,射野大小及位置应根据肿瘤的部位、大小及患者的体型、乳房大小而改变,但必须包括全乳房及骨性胸壁,并尽可能避免肺组织照射过多。射野一般长 15～20 cm,宽度应超过乳房高度的 1 cm。②淋巴引流区:锁骨上、下及腋窝区常设一个前野,用 ^{60}Co 照射,射野上缘达环甲膜水平,内侧沿胸锁乳突肌前缘向下达前中线,外侧位于肩胛盂边缘,避开肱骨头,下界与切线野上缘相接于第 2 前肋间,线束方向垂直或外倾斜 10°～15° 以保护喉、气管及脊髓。腋顶部需另设腋后野补充剂量,腋后野呈不规则形,设野时患者俯卧,上肢外展 90°,射野上缘在肩胛骨边缘,内侧沿骨性胸壁边缘向下,外侧为肱骨内缘,下界至腋后皮肤皱襞。一般不设内乳野,如患者体格特大,切线间距太宽,可另设内乳野。此时,需将内侧切线野移至内乳野外缘,内乳野上缘与锁骨野下缘相接,内侧位于前正中线,下界到第6肋骨上缘,一般宽5 cm。双侧内乳区不做常规照射。

(3)照射剂量:以切线野间距的中点计算原发灶剂量,剂量为5～6周50～60 Gy,外放射结束后对残余肿瘤或肿瘤床加量2～3周20～40 Gy。锁上区以皮下2 cm深度计算剂量,给5～6周50～60 Gy。腋窝区以腋部前后径的中心点为剂量计算点。

照射切线野时必须精确计算照射角度,以保证治疗的正确性。可采用切线尺直接测量或用计算法计算角度。

照射切线野不加填充物时,乳腺区剂量不均匀,剂量差别超过20%。加用填充物后剂量分布较均匀,但皮肤剂量增加,容易发生湿性脱皮。使用楔形滤片可使剂量分布均匀,应根据患者的体形及乳房大小选用合适的楔形角及使用比例。有条件的单位应尽量使用治疗计划系统来设计治疗方案。

2.术前放射

在化疗广泛应用于临床前,对局部晚期乳腺癌常采用术前放射加根治术治疗。术前放射:①可以提高手术切除率,使部分不能手术的患者获得手术机会;②由于放射抑制了肿瘤细胞的活力,可降低术后复发率及转移率,从而提高生存率;③由于放射延长了术前观察时间,能使部分已有亚临床型远处转移的病例避免一次不必要的手术。术前放射的缺点是增加手术并发症,影响术后正确分期及激素受体的测定。而且,放射与手术一样,都是局部治疗,不能解决治疗前可能已存在的亚临床型转移灶,因此近年来已有被术前化疗取代的趋势。

术前放射指征如下:①原发灶较大,估计直接手术有困难者;②肿瘤生长迅速,短期内明显增大者;③原发灶有明显皮肤水肿,或与胸肌粘连者;④腋淋巴结较大或与皮肤及周围组织有明显粘连者;⑤应用术前化疗肿瘤缩小不理想的病例。

术前放射常采用三野照射,即二切线野及锁骨区、腋部照射野。设野方法与单纯放射相同。一般不设腋后野及内乳野。原发灶照射剂量为4～5周40～50 Gy,锁骨区为5周50 Gy。放射结束后4～6周施行手术最为理想。

3.术后放射

根治术后是否需要放射,曾经是乳腺癌治疗中争论最多的问题。近年来,国外较多研究者认为术后放射对Ⅰ期病例无益,对Ⅱ期以后患者可能降低局部及区域性复发率;Wallgren、Host、Tubiana等认为术后放射能降低病灶位于乳腺内侧者的复发率,提高生存率。目前,根治术后并不做常规放疗,但对于有复发可能性的病例,选择性地应用放疗可以降低复发率、提高生存质量。术后放疗指征如下:①单纯乳房切除术后(照射胸壁及淋巴引流区);②根治术后病理报告有腋中群或腋上群淋巴结转移;③根治术后病理证实转移性淋巴结占检查的淋巴结总数一半以上,或有4个以上淋巴结转移;④病理证实乳内淋巴结转移(照射锁骨上区);⑤原发灶位于乳房中央或内侧者做根治术后。

术后放射应尽量采用电子束照射,也可用^{60}Co或^{60}Co加深度X线照射胸壁及内乳区前,应做CT或超声显像测定胸壁厚度,根据厚度选择适当能量,以免肺及纵隔受到过多照射。

根治术后照射锁骨区及内乳区,设野时患者平卧,头转向对侧,把上肢放于体侧,射野设置如前所述,一般不常规照射双侧内乳区。单纯乳房切除术后照射胸壁,照射野应包括全前胸壁直至瘢痕下端。术后放射剂量为5周50 Gy。以往术后常先做放疗,放疗结束后再化疗,近年来研究者认为延迟化疗将影响疗效。可采用放疗与化疗同时进行的方法，或在化疗间隙期做术后放疗。

乳腺组织疏松，易随体位的变动而改变形态，因此，在设置各照射野时应当采用同一体位。照射时也应完全按照设野时的体位。在设野及照射时应尽可能避免在射野连接处造成热点或冷点。

(三)内分泌治疗

1.双侧卵巢切除术

双侧卵巢切除术是常用的治疗绝经期前晚期乳腺癌的方法。卵巢切除后可降低或阻断苯甲雌二醇对肿瘤的作用，从而使肿瘤缩小。未经选择的病例应用卵巢切除的有效率为 $30\%\sim40\%$，而激素受体阳性的病例有效率可达 $50\%\sim60\%$。有效病例术后能获得较长的生存期，Veronesi 报道有效者术后平均生存 31 个月，无效者术后平均生存 9 个月。去除卵巢的方法有手术切除或放疗。手术治疗的作用较快，放疗在照射 $16\sim20$ Gy 后亦能达到同样的效果，但从治疗到发生作用常需要较长的时间。有些临床因素可影响卵巢切除的疗效，在绝经前或绝经 1 年以内疗效较好，绝经 1 年以上或小于 35 岁者的疗效较差；手术与复发间隔时间长，尤其超过 2 年以上者常可获得较好疗效；对软组织、骨、淋巴结及肺转移的疗效较好，而对肝及脑转移常无效。

乳腺癌手术后做预防性卵巢切除的疗效目前尚有争议。Taylor 首先报道术后放疗去除卵巢与对照组的四年生存率无差别，此后很多研究者报道预防性去除卵巢可推迟自手术到复发的间期，尤其是淋巴结有转移的病例，但总的生存率并不提高。

对预防性去除卵巢的争议主要在于去除卵巢后是否延长生存期、预防性与治疗性去除卵巢的效果是否相同以及预防性去除卵巢的指征等。激素受体阳性的病例属于内分泌依赖性肿瘤，但并不是需要去除卵巢的指征。目前预防性去除卵巢主要用于绝经前(尤其 45~50 岁)淋巴结转移较广泛的高危险复发病例，同时激素受体测定阳性者。对绝经后或年轻病例则不适合预防性去除卵巢。

2.肾上腺切除与脑垂体切除术

Huggins 报道应用双侧肾上腺切除治疗晚期乳腺癌，同时期 Luft 等介绍用脑垂体切除术。这两种手术均用于绝经后或已去除卵巢的妇女，以进一步去除体内雌激素的来源。

绝经后妇女体内雌激素大多由肾上腺网状层所分泌的皮质酮及黄体酮转化而来，部分由饮食或机体中脂肪组织经芳香化后转换而成。肾上腺切除可消除雌激素的来源，使肿瘤消退。肾上腺切除的平均有效率为 32%，对以往卵巢切除有效者或激素受体阳性病例的有效率可达 $50\%\sim60\%$。有效病例术后的生存期较无效者有显著的延长，为 $1\sim2$ 年。

肾上腺切除对骨、软组织转移以及有些单个的肺或胸膜转移的效果较好，对肝、脑转移常无效。从手术到复发间隔时间超过 2 年者有效率高，间隔时间少于 2 年者常无效。

肾上腺切除术后常需补充可的松，每天 $50\sim70$ mg，手术有一定的死亡率。近年来应用氨鲁米特，可起药物肾上腺切除作用，故双侧肾上腺切除术已很少应用。

脑垂体切除术可去除绝经后妇女体内雌激素的来源。垂体切除去除了垂体分泌的催乳素及生长激素，同时去除了入绒毛膜促性腺激素，降低卵巢的雌激素及黄体酮水平，但术后促肾上腺皮质激素水平降低而使肾上腺的糖皮质激素、雌激素及黄体素的合成减少，因而术后需补充肾上腺皮质激素、甲状腺素及血管减压素等，亦需同时治疗糖尿病。

脑垂体切除可用经额途径或经蝶鞍途径，经额途径切除较完善。但两种途径的效果相似。亦有切断垂体柄使垂体坏死的，但作用常不完全。脑垂体切除的平均有效率为 34%，而激素受体阳性的病例有效率可达 60%。该手术对绝经 10 年以上者的效果较好。该手术对软组织、淋巴结、骨及胸膜转移的效果较好,而对肝、脑及肺淋巴道转移者常无效。该手术对以往用内分泌治疗有效者的效果亦较好。应用脑垂体切除术后可不必再做肾上腺切除,同样肾上腺切除术后也不必再做脑垂体切除。

3.内分泌药物治疗

(1)雌激素:Alexander、Haddow 报道绝经后妇女应用雌激素可使肿瘤缓解。有很多报道称用雌激素的有效率约 30%。雌激素治疗乳腺癌的作用机制尚不完全明了,可能是通过机体内分泌环境的改变而限制癌细胞的生长。实验室研究发现低剂量雌激素可刺激人乳腺癌细胞株 MCF-7 的生长,而在 β-雌二醇或乙蓝酚的浓度超过 10^{-7} mol/L 时反而抑制其增殖。亦有研究者认为生理剂量的雌激素可使细胞质内的雌激素受体含量增加,而治疗剂量可使雌激素受体由细胞质内转向核内,使细胞质内的雌激素受体得不到补充,从而抑制 DNA 合成。雌激素对绝经前妇女常无效,而对绝经后 5 年以上者效果较好;对激素受体阳性者的有效率可达 55%~60%;对皮肤、软组织转移的有效率较高,对肝及中枢神经系统转移常无效。雌激素治疗有效病例如果肿瘤复发,停用雌激素,有 30% 的病例可以显效。此种反跳现象可作为再次选用内分泌治疗的指标。常用的雌激素制剂为乙蓝酚,每次 5 mg,每天 3 次;炔雌醇每天 3 mg;普瑞马林每天 3 次,每次 10 mg。常见的毒副反应有恶心、厌食、呕吐等,此外雌激素可引起乳头、乳晕部色素沉着、乳房肥大,皮肤松弛,阴道排液增加,流血,有时因膀胱括约肌松弛而出现尿频、尿急等。雌激素还可引起体内钠潴留,有时可引起高血钙等。有 10% 的患者应用雌激素治疗可造成肿瘤的发展。

(2)雄激素:Murlin、Lacassagne 等报道应用雄激素对晚期乳腺癌有一定的疗效,对绝经后晚期患者的有效率为 20%~31%,比应用雌激素的有效率低。其对激素受体阳性者的有效率为 46%,对阴性者的有效率仅 8%。有效者平均生存 18~20 个月。无效者平均生存 7~10 个月。雄激素的作用机制尚不完全明了。但雄激素可抑制垂体的促生殖腺激素、滤泡刺激素及黄体生成素,从而使乳腺萎缩,雄激素注入体内后可经 5 甲-还原酶转化成二氢睾丸脂酮,与雄激素受体结合,转入细胞核内。二氢睾丸脂酮还可经 5 酮-还原酶代谢成雄烯二酮,再转化成雌激素,与雌激素受体结合。生理性剂量的雄激素可通过与雄激素受体结合,从而刺激细胞生长;采用药用剂量时可使雌激素受体由细胞质转向核内,防止胞浆内雌激素受体的再合成。雄激素用于停经后的妇女的效果较停经前者好。但卵巢切除术后立即用睾丸素是错误的,因雄激素代谢后可转为雄激素,从而刺激细胞的生长。骨转移者用雄激素的效果较好,80% 的患者可以得到症状缓解,因而不论是绝经前还是绝经后的骨转移患者都应首选雄激素治疗。雄激素对软组织及淋巴结转移的有效率为 20%,对内脏转移者很少有效。雄激素可刺激骨髓,使食欲增加,自觉症状改善。常用的制剂有丙酸睾酮,每次 50~100 mg,肌内注射,每周 2~3 次,总量可达 4~6 g;去氢睾酮内脂每天1~2 g,肌内注射;二甲睾酮每天 4 次,每次 50 mg,口服;氟羟甲睾每天 2 次,每次 10 mg,口服。雄激素的主要毒副反应是男性化症状,用药2~3月后出现痤疮、皮脂腺分泌多、多毛、脱发、声音嘶哑、肛门瘙痒及闭经等,停药后症状常自行消失,其他不良反应有高血钙和钠潴留等。

(3)黄体酮类药物:应用黄体酮类药物治疗乳腺癌的作用机制尚不完全了解,大剂量的黄体酮可以拮抗雌激素、对抗雌激素对乳腺及子宫内膜的作用,其机制可能是抑制了垂体前叶分泌催乳素及促性腺激素。黄体酮的有效率为 16%~20%。一般对软组织转移、局部复发者效果较好,对内脏转移的效果较差,对绝经后患者和激素受体阳性者的疗效也较好。常用的黄体酮制剂有甲羟孕酮,每天肌内滴注 100 mg,大剂量每天可达 1 000～1 500 mg,肌内注射效果较好。甲地孕酮每天 4 次,每次 40 mg,其疗效更明显,对三苯氧胺治疗无效的病例用甲地孕酮的有效率为 30%,有时可与三苯氧胺或乙蒽酚合用。其他如达那唑,每天 100～200 mg,有效率可达18.9%。黄体酮类药物的不良反应较少,有时有高血压、阴道流血、皮疹等不良反应,减量或停药后可自行消失。黄体酮类药物的缓解期与其他内分泌类药物相似,其一般作为二线药物。

(4)肾上腺皮质激素:大剂量肾上腺皮质激素可产生类似肾上腺切除或脑垂体切除的作用,抑制垂体的促肾上腺皮质激素的生成。但大剂量应用时常引起一些不良反应,故很少单独应用。目前该类激素常用于联合化疗中,同时亦用于一些较严重的情况,如肺部广泛转移时的气急、肝转移引起黄疸和脑转移有脑水肿。应用肾上腺皮质激素可以减轻肿瘤所引起的水肿及炎症,从而减轻症状。此外肾上腺皮质激素亦可改善患者的一般情况,缓解症状,改善终末期患者的主观症状和治疗肿瘤转移或内分泌治疗后的高血钙症。

(5)抗雌激素药物:近年来内分泌治疗的一个重要进展就是非甾体激素的抗雌激素类药物的发展,如氯美酚、苯甲啶和三苯氧胺。前两者有一定的不良反应,因而并不常用,三苯氧胺已被临床广泛应用,安全且有效。三苯氧胺的结构式与雌激素相似,其作用机制是与雌二醇在靶器官内争夺雌激素受体,减少胞浆内雌激素受体的含量,从而阻断雌激素进入癌细胞,也阻断了核内雌激素生成基因的转录,延缓细胞分裂,防止雌激素受体的再合成。此外在组织培养中可见受体阳性细胞的生长可直接被三苯氧胺所抑制。三苯氧胺的用量为每天 20～80 mg,但增加剂量并不一定能提高疗效,Rose 比较每天用 30 mg 或 90 mg,有效率分别为 36% 及 37%。不良反应有恶心、呕吐、潮热、外阴瘙痒、阴道流血等,偶有脱发,白细胞减少,少数病例可引起视神经炎、眼球疼痛、视力降低等。未经选择的患者的三苯氧胺治疗的有效率为 30%～40%,激素受体阳性病例为 55%～60%。三苯氧胺对绝经后的患者疗效较绝经前为佳。Fabian 报道该药治疗绝经前患者的有效率为 26%,而对绝经后患者的有效率为 38%,对绝经前患者三苯氧胺并不能替代卵巢切除。该药对软组织及骨转移的效果较好,而对内脏转移的效果较差。有效病例常在用药数周后出现效果,维持时间约 8 个月(4～40 个月)。对以往用内分泌治疗有效者有效率高,内分泌治疗无效者则有效率较低。Ingle 和 Stewart 等比较三苯氧胺与乙蒽酚的疗效,认为两组间无差别,但乙蒽酚的不良反应较大。Westerberg 比较绝经后患者应用氟羟甲基睾丸素与三苯氧胺的疗效,前者有效率为 19%,后者有效率为 30%。三苯氧胺可与其他内分泌药物如(乙蒽酚或黄体酮类制剂)合用,但未发现能提高疗效。三苯氧胺亦作为绝经后,尤其是激素受体阳性病例的术后辅助治疗,可以降低术后早期复发率,但对生存率的影响尚待随访。

(6)雌激素合成抑制剂:氨鲁米特是巴比妥类药物的衍生物,原是作为抗抽搐药物,但在应用中被发现其能抑制甾体激素的合成,导致肾上腺功能不足,从而起到药物肾上腺切除的效果。氨鲁米特可以抑制肾上腺分泌的胆脂醇转化为孕烯二酮的碳链酶。肾上腺本身并不分泌雌激素,但其分泌的雄烯二酮可在肾上腺外经芳香化酶转化成雌酮,后者可能是绝经后妇女体内雌激素的主要来源,但芳香化酶的作用几乎能被氨鲁米特所完全阻断。氨鲁米特能加速糖皮质激素(如地塞米松、泼尼松)的代谢,故应用时可使可的松的分泌减少,而使脑垂体促肾上腺皮质激素水平升高,抵消氨鲁米特对芳香酶及碳链酶的阻断作用。因而在应用氨鲁米特时需同时应用氢化可的松。氨鲁米特引起一些不良反应,常见的有嗜睡、恶心(33%),20% 的患者有皮肤瘙痒、皮疹等,有 4%～8% 的患者有共济失调及肌肉痉挛等。不良反应可能与肝脏对药物的乙酰化率有关,乙酰化快,不良反应少。氨鲁米特的常用剂量为每次 250 mg,每天 2 次,同时服氢化可的松,每天 100 mg(上午 10 时 25 mg,下午 5 时 25 mg,临睡前 50 mg),服用 2 周后如无不良反应可改为氨鲁米特每次 250 mg,每天 4 次,氢化可的松每次 25 mg,每天 2 次。氨鲁米特的有效率:未经选择的病例为 30%～35%,而雌激素受体阳性病例则可达 50%～55%。有效病例的平均生存期为 11～17 个月。氨鲁米特的治疗效果与肾上腺切除或脑垂体切除的治疗效果无差别,而且亦无肾上腺切除功能不足等现象,停药后亦不需长期补充激素类药物。Santen 等报道 4 例经肾上腺切除失效病例,再用氨鲁米特,其中有 2 例获得缓解。对以往用其他内分泌治疗(如用三苯氧胺)有效病例,在失效后再用氨鲁米特治疗,一半患者仍可能有效;以往内分泌治疗无效者中,用后有 20% 的患者可获得缓解。用氨鲁米特有效的病例,如失效后再用其他内分泌药物(如三苯氧胺),其有效率为 9%～10%。因而氨鲁米特目前常作为内分泌治疗的二线药物。

(四)化疗

1.单一药物治疗

自从第一个非激素类的抗癌药物氮芥问世以来,已有很多抗癌药物被用于乳腺癌的临床治疗,目前对乳腺癌较有效的药物有环磷酰胺(CTX)、5-氟尿嘧啶(5-FU)、甲氨蝶呤(MTX)、阿霉素(ADM)、丝裂霉素(MMC)、长春新碱(VCR)、长春碱(VLB)、长春地辛(VDS)等,各种药物单药应用的疗效如表 14-4。单一药物的有效率为 20%～30%。烷化剂类药物中环磷酰胺的有效率较高,且与用药途径及方式关系不大。但异环磷酰胺的有效率很低。抗代谢类中常用的 5-氟尿嘧啶及甲氨蝶呤的有效率较高,但其他(如阿糖胞苷、6-MP)则无效。植物类药物中长春新碱的有效率并不高,还可有神经系统的不良反应。单一药物中最有效的是阿霉素,常用剂量为 40～75 mg/m²,每 3～4 周 1 次,未用过化疗的病例的有效率可达 38%～50%;低剂量应用即 30 mg/m²,以 28 d 为 1 个疗程,在第 1 d、第 8 d 用,用过其他化疗药物的患者的有效率为 30%。

表 14-4　各种化疗药物对乳腺癌的疗效

药物类别	药物名称	例数	有效率(%)
烷化剂类	环磷酰胺	529	34
	左旋苯丙氨酸氮芥	177	22
	噻替派	162	30
抗代谢类	5-氟尿嘧啶	1 263	26
	甲氨蝶呤	356	34
抗肿瘤抗生素	阿霉素	193	40
	丝裂霉素	60	38
植物类抗肿瘤药	长春新碱	226	21
	长春碱	95	20
杂类	卡莫司汀	76	21
	洛莫司汀	155	12
	司莫司汀	33	6

2.晚期乳腺癌的联合化疗

联合化疗成功地用于白血病、淋巴瘤的治疗,因而对乳腺癌亦陆续开展了多药联合化疗。1963 年,Greenspan 报道应用噻替派、甲氨蝶呤、5-氟尿嘧啶,同时合并泼尼松及丙酸睾酮治疗晚期乳腺癌,有效率达 60%。1969 年,Cooper 报道对 60 例用内分泌治疗无效病例应用多药联合化疗(表 14-5),其有效率达 90%。此方案后来被称为 Cooper 方案(简称 CMFVP),但其他研究者未能重复出如此高的有效率,其有效率为 50%～60%,但仍明显高于单药化疗,其有效期也延长。目前对 Cooper 方案的应用有很多修正的方案。长春新碱单用时有效率不高,研究者在此方案内去除了长春新碱,发现并不影响有效率。对应用泼尼松与否亦有争论,有些研究者认为应用泼尼松并不增加疗效,有的认为应用泼尼松可以使化疗反应减轻,以提高化疗的耐受性。单一药物的有效率约为 30%,联合化疗则可以明显地提高疗效,并不增加毒性。

表 14-5　乳腺癌常用的化疗方案

方案	药物	给药方法
Cooper	环磷酰胺	每天 2.5 mg/kg,口服
	甲氨喋呤	每周 0.7 mg/kg,静脉注射,8 周
	5-氟尿嘧啶	每周 12 mg/kg,静脉注射,3 周以后隔周 1 次
	长春新碱	每周 35 μg/kg,4～5 周
	泼尼松	每天 0.75 mg/kg,3 周以后用 1/2 量,10 d,5 mg/d,3 周
CMF(ECOG)	环磷酰胺	每天 100 mg/m²,口服,第 1～4 d
	甲氨喋呤	30～40 mg/m²,静脉注射,第 1 d、第 8 d
	5-氟尿嘧啶	400～600 mg/m²,静脉注射,第 1 d、第 8 d
		28 d 为 1 个疗程
CFP	环磷酰胺	每天 150 mg/m²,口服,连续 5 天
	5-氟尿嘧啶	每天 300 mg/m²,静脉注射,连续 5 天
	泼尼松	每天 30 mg/m²

目前常用的化疗方案有 CMFVP、CMF、CMFP 等。

阿霉素是单一药物中有效率最高的,目前也应用于联合化疗中,其有效率比单一应用时有提高,显效快,但是否能延长生存期尚不清楚。但阿霉素的毒性反应较大,其对心脏的影响与剂量有关,因而其临床应用常受到一定的限制。包括阿霉素在内的联合化疗(有 AV,CA,CAF 等)与 CMF 方案间并无交叉耐药性,两组间的疗效也相似,因而两组可以交替应用(表 14-6)。

表 14-6　联合阿霉素化疗的 3 种方案

方案	药物	给药方法	有效率(%)
AV	阿霉素	75 mg/m²,静脉注射,第 1 d	52
	长春新碱	1.4 mg/m²,静脉注射,第 1、第 8 d,每 21 d 重复	
CA	环磷酰胺	200 mg/m²,静脉注射,第 3～6 d	74
	阿霉素	40 mg/m²,静脉注射,第 1 d,每 21～28 d 重复	
CAP	环磷酰胺	100 mg/m²,口服,给药 14 d	82
	阿霉素	30 mg/m²,静脉注射,第 1 d、第 8 d	
	氟尿嘧啶	500 mg/m²,静脉注射,第 1 d、第 8 d,每 28 d 重复	

晚期乳腺癌联合化疗的有效率为 30%～80%,可使生存期延长,完全缓解者的中位生存期

可达 2 年以上,但大多数患者最终还是出现复发和产生耐药性。这种难治性患者的特点是:①大多数患者均接受过化疗、放疗及其他治疗;②病变部位以内脏及混合型为主,肿瘤负荷大;③患者的一般情况差,骨髓常处于抑制状态。

随着新的抗癌药物的研究成功,现已有些较成熟,有效的新的联合化疗方案治疗一些难治性病例,常用药物有表柔比星、米妥蒽醌等,这些方案的作用类似阿霉素联合方案,但其不良反应较小,特别是对心脏毒性较小,治疗指数较高。其疗效尚有待进一步观察。

3.术后辅助化疗

对肿瘤进行综合治疗是提高治愈率的有效措施之一,其中对乳腺癌的术前、术后辅助化疗是较为成熟的。术前、术后辅助化疗的目的是消灭一些亚临床的转移病灶,以提高生存率,尤其是对腋淋巴结有转移的病例。

Fisher 等在 1957 年时开始用噻替派,手术时用 0.4 mg/kg,术后第 1 d、第 2 d 各 0.2 mg/kg,可提高绝经前有 4 个以上淋巴结转移的病例的生存期。北欧国家开展了术后短期化疗,把 1 026 个病例随机分成两组,治疗组 507 例,对照组 519 例,对治疗组每天给环磷酰胺 30 mg/kg,从手术日起连用 6 d。自术后第 9 年起两组生存率有差别,术后第 10 年治疗组的生存率较对照组高 10%。

早期的术后辅助治疗常应用短程化疗,目的是杀灭手术操作所引起的癌细胞的播散,但后来研究者认识到术后的复发常是由术前已存在的微小转移灶所造成的,亦认识到术后化疗可以提高生存率。术后化疗有一些特点:①巨块肿瘤去除后,根据一级动力学原则,负荷最小的肿瘤易被抗癌药物所杀灭;②肿瘤负荷小,倍增时间短,增殖比率大,对抗癌药物的敏感性较高;③肿瘤负荷小,相对容积大,血供充足,发生耐药机会较少,化疗治愈的可能性大。

有两组前瞻性的随机分组研究已为临床术后辅助化疗提供了有益的经验。

Fisher 在随机应用噻替哌的基础上应用左旋苯丙氨酸氮芥(L-PAM),患者在手术后随机接受 L-PAM,每天 0.15 mg/kg,共 5 d,每 6 周重复给药,共给药 2 年。经 10 年随访,用药组的无复发率较对照组高 8%($P=0.06$),生存率高 5%($P=0.05$);有 1~3 个淋巴结转移的绝经前患者有显著差别,绝经后者无差别。以后在用 L-PAM 的基础上加用 5-氟尿嘧啶,每天 5-氟尿嘧啶 300 mg/m²,静脉注射共 5 d,每天 L-PAM 4 mg/m²,共 5 d,同样每 6 周重复一次,共给药 2 年,其疗效亦较单用为佳。

意大利米兰的癌症研究所的 Bonadonna 应用 CMF 联合化疗,其剂量是环磷酰胺每天 100 mg/m²,连服 14 d;甲氨蝶呤 40 mg/m²,5-氟尿嘧啶 400 mg/m²,均是术后第 1 d、第 8 d 应用,每 28 d 重复 1 次,共用 12 个疗程。经 8 年随访,用药组较对照组效果好,主要对绝经前有 1~3 个淋巴结转移者效果好,而绝经后妇女的疗效并不显著。

Canellos 等曾比较 CMF 联合化疗与单用 L-PAM 的效果,认为联合化疗的效果较好。

应用 L-PAM 或 CMF 联合化疗的 10 年随访结果表明,辅助化疗对绝经前的患者显著提高疗效,而绝经后者无显著差别。Bonadonna 认为可能有以下原因:①绝经后患者接受的剂量不足,研究表明凡接受化疗剂量大于原计划方案的 85% 以上者,不论对绝经前还是绝经后患者均有显著疗效,而剂量<原计划方案的 65% 以下者,不论绝经与否均无效;②绝经后患者对化疗的敏感性较低;③肿瘤的生物行为不同,绝经前患者的早期复发率高。

由于阿霉素对治疗晚期乳腺癌有较好的疗效,因而也有用联合阿霉素的方案作为术后辅助治疗,常用的有 CAF 方案。环磷酰胺 400 mg/m²,静脉注射,第 1 d;阿霉素 40 mg/m²,静脉注射,第 1 d;5-氟尿嘧啶 400 mg/m²,静脉注射,第 1 d、第 8 d;每 28 d 重复给药,共 8 个疗程。

对术后化疗应用的时间目前还有争议。Bonadonna 比较了 6 个疗程与 12 个疗程 CMF 化疗的结果,随访 5 年两组并无差别。术后化疗主要是杀灭亚临床型转移灶,因而 6 个疗程的化疗已可达到目的。如果 6 个疗程以后还有残余肿瘤,那说明此肿瘤细胞可能对化疗并不敏感,或需要改用其他化疗方案。

目前研究者对辅助化疗提出以下一些看法:①宜术后早期应用辅助化疗,如果待病灶明显后再用,将降低疗效;②辅助化疗中联合化疗比单药化疗的疗效好;③辅助化疗需要达到一定的剂量,达到原计划剂量的 85% 时效果较好;④治疗期不宜过长。

对淋巴结无转移的患者是否应用辅助化疗的意见尚不一致。近年来美国国立癌症研究所提出,除原位癌及微小癌(即肿瘤直径<1 cm,无淋巴结转移)外,所有患者均应采用辅助化疗,但对此尚有争议。临床上一期患者术后五年生存率可达 85% 以上,而肿瘤直径<1 cm 术后五年生存率时可达 90%。然而淋巴结阴性者也有 25% 最终可出现远处转移,因而淋巴结阴性的患者如有高危险复发因素,应采用辅助化疗。

目前研究者对术后辅助治疗大致有以下意见:①绝经前淋巴结阴性者,如有高危复发因素,宜应用辅助性联合化疗;②淋巴结阳性者,不论激素受体情况,宜应用辅助性联合化疗;③绝经后淋巴结阴性者,除有高危复发因素外,一般不必用辅助治疗;④淋巴结阳性、激素受体阴性者应采用辅助性联合化疗,激素受体阳性者可选用三苯氧胺治疗。

（丰锦春）

第十五章

骨科肿瘤的临床诊疗

第一节 骨巨细胞瘤

骨巨细胞瘤是一种常见的侵袭性骨肿瘤,富含血管,瘤细胞呈肥大的梭形或卵圆形,并见大量散在均匀分布的破骨细胞样多核巨细胞。该瘤最常累及长骨的骨端,呈膨胀性、溶骨性破坏,局部刮除治疗易复发,少数病例可有肉瘤样恶变,甚至发生肺转移。自从 Cooper 最早描述该肿瘤以来,有关其组织来源和良性、恶性问题一直有所争议。我国自 20 世纪 50 年代开始研究骨巨细胞瘤,曾将其分为良性、恶性两类。WHO 将骨巨细胞瘤归为一类,认为该瘤具有局部侵袭性或潜在恶性,原发恶性者极其罕见,多为放疗或反复刮除术后继发的恶变。

一、发病情况

骨巨细胞瘤是我国常见的骨肿瘤。据部分研究者统计,良性、恶性骨巨细胞瘤占原发骨肿瘤的 13.62％,仅次于骨软骨瘤和骨肉瘤,居第 3 位。该瘤在西方发生率相对较低,约占原发骨肿瘤的 4％。

骨巨细胞瘤发病年龄多在 20～40 岁,15 岁以下及 55 岁以上的病例较少见。该病无明显性别差异,多发生于四肢长骨的骨端,常见于股骨下端、胫骨上端和桡骨下端,绝大多数患者的骨骺板已闭合。该病在长骨以外多见于骶骨和脊椎。

二、临床表现

(一)症状、体征

主要症状为患部酸胀痛、钝痛与压痛。肿瘤位于胫骨上端、桡骨下端等表浅部位者,可于早期即出现局限性隆起或肿块。患部功能活动受限,皮温可升高。肿瘤穿破骨皮质侵入软组织时,局部肿块更为明显,表面皮肤呈暗红色,静脉可充盈曲张。少数患者以病理骨折为始发症状。位于脊椎的肿瘤可产生不同程度的脊髓压迫症状。

（二）影像学表现

1.X 线表现

典型表现为长骨骨端偏心性、膨胀性透亮区，可有肥皂泡样分隔，骨皮质菲薄，无骨膜反应。破坏区直达软骨下骨，边界较清楚，无硬化及成骨反应（图 15-1）。少数病例骨皮质穿破，关节面塌陷，并发病理性骨折。Campanaeci 等根据不同的 X 线表现将骨巨细胞瘤分为 3 期，即静止期（Ⅰ型）、活跃期（Ⅱ型）、侵袭期（Ⅲ型）。Enneking 将其作为外科分期的依据之一。静止期骨破坏主要局限于髓腔内，骨皮质无或很少累及，破坏区周围常有一个硬化边缘。活跃期骨皮质膨胀、变薄，边界欠清楚。侵袭期表现为边界不清的溶骨性破坏，骨皮质穿破，肿瘤侵入软组织。临床实践表明，所谓放射学上的侵袭特征，与组织学表现及肿瘤的生物学行为常不相吻合，其实质可能为肿瘤发展的不同阶段。

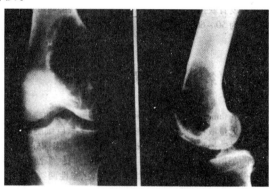

图 15-1　股骨下端骨巨细胞瘤 X 线片

2.CT 与 MRI

对骨巨细胞瘤一般采用普通 X 线检查即可明确诊断。在脊柱、骨盆和股骨颈等结构复杂、重叠较多的部位，CT、MRI 有助于了解肿瘤的破坏范围与浸润情况。CT 表现为溶骨性破坏，可发现骨皮质穿破部位。骨巨细胞瘤的 MRI 表现较有特征性，T_1 加权像呈低信号，T_2 像呈边界较清楚的高信号（图 15-2）。肿瘤内出血时，T_1、T_2 像均可表现为高信号。

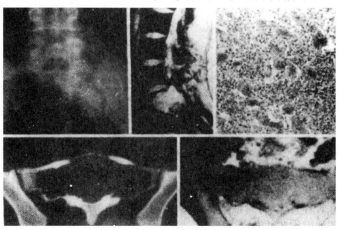

图 15-2　骶骨巨细胞瘤的 MRI 表现

三、病理改变

(一)肉眼所见

肿瘤组织呈红褐色,质软而脆,常见出血、坏死或形成大小不等的空腔,内含棕黄色或紫红色液体。有时肿瘤组织大部分是巨大空腔,其间仅见薄层纤维间隔,很像动脉瘤样骨囊肿。肿瘤常侵犯至关节软骨下骨,致使关节软骨失去支撑而塌陷;穿破骨皮质时,则形成软组织肿块。股骨下端的肿瘤,可沿交叉韧带起止处侵入关节腔内。

(二)显微镜检查

骨巨细胞瘤主要由单核基质细胞和多核巨细胞两种瘤细胞成分构成。单核基质细胞呈圆形、椭圆形或梭形,较肥硕。多核巨细胞均匀散布于大量单核基质细胞之间,体积巨大,胞质红染,核多而圆,聚集于细胞中央(图 15-3)。肿瘤富含血管,血管腔内有时可见瘤细胞。此外,肿瘤组织中常并发出血、坏死、空腔形成及动脉瘤样骨囊肿。Jaffe 等曾根据骨巨细胞瘤的组织学表现将其分为 3 级:一级多核细胞较多,单核基质细胞分化良好,为良性;三级多核巨细胞少,基质细胞分化差,核分裂象多,为恶性;介于两者之间者为二级。临床研究发展,不少一级骨巨细胞瘤复发,甚至发生肺转移。因此,Jaffe 分级不能作为判断预后指标,已逐渐被淘汰。

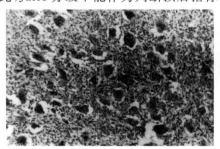

图 15-3　骨巨细胞瘤光镜检查下表现

四、诊断与鉴别诊断

强调临床、病理、影像学三者结合。放射学上应注意鉴别骨巨细胞瘤与骨囊肿、动脉瘤样骨囊肿、骨母细胞瘤、软骨母细胞瘤、纤维肉瘤及恶性纤维组织细胞瘤等溶骨性病变。病理方面主要鉴别骨巨细胞瘤和含多核巨细胞的肿瘤及瘤样病变。

(一)动脉瘤样骨囊肿

囊壁内可见散在或聚集成群的多核巨细胞,但以含血液的大小不等的腔隙为主要成分。分隔腔隙的是厚薄不等的囊壁,在实质部位主要是纤维组织、骨样组织与成骨组织,可见含铁血黄素、组织细胞及数量不等的炎症细胞。

(二)甲状旁腺功能亢进引起的棕色瘤

临床上表现为广泛性骨质疏松、伴边缘清晰的囊性骨破坏,血中甲状旁腺素分泌增多等生化改变。另外,软骨母细胞瘤、软骨黏液样纤维瘤、非骨化性纤维瘤、骨样骨瘤、骨母细胞瘤、骨肉瘤及纤维肉瘤等瘤组织中有时可见散在的多核巨细胞,但不是主要的瘤细胞成分。

五、治疗

骨巨细胞瘤的治疗以手术为主。大部分恶变病例均与放疗有关,故放疗仅适用于脊柱等手术难以彻底刮除或切除肿瘤的部位。手术方法取决于肿瘤的破坏范围、恶性程度、关节面是否塌陷及技术条件。对于肺转移灶，行楔形切除或瘤块摘除常可取得较好效果。

（一）肿瘤刮除瘤腔灭活植骨术

该手术适用于关节面尚完整的初发病例和部分复发病例。行刮除术时，骨窗大小宜适度，力求直视下彻底刮除肿瘤，并注意保护手术野，以免造成软组织内瘤细胞种植。为了减少肿瘤复发，对刮除后的瘤腔可酌情选用10％的甲醛、95％的乙醇或50％的氯化锌处理，也可采用液氮冷冻灭活。在处理瘤腔前，先妥善保护周围毗邻的重要血管神经及正常组织，然后用纱布团蘸处理溶液，仔细涂擦瘤腔壁3遍，等5～10 min用大量生理盐水冲洗。近年来，有研究者采用微波天线插入瘤体内原位加温50 ℃，灭活30 min后再刮除肿瘤，认为可明显降低局部复发率。对经处理的瘤腔可用自体骨、同种异体骨植骨，或采用羟基磷灰石、骨水泥等填充。对于瘤腔较大、刮除后残留的骨壳很薄弱、易出现关节面塌陷者，可用"T"形骨块支撑植骨，周围填充碎骨块；也可直接用骨水泥填充。

（二）肿瘤节段截除功能重建术

1.适应证

（1）肿瘤侵犯绝大部分骨端，关节面即将塌陷或已塌陷。

（2）临床病理表现已有恶性倾向。

（3）腓骨小头、尺骨小头等处的骨巨细胞瘤切除后功能影响较小。

2.重建方式

瘤段切除后可根据情况选用不同方式重建肢体功能。

（1）关节融合术：适用于股骨、胫骨、肱骨、尺桡骨上端和下端的巨细胞瘤，广泛性瘤段切除后做髋、膝、肩、肘或腕关节融合。股骨下端、胫骨上端肿瘤段切除后，可用髌骨、自体髂骨、带血管的游离腓骨植骨，行膝关节加压融合。此法重建了患肢的负重行走等功能，但丧失了关节的活动度。

（2）关节成形术：①异体半关节移植术用同种异体的股骨下端、胫骨上端、肱骨上端移植，替代切除的瘤段骨。异体骨爬行替代缓慢，关节软骨易变性塌陷，故异体骨关节移植重建的关节功能常不理想，且有并发骨折、感染等风险。②自体腓骨上端移植术：对于切除的肱骨上端、桡骨下端，可采用带血管的自体腓骨上端游离移植重建肩、腕关节，其功能优于异体骨关节移植，但创伤及手术难度较大。

（3）人工假体置换术：适用于股骨、胫骨、肱骨和桡骨下端的巨细胞瘤。术前根据影像学资料设计假体。广泛性瘤段截除后，可根据骨缺损情况，选用合适的人工假体置换，重建肢体和关节的功能。此法可早期恢复肢体功能，但因肿瘤假体杠杆长，易松动、断裂，远期效果大多不满意。

（4）异体骨和人工假体复合移植术：肿瘤广泛性截除后，根据骨缺损情况，采用复合大段异体股骨、胫骨或肱骨的人工关节重建肢体功能，既解决了骨缺损问题，又恢复了关节的活动度，兼具异体骨移植与人工关节的优点，更符合生物力学，近年来已广泛用于肿瘤保肢术。

（三）截肢术

对于骨巨细胞瘤患者施行截肢术应十分慎重，仅限于有明确恶变证据或局部软组织、神经、血管广泛浸润无法彻底切除者。

六、预后

骨巨细胞瘤具有潜在恶性，刮除后有25％～35％局部复发，且多发生于术后3年内。瘤段广泛切除可降低复发率,但常影响肢体功能。少数病例发生纤维肉瘤样恶变,多与放疗有关,原发恶性骨巨细胞瘤罕见。1％～2％的患者可发生肺转移,手术切除肺转移灶预后良好,只有极少数患者死于广泛肺转移。

有关骨巨细胞瘤生物学行为的影响因素和预后判断,目前知之甚少,有待于进一步深入研究。

(邱秀娟)

第二节 成骨源性肿瘤

一、骨肉瘤

骨肉瘤是最常见的原发恶性骨肿瘤,好发于青少年和青年,其病理特点是肉瘤细胞直接形成骨样组织。大多数骨肉瘤恶性程度高,早期发生远处转移。

(一)发病率、发病年龄及部位

据统计,每100万人口中有2～3人发病。骨肉瘤在骨肿瘤中的发病率较高。骨肉瘤占原发性骨肿瘤的12％～20％,占原发性恶性骨肿瘤的20％～40％,是我国居首位的恶性骨肿瘤。骨肉瘤几乎可发生在各年龄组,但多数发生在10～20岁,21～30岁的发病率次之。男、女患者之比约2:1。骨肉瘤主要发生在生长活跃的干骺端、股骨远端和胫骨近端,50％以上的患者肿瘤发生在膝关节周围,还可发生在肱骨近端、腓骨近端和髂骨等处。

(二)临床表现

早期出现疼痛,开始为间歇性隐痛,后为持续性并且渐进性加重,夜间疼痛明显。局部逐渐肿胀,进行性加重。疼痛和肿胀可影响邻近关节的活动。

病史一般为2～4个月,肿瘤分化好者病史可为半年。早就诊者一般情况尚好,多数患者经过理疗、药物外敷等不恰当治疗,肿痛没有明显缓解,反而逐渐加重。随着病情进展,可出现发热、消瘦、贫血。死亡原因为远处转移。

检查可见局部肿胀、压痛。压痛点在关节旁而不在关节内。肿块的大小或肿胀程度依肿瘤侵犯范围和深浅而有所不同,边界不清。其硬度依肿瘤的成分不同而不同。肿瘤生长增大致表面皮肤张力增大、发亮,皮温可升高,浅静脉怒张。

(三)实验室检查

1.血沉

约半数患者血沉加快。血沉加快多发生于肿瘤大、分化差、进展快的病例。血沉可作为对肿瘤发展或复发的观察指标之一,但特异型和敏感性不够强。

2.碱性磷酸酶

50％～70％的患者碱性磷酸酶水平升高,骨肉瘤早期、硬化型骨肉瘤、分化较好骨肉瘤、皮质旁骨肉瘤的碱性磷酸酶水平可正常。疾病进展快,发生转移的患者的碱性磷酸酶水平可明显升高。切除肿瘤和化疗后碱性磷酸酶水平可降低,肿瘤复发或转移时碱性磷酸酶水平再次升高,因此,碱性磷酸酶可作为复发和转移的监测和预后评估的指标之一。

（四）影像学检查

1.X 线检查

典型的骨肉瘤表现为长骨干骺端浸润性、弥散性骨质破坏,骨质破坏可呈筛孔状、斑片状或虫蚀状等不同形态,破坏程度不同,范围不一,边缘不清,以溶骨性或成骨性为主,或混合存在。可见骨皮质破坏、缺损、断裂,可发生病理骨折,但不多见。病变累及周围软组织,表现为软组织阴影,并可见各种形态的瘤骨阴影,可为针状、棉絮状或高密度的象牙质样。

骨膜反应呈 Codman 三角或日光放射状阴影。Codman 三角是在肿瘤边缘掀起骨膜与皮质相交处,形成新骨,表现为骨膜反应性三角。日光放射状阴影是肿瘤向软组织内浸润生长的表现,形成垂直于骨干的肿瘤性成骨。

胸片可显示肺转移灶。

2.CT

CT 表现为不规则的骨质破坏、肿瘤骨的形成、骨膜反应、软组织肿块以及其中的瘤骨形成。CT 可显示骨肉瘤在髓腔内、皮质和软组织受累的范围,有助于肿瘤分期的评估和保留肢体的手术设计,适用于脊柱、骨盆和部位较深的骨肉瘤。

多数骨肉瘤被发现时已侵犯间室外组织,为ⅡB期。由于肿瘤的分化以及发现的早晚不同,肿瘤累及的范围不同。肿瘤的大小不同,侵犯范围不同,对手术方式的选择和预后有所不同。

肺部 CT 可显示小的转移灶。

3.放射性核素全身骨扫描

可显示骨肉瘤的部位和范围以及骨转移灶的部位和数目,作为分期的评价之一,也可作为随访的检查内容。

4.血管造影

临床上可在术前辅助介入治疗时通过血管造影了解肿瘤血液供应的特点、肿瘤与主要血管的关系,为设计手术方案提供参考依据,同时通过导管进行化疗栓塞。

5.MRI

其作用与 CT 相似,尤其对髓内和软组织病变范围显示得更为清楚,适用于脊柱、骨盆等位置深在的肿瘤。四肢保肢术前的 MRI 检查可以了解肿瘤在髓腔扩散情况和软组织受累范围,有利于判断截骨平面和切除范围。

（五）病理与分型

1.肉眼所见

肿瘤穿破骨皮质,侵入周围软组织。肿瘤可向髓腔扩散。肿瘤组织呈"鱼肉样"改变,其断面还可见钙化灶、软骨组织、出血、坏死、液化和囊腔形成。肿瘤的肉眼改变和组织密度与肿瘤内所含的组织成分有关。

2.显微镜下所见

梭形或多形性肉瘤细胞及其形成的肿瘤性骨样组织是骨肉瘤的病理特征,肿瘤性骨样组织是诊断骨肉瘤的关键。肉瘤细胞具有明显的异型性,大小不一,核大,形态奇异,核深染,核分裂多见,可见瘤巨细胞。

3.骨肉瘤的分型

（1）根据肿瘤细胞形态,骨肉瘤分为骨母细胞型、软骨母细胞型、成纤维细胞型和混合型骨肉瘤。有研究表明,这种分类与预后关系不大。根据分化程度,可分为 3 级。Ⅰ级肿瘤细胞分化较高,有一定异型性,核分裂少见;Ⅲ级瘤细胞分化很差,有明显异型性,瘤巨细胞多见,核分裂多见;Ⅱ级介于Ⅰ级与Ⅱ级之间。

(2)骨肉瘤亚型:随着对骨肉瘤的深入研究,研究者发现有些骨肉瘤在临床、病理、X线表现、发生部位、恶性程度和预后等方面与典型骨肉瘤有所不同,具有各自的一些特征,从而将一些骨肉瘤从典型骨肉瘤中分出来,形成骨肉瘤的亚型(表15-1)。骨肉瘤可以被认为是一组既有共性、又由不同生物学特性和临床病理特征构成的肿瘤病变,其恶性程度有所不同。亚型的建立,加深了研究者对骨肉瘤的认识,并使诊断和治疗更为合理和准确。

表 15-1　常见骨肉瘤的亚型

名称	恶性程度
典型骨肉瘤(中央型)	分化差,高度恶性
髓内低度恶性骨肉瘤	分化较好
毛细血管扩张型骨肉瘤	分化差,高度恶性
圆形细胞性骨肉瘤	分化差,高度恶性
皮质旁骨肉瘤	分化较好
骨膜型骨肉瘤	中度恶性
高度恶性表面骨肉瘤	分化差,高度恶性
多中心骨肉瘤	高度恶性
继发性骨肉瘤	
佩吉特骨肉瘤	高度恶性
放射后骨肉瘤	低、中度恶性

骨肉瘤亚型一般分为中心性(髓性)和表面性两大类。中心性骨肉瘤指原发骨内破坏骨质的类型,包括普通型骨肉瘤、髓内分化好低度恶性骨肉瘤、小圆细胞骨肉瘤和血管扩张性骨肉瘤等,普通型中心性骨肉瘤是最常见的典型类型,占骨肉瘤的80%以上,除了髓内分化好低度恶性骨肉瘤,其余各型均为高度恶性、早期转移。表面骨膜性骨肉瘤发生在骨表面,一般较少侵犯骨质,包括骨旁骨肉瘤、高度恶性表面性骨肉瘤和骨膜性骨肉瘤。

(六)诊断

诊断主要依据临床、影像学表现和病理活检。质量良好的X线对大多数骨肉瘤病例可提供有力的诊断依据。病理活检是必不可少的诊断步骤,应作为常规检查。尤其是在开展化疗、放疗和截肢等破坏性大的手术前一定要有明确的病理诊断作为依据。可通过穿刺或切开活检获取明确的病理诊断,需考虑活检切口对下一步手术的影响。由于多数骨肉瘤的瘤体较大,肿瘤成分较多,不同部位的活检结果可能有差异,而且需要鉴别骨肉瘤与炎症、有关的肿瘤,如鉴别小圆细胞型的骨肉瘤与其他类型的小圆细胞肿瘤。鉴别成软骨细胞型骨肉瘤与软骨肉瘤,鉴别骨肉瘤与恶性骨母细胞瘤、纤维肉瘤、尤因肉瘤、转移瘤等。因此,应仔细、全面地观察细胞的形态,是否有肿瘤性骨样组织,有时还需要做免疫组化进一步鉴别诊断。

根据Enneking的骨肿瘤外科分期,还要考虑肿瘤累及的解剖间室和是否有远处转移。多数骨肉瘤属ⅡB期,但Enneking外科分期对累及间室外的ⅡB期,未根据累及的程度不同而再做进一步分级。肘ⅡB期肿瘤的手术治疗原则是根治性切除或截肢,但在临床实际工作中,对间室外累及范围小的ⅡB期肿瘤,仍有机会实施广泛性的局部切除。

诊断困难时需要结合临床、X线和病理会诊。

(七)治疗

早期发现和及时诊断极为重要,一旦确诊应立即开始治疗。过去骨肉瘤的治疗主要采用高位截肢手术。单纯手术治疗的五年生存率仅有5%～20%。自20世纪70年代开始结合化疗以来,尤其在应用大剂量甲氨蝶呤(MTX)和四氢叶酸钙(CF)解救疗法后,骨肉瘤患者的生存率不断提高。

当今骨肉瘤的治疗是以化疗和手术为中心环节的综合治疗,外科治疗包括术前分期的确定、切除肿瘤。手术方式由单一的截肢发展为在有效的辅助治疗基础上选择合适的病例实施保留肢体的治疗方式。化疗是治疗骨肉瘤的重要组成部分,不是可有可无的辅助治疗。化疗包括术前和术后两个阶段,结合静脉化疗和动脉化疗及栓塞,化疗以大剂量MTX-CF为主的联合用药。

1.化疗

(1)化疗的作用与药物选择:手术结合化疗使骨肉瘤患者的五年生存率由20%增加到50%以上,甚至达到了70%以上,取得了令人瞩目的疗效。化疗的作用在于杀灭亚临床转移的肿瘤细胞,抑制或延缓致命的肺转移,同时控制原发瘤的生长,有利于手术切除。新辅助化疗即术前化疗,根据效果调整术后化疗方案。一经确诊应尽早进行化疗。目前对骨肉瘤化疗采用较多的是以大剂量MTX-CF为主的联合用药。其他常用的药物包括多柔比星、卡铂、环磷酰胺和长春新碱等。

(2)大剂量MTX-CF疗法:MTX是细胞周期特异性药物,主要作用于S期,MTX进入机体后,与叶酸还原酶结合。由于MTX与还原酶的亲和力大于叶酸,产生竞争性拮抗作用,使叶酸不能形成四氢叶酸,从而使叶酸不能在合成嘌呤类和嘧啶类化合物时起到辅酶作用,进而影响了DNA和RNA的合成。为了解除大剂量MTX所产生的骨髓抑制、肝和肾功能障碍等一系列毒性作用,需使用CF进行解毒。

MTX根据患者的体重或体表面积[(8～10)g/m² 或(200～300)mg/kg]计算MTX的单次剂量。一般单次剂量在5 g以上,达到10～15 g。可在输入MTX前应用长春新碱1～2 mg/m²,后者为植物药,作用于M期细胞,前者对S期细胞敏感,两者配伍有利于杀灭肿瘤细胞。

使用方法是长春新碱1～2 mg/m²,静脉缓慢注射,1 h后把MTX溶于500 mL5%的葡萄糖注射液中,在6 h内滴完。输完6 h肌内注射CF 9～12 mg,每6 h注射1次,共12次。

在输入MTX的前一天需进行水化。静脉输入液体2 000～3 000 mL,输入MTX的当天和随后的3 d均需补充足够的液体,每天3 000 mL,适量补钾,给予碱性液体碱化尿液,可每天静脉滴注100～200 mL5%的碳酸氢钠。

(3)临床应用大剂量MTX的注意事项:①大剂量MTX相当于常规剂量的300倍以上,可引起全身的反应,需要医护人员的高度重视。化疗前应进行全面检查,包括心、肺、肝、肾和血液方面。不能应用大剂量MTX的情况有诊断不清者,体质虚弱,有严重心、肺、肝、肾功能障碍,血白细胞在4×10^9/L以下,血红蛋白80 g/L(8 g/dL)以下,血小板100×10^9/L以下。治疗中需密切观察病情的变化,定期复查血常规和有关的生化检验,及时发现毒性反应并给予积极的处理。必要时可进行MTX的血药浓度的监测。②治疗中给予适当的支持疗法和对症处理,减轻毒副反应。③在输入MTX的前后,注射CF时间、次数等每一个环节,都必须做好记录和交班,以免延误注射CF或漏注射,对MTX的毒性作用解救不及时而引起严重后果。④记录每天尿量,用药当日和次日应保持尿量在3 000 mL以上。

（4）骨肉瘤化疗的其他常用药物包括多柔比星、顺铂或卡铂、环磷酰胺等。

（5）化疗方案介绍：目前常用的骨肉瘤化疗方案不少、包括 Rosen T 系列方案、Jaffe 设计的 TIOS 方案、德国和奥地利的 COSS 系列方案、意大利 Rizzoliy 研究所的化疗方案和日本国立癌症中心医院的化疗方案等。

（6）《中华骨科杂志》推荐的化疗方案如下。

推荐化疗方案Ⅰ如图 15-4、图 15-5 所示。

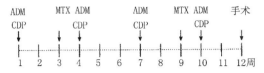

图 15-4　推荐方案Ⅰ的术前化疗

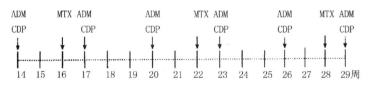

图 15-5　推荐方案Ⅰ的术后化疗

用药剂量：多柔比星 45 mg/m²，静脉滴注；顺铂 100～120 mg/m²，用多柔比星后第 1 d 给药，静脉或动脉给药；甲氨蝶呤 8～12 g/m²，静脉 4～6 h 输入，6 h 后以 CF 解毒。

推荐方案Ⅱ如图 15-6～图 15-8 所示。

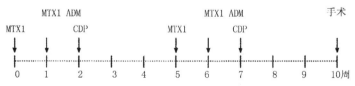

图 15-6　推荐方案Ⅱ的术前化疗

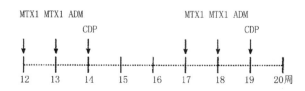

图 15-7　推荐方案Ⅱ的术后化疗（肿瘤坏死率＞90%）

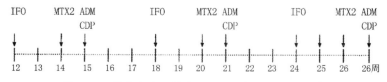

图 15-8　推荐方案Ⅱ的术后化疗（肿瘤坏死＜90%）

用药剂量：甲氨蝶呤，12～18 g/m²，6 h 内静脉滴注，6 h 后以 CF 解毒。监测 MTX 的浓度，如浓度＜1×10⁻³ mol/L，追加 MTX 2 g/m²；甲氨蝶呤，15 g/m²，用于肿瘤坏死率＜90%的术后化疗;顺铂,120 mg/m²,动脉导管滴注,术前第 1 次对局部滴注,第 2 次对肺滴注;多柔比星,60 mg/m²,术前第 1 次静脉滴注,持续 24 h,之后为肺动脉导管化疗,持续 24 h。

美国 Rosen 的 T12 方案如图 15-9～图 15-11 所示。

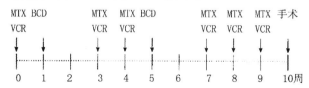

图 15-9　Rosen 的 T12 方案的术前化疗

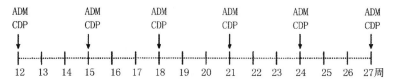

图 15-10　Rosen 的 T12 方案的术后化疗(肿瘤坏死率Ⅰ～Ⅱ级)

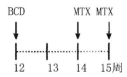

图 15-11　Rosen 的 T12 方案的术后化疗(肿瘤坏死率Ⅲ～Ⅳ级)

用药剂量:甲氨蝶呤 8～12 g/m²,4 h 内静脉滴注,6 h 后以 CF 解毒;博来霉素 20 mg/m²,环磷酰胺 600 mg/m²,放线菌素-D 600 μg/m²,静脉用药,连用 2 d;顺铂 120 mg/m²,静脉用药;多柔比星 30 mg/m²,静脉用药,连用 2 d;长春新碱 1.5 mg/m²,静脉用药。

骨肉瘤化疗方案众多,可根据具体情况选用,其基本内容是:①术前化疗;②术前静脉化疗或动脉化疗,或两者结合;③术后化疗;④根据术前化疗的效果调整术后化疗用药,化疗效果好,可重复术前用药,疗效差,则调整药物;⑤术后早期用药;⑥化疗药物足量,多药联合,交替用药;化疗的规范化。术后化疗期一般为 1～1.5 年。可结合个体情况调整化疗剂量。

(7)化疗并发症及处理有以下几种情况。①胃肠道反应:常发生在化疗的当天或次日,可持续 3～5 d,表现为恶心、呕吐、食欲减退、有口腔炎,甚至腹泻、腹痛。可给予泼尼松、昂丹司琼、格雷司琼及其他对症药物和相应处理。②骨髓抑制:白细胞受影响最大,血小板和红细胞也可受到影响。白细胞减少多出现在 7～14 d,个别患者的白细胞可下降到 2×10⁹/L 以下。化疗期间应常规应用鲨肝醇、利血生等药物,根据白细胞下降程度适当使用升白细胞药物以促进白细胞的回升。当白细胞降到 1×10⁹/L 以下时,合并感染的机会将明显增加,需隔离患者、应用抗生素和免疫球蛋白、处理感染灶、加强支持疗法等。可给予少量、多次输血,使用小量皮质激素。血小板减少到 50×10⁹/L 以下伴有出血倾向时可输血小板和给予止血药物。对患者全身情况较差,近期做过化疗,应适当减量,给予积极的支持疗法。③肝功能损害:部分患者的转氨酶水平升高,可给予输入高渗葡萄糖、护肝、使用大量维生素及对症处理,有利于肝功能恢复。④心肌损害:多柔比星对心肌有损害作用,主要发生在总量超过 500 mg 时,心电图表现为心律失常、T 波低平或倒置。患者表现为心悸。应用多柔比星时需注意控制总量。⑤黏膜溃疡:表现为口腔、胃肠道或阴道溃疡。给予对症处理,保持口腔清洁卫生。⑥感染:可发生疖肿等皮肤感染或呼吸道感染,应密切观察,及时发现和积极处理。⑦局部组织坏死:一些抗癌药物注射时漏到皮下可引起疼痛、肿胀和局部坏死。因此,在经血管给药时应避免药物外漏。如药物漏到皮下,应局部注射生理盐水或硫代硫酸钠,以冰袋冰敷,外用氢化可的松软膏,不能热敷。⑧栓塞性静脉炎:静脉给药可引起静脉炎或栓塞性静脉炎,因此,应注意药物的浓度,变换注射部位,减少或减轻静脉炎。

(8)动脉化疗栓塞:通过动脉插管,对肿瘤供血动脉选择性插管,灌注化疗药物,并进行栓塞。通过化疗药物和栓塞的双重作用,从而减少肿瘤血供,促使肿瘤坏死,使肿瘤缩小,分界变清,有利于手术治疗。如肿瘤不能切除,化疗栓塞对抑制肿瘤发展有一定作用。

(9)对术前化疗反应的评价及意义:有效的术前化疗可杀灭大部分肿瘤细胞,减少扩散和转移的机会,减轻临床症状,使肿块缩小,影像学检查病变部位密度增加,血管造影见血供减少,为手术提供有利于切除肿瘤的相对安全的外科切除边缘。

对经术前化疗的肿瘤标本手术切除,评定肿瘤细胞的破坏情况,进一步了解骨肉瘤对术前化疗的反应和效果,对预后的评价和术后化疗方案的调整有指导价值。如对术前用药反应良好,大部分区域肿瘤细胞坏死,可继续术前用药。如反应不敏感,杀死的肿瘤细胞不到50%,则需调整化疗方案。研究表明,对化疗反应好的病例有较长的无瘤生存期。

(10)化疗耐药性及药敏试验:部分患者对化疗不敏感,可能与肿瘤的耐药性有关。骨肉瘤的多药耐药性研究正在逐步开展。研究显示,骨肉瘤的 $mdr1$ 基因及其蛋白产物 P-170 过度表达与肿瘤细胞的耐药性有关,$mdr1$ 基因启动区 DNA 发生点突变,而且,这些改变与预后相关。临床上通过联合用药、筛选有效药物提高化疗效果,逆转肿瘤的耐药性的研究展现出对耐药性肿瘤治疗的前景。

筛选对骨肉瘤有效的化疗药物目前仍未广泛用于临床常规。主要方法有体外细胞培养方法和动物体内法。在临床应用受到骨肉瘤细胞培养困难、技术要求较高的限制,而且骨肉瘤化疗的疗效与多种因素有关,筛选试验与临床疗效的确切关系仍未肯定,但药敏试验的研究显示出疗效改善。

2.手术治疗

(1)截肢术:截肢是治疗骨肉瘤的主要术式之一,适用于肿瘤浸润广泛,神经、血管受侵犯,邻近肌肉、皮肤广泛受累,患肢已无法保留者。截肢平面原则上应为骨肿瘤外科分期中的根治性截肢手术边缘。但在某些部位可采用广泛性切除边缘,如对股骨下段肿瘤可行股骨中上段截肢术。

下肢截肢后义肢的安装技术不断改进,义肢的功能逐步得到改善。

(2)改良截肢术:在彻底切除肿瘤的前提下,保留肢体的部分功能,从而减轻截肢所带来的残废。①Tikhoff-Linberg肢体段截术:适用于主要神经、血管未受侵犯的肱骨上段骨肉瘤。手术将神经、血管保留,将肿瘤段的骨、肌肉和皮肤一起切除,然后将前臂上移,固定于胸壁,对主要血管可切除多余部分后重新吻合。术后虽然患肢明显缩短,但手的功能仍可保留,减轻了残废的程度。②Salzer 手术:即下肢旋转成形术,适用于主要神经未受侵犯的发生在膝关节周围的骨肉瘤。手术保留神经,切除肿瘤段的骨、肌肉和皮肤。将踝关节上移,置于对侧膝关节水平,旋转小腿180°,使跟骨位于前面,将胫骨上端与股骨断端固定。优点在于踝关节可代替膝关节的功能,有利于发挥假肢的功能。

(3)保留肢体的手术:随着骨肉瘤被早期和及时诊断,在有效术前化疗的基础上,肢体重建技术水平提高,骨肉瘤保肢术在合适的病例逐步得到开展。

开展保肢术的条件为：①骨肉瘤范围较局限，病变主要在骨内；或累及周围软组织的范围较局限，主要神经、血管未受侵犯，估计手术可完整切除肿瘤，并可达到外科分期中的广泛切除边缘；②切除肿瘤后仍有正常肌肉维持肢体一定的功能，皮肤完好；③有条件开展术前和术后化疗；④活检部位需完整切除；⑤有肿瘤切除和各种肢体重建的技术；⑥无远处转移；⑦当患儿年龄已较大，肿瘤范围局限，医院具备成熟和丰富经验的肢体重建技术，可慎重考虑做保肢手术。

不适合保肢手术的情况有：①患者年龄小；②肿瘤范围广泛；③软组织条件差；④化疗后肿瘤仍继续增大；⑤主要血管、神经受侵犯和局部感染。

肢体重建有以下几种方式。①假体置换：优点有术后早期肢体活动，不受化疗的影响。根据病变的部位、大小、形状和长度定制假体。不足是远期效果欠佳，可发生假体松动、折断等并发症。临床常用近段股骨和肱骨假体、人工髋、膝关节等。骨水泥假体置换是假体置换的方式之一。②自体骨移植：可采用吻合血管或游离自体髂骨或腓骨移植修复骨肿瘤切除后的骨缺损。根据具体情况进行关节重建或关节融合，如肱骨近端肿瘤切除后腓骨移植重建，恢复肩关节的一定功能，膝部周围肿瘤切除后关节融合。③异体骨移植：以异体半关节移植重建肢体，还可同时结合自体骨移植，给予骨形态发生蛋白等辅助措施，促进骨的生长。以异体骨修复的主要问题在于异体骨的免疫排斥反应；异体骨移植后有骨吸收（图15-12），容易并发感染；异体骨所需的爬行替代时间很长，用于下肢时长期不能负重；化疗可能影响异体骨移植的骨愈合；可有较明显的骨吸收、容易骨折等问题。因此，在以异体骨移植进行肢体重建时，应充分考虑可能发生的并发症，并给予防治措施，如异体骨的处理、异体骨和自体骨的混合移植、良好的软组织覆盖，还应适量使用皮质激素等，以减轻和减少并发症。异体骨移植较适合非负重的上肢骨重建，有低度恶性的肿瘤、软组织条件好的患者，下肢负重骨重建。对高度恶性肿瘤需要进行术后化疗和放疗，软组织条件差者在应用异体骨移植时应做好充分的考虑和准备，并应有完善的异体骨处理技术、重建技术和软组织修复技术。④肿瘤骨灭活再植：将肿瘤段骨切下后清除肿瘤组织，对残留骨壳进行灭活处理。灭活方法包括物理或化学法，如高温、高压蒸气、微波、乙醇浸泡。以骨水泥填充残壳，再植入原位，以钢板螺钉、交锁髓内钉等方式固定。⑤复合重建：结合应用异体骨、自体骨和人工假体重建肢体，可发挥各自的优点。复合重建可应用于膝部周围、肱骨和股骨近端等部位骨肉瘤切除后的肢体重建。

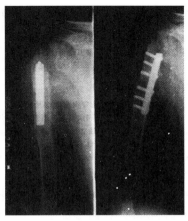

图 15-12　异体骨移植后明显的骨吸收

（4）骨肿瘤手术的无瘤污染原则与技术：虽然肿瘤的弥散和转移与肿瘤的性质、特性和机体的免疫功能有关，但手术操作的不当对肿瘤的播散和转移有促进的可能，对此应有足够的重视。①术前检查和皮肤准备应动作轻巧；②切口应能充分显露肿瘤，避免挤压肿瘤；③用锐性分离而少用钝性分离，应在肿瘤包膜外正常组织中进行分离，避免穿破肿瘤包膜或在肿瘤内手术，尽量完整地整块切除肿瘤；④可使用电刀，减少出血，同时使小血管封闭，减少血源播散；⑤应完整切除活检部位；⑥手术时以纱布或纱垫保护好周围正常组织；⑦阻断血管，减少转移的发生；⑧关闭切口前或肢体重建前，反复冲洗创面，更换手套和手术器械。

骨肉瘤的保肢治疗可看作一项综合和系统的"工程"，包括正确分期，准确判断肿瘤的范围和边界，正确地活检和切除活检道，重视术前化疗，完整地切除肿瘤，合理地重建，选择化疗方案和规范地术后化疗以及长期随访。

（5）骨肉瘤肺转移的预防、观察和处理：术后坚持规范的化疗是防治骨肉瘤转移的有效措施。肺部是骨肉瘤发生转移最常见的部位，术后应定期进行肺部 X 线复查，怀疑肺转移灶做 CT 检查。

对骨肉瘤肺转移应采取积极治疗的态度，关键在于早期发现、早期手术切除。其手术适应证是肺转移瘤孤立，有外周性，局限在一侧肺，可手术完整切除，原发肿瘤无复发，无肺外转移灶。对两处和两处以上的多发肺转移瘤是否手术，应考虑转移瘤的数目、部位，能否全部切除等因素，并应进行一段时间的观察。决定手术应对患者的长期生存有临床价值。

3.其他疗法

放疗和热疗可作为骨肉瘤综合治疗或姑息治疗的选择，可用于：①保肢手术前；②难以彻底切除的脊柱骨盆骨肉瘤；③已发生远处转移的肢体骨肉瘤。

后装近距离放疗用于手术的辅助治疗有利于减少局部复发。术中切除肿瘤后将塑料管放在可能残留肿瘤的部位，术后通过导管进行分次后装近距离内照射。

（八）预后

未经治疗的骨肉瘤患者多数在 1～2 年因肺转移而死亡。已发生肺转移者多在 6 个月内死亡。骨肉瘤的预后与肿瘤的分化、部位、侵犯范围、分期，患者的年龄，诊断是否早期，治疗是否及时、合理，化疗效果等多种因素有关。未发生转移、侵犯范围相对局限的骨肉瘤及时诊断和术前化疗，按照外科分期选择手术类型，依无瘤污染原则和技术手术，坚持术后化疗，并结合支持疗法、免疫疗法等综合性治疗，其五年生存率可达到 50％以上。

二、其他类型骨肉瘤

（一）骨皮质旁骨肉瘤

骨皮质旁骨肉瘤也称骨旁骨肉瘤，是一种特殊类型的骨肉瘤。其特征是肿瘤生长在皮质骨旁，低度恶性，生长缓慢，占骨肉瘤的 7％。肿瘤组织结构较致密，有些病变区以纤维组织为主，也有软骨组织。肿瘤附着或环绕骨表面，与骨皮质有间隔。肿瘤境界清楚，质硬。随着肿瘤发展，可侵犯皮质累及髓腔。病理可见大量分化较成熟的骨小梁，周围分布梭形肿瘤细胞，可见较多纤维组织。瘤细胞分化较好，核分裂少见。需该病鉴别与骨化性肌炎。

发病年龄较一般骨肉瘤大，平均 30 岁。该病多见于股骨下端的后方，也可见于胫骨上端和肱骨上端。多数病例的病程较长。早期无症状，逐渐出现硬块，疼痛较轻。肿块固定，不活动，压痛不明显。X 线的典型表现为致密肿块，可呈分叶状或结节状，边缘清楚，肿瘤与骨之间常有一个透亮带,无骨膜反应。CT 表现为骨外大片骨性密度影,宽基底,并形成包绕骨干倾向,可显示骨皮质和髓腔是否受侵犯。该瘤早期属于ⅠA期,随着肿瘤向骨质和周围肌肉侵犯,分期为ⅠB期。治疗以大块切除为主,应采取广泛切除边缘。切除不彻底易复发。多次复发常要截肢。对化疗和放疗不敏感。预后较一般骨肉瘤好。

(二)毛细血管扩张型骨肉瘤

毛细血管扩张型骨肉瘤是一种高度恶性的骨肉瘤类型。肿瘤内为扩张的血窦,血窦相互连接、大小不一。纤维间隔和周围分布恶性细胞,可见核分裂和少量骨样组织。其组织学改变有时类似动脉瘤样骨囊肿。临床表现为肿胀和疼痛明显,病情进展快,病理性骨折较一般骨肉瘤多见。X 线片上可见以溶骨性破坏为主,骨皮质变薄,呈浸润性进展,界限不清,可穿破骨皮质形成软组织肿块,可有骨膜反应。CT 表现为膨胀性溶骨性破坏,边界不清,骨皮质破坏,形成软组织肿块。病理活检可确诊。但影像学和病理诊断易与动脉瘤样骨囊肿、尤因肉瘤等混淆。病理检查时需多处取材,全面观察病变区。结合临床表现、X 线和病理检查有助于该类型瘤的诊断。该类型骨肉瘤分化差,预后不良,宜采用截肢加化疗的综合疗法。

(三)圆形细胞骨肉瘤

圆形细胞骨肉瘤病理以小圆细胞为主,可见肿瘤性骨样组织,此与尤因肉瘤不同,糖原染色和 S-100 蛋白呈阴性。临床表现以肿痛为主。X 线片表现溶骨性破坏,累及骨皮质和髓腔,边缘模糊,可有骨膜反应和软组织肿块。病理活检后确诊。治疗方法为截肢加术前、术后辅助化疗。预后欠佳。

(四)骨膜型骨肉瘤

骨膜型骨肉瘤是从骨旁骨肉瘤分出的亚型,病变主要发生在骨膜和骨皮质。肿瘤与骨皮质紧密相连,可侵犯软组织,形成软组织肿块。镜下可见软骨样组织,表现为软骨肉瘤样改变,可见异型性梭形细胞,形成类骨组织。病理切片看见肉瘤细胞和肿瘤性类骨可做出诊断,但常需全面检查才能发现。该瘤多见于青年,多见于胫骨和股骨,临床表现以肿块和疼痛为主。X 线片上可见肿瘤位于骨皮质表面,可见钙化、成骨改变,受累骨皮质表面破坏,形成缺损。可见 Codman 三角和日光放射状阴影。CT 或 MRI 可了解骨质破坏、肿瘤的范围和骨髓腔受侵犯情况。该瘤的恶性度较低。治疗包括局部的广泛切除或截肢,术前、术后辅助化疗。

(五)髓内低度恶性骨肉瘤

髓内低度恶性骨肉瘤是一种少见的、分化良好的骨肉瘤,肿瘤细胞的异型性不明显,瘤巨细胞少,核分裂少见,可见分化较好的类骨组织。起病较缓慢,主要症状为疼痛和缓慢增大的包块。X 线片表现为局部的溶骨破坏,骨皮质变薄,可有膨胀,边界相对较清。需鉴别该类肿瘤与良性肿瘤和其他低度恶性骨肿瘤。手术局部广泛切除或截肢,结合化疗,预后较好。

(六)多发性骨肉瘤

主要表现为骨的多处骨肉瘤和多块骨的骨肉瘤。单个病灶的临床表现、X 线片和病理结果与典型骨肉瘤相同,术后标本显示多个独立的肿瘤病灶。但多发性骨肉瘤与骨肉瘤的骨转移不易区别。治疗采用截肢和化疗。

(七)放射性骨肉瘤

患者有局部放疗史,该类肿瘤与放射剂量有关,还与机体的敏感性有关。通常有较长的潜伏期,一般为 5 年以上,可长达 10 多年。临床表现为原放疗处疼痛、肿胀,发生病理骨折。X 线片显示硬化型骨肉瘤,有软组织肿块,需与放射性骨炎区别。病理活检证实。治疗方法视肿瘤的部位和范围、局部软组织条件和患者的全身情况而定。

(八)佩吉特病

中老年的骨肉瘤多与佩吉特病有关,病程较长,表现为肿痛逐渐加重。X线片显示骨质破坏明显。病理活检后确诊。治疗以截肢为主。

(九)高度恶性表面型骨肉瘤

高度恶性表面型骨肉瘤的发生部位与骨旁骨肉瘤相同,但肿瘤分化差,异型性明显,相当于以前分化差的骨旁骨肉瘤。影像学表现为骨皮质表面的软组织肿块,内有瘤骨形成,骨皮质和髓腔也受到侵犯,边界模糊,可见骨膜反应。

三、骨瘤

骨瘤是良性肿瘤,生长缓慢。多发性骨瘤并发其他部位肿瘤,如肠息肉、软组织肿瘤,称为加德纳综合征,临床少见。

(一)发病率

骨瘤约占骨肿瘤总数的5%,占良性骨肿瘤的9%,男性患者略多,发病多在20～40岁。骨瘤好发于颅骨和颌骨,其次为胫骨和股骨。

(二)临床表现

肿瘤生长缓慢,一般无疼痛、肿块,质硬如骨,无明显压痛,表面光滑,呈半圆形或球形。

(三)X线表现

骨瘤在颅骨,表现为局部密度增加,呈象牙质样,边缘清晰;在长管状骨,表现为局部骨隆起。

(四)病理

组织学上分为两种类型。一种是致密或象牙骨瘤,由成熟致密的板层骨组成,骨小梁粗大,可见较多成骨细胞。另一种是疏松型骨瘤,发生在骨髓或骨膜下,由板层骨和编织骨构成,骨小梁之间为脂肪或纤维组织。

(五)诊断

根据病史、体检和X线可做出诊断。

(六)治疗

对无症状者可观察。但诊断不明确时,可切除以排除其他肿瘤。对有症状者可手术切除。

四、骨样骨瘤

骨样骨瘤是发生在皮质骨的良性病变,其特点是病灶中心有1 cm以内的瘤巢或核心,核心由类骨组织构成,周围由增生反应骨包绕。

(一)发病情况

骨样骨瘤约占骨肿瘤总数的1%,占良性骨肿瘤的2%,较多见于男性,好发年龄为10～20岁,多发生于胫骨和股骨。

(二)临床表现

疼痛为主要症状,服用阿司匹林可缓解,这是该病的一个特点,但不能单纯以此作为确诊的依据。疼痛时间长可伴有肌萎缩、跛行。压痛局限,可有局部隆起或肿胀。

（三）影像学检查

X线显示该瘤多发生在长骨干皮质骨内,可有骨干增粗、皮质增厚和硬化。在皮质骨可见1 cm以内的椭圆透亮区,称为瘤巢,瘤巢中心较致密,周围包围致密反应性骨,其范围可比瘤巢大。

CT扫描多可清楚地显示瘤巢的准确位置和特征。瘤巢因有丰富血管表现为中等强化,可与骨脓肿区别。CT对诊断和指导手术有价值。但瘤巢直径<3 mm,或CT扫描平面不合适时,不易显示瘤巢。

（四）病理

肿瘤核心为瘤巢,周围为增生骨。镜下可见病灶由骨样组织、不成熟的编织骨组成,可见成骨细胞和多核巨细胞散在分布,周围包绕致密增生骨,为成熟骨质。

（五）诊断

对多数病例根据病史、体检和X线可做出诊断。要鉴别不典型者与皮质内骨脓肿、硬化性骨髓炎、骨结核、应力性骨折和无菌性坏死。因此,需结合病史、X线表现和病理做出最后诊断。

（六）治疗与复发

手术切除瘤巢以及周围增生骨可治愈,但术中要确切地将瘤巢去除。因此,有时需要通过CT了解肿瘤的确切位置,选择合适的手术入路,确定切除的部位和范围。复发多因为手术遗留瘤巢。

五、骨母细胞瘤

骨母细胞瘤是一种有不同程度侵袭性的骨肿瘤,其病理与骨样骨瘤类似,但肿瘤范围较大。有些骨母细胞瘤具有较强的侵袭性,应根据病史、临床、影像学和病理表现,评价该瘤的性质。

（一）发病情况

骨母细胞瘤占骨肿瘤总数的0.8%,占良性骨肿瘤的1.5%,多见于男性。发病年龄多在10～30岁。其好发于胫骨、股骨和脊椎。

（二）临床表现

患者有间歇性隐痛,阿司匹林的止痛效果不好。临床表现无特征性,可有局部肿胀、压痛,也可引起关节活动受限。骨母细胞瘤发生在脊柱,可有胸、腰背痛,可压迫脊髓或神经根而出现相应的表现。

（三）X线表现

表现为膨胀性透亮区,病变区直径>2 cm,周围为薄层骨壳,边界清楚,可见骨皮质中断。有时可见硬化边缘。脊柱的骨母细胞瘤多位于椎弓、椎板等附件结构。

CT扫描可显示肿瘤的范围（尤其是发生在脊椎的肿瘤）,对指导手术有帮助。

（四）病理

可见较丰富的骨母细胞和骨样组织。瘤细胞围绕不成熟骨小梁极向排列,横切面显示菊花样。瘤细胞无明显异型性,也少见核分裂。可见弥散分布的多核巨细胞,有时被误诊为骨巨细胞瘤。间质内含丰富血管组织,可继发动脉瘤样骨囊肿。骨母细胞瘤在组织学上与骨样骨瘤相似,但临床和X线表现各不相同,前者体积较大,直径>2 cm,侵入骨髓,无典型的瘤巢和增生反应骨表现。少数病例的病理检查可见细胞的异型性、多形性、核肥大、深染、分裂及有瘤巨细胞等,X线片有不同程度的侵袭征象。如瘤体较大,边缘不清,累及软组织,应诊断为恶性骨母细胞瘤或侵袭性骨母细胞瘤,但需与骨肉瘤区别。

(五)治疗

手术切除肿瘤。手术方式的选择取决于肿瘤的性质、范围。根据外科分期,如属于$G_0T_0M_0$,肿瘤范围小,可做局部的彻底刮除、自体骨填塞。对 Ⅱ 期活跃性肿瘤单纯刮除容易复发,可在局部刮除后加辅助处理,有助于减少复发。如肿瘤范围广,有侵袭表现,病理活检有恶性的组织学表现,外科分期为 $G_0T_{1\sim2}$、$G_1T_{1\sim2}$,根据侵袭程度不同,应选择边缘性整块切除或广泛性地截除。脊柱病变引起脊髓神经受压,应减压和切除肿瘤。手术后需要进行长期随访,及时发现复发或恶变。

(邱秀娟)

第三节　成软骨源性肿瘤

一、软骨肉瘤

软骨肉瘤是起源于软骨组织的恶性骨肿瘤。病灶内可见肿瘤性软骨组织,无骨样组织。软骨肉瘤分为原发性和继发性,可继发于软骨瘤和骨软骨瘤。

(一)发病情况

软骨肉瘤的发生率仅次于骨肉瘤。我国的统计资料显示软骨肉瘤占原发性骨肿瘤的4.3%,占原发性恶性骨肿瘤的14.2%。软骨肉瘤多发生在 30～50 岁人群。男性患者多于女性患者。长骨和骨盆是软骨肉瘤的好发部位。软骨肉瘤多见于股骨、胫骨和肱骨,还见于肩胛骨等。

(二)临床表现

发病缓慢,常见局部疼痛,主要为隐痛,呈间歇性。患者多有逐渐增大的肿块,在骨盆的肿瘤长得很大时才引起注意。局部可有压痛,关节活动可受限。病史较长,一般为 1～1.5 年。短期内肿块增长较快、疼痛加剧提示肿瘤的恶性度较高。继发性软骨肉瘤一般有较长的肿块病史,然后突然疼痛,肿块明显增大,提示为恶性变。继发性软骨肉瘤预后较原发性软骨肉瘤好。

(三)影像学表现

1.X 线检查

(1)中央型:表现为溶骨性破坏,内有各种形态的钙化灶,呈斑点状、环状、絮状等。分化好的肿瘤有硬化边缘。肿瘤进展较快使骨皮质变薄,轻度膨胀。恶性度高的肿瘤边界不清,骨皮质破坏,形成软组织肿块,并有骨膜反应。

(2)周围型:见于骨盆、肩胛骨等部位,表现为境界不清的肿块影,内有斑点状或絮状钙化灶,骨皮质可受侵犯。周围型肿瘤发生在骨表面,多继发于骨软骨瘤,其恶性特点为边界不清,病变内有不规则的钙化,骨质不规则破坏,有明显的软组织阴影等。软骨肉瘤的钙化与肿瘤的性质有关,钙化多、密度高提示低度恶性,钙化少而模糊提示恶性程度较高。

2.其他影像学检查

中央性软骨肉瘤的 CT 显示溶骨性骨质破坏,轻度膨胀,边界模糊,骨皮质破坏,可见软组织肿块,肿瘤内有不规则、不同密度的斑点状、半环状或片状钙化。周围型以继发于骨软骨瘤多见,其恶变首先发生在软骨帽,表现为软骨帽增厚,还可见邻近骨质的破坏和软组织肿块。CT可清楚地了解肿瘤的范围及与周围结构的关系。因此,CT对骨软骨瘤恶变、恶性程度的判别、分期的评价以及术后复发的判断有参考价值。

(四)病理

1.肉眼所见

多数软骨肉瘤较大,尤其在扁平骨或不规则骨的软骨肉瘤。向骨外生长的软骨肉瘤呈结节样肿块,与软组织分界较清。肿瘤切面呈蓝白色分叶状,有光泽,半透明。可见钙化灶,可有黏液变性。髓腔内分界不清。高度恶性时皮质破坏,有软组织肿块。

2.显微镜下所见

软骨肉瘤的镜下变化复杂。瘤细胞丰富,肥大,核饱满,染色质深染。可见双核或多核细胞、巨核细胞,或具有多核或单核的瘤巨细胞。高度恶性肿瘤具有多形性的肿瘤细胞。瘤细胞间为软骨基质,有钙化。有时不容易鉴别分化好、低度恶性的软骨肉瘤与良性软骨瘤、软骨黏液样纤维瘤。有时要鉴别软骨肉瘤与软骨母细胞型骨肉瘤。

根据瘤细胞的分化程度、核分裂、软骨化骨等组织学所见,可将软骨肉瘤分为3级。Ⅰ级为低度恶性,Ⅱ级为中度恶性,Ⅲ级分化最差。有研究显示分级与预后有关。继发性软骨肉瘤多为低度恶性,预后较好。近年随着流式细胞仪在临床的应用和细胞形态计量技术的开展,根据DNA含量、细胞倍体类型和比例、细胞类型和形态对软骨肉瘤进行定量分析并据此进行分级,减少了传统分级的主观性。

(五)诊断

主要依据临床表现、影像学检查和病理活检来诊断。X线检查对多数软骨肉瘤病例可做出初步诊断,但分化好的软骨肉瘤和早期的继发性软骨肉瘤在X线平片上缺乏特征性的改变,难以做出恶性的诊断。

活检对明确诊断是必要的,但是,软骨肉瘤组织学上的改变不都是一致的,尤其是继发性软骨肉瘤和高分化的软骨肉瘤,取材部位不同可能对诊断有影响。因此,术前的活检应取有代表性的部位,并结合临床和影像学检查分析活检结果。术后应在肿瘤标本的多个有代表性的部位取材,进行病理观察,才能准确地做出诊断。

需要与软骨肉瘤区别的肿瘤包括含有较多软骨组织的骨肉瘤。低度恶性或早期继发的软骨肉瘤与良性软骨肿瘤的区别有时较困难,可从发病部位、病灶大小、X线表现和多部位的病理检查等方面进行分析。

(六)治疗

手术是治疗软骨肉瘤的主要方法。手术原则是彻底切除肿瘤,应结合肿瘤的分级、部位、大小、范围和患者的情况而定手术方案。应对肿瘤做出外科分期。如肿瘤局限在骨内,范围小,肿瘤分化较好,属于ⅠA或ⅠB期,可局部广泛性切除。分化差,范围小,如ⅡA期或间室外累及范围较局限的ⅡB期,也可局部广泛切除。对高度恶性肿瘤,病变范围广,软组织受累广泛,并与重要血管神经粘连,应截肢或关节离断。如需要进行重建,可用自体骨移植、异体骨移植、人工假体置换、瘤段灭活再植以及异体骨假体复合重建。

根据骨盆软骨肉瘤的分化、大小、部位采用半骨盆截肢或局部广泛切除,局部切除后可根据具体情况采用以上方式重建或不重建。对难以切除者可用微波方法原位杀灭肿瘤,做姑息治疗。介入治疗可作为术前辅助治疗或姑息治疗的选择。软骨肉瘤对化疗和放疗不敏感。

采用局部切除的肿瘤可发生复发,因此手术时采用无瘤技术、保肢广泛性切除边缘对减少复发是关键环节。术后应加强随访,及时发现复发。

（七）预后

软骨肉瘤的预后较骨肉瘤好。一般躯干和肢体近端的软骨肉瘤恶性度较高,预后较差。肿瘤的病理分级与术后的生存率有关。可完整、彻底地切除,分化较好,较小的肢体肿瘤预后较好。骨盆肿瘤较大,发现得晚,不易彻底切除,术后复发率高,预后较差。

二、其他类型软骨肉瘤

（一）透明细胞型软骨肉瘤

病理特征是肿瘤呈分叶状,细胞大,核居中,胞质丰富、透亮。细胞境界清,可见多核巨细胞,属于低度恶性肿瘤。肿瘤生长缓慢,多见于中老年人群,疼痛较轻,可有肿胀。X线表现为溶骨性破坏,边界较清。一般需要病理证实。以手术治疗为主,根据具体情况采用广泛局部切除或截肢。

（二）去分化型软骨肉瘤

在分化较好的软骨肉瘤中,伴有分化不良的肉瘤部分,如纤维肉瘤、恶性纤维组织细胞瘤或骨肉瘤。病理可见较成熟软骨样组织,而在去分化区为高度恶性表现。取材不当可误诊为软骨瘤或骨肉瘤等恶性骨肿瘤。本型恶性程度较高,多见于中老年人群,进行性疼痛和肿胀是主要的临床表现。X线片表现复杂,显示软骨肉瘤的征象,同时有纤维肉瘤或骨肉瘤的表现。需病理确诊。发生转移早,根据分期采用广泛切除或截肢。预后较差。

（三）间叶性软骨肉瘤

病理特征是未分化的间叶细胞和软骨样病灶构成肿瘤,细胞体积较小,形态较一致,呈圆形或梭形。软骨组织分化成熟,软骨细胞的形态、大小一致。肿瘤多发生在脊椎、骨盆,多见于中年人群。临床表现为疼痛和肿块。X线显示溶骨性破坏,边缘模糊,可见各种类型钙化灶,有软组织肿块。诊断依据病理。治疗采用广泛性切除或截肢。

（四）继发性软骨肉瘤

该类肿瘤多继发于骨软骨瘤和软骨瘤,约占软骨肉瘤总数的1/3。多数骨软骨瘤恶变发生在骨盆和肩胛骨。而且,恶变多见于多发性的病变。恶变常见于中年以后,多在原发瘤基础上出现疼痛和肿胀,或加重。短期内肿胀明显、疼痛明显加重提示恶性改变。X线片表现除了原发瘤表现,还可出现骨质破坏、边缘模糊、钙化影改变等恶性变的征象。CT可显示肿瘤破坏特征、钙化情况,对恶变的判断有参考价值。活检结果与取材部位有关,判断是否恶变常需要结合临床、肿瘤的部位、影像学和病理进行综合评估。进行广泛性或边缘性切除手术。术后应进行长期随访,警惕复发。继发性软骨肉瘤预后较原发者好。

三、骨软骨瘤

骨软骨瘤是一种向皮质骨外生长的最常见的良性骨肿瘤,又称外生骨疣,可为孤立性或多发性,表面的软骨帽是其特点。多发性骨软骨瘤为常染色体显性遗传,又称为骨干续连症或遗传性多发性骨疣。

（一）发病情况

其占骨肿瘤总数的20%,良性骨肿瘤的40%。男、女患者之比约2∶1。发病年龄常在10～

20 岁。其好发于股骨和胫骨,其次为肱骨。

(二)临床表现

主要表现为肿块,一般无疼痛,患者常因局部发现硬肿块而就诊。疼痛是由肿瘤刺激或压迫周围的肌肉、肌腱或神经所致,也可由肿瘤恶变增大而产生的刺激和压迫所致。肿块旁可因摩擦形成滑囊,并发生滑囊炎。肿瘤在脊柱、可压迫脊髓或神经根。

肿块随生长发育而增大,发育成熟时肿瘤的生长速度变缓慢,甚至停止增长。软骨帽生长活跃,可转变为软骨肉瘤,单个的骨软骨瘤恶变率约为 1%,多发性遗传性骨软骨瘤的恶变率为10%,而且多见于骨盆和肩胛带等中轴骨或扁平骨,多在中年后发生。恶性变主要表现为肿块停止生长后又增大,或短期内增大明显、疼痛,影像学有恶性表现。

由于该瘤的生长特性,其分期也有特殊性。在生长期肿瘤可以是良性肿瘤的Ⅱ期活跃性病变,生长停止后可转变成Ⅰ期静止性病变,发生继发恶变即为恶性肿瘤的Ⅰ期改变。

多发性骨软骨瘤可使骨骼发育畸形,患者多有家族史。

(三)X 线表现

肿瘤发生在长骨干骺端,起自骨皮质,与髓腔相通,可带蒂或为宽基底型。带蒂肿瘤的方向总是向着骨干,瘤体可见钙化影,表面为软骨帽。对脊柱、骨盆和肩胛骨等躯干骨除 X 线片,还可借助 CT 清楚地显示肿瘤的部位和范围。

恶性变时表现为不规则的骨质破坏,边界模糊,钙化带中断,密度减小,软骨帽明显增厚,骨皮质破坏,瘤骨形成,有骨膜反应,有软组织肿块影等征象。

(四)病理

该瘤发生在骨表面,是有软骨帽的骨性突出物。软骨帽为白色、半透明的透明软骨组织,可呈分叶状、菜花样、结节样等不同形状。镜下从表面往深层可见典型的 3 层结构:纤维组织膜、软骨帽和松质骨。软骨细胞排列不规则。当肿瘤发生恶变时,可见软骨细胞增生活跃,有软骨肉瘤的病理改变。

(五)治疗

对骨软骨瘤应定期复查,对肿瘤小、无症状者可观察。有症状、疑恶性变,应手术切除,影响外观也可切除。手术应从肿瘤基底部正常骨质切除,包括软骨帽和纤维膜。如有明显恶性倾向,应做广泛切除。

四、软骨瘤

(一)内生软骨瘤

内生软骨瘤是一种含成熟软骨的良性肿瘤,发生在髓腔,呈孤立性或多发性,多发性内生软骨瘤称为 Ollier 病,也称为内生软骨瘤病。多发性内生软骨瘤伴有软组织血管瘤称为软骨营养障碍-血管瘤综合征。

1.发病情况

内生软骨瘤占骨肿瘤总数的 8%,占良性肿瘤的 15%。男、女患者之比为 1.7∶1。其多见于指骨,其次为肱骨和股骨。

2.临床表现

可有局部肿胀。疼痛不明显,也可有隐痛不适,发生病理性骨折时有疼痛。

3.X 线表现

肿瘤呈膨胀性透亮区,边缘清晰,内有不同程度的钙化,骨皮质完整,但变薄,可病理性骨折。在长骨的肿瘤,膨胀不如指骨的肿瘤明显,肿瘤内的钙化呈点片状。如无钙化表现,可被误诊为纤维结构不良等良性病变。

4.病理

肿瘤组织呈透明软骨改变,可有钙化或骨化,也可有黏液样变。肿瘤生长时细胞增生活跃。内生软骨瘤也可恶性变,继发软骨肉瘤。多发性内生软骨瘤发生在骨盆或肩胛骨,应警惕恶性变。软骨瘤与软骨肉瘤有时鉴别困难,应结合临床、影像学改变、发生部位做出鉴别。

5.治疗

内生软骨瘤外科分期为 $G_0T_0M_0$ 或 $G_0T_1M_0$,发生于指骨,可用刮除植骨治疗。对于发生在骨盆或长骨的肿瘤,单纯刮除容易复发,可用瘤腔灭活措施来减少复发。也可结合病史、肿瘤的部位和范围、影像学提示的性质,考虑整块切除。如有恶变表现,应活检以明确肿瘤的性质,对恶变者按恶性肿瘤处理。

(二)多发性内生软骨瘤

多发性内生软骨瘤早在 1899 年首先由 Ollier 描述,故称为 Ollier 病。该病较少见,为非遗传性疾病,其特点为多发,常合并肢体的畸形。

该病好发于少年,表现为局部肿胀或肿块,患肢畸形,如肢体的短缩弯曲、变形,随生长发育加重。该病可恶变,发生率为 5%～20%。X 线片表现与单发者类似,但畸形明显。病理特点与单发相同,但需注意排除恶性变。由于病变多发,治疗较为困难,可定期观察。对病理骨折、可疑恶性变、畸形影响功能活动者需要考虑手术。可做病灶刮除加植骨,如骨折,可做内固定,明显畸形,可做矫形。对恶性变者,按恶性骨肿瘤原则处理。

(三)马方综合征

马方综合征首先由 Maffucci 在 1881 年描述,为多发性软骨瘤合并血管瘤。该病罕见,多发生于儿童,患骨生长发育缓慢,部位和畸形程度不同,可形成不同畸形。血管瘤发生在皮肤、皮下、肌肉,表现为局部隆起,质软,可有蓝色外观。该病可恶性变。诊断主要根据 X 线片的软骨瘤表现和软组织有血管瘤。要鉴别该病与骨纤维结构不良、干骺续连症。

治疗较为困难,肿瘤巨大、严重畸形影响肢体功能,采取肿瘤切除、矫正畸形的手术。对恶性变应按恶性肿瘤治疗原则处理,根据部位和范围,选择大块切除或截肢。

五、软骨母细胞瘤

软骨母细胞瘤是一种病理特征为软骨母细胞样细胞、并有一定局部侵袭性的良性骨肿瘤。

(一)发生率

其占全部骨肿瘤的 0.8%,良性骨肿瘤的 1.5%。该病好发于青少年,多见于股骨、胫骨和肱骨,主要发生在骨骺部。

(二)临床表现

局部酸痛,病变进展缓慢,可影响邻近关节的活动,可轻度肿胀或少量积液。

(三)X 线表现

该病多见于长管状骨的骨骺端,肿瘤呈类圆形溶骨性破坏,可有轻度膨胀性改变。内有不同程度点状或环状钙化,边界清楚,肿瘤周围可见硬化带。CT 对诊断和鉴别诊断有参考价值。

（四）病理

肿瘤组织有较多的软骨母细胞,细胞呈圆形或多角形,边缘清晰,细胞间可见软骨样基质,伴有钙化,细胞周围的钙化表现为网格状。还可见数量不等的多核巨细胞,少数病例可同时合并动脉瘤样骨囊肿。

（五）诊断

根据典型 X 线表现可做出诊断,有时需鉴别该病与含巨细胞的肿瘤和软骨性肿瘤,如骨巨细胞瘤、动脉瘤样骨囊肿和内生软骨瘤。术后病理证实诊断。

（六）治疗与预后

彻底刮除和植骨。少数病例显示一定的局部侵袭性,出现局部复发,因此,术后应随访。如肿瘤较大,肿瘤已破坏骨皮质,侵入软组织,或肿瘤复发,发生恶性变,可根据肿瘤的部位、范围做肿瘤大块切除或瘤段切除。

六、软骨黏液样纤维瘤

该瘤的病理特征为有软骨样组织和黏液样改变。它是一种少见的良性骨肿瘤。

（一）发病率

其占骨肿瘤总数的 1.0%,良性骨肿瘤的 1.9%。男、女患者之比为 1.9∶1。发病年龄为 10～20 岁。其好发于股骨和胫骨。

（二）临床表现

局部疼痛、肿胀,症状轻,发病缓慢,临床表现无特异性。

（三）X 线表现

干骺端有圆形或椭圆形病灶,呈偏心性、膨胀性生长,边缘清楚,硬化。需鉴别该病与骨巨细胞瘤、内生软骨瘤、软骨母细胞瘤、动脉瘤样骨囊肿、非骨化性纤维瘤。

（四）病理

肉眼见肿瘤呈白色,光滑,质坚实,有弹性,像纤维软骨。切面边界清楚,呈分叶状。皮质骨可膨胀生长。镜下见分叶状结构,肿瘤由梭形细胞和黏液样基质构成,可见梭形细胞和软骨样基质构成的软骨样组织。肿瘤内分布多核巨细胞。需鉴别该病与软骨肉瘤。

（五）治疗

彻底刮除加植骨,对瘤腔行灭活,行刮除术可有 10%～30% 的复发率。对范围较大、复发多次、有较强侵袭性的肿瘤,可根据肿瘤的部位、范围和破坏程度,选择局部的大块切除。对恶性变应给予瘤段骨的广泛性切除。

（崔蓬莱）

第四节　脊柱肿瘤放射治疗的适应证与剂量

放疗在脊柱肿瘤的治疗中起着非常重要的作用,但由于脊柱肿瘤与脊髓关系密切,目前临床常用光子束(如 X 射线或 γ 射线),无论采用三维适形放疗还是调强放疗,很难避开脊髓和脊神经,尤其是脊髓,如果超过允许耐受量易导致放射性脊髓损伤,因此,脊柱肿瘤的照射剂量和治疗靶体积受到限制。放疗的疗效与肿瘤的组织来源、分化程度等因素也密切相关。一般而言,对于不需接受手术的早期肿瘤或对放射线高度敏感的肿瘤或有手术禁忌的患者可考虑单纯放疗;术后有肿瘤残留,切缘阳性,瘤细胞分化差,可给予术后辅助放疗,对术后复发患者、不宜再次手术者可试行根治性放疗;中、晚期肿瘤患者有癌性疼痛、出血和肿瘤压迫症状,可行姑息性放疗。

一、肿瘤的放射敏感性

(一)放射高度敏感的肿瘤

放射高度敏感的肿瘤包括骨恶性淋巴瘤、生殖细胞瘤、神经母细胞瘤、髓母细胞瘤、尤文肉瘤、小细胞肺癌。放射高度敏感的肿瘤对射线敏感,易产生辐射损伤的生物学效应。但肿瘤细胞恶性程度也较高,发展快,易出现远处转移。

(二)放射中度敏感的肿瘤

放射中度敏感的肿瘤包括浆细胞骨髓瘤、孤立型浆细胞瘤、前列腺癌、肺癌、乳腺癌、直肠癌等。放射中度敏感的肿瘤发展较慢,出现转移较晚,应用单纯的放疗即可取得较好的疗效。

(三)放射敏感性差的肿瘤

放射敏感性差的肿瘤包括骨肉瘤、脊索瘤、软骨肉瘤、肾癌、恶性黑色素瘤、肾母细胞肉瘤等。放射敏感性差的肿瘤需要较高的剂量,但较高的剂量同时会引起周围正常组织的损伤,因此宜采用精确放疗等先进治疗技术,如调强适形技术的应用,在治疗肿瘤的同时应注意最大限度地保护肿瘤周围的正常组织。对于放射敏感性差的肿瘤在放疗过程中,还可通过使用放射增敏剂提高肿瘤的放射敏感性。

二、单纯放疗

对某些病理类型的脊柱肿瘤采用单纯放疗,亦能达到治愈效果。例如,对早期的骨恶性淋巴瘤及生殖细胞瘤,常规分次照射 25～50 Gy 可达到治愈。原发性脊柱尤文肉瘤属于放射敏感性肿瘤,治疗上可选择放疗,剂量为 45～50.4 Gy。单纯放疗被推荐用于无硬膜外压迫的疼痛性脊柱转移瘤患者、对放疗敏感的转移性硬膜外压迫患者,亦适用于因心血管疾病不能手术或因其他原因不能接受手术的肿瘤患者。

三、放疗与手术的综合治疗

采用术前放疗可缩小肿瘤体积,提高手术切除率;降低肿瘤细胞活性,防止手术操作造成的肿瘤转移扩散的风险;减少手术中的出血,常见的有骨肉瘤和尤文肉瘤的术前放疗,每次 2 Gy,每周 5 次,总剂量 40～45 Gy。如果肿瘤已被切除,但切除不彻底,术后残留,病理证实切缘为阳性以及转移淋巴结清扫不彻底,可采取术后放疗。需根据肿瘤的病理类型、分期、治疗方案等影响因素,予以不同的照射剂量,20～30 次 40～60 Gy。这类肿瘤的治疗关键是要评估复发的风险,要有充分的辅助治疗理由,只有在适应证选择正确时,才能明确地提高局部控制率和生存率。

四、姑息性放射治疗

晚期肿瘤,如发生骨、脑等远处转移或局部肿瘤复发,放疗是最重要的姑息治疗手段。它可以达到止痛、减轻症状和提高生活质量的目的,对于估计有较长生存期,而且一般状况好者,可给予较高剂量的姑息放射治疗,可达根治性剂量或接近根治性剂量。而对一般情况较差,预计生存期较短的患者只需缓解症状即可,对此类患者低分割放疗较常规放疗简单易行,疗效相当,10 次 30 Gy 或 20 次 40 Gy。

（崔蓬莱）

第五节　常见脊柱原发性肿瘤的放射治疗

一、脊柱浆细胞骨髓瘤

浆细胞骨髓瘤也称多发性骨髓瘤,是一种原发性浆细胞恶性肿瘤,以广泛的溶骨性破坏伴有贫血、高钙血症、肾功能损害为特点。浆细胞骨髓瘤是一种成年人常见的骨肿瘤,在西方国家,它的发病率约占全部恶性骨肿瘤的一半。它好发于老年人,多数患者为 60～70 岁,男性的发病率与女性的相似。成人任何有红骨髓的部位都可发生骨髓瘤,全身所有骨骼均可受累,脊柱、肋骨、骨盆和颅骨常受累,中轴骨的肿瘤明显多于四肢骨的肿瘤。疼痛是最主要的首发症状,最常见于骨盆、脊柱和胸廓。其特征为大量显著地溶骨性筛孔状骨质破坏伴随很少的或没有周围骨反应,而且骨皮质很薄。总的来说浆细胞骨髓瘤的治疗效果不佳,预后不良,十年生存率<10%。浆细胞脊髓瘤侵袭到脊柱时,通常伴有脊髓压迫症状。浆细胞骨髓瘤对放射敏感性高,放疗可作为其主要的治疗方式,对于孤立性浆细胞瘤(solitary plasmacytoma,SP),通过放疗有治愈的可能。照射范围应包括 MRI 所见肿瘤边缘外至少 2 cm,放射剂量为 40 Gy,分 20 次照射,当病灶>5 cm时,推荐的剂量为 50 Gy,分 25 次照射。对骨痛、病理性骨折或脊髓压迫症,可姑息性照射 10～30 Gy。

二、脊柱巨细胞瘤

骨巨细胞瘤的发病率占骨肿瘤的 15%～20%,其好发于长骨的骨端,少数发生于椎体、扁平骨或短骨。早期症状为疼痛、局部肿胀,原发于椎体者有神经根压迫症状或截瘫,原发于骶骨时出现坐骨神经痛和大小便功能障碍。脊柱巨细胞瘤分为中间型(有局部侵袭性,偶见转移型)巨细胞瘤和恶性巨细胞瘤。首选的治疗方法为手术,但其对放疗具有中度敏感性,有下列情况时应考虑做放疗:①手术可能引起明显残疾或病变部位不适宜手术;②术后复发;③手术切除不彻底。CT 和 MRI 扫描能清晰地显示出软组织肿块的范围,对正确选择照射范围有很大的帮助。放疗范围应超过病变边缘 1～2 cm,包括软组织肿块在内。放疗剂量为 5～6 周 45～55 Gy,用^{60}Co-γ射线或高能 X 线照射。62% 的患者在放疗过程中疼痛就得到缓解,还有 34% 的患者在放疗后 6 个月内疼痛缓解,无效者只占 4%。肿瘤消退情况:21% 在放疗中就缩小,34% 在放疗后 2 年内消退,只有 5% 无变化。五年总生存率及无病生存率分别为 91% 及 58%。

有文献报道部分良性骨巨细胞瘤放疗后可能恶变成为恶性骨巨细胞瘤、纤维肉瘤或骨肉瘤。这些患者的特点是用普通深部 X 线治疗及多程放疗,骨吸收剂量往往较大,近年来采用高能 X 线,单程放疗后恶变的报道很少。

三、脊柱脊索瘤

脊索瘤（chordoma）是胚胎残存脊索发生的原发性恶性肿瘤，约10％发生在脊柱。它是常见的原发性脊柱肿瘤，多发生于骶骨和颅底，发生在骶尾骨者占一半以上，生长较缓慢。病变为局部恶性，远处转移少见。脊索瘤对射线不敏感，治疗以手术为主，但由于病变部位的限制，手术往往无法彻底切除；肿瘤质脆，术中易于播散，因此单纯根治术后复发率高，可达85％。当手术切除不彻底时可行术后放疗，减少局部复发率或延缓复发时间；对不能手术切除或术后复发的患者放疗可达到缓解症状、抑制肿瘤生长、延长生存期的作用。照射范围包括肿瘤所在的整块骨，采用多野等中心照射，剂量45～55 Gy。照射剂量大于60 Gy，局部正常组织损伤增加而疗效不增加。由于脊索瘤的局部侵袭性特征和术后容易出现局部复发，治疗相对困难，患者的总体生存率仍然相对偏低。大约有60％的病例复发，约90％的病例在5～10年死亡。

近年来，有研究者应用质子或碳离子等新放射源来治疗脊索瘤。质子治疗时，由于其具有独特的Bragg峰，高剂量和中等剂量照射区比X线治疗能更好地与肿瘤区适形，减少了对肿瘤周围正常组织的照射，可提高对肿瘤病变的照射剂量，有望进一步提高局部控制率。Park等报道某医院应用高剂量的质子和X线混合线束对骶骨脊索瘤进行治疗，初治患者平均照射剂量为36次71 Gy，复发患者平均剂量为41次77 Gy。长期随访结果表明质子和X线混合线束高剂量照射是一种有效的治疗方法。

2009年，Fraser报道了一组射波刀辅助治疗的18名颅底脊索瘤患者，平均总放射剂量为35 Gy（分5次进行），中位随访46个月，结果显示射波刀治疗能有效减小术后残余或原发肿瘤的体积。2011年，Kano等总结了北美6个中心71例脊索瘤患者的伽马刀治疗效果，平均肿瘤容积为7.1 cm³（0.9～109 cm³），平均周边剂量为15 Gy（9～25 Gy）。中位随访时间为5年。23例患者死于肿瘤进展，五年生存率为80％。其中50例伽马刀治疗前未行常规放疗，21例治疗前行常规放疗。总的五年肿瘤控制率为66％（伽马刀前未放疗组控制率为69％，伽马刀前行放疗组控制率62％）。目前在一些大放疗中心，有粒子放疗等技术的应用，如氢离子和碳离子，但其疗效仍处于观察阶段。

四、脊柱原发性骨淋巴瘤

原发性骨淋巴瘤是指发生于骨骼系统，或伴有周围软组织浸润，而排除了全身其他部位病变的淋巴瘤。原发性骨淋巴瘤较少见，占非霍奇金恶性淋巴瘤结外淋巴瘤病变的5％，原发性骨肿瘤的7％。平均发病年龄约为45岁，男、女患者之比为1.6∶1，好发部位为股骨、髂骨、脊椎骨等，其可为单发或为多发病变。临床表现为局部骨痛、软组织肿胀或扪及进行性增大的肿块，也可伴发病理性骨折。

该病的分期标准与一般的恶性淋巴瘤相同。治疗方针为对Ⅰ、Ⅱ期病变以放疗和化疗的综合治疗为主。Ⅲ、Ⅳ期患者的治疗以化疗为主，以局部放疗为辅。有病理骨折和脊髓神经压迫症状时，需脊髓减压和内固定手术治疗。该病对放疗高度敏感，化疗2～3个周期后，即可进行放疗。照射范围须包括受累骨及区域淋巴结。照射40～45 Gy后，缩小照射野至原病灶处，再追加剂量10 Gy左右。放疗和化疗也可同时进行。经放疗和化疗后，患者的五年生存率可达66％。

Barbieri等于2004年报道对Ⅰ、Ⅱ期骨原发性非霍奇金淋巴瘤放疗和化疗综合治疗的疗效，15年无病生存率为76.6％，总生存率为88.3％，无局部复发。Fidias报道37例综合治疗的结果,十年无病生存率为 73%。这些结果提示放疗和化疗比单独放疗好。

五、脊柱尤文肉瘤

尤文肉瘤(Ewing sarcoma,ES)是一种较常见的骨原发恶性肿瘤,是儿童恶性肿瘤的第二好发肿瘤,发病率仅次于浆细胞瘤、骨肉瘤和软骨肉瘤。尤文肉瘤好发于长骨的骨干部和干骺段以及骨盆,原发性脊柱尤文肉瘤患者占所有尤文肉瘤患者的 8%～10%。需行包括化疗、手术切除和放疗的综合治疗。尤文肉瘤对放疗极为敏感,是局部治疗的主要措施,尤其是在肿瘤发生在脊柱,因解剖位置的不利因素,手术往往仅能达到次全切除的情况下,因此对原发性脊柱尤文肉瘤更倾向于选择放疗。照射范围包括病变椎体及受累软组织外 3 cm,为避免放疗超出脊髓的最大耐受量,脊柱尤文肉瘤的放疗剂量一般为 45～50.4 Gy,照射 30～40 Gy 就能使肿瘤迅速缩小,疼痛减轻或消失;肿瘤伴肺转移者可考虑行全肺放疗,总量 18～20 Gy,分割剂量,每次 1.5 Gy;全身放疗一般作为自体造血干细胞移植预处理方案的组成部分,剂量为 12 Gy。原发性脊柱尤文肉瘤的治疗效果和肢体尤文肉瘤的治疗效果相似,大约有 3/4 的患者可以达到局部控制。近年来的趋势是以手术治疗为主,手术种类可分为以下 4 种,①根治性切除术:肿瘤所在的全部间室整块切除;②广泛切除:肿瘤、假包膜及间室内肿瘤周围正常组织整块切除;③边缘性切除:肿瘤整块切除,但边缘通过假包膜,可能有显微病变残留;④病变内切除:手术野被污染,有显微或大体肿瘤残留。对于不能手术切除或手术切除不够彻底者,放疗仍是重要的局部治疗手段。当无法完全切除时可术后放疗。文献报道做瘤内切除术者后不做放疗的局部复发率为 28.6%;做术后放疗者的复发率降低,为 20.5%;单纯放疗的局部复发率为 22.5%,与做瘤内手术＋术后放疗者相同。因此有研究者认为不应做瘤内手术,应做单纯放疗或做术前放疗后再做手术切除残留病灶。

La 等于 2006 年报道对 60 例预后不好的尤文肉瘤采用放疗的结果。72% 的患者原发部位在躯体中央,包括胸壁、盆腔和脊柱等。38% 的患者在初治时就有远处转移,52% 的原发肿瘤最大径≥8 cm。全组患者都接受了化疗和放疗(术前、术后及根治性放疗)。其中因肿瘤部分切除或手术切缘阳性做术后放疗者占 43%,52% 的患者做了根治性放疗,5% 做了术前放疗。中位随访期为 41 个月(2 月～14.9 年)。全组三年局部控制率为 77%,放疗前无转移者的局部控制率为 84%,有远处转移者的局部控制率为 61%。放疗前无远处转移组三年无病生存率及总生存率分别为 70% 和 86%,而放疗前就有远处转移者的这两项数据均为 21%。

六、脊柱良性血管瘤

良性血管瘤:发生于骨的血管瘤在临床上并不少见,好发部位依次为脊柱、颅底、长骨。其中以胸椎和腰椎多见,颈椎和骶椎少见,病理学表现为大量增生的毛细血管及扩张的血窦。主要临床症状是局部疼痛,肿瘤长于椎体,可压迫脊髓或神经根,引起相应的感觉异常,为神经根痛及束带状的疼痛,严重时甚至出现截瘫。由于血管瘤解剖位置的关系,手术风险大,放疗可达到很好的疗效,可作为首选治疗,适用于神经功能受损症状轻微、病情发展缓慢的患者。手术适用于神经功能损害严重、进展迅速、放疗无效的患者。有脊髓压迫者应先做椎板切除减压后再行放疗。放疗常选用 4～6 MV 的 X 射线或 ^{60}Co-γ 射线,照射野包括病灶椎体及上、下各半个椎体,常规分割,每次 2 Gy,总量达 30～40 Gy,可明显缓解疼痛,甚至截瘫患者也有不同程度的好转。

Rades 等对文献资料汇总分析有症状的脊柱血管瘤放疗的疗效,总数为 117 例,放疗后疼痛完全缓解者达 59%，部分缓解占 34%，只有 7% 的患者无效。按照射剂量分组研究，照射剂量在 20～34 Gy 组疼痛完全缓解率为 39%，而照射剂量达 36～44 Gy 组疼痛完全缓解率为 82%。因此认为有症状血管瘤做放疗时，照射剂量以每次 2 Gy，总量 40 Gy 为宜。

七、脊柱朗格汉斯细胞增生症

椎骨嗜酸性肉芽肿对放射线中度敏感，采用 20～30 Gy，对制动治疗失败、局部复发或出现新病灶者，仍可获得较满意疗效。Bertram 等指出对于制动治疗不能缓解症状或病变进展者，可选放疗。

有报道对 12 例经病理证实的脊柱嗜酸性肉芽肿患者行放疗，具体为 6MV 的 X 线或 6～12 MeV 的电子线，放射野包括病灶外 1.5 cm；常规分割，每周 5 次，每次 2 Gy，总量均为 30 Gy，随访 1.5～6 年，11 例患者治愈，1 例复发后再行放疗而治愈。但是也有研究者指出放疗有可能发生放射性骨炎，放疗后骨缺损更难修复，且易破坏脊柱生长的潜能甚至出现恶变。Jiang 等的一项研究发现放疗患者中仍可观察到椎体重建和椎体高度的恢复，认为小剂量的放疗对于椎体单发的朗格汉斯细胞增生症是有效且安全的，且不影响儿童椎体骨骺的发育。

（崔蓬莱）

第六节　脊柱转移性肿瘤的放射治疗

一、概述

骨转移瘤是指原发于其他各种器官的肿瘤，通过淋巴系统或血液系统循环转移到骨骼所产生的继发性骨肿瘤。有 30%～70% 的恶性肿瘤会发生骨转移，常见于乳腺癌、前列腺癌、肺癌、肾癌和甲状腺癌，而肿瘤患者如果出现疼痛，70% 是由骨转移所致。

脊柱椎体骨转移是恶性肿瘤最常见的转移，也是癌症患者疼痛的主要原因之一。据统计，约 40% 的骨转移发生在椎体，5%～10% 可能因椎体转移出现脊髓压迫症状，常见病因为肺癌、乳腺癌、鼻咽癌、前列腺癌等。骨转移可以是成骨性或溶骨性或为混合性，转移多发生在红骨髓，血流缓慢是其中的一个因素。肿瘤细胞停留在转移部位，生长并释放细胞因子，激活破骨细胞，使之增生，使骨组织溶解破坏，导致塌陷和骨折，并产生一系列症状、体征。

脊柱转移瘤的临床表现为进行性加重的腰背部疼痛，如果肿瘤侵犯脊神经，也可表现为前胸、腹部带状疼痛、感觉异常，脊柱转移病变部位可有触痛或叩痛，腰背痛是脊髓压迫最常见的初期症状，出现率高达 96%。放射痛根据肿瘤部位的不同而不同，在颈椎出现率达 79%，在腰椎、骶椎出现率达 90%，在胸椎出现率达 55%。腰背痛和放射痛出现的部位与脊髓造影所显示的病变部位接近。肌力减退、感觉缺失及大小便功能障碍等都是脊髓或马尾神经受压的常见的临床表现。

晚期肿瘤患者易发生脊柱转移，常引起脊髓压迫（图 15-13）或马尾压迫（图 15-14），这在临床并不少见，常严重影响患者的生存质量。这种压迫可能是脊髓外脊柱转移病灶引起的压迫，也可能是脊髓转移引起的压迫。由髓外肿瘤引起的占 95%，脊髓原发肿瘤（胶质瘤、室管膜瘤、血管瘤等)少见,主要为骨的原发肿瘤(淋巴瘤、骨髓瘤)或骨转移性肿瘤(如肺癌、乳腺癌、前列腺癌转移)压迫脊髓。

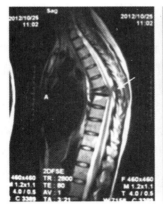
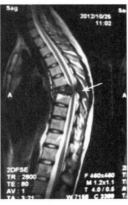

图 15-13　T₇ 转移性肿瘤压迫脊髓

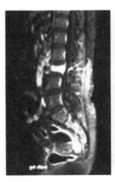
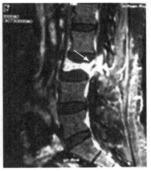

图 15-14　L₃ 转移性肿瘤压迫马尾

骨转移性肿瘤的诊断,需同时具备以下两项诊断条件:①原发病灶经组织病理学或细胞学检查诊断为恶性肿瘤,或骨病灶穿刺活检或细胞学诊断为恶性肿瘤骨转移;②骨病灶经 X 线、MRI、CT 或 PET-CT 扫描诊断为恶性肿瘤骨转移。有条件者均应做脊柱 MRI 检查,不仅可以准确定位,明确病变范围及肿瘤与周围组织的关系,还可以发现多发病灶以及对硬膜外、硬膜外、髓内病变做出鉴别。

二、放疗

放疗对脊柱椎体骨转移瘤具有起效快、效果好、提高生存质量、延长患者的生存期等优点。放疗后,80%～90%的癌性疼痛可消失;对放射线敏感的脊柱转移性肿瘤甚至可达到根治效果。脊髓压迫症状明显,应先进行手术减压、固定,通常手术减压后均需行放疗,以减少复发。手术加放疗可取得 82%的缓解率,而单纯手术治疗者及单纯放疗者的缓解率均为 39%。

(一)放疗的剂量和分割方式

(1)原发肿瘤未完全控制时,止痛治疗以短期快速治疗为原则,如 3 Gy×10 次与 4 Gy×5 次连续治疗。

(2)在原发肿瘤得到控制的情况下,对骨转移瘤放疗止痛可采用常规分割,总剂量 40 Gy 或

60 Gy,每周 5 次,共 10 Gy。

一般来说,对骨转移瘤施行姑息性治疗,采用单一的或平行相对照射野的简单方案已经足够。在不同的医疗单位治疗技术和治疗剂量差别很大,没有哪一个方案在缓解疼痛方面更有优势。50%以上的患者在放疗后 1～2 周疼痛就有明显的缓解,多数患者可停服止痛药,生活质量有了明显的改善,病理性骨折的发生减缓,脊柱转移性肿瘤一年局控率与三年局控率分别为87.5%与52.5%。放疗中,需要注意的是,照射 1～2 次,局部受照组织发生水肿,常导致患者感觉疼痛加重,如继续放疗下去,则疼痛可逐步缓解。

(二)放疗技术

脊柱转移性肿瘤的放疗技术一般有普通外照射、三维适形放疗和调强适形放疗三种方式。普通外照射通常在模拟定位机下进行,设野简单易行,对颈 1～4 椎体的转移病灶采用二侧野对穿照射,避免直接照射颈前气管、食管等器官;对颈 5 锥体以下可采用前后对穿、三野或四野照射,需注意的是脊柱颈曲、腰曲突向前,而胸曲和骶曲突向后,在设计照射野时适当调整各射野剂量权重。三维适形放疗采用 CT 模拟定位,将 CT 扫描图像传输至专门的治疗计划系统,在可视状态下设计照射野,通过调整各射野权重和 MLC 形态,优化剂量分布,减少敏感器官(肺、肾和胃肠道)的受照剂量;对偏心性病灶或椎体周围软组织肿块还可设计楔形野照射,剂量分布更为合理,使高剂量区集中在靶区。常规放疗时,椎管内的脊髓要受到与靶区处方剂量的相同照射,易发生放射性脊髓损伤,因此限制了治疗剂量的提高。调强适形放疗通过反复优化条件,优化剂量分布,处方剂量能完整包绕靶区,获得较好的适形度,在三种治疗技术中该方法对脊髓所照剂量最低,对预计有较长生存期的患者可选用调强放疗,既可缓解疼痛、控制肿瘤,又可减少脊髓损伤。故临床上宜根据患者的预计生存期、病理类型、转移部位选择照射技术。

治疗方法:首先进行 CT 扫描,扫描范围包括病灶及其上、下各外放的 1 个椎体,扫描层厚3～5 mm,将扫描图像传输至治疗计划系统,CT 图像上脊柱转移瘤和周围软组织病变为大体靶区,将大体靶区上、下均各外放 5～10 mm,前方及左、右各外放 5 mm 为临床靶区。考虑到器官的运动以及日常治疗摆位的误差将临床靶区外 10 mm 扩为计划靶区,勾画脊髓、肺、肝、心脏、肾脏等的轮廓,设计 5～7 个照射野,要求 95%的等剂量线包括计划靶区,并将正常组织受照射剂量控制在可耐受范围之内,制定出最优的治疗方案。

(三)立体定向放疗

对于脊柱转移性肉瘤等放射低敏感性肿瘤,一般以常规剂量(40～45 Gy)照射,在局部控制率、疼痛缓解方面仍不理想,采用立体定向单次大剂量(24 Gy)或高分割,3～5 次 28.5 Gy,一年局控率分别为 90.8%和 84.1%,单次大剂量治疗似乎优于高分割治疗,患者的耐受性良好,没有发生 3 级以上毒性反应。

(四)脊髓压迫症的治疗

脊髓压迫症是肿瘤急症,需立即对病情做出评估,采取相应措施,最大限度地挽救患者的神经功能,提高生活质量。治疗前肢体功能和膀胱括约肌功能良好者治疗后仍保留这些功能,治疗前已有明显功能障碍者功能恢复差,对 58%的轻瘫者有效,对 16%的完全瘫患者有效。对不同病理类型的疗效也有所不同,对恶性淋巴瘤、骨髓瘤所致的脊髓压迫症的疗效较好,有效率为50%～80%。对前列腺癌、乳腺癌所致的脊髓压迫症的有效率,为 25%～65%,对肺癌和肾癌所致者疗效最差,为 10%～40%。因此脊髓压迫一旦确诊应尽早治疗,治疗包括使用大剂量激素、手术和放疗。

1.大剂量皮质激素治疗

激素可减轻肿瘤压迫脊髓引起的水肿,从而减轻压迫,缓解肿瘤对脊髓的损伤,为随后的手术和放疗争取机会,放疗期间使用激素还可减轻放疗初期引起的水肿,一般每天使用地塞米松10 mg 以上;静脉滴注,同时应用西咪替丁或雷尼替丁,以预防应激溃疡。症状好转后激素可逐渐减量至停用。

2.放疗

照射野包括病灶的上下半个椎体,照射野宽 5~8 cm。对颈椎用左、右两侧野对穿照射,对胸椎、腰椎和骶椎病灶行前、后对穿照射或后野单野源皮距照射,可大剂量低分割短程放疗:每次3 Gy,每天最多 1 次,每周 5 次,总剂量 30~36 Gy,或用常规剂量,每天 2 Gy,每周 5 次,总剂量40 Gy。放疗期间同时辅以脱水剂和激素可减轻或预防脊髓水肿,改善临床症状,有助于神经功能恢复,250 mL20％的甘露醇加 10 mg 地塞米松,静脉滴注,每天 1~2 次;伴有椎体转移的第1 d给予 4 mg 唑来膦酸,静脉滴注,4 周后重复,或 6 mg 伊班膦酸,静脉注射,每 3~4 周重复。

（崔蓬莱）

第七节　脊髓肿瘤的放射治疗

脊髓肿瘤也称椎管内肿瘤,分为髓内肿瘤、髓外硬脊膜下肿瘤、硬脊膜外肿瘤。椎管内脊膜瘤占椎管内肿瘤的 9％～22％,好发于胸段,其次为颈段。此类肿瘤一般生长缓慢,病程较长。按细胞成分的不同又分为脑膜内皮型脊膜瘤、成纤维细胞型脊膜瘤、过度型脊膜瘤、血管型脊膜瘤和恶性脊膜瘤。神经鞘肿瘤可发生于椎管内任何部位,但几乎平均分布于颈、胸和腰段,骶部很少见,大部分神经鞘肿瘤是良性的。由于椎管内空隙狭窄,脊髓被表面附着结构和神经根所牵连而相对固定,其活动范围有限,一旦肿瘤压迫脊髓超过其代偿、适应能力,脊髓受压症状立刻加重。髓内肿瘤占所有脊髓肿瘤的 25％,其中室管膜瘤和星形细胞瘤占大多数。星形细胞瘤是最常见的髓内肿瘤,好发于颈胸段,多见于儿童和青少年,占髓内肿瘤的 40％～45％。和室管膜瘤不同,脊髓星形细胞瘤的预后主要决定于肿瘤的病理分级。

对绝大多数椎管内肿瘤,手术应作为首选,能减压,但因脊髓肿瘤部位特殊,多数患者只能行次全切除或活检术。放疗作为辅助治疗,适用于无法手术或手术切除不彻底或手术后复发的患者。除多灶性分化差的恶性室管膜瘤和恶性淋巴瘤外,一般用局部扩大野照射,镜下肿瘤区外放3~5 cm,每次 1.8 Gy,每周 5 次,总剂量 54 Gy。

室管膜瘤是成人最常见的髓内肿瘤,其预后主要决定于手术切除程度,完全切除者的复发率大约为 10％,而次全切除患者的复发率高达 70％,次全切除后辅以放疗可使复发率降低到30％。脊髓内恶性室管膜瘤和良性多发性室管膜瘤需全中枢照射,每次 1.8 Gy,每周 5 次,总剂量 45 Gy,然后在肿瘤残存区域局部加量至 50.4~54 Gy。

星形细胞瘤的预后与其病理分级有关,其放疗效果存在争议,还有研究者认为放疗可能会加重脊髓损伤,而且影响二次手术。对于术后有残留的低度恶性的细胞瘤,推荐行术后辅助放疗,而对于高度恶性的星形细胞瘤,放疗则仅作为姑息治疗方式。

脊膜瘤、低度恶性神经鞘瘤、神经纤维瘤如完全切除,可不予术后放疗。次全切除或部分切除则需要术后放疗。椎管内恶性脊膜瘤和恶性神经鞘瘤、神经纤维瘤术后需做放疗。照射方式采用常规分割，每次 1.8 Gy，总剂量 50.4～54 Gy。

脊髓肿瘤的预后与病理类型有关。室管膜瘤的预后好于星形细胞瘤，前者五年生存率可达86％，而星形细胞瘤的五年生存率约 52％。低恶性星形细胞瘤术后放疗的五年生存率为 50％～91％。相对而言，高恶性星形细胞瘤的预后就非常差，手术加术后放疗或不加放疗的平均生存时间仅为 6～8 个月。

（崔蓬莱）

参 考 文 献

[1] 位玲霞,张磊,刘淑伟,等.肿瘤疾病诊疗护理与防控[M].成都:四川科学技术出版社,2021.

[2] 周庚寅.病理诊断典型病例[M].上海:上海科学技术文献出版社,2021.

[3] 薛冰.临床病理诊断实践[M].北京:科学技术文献出版社,2021.

[4] 叶磊光.肺癌综合诊治理论与实践[M].北京:中国纺织出版社,2021.

[5] 张晵.常见实体肿瘤分子诊断思路[M].郑州:郑州大学出版社,2021.

[6] 夏小军.常见肿瘤诊疗方案中西医结合[M].兰州:甘肃科学技术出版社,2021.

[7] 王晖.现代肿瘤放射治疗临床实践指导[M].长沙:湖南科学技术出版社,2021.

[8] 张龙,于洪娜.临床常见肿瘤诊断思维与治疗技巧[M].北京:中国纺织出版社,2021.

[9] 朱德东,韦勇宁.肝脏肿瘤微创治疗[M].北京:科学技术文献出版社,2021.

[10] 刘凤强.临床肿瘤疾病诊治与放化疗[M].哈尔滨:黑龙江科学技术出版社,2021.

[11] 曲勇,彭昕,李其海.神经病理疼痛性疾病典型病例[M].上海:上海科学技术文献出版社,2021.

[12] 潘晓燕.病理学与病理生理学实验[M].北京:化学工业出版社,2021.

[13] 王斌,熊安稳,马宁,等.实体肿瘤 CAR-T 细胞治疗免疫学基础与临床治疗研究[M].上海:复旦大学出版社,2021.

[14] 陈辉,崔岩.睾丸肿瘤[M].北京:科学出版社,2021.

[15] 南希·Y.李,纳迪姆·里亚兹,陆嘉德.肿瘤适形及调强放射治疗靶区勾画与射野设置[M].孔琳,主译.长沙:中南大学出版社,2021.

[16] 程蔚蔚,籍敏.乳腺疾病[M].北京:中国医药科技出版社,2021.

[17] 孔令泉,吴凯南.乳腺肿瘤内分泌代谢病学[M].北京:科学出版社,2021.

[18] 刘媛媛.肿瘤诊断治疗学[M].北京:中国纺织出版社,2021.

[19] 刘林林,崔久嵬,程颖.肿瘤生物治疗学[M].北京:人民卫生出版社,2021.

[20] 石汉平,饶本强,李旺林,等.肿瘤微生态学[M].北京:科学出版社,2021.

[21] 王博,张婷婷,苑珩珩,等.常见肿瘤诊断与治疗要点[M].北京:中国纺织出版社,2021.

[22] 周睿.泌尿系统肿瘤综合治疗[M].北京:中国纺织出版社,2021.

[23] 路潜.肿瘤患者静脉血栓防治[M].北京:北京大学医学出版社,2021.

[24] 应建明,石素胜,杨琳.肿瘤术中病理诊断图谱及解析[M].北京:人民卫生出版社,2021.

［25］李国文.肿瘤放疗那些事儿［M］.沈阳:辽宁科学技术出版社,2021.

［26］仲琦.临床肿瘤疾病诊断与治疗［M］.长沙:湖南科学技术出版社有限责任公司,2021.

［27］赵平,吴静.肿瘤致病因［M］.北京:科学出版社,2021.

［28］林源.当代肿瘤基础和临床研究的热点与思考［M］.南宁:广西科学技术出版社,2021.

［29］谭晶,李汝红,侯宗柳.肿瘤临床诊断与生物免疫治疗新技术［M］.北京:科学出版社,2021.

［30］樊代明.整合肿瘤学:基础卷［M］.西安:世界图书出版西安有限公司,2021.

［31］刘方.肿瘤综合诊断与治疗要点［M］.北京:科学技术文献出版社,2021.

［32］周保国.胃肠肿瘤诊断与治疗技术研究［M］.北京:中国协和医科大学出版社,2021.

［33］杨忠光,孔得福,吴煜良,等.肿瘤综合治疗学［M］.西安:陕西科学技术出版社,2021.

［34］段海玲,曲洪澜.局部晚期食管癌治疗模式的研究进展［J］.世界肿瘤研究,2022,12(3):107-110.

［35］周晖,林仲秋.子宫颈癌治疗进展和争议问题［J］.实用肿瘤杂志,2016,31(6):494-496

［36］李小平,田富国.前哨淋巴结活检术联合乳腺癌改良根治术治疗局部晚期乳腺癌的效果分析［J］.癌症进展,2022,20(16):1667-1669.

［37］赵冀安,马艳荣,聂文佳,等.溴苯基姜黄素对胆管癌细胞凋亡、迁移和侵袭的影响及机制研究［J］.中国药房,2021,32(4):467-474.

［38］孙妮,赵爽.术中放疗在胰腺癌治疗中的研究进展［J］.医学研究生学报,2021,34(12):1340-1344.

［39］徐飞,陈维达,郭溟浩,等.铁死亡调控机制及在肺癌治疗中的研究进展［J］.基础医学与临床,2021,41(3):442-447.

［40］罗轶玮,符雪莲,马钻,等.氨基酸转运蛋白SLC6A14在大肠癌中的表达特征及其促癌功能研究［J］.同济大学学报(医学版),2021,42(1):28-34.